Chirurgie des Kolonkarzinoms

Stefan Benz · Robert Grützmann · Benno Stinner
(Hrsg.)

Chirurgie des Kolonkarzinoms

Zeichnungen im Bildteil: PD Dr. Matthias Maak, Erlangen

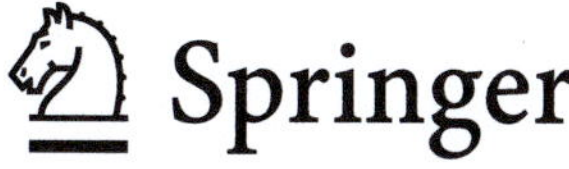

Hrsg.
Stefan Benz
Klinik für Allgemein-, Viszeral- und Kinderchirurgie
Klinikum Böblingen Sindelfingen, Klinikverbund Südwest
Böblingen, Baden-Württemberg
Deutschland

Robert Grützmann
Klinik für Allgemein- und Viszeralchirurgie
Universitätsklinikum Erlangen
Erlangen, Deutschland

Benno Stinner
Klinik für Visceral-, Thorax- und Gefäßchirurgie, Proktologie
Elbe Klinikum Stade
Stade, Niedersachsen, Deutschland

ISBN 978-3-662-60452-6 ISBN 978-3-662-60453-3 (eBook)
https://doi.org/10.1007/978-3-662-60453-3

Die Deutsche Nationalbibliothek verzeichnet diese Publikation in der Deutschen Nationalbibliografie; detaillierte bibliografische Daten sind im Internet über ► http://dnb.d-nb.de abrufbar.

Planung/Lektorat: Fritz Kraemer
Springer ist ein Imprint der eingetragenen Gesellschaft Springer-Verlag GmbH, DE und ist ein Teil von Springer Nature.
Die Anschrift der Gesellschaft ist: Heidelberger Platz 3, 14197 Berlin, Germany

Vorwort

In den vergangenen drei Jahrzenten lag der klinische und akademische Fokus in der kolorektalen Tumorchirurgie auf dem Rektumkarzinom. Dies war begründet durch die katastrophal hohen und mit verheerenden Folgen für die Patienten behafteten Lokalrezidivraten und die häufige Notwendigkeit permanenter Stomata. Induziert durch die Schrittmacherinnovation der totalen mesorektale Exzision (TME) durch Heald 1982, ergaben sich eine Reihe weiterer Entwicklungsschritte auf der Grundlage eines erheblichen Erkenntnisfortschritts in der klinisch-chirurgischen Anatomie und Physiologie. Die Entwicklung beim Kolonkarzinom konnte damit nicht Schritt halten.

Es ist der Erlanger Schule und insbesondere Werner Hohenberger zu verdanken, für die Kolonkarzinomchirurgie mit der kompletten mesokolischen Exzision (CME) ein der TME analoges Konzept vorgestellt zu haben. Für die linksseitigen Karzinome wurde wegen der Analogie zur TME zumindest in Deutschland diese Technik sehr rasch adaptiert. Bei den rechtsseitigen bzw. Transversumkarzinomen entwickelte sich jedoch eine kritische Neubewertung tradierter „Standards" sehr viel langsamer. Diese Zurückhaltung galt und gilt bis heute für das Konzept CME, aber auch für die Einführung minimalinvasiver Verfahren. Die Argumentation reicht von der Sorge fehlender Evidenz über eine Erhöhung der Komplikationsraten bis hin zur Problematik der Ausbildung in der Kolonchirurgie. Dabei ist klar, dass sowohl die Komplexität der Operationen in dieser Region als auch Prognosedaten der dort lokalisierten Karzinome eine besondere Aufmerksamkeit der Behandler erfordern.

Unterschätzt wird zudem oft die Morbidität und Mortalität auch von Kolonresektionen, die häufig bei betagten, komorbiden und frialen PatientInnen durchgeführt werden muss. Die in aktuellen Routinedaten registrierte postoperative Letalität von bis zu 11 % sollte Anlass zu einer weit intensiveren Beschäftigung mit der chirurgischen und perioperativen Führung dieser Patienten sein.

Vor diesem Hintergrund wollten die Herausgeber dem Leser ein Lehrbuch an die Hand geben, das sich ausschließlich auf die Therapie des Kolonkarzinoms fokussiert und dies in der heute notwendigen Differenziertheit, Detailtreue und didaktischen Qualität darstellt.

Die Basis bildet die Vermittlung der chirurgischen Anatomie, wofür zahlreiche halbschematische, sehr plastische Abbildungen neu erstellt und in einem separaten Abbildungskapitel in der Buchmitte eingefügt wurden. Dies beinhaltet auch das „Open-Book-Modell", das zur Darstellung und Vermittlung der laparoskopischen Hemikolektomie rechts mit CME entwickelt wurde und nun in dieses Buch integriert werden konnte. Die Resektionsverfahren sind für alle Lokalisationen in offener und minimalinvasiver Technik Schritt für Schritt erläutert und bildlich dargestellt.

Die Beiträge zur chirurgischen Onkologie reichen von der Resektion von Adenomen bis zur zytoreduktiven Chirurgie mit HIPEC, dem

Sonderfall des Appendixkarzinoms bzw. der Mukozele und palliativen Operationen sowie hereditären Aspekten. Zur eigenen Qualitätssicherung soll das Kapitel zur Pathologie unter anderem die Selbstbeurteilung des Resektates durch den/die OperateurIn erlernbar machen.

Multidisziplinäre Strukturen und interdisziplinäre Kooperation sind heute wichtige Voraussetzungen für die erfolgreiche Behandlung in der operativen Onkologie. Daher wurden Kapitel sowohl zu strukturellen Aspekten als auch zur adjuvanten Chemotherapie und der Oligometastasierung integriert. Der perioperativen Patientenbewertung und Patientenführung inklusive der Vermeidung, Erkennung und Behandlung von Komplikationen wurde ein weiter Raum gegeben.

Kurz angemerkt sei an dieser Stelle, dass zugunsten einer besseren Lesbarkeit im Text stets das generische Maskulinum verwendet wurde.

Dieses Buchprojekt konnte nur durch die außerordentlich engagierte Mitarbeit der vielen AutorInnen realisiert werden. Dies muss umso mehr betont werden, als alle AutorInnen der klinischen Kapitel aktuell in der Patientenversorgung tätig sind. Bei ihnen möchten wir uns sehr herzlich für die großartige Arbeit und den Enthusiasmus bedanken, mit dem sie uns bei der Umsetzung dieses Projektes unterstützt haben und uns an ihrer praktischen Expertise teilhaben lassen. Mit ihnen gemeinsam hoffen wir, der Chirurgie des Kolonkarzinoms den Stellenwert zu geben, den sie aufgrund der Häufigkeit der Erkrankung und der Komplexität der Behandlung zum Nutzen unserer Patienten verdient.

Prof. Dr. med. Stefan Benz
Prof. Dr. Robert Grützmann
Prof. Dr. Benno Stinner
Das Herausgeberteam
im Herbst 2020

Inhaltsverzeichnis

Herausgeber- und Autorenverzeichnis

Über die Herausgeber

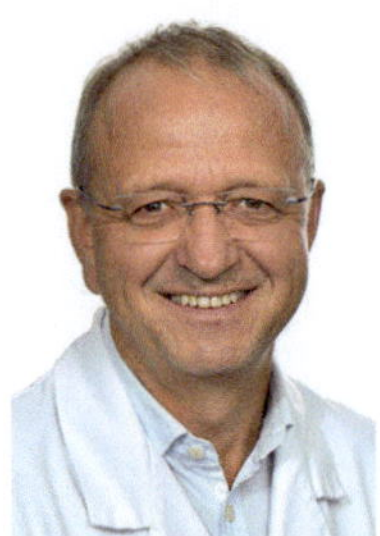

Prof. Dr. med. Stefan Benz

Prof. Dr. med. Stefan Benz ist Chefarzt der Klinik für Allgemein-, Viszeral-, Kinder- und Thoraxchirurgie am Klinikum Böblingen-Sindelfingen und Leiter des dortigen zertifizierten Viszeralonkologischen Zentrums. Er ist Initiator der deutschsprachigen Expertengruppe laparoskopische CME und hat 2008 gemeinsam mit Prof. Stinner die Arbeitsgemeinschaft deutscher Darmkrebszenten (addz e. V.) gegründet.

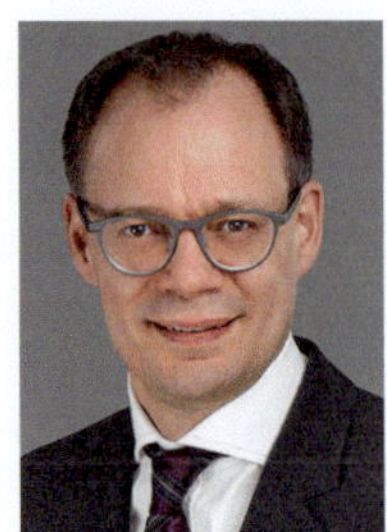

Prof. Dr. med. Robert Grützmann

Prof. Dr. Robert Grützmann ist onkologischer Chirurg und Direktor der Chirurgischen Klinik des Universitätsklinikums Erlangen. Sein Interesse gilt vor allem der Therapie von kolorektalen und hepato-pankreato-biliären Tumoren.

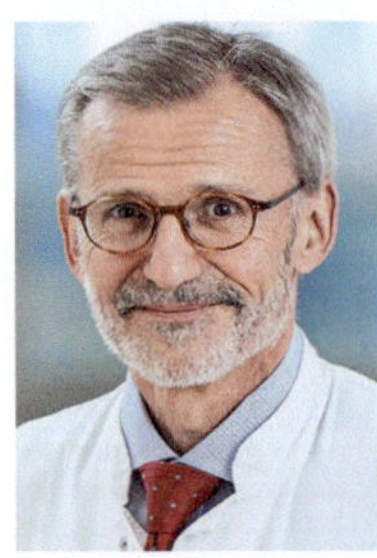

Prof. Dr. med. Benno Stinner

Prof. Dr. Benno Stinner ist Chefarzt der Klinik für Viszeral-, Thorax- und Gefäßchirurgie am Elbe Klinikum Stade und Leiter des Viszeralonkologischen Zentrum Elbe Weser.Als kolorektaler Chirurg war er früh an der Weiterentwicklung der Zertifizierung Onkologischer Strukturen der Deutschen Krebsgesellschaft in Deutschland beteiligt und auditiert Darmkrebs- und Onkologische Zentren.

Autorenverzeichnis

Prof. Dr. med. Michel Adamina Klinik für Viszeral- und Thoraxchirurgie, Kantonsspital Winterthur, Winterthur, Schweiz, michel.adamina@ksw.ch

Prof. Dr. med. Ayman Agha Klinik für Allgemein-, Viszeral-, Endokrine und Minimal-invasive Chirurgie, Klinikum München Bogenhausen, München, Deutschland

Dr. cand. med. Miguel Alberto Campus Virchow Klinikum und Campus Charité Mitte, Charité – Universitätsmedizin Berlin, Berlin, Deutschland miguel.alberto@charite.de

Stefan Beckert Klinik für Allgemein- und Viszeralchirurgie, Kliniken Villingen-Schwenningen, Villingen-Schwenningen, Deutschland, avc@sbk-vs.de

Dr. med. Claudia Benecke Klinik für Chirurgie, Universitätsklinikum Schleswig Holstein, Campus Lübeck, Schleswig Holstein, Lübeck, Deutschland claudia.benecke@uksh.de

Prof. Dr. med Stefan Benz Klinik für Allgemein-, Viszeral-, Kinder- und Thoraxchirurgie, Klinikum Böblingen Sindelfingen, Klinikverbund Südwest, Böblingen, Deutschland, s.benz@klinikverbund-suedwest.de

Dr. med. Andreas Brandl Champalimaud - Centre for the Unknown, Lissabon, Portugal, andreas.brandl@fundacaochampalimaud.pt

Dr. med. Teresa Draeger Klinik für Innere Medizin I, Caritas-Krankenhaus St. Josef, Regensburg, Deutschland, teresa.draeger@gmx.de

Dr. med. Greta Burmeister Abteilung für Allgemeine, Viszeral-, Gefäß- und Transplantationschirurgie, Universitätsmedizin Rostock, Mecklenburg-Vorpommern, Rostock, Deutschland, Greta.burmeister@med.uni-rostock.de

Johannes Dörner Klinik für Allgemein- und Viszeralchirurgie, Helios Universitätsklinikum Wuppertal, Universität Witten/Herdecke, Wuppertal, Deutschland, johannes.doerner@helios-gesundheit.de

Dr. med. Friederike Eisner Klinik für Allgemein- und Viszeralchirurgie, Klinikum Konstanz, Konstanz, Deutschland, friederike.eisner@glkn.de

Jordan Fletcher, MbChB (Hons) BSci Colorectal Surgery, St. Marks Hospital, London, Großbritannien, v.thornes@nhs.net

Prof. Dr. med. Stephan M. Freys Chirurgische Klinik, DIAKO Ev. Diakonie-Krankenhaus Bremen, Bremen, Deutschland, s.freys@diako-bremen.de

Dr. med. Sarah Förster Institut für Pathologie, Ruhr-Universität Bochum, Bochum, Deutschland, sarah.foerster@pathologie-bochum.de

Prof. Dr. med. Alois Fürst Klinik für Allgemein-, Viszeral-, Thoraxchirurgie und Adipositasmedizin, Caritas-Krankenhaus St. Josef, Regensburg, Deutschland alois.fuerst@gmx.de

Prof. Dr. med. Jörg Glatzle Klinik für Allgemein- und Viszeralchirurgie, Klinikum Konstanz, Konstanz, Deutschland, joerg.glatzle@glkn.de

Prof. Dr. med. Robert Grützmann MBA Klinik für Allgemein- und Viszeralchirurgie, Universitätsklinikum Erlangen, Erlangen, Deutschland robert.gruetzmann@uk-erlangen.de

Dr. med. Safak Gül-Klein Campus Virchow Klinikum und Campus Charité Mitte, Charité – Universitätsmedizin Berlin, Berlin, Deutschland safak.guel@charite.de

Martina Hagemeister Klinik für Visceral-, Thorax- und Gefäßchirurgie, Elbe Klinikum Stade, Stade, Deutschland, martina.hagemeister@elbekliniken.de

Prof. Dr. med. Dr. h.c. Werner Hohenberger Chirurgische Klinik, Universitätsklinikum Erlangen AöR, Erlangen, Deutschland Werner.hohenberger@extern.uk-erlangen.de

Univ.-Prof. Dr. med. Werner Kneist Klinik für Allgemein- und Viszeralchirurgie, St. Georg Klinikum Eisenach gGmbH, Eisenach, Deutschland kneist.werner@stgeorgklinikum.de

Iurii Krasniuk Klinik für Allgemein-, Viszeral- und Gefäßchirurgie, Städtisches Klinikum, Solingen, Deutschland, krasniuk@klinikumsolingen.de

PD Dr. med. Christian Krautz Chirurgische Klinik, Uniklinikum Erlangen, Erlangen, Deutschland, christian.krautz@uk-erlangen.de

Prof. Dr. Martin Ernst Kreis Klinik für Allgemein-, Viszeral- und Gefäßchirurgie, Charité Campus Benjamin Franklin, Berlin, Deutschland martin.kreis@charite.de

Prof. Dr. med. Alfred Königsrainer Uni-Klinik für Allgemein-, Viszeral- und Transplantationschirurgie, Universitätsklinikum Tübingen, Tübingen, Deutschland, alfred.koenigsrainer@med.uni-tuebingen.de

Dr. med. Melanie Camilla Langheinrich Klinik für Allgemeine Chirurgie, Viszeral-, Thorax- und Gefäßchirurgie, Universitätsmedizin Greifswald, Greifswald, Deutschland, melanie.langheinrich@med.uni-greifswald.de

PD Dr. Johannes Lauscher Klinik für Allgemein-, Viszeral- und Gefäßchirurgie, Charité Campus Benjamin Franklin, Berlin, Deutschland johannes.lauscher@charite.de

PD Dr. med. Matthias Maak Klinik für Allgemein- und Viszeralchirurgie, Universitätsklinikum Erlangen, Erlangen, Deutschland, matthias.maak@uk-erlangen.de

PD Dr. med. Benno Mann Klinik für Visceralchirurgie/Robotic Surgery, Augusta Kliniken Bochum, Bochum, Deutschland, mann@augusta-bochum.de

Prof. Dr. med. Susanne Merkel Chirurgische Klinik, Universitätsklinikum Erlangen, Erlangen, Deutschland, susanne.merkel@uk-erlangen.de

Prof. Dr. med. Helmut Messmann Universitätsklinikum Augsburg, Augsburg, Deutschland, helmut.messmann@uk-augsburg.de

Danilo Miskovic PhD MD FRCS Colorectal Surgery, St. Marks Hospital, London, Großbritannien, danilo.miskovic@nhs.net

PD Dr. med. Christian Moser Klinik für Allgemein-, Viszeral-, Endokrine und Minimal-invasive Chirurgie, Klinikum München Bogenhausen, München, Deutschland, moser_christian@t-online.de

Prof. Dr. med. Gabriela Möslein Zentrum für Hereditäre Tumorerkrankungen, Helios, Wuppertal, Deutschland

Dr. med. Phaedra Müller Klinik für Viszeral- und Thoraxchirurgie, Kantonsspital Winterthur, Winterthur, Schweiz, phaedra.mueller@ksw.ch

Dr. med. Verena Müller Campus Virchow Klinikum und Campus Charité Mitte, Charité – Universitätsmedizin Berlin, Berlin, Deutschland verena.mueller@charite.de

Dr. med. Hans Henning Nölcke Klinik für Visceral-, Thorax- und Gefäßchirurgie, Proktologie, Stade, Deutschland, henning.noelcke@elbekliniken.de

Dr. med. Stefanie Nöpel-Dünnebacke Abteilung für Hämatologie, Onkologie und Palliativmedizin, St. Josef-Hospital, Klinikum der Ruhr-Universität, Bochum, Deutschland, stefanie.noepel-duennebacke@rub.de

Dr. med. Andreas Probst Universitätsklinikum Augsburg, Augsburg, Deutschland, andreas.probst@uk-augsburg.de

Prof. Dr. med. Beate Rau Referenzzentrum für die Chirurgie der bösartigen Erkrankungen des Peritoneums (CVK), Universitätsmedizin Berlin, Berlin, Deutschland, beate.rau@charite.de

Prof. Dr. med. Anke Reinacher-Schick Abteilung für Hämatologie, Onkologie und Palliativmedizin, St. Josef-Hospital, Klinikum der Ruhr-Universität, Bochum, Deutschland, anke.reinacher@rub.de

Prof. Dr. med. Dr. h.c. Norbert Runkel Chirurgische Abteilung, Spital Einsiedeln, Einsiedeln, Schweiz, norbert.runkel@icloud.com

Prof. Dr. med. Clemens Schafmayer Abteilung für Allgemeine, Viszeral-, Gefäß- und Transplantationschirurgie, Universitätsmedizin Rostock, Mecklenburg-Vorpommern, Rostock, Deutschland, Clemens.schafmayer@med.uni-rostock.de

Prof. Dr. med. Hans Martin Schardey Allgemein-, Viszeral-, Gefäß- und Endokrine Chirurgie, Krankenhaus Agatharied GmbH, Agatharied, Deutschland, hans.schardey@khagatharied.de

Dr. med. Frederik Schenten Klinik für Visceral-, Thorax- und Gefäßchirurgie, Elbe Klinikum Stade, Stade, Deutschland, frederik.schenten@elbekliniken.de

Prof. Dr. Wolfgang Schwenk FACS Klinik für Allgemein-, Viszeral- und Gefäßchirurgie, Städtisches Klinikum Solingen gGmbH, Solingen, Deutschland schwenk.wolfgang@klinikumsolingen.de

PD Dr. med. Sigmar Stelzner Allgemein-, Viszeral- und Thoraxchirurgie, Städtisches Klinikum Dresden Friedrichstadt, Dresden, Deutschland stelzner-si@khdf.de

Prof. Dr. med. Benno Stinner Klinik für Visceral-, Thorax- und Gefäßchirurgie, Proktologie, Elbe Klinikum Stade, Stade, Deutschland benno.stinner@elbekliniken.de

PD Dr. med. Christoph W. Strey DRK-Krankenhaus Clementinenhaus, Allgemein- und Viszeralchirurgie, Hannover, Deutschland, sheise@clementinenhaus.de

Dr. med. Florian Struller Klinik für Allgemein- und Viszeralchirurgie, Universitätsklinikum Erlangen, Erlangen, Deutschland, florian4382@gmail.com

Prof. Dr. med. Andrea Tannapfel Institut für Pathologie, Ruhr-Universität Bochum, Bochum, Deutschland, andrea.tannapfel@pathologie-bochum.de

Prof. Dr. med. Andreas Türler Johanniter-Kliniken Bonn, Bonn, Deutschland andreas.tuerler@johanniter-kliniken.de

Gintautas Virakas Klinik für Visceralchirurgie/Robotic Surgery, Augusta Kliniken Bochum, Bochum, Deutschland, virakas@augusta-bochum.de

Dr. med. Vinzenz Völkel Klinik für Chirurgie, Caritas-Krankenhaus St. Josef, Regensburg, Deutschland, vvoelkel@posteo.de

Dr.med. Klaus Weber Klinik für Allgemein- und Viszeralchirurgie, Universitätsklinikum Erlangen, Bayern, Deutschland, Klaus.Weber@uk-erlangen.de

Prof. Dr. med. Thilo Wedel Anatomisches Institut, Zentrum für Klinische Anatomie, Christian-Albrechts-Universität zu Kiel, Kiel, Deutschland, t.wedel@anat.uni-kiel.de

PD Dr. med. Christoph Wullstein Klinik für Allgemein-, Viszeral- und minimal invasive Chirurgie, Zertifiziertes Darmkrebszentrum (DKG), Krefeld, Deutschland christoph.wullstein@helios-gesundheit.de

Dr. med. Can Yurttas Uni-Klinik für Allgemein-,Viszeral- und Transplantationschirurgie, Universitätsklinikum Tübingen, Tübingen, Deutschland can.yurttas@med.uni-tuebingen.de

Historische Entwicklung der Kolonkarzinomchirurgie

Werner Hohenberger

Inhaltsverzeichnis

S. Benz et al. (Hrsg.), *Chirurgie des Kolonkarzinoms*,
https://doi.org/10.1007/978-3-662-60453-3_1

Die Chirurgie des Kolonkarzinoms wurde in der öffentlichen Aufmerksamkeit über die Jahrhunderte und auch in den letzten Jahren immer hinter der des Rektumkarzinoms angestellt, sei es, dass diese Chirurgie immer unterschätzt wird, sei es, dass Rektumchirurgie als anspruchsvoller und bedeutsamer angesehen wurde und wird. Nach den anfänglich sehr schweren und sehr komplikationsbehafteten Anfängen im späten 19. Jahrhundert hat es auch im 20. Jahrhundert sehr lange gedauert, bis Konzepte erarbeitet worden sind, die sich an exakten anatomischen Strukturen orientierten und mit halbwegs akzeptabler Sicherheit für den Patienten anzuwenden waren. Die Prinzipien der lymphknotenorientierten Chirurgie sind erst in den letzten 50–60 Jahren immer mehr implementiert worden und selbst heute noch Gegenstand intensiver Diskussion. Die Rückbesinnung auf embryonale Schichten gemeinsam mit der Einführung der kompletten mesokolischen Exzision (CME) in den letzten zwei Jahrzehnten war dabei ein wichtiger Meilenstein in der Weiterentwicklung dieser Chirurgie. Der große historische Bogen von den Anfängen bis zu den auch für Zeitgenossen sehr interessanten detaillierten Entwicklungen der letzten Jahre wird in diesem Kapitel aufgezeigt. Die Chirurgie des Kolonkarzinoms findet damit ihren historisch korrekten Platz. Dabei ist ein Endpunkt nach wie vor nicht erreicht, da zwar eine intellektuelle und technische Aufarbeitung stattgefunden hat, die Umsetzung im chirurgischen Alltag in unterschiedlichen Kulturen aber immer noch eine sehr differente Dynamik hat.

1 Einführung

Erstaunlicherweise schrieb noch im Jahre 1874 Professor Sir John Erichsen (1818–1896), ein in Kopenhagen geborener Chirurg, der in England zu hohem Ansehen gelangte, dass „the abdomen, chest and brain will forever be closed to operations by a wise and humane surgeon" (Haeger 1988).

Dabei berichtete schon Billroth 1881 über die erfolgreiche Resektion eines distalen Magenkarzinoms und 1885 der englische Chirurg Robert Weir über eine ebenfalls erfolgreiche Kolonresektion wegen eines Karzinoms, wobei er zudem weitere 35 Kolonresektionen zusammenfasste, die bis dahin in der Literatur bereits seit 1843 mitgeteilt worden waren (Weir 1886). Die erste erfolgreiche Entfernung eines Dickdarmtumors überhaupt soll 1823 Reybard aus Lyon durchgeführt haben (Jamieson und Dobson 1909, S. 522). Schon seit der zweiten Hälfte des 19. Jahrhunderts dürfte aber das Interesse am Rektumkarzinom größer als das am Kolonkarzinom gewesen sein, wenn man die Literatur näher betrachtet (Buhne 2013; Kausch 1913).

Dieses bevorzugte Interesse am Rektumkarzinom hielt bis vor ungefähr zehn bis fünfzehn Jahren durchgängig an, bis man Ende der neunziger Jahre realisierte, dass die Überlebensrate des Rektumkarzinoms entgegen der vorausgegangenen, jahrzehntelangen Erfahrung nunmehr über derjenigen des Kolonkarzinoms (Birgisson et al. 2005; Steele 2020) und im Vergleich zum rechtsseitigen Dickdarmkarzinom sogar fast doppelt so hoch lag. Dabei hätte die Einführung der adjuvanten Chemotherapie im Stadium III des Dickdarmkarzinoms (mit Lymphknotenmetastasen) Anfang der neunziger Jahre eine weitere Verbesserung der Prognose erwarten lassen sollen (Moertel et al. 1990). Dem war aber nicht so.

Die Hintergründe sind vielfältig. Die Operation eines Rektumkarzinoms galt schon immer als technisch anspruchsvoller und war nicht nur in der Erlanger Klinik von jeher Oberärzten vorbehalten, während die Resektion eines Kolonkarzinoms als ein Eingriff vor allem für fortgeschrittene Assistenten zur Vorbereitung auf die Mastdarmchirurgie galt.

Mit der Einführung der tiefen anterioren Resektion Anfang der siebziger Jahre nahmen die technischen Anforderungen an die Rektumkarzinomchirurgie weiter zu. Eine weitere Dimension des Interesses wurde durch die Einführung der zirkulären Stapler in den frühen achtziger Jahren erreicht. Die Suche nach den Ursachen der nicht nur seit diesen Entwicklungen hohen Lokalrezidivraten – in manchen Kliniken bis zu 50 % –, erweiterte nochmals das wissenschaftliche Potenzial. Die breite internationale Wahrnehmung der von Bill Heald aus Basingstoke in England entwickelten „Total Mesorectal Excision“ (Heald et al. 1982) in den achtziger und auch noch in den folgenden Jahren war eine weitere Herausforderung, die es umzusetzen galt. Und schließlich weckte die Einführung der Radiochemotherapie nach kurativer Entfernung eines Rektumkarzinoms in den späteren achtziger Jahren – zunächst „adjuvant“ und sehr viel später in neoadjuvanter Form (Sauer et al. 2004) – die Beachtung dieses Tumors auch in anderen Fächern.

Damit verbunden stieg seit den siebziger Jahren das wissenschaftliche Interesse an der Behandlung des Rektumkarzinoms nochmals enorm an. Die chirurgische Behandlung des Kolonkarzinoms hingegen erschien in der gleichen Zeit allen etabliert und ohne wesentlichen Verbesserungsbedarf. Es wurde verkannt, dass dessen Lokalrezidivrate fast so hoch war wie nach einer kurativen Rektumkarzinomoperation; so auch im Krankengut, das der Moertel-Studie (Moertel et al. 1990) zugrunde lag: nämlich über 20 %. Die Reputation einer Rektumkarzinomoperation war um einiges höher als die einer Dickdarmkarzinomoperation, was sich bis heute noch fälschlicherweise im Entgeltsystem niederschlägt.

So schrieb schließlich Nagib Haboubi noch 2009 in einem Editorial (Haboubi 2009), dass die Verdienste von Bill Heald und dem Pathologen Phil Quirke, der bereits 1986 die Bedeutung des zirkumferenziellen, mesorektalen Sicherheitsabstandes beschrieben hatte (Quirke et al. 1986), zu einer wesentlichen Verbesserung der Prognose des Rektumkarzinoms geführt hätten, die Fortentwicklung der chirurgischen Behandlung des Kolonkarzinoms aber sei faktisch vergessen worden.

2 Die Entwicklung der Kolonkarzinomchirurgie im 19. Jahrhundert

Das Wesen einer Krebserkrankung mit primär lokalem Wachstum war in der Mitte des 19. Jahrhunderts bereits bekannt (erste Erwähnung des Rektumkarzinoms 1834) (Literatur bei 3). Noch 1898 erwähnt aber C.G. Bock (Bock 1898) in seinem mehr als 900 Seiten umfassenden „Buch vom gesunden und kranken Menschen“ nur mit wenigen Zeilen die „Krebsgeschwülste oder Karzinome“, dabei im Einzelnen verschiedene Formen des Hautkrebses, den Krebs der weiblichen Brustdrüse, der Gebärmutter und Scheide, in der Leber, dem Magen und der Speiseröhre – aber mit keinem Wort das kolorektale Karzinom. Damit dürfte es im Vergleich zu den übrigen bösartigen Geschwülsten damals noch seltener als die anderen Malignome gewesen sein. Überhaupt betrug ja die Krebsmortalität im Jahr 1890 in Deutschland nur 2,6/100.000 bei einer geschätzten Heilungsrate von 5 %. Inzidenzdaten aus jener Zeit liegen nicht vor (Hohenberger 1986). Zum Vergleich lag die Mortalität an Krebs im Jahr 2014 standardisiert bei 191,5 für Männer und bei 124,1 für Frauen, hierbei die absolute Überlebensrate bei 50 % bzw. 58 % (Robert Koch Institut 2017).

Insgesamt waren nicht nur aufgrund des niedrigen Vorkommens Eingriffe wegen eines Kolonkarzinoms im 19. und auch noch Anfang des 20. Jahrhunderts wohl eher selten. Trotzdem dürften aber tatsächliche Darmeingriffe im 19. Jahrhundert wohl ganz überwiegend wegen kolorektaler Karzinome durchgeführt worden sein. Auch inkarzerierte Hernien haben im Spektrum der Bauchchirurgie wohl eine gewisse Rolle gespielt. Der Morbus Crohn war so gut wie unbekannt, ebenso die Colitis ulcerosa. Selbst die Kolondivertikulitis war eine seltene Erkrankung, die allenfalls als Kasuistik erwähnt wurde.

Am häufigsten erfolgten „Baucheingriffe“ im späteren 19. Jahrhundert wegen einer akuten Appendizitis oder – vielleicht mindestens ebenso häufig – wegen deren Folgen, namentlich einem Abszess. Allerdings wurde selbst über die frühzeitige Entfernung der entzündeten Appendix erst richtungsweisend entschieden, als sich die zum 26. Juni 1902 geplante Krönung Eduard VII. nach dem Tod seiner Mutter Queen Victoria um mehrere Wochen verzögerte, da er zwei Tage zuvor an einer akuten Appendizitis erkrankte. Erst am

9. August wurde er schließlich nach mehrwöchiger Diskussion zwischen „Internisten" und Chirurgen sowie nach erfolgreicher Appendektomie inthronisiert. Bereits 1886 hatte jedoch Reginald Heber Fitz aus Boston schon die pathologischen Zusammenhänge und den Verlauf der akuten Appendizitis beschrieben und 1899 hatte Charles Mac Burney aus New York die frühzeitige Operation der akuten Appendizitis propagiert (Meade 1968).

Die Kolonkarzinomchirurgie entwickelte sich erst allmählich über palliative Eingriffe hin zu den resezierenden Verfahren, wobei Anastomosen erst später zum regelhaften Bestandteil einer Kolonkarzinomresektion wurden. Erst nach dem 2. Weltkrieg etablierte sich die der Resektion unmittelbar folgende, einzeitige Anastomose in der heutigen Form.

So dürfte die erste Zökostomie wegen einer Kolonobstruktion, mutmaßlich durch ein Karzinom bedingt, 1776 durchgeführt worden sein (Meade 1968, S. 277). Der Patient verstarb am 20. Tag nach der Operation; eine erfolgreiche Kolostomie ist erst 21 Jahre später dokumentiert (Fine 1797). Im Jahr 1865, das heißt nach fast weiteren 100 Jahren, empfahl allerdings der englische Chirurg Nathaniel Ward immer noch, bei jedem Rektumkarzinom als definitive Maßnahme ein Kolostoma anzulegen (Ward 1865).

Ab Mitte des 19. Jahrhunderts erfolgten die ersten Kolonresektionen, wobei deren Ausmaß, Indikation und Erfolg nicht ohne Weiteres zu erfassen sind. Erst gegen Ende dieses Zeitabschnittes nehmen Berichte über erfolgreiche Kolonresektionen wegen eines Karzinoms zu:

- 1978: partielle Resektion des Colon descendens durch Gussenbauer aus Lüttich (Gussenbauer 1878);
- 1879: Sigmaresektion von Martin aus Hamburg, durchgeführt mit Anlage eines doppelläufigen Stomas (Martin 1879);
- 1885: Kolonresektion durch den britischen Chirurgen Weir, der zuletzt in New York tätig war (Weir 1886);
- 1884: dreizeitige Kolonresektion durch W.H. Heineke (1884) aus Erlangen mit Vorlagerung des tumortragenden Dickdarmes und Aneinanderlegen von zu- und abführender Schlinge im ersten Schritt. Im zweiten Schritt Entfernung des Karzinoms mit Naht der Darmwände an die Haut. Im dritten Schritt schließlich Mobilisierung der zwei Stomata mit Quetschung des Darmsporns durch Darmklemmen, um durch eine gezielt gesetzte, umschriebene Nekrose mit anschließender Vernarbung die Stuhlpassage wiederherzustellen.
- 1890: O. Bloch aus Kopenhagen (Bloch 1892): Exteriorisation eines stenosierenden Sigmakarzinoms vor die Bauchdecken, Eröffnung des proximal der Stenose liegenden Dickdarmes, einige Tage später Resektion des tumortragenden Darmes, nach 4 Monaten End-zu-End-Anastomose.
- 1892: Mitteilung von Mayo Robson (1892) über 5 Kolonresektionen mit einem postoperativen Todesfall.
- 1895: Bericht von C.H. Mayo (1895) über 2 Todesfälle bei 14 Patienten nach einer Resektion mit nachfolgender End-zu-End-Anastomose mit der von John B. Murphy beschriebenen Knopftechnik.

3 Erste Fortschritte am Anfang des 20. Jahrhunderts

Am Anfang dieser Zeitperiode waren die chirurgischen Behandlungsergebnisse des Kolonkarzinoms noch recht ernüchternd. Im Jahr 1902 berichtete Mikulicz aus Breslau nach der segmentären Resektion des tumortragenden Dickdarmes mit dem von Bloch beschriebenen Verfahren über eine postoperative Letalität von 12,5 % (Mikulicz-Radecki 1902). Ein Jahr später teilte er jedoch mit, dass 30–50 % der Patienten – meistens an den Folgen einer Peritonitis – verstarben, wenn der Darm sofort nach der Entfernung des Karzinoms wiedervereinigt wurde – in aller Regel wohl die Folge einer Anastomoseninsuffizienz (Mikulicz-Radecki 1903). Vor 100 Jahren dürfte so gut wie jeder Patient mit einer Nahtdehiszenz am Dickdarm verstorben sein.

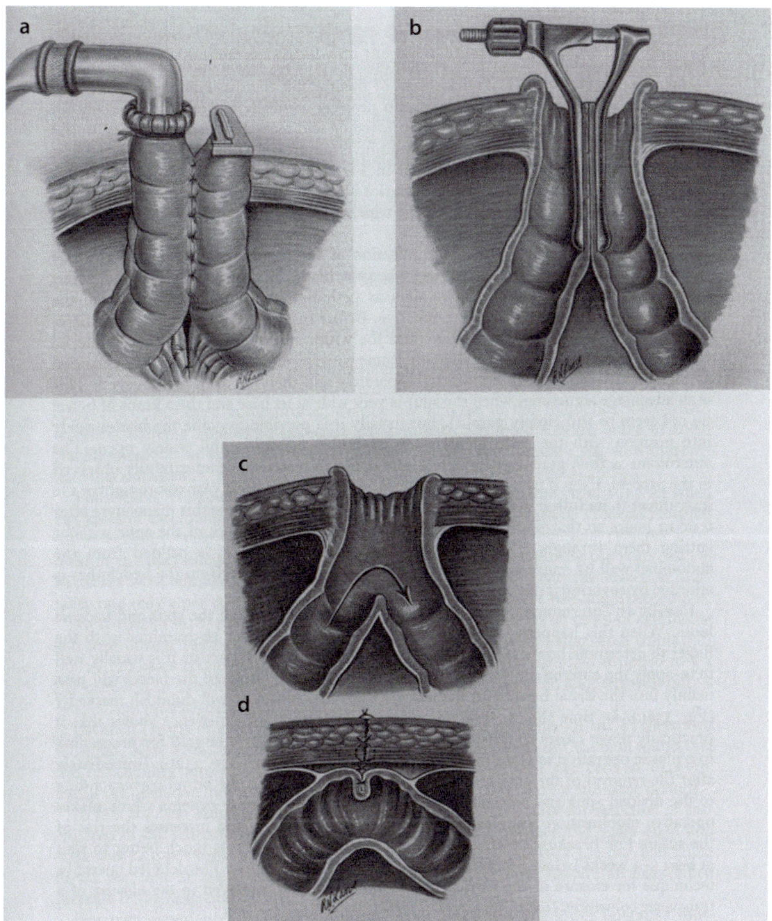

◘ **Abb. 1** **a–c** Zweizeitige Resektion eines Kolonkarzinoms nach dem Paul-Mikulicz-Verfahren mit primärer Anlage eines doppelläufigen Stomas nach Resektion des Karzinoms (**a**), Durchtrennung des Steges mit einem Enterotom (**b**); schließlich Resektion des Stomas und Verschluss der Bauchdeckenwunde (**c**, **d**). (Aus Goligher 1967)

Deshalb wurde noch 1950 von Whipple das letztlich auf Mikulicz zurückgehende und von verschiedenen Chirurgen modifizierte Verfahren (z. B. Paul-Mikulicz-Typ, ◘ Abb. 1) mit extraperitonealer Resektion empfohlen und auf eine primäre Anastomose verzichtet (zitiert in Rankin und Graham 1950). Dies änderte sich erst in den nun folgenden Jahren, wobei dreireihige Anastomosen die Regel waren, in manchen durchaus renommieren Kliniken bis in die Anfänge der neunziger Jahre. In Erlangen wurde bereits Anfang der siebziger Jahre die einreihige extramuköse End-zu-End-Anastomose am Kolon wie auch am Rektum regelhaft durchgeführt.

Diesen niederschmetternden Ergebnissen nach einer unmittelbar angelegten Anastomose vor 100 Jahren sei jedoch entgegengestellt, dass auch heutzutage noch dem Benchmarking-Bericht der Deutschen Krebsgesellschaft für das Jahr 2017 zu entnehmen ist, dass selbst in unserer Zeit in *einer* Klinik 21,2 % der Patienten eine Anastomoseninsuffizienz erlitten (Deutsche Krebsgesellschaft 2018). Dies unterstreicht die Kunstfertigkeit einzelner Chirurgen in jenen Jahren.

Unbesehen der Tatsache, dass eine Nahtdehiszenz nach wie vor ein fortbestehendes und für die postoperative Sterblichkeit das wichtigste Problem darstellte, war nicht nur sie die alleinige Letalitätsursache, sondern auch die noch fehlenden Kenntnisse und auch Möglichkeiten, um korrekt postoperativ Flüssigkeits-, Volumen- und Elektrolytde-

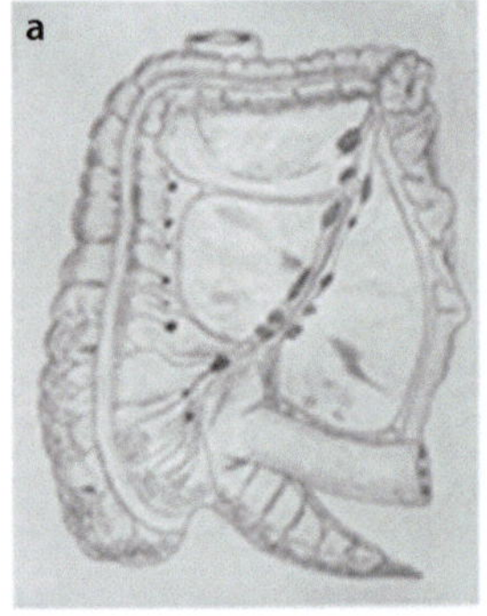

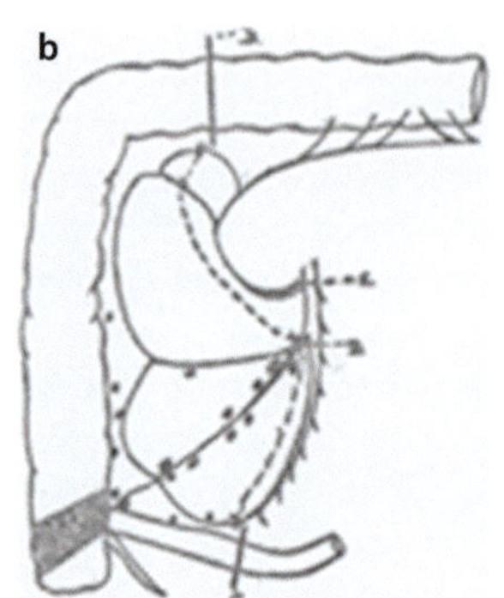

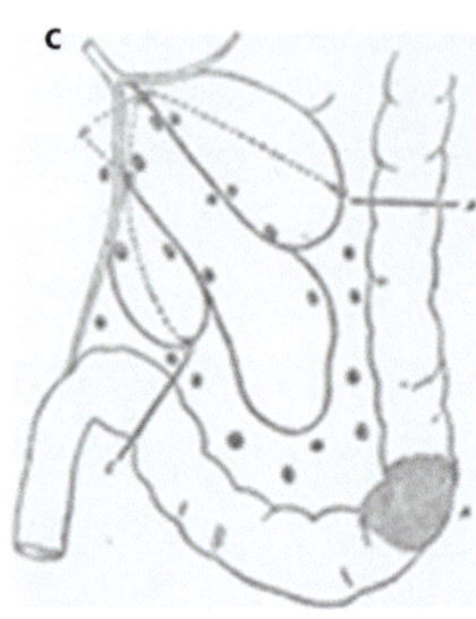

Abb. 2 **a–c** Die von Jamieson aus Leeds im Jahr 1909 skizzierten Ausmaße einer Hemikolektomie rechts (**a, b**) sowie einer Sigmaresektion bei einem Karzinom (**c**). Hierbei fällt auf, dass er in **a** entgegen der zwei Jahrhunderte lang geübten Darstellung einer aus der A. mesenterica superior direkt abgehenden A. colica dextra bereits die mit 90 % bei Weitem häufigste arterielle Gefäßversorgung des rechten Kolons darstellt, nämlich den Abgang der zum Colon ascendens ziehenden Arterie als rechten Ast der A. colica media

fizite zu erfassen oder gar zu kompensieren. Blutersatz war weiterhin ein ungelöstes Problem. Landsteiner identifizierte erst 1901 die verschiedenen Blutgruppen, und die erste erfolgreiche Bluttransfusion überhaupt wurde 1907 durchgeführt.

3.1 Resektionsausmaß und Lymphknotenresektion

Bereits Anfang des 20. Jahrhunderts wurden die onkologischen Aspekte, nämlich das Ausmaß der Resektion am Kolon und die Entfernung der regionären Lymphknoten, von einigen Chirurgen angedacht.

Der auf Malta geborene und später in Leeds tätige Chirurg Lord Berkeley Moynihan formulierte im Jahr 1908: „We have not yet sufficiently realised that the surgery of malignant disease is not the surgery of organs – it is the applied anatomy of the lymphatic system."

Die Bedeutung der Lymphknotendissektion für die erfolgreiche Entfernung eines Kolonkarzinoms war also bereits damals klar erfasst.

Ein Jahr später legten J. Kay Jamieson und Dobson (1909) aus Leeds mit einer Zeichnung das erforderliche Ausmaß für eine rechtsseitige Karzinomresektion dar, die vor allem die Entfernung der zentralen Lymphknoten und die dafür erforderliche zentrale Gefäßdurchtrennung beinhaltete und auch heutigen Erfordernissen bereits sehr nahekommt (Abb. 2).

Allerdings sah die allgemein praktizierte Realität wohl sehr anders aus und dürfte eher einer Zeichnung von Schmieden aus dem Jahr 1940 (Schmieden 1940) entsprochen haben. Er spricht von einer „Enukleation" des Tumors: Nach der segmentären Entfernung des Karzinoms wurde zum Schutz der Anastomose eine Katheterkolostomie angelegt (Abb. 3).

Diese Zeichnung unterscheidet sich bezüglich des Resektionsausmaßes wenig von derjenigen, die R. Turnbull in einer Publikation aus dem Jahr 1967 als das Verfahren seiner Kollegen in den Cleveland Clinics aufzeigte (Abb. 4) und als „konventionelle" Operation bezeichnete (Turnbull et al. 1967; Turnbull 1970). Damit änderte sich im Großen und Ganzen seit den zwanziger Jahren des 20. Jahrhunderts bis in die sechziger Jahre hinein die operative Behandlung des Kolonkarzinoms mit segmentärer Resektion des tumortragenden Dickdarmes unter Belassen der zentralen Lymphknoten kaum. Selbst heute wird dieses Verfahren in durchaus renommierten Kliniken in den USA noch immer als Standardverfahren bezeichnet (Elias et al. 2019).

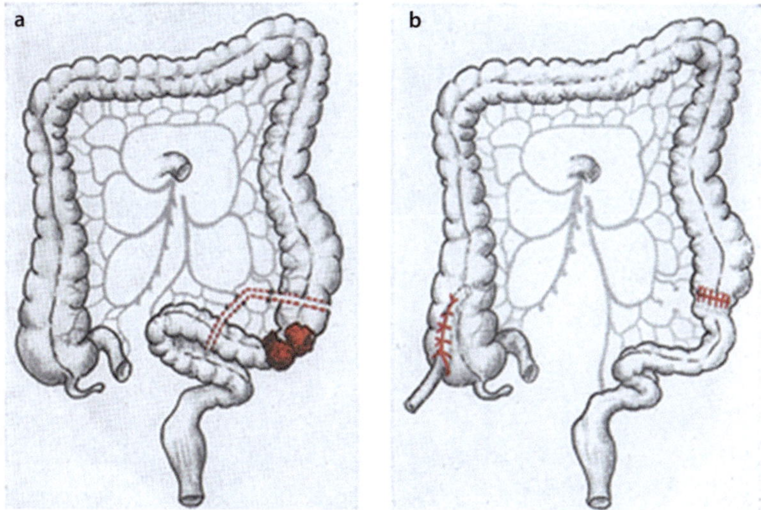

Abb. 3 **a**, **b** Operationsskizze zur Entfernung eines Sigmakarzinoms aus einer Publikation von Viktor Schmieden aus dem Jahr 1940. Es wurde lediglich ein kurzes Darmsegment entfernt; es ist zudem klar erkennbar, dass die Bedeutung einer wie auch immer gearteten Lymphknotendissektion noch nicht gängige Praxis war

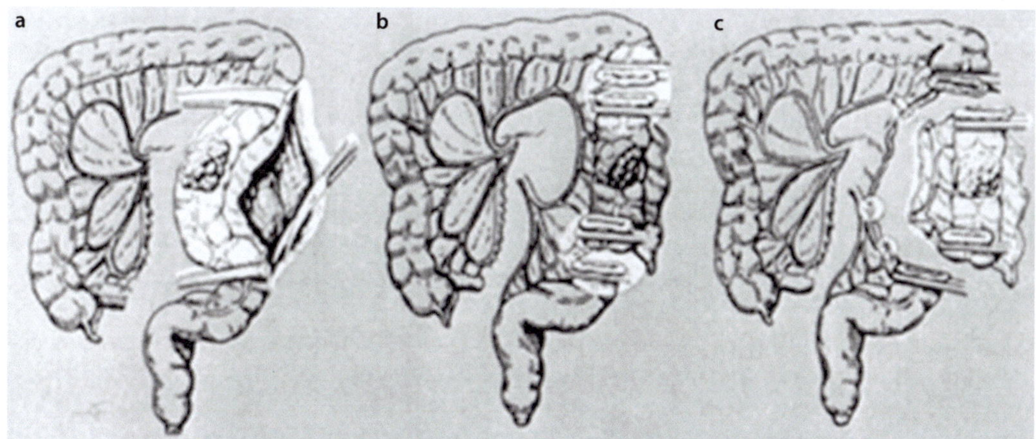

Abb. 4 **a–c** In Publikationen von R. Turnbull et al. (1967; Turnbull 1970) als „konventionell" bezeichnetes Ausmaß der Dickdarmresektion bei einem Karzinom am Übergang vom Colon descendens zum Sigma (in **c** dargestellt). Im Wesentlichen wurden damit lediglich die perikolischen Lymphknoten entfernt, die intermediären und zentralen aber belassen

3.2 Postoperative Letalität und längerfristiger Behandlungserfolg

In den Jahren, die auf den ersten Weltkrieg folgten, nahm die vordem hohe postoperative Letalität nach elektiver Resektion eines Kolonkarzinoms innerhalb von zwei Dekaden rasch ab. W. H. Cole aus Chicago gab eine postoperative Sterblichkeitsrate in den zwanziger Jahren von 20–25 % an (Cole et al. 1962). Sie lag damit nur unwesentlich über der von Allen, Welch und Donaldson vom Massachusetts General Hospital in Boston; dort betrug sie für die Jahre 1925 bis 1942 17,5 % bei einer Resektionsrate von 91 %,

Tab. 1 Absolute Überlebensraten von Fällen mit einem Kolonkarzinom am Presbyterian Hospital in New York in den Jahren 1916 bis einschließlich 1945 (Grinnell 1953)

Zeitraum	Zugewiesene Fälle (n)	5-Jahres-Überlebensrate (%)
1916–1920	51	5,9
1921–1925	48	22,9
1926–1930	75	21,3
1931–1935	167	25,3
1936–1940	231	32,0
1941–1945	318	30,8

wobei die Mehrzahl der 143 betroffenen Patienten überwiegend zweizeitig operiert worden waren (s. auch Abb. 1) (Allen et al. 1947). Sie fiel in dieser Klinik in den folgenden 3 Jahren auf 2 %. Die zunehmende Erfahrung spielte dabei wahrscheinlich eine wichtige Rolle: In nur 3 Jahren waren nun 105 Fälle zugewiesen worden. Die primäre Anastomose dürfte weiterhin die Ausnahme gewesen sein.

Inadäquate Exzisionen als Ursache von Lokalrezidiven und Minderung der Heilungschancen waren spätestens schon Anfang des 20. Jahrhunderts im Bewusstsein der Chirurgen präsent gewesen (Gerster 1985; Ryall 1907). Fred Rankin berichtete allein über 12 % Lokalrezidive in der ehemaligen Operationswunde zur Anlage der „Resektionskolostomie" (Rankin und Graham 1950). Sehr aufschlussreich sind die von Grinnell vom Presbyterian Hospital in New York 1953 mitgeteilten Überlebensraten über einen Zeitraum von rund 30 Jahren (Tab. 1) (Grinnell 1953). In diesem Zeitraum stieg die absolute 5-Jahres-Überlebensrate von 6 % auf 30,8 %, wobei sich auch die Anzahl der zugewiesenen Patienten um das Sechsfache erhöhte.

Im Jahr 1940 berichteten M. Mayo und W. R. Lovelace bereits über 5-Jahres-Überlebensraten bei resezierten rechtsseitigen Kolonkarzinomen von 57 % (Mayo und Lovelace 1940). Allerdings waren nur 60 % der Patienten mit einem Kolonkarzinom in dieser Zeit kurativ resektabel, und bei etwa einem Viertel von ihnen wurden lediglich palliative Eingriffe vorgenommen (Meade 1968, S. 283).

4 Die Zeit nach dem 2. Weltkrieg

Schon in der Mitte des letzten Jahrhunderts praktizierten bereits einige Chirurgen radikalere Verfahren bezüglich des Resektionsausmaßes entlang dem Kolon und der Lymphknotendissektion.

Deddish vom Memorial Hospital New York unterband bereits in den fünfziger Jahren bei linksseitigen Kolonkarzinomen die A. und V. mesenterica inferior mit Dissektion der Lymphknoten bis in das kleine Becken. Zu jener Zeit wiesen mehr als 50 % aller Kolonkarzinome zum Zeitpunkt der Diagnose Lymphknotenmetastasen auf (Whipple 1952; Meade 1968, S. 281).

William S. Fletcher aus Portland in Oregon berichtete 1962, dass er bei Karzinomen des Zökums und des rechtsseitigen Kolons das Kolon 20–30 cm distal des Tumors durchtrennt und bei Karzinomen der rechten Flexur und des Colon transversum die „rechten" und mittleren Kolongefäße und das große Netz ebenfalls entfernt (Fletcher et al. 1962). Durchschnittlich vergingen bei seinen Patienten 5–6 Monate, bis sie operiert wurden.

Die meisten Chirurgen entfernten zu jener Zeit weiterhin nur 5 cm Dickdarm zu beiden Seiten des Tumors (Quer et al. 1953).

John Madden (1958) aus New York zeichnete in seinem 1958 erschienen Operationsatlas die Skelettierung der großen Magenkurvatur mit Resektion der rechtsseitigen Gastroepiploica-Gefäße bei der „radikalen" Hemikolektomie rechts (Abb. 5), die bis heute in dieser Form noch keine allgemeine Verbreitung gefunden hat, obwohl die Lymphknoten entlang dieser Arkade bei Querkolonkarzinomen als erste Station befallen sein können. Allerdings zeigt er in einer anderen Abbildung (Abb. 6) die in manchen Kliniken bis heute geübte Praxis, die „zentralen" Gefäße nach Setzen von Klem-

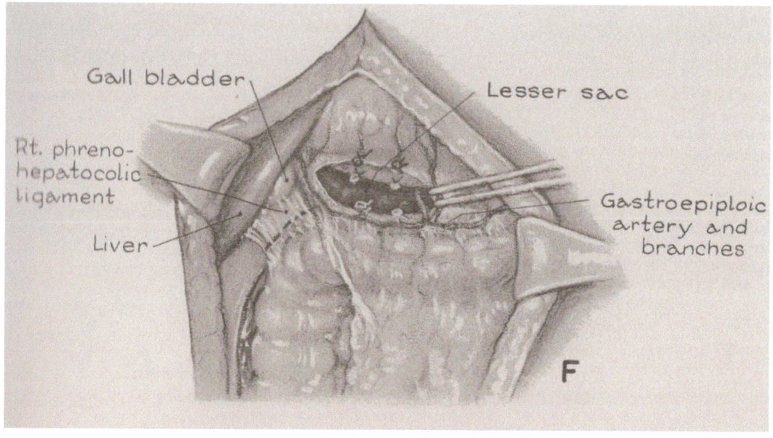

Abb. 5 Die Skelettierung der großen Magenkurvatur mit Resektion der Gastroepiploica-Arkade bei der „radikalen" Hemikolektomie aus dem 1958 erschienenen Operationsatlas von J. Madden

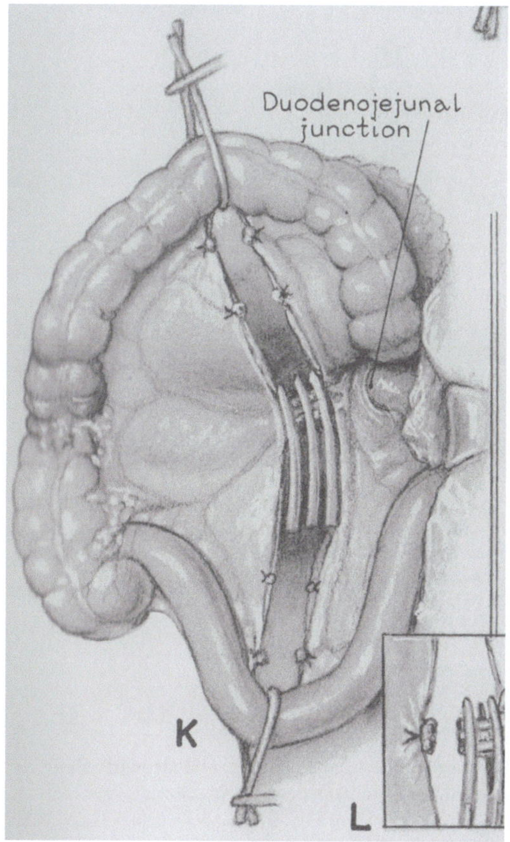

Abb. 6 Die „zentrale" Durchtrennung des Gefäßbündels der A. ileocolica einschließlich ihrer Aufteilung über Klemmen („high tie") (Madden 1958)

men zu durchtrennen. Die vorausgehende „Präparation" wird in dem 1969 erschienen Atlas von Rodney Maingot dargestellt, wobei stumpf mit dem Finger ein Fenster im Mesokolon kreiert und das zentrale Gefäß somit isoliert wird (Abb. 7) (Maingot 1969).

Hierfür hat sich in der angloamerikanischen Literatur der Begriff „high tie" etabliert, der vor allem in Japan deshalb kritisch gesehen wird, weil hierbei ein beträchtlicher Rest tatsächlich zentraler Lymphknoten verbleibt und nicht selten zu einem Lokalrezidiv führt.

Im Wesentlichen wurde diese Technik der überwiegend stumpfen Mobilisierung des Kolons wie auch der Isolierung der zu durchtrennenden Kolongefäße mit anschließender Durchtrennung über Klemmen bis zur Jahrtausendwende und auch noch darüber hinaus vielfach praktiziert (Abb. 8, 9 und 10 (Jagelman neunziger Jahre).

Ein wesentlicher Fortschritt der Kolonkarzinomchirurgie wird häufig mit Ruppert Turnbull aus Cleveland in Verbindung gebracht und ist als „No-touch isolation technique" bekannt (Turnbull et al. 1967; Turnbull 1970). Bereits 1962 hatte William H. Cole aus Chicago auf die Bedeutung minimaler Manipulationen und die Ligatur der Gefäße vor deren Beginn hingewiesen (Elias et al. 2019).

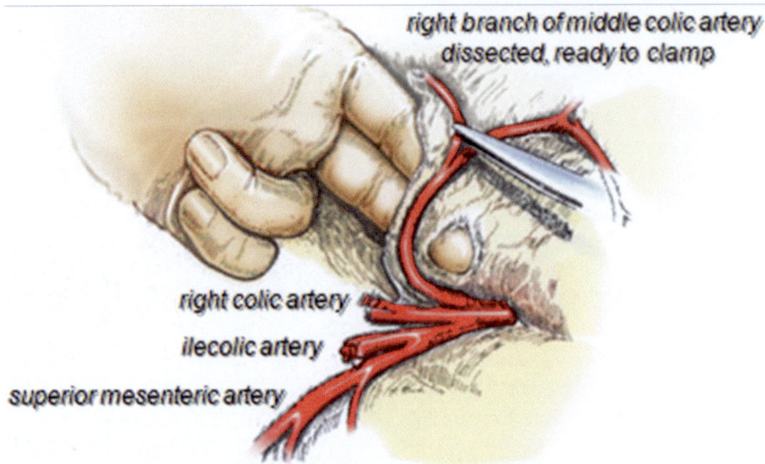

Abb. 7 Technik der stumpfen Präparation der A. und V. colica media mit dem Finger, bevor hier deren rechtsseitiger Ast über Klemmen durchtrennt wird (Maingot 1969)

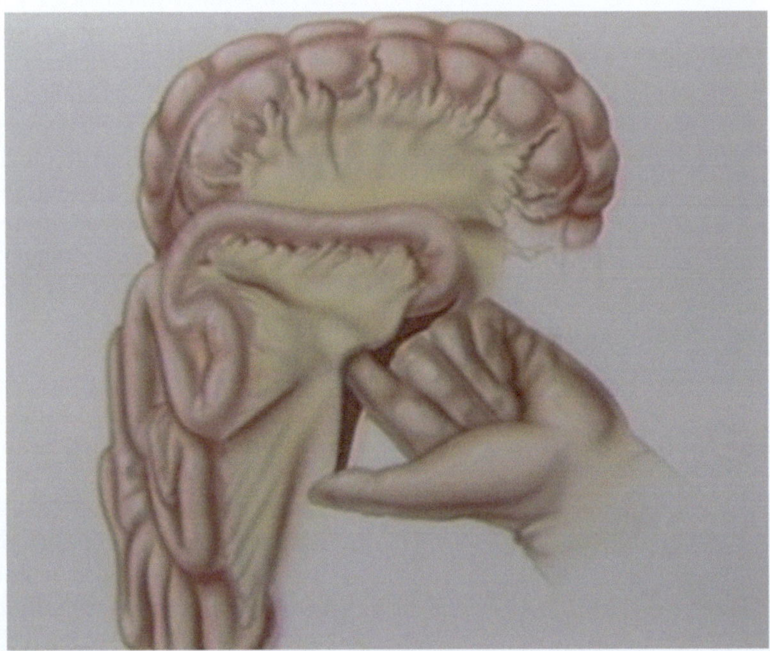

Abb. 8 Stumpfe Mobilisierung der posterioren Faszie des Mesocolon ascendens aus einer Videodarstellung zur Operation eines rechtsseitigen Kolonkarzinoms in den 90er-Jahren (Jagelman neunziger Jahre)

Letztlich gibt ein von Jagelman (Jagelman neunziger Jahre) – eines zu Zeiten Turnbulls in den Cleveland Clinics ausgebildeten Chirurgen – in den neunziger Jahren gefertigtes Video die von Turnbull praktizierte Vorgehensweise wieder. Turnbull selbst hatte sein Operationsverfahren in einer Skizze erläutert und dem seiner Kollegen in den Cleveland Clinics gegenübergestellt (Abb. 4 und 11). Im Dukes-C-Stadium überlebten 57,8 % sei-

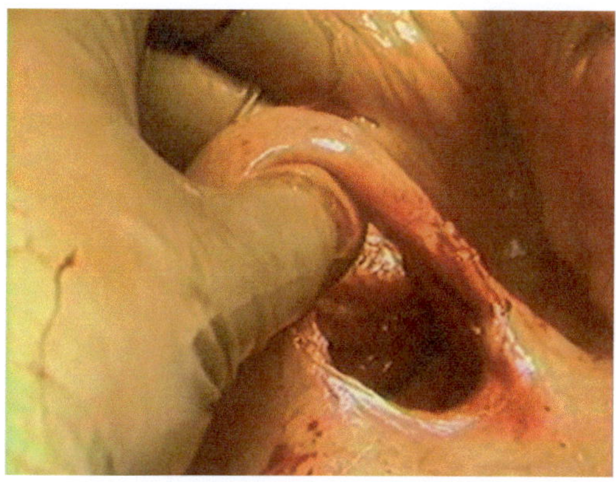

Abb. 9 Stumpfe Isolierung der ileokolischen Gefäße unter Schaffung eines Fensters mit nachfolgender Durchtrennung über Klemmen. Diese noch in den 90er-Jahren geübte Praxis entspricht damit den Abbildungen der Operationsatlanten aus den 50er- und 60er-Jahren (Jagelman neunziger Jahre)

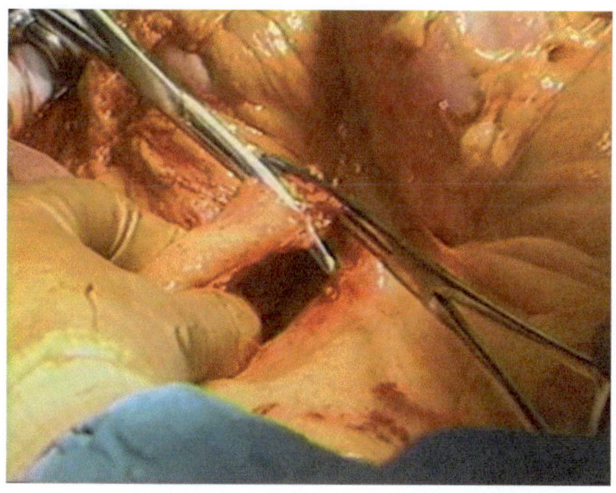

Abb. 10 Nach vorausgegangener stumpfer Isolierung der ileokolischen Gefäße mit den Fingern (Abb. 8) erfolgt deren Durchtrennung über Klemmen unter Belassung eines zentralen Gefäßstumpfes mit den anhaftenden Lymphknoten als gängige Ursache lokaler Rezidive (Jagelman neunziger Jahre)

ner Patienten, im Vergleich dazu überlebten nur 28 % derer, die „konventionell" operiert worden waren. Allerdings folgte auch Turnbull der damaligen Vorgehensweise mit stumpfer Mobilisierung der im „Retroperitoneum" fixierten Kolonabschnitte sowie der Isolierung der zentralen Gefäße ebenfalls stumpf mit dem Finger unter Belassung der zentralen Lymphknoten.

Behandlungsergebnisse

Die Operationssterblichkeit fiel in den fünfziger Jahren bei „regulären" Karzinomresektionen auf unter 10 %. Sie lag jedoch bei der Entfernung der linken Querkolons und des proximalen linken Kolons 2- bis 3-mal so hoch wie bei einer rechtsseitigen Resektion. So betrug die postoperative Letalität bei Karzinomen der linken Flexur auch in der Erlanger Klinik bis 1980 noch 22 % (Hager 1983). Auch erweiterte Resektionen mit Einbeziehung angrenzender Organe waren mit einer deutlich höheren Sterblichkeit verbunden. Gilbertsen aus Minneapolis (Gilbertsen 1959) bezifferte sie auf 27 % im Vergleich zu 5,4 % bei „regulären" Resektionen.

Die 5-Jahres-Überlebensraten nach einer kurativen Resektion bewegten sich in dieser Zeit zwischen 50 und 60 % (Goligher 1967, S. 574). Einzelne Kliniken und Chirurgen hoben sich in den folgenden Jahrzehnten, d. h. in den Jahren 1970 bis 1995, hiervon ab, ohne dass wesentliche Selektionseinflüsse zu erkennen waren, so auch Turnbull mit 69 % (Turnbull et al. 1967; Turnbull 1970), Warren Enker, an der University of Chicago ausgebildet und später in New York tätig, mit 65,3 % (Enker et al. 1979), die Gruppe um Chapuis und Bokey in Sidney mit 63,7 % (Bokey et al. 2003), die japanischen Chirurgen um 70 % (Kotake et al. 2003) sowie auch die Erlanger Klinik mit 75 % in den Jahren 1985 bis 1994 (Merkel et al. 2016).

Die 5-Jahres-Überlebensraten bei der Behandlung des Rektumkarzinoms lagen über all diese Jahre stets unter denen des Kolonkarzinoms. Dies änderte sich jedoch etwa Mitte der neunziger Jahre (Steele 2020). Die Einführung der totalen mesorektalen Exzision und der Strahlentherapie als kurative Maßnahme senkten die vordem hohen Lokalrezidivraten erheblich und verbesserten konsekutiv auch die Überlebensraten des Rektumkarzinoms. Die chirurgische Behandlung des Kolonkarzinoms wurde jedoch nicht fortentwickelt, sodass die Heilungsraten dieses Karzinoms im Wesentlichen stagnierten. Früherkennungsmaßnahmen wurden für beide Tumorentitäten erst allmählich angedacht.

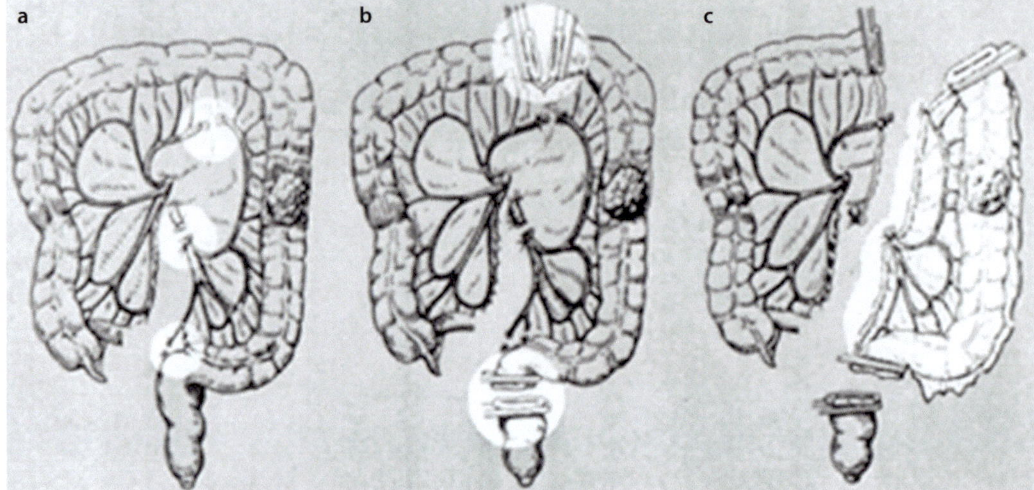

Abb. 11 a–c Die „No-touch isolation technique" von Turnbull. Das Resektionsausmaß am Dickdarm geht deutlich über das zu seiner Zeit übliche Maß hinaus (s. auch Abb. 4). Auch die zentrale Gefäßdurchtrennung als Qualitätsäquivalent der Lymphknotendissektion erfolgt radikaler. Allerdings unterscheidet sich seine Vorgehensweise noch wesentlich von den heutigen Anforderungen (s. auch Abb. 7 bis 10)

5 Die weitere Entwicklung der Kolonkarzinomchirurgie bis zur Jahrtausendwende

Trotz herausragender Ergebnisse einzelner Chirurgen unterschieden sich noch im ersten Jahrzehnt des 21. Jahrhunderts die Überlebensraten auch in bevölkerungsbezogenen Registern vor allem bei fortgeschrittenen und im Notfall operierten Patienten beträchtlich.

Diese Unterschiede treten besonders bei der Betrachtung der Überlebensraten im Stadium III zutage; sie schwanken zwischen 42 % (Schrag et al. 2000) und 85 % (Wein und Hohenberger 1995) und liegen in bevölkerungsbezogenen Registern um 55 %.

Ein zusammenfassendes Konzept der chirurgischen Behandlung des Kolonkarzinoms ähnlich wie beim Rektumkarzinom gab es nicht. In Leitlinien wurden zwar die Vorgehensweisen vor allem in Abhängigkeit von der Tumorlokalisation beschrieben, die Bedeutung der mesenterialen Faszienintegrität sowie der zentralen Gefäßabsetzung ohne Belassung relevanter Lymphknotenansammlungen wurden nicht erfasst, sodass die Qualität der Operationspräparate entsprechende Mängel mit deutlich negativem Einfluss auf die Prognose der Patienten aufwiesen (West 2008, 2010). Lediglich in Japan wurden bereits Anfang der achtziger Jahre in Leitlinien Regeln zum Ausmaß der Lymphknotendissektion festgelegt (Jinnai 1983).

Die Besonderheiten der lymphogenen Metastasierung der Querkolonkarzinome wurden so gut wie gar nicht erfasst und erstmals von Perrakis 2014 publiziert (Perrakis et al. 2014).

Auch bei der systematischen Analyse der lymphogenen Metastasierung gingen die Untersuchungen beim Rektumkarzinom zeitlich denen des Kolonkarzinoms weit voraus. Dukes hatte schon 1930 (Dukes 1930) und Westhues aus Erlangen 1934 (Westhues 1934) richtiggestellt, dass der primäre Lymphabstrom des Rektumkarzinoms kranialwärts zu den Lymphknoten am Stamm der A. mesenterica inferior erfolgte und nicht – wie bis dahin postuliert – nach kaudal.

Die ersten systematischen Untersuchungen zur lymphogenen Metastasierung beim Kolonkarzinom wurden in den siebziger Jahren vor allem in Japan durchgeführt, womit sich insbesondere Denosuke Jinnai aus Osaka befasste. Da er seine Arbeiten in Japanisch veröffentlichte, wurden sie erstmalig 1975 von John Goligher aus Leeds in der dritten Auflage des von ihm verfassten Standardwerks der kolorektalen Chirurgie („Surgery of the Anus, Rectum and Colon", S. 445) im Westen publiziert (Jinnai und Goligher 1984). Im Jahr 1983 formulierte Jinnai als Präsident der Japanese Research Society for Cancer of the Colon and Rectum Behandlungsregeln für die Behandlung kolorektaler Karzinome in Japan (Jinnai 1983). Hieraus leitete sich im Weiteren die in Japan übliche Kategorisierung des Ausmaßes der Lymphknotenentfernung in D1-, D2- und D3-Dissektion ab. Seither ist allgemein anerkannt, dass jenseits einer Distanz von 10 cm zu beiden Seiten eines Karzinoms keine perikolischen Lymphknotenmetastasen auftreten, sondern dass die weitere Metastasierung dann zentralwärts erfolgt. Dies bedingt auch das Resektionsausmaß am Kolon selbst.

Auf die Bedeutung des Erhalts der embryonalen Faszien in der Bauchhöhle einschließlich ihrer Organe wurde ebenfalls zuerst in der Rektumkarzinomchirurgie durch die Arbeiten von Bill Heald Anfang der achtziger Jahre aufmerksam gemacht (Heald et al. 1982). In der Kolonkarzinomchirurgie wurde dieser Einfluss auf die Prognose erst über zwanzig Jahre später aufgezeigt (West 2008; Hohenberger et al. 2009). Hierbei zeigte es sich, dass sich der Verlauf der mesokolischen Faszie sehr viel komplexer gestaltet als beim Rektum und dies auch in der anatomischen Literatur nicht adäquat zur Darstellung kam.

Letztendlich bestanden die Mängel der optimierten Kolonkarzinomchirurgie bis Anfang des 21. Jahrhunderts fort. Es fehlte vor allem:

- die präzise, scharfe Technik der Präparation sowohl der mesenterialen wie auch der parietalen Faszie, auf deren „Interface" als korrekte Präparationsebene Toldt bereits vor fast 150 Jahren hingewiesen hatte (Toldt 1879),
- die differenzierte Kenntnis der anatomischen Verhältnisse, die fast 200 Jahre überhaupt nicht oder sogar falsch – nicht nur in Bezug auf deren Regelhaftigkeit – dargestellt worden waren (parietale wie auch mesenteriale Faszie, jeweils als durchgehend verlaufende Struktur; arterielle Versorgung des Dickdarmes wie auch des venösen Abstroms ohne Erwähnung relevanter Varianten, insbesondere des venösen Zustroms zum Truncus gastropancreaticocolicus [Schleife], und nur bei ca. 10 % direkt in die V. mesenteric superior, V. gastroepiploica dextra),
- die zentrale Absetzung der Dickdarmarterien, wodurch anderenfalls erhebliche Lymphknotenkonglomerate zurückblieben mit der Folge von Lokalrezidiven in einer Größenordnung bis zu 20 %.

All dies führte dazu, dass Mitte der neunziger Jahre entgegen jahrzehntelanger Erfahrung nunmehr die Prognose des Rektumkarzinoms besser als die des Kolonkarzinoms war. Dazu hatte vor allem die Standardisierung der Rektumkarzinomchirurgie wie auch der Erfolg der Strahlentherapie beigetragen. Die operative Behandlung des Kolonkarzinoms hingegen hatte sich in der Breite nicht fortentwickelt; sie war schlicht vergessen oder als unattraktiv geltend ignoriert worden (Haboubi 2009).

Damit klafften die Behandlungsergebnisse weltweit erheblich. Dies schlug insbesondere bei den fortgeschritteneren Tumoren zu Buche, nämlich bei organüberschreitenden Karzinomen, solchen mit Lymphknotenmetastasen und den im Notfall operierten Patienten. Eine Standardisierung der chirurgischen Behandlung des Kolonkarzinoms war damit offensichtlich noch nicht erfolgt.

6 Die Einführung der kompletten mesokolischen Exzision („complete mesocolic excision" – CME)

Der Begriff der kompletten mesokolischen Exzision wurde 2009 eingeführt und als Möglichkeit der bis dahin fehlenden Standardisierung der chirurgischen Behandlung des Kolonkarzinoms auf dem erforderlichen Niveau beschrieben (Hohenberger et al. 2009).

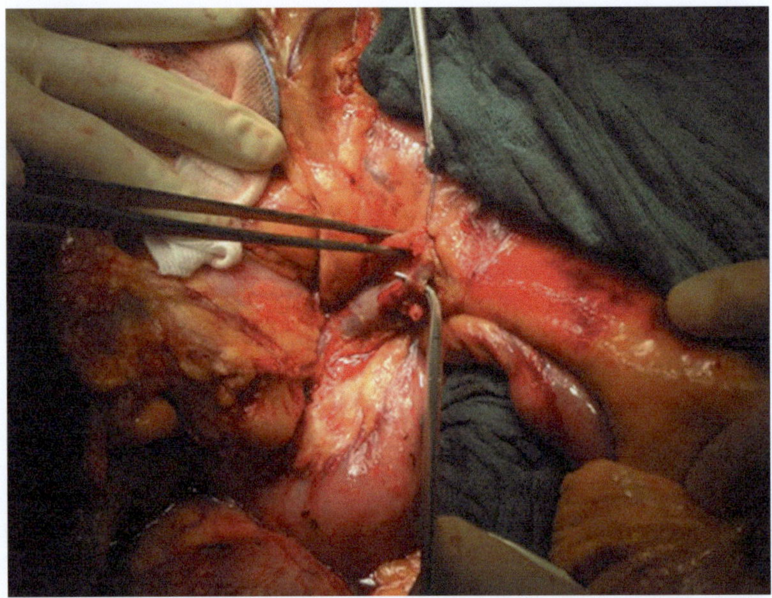

Abb. 12 CME beinhaltet neben der strikten Wahrung der Integrität der mesokolischen Faszie vor allem auch die zentrale Absetzung der Kolonarterien, hier dargestellt bei einer Hemikolektomie rechts.Mit einer Klemme wird die V. ileocolica unterfahren und anschließend durchtrennt. Die gleichnamige Arterie unterkreuzt hier die V. mesenterica superior, was in ungefähr 30 % aller Fälle vorzufinden ist; sie wurde bereits vorgängig zentral an der A. mesenterica superior abgesetzt; der Gefäßstumpf liegt unmittelbar kaudal der Vene

Inzwischen ist das Verfahren als „CME" international weitgehend als „Goldstandard" akzeptiert (Bertelsen und Neuenschwander 2017), dennoch wird es in einigen Ländern nach wie vor abgelehnt. Gründe dafür sind das angeblich hohe Operationsrisiko mit der Gefahr von Verletzungen der Mesenterialgefäße („bleeding point" – Ausriss der V. colica dextra aus dem venösen Trunkus) und angeblich fehlende onkologische Vorteile.

Die wesentlichen Prinzipien sind die durchgängig scharfe Präparation zwischen der parietalen und der mesenterialen Faszie unter strikter Erhaltung derer Integrität. Damit wird der zu resezierende Darmabschnitt vollständig mobilisiert, quasi unter Aufhebung der embryonalen Drehungen und Adhäsionen. Weiterhin beinhaltet CME die komplette regionale Lymphknotendissektion mit zentraler Absetzung der Kolonarterien unmittelbar am Stamm der A. mesenterica superior bzw. an der Aorta unter Schonung der autonomen Nervengeflechte (Abb. 12). Die Prinzipien von CME schließen das gesamte Kolon ein.

Dieses neue Konzept hat auch das Interesse an der detaillierten Anatomie der Bauchorgane insgesamt belebt, insbesondere am Verlauf der embryonal vorgegebenen Faszien und der überalterten Nomenklatur der an der arteriellen Versorgung des Kolons und dem venösen Abstrom (Truncus gastropancreaticocolicus – „Henle-Schleife") beteiligten Gefäße sowie der lymphogenen Metastasierung von Querkolonkarzinomen. All diese Gesichtspunkte waren bis dato zum Teil über zwei Jahrhunderte in den anatomischen Lehrbüchern überhaupt nicht oder fehlerhaft dargestellt worden insofern, als sehr seltene Varianten als „normal" beschrieben wurden (z. B. die aus der A. mesenterica superior direkt abgehende A. colica dextra oder Einmündung der V. colica dextra direkt in die V. mesenterica superior und nicht in den zu 90 % vorhandenen Venentrunkus).

Die Publikation von Hohenberger (Hohenberger et al. 2009), die anlässlich des 20-jährigen Jubiläums von Colorectal Disease veröffentlicht wurde und die am häufigsten zitierte Arbeit dieses Journals seit seinem Erscheinen war (Mortensen und Nicholls 2018), hat eine längere Vorgeschichte.

Gerd Hegemann hatte bis 1977 den Lehrstuhl für Chirurgie der Universität in Erlangen inne. Sehr frühzeitig hatte er die Klinik den Entwicklungen des Faches angepasst und insbesondere auch die Gefäßchirurgie verselbstständigt und eine eigene Abteilung für Klinische Pathologie der Chirurgischen Klinik unter der Leitung von Paul Hermanek geschaffen. Ihm folgte auf dem Lehrstuhl Franz Paul Gall, der in Erlangen und in den USA seine Ausbildung zunächst als Allgemeinchirurg und später zusätzlich als Herz- und Gefäßchirurg erhalten hatte. Allgemeinchirurgie beinhaltete in Erlangen zu jener Zeit neben dem gesamten, allgemein bekannten Spektrum vor allem auch Lungen-, Leber-, Pankreas- und kolorektale Chirurgie in größerem Umfang.

Unter Gall änderte sich die chirurgische Technik in der Klinik. Das gefäßorientierte Operieren wurde zum Standard. Die Leistungsträger der Klinik waren allesamt in der Gefäßchirurgie ausgebildete Chirurgen, die das gesamte Spektrum dieses Faches beherrschten und die Prinzipien der Gefäßchirurgie auf die Bauchoperationen übertrugen. Zudem war ein Schwerpunkt der Klinik Anfang der achtziger Jahre die chronische Pankreatitis. Bei korrekter Indikationsstellung wies so gut wie jeder der betroffenen Patienten eine gewisse portale Hypertension durch entzündliche Kompression der Pfortader auf. Dies erforderte die strikte Präparation entlang den „korrekten Schichten", um kontinuierliche und lästige Blutungen zu vermeiden. Dabei war uns bewusst, dass eine bei der Mobilisierung der rechten Kolonflexur die Präparationsebene häufig kreuzende Vene eine besondere Bedeutung hatte. Die exakte anatomische Zuordnung all dieser Strukturen war auch uns damals noch nicht völlig klar. Wir wussten nicht um den exakten Verlauf der V. colica dextra, die uns immer wieder einmal herausforderte.

All dies nahm auch Einfluss vor allem auf die Operation rechtsseitiger Hemikolektomien bei einem Karzinom. Das schichtenorientierte Operieren war geläufig, und ein Gefäßchirurg fühlt sich erst sicher, wenn er die zentralen Gefäße freidisseziert hat. Die Sigmaresektion war ohnehin schon zu Hegemanns Zeiten mit zentraler Absetzung der A. mesenterica inferior direkt an der Aorta erfolgt.

Zudem führte Hermanek ein klinikeigenes Krebsregister ein mit prospektiver Dokumentation jeder onkologischen Operation und unter Registrierung des Operateurs. Jährlich wurden die Behandlungsergebnisse aller Karzinome überprüft und Schwachstellen der Behandlung identifiziert und korrigiert.

All dies führte schließlich in den neunziger Jahren zu niedrigen Komplikationsraten mit einer Häufigkeit von Anastomoseninsuffizienzen unter 3 % und einer postoperativen Krankenhausletalität um 3 %, wobei hierunter auch die im Notfall operierten Patienten fielen, bei denen dieses Konzept ebenfalls strikt angewandt wurde. Die krebsspezifische 5-Jahres-Überlebensrate erreichte unter Ausschluss der Patienten mit nichtresektablen Fernmetastasen 85,9 %, und im Stadium III erreichten einzelne Chirurgen sogar im Stadium III eine Rate von 85 % ohne adjuvante Chemotherapie. Auf diese Ergebnisse wurde Lars Pahlman aus Uppsala aufmerksam und bat um eine Publikation im Scandinavian Journal of Surgery (Hohenberger, Reingruber, Merkel 2003). Er hatte bereits erfasst, dass die Prognose des Rektumkarzinoms in Schweden besser geworden war und suchte nach Gründen dafür (Birgisson et al. 2005). Als nächstes erfolgte im März 2004 eine Einladung zu einem Vortrag in Uppsala. Es war klar, dass unsere Ergebnisse Zweifel hervorrufen würden, und so kam der Gedanke auf, eine Hemikolektomie in einem Video zu demonstrieren, das auf 6 min zusammengeschnitten wurde, um die Daten damit zu belegen. Im Auditorium saß Torbjörn Holm aus Stockholm, der gerade die Technik der extralevatorischen Rektumexstirpation entwickelte. Ihm wurde offenbar sofort bewusst, dass diese Art des Operierens „eine neue Dimension darstellte", so seine Formulierung. Und so folgte die nächste Einladung im Dezember des gleichen Jahres nach Stockholm, um dort einen Patienten mit einem Colon-ascendens-Karzinom im Rahmen einer größeren Fortbildungsveranstaltung zu operieren. Ein weiterer Referent dieser Veranstaltung der Pathologe Phil Quirke aus Leeds. Nach der Operation wurde das Präparat in den Vortragssaal verbracht. „What planes, what package" war sein Kommentar. Er war deshalb besonders interessiert, da er ähnliche Präparate von der damals rekrutierenden Studie CR07 nicht kannte und an einer Kategorisierung der Qualität von Kolonresektaten arbeitete. Aus diesem ersten Zusammentreffen entwickelte sich eine jahrelange fruchtbare Zusammenarbeit mit mehreren gemeinsamen Publikationen.

Nach vierjähriger Bearbeitung des Manuskriptes mit dem Titel „Complete mesocolic Excision – CME" erschien schließlich die Publikation, die anlässlich des zwanzigjährigen Jubiläums von Colorectal Disease die am häufigsten zitierte in der Geschichte des Journals geworden war (Hohenberger et al. 2009). Nagib Haboubi überschrieb sein Editorial zu unserer Arbeit mit „A new Paradigm" (Haboubi 2009), D. Winter aus Dublin bezeichnete die beschriebene Vorgehensweise hingegen als „just plain surgery, which is common practice for many years, already" (Hogan und Winter 2009). Bis heute setzt sich diese Kontroverse fort, obwohl erste Metaanalysen den onkologischen Vorteil von CME klar belegen (Wang et al. 2018), allerdings auch das Problem vermehrter intraabdomineller Blutungen erfassen, wohl vor allem aufgrund von Gefäßverletzungen aufgrund inadäquater Technik und einem Mangel an detaillierten anatomischen Kenntnissen (Freund et al. 2016). Nicht jeder Chirurg ist technisch in der Lage, diesem Konzept zu folgen, und vor allem aus diesem Lager kommen die kritischen Stimmen.

7 Laparoskopische Kolonkarzinomchirurgie

Anfang der neunziger Jahre erfolgten die ersten laparoskopischen Operationen wegen eines Kolonkarzinoms. Die Vorbehalte waren anfangs erheblich, nicht zu Unrecht. Die onkologischen Anforderungen an eine scharfe Präparation mit durchgängigem Erhalt vor allem der mesokolischen Faszien und einer adäquaten Lymphknotenausräumung wurden so gut wie nie erfüllt. Zudem erschwerte die in westlichen Ländern zunehmende Adipositas die durchgängige Vermeidung von Präparateeinrissen mit den spitzen Laparoskopie-Instrumenten. Eine randomisierte Studie aus diesen Anfangsjahren (Lacy et al. 2002) belegte die Gleichwertigkeit mit dem offenen Vorgehen nur scheinbar, da im konventionell operierten Arm die 5-Jahres-Überlebensrate um 67 % lag und damit bei Weitem nicht mehr den bereits in der offenen Chirurgie erzielten Resultaten entsprach. Die deutschen S3-Leitlinien trugen dieser Tatsache sehr früh Rechnung, indem sie nämlich aussagten, dass die laparoskopische Resektion nur bei ausreichend vorhandener Kompetenz des Chirurgen und Selektion der Patienten gleichwertige onkologische Resultate erzielt (AWMF 2017, Deutsche Leitlinien).

Letztlich entwickelte sich insbesondere in Japan und bald darauf auch in China und Korea die laparoskopische Kolonkarzinomchirurgie auf das gleiche technische Niveau wie das bei offener Operation. Neben dem landesweit hohen technischen Niveau, vor allem in Japan, war sicher auch der im Vergleich zu den meisten westlichen Ländern deutlich schlankere Habitus mit einem durchschnittlichen BMI von allenfalls 22 ein weiterer Grund dafür.

Erst deutlich später wurde auch die robotische Chirurgie in der Kolonkarzinomchirurgie angewandt, zunehmend erst etwa ab 2010. Signifikante Vorteile im Vergleich zur konventionellen Laparoskopie fehlen noch, obwohl subjektiv klare Vorteile in Bezug auf Präzision, Visualisation und Unabhängigkeit von Assistenten wie aber auch Komfort für den Operateur bestehen. Unbesehen fehlender relevanter evidenzbasierter Vorteile nimmt das Interesse an dieser Technik derzeit enorm zu.

8 Perspektiven

Die Implementierung von CME wird weitgehend bisher nur in asiatischen Ländern umgesetzt, teilweise auch in Europa. In den USA und Kanada wird dieses Konzept weiterhin überwiegend abgelehnt, obwohl die erste publizierte Metaanalyse (Wang et al. 2018) eine eindeutige onkologische Überlegenheit im Vergleich zur konventionellen Operation zeigte. Selbst in jüngsten Publikationen wird dort weiterhin der segmentären Resektion das Wort geredet, obwohl damit die 5-Jahres-Überlebensraten im Stadium III 20 % unter den mit CME erreichbaren Ergebnissen bleiben (Elias et al. 2019). Die Metaanalyse von Wang et al. (2018) deckte aber auch auf, dass die Rate postoperativer Komplikationen höher ist, vor allem durch häufigere intraoperative Blutungen. Diese werden insbesondere Gefäßverletzungen bei der zentralen Gefäßpräparation zugeschrieben, ebenso aber auch ungenügenden Kenntnissen und technischen Problemen bei der Darstellung und Isolierung der Venen im Bereich der rechten Kolonflexur („Henle-Schleife") (Freund et al. 2016). Die erhöhten technischen Anforderungen bei konsequenter CME-Technik bedingen nicht nur entsprechende Fertigkeiten, sondern auch eine längere Lernkurve. Dies zu erfüllen ist nicht allen Chirurgen möglich, woraus dann oftmals die Ablehnung des Konzeptes folgt.

Alle bisherigen Studien zur adjuvanten Chemotherapie beim Kolonkarzinom erfolgten ohne jegliche Qualitätssicherung der operativen Behandlung. Der Studie von Moertel et al. (1990), die für die Einführung der adjuvanten Chemotherapie entscheidend war, lag eine nach heutigen Kriterien ungenügende chirurgische Qualität zugrunde mit einer Lokalrezidivrate von über 20 %. Selbst ohne adjuvante Chemotherapie haben inzwischen einzelne Chirurgen 5-Jahres-Überlebensraten im Stadium III von 85 % erreicht. Deshalb steht dringend eine Überprüfung an, ob tatsächlich auch Patienten mit metastatischem Befall einzelner Lymphknoten nach einer korrekten kompletten mesokolischen Resektion von einer adjuvanten Chemotherapie profitieren (Pahlman et al. 2016).

Literatur

Allen AW, Welch CE, Donaldson GA (1947) Carcinoma of the colon: effect of recent advances on the surgical management. Ann Surg 126:19–30

AWMF, Leitlinien, Kolorektales Karzinom, Stand 30.11.2017

Bertelsen CA, Neuenschwander AU (2017) The safety of complete mesocolic excision once again confirmed. Colorectal Dis 20(6):552–554

Birgisson H, Talbäck M, Gunnarsson U, Pahlman L, Glimelius B (2005) Improved survival in cancer of the colon and rectum in Sweden. Eur J Surg Oncol 31(8):845–853

Bloch O (1892) Om extra-abdominal Behandlung af Cancer intestinalis (Rectum derfa undtaget) med Fremstilling af de fir denne Sygdom foretague Operationer og deres Resultater. FA Norstedt & Soner, Stockholm

Bock CG (1898) Bock's Buch vom gesunden und kranken Menschen, 16. Aufl. Verlag Ernst Keil's Nachfolger, Leipzig, S 622

Bokey EL, Chapuis PH, Dent OF, Mander BJ, Bissett IP, Newland RC (2003) Surgical technique and survival in patients having a curative resection for colon cancer. Dis Colon Rectum 46(7):860–866

Buhne M (2013) Theorie und Praxis der Tumorchirurgie im 19. Jahrhundert – Das Beispiel des Mastdarmkrebses. Dissertation an der Medizinischen Fakultät der Universität Hamburg

Cole WH, Economu S, Hunter J (1962) Carcinoma of the colon. Surg Clin N Am 42:519–530

Deutsche Krebsgesellschaft (2018) Jahresbericht der zertifizierten Darmkrebszentren. Kennzahlenauswertung 2017 Auditjahr 2018/Kennzahlenjahr

Dukes CE (1930) The spread of cancer of the rectum. Br J Surg 17:643–648

Elias AW, Merchea A, Moncrief S, Wise KB, Colibaseanu DT, Dozois EJ, Mathis KL (2019) Recurrence and long-term survival following segmental colectomy for right-sided colon cancer in 813 patients: a single-institution study. J GastrointestSurg 24(7):1648–1654

Enker WE, Laffer UT, Block GE (1979) Enhanced survival of patients with colon and rectal cancer is based upon wide anatomic resection. Ann Surg 190(3):350–360

Fine P (1797) Ann SocMontp 6:34 (zitiert in Meade RH 1968, S. 278)

Fletcher WS, Krippaehne WW, Dunphy JE (1962) Current considerations in surgery of cancer of the colon and rectum. Surg Clin N Am 42:1219–1234

Freund MR, Edden Y, Reissman P, Dagan A (2016) Iatrogenic superior mesenteric vein injury: the perils of high ligation. Int J Colorectal 31(9):1649–1651

Gerster AG (1985) On the surgical dissemination of cancer. N Y Med J 41:233–236

Gilbertsen VA (1959) Adenocarcinoma of the large bowel: 1.340 cases with 100 per cent follow-up. Surgery 46:1027–1042

Goligher JC (1967) Surgery of the anus, rectum and colon. Bailliere, Tindall & Cassell, London

Grinnell RS (1953) Results in treatment of carcinoma of the colon and rectum; an analysis of 2,341 cases over a 35 year period with 5 year survival results in 1,667 patients. Surg Gynec Obstet 96:31–42

Gussenbauer C (1878) Offener Brief an Dr. L. Witttelshöfer, zitiert von Prof. Th. Billroth, Wien 4. Februar 1881. Wien Med Wochenschr 31:162–166

Haboubi N (2009) Colonic surgery for cancer: a new paradigm. Colorectal Dis 11(4):333–334

Haeger K (1988) The illustrated history of surgery, S 223. ISBN 91 74420259

Hager T (1983) Das Karzinom der linken Kolonflexur. Coloproctology 5:128–139

Heald RJ, Husband EM, Ryall RDH (1982) The mesorectum in rectal cancer surgery – the clue to pelvic recurrence? Br J Surg 69:613–616

Heineke WH (1884) Compendium der chirurgischen Operations- und Verbandlehre, Bd 3. E Besold, Erlangen

Hogan AM, Winter D (2009) Mesocolic plane surgery: just plain surgery?

Hohenberger W (1986) Epidemiologische Gesichtspunkte. In: Gall FP, Hermanek P, Tonak J (Hrsg) Chirurgische Onkologie. Springer, Berlin, S 7–42

Hohenberger W, Reingruber B, Merkel S (2003) Sugery for colon cancer. Scand J Surg 92(1):45–52

Hohenberger W, Weber K, Matzel K, Papadopoulos T, Merkel S (2009) Standardized surgery for colonic cancer: complete mesocolic excison and central ligation – technical notes and outcome. Colorectal Dis 11(4):354–364

Intact-Studie, Studienleitung A. Wein und W. Hohenberger, prospektiv randomisiert, Kolonkarzinom Stadium III, im Vergleich alleinige Chirurgie versus adjuvante Chemotherapie, Rekrutierung 1995 bis 2001

Jagelman DG The Cleveland Clinic Foundation, Department of Colorectal Surgery Right hemicolectomy by the „no touch" isolation technique (Videopräsentation)

Jamieson K, Dobson JF (1909) The lymphatics of the colon. With special reference to the operative treatment of cancer of the colon. Ann Surg 50:1077–1090

Jinnai D (1983) General rules for clinical and pathological studies on cancer of the colon, rectum and anus. Jpn J Surg 13(6):557–573

Jinnai D, Goligher J (1984) Surgery of the anus, rectum and colon. Bailliere Tindall, London, S 445 (Erstveröffentlichung 1975)

Kausch W (1913) Handbuch der praktischen Chirurgie. In: Bruns P, Garre C, Küttner H (Hrsg) 4 Aufl

Kotake K, Honjo S, Sugihara K, Kato T, Kodaira S, Takahashi T, Yasutomi M, Muto T, Koyama Y (2003) Changes in colorectal cancer during a 20-year period: an extended report from the multi-institutional registry of large bowel cancer. Jpn Dis Colon Rectum 46(10 Suppl):S32-43

Lacy AM, Gacia-Valdecasas JC, Delgado S, Castells A, Taura P, Pique JM, Visa J (2002) Laparoscopy-assisted colectomy versus open colectomy for treatment of non-metastatic colon cancer: a randomised trial. Lancet 359(9325):2224–2229

Madden JL (1958) Atlas of technics in surgery. Appleton-Century-Crofts, New York

Maingot R (1969) Abdominal operations. Appleton-Century-Crofts, New York

Martin LW (1879) Zitiert in Meade RH (1968), S 278

Mayo CH (1895) Gastroenterostomy by means of the Murphy button with table of late cases of anastomosis by this method. Ann Surg 21:41–44

Mayo M, Lovelace WR (1940) Malignant lesions of the cecum and ascending colon. Trans West Surg Ass 49:378–425

Meade RH (1968) An introduction to the history of general surgery. WB Saunders, S 277 (catalog number 68-13953)

Merkel S, Weber K, Matzel K, Agaymi A, Goehl J, Hohenberger W (2016) Quality management during development and implementation of complete mesocolic excision (CME) in colon cancer. Br J Surg 103(9):1220–1229

Moertel CG, Fleming TR, MacDonld JS, Haller DG, Laurie JA, Goddman PJ, Ungerleider JS, Emerson WA, Tormey DC, Glick JH, Veeder MH, Mailliard JA (1990) Levamisole and fluorouracil for adjuvant theapy of resected colon-carcinoma. N Engl J Med 322(6):352–358

Mortensen N, Nicholls J (2018) Colorectal disease – twenty years on. Colorectal Dis 20(1):5

Pahlman LA, Hohenberger W, Matzel K, Sugihara K, Quirke P, Glimelius B (2016) Should the benefit of adjuvant chemotherapy in colon cancer be re-evaluated? J Clin Oncol 34(12):1297–1299

Perrakis A, Weber K, Merkel S, Matzel K, Agaimy A, Gebbert C, Hohenberger W (2014) Lymph node metastasis of carcinomas of transverse colon including flexures. Consideration of the extramesocolic lymph node stations. Colorectal Dis 29(10):1223–1239

Quer EA, Dahlin DC, Mayo CW (1953) Retrograde intramural spread of carcinoma of the rectum and rectosigmoid; a microscopic study. Surg Gynec Obstet 96(1):24–30

Quirke P, Dixon MF, Durdey P, Williams NS (1986) Local recurrence of rectal adenocarcinoma due to inadequate surgical resection – histopathological study of lateral tumor spread and surgical excision. Lancet 8514(2):996–9992

Rankin F, Graham AS (1950) Cancer of the colon and rectum; is diagnosis and treatment, 2. Aufl. Charles C Thomas, Springfield

Robert Koch Institut (2017) Krebs in Deutschland für 2013/2014. S 18

Robson AWM (1892) A series of cases of colectomy. Br Med J 2:963–966

Ryall C (1907) Cancer infection and cancer recurrence; a danger to avoid in cancer operations. Lancet 2:1311–1316

Sauer R, Becker H, Hohenberger W, Roedel C, Witekind C, Fietkau R, Martus P, Tschmelitsch J, Hager E, Hess CF, Karstens JH, Liersch T, Schmidberger H, Raab R (2004) Preoperative versus postoperative chemoradiotherapy for rectal cancer. N Engl J Med 351(34):8688–8696

Schmieden V (1940) Die chirurgische Behandlung des Colon-Carcinoms. Julius Springer, Berlin, S 43

Schrag D, Cramer LD, Bach PB, Cohen AM, Warren JL, Begg CB (2000) Influence of hospital procedure volume on outcome following surgery for colon cancer. JAMA 284(23):3028–3035

Steele RJC (2020) Clinical advisor to the Information Services Division, National Services Scotland, personal communication

Toldt C (1879) Bau und Wachstumsveränderungen der Gekröse des menschlichen Darmkanals. Denkschriften d. k. Akad. d. W. math. Naturw. Classe XLI, Bd. II Abth, Wien, S 1–56

Turnbull R (1970) Cancer of the colon. The five- and ten-year survival rates following resection utilizing the isolation technique. Ann R Coll Engl 46(5):243

Turnbull R, Kyle J, Watson K, Spratt J (1967) Cancer of the colon: the influence of the no-touch isolation technique on survival rates. Ann Surg 166(3):420–427

von Mikulicz-Radecki J (1902) Chirurgische Erfahrungen über das Darmcarzinom. Arch klin Chir 69:28

von Mikulicz-Radecki J (1903) Small contributions to the surgery of the intestinal tract. Boston Med Surg J 148:608–611

Wang C, Gao Z, Shen Z, Jiang K, Wang S, Ye Y (2018) Is it time to define complete mesocolic excision as a standardized colon cancer surgery? Transl Gastroenterol Hepatol 3:98–101

Ward N (1865) Zitiert in Meade RH 1968,S 278

Weir R (1886) Resection of the large intestine for carcinoma. Ann Surg 3:469–489

West NP (2008) Pathology grading of colon cancer surgical resection and its association with survival: a retrospective observational study. Lancet Oncol 9(9):857–865

West NP (2010) Complete mesocolic excision with central vascular tie ligation produces an oncologically superior specimen compared with standard surgery for carcinoma of the colon. J Clin Oncol 28(2):272–278

Westhues H (1934) Die pathologisch-anatomischen Grundlagen der Chirurgie des Rektumkarzinoms. Thieme, Leipzig

Whipple AO (1952) Advances in colon and rectal surgery. Can Med Assoc J 66(2):116–120

Embryologie und chirurgische Anatomie des Kolons

Thilo Wedel

Inhaltsverzeichnis

S. Benz et al. (Hrsg.), *Chirurgie des Kolonkarzinoms*,
https://doi.org/10.1007/978-3-662-60453-3_2

Die Chirurgie des Kolonkarzinoms zielt darauf ab, eine vollständige und intakte mesokolische Exzision, das zentrale Absetzen der Blutgefäße sowie die Mitnahme aller Lymphabflusswege zu gewährleisten. Dafür ist eine Auseinandersetzung mit der embryologischen Entwicklung, der topografischen Anatomie und der Blut- und Lymphgefäßversorgung des Kolons unabdingbar. Entscheidend sind hierbei die Lagebeziehung des Kolons und seiner Mesos zum Retroperitoneum und den Oberbauchorganen, der Variantenreichtum der arteriellen und venösen Blutgefäße, insbesondere die Spielformen des Truncus gastropancreaticocolicus (Henle-Trunkus) sowie die multidirektionale Lymphdrainage. Unabhängig von der chirurgischen Technik (offen, laparoskopisch, robotisch) ist die subtile Kenntnis der Anatomie eine wesentliche Voraussetzung für eine onkologisch möglichst radikale und zugleich komplikationsarme Operation.

1 Einführung

Die Chirurgie des Kolonkarzinoms zielt darauf ab, eine vollständige und intakte mesokolische Exzision, das zentrale Absetzen der Blutgefäße sowie die Mitnahme aller Lymphabflusswege zu gewährleisten. Dafür ist eine Auseinandersetzung mit der embryologischen Entwicklung, der topografischen Anatomie und der Blut- und Lymphgefäßversorgung des Kolons unabdingbar. Entscheidend sind hierbei die Lagebeziehung des Kolons und seiner Mesos zum Retroperitoneum und den Oberbauchorganen, der Variantenreichtum der arteriellen und venösen Blutgefäße, insbesondere die Spielformen des Truncus gastropancreaticocolicus (Henle-Trunkus), sowie die multidirektionale Lymphdrainage. Unabhängig von der chirurgischen Technik (offen, laparoskopisch, robotisch) ist die subtile Kenntnis der Anatomie eine wesentliche Voraussetzung für eine onkologisch möglichst radikale und zugleich komplikationsarme Operation.

2 Das primitive Darmrohr und die Mesenterien

Die Entwicklung des Magen-Darm-Traktes beginnt mit der Bildung eines primitiven Darmrohrs, das vom Rachenraum bis zur Kloake zieht und aus folgenden Abschnitten besteht:

- Vorderdarm, aus dem u. a. die Oberbauchorgane entstehen und der durch den Truncus coeliacus versorgt wird.
- Mitteldarm, aus dem distales Duodenum, Dünndarm und zwei Drittel des Dickdarms hervorgehen und der durch die A. mesenterica superior versorgt wird.
- Hinterdarm, der das distale Drittel des Dickdarms sowie den Enddarm bildet und von der A. mesenterica inferior versorgt wird.

Das von einer mesodermalen Bindegewebsschicht umhüllte Darmrohr wird von einem serosalen Mesothel überzogen, das zudem die Bauchhöhle von innen auskleidet. Die so entstandenen viszeralen und parietalen Anteile des Peritoneums bilden an den Umschlagsstellen ein durchgängiges dorsales Mesenterium, das das Darmrohr mit der hinteren Leibeswand verbindet. Zwischen den mesenterialen Peritonealduplikaturen verlaufen – eingebettet in Fett- und Bindegewebe – die versorgenden Blut- und Lymphgefäße sowie vegetative Nervenfasern. Die Mesenterien sind somit nicht nur mechanische Aufhängebänder, sondern beherbergen die Leitungsbahnen und Lymphabflusswege der jeweiligen Darmsegmente und spielen damit eine zentrale Rolle bei der Chirurgie des Kolonkarzinoms (Coffey und O'Leary 2016).

Durch starke Längenzunahme insbesondere des Mitteldarms entsteht die Nabelschleife, die entgegen des Uhrzeigersinnes um die Achse des Ductus omphaloentericus bzw. der A. mesenterica superior rotiert. Dabei gelangt das Zökum durch Rotation um 270° in den rechten Unterbauch und zieht das Restkolon nach sich, sodass der Kolonrahmen um die darin eingefassten Dünndarmschlingen entsteht. Parallel dazu kippt der Magen in der Sagittalachse und wendet seine dorsale große Kurvatur mit dem anhängenden dorsalen Mesogastrium nach links. Durch beträchtliche Größenzunahme entstehen aus dem dorsalen Mesogastrium das Omentum majus und die Bursa omentalis.

3 Die Anheftung der Mesenterien

Zum Ende der embryologischen Entwicklung kommt es zur Verlagerung einzelner Abschnitte des dorsalen Mesenteriums an die hintere Leibeswand. So heften sich zunächst die Mesos von Duodenum und Pankreas an die vordere Nierenfaszie (Gerota-Faszie), die den eigentlichen Retroperitonealraum begrenzt. An die peritoneale Vorderfläche von Duodenum und Pankreas (Vorderdarmabkömmlinge) legen sich wiederum die Mesos vom aufsteigenden Kolon und Querkolon (Mittel- und Hinterdarmabkömmling), sodass hier alle drei embryologischen Abschnitte des primitiven Darmrohrs einschließlich ihrer jeweiligen Blutgefäße in enger Verbindung zueinander stehen.

Im nachgeburtlichen Situs sind die auf- und absteigenden Kolonsegmente mit ihren jeweiligen Mesos meist vollständig an die hintere Leibeswand angeheftet, während das Mesocolon transversum und sigmoideum frei beweglich bleiben und lediglich über schmale Anheftungslinien fixiert sind. Das dorsale Mesogastrium zieht als Lig. gastrocolicum von der großen Magenkurvatur zum Querkolon, heftet sich an die Taenia omentalis und zieht als Omentum majus weiter nach kaudal. Rückseitig legt sich das dorsale Mesogastrium auf die Oberfläche des Mesocolon transversum und verschmilzt mit diesem.

4 Die chirurgische Ablösung der Mesenterien

Der chirurgischen Mobilisierbarkeit der Kolonabschnitte und der vollständigen Ablösbarkeit ihrer jeweiligen Mesos im Rahmen einer kompletten mesokolischen Exzision („complete mesocolic excision“, CME) liegen folgende anatomische Beobachtungen zugrunde (Coffey und O'Leary 2016):

- Die Mesenterien distal der Flexura duodenojejunalis bilden eine zusammenhängende und fortlaufende Struktur, bestehend aus Dünndarm-Mesenterium, Mesocolon ascendens, transversum, descendens, sigmoideum sowie Mesorektum (◘ Abb. 1a).
- Diese mesenterialen Abschnitte erstrecken sich als morphologische Einheit vor der vorderen Nierenfaszie außerhalb des Retroperitonealraumes, d. h. sie liegen extra-retroperitoneal. Das gilt auch für das Mesocolon ascendens und descendens, deren Lage üblicherweise, jedoch unzutreffend als „sekundär retroperitoneal“ bezeichnet worden ist.
- Mesocolon ascendens und descendens sind zwar flächig an den Retroperitonealraum angeheftet, jedoch von diesem durch eine bindegewebige Faszie getrennt und somit – wie die anderen frei beweglichen Mesokolonabschnitte – vollständig und als intakte Strukturen mobilisierbar.

Obwohl dieses Konzept aufgrund der embryologischen Entwicklung des Magen-Darm-Traktes nachvollziehbar ist, frühzeitig durch Toldt (1879) beschrieben und im Übrigen durch anatomische Präparationen sowie intraoperative Befunde hinlänglich belegt wurde, galt bis in die jüngere Zeit in Lehrbüchern die Auffassung, die mesokolischen Anheftungen hätten sich komplett aufgelöst und seien folglich nicht mehr darstellbar.

Die chirurgische Ablösung der angehefteten Kolonabschnitte und ihrer Mesos erfolgt entlang der sog. mesofaszialen Grenzschicht („mesofascial interface“), die durch die mesokolische/retrokolische Faszie (Toldt-Faszie) eine klare Abgrenzung zum Retroperitonealraum bildet (◘ Abb. 1b) (Culligan et al. 2013). Während das Mesocolon ascendens und descendens von den jeweiligen vorderen Nierenfaszien weitgehend stumpf abgelöst werden können, muss die Anheftungsfläche zwischen Mesocolon transversum und Vorderfläche des Duodenums scharf durchtrennt

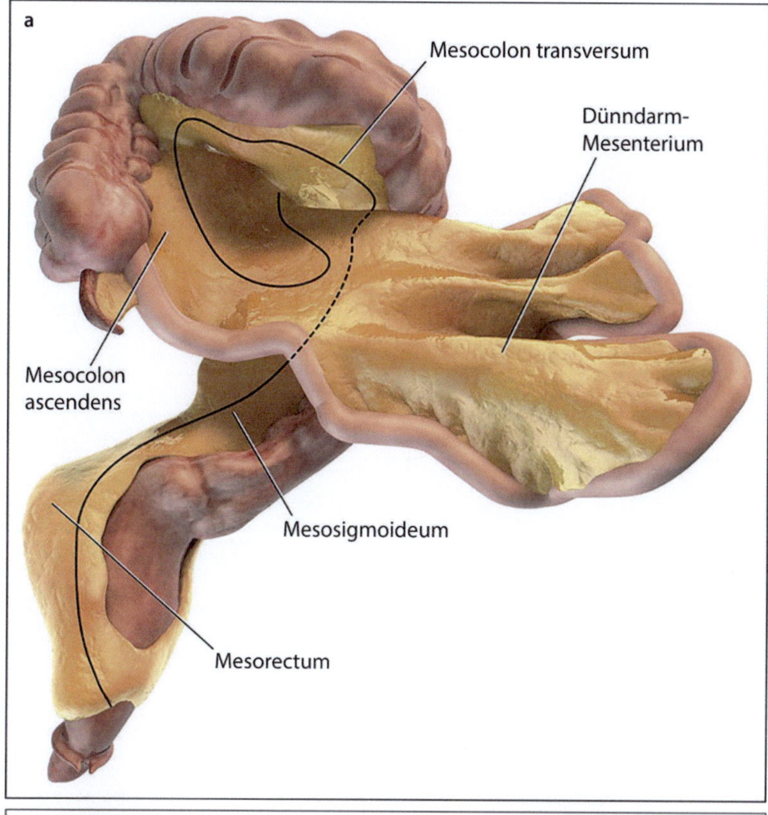

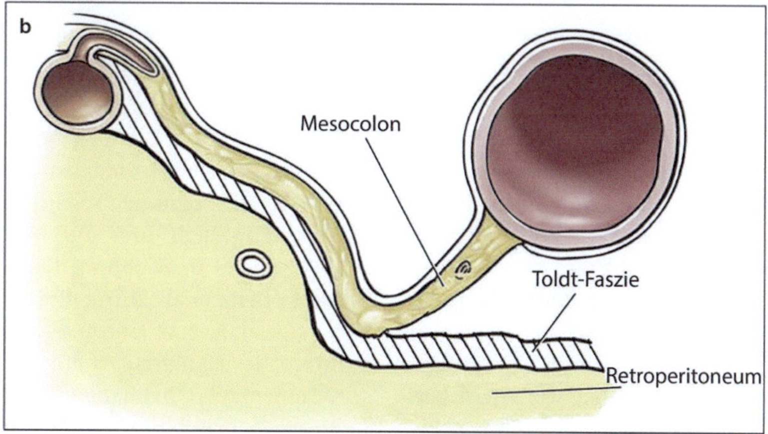

Abb. 1 **a** Dreidimensionale Rekonstruktion der Mesenterien von Dünn- und Dickdarm. Die Mesenterien entsprechen einer zusammenhängenden, fortlaufenden, extraretroperitonealen Struktur, die zwar abschnittsweise an die hintere Bauchwand angeheftet (Mesocolon ascendens und descendens), jedoch vollständig erhalten und somit ablösbar ist (aus Coffey und O'Leary 2016, mit freundlicher Genehmigung). **b** Mesocolon ascendens und descendens sind über die Toldt-Faszie an das Retroperitoneum angeheftet. Die Ablösung des Mesocolons erfolgt zumeist unter Mitnahme der Toldt-Faszie (aus Culligan et al. 2013, mit freundlicher Genehmigung)

werden, um das Mesokolon von den Oberbauchorganen zu separieren.

Die bei der CME relevante mesofasziale Grenzschicht zwischen Mesokolon und Retroperitoneum findet ihre Parallele bei der totalen mesorektalen Exzision (TME). Hier prägte Bill Heald den Begriff des „holy plane of rectal surgery", der die Grenzschicht zwischen Mesorektum und parietaler pelviner Faszie bezeichnet. Da die vollständige und in-

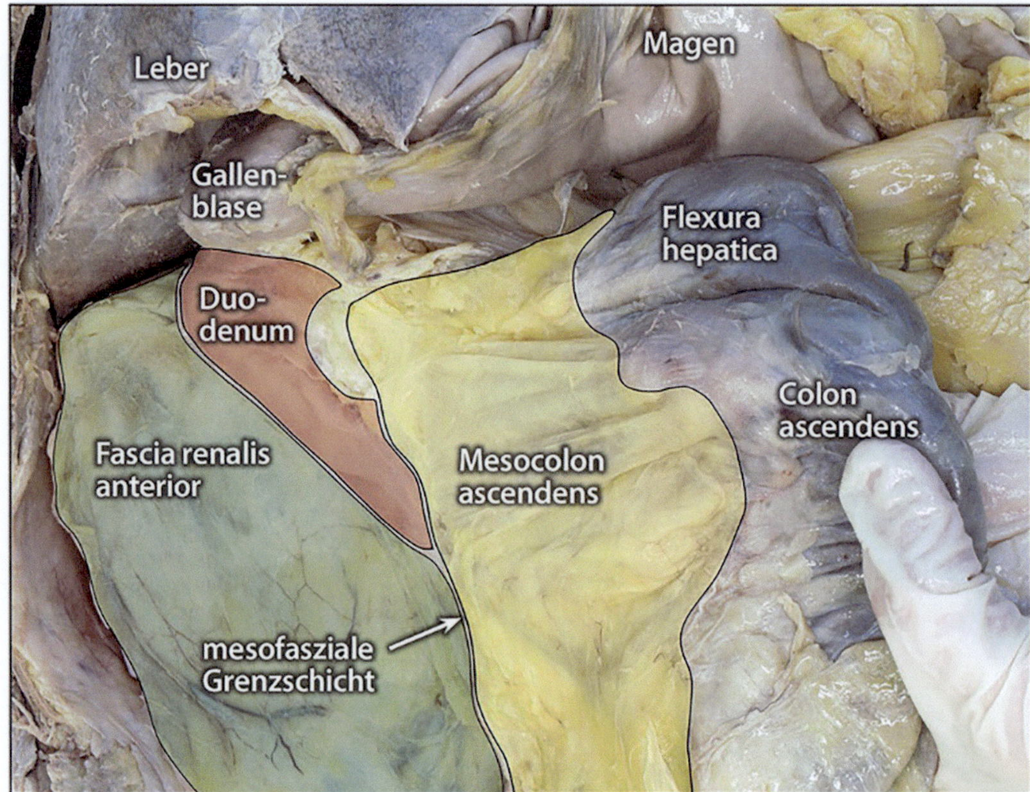

Abb. 2 Ablösung des Mesocolon ascendens von lateral nach medial von der Fascia renalis anterior und vom Duodenum entlang der mesofaszialen Grenzschicht. Magen nach kranial gezogen. Formalin-fixiertes Präparat. (Copyright: Thilo Wedel, Kiel)

takte Bergung des Mesokolons bei der CME auf vergleichbaren anatomischen Prinzipien beruht (Präparation entlang embryologisch definierter Schichten) und vergleichbare onkologische Ziele verfolgt (Mitnahme aller Lymphabflussgebiete), darf die mesofasziale Grenzschicht in Analogie als „holy plane of colon surgery" bezeichnet werden. Ebenfalls der CME und TME gemeinsam ist die vollständige Entfernung des jeweiligen Mesos. Folgerichtig wurde hinsichtlich der Terminologie bei Kolonresektionen vorgeschlagen, formal nicht lediglich von einer „Kolektomie", sondern von einer „Mesokolektomie" zu sprechen (Culligan et al. 2013) – was mit dem Begriff der CME treffend beschrieben wird.

Je nach Präferenz kann die Ablösung des Mesocolon ascendens von lateral (Abb. 2) oder von medial (Abb. 3) erfolgen. Bei der Präparation von medial in Form des „uncinate first approach" wird zunächst das Duodenum unterhalb des pankreatischen Processus uncinatus dargestellt und die Mesenterialwurzel von dorsal in Richtung Ileozökalpol mobilisiert (Benz et al. 2016). Vorteil dieses Vorgehens ist u. a. eine frühzeitige Übersicht der komplexen vaskulären Anatomie an der Mesenterialwurzel. Unabhängig vom Zugang entsteht nach Abschluss der Mobilisierung ein frei bewegliches, intaktes Mesocolon ascendens, das sich klar vom Retroperitoneum abgrenzen lässt. Diese Präparationsebene wird im sog. Drei-Ebenen-Modell („Open-Book-Modell") auch als ileokolische Ebene bezeichnet (s. auch Abb. 11) (Strey et al. 2018).

In die Mesos des Kolons ist Fett- und Bindegewebe eingelagert, dessen Ausmaß erheblich variieren kann. Entlang der Blutgefäße ist es häufig stärker ausgebildet und kann insbesondere bei viszeraler Adipositas

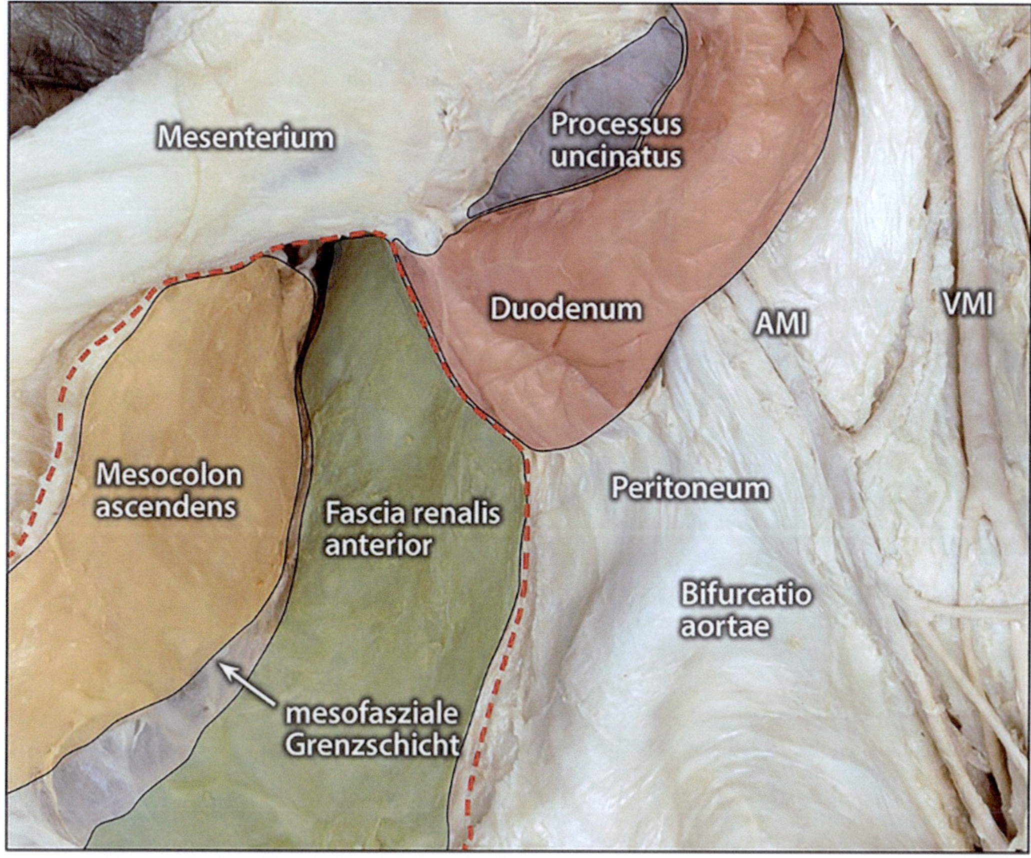

Abb. 3 Ablösung des Mesocolon ascendens von medial nach lateral von der Fascia renalis anterior und vom Duodenum entlang der mesofaszialen Grenzschicht. Das Peritoneum wurde zuvor vom Processus uncinatus des Pankreas bis zum Ileozökalpol inzidiert *(rot gestrichelte Linien)*. Nach vollständiger Ablösung des Mesocolon ascendens und Teilen des Mesenteriums von der retroperitonealen Ebene entsteht die ileokolische Ebene (s. dazu auch Abb. 11 mit Drei-Ebenen-Modell). (*AMI* A. mesenterica inferior, *VMI* V. mesenterica inferior). (Copyright: Thilo Wedel, Kiel)

die Identifizierung der mesokolischen Leitungsbahnen erschweren. In den blutgefäßfreien Abschnitten hingegen kann das Fettgewebe fehlen, weshalb diese Abschnitte auch als „mesocolic windows" bezeichnet werden.

5 Das Mesocolon transversum

Im Gegensatz zu den breitflächig an das Retroperitoneum angelagerten Mesocolon ascendens und descendens hat das Mesocolon transversum eine relativ schlanke Anheftungsfläche, die entlang der Pars descendens des Duodenums sowie des Pankreaskopfes und -unterrandes verläuft. Eine feste Verbindung zur hinteren Leibeswand besteht lediglich im Bereich des oberen Mesenterialgefäßstiels, der sich zwischen den Vasa ileocolica kaudal und dem Truncus gastropancreaticocolicus kranial erstreckt. Der hier verlaufende Abschnitt der V. mesenterica superior wird auch als „surgical trunk" bezeichnet und gehört mit zum Lymphadenektomiegebiet bei der CME (Gillot et al. 1964).

Die Oberseite des Mesocolon transversum bildet den Boden der Bursa omentalis und wird teilweise vom Lig. gastrocolicum bedeckt bzw. kann mit diesem fusionieren. Diese retrogastrischen Adhäsionen sind am rechtsseitigen Mesocolon transversum zumeist ausgeprägter und müssen zur Freilegung entsprechend gelöst werden. Insofern ist eine von links beginnende Durchtrennung des Lig. gastrocolicum besser geeignet, um die Bursa omentalis zu eröffnen und die transversal-mesokolische von der mesogastrischen Ebene zu trennen. Bei der Separierung beider Ebenen ergibt sich zwischen rechtsseitigem Mesocolon transversum und dem auf dem Pankreaskopf liegenden gastroepiploischen Fettkörper ein Sulcus. Hier verlaufen venöse Blutgefäße des Truncus gastropancreaticocolicus, die aus Magen, Pankreas und Kolon stammen und damit eine gemeinsame venöse Drainage der Vorder- und Mitteldarmabkömmlinge.

Auf der linken Seite des Mesocolon transversum ging man bisher davon aus, dass das Pankreas primär im topografischen Bezug zum Mesogastrium dorsale steht. Neuere Untersuchungen konnten jedoch zeigen, dass sich das Pankreas in das Mesocolon transversum hineinzudrängen scheint (Jeong et al. 2009). Dies entspricht auch der chirurgischen Erfahrung, dass sich die Blätter des Mesocolon transversum teilweise über Vorder- und Hinterfläche des Pankreas fortsetzen und zur Ablösung scharf inzidiert werden müssen.

6 Die arterielle Blutversorgung des Kolons

6.1 A. mesenterica superior und inferior

Das Kolon wird als Abkömmling des Mittel- und Hinterdarms von der A. mesenterica superior und inferior versorgt (◘ Abb. 4). Im Bereich der linken Flexur stehen die beiden Stromgebiete über eine Kolonrandarkade in Verbindung. Diese parakolische Arkade setzt sich als A. marginalis coli (Drummond-Marginalarterie) entlang des gesamten Kolonrahmens fort und fehlt nur selten. Weniger häufiger ist eine zusätzliche Anastomose zwischen A. colica media und sinistra (Riolan-Anastomose), noch seltener eine direkte Kurzschlussanastomose zwischen A. mesenterica superior und inferior (Williams-Klop-Anastomose).

6.2 A. ileocolica

Die A. ileocolica ist ein hochkonstantes Blutgefäß. Der Abgang aus der A. mesenterica superior ist variabel und kann relativ proximal auf Höhe des Pankreas erfolgen. In 57,4 % der Fälle zieht die Arterie dorsal der V. mesenterica superior in Richtung Ileozökalpol.

6.3 A. colica dextra

Die A. colica dextra ist ein sehr inkonstanter Ast. Wenn das Blutgefäß vorhanden ist (60,1 %), dann entspringt es entweder aus der A. mesenterica superior (70,8 %), der A. colica media (15,4 %) oder der A. ileocolica (13,8 %).

6.4 A. colica media

Die A. colica media ist zwar ein relativ konstantes Blutgefäß (94,6 %), aber in ihrer Architektur sehr variantenreich. So kann die Arterie sowohl singulär (88,4 %) als auch in Form von zwei (10,6 %) oder drei (1 %) separaten Ästen aus der A. mesenterica superior (78,7 %) hervorgehen. In den restlichen Fällen entspringt sie aus der A. colica dextra (17,8 %) oder anderen viszeralen Arterien (3,5 %). Die Aufteilung in einen rechten und einen linken Ast kann wiederum weit peripher im Mesocolon transversum oder bereits ursprungsnah erfolgen – mit entsprechender chirurgischer Relevanz zur Darstellung und Ligatur des rechten Astes bei der rechtsseitigen Hemikolektomie.

6.5 A. colica sinistra

Die A. colica sinistra ist ein sehr konstantes Blutgefäß, das sich bald nach Abgang aus der A. mesenterica inferior in einen aufsteigenden und einen absteigenden Ast aufteilt. Der Ramus ascendens verläuft zunächst zusammen mit der V. mesenterica inferior nach kranial und tritt dann an die kolische Randarkade kurz unterhalb der linken Kolonflexur heran.

Die Angaben zur Häufigkeit der jeweiligen Blutgefäßvarianten basieren auf einer

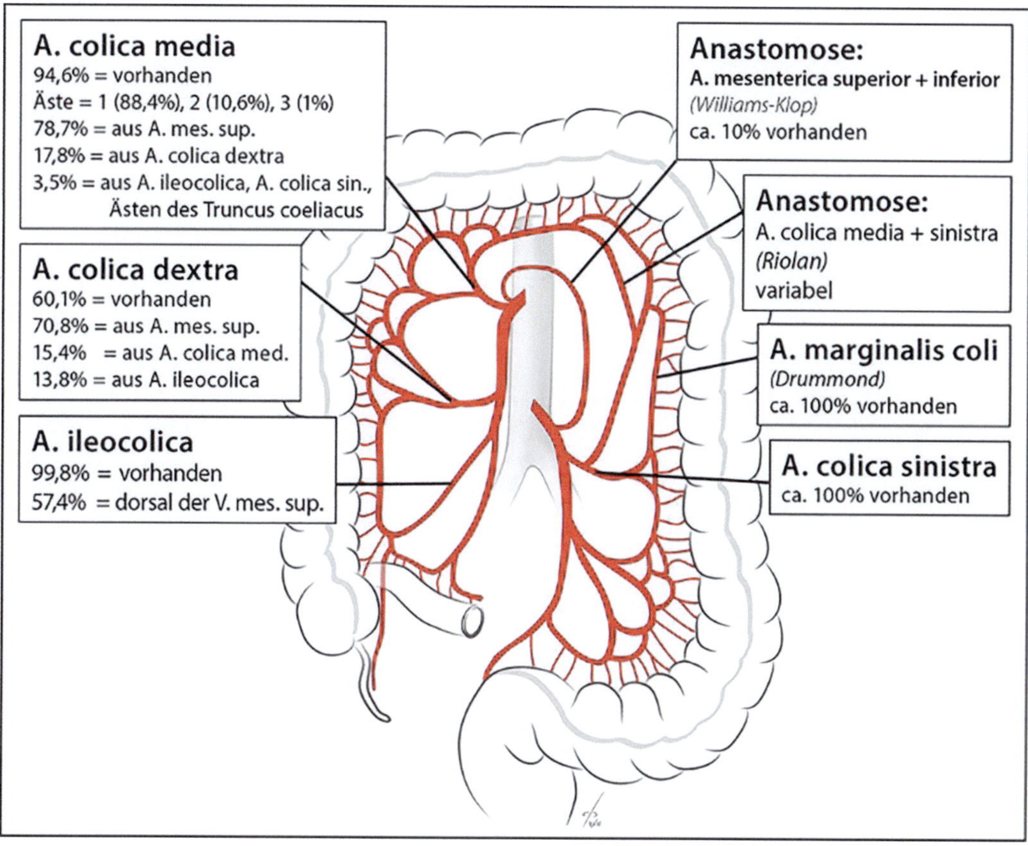

Abb. 4 Arterielle Blutgefäßversorgung des Kolons mit Angabe der häufigsten Variationen (Negoi et al. 2018) sowie der Anastomosetypen zwischen den Stromgebieten der A. mesenterica superior und inferior. (Copyright: Thilo Wedel, Kiel)

aktuellen Metanalyse, in der insgesamt 6090 Präparate aus Postmortem-, CT-, MRT-, Angiographie- und intraoperativen Studien (n = 45) eingeschlossen wurden (Negoi et al. 2018) (Abb. 4 und 5).

7 Die venöse Drainage des Kolons

7.1 Das Pfortadersystem

Die venöse Drainage des Kolons erfolgt – so wie die arterielle Versorgung – über die oberen und unteren Mesenterialgefäße. Da alle Kolonvenen ins Pfortadersystem drainieren, verlaufen sie zentralwärts nicht streng parallel zu den entsprechenden Arterien, sondern zeigen naturgemäß eigene Verläufe. So steigt die V. mesenterica inferior im Mesocolon descendens bis zum Pankreasunterrand auf und mündet in die V. lienalis, die sich hinter dem Pankreaskopf mit der V. mesenterica superior zur V. portae hepatis vereinigt (Confluens vena portae). Variationen umfassen die direkte Einmündung der V. mesenterica inferior in die V. mesenterica superior oder die Ausbildung eines Tripods, der aus den Vv. mesenterica inferior, superior und lienalis besteht – wobei auch die oberen Jejunalvenen hier einmünden können. Selten bildet die V. mesenterica superior zwei Hauptstämme aus (Gillot et al. 1964). In 9 % der Fälle verläuft die V. ileocolica nicht zusammen mit der gleichnamigen Arterie (Kuzu et al. 2017).

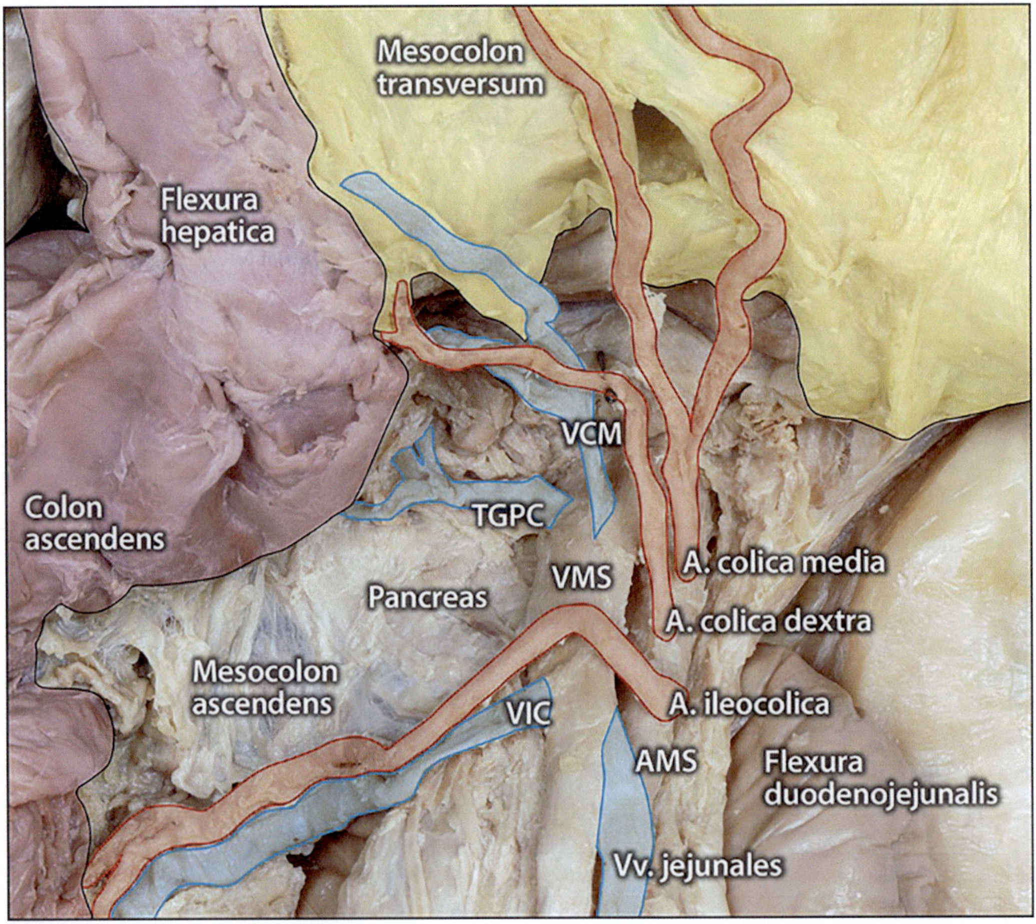

Abb. 5 Arterielle *(rote semitransparente Markierungen)* und venöse *(blaue semitransparente Markierungen)* Blutgefäßversorgung des rechtsseitigen Kolons. Im vorliegenden Fall verläuft die A. ileocolica vor der V. mesenterica superior *(VMS)*, die A. colica dextra ist als separater Ast vorhanden und verläuft ebenfalls vor der VMS, die A. colica media liegt als singulärer Abgang vor, der sich nach kurzem Verlauf in einen rechten und linken Ast aufteilt. Die Vv. jejunales verlaufen vor der A. mesenterica superior *(AMS)*, der Truncus gastropancreaticocolicus *(TGPC)* mündet auf gleicher Höhe mit der V. colica media *(VCM)* in die VMS. Formalin-fixiertes Präparat. (*VIC* V. ileocolica). (Copyright: Thilo Wedel, Kiel)

7.2 Der Truncus gastropancreaticocolicus (Henle-Trunkus)

Während die V. ileocolica und die V. colica media in der überwiegenden Zahl der Fälle direkt in die V. mesenterica superior einmünden, liegt für die venöse Drainage der rechten Kolonflexur und des rechtsseitigen Colon transversum eine besondere Situation vor: Zum einen wird die V. colica dextra relativ häufig durch eine V. colica dextra superior ergänzt (27 %), die aus dem Bereich der rechten Kolonflexur kommt (Kuzu et al. 2017). Zum anderen vereinigen sich die V. gastroepiploica dextra aus dem Magen sowie die V. pancreaticoduodenalis anterior superior aus dem Pankreaskopf und dem Duodenum im Regelfall mit diesen Kolonvenen (Abb. 6). Dieser gemeinsame Zusammenfluss von Venen der Oberbauchorgane und des Querkolons in die V. mesenterica superior wurde bereits 1868 von Henle als „gastrokolischer Trunkus" beschrieben (Henle 1868), fand jedoch in den meisten Lehrbüchern und anatomischen Atlanten keine entsprechende Berück-

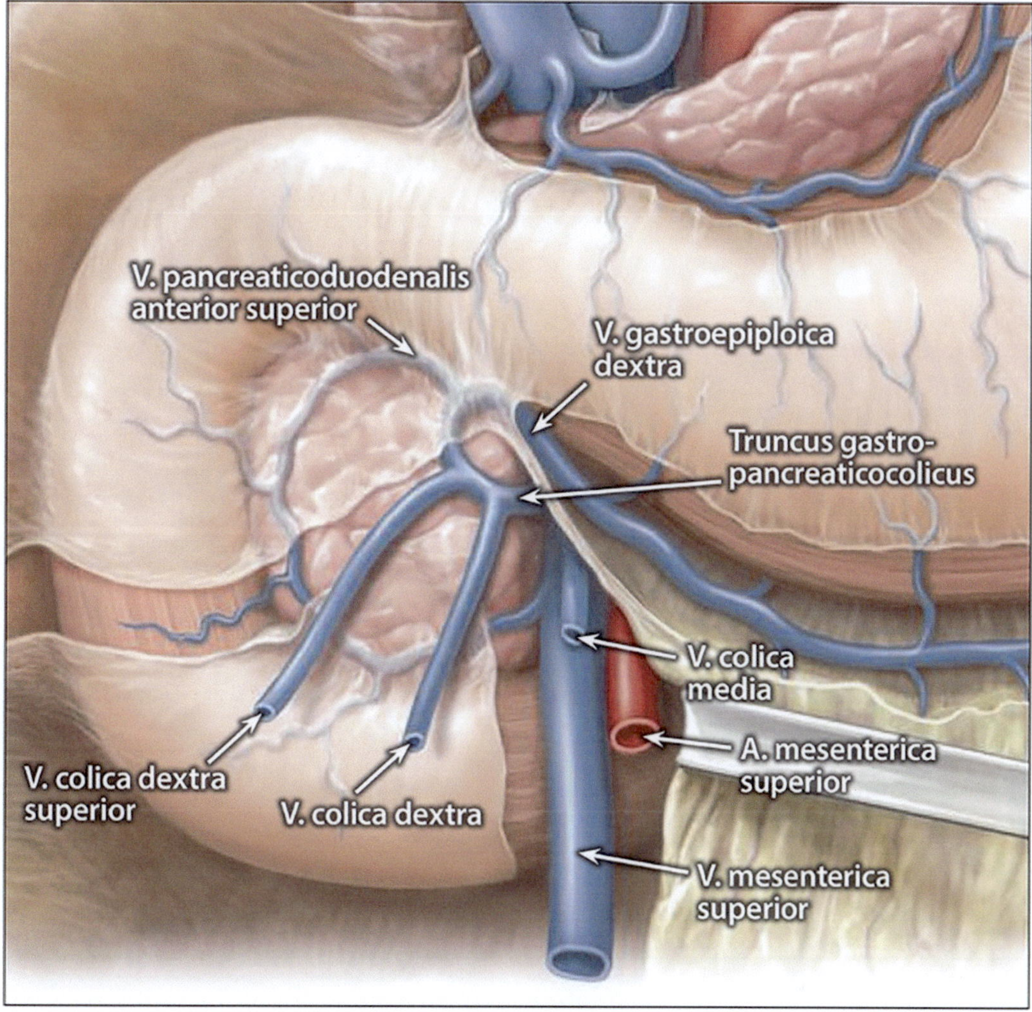

Abb. 6 Venöse Zuflüsse des Truncus gastropancreaticocolicus (Henle-Trunkus) aus Magen, Pankreas und Kolon. (Aus Schünke et al. 2018, mit freundlicher Genehmigung)

sichtigung. Erst durch die operationsstrategische Relevanz dieser aus Vorder- und Mitteldarm stammenden, jedoch gemeinsam in einen Stamm drainierenden Venen gewann der sog. Henle-Trunkus wieder breitere Aufmerksamkeit.

Um den Variantenreichtum des Truncus gastropancreaticocolicus möglichst pragmatisch abzubilden, definierten Negoi et al. den Henle-Trunkus als jeden venösen Zusammenfluss von gastrischen, pankreatischen und/oder kolischen Venen in den infrapankreatischen Abschnitt der V. mesenterica superior (Negoi et al. 2018). Entsprechend dieser Definition ist der Henle-Trunkus in 89,7 % der Fälle vorhanden und lässt sich aufgrund der Häufigkeit der jeweiligen venösen Zuflusskombinationen in 6 Typen unterteilen (Abb. 7). Diejenigen Typen, bei denen u. a. auch Kolonvenen in den Henle-Trunkus drainieren und die damit insbesondere für die rechtsseitigen Kolonresektionen bedeutsam sind, machen immerhin über die Hälfte (59,4 %) der möglichen Varianten aus.

Die Kenntnis dieser besonderen und zudem variantenreichen venösen Drainagesituation ist insofern entscheidend, als dass vor Ablösung des Mesocolon transversum die jeweilige anatomische Konfiguration des Henle-Trunkus eindeutig dargestellt werden sollte. Während bei der rechtsseitigen Hemi-

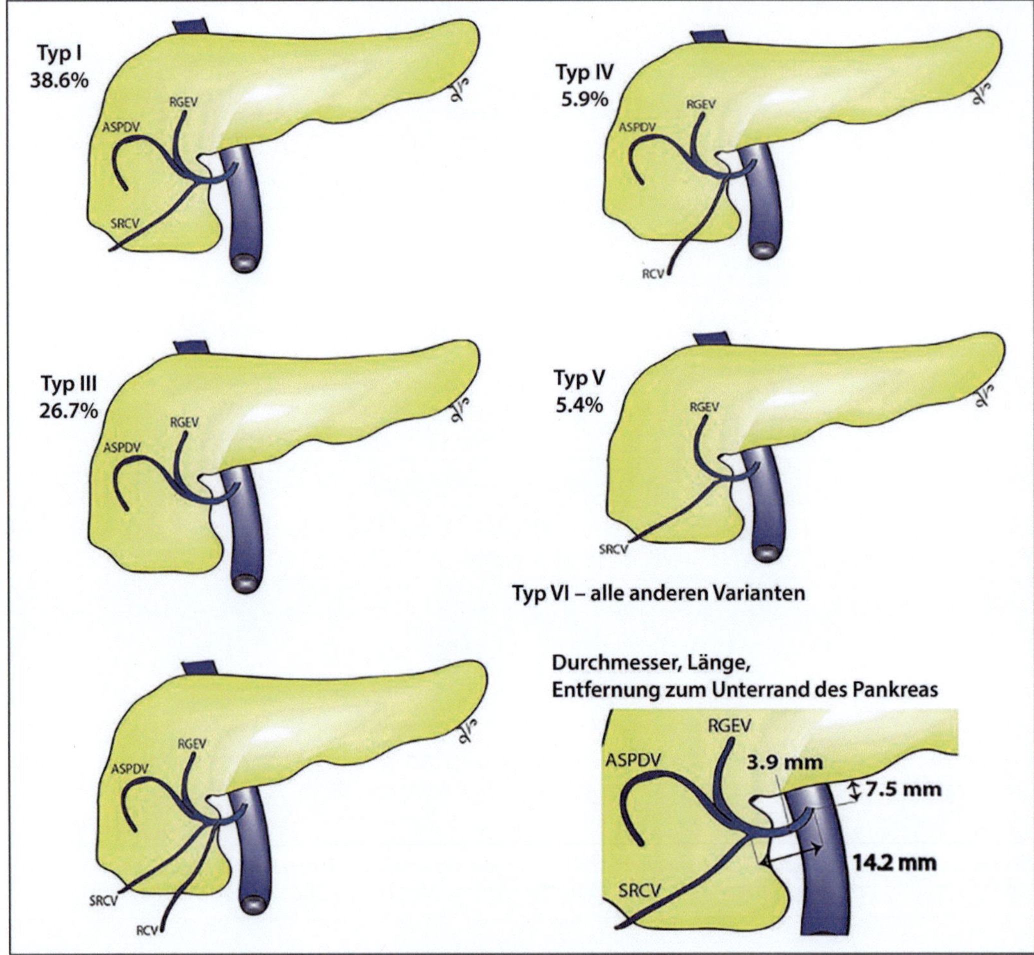

Abb. 7 Einteilung der Varianten des Henle-Trunkus entsprechend ihrer Häufigkeit. Alle Varianten unter 5 % Vorkommen werden dem Typ VI zugeordnet. Im Schema rechts unten sind gemittelte Angaben des Durchmessers und der Länge des Henle-Trunkus sowie des Abstandes zum Pankreasunterrand aufgeführt (*ASPDV* V. pancreaticoduodenalis anterior superior, *RGEV* V. gastroepiploica dextra, *RCV* V. colica dextra, *SRCV* V. colica dextra superior). (Aus Negoi et al. 2018, mit freundlicher Genehmigung)

kolektomie lediglich die in den Truncus gastropancreaticocolicus drainierenden Kolonvenen abgesetzt werden, erfolgt bei erweiterter rechtsseitiger Hemikolektomie zusätzlich die Absetzung der V. gastroepiploica dextra unter Mitnahme des gastroepiploischen Fettkörpers und der Magenarkade.

Darüber hinaus besteht für die im Mesocolon transversum verlaufenden, dünnwandigen Kolonvenen eine erhöhte Verletzungsgefahr während der Kolonmobilisation. Dies gilt insbesondere für die V. colica dextra superior, da sie einen langstreckigen Verlauf hat und von der transversal-mesokolischen zur mesogastrischen Ebene kreuzt. Durch intraoperative Traktion kann es an der Einmündung in den Truncus gastropancreaticocolicus leicht zum Ein- oder Abreißen dieser rechtskolischen Venen kommen.

8 Die mesenteriale Blutgefäßarchitektur als chirurgische „Roadmap"

Während die sichere Identifikation der arteriellen Gefäßursprünge an der A. mesenterica superior Voraussetzung für die onkologische

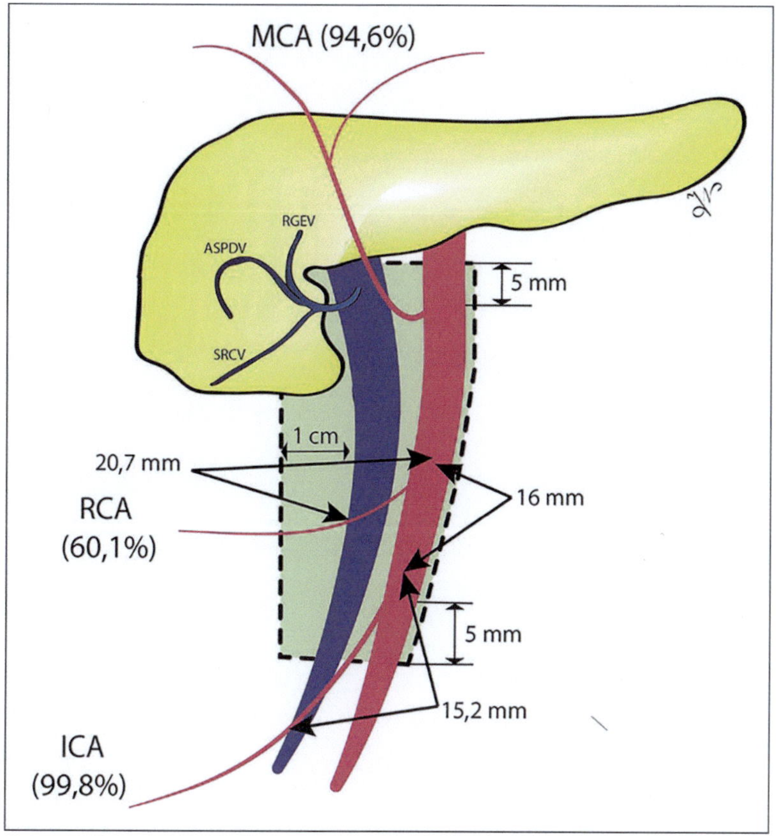

Abb. 8 Gemittelte Angaben zur Häufigkeit des Vorkommens der A. ileocolica *(ICA)*, A. colica dextra *(RCA)* und A. colica media *(MCA)*, zur Kreuzungslänge der ICA und RCA in Bezug zur V. mesenterica superior sowie zum Abstand zwischen dem Ursprung der ICA und der RCA. Markierung der Grenzen des D3-Lymphknotenkompartiments *(grüne Fläche)* in Bezug zu den zentralen Blutgefäßen. (Aus Negoi et al. 2018, mit freundlicher Genehmigung)

Radikalität ist, trägt die Kenntnis der jeweils vorliegenden venösen Drainagesituation maßgeblich dazu bei, vaskuläre Komplikationen zu vermeiden. Vor diesem Hintergrund wurden die Abgangs- und Verlaufsvarianten der Arterien für das rechtsseitige Kolon „kartografiert“ und in topografischen Bezug zum venösen System gestellt. Hierbei fällt auf, dass die Abstände zwischen den Abgängen von A. ileocolica, A. colica dextra und A. colica media relativ eng sind und die Kreuzungsstrecken der A. ileocolica und A. colica dextra in Bezug zur V. mesenterica superior relativ lang sind (15,2 mm bzw. 20,7 mm) (Abb. 5 und 8) (Negoi et al. 2018). Insbesondere wenn diese Arterien hinter der V. mesenterica superior kreuzen (A. ileocolica 57,4 %, A. colica dextra 10,6 %), ist deren zentrale Ligatur technisch anspruchsvoll.

Ähnliche präparatorische Schwierigkeiten können sich ergeben, wenn die A. mesenterica superior und die abgangsnahen Verläufe der Kolonarterien von großen Jejunalvenen verdeckt sind. Hierzu hat die norwegische Studiengruppe Right Colon Cancer (RCC) eine Klassifikation der vaskulären Anatomie in 4 Typen vorgenommen (Abb. 9) und zwei bemerkenswerte Beobachtungen gemacht: Zum einen lassen sich die intraoperativen vaskulären Verhältnisse – sowohl hinsichtlich der arteriellen als auch der venösen Komponenten einschließlich des Henle-Truncus – durch eine präoperative computertomografische Untersuchung und Rekonstruk-

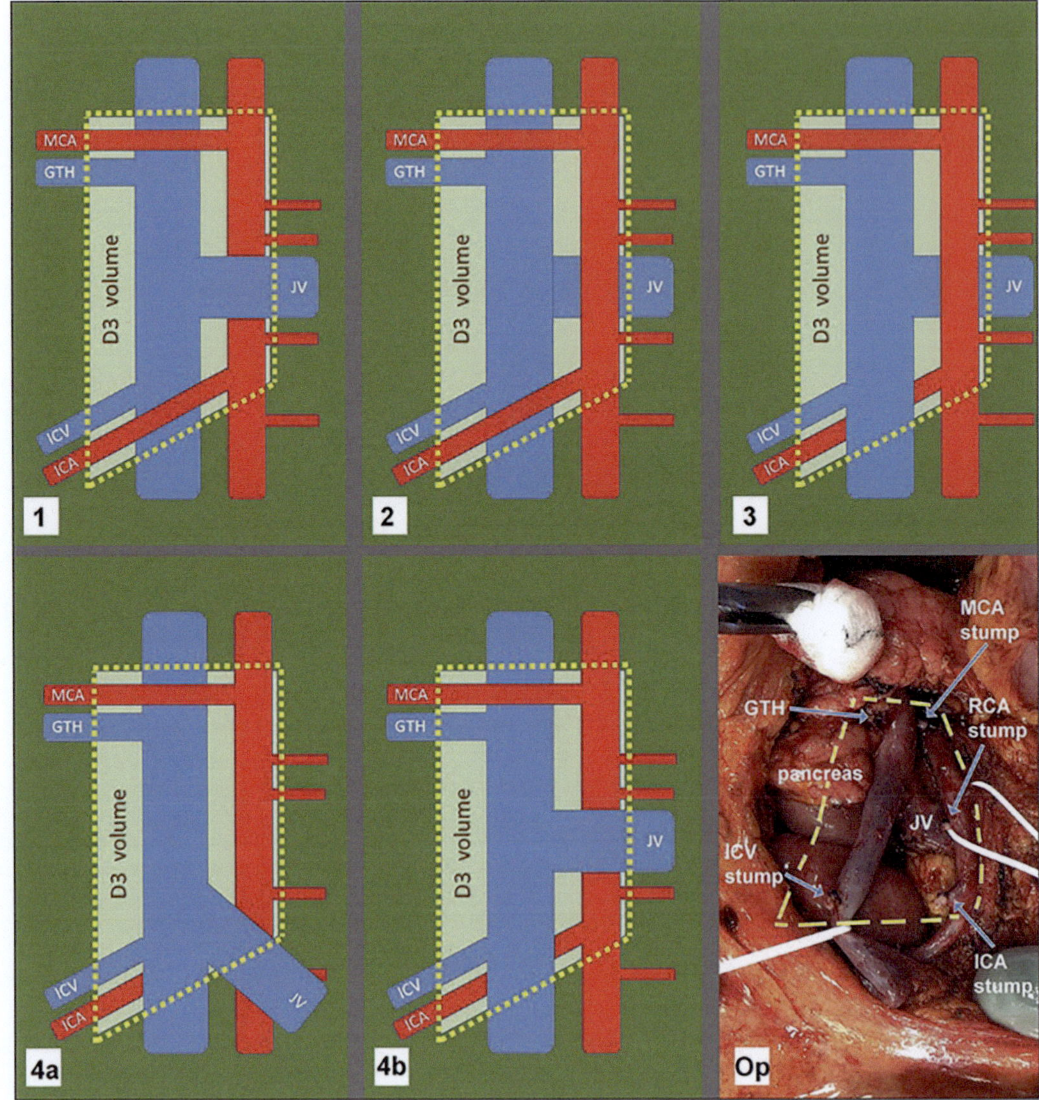

Abb. 9 Klassifikation der zentralen mesenterialen Blutgefäße aufgrund folgender topografischer Parameter: Verlauf der A. ileocolica *(ICA)* vor oder hinter der V. mesenterica superior (SMV), Verlauf der Vv. jejunales *(JV)* hinter oder vor der A. mesenterica superior (SMA) mit oder ohne Überlagerung des Ursprungs der ICA. Das vollständig ausgeräumte D3-Lymphknotenkompartiment *(D3 volume; gelb gestrichelte Begrenzung)* ist in einem Operationssitus *(Op)* exemplarisch dargestellt. *ICV* V. ileocolica, *MCA* A. colica media, GTH Truncus gastrocolicus Henle, *RCA* A. colica dextra. (Aus Willard et al. 2019, mit freundlicher Genehmigung)

tion mit hoher Spezifität, Sensitivität und Akkuratheit vorhersagen (Nesgaard et al. 2015). Zum anderen führte diese präzise präoperative Klärung der jeweils vorliegenden vaskulären Anatomie zu einer zusätzlichen Sicherheit der Operateure bei der offenen rechtsseitigen Hemikolektomie, was sich u. a. durch vergleichbare Operationszeiten, Blutverluste und Lymphknotenausbeute bei anatomisch unterschiedlich komplexen Blutgefäßverhältnissen widerspiegelte (Willard et al. 2019). Damit wurden frühere Untersuchungen bestätigt, die auch beim laparoskopischen Vorgehen klare operationstechnische Vorteile in solchen Fällen aufzeigen konnten, bei denen die vaskuläre Situation präoperativ durch eine dreidimensionale Rekonstruktion bekannt war (Mari et al. 2013).

9 Die Lymphabflusswege des Kolons

9.1 Zentripetale Lymphdrainage

Nach Jamieson und Dobsen werden folgende Lymphknotenstationen von peripher nach zentral entlang der arteriellen Blutgefäße beschrieben (◘ Abb. 10) (Jamieson und Dobson 1909):

- epikolisches und parakolisches Kompartiment
- intermediäres Kompartiment
- zentrales Kompartiment

Das bei der CME erforderliche zentrale Absetzen der entsprechenden Kolonarterien erfolgt im zentralen Lymphknotenkompartiment entlang des „surgical trunk", der den Abschnitt entlang der V. mesenterica superior zwischen den ileokolischen Blutgefäßen und dem Henle-Trunkus umfasst (Gillot et al. 1964). Diese kaudo-kranialen Grenzen entsprechen in etwa dem anatomisch definierten Areal einer D3-Lymphadenektomie. Diese Zone erstreckt sich zusätzlich nach medial linksseitig der A. mesenterica superior und nach lateral rechtsseitig der V. mesenterica superior sowie vor und hinter diesen Blutgefäßen (◘ Abb. 8 und 9) (Spasojevic et al. 2013; Nesgaard et al. 2018).

9.2 Lymphdrainage entlang der Darmachse

Zusätzlich erfolgt der Lymphabfluss bidirektional entlang der Darmachse, wobei eine Länge von ca. 10 cm nicht überschritten wird (Toyota et al. 1995). Eine Ausbreitung vom proximalen Kolon zum terminalen Ileum ist

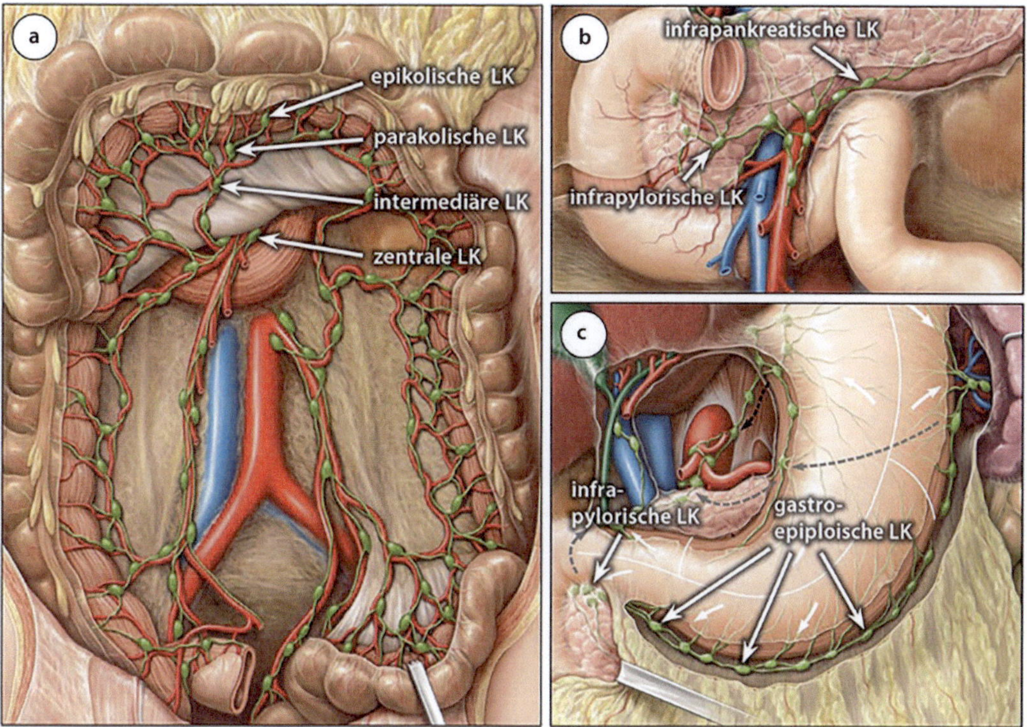

◘ **Abb. 10** **a** Zentripetale Lymphknotenstationen am Beispiel des Lymphabstromgebietes des Colon transversum entlang der A. colica media. **b** Die Lymphdrainage des Colon transversum kann über das Mesocolon transversum auch zu infrapylorischen und infrapankreatischen Lymphknoten *(LK)* erfolgen. **c** Die Lymphdrainage des Colon transversum kann über das Lig. gastrocolicum auch bis zu gastroepiploischen Lymphknoten erfolgen. (Aus Schünke et al. 2018, mit freundlicher Genehmigung)

eine Rarität (Lan et al. 2011). Beim linksseitigen Querkolon bzw. an der linken Kolonflexur kann der bidirektionale Lymphabfluss dazu führen, dass die Ausbreitung sowohl entlang der A. colica media als auch der A. colica sinistra über ihren Ramus ascendens verläuft und damit beide zentralen Mesenterialgefäßstiele erreicht. Diese Besonderheit muss zur Festlegung des Resektionsausmaßes bei Kolonkarzinomen in diesen Abschnitten entsprechende Berücksichtigung finden.

9.3 Lymphabfluss in der „dritten Ebene"

Eigene Untersuchungen konnten aufzeigen, dass kompartimentübergreifende Blut- und Lymphgefäßverbindungen vom Querkolon sowohl zum Pankreasunterrand über das Mesocolon transversum als auch über das Lig. gastrocolicum zur großen Magenkurvatur bestehen (Stelzner et al. 2016). Diese Beobachtungen könnten eine morphologische Erklärung dafür liefern, dass bei Karzinomen des Querkolons u. a. auch Metastasen in infrapylorischen und pankreatischen Lymphknoten beschrieben wurden (Toyota et al. 1995; Perrakis et al. 2014). Diese „aberranten" Lymphabflusswege stellen u. a. die Rationale dar, bei der CME in Abhängigkeit von der Karzinomlokalisation (rechte Flexur, Colon transversum) das große Netz sowie das Lig. gastrocolicum unter Mitnahme der gastroepiploischen Gefäßarkade mitzuresezieren (◘ Abb. 10b, c).

10 Die autonome Nervenversorgung des Kolons

Die autonome Nervenversorgung des Kolons erfolgt über sympathische und parasympathische Nervenfasern, die vom Plexus mesentericus superior und inferior entlang der arteriellen Blutgefäße zu den einzelnen Kolonabschnitten ziehen. Die Nervenplexus ummanteln die Abgänge der Kolonarterien engmaschig, sodass eine partielle Schädigung bei zentraler Absetzung quasi unvermeidbar

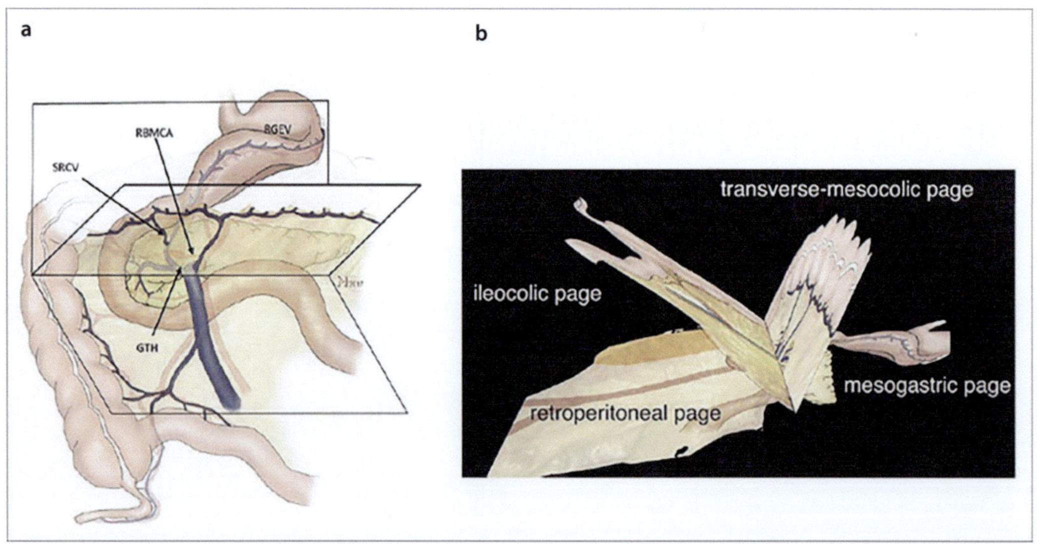

◘ **Abb. 11** **a**, **b** Drei-Ebenen-Modell („Open-Book-Modell") zur Veranschaulichung des Operationssitus bei rechtsseitiger Hemikolektomie mit CME. Nach Ablösung des Mesocolon ascendens von der retroperitonealen Ebene entsteht die ileokolische Ebene. Nach Durchtrennung des Lig. gastrocolicum und kranialer Retraktion des Magens entwickelt sich die mesogastrische Ebene. Dazwischen befindet sich die transversal-mesokolische Ebene mit anhängendem Colon transversum. Der Truncus gastropancreaticocolicus (Henle-Trunkus, *GTH*) liegt an der Schnittlinie („Buchrücken") aller drei Ebenen bzw. Buchseiten und erhält venöse Zuflüsse daraus: Magen (V. gastroepiploica dextra, *REGV*), Pankreas (V. pancreaticoduodenalis anterior superior) und Kolon (V. colica dextra superior, *SRCV*). *RBMCA*, Ramus dexter der A. colica media. (Aus Strey et al. 2018, mit freundlicher Genehmigung)

ist. Dies gilt insbesondere bei einer kompletten Ausräumung des D3-Lymphadenektomie-Areals, bei dem die Nervengeflechte auf der A. mesenterica superior in diesem Abschnitt mitentfernt werden. Die Annahme, dass es nach einer derartigen Denervation durch Überwiegen des Parasympathikotonus zu massiven Durchfällen kommt, ließ sich in einer hierzu durchgeführten Studie nicht bestätigen. Zwar zeigte sich eine Zunahme der Stuhlgangshäufigkeit, jedoch keine Diarrhö oder signifikante Beeinträchtigung der gastrointestinalen Lebensqualität (Thorsen et al. 2016).

11 Das Drei-Ebenen-Modell

Zur Veranschaulichung des Operationssitus bei der rechtsseitigen Hemikolektomie mit CME ist das sog. Drei-Ebenen-Modell („Open-Book-Modell") hilfreich (Strey et al. 2018) (◘ Abb. 11). Es illustriert die drei chirurgisch relevanten Präparationsebenen wie die aufgeklappten Seiten eines Buches. Dabei entsteht die ileokolische Ebene nach vollständiger Ablösung des Mesocolon ascendens von der retroperitonealen Ebene entlang der mesofaszialen Grenzschicht (s. ◘ Abb. 1b, 2 und 3). Die ileokolische Ebene enthält die Blut- und Lymphgefäße des rechtsseitigen Kolons und endet zentral am sog. Surgical Trunk. Durch Eröffnung der Bursa omentalis und Retraktion des Magens nach kranial entwickelt sich die mesogastrische Ebene. Dazwischen befindet sich die transversal-mesokolische Ebene, die das Kolon und das Mesocolon transversum mit Blut- und Lymphgefäßen enthält. Der Truncus gastropancreaticocolicus liegt an der Schnittlinie aller drei Ebenen und gehört damit zum „Buchrücken", an dem sich diese Ebenen wie aufgeklappte Buchseiten vereinigen.

Literatur

Benz S, Tam Y, Tannapfel A, Stricker I (2016) The uncinate process first approach: a novel technique for laparoscopic right hemicolectomy with complete mesocolic excision. Surg Endosc 30(5):1930–1937

Coffey JC, O'Leary DP (2016) The mesentery: structure, function, and role in disease. Lancet Gastroenterol Hepatol 1(3):238–247

Culligan K, Remzi FH, Soop M, Coffey JC (2013) Review of nomenclature in colonic surgery–proposal of a standardised nomenclature based on mesocolic anatomy. Surg J R Coll Surg Edinb Irel 11(1):1–5

Gillot C, Hureau J, Aaron C, Martini R, Thaler G, Michels NA (1964) The superior mesenteric vein, an anatomic and surgical study of eighty-one subjects. J Int Coll Surg 41:339–369

Henle FG (1868) Handbuch der systematischen Anatomie des Menschen. Vieweg, Braunschweig

Jamieson JK, Dobson JF (1909) VII. Lymphatics of the colon: with special reference to the operative treatment of cancer of the colon. Ann Surg 50(6):1077–1090

Jeong YJ, Cho BH, Kinugasa Y, Song CH, Hirai I, Kimura W, Fujimiya M, Murakami G (2009) Fetal topohistology of the mesocolon transversum with special reference to fusion with other mesenteries and fasciae. Clin Anat 22(6):716–729

Kuzu MA, Ismail E, Celik S, Sahin MF, Guner MA, Hohenberger W, Acar HI (2017) Variations in the vascular anatomy of the right colon and implications for right-sided colon surgery. Dis Colon Rectum 60(3):290–298

Lan YT, Lin JK, Jiang JK, Chang SC, Liang WY, Yang SH (2011) Significance of lymph node retrieval from the terminal ileum for patients with cecal and ascending colonic cancers. Ann Surg Oncol 18(1):146–152

Mari FS, Nigri G, Pancaldi A, De Cecco CN, Gasparrini M, Dall'Oglio A, Pindozzi F, Laghi A, Brescia A (2013) Role of CT angiography with three-dimensional reconstruction of mesenteric vessels in laparoscopic colorectal resections: a randomized controlled trial. Surg Endosc 27(6):2058–2067

Negoi I, Beuran M, Hostiuc S, Negoi RI, Inoue Y (2018) Surgical Surgical anatomy of the superior mesenteric vessels related to pancreaticoduodenectomy: a systematic review and meta-analysis. J Gastrointest Surg 22(5):802–817

Nesgaard JM, Stimec BV, Bakka AO, Edwin B, Ignjatovic D, RCC Study Group (2015) Navigating the mesentery: a comparative pre- and per-operative visualization of the vascular anatomy. Colorectal Dis 17(9):810-818

Nesgaard JM, Stimec BV, Soulie P, Edwin B, Bakka A, Ignjatovic D (2018) Defining minimal clearances for adequate lymphatic resection relevant to right colectomy for cancer: a post-mortem study. Surg Endosc 32(9):3806–3812

Perrakis A, Weber K, Merkel S, Matzel K, Agaimy A, Gebbert C, Hohenberger W (2014) Lymph node metastasis of carcinomas of transverse colon including flexures. Consideration of the extramesocolic lymph node stations. Int J Colorectal Dis 29(10):1223–1229

Schünke M, Schulte E, Schumacher U (2018) Prometheus LernAtlas der Anatomie, Innere Organe. 5. Auflage, Georg Thieme Verlag, Stuttgart

Spasojevic M, Stimec BV, Dyrbekk AP, Tepavcevic Z, Edwin B, Bakka A, Ignjatovic D (2013) Lymph node distribution in the d3 area of the right mesocolon: implications for an anatomically correct cancer resection. A postmortem study. Dis Colon Rectum 56(12):1381–1387

Stelzner S, Hohenberger W, Weber K, West NP, Witzigmann H, Wedel T (2016) Anatomy of the transverse colon revisited with respect to complete mesocolic excision and possible pathways of aberrant lymphatic tumor spread. Int J Colorectal Dis 31(2):377–384

Strey CW, Wullstein C, Adamina M, Agha A, Aselmann H, Becker T, Grutzmann R, Kneist W, Maak M, Mann B, Moesta KT, Runkel N, Schafmayer C, Turler A, Wedel T, Benz S (2018) Laparoscopic right hemicolectomy with CME: standardization using the „critical view" concept. Surg Endosc 32(12):5021–5030

Thorsen Y, Stimec B, Andersen SN, Lindstrom JC, Pfeffer F, Oresland T, Ignjatovic D, RCC Study Group (2016) Bowel function and quality of life after superior mesenteric nerve plexus transection in right colectomy with D3 extended mesenterectomy. Tech Coloproctol 20(7):445-453

Toldt C (1879) Bau und Wachstumsveränderungen der Gekröse des menschlichen Darmkanales. Denkschr d Math Naturwissensch 41:1–56

Toyota S, Ohta H, Anazawa S (1995) Rationale for extent of lymph node dissection for right colon cancer. Dis Colon Rectum 38(7):705–711

Willard CD, Kjaestad E, Stimec BV, Edwin B, Ignjatovic D, RCC Study Group (2019) Preoperative anatomical road mapping reduces variability of operating time, estimated blood loss, and lymph node yield in right colectomy with extended D3 mesenterectomy for cancer. Int J Colorectal Dis 34(1):151-160

Die präoperative Computertomografie beim Kolonkarzinom aus chirurgischer Sicht

Christian Krautz

Inhaltsverzeichnis

S. Benz et al. (Hrsg.), *Chirurgie des Kolonkarzinoms*,
https://doi.org/10.1007/978-3-662-60453-3_3

Die prätherapeutische Computertomografie (CT) ist derzeit nicht Teil des präoperativen Stagings beim Kolonkarzinom. Aus chirurgischer Sicht bietet eine CT vor Resektion von Kolontumoren dennoch wichtige Informationen zur Fernmetastasierung, zur Tumorlokalisation, zur lokalen Tumorausdehnung bzw. zum Nodalstatus und zur Gefäßanatomie. In diesem Kapitel wird dieser informative Mehrwert aus chirurgischer Sicht erörtert.

1 Einführung

Die präoperative Computertomografie (CT) zählt derzeit nicht zu den Basisuntersuchungen des präoperativen Stagings beim Kolonkarzinom (KK). Die entsprechende konsensbasierte Empfehlung in der deutschen S3-Leitlinie besagt, dass nur „[…] im Falle eines unklaren Befundes oder des Verdachtes auf Fernmetastasen oder Infiltration von Nachbarorganen oder umgebende Strukturen eine Mehrzeilen-CT des Abdomens und Beckens bzw. im Falle des Verdachts auf Lungenmetastasen ein CT des Thorax durchgeführt werden […]" soll (Leitlinienprogramm Onkologie (Deutsche Krebsgesellschaft, Deutsche Krebshilfe, AWMF) 2019). Darüber hinaus empfiehlt die Leitlinie ein CT des Abdomens „[…] bei verdächtigen Befunden oder unzureichender Beurteilbarkeit der Leber in der Sonografie oder bei klinischem Verdacht auf das Vorliegen von Lebermetastasen […]" (Leitlinienprogramm Onkologie (Deutsche Krebsgesellschaft, Deutsche Krebshilfe, AWMF) 2019). Aus interdisziplinärer Sicht liegt das Ziel der prätherapeutischen Bildgebung bei der Primärbehandlung des Kolonkarzinoms somit in der Erkennung von Fernmetastasen bzw. organüberschreitendem Wachstum. Da der wesentliche Anteil der synchronen Metastasen die Leber betrifft (25 % der Patienten haben bei Erstdiagnose Fernmetastasen, 19 % haben Lebermetastasen laut Daten des klinischen Krebsregisters der Chirurgischen Universitätsklinik Erlangen), ist es eine logische Schlussfolgerung aus der S3-Leitlinie, dass bei einer Sensitivität von 63–86 % und einer Spezifität von 98 % primär die Abdomensonografie zur Klärung von Lebermetastasen eingesetzt werden soll (Leitlinienprogramm Onkologie (Deutsche Krebsgesellschaft, Deutsche Krebshilfe, AWMF) 2019). Zum Stellenwert des CT im Rahmen des lokalen Stagings bestätigt die Leitlinie, dass mit dem präoperativen Staging-CT „[…] zwischen Tumoren, die auf die Darmwand beschränkt sind, und denen, die sie überschreiten […]" unterschieden werden kann (Sensitivität 86 % und Spezifität 78 %) (Leitlinienprogramm Onkologie (Deutsche Krebsgesellschaft, Deutsche Krebshilfe, AWMF) 2019). Bei zumeist fehlender Konsequenz für die multidisziplinäre Therapieentscheidung (eine neoadjuvante Therapie wird derzeit nur in Ausnahmefällen erwogen) empfiehlt die Leitlinie auch in dieser Hinsicht daher nicht die routinemäßige Durchführung eines prätherapeutischen CT. Allerdings wird auf die Möglichkeit hingewiesen, dass sich durch ein präoperatives CT der Therapiealgorithmus von Patienten optimieren lässt, z. B. aufgrund einer besseren Selektion für ein minimalinvasives Vorgehen oder durch eine Zuweisung an erfahrene Zentren bei absehbarer multiviszeraler Resektion (Leitlinienprogramm Onkologie (Deutsche Krebsgesellschaft, Deutsche Krebshilfe, AWMF) 2019). Neben diesen Überlegungen gibt es weitere Aspekte, die für eine routinemäßige Durchführung eines präoperativen CT aus chirurgischer Sicht sprechen. In diesem Kapitel soll diese Perspektive deshalb genauer beleuchtet werden, wobei sowohl die optimale Vorbereitung des Operateurs auf den Eingriff als auch das Festlegen des optimalen Therapiealgorithmus im Mittelpunkt stehen.

Aus chirurgischer Sicht sind vor der Resektion von Kolontumoren Informationen zur Fernmetastasierung, zur Tumorlokalisation, zur lokalen Tumorausdehnung bzw. zum Nodalstatus und zur Gefäßanatomie wichtig.

2 Fernmetastasen

Aufgrund des bereits erwähnten hohen Anteils von Lebermetastasen an synchronen Fernmetastasen und der ausreichenden Sensitivität und Spezifität der Abdomensonografie in Bezug auf Lebermetastasen wird das

CT nicht als Screening-Untersuchung für Fernmetastasen des kolorektalen Karzinoms (KRK) empfohlen (Leitlinienprogramm Onkologie (Deutsche Krebsgesellschaft, Deutsche Krebshilfe, AWMF) 2019). Bei dieser Betrachtungsweise bleibt jedoch unbeachtet, dass einige der sonstigen Fernmetastasen (Peritoneum 9 %, Lungen 3 %, nichtregionäre Lymphknoten 2 %, Haut 2 %, Ovar 1 %, Knochen < 1 % oder andere Lokalisationen 2 %) initial nicht erfasst werden und somit ggf. unbehandelt bleiben bzw. in palliativen Situationen eventuell unnötige Laparoskopien/Laparotomien durchgeführt werden. Im Falle einer Peritonealkarzinose kann es zu suboptimalen Therapieverläufen (z. B. Fehleinschätzung des Ausmaßes vs. Therapiemöglichkeiten oder notwendige Zweiteingriffe) kommen, falls der Patient nicht zufällig in einem Zentrum mit entsprechender Expertise behandelt wird. Ein weiterer Aspekt, der unbeachtet bleibt, ist der Wert einer Ausgangsbildgebung. Im Rahmen der Nachsorge kann eine solche prätherapeutische Bildgebung sehr hilfreich sein, z. B. zur objektiven Abgrenzung von neu aufgetretenen Raumforderungen oder bereits bestehenden benignen Läsionen. Die Tatsache, dass in einem optimal behandelten Patientenkollektiv 14,8 % der Patienten metachrone Fernmetastasen entwickeln, unterstreicht die Relevanz dieses Aspektes (Daten des klinischen Krebsregisters der Chirurgischen Universitätsklinik Erlangen).

Im Gegensatz zum Einsatz als Basisuntersuchung beim Kolonkarzinom ist der Stellenwert des CT bei klinischem oder sonografischem Verdacht auf das Vorliegen von Lebermetastasen unstrittig (Leitlinienprogramm Onkologie (Deutsche Krebsgesellschaft, Deutsche Krebshilfe, AWMF) 2019). So können neben den reinen diagnostischen Aussagen zusätzlich wichtige chirurgische Fragen beantwortet werden. Das Mehrzeilen-CT ist beispielsweise am besten zur Beurteilung der generellen Respektabilität geeignet, da die Zuordnung der Metastasen zu den Lebervenen, den Hilusstrukturen sowie der Vena cava auch für Nicht-Radiologen gut nachvollziehbar ist. Des Weiteren kann das Ausmaß der Lebermetastasierung beurteilt und so der operative Therapiealgorithmus (simultane vs. nachgeschaltete bzw. zweizeitige Metastasenresektion) besser festgelegt werden (Leitlinienprogramm Onkologie (Deutsche Krebsgesellschaft, Deutsche Krebshilfe, AWMF) 2019).

3 Tumorlokalisation

Die Kenntnis der Tumorlokalisation ist entscheidend für die Planung des operativen Vorgehens. Das gilt nicht nur für die Abgrenzung der Sigmakarzinome von Rektumkarzinomen, sondern insbesondere zur Unterscheidung zwischen Flexuren-/Transversumkarzinomen und Ascendens-/Descendenskarzinomen. Da die endoskopische Zuordnung der Tumorlokalisation oft schwierig bzw. häufig nicht korrekt ist, sollte gerade vor dem Hintergrund der zunehmenden Zahl an minimalinvasiven Operationen ein präoperatives Abdomen-CT in Erwägung gezogen werden. Der unschlagbare Vorteil des CT liegt dabei in der Tatsache, dass die Tumorlokalisation immer in Relation zu den Gefäßen betrachtet werden kann. Letztendlich können so die tumordrainierenden Gefäße objektiv definiert und das notwendige OP-Ausmaß daran angepasst werden (z. B. erweiterte Hemikolektomie rechts vs. Transversumresektion).

Ein weiterer Vorteil einer Darstellung der Tumorlokalisation mittels CT ergibt sich aus der besseren präoperativen Vorbereitung. Ist dem Operateur bewusst, wo der Tumor genau liegt, kann er sich ihm behutsamer nähern und so das Einreißen des Tumors bzw. des peritumorösen Gewebes z. B. durch Adhärenzen zu anderen Geweben vermeiden.

4 Lokale Tumorausdehnung inklusive Lymphknotenmetastasen

Wie bereits oben erwähnt, ist das CT auch im Rahmen des lokalen Stagings einsetzbar (Leitlinienprogramm Onkologie (Deutsche

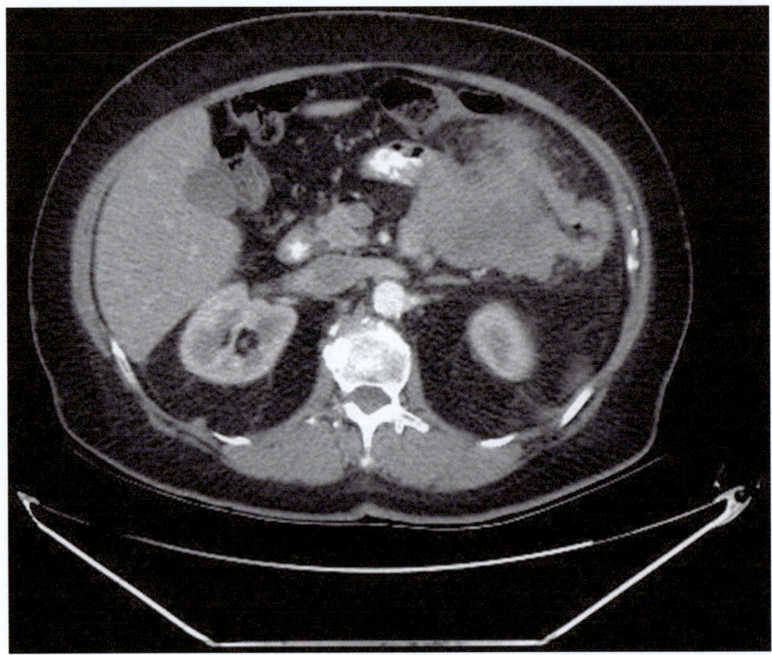

Abb. 1 Beispiel eines großen Transversum-Karzinoms links

Krebsgesellschaft, Deutsche Krebshilfe, AWMF) 2019). Aus chirurgischer Sicht kann diese Tatsache zur Optimierung des Therapiealgorithmus von Patienten und für eine Verbesserung der präoperativen Vorbereitung inklusive Patientenselektion genutzt werden. Lokal fortgeschrittene Tumoren finden sich bei bis zu 11 % der Patienten (Barton et al. 2002). Diese Patienten sind meist nicht für ein minimalinvasives Vorgehen geeignet und ihnen sollte bei absehbarer multiviszeraler Resektion (Abb. 1) sogar ein Eingriff in einem erfahrenen Zentrum empfohlen werden (Leitlinienprogramm Onkologie (Deutsche Krebsgesellschaft, Deutsche Krebshilfe, AWMF) 2019). Darüber hinaus können Patienten identifiziert werden, die beispielsweise eine präoperative Einlage von Ureterstents benötigen (Barton et al. 2002). Obwohl die moderne CT bezüglich des Nodalstatus eine geringere Sensitivität bei gleicher Spezifität (70 % und 78 %) im Vergleich zur lokalen Tumorausdehnung hat, kann man ggf. das Ausmaß der kompletten mesokolischen Exzision (CME) an die ersichtliche Ausdehnung der Lymphadenopathie anpassen bzw. erweitern.

Zukünftig könnte zudem ein Staging mittels einer modernen CT-Untersuchung helfen, Patienten mit einem lokal fortgeschrittenen Tumor (T3/T4) und einem positiven Nodalstatus (N+) zu identifizieren, die von einer neoadjuvanten Therapie profitieren könnten (Wiegering et al. 2015).

5 Gefäßanatomie

Die Kenntnis der Gefäßanatomie bei onkologischen Kolonresektionen ist, vor allem bei minimalinvasiven Verfahren, in zweierlei Hinsicht wichtig. Zum einen sollten bei der Festlegung des Resektionsausmaßes die Kolongefäße im Verhältnis zur Tumorlokalisation beachtet werden. Eine bedachte Planung der Resektion, z. B. erweiterte Hemikolektomie rechts mit Belassen des linken Astes der A. colica media oder mit kompletter Resektion der Mediagefäße bei Karzinomen der rechten Flexur bzw. des rechtseitigen Colon transversum, kann so mittels CT bereits präoperativ erfolgen. Zum anderen ist die korrekte Durchführung einer CME vor al-

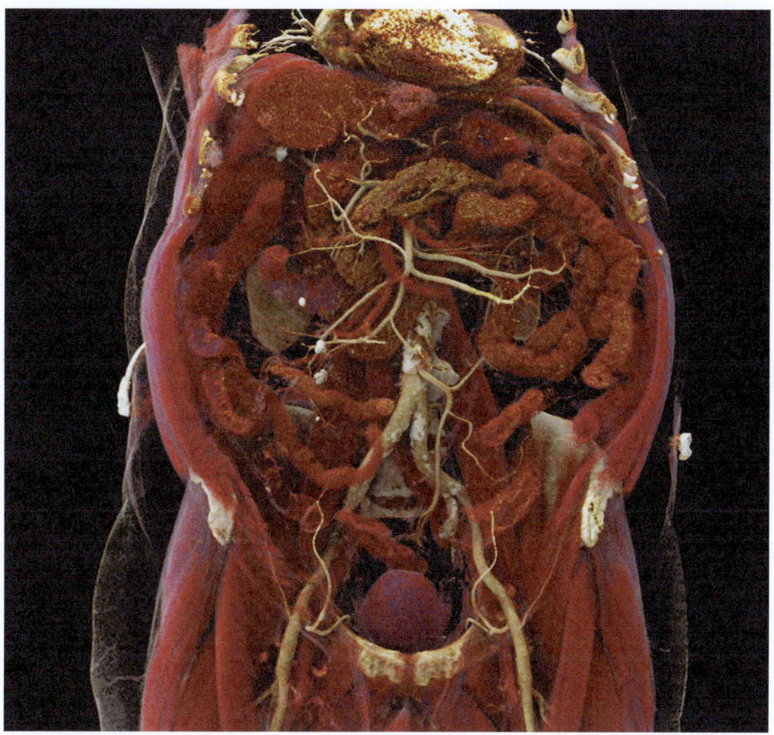

Abb. 2 Beispiel Cinematic Rendering

lem im Rahmen der Hemikolektomie rechts aufgrund der Variationen der venösen Drainage im Bereich des Henle-Trunkus sehr anspruchsvoll. Die genaue Kenntnis der Gefäßanatomie des Patienten ist somit für den Operateur von Vorteil. Diesbezüglich bieten 3D-Rekonstruktionen von CT-Daten (Volume Rendering) bereits seit Jahren die Möglichkeit, die arterielle und venöse Gefäßversorgung sowie deren Lagebeziehungen übersichtlicher darzustellen. Bisher hat sich der Einsatz derartiger Darstellungen im Rahmen der präoperativen Vorbereitung nicht durchgesetzt, was vor allem auf die ungenügende Bildqualität zurückzuführen ist. Innovative Entwicklungen im Bereich der Bildgebung und -verarbeitung haben das Potenzial, zukünftig die Möglichkeiten der präoperativen Vorbereitung von Chirurgen insbesondere auf komplexe minimalinvasive Eingriffe zu verbessern. Ein neu entwickeltes Rendering-Verfahren (sogenanntes Cinematic Rendering) ermöglicht bereits heute eine fotorealistische Darstellung von CT-Daten mit bisher nicht bekanntem Detailreichtum (Abb. 2). Eine präklinische Crossover-Studie konnte zeigen, dass Chirurgen die Patientenanatomie signifikant schneller und korrekter erfassen können, wenn sie eine Darstellung mit Cinematic Rendering statt den konventionellen CT-Bilder benutzen (Elshafei et al. 2019).

Cave

Insbesondere bei minimalinvasiven Eingriffen ist die präoperative Vorbereitung des Operateurs mittels computertomografischer Darstellung der Gefäßanatomie dringend zu empfehlen.

Praxistipp

In der Radiologie stehen innerhalb von standardisierten Softwarepaketen oft 3D-Rendering-Verfahren zur Verfügung.

Literatur

Barton JB, Langdale LA, Cummins JS et al (2002) The utility of routine preoperative computed tomography scanning in the management of veterans with colon cancer. AJS 183:499–503

Elshafei M, Binder J, Baecker J, et al (2019) Comparison of cinematic rendering and computed tomography for speed and comprehension of surgical anatomy. JAMA Surg 2019:1–7.

Leitlinienprogramm Onkologie (Deutsche Krebsgesellschaft, Deutsche Krebshilfe, AWMF) (2019). S3-Leitlinie Kolorektales Karzinom, Langversion 2.1, AWMF Registrierungsnummer: 021/007OL. ► https://www.leitlinienprogramm- onkologie.de/leitlinien/kolorektales-karzinom/. Zugegriffen 08. Juli. 2019

Wiegering A, Kunz M, Hussein M et al (2015) Diagnostic value of preoperative CT scan to stratify colon cancer for neoadjuvant therapy. Int J Colorectal Dis 30:1067–1073

Präoperative Bildgebung der Gefäßanatomie des Kolons

Jordan Fletcher und Danilo Miskovic

Inhaltsverzeichnis

S. Benz et al. (Hrsg.), *Chirurgie des Kolonkarzinoms*,
https://doi.org/10.1007/978-3-662-60453-3_4

In den deutschen Leitlinien zur Behandlung des kolorektalen Karzinoms (Stand 2019) wird die Sonografie als einzige Bildgebung vor der Operation eines Kolonkarzinoms gefordert. Mit der weiteren Verbreitung der minimalinvasiven kompletten mesokolischen Exzision (CME), insbesondere am rechten Hemikolon, muss dies aber eindeutig infrage gestellt werden, da die Bildgebung heute nicht mehr nur der Metastasensuche gilt, sondern in zunehmendem Maß für eine präoperative Planung der Operation eingesetzt werden sollte, um die Sicherheit der Prozedur zu gewährleisten.

1 Einführung

Ein klares Verständnis der Gefäßanatomie des Kolons und Dünndarmes ist Voraussetzung für alle ChirurgInnen, die Patienten mit Darmkrebs operieren. Mit der Einführung von komplexeren Operationstechniken wie der kompletten mesokolischen Exzision (CME – „complete mesocolic excision") ist die Kenntnis der exakten und detaillierten vaskulären Anatomie umso bedeutsamer.

Die Gefäßanatomie des Dickdarmes wird in anatomischen Lehrbüchern oft vereinfacht und standardisiert dargestellt, ist aber in Wirklichkeit von hoher Komplexität und Variabilität. Dies trifft nicht nur auf die verschiedenen Gefäßanastomosen zwischen der A. mesenterica superior und inferior (die sogenannten kollateralen mesenterischen Gefäße), sondern auch auf die arteriellen und besonders die venösen Strukturen innerhalb der oberen und unteren mesenterischen Hauptgefäße zu. Speziell die Aa. und Vv. mesentericae superiores zeigen ein hohes Maß an Variabilität. Es wurde mehrmals versucht, die unterschiedlichen Gefäßvariationen zu kategorisieren, meist jedoch mit beschränktem Erfolg, da die verschiedenen Gefäßkonstellationen gleichzeitig und in verschiedener Kombination auftreten können. Deshalb ist es für Operateure umso wichtiger, sich präoperativ für den individuellen Patienten ein klares Bild über die Anatomie der Gefäße, die Lokalisation des Tumors und dessen Beziehung zu den umliegenden Arterien und Venen und allfällig vergrößerte Lymphknoten zu machen.

Radiologen können hier eine durchaus wichtige Rolle spielen, insbesondere wenn sie sich ausgiebig mit diesem Thema auseinandersetzen. Trotzdem ist es äußerst sinnvoll, dass auch ChirurgInnen es verstehen, CT -Bilder zu analysieren und zu verstehen. Es ist für den Radiologen oft schwierig zu begreifen, welche Strukturen aus chirurgischer Sicht wirklich relevant sind. Zudem ist es schwierig, dreidimensionale Strukturen auf 2D-Bildern zu verstehen, geschweige denn diese Zusammenhänge einer Drittperson zu erklären. Neuste Bildgebungs- und Computer-unterstützte Nachbearbeitungsverfahren können heute bereits eingesetzt werden, um dem Betrachter dreidimensionale Zusammenhänge von relevanten anatomischen Strukturen nahezubringen, wie wir später in diese Kapitel noch ausführen werden. Es gibt aber auch die Möglichkeit für den Nicht-Radiologen, die nötigen Schritte zur Erfassung der relevanten Strukturen auf einem Standard-CT zu erlernen und praktisch anzuwenden. In diesem Kapitel werden wir all diese Optionen besprechen.

2 Qualitätsanforderungen an die Bildgebung zur Darstellung der Gefäßanatomie

Dis zurzeit beste und am meisten verbreitete Methode zur Darstellung der Gefäße ist die Computertomografie (CT) mit intravenöser Kontrastmittelgabe. Andere Modalitäten wie Magnetresonanztomografie (MRT) oder konventionelle Angiografie sind weniger gut geeignet und werden beim Kolonkarzinom nicht routinemäßig durchgeführt. In den meisten Kliniken wird hingegen eine Staging-CT-Untersuchung zur Evaluation des präoperativen TNM-Status als Teil der Routineuntersuchungen durchgeführt, entsprechend ist dieses Verfahren auch einfach verfügbar. Die Anforderungen an ein Staging-CT sind nicht unbedingt ideal, um die gleiche Untersuchung auch für die Evaluation der Gefäße zu benutzen, aber oft können genau diese Bilder einfach optimiert werden, um eine zuverlässige Interpretation zu erlauben. Grundsätzlich gilt: Je höher die Konzentration des Iod-basierten Kontrastmittels innerhalb der Gefäße ist verglichen mit dem umliegenden Gewebe, und je dünner die CT-Schnitte sind, desto leichter fällt die Interpretation der dreidimensionalen Anatomie. Standard-Staging-CTs werden normalerweise in der portalvenösen Phase durchgeführt, das heißt, dass das CT etwa 70 s nach intravenöser Kontrastmittelgabe gefahren wird, was in der Regel zu einer hohen Konzentration von Kontrastmittel in den mesenterischen Gefäßen führt. Die Aa. mesentericae enthalten immer noch Kontrastmittel, wenn auch in geringerer Konzentration als bei einer arteriellen Phase (ca. 30 s nach Kontrastmittelgabe). Die Kapillaren der umliegenden Gewebe (Dünndarm, Duodenum, Mesenterium etc.) werden zu diesem Zeitpunkt bereits Kontrastmittel enthalten. Diese Methode ist in der Regel einer CT-Arteriografie überlegen, da Venen *und* Arterien sichtbar sind, wenn auch mit geringerer intravaskulärer Kontrastmittelkonzentration. Es ist auch möglich, ein Zweiphasen-CT zu anzufertigen („split bolus"), bei dem Kontrastmittel zu zwei verschiedenen Zeitpunkten appliziert wird und damit die Konzentration in den Arterien und Venen gleichzeitig relativ hoch ist. Das Problem dieser Methode liegt jedoch darin, dass dadurch allfällige Lebermetastasen, die während der Kontrastmittelauswaschphase besonders erkennbar sind, maskiert werden können und die Methode damit den eigentlichen Zweck des Tumorstagings verfehlt.

Moderne CT-Geräte evaluieren das Gesamtvolumen des abzubildenden Körperteils und fahren dann die Detektoren in einer spiralförmigen Bewegung über den Körper. Danach errechnet der Computer die Schnittbilder gemäß den eingegebenen Parametern. Diese werden dann entsprechend in 1–5 mm Schichtdicke auf der Festplatte gespeichert und sind dem Betrachter entsprechend zugänglich. Obwohl für ein Tumorstaging eine Schichtdicke von 5 mm akzeptabel sein kann, ist für eine zuverlässige Evaluation der Gefäßanatomie eine Schichtdicke von mehr als 1 mm nicht adäquat. Nur die dünnen Schichten erlauben dem Betrachter, auch kleine Gefäße, die von den Aa. und Vv. mesentericae abgehen, in die Peripherie zu verfolgen. Ein Nachteil des Dünnschicht-CT allerdings ist, dass mit abnehmender Schichtdicke die erlebte Bildschärfe etwas ab- und die Granulation des Bildes etwas zunimmt.

Durch einfache Bildnachbearbeitung kann die Schichtdicke artifiziell wieder erhöht werden, indem mehrere benachbarte Schichtbilder übereinander projiziert werden („maximum intensity projection" – MIP). Dies führt dazu, dass kontrastmittelenthaltende Strukturen sich noch deutlicher vom Hintergrund abheben und kleine Strukturen über eine längere Strecke verfolgt werden können, was besonders in der Interpretation von kleinen Gefäßen hilfreich sein kann.

Die meisten modernen Bildbetrachtungssysteme haben auch eine integrierte 3D-Funktion, die automatisch dreidimensionale Rekonstruktionen von Strukturen mit hohem Kontrast (z. B. Knochen, Kontrastmittel, metallische Fremdkörper etc.) errechnet. Bei einem konventionellen Staging-CT ist diese Methode ungeeignet, da die Kontraste der kleinen Gefäße nicht ausreichen, um ein befriedigendes Resultat zu erzielen. Zur Darstellung der Arterien bei einer arteriellen Phase kann die Methode aber durchaus nützlich sein.

Praxistipp

Die direkte Kommunikation zwischen Chirurgen und Radiologen ist essenziell. Oft liegen die unzureichende Bildqualität und Befundung an einem mangelnden Verständnis der chirurgischen Fragestellungen und Erfordernisse.

3 Praktische Interpretation der Gefäßanatomie in der Computertomografie

Die Betrachtung von CT-Bildern ist für die meisten Chirurginnen und Chirurgen nichts Außergewöhnliches, allerdings ist die genaue Interpretation des Verlaufs von kleineren Gefäßen oft schwierig. Speziell die für die Planung einer Rechtshemikolektomie mit CME relevanten Abgänge der A. und V. mesenterica superior sind von hoher Komplexität und Individualität. Im Rahmen des Ausbildungsprogrammes für laparoskopische CME der European Society of Coloproctology (ESCP) wird den teilnehmenden Chirurgen eine Methode beigebracht, die es dem Nicht-Radiologen erlaubt, die relevanten Gefäßstrukturen vereinfacht zu erkennen. Die sogenannte AMIGO-Methode beruht auf fünf Schritten.

5 Schritte zur vereinfachten Interpretation der oberen mesokolischen Gefäße („AMIGO")

1. A – Identifikation der **A**rteria mesenterica superior
2. M – Identifikation der Arteria colica **m**edia
3. I – Identifikation und Verhältnis von Arteria und Vena **i**leocolica/colica dextra
4. G – Identifikation des **g**astrokolischen Trunkus (Henle) und deren Abgänge
5. O – „**O**thers": Identifikation der V. colica media und zusätzlicher Gefäße, soweit vorhanden

Schritt 1: Identifikation der A. mesenterica superior (AMS)

Diese AMS kann einfach gefunden werden, indem die thorakale Aorta in den Bauchraum verfolgt wird. Der erste Hauptast ist der Truncus coeliacus, gefolgt weiter distal von der AMS. Diese Konstellation ist sehr stabil, und es werden kaum Variationen festgestellt. In einer Körperspenderstudie wurde lediglich bei etwa 2 % ein Abgang eines splenogastrischen Trunkus aus der AMS beobachtet (◘ Abb. 1).

Schritt 2: Identifikation der A. colica media

Die AMS wird weiter nach distal verfolgt. Die A. colica media ist in der Regel der erste Ast, der nach ventral abgeht. Diese Konstellation ist sehr häufig, es gibt aber auch – selten – eine A. hepatica dextra, die proximal davon aus der AMS abgeht. Dementsprechend ist es wichtig, die A. colica media in die Peripherie und damit das Colon transversum zu verfolgen (◘ Abb. 2).

Schritt 3: Identifikation und Verhältnis von Aa. und Vv. ileocolica/colica dextra

Die AMS wird weiter nach distal verfolgt. Die A. ileocolica kann meistens gut am distalen Ende der AMS erkannt und in der Peripherie bis zur Ileozökalregion verfolgt werden. Variationen sind selten, aber es muss darauf geachtet werden, dass die AMS sich in diesem Bereich oft in mehrere Dünndarmäste aufteilt, was die Identifikation mitunter erschweren kann. Es ist besonders wichtig festzustellen, ob die A. ileocolica ventral (40 %) oder dorsal (60 %) der V. mesenterica superior (VMS) verläuft. Diese Information ist intraoperativ von besonderer Bedeutung. In der Peripherie verläuft die Arterie parallel zur V. ileocolica, die damit einfach nach proximal bis zur VMS verfolgt werden kann. Meist mündet die Vene auf ähnlicher Höhe wie die Arterie, aber auch hier gibt es Ausnahmen. Beispielweise kann die V. ileocolica in einen peripheren Dünndarmast der VMS oder weiter kranial in den Henle-Trunkus münden. Diese Konstellationen können intraoperativ verwirrend sein, wenn sie nicht präoperativ erkannt werden. Eine A. und V. colica dextra, die direkt in die AMS/VMS mündet, ist selten (5–15 %), sollte aber in diesem Schritt ebenfalls auf ihr Vorhandensein überprüft werden (◘ Abb. 3).

Schritt 4: Identifikation des gastrokolischen Trunkus (Henle) und deren Abgänge

Verfolgt man die VMS weiter nach proximal, findet man über dem Pankreaskopf in der Regel eine signifikante Vene, die von rechts einmündet. Der Henle-Trunkus weist verschiedene Variationen auf, aber grundsätzlich können pankreatische Venen (V. pancreaticoduodenalis anterior superior), die V. gastro-omentalis dextra und Venen vom Kolon (V. colica dextra superior, V. colica media) in den Trunkus münden. Die Identifikation der einzelnen Venen kann anfangs schwierig sein, gelingt aber mit etwas Übung meist (◘ Abb. 4).

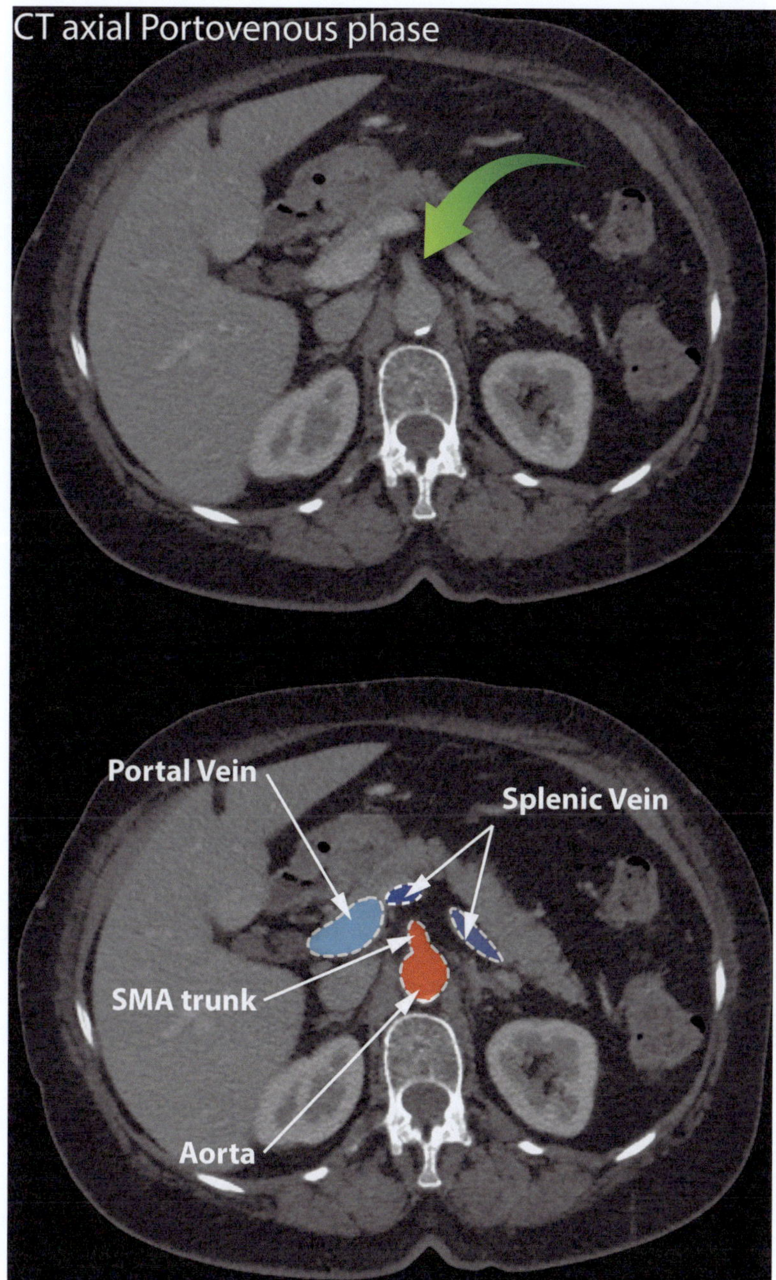

Abb. 1 Identifikation der A. mesenterica superior (AMS)

- **Schritt 5: „Others": Identifikation der V. colica media und zusätzlicher Gefäße, soweit vorhanden**

Die V. colica media kann oft auf derselben Höhe wie der Henle-Trunkus gefunden werden, mündet dann aber von ventral. Diese Vene hat aber häufige Variationen und kann auch als getrennte V. colica dextra und sinistra münden. Die V. colica media oder ihre Äste können auch oft in andere Venen, wie z. B. den Henle-Trunkus, die V. gastro-omentalis, die V. jejunalis oder die V. lienalis münden (Abb. 5).

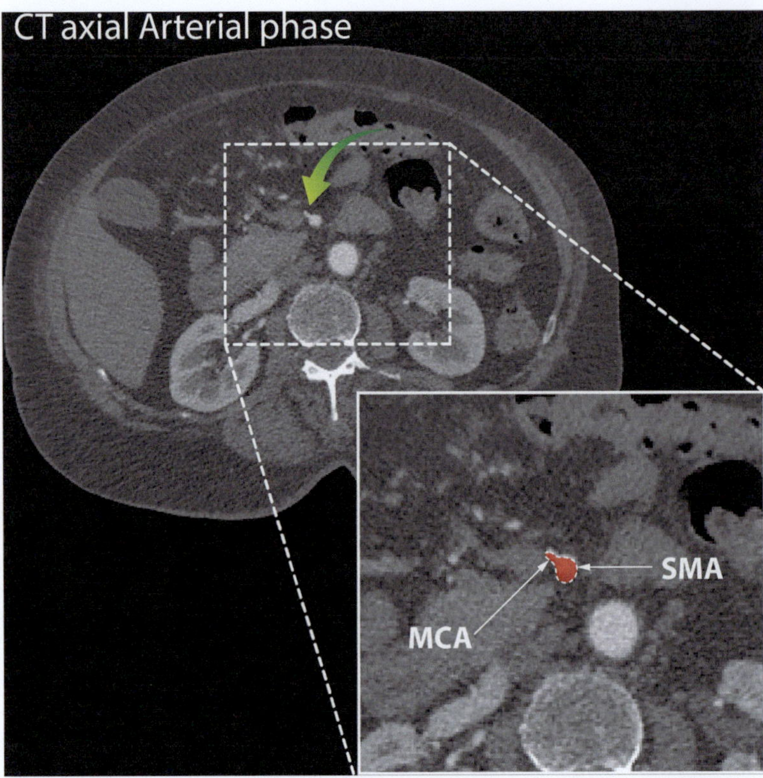

Abb. 2 Identifikation der A. colica media (*MCA* A. kolika media, *SMA* A. mesenterica superior)

> **Praxistipp**
>
> Die AMIGO-Methode ist keine Garantie, die Anatomie vollständig und akkurat darzustellen, aber sie verschafft dem Chirurgen über die Zeit eine sehr viel exaktere und systematische Vorstellung von der Gefäßanatomie und damit präparative Sicherheit. Zudem kann sie als praktische Methode einfach erlernt und im klinischen Alltag umgesetzt werden.

4 Automatisierte oder semiautomatisierte Verfahren zur Gefäßrekonstruktion

Dreidimensionale Rekonstruktionen der Gefäßanatomie scheinen intuitiv vorteilhaft zu sein, da sie dem Betrachter einen direkten räumlichen Zusammenhang der relevanten anatomischen Strukturen aufzeigen. Es gibt aber auch bereits Daten, die ein verbessertes anatomisches Verständnis ermöglichen, und es gibt neue Verfahren wie die intraoperative Navigation und patientenspezifische Simulationen dafür. Dies wurde insbesondere bei Eingriffen mit komplexer und variabler Anatomie gezeigt. 3D-Rekonstruktionen sollten jedoch nie isoliert, sondern immer als eine Brücke zwischen Radiologie und Chirurgie betrachtet werden.

Anatomisch korrekte, patientenspezifische 3D-Modelle basieren auf digitalen 2D-Bildern (zum Beispiel CT oder MRT) im DICOM-Format (Digital Imaging and Communications in Medicine). Es gibt eine breite Auswahl und kommerzieller und Open-source-Software, um die Daten zu verarbeiten, und die fertiggestellten virtuellen Rekonstruktionen können zusätzlich auch in einem dreidimensionalen Druckerverfahren in physische 3D-Modelle transformiert werden. Diese Verfahren sind bereits jetzt leicht verfügbar und Modelle können mit einfachsten Mitteln (PC, 3D Printer) hergestellt werden.

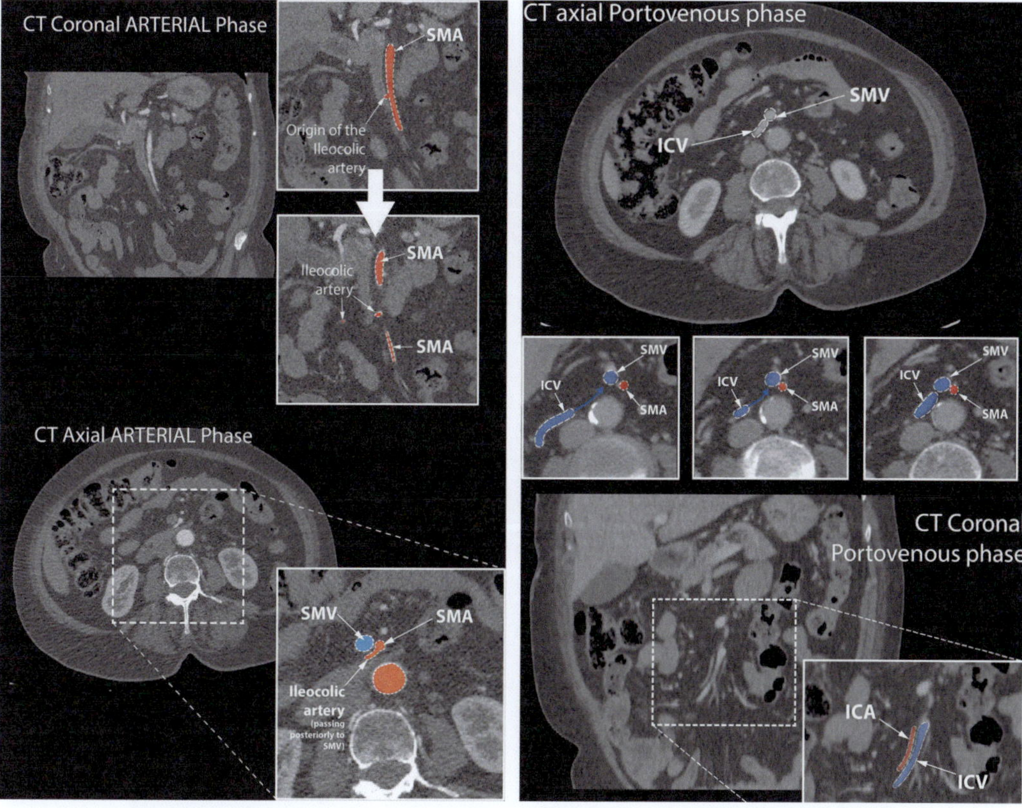

Abb. 3 **a**, **b** Identifikation und Verhältnis von Aa. und Vv. ileocolica/colica dextra (*ICA* A. ileocolica, *ICV* V. ileocolica, *SMA* A. mesenterica superior, *SMV* V. mesenterica superior)

4.1 Erzeugung von virtuellen 3D-Modellen

4.1.1 Übersicht

Eine dreidimensionale Visualisierung kann hauptsächlich durch zwei Verfahren entstehen:

- Volumen-gerendert („volumetrically rendered" oder „direct volume representation"),
- Oberflächen-gerendert („surface rendered").

Beim Volume Rendering werden Volumen durch direktes Zusammenfügen von Bildpunkten *(Pixel)* gerendert. Jedes Pixel repräsentiert eine zweidimensionale Fläche (z. B. ein Quadrat), der eine dritte Dimension zugeteilt wird (z. B. ein Würfel, abhängig von der Schichtdicke der Schnittbilder). Diese Bausteine werden *Voxel* genannt. Jedem Voxel kann ein Farb- oder Grauton zugeführt werden, und damit können die Volumina von dreidimensionalen Strukturen mit demselben Farbton isoliert betrachtet werden.

Beim Oberflächen-Rendering (Surface Rendering) werden Oberflächen vom Computer indirekt aus Bilddaten über polygonale Netze berechnet. Der Grundbaustein der polygonalen Netze ist ein Punkt *(Vertex)* in einem dreidimensionalen Raum. Die Verbindung zwischen zwei Punkten führt zu einer Linie, und drei oder vier Vertices bilden ein Polygon. Mehrere Polygone (in der Regel Tausende) bilden eine Struktur, die weitgehend der Oberfläche eines dreidimensionalen Objekts entsprechen (Abb. 6).

4.1.2 Bildgebung und Segmentation (Volume Rendering)

Grundlage jeder dreidimensionalen Rekonstruktion sind hochqualitative und akkurate radiologische Bildgebungsverfahren. Die

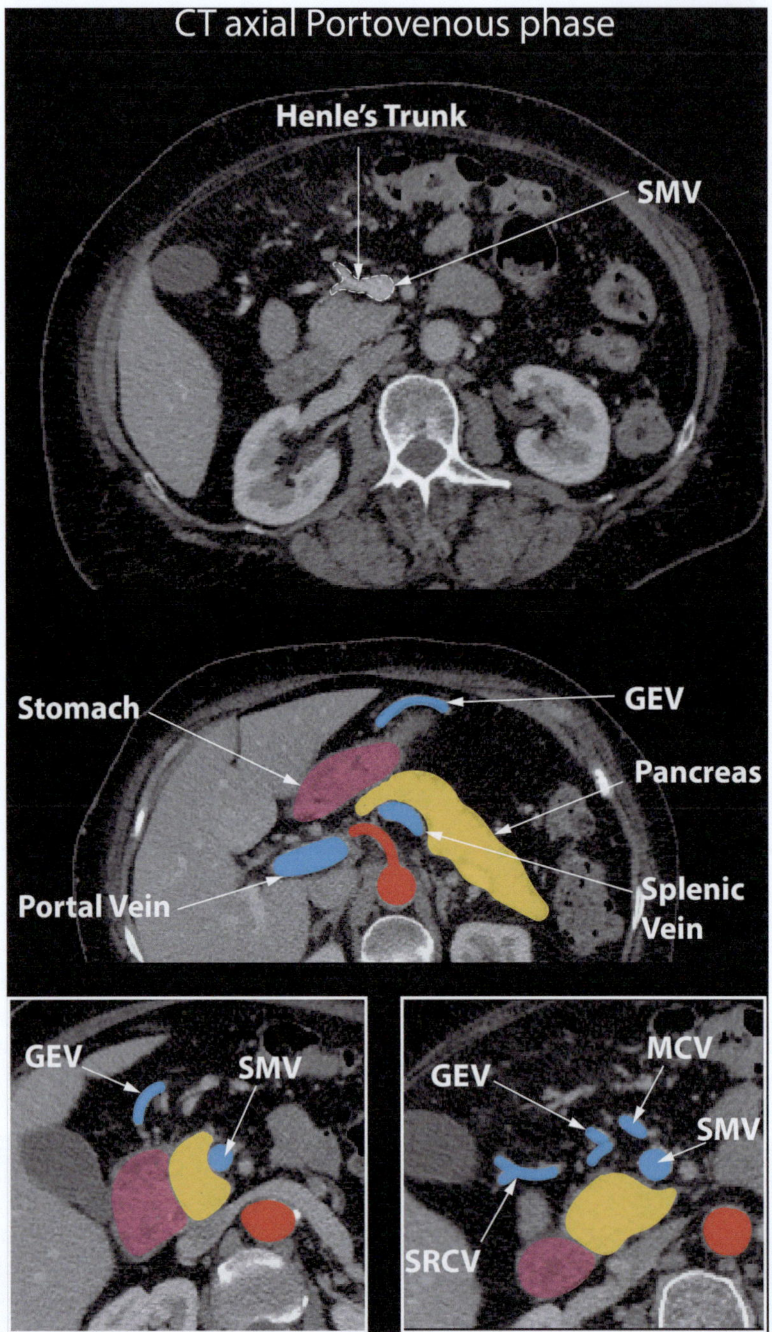

Abb. 4 Identifikation des gastrokolischen Trunkus (Henle) und dessen Abgänge (*GEV* V. gastroepiploika dextra, *MCV* V. kolika media, *SMV* V. mesenterica superior, *SRCV* V. colica dextra superior)

Qualitätsanforderungen an ein CT wurden bereits besprochen (s. ▶ Abschn. 4.2). Für eine zuverlässige Segmentation sind Schnittdicken von höchstens 1–2 mm erforderlich. Das Verfahren, bei welchem Bildpunkte auf verschiedenen Schnittbildern definiert werden, wird Segmentation genannt. Dies kann manuell oder – basierend auf Algorithmen – semi-automatisiert oder komplett automatisiert durchgeführt werden. Die manuelle Me-

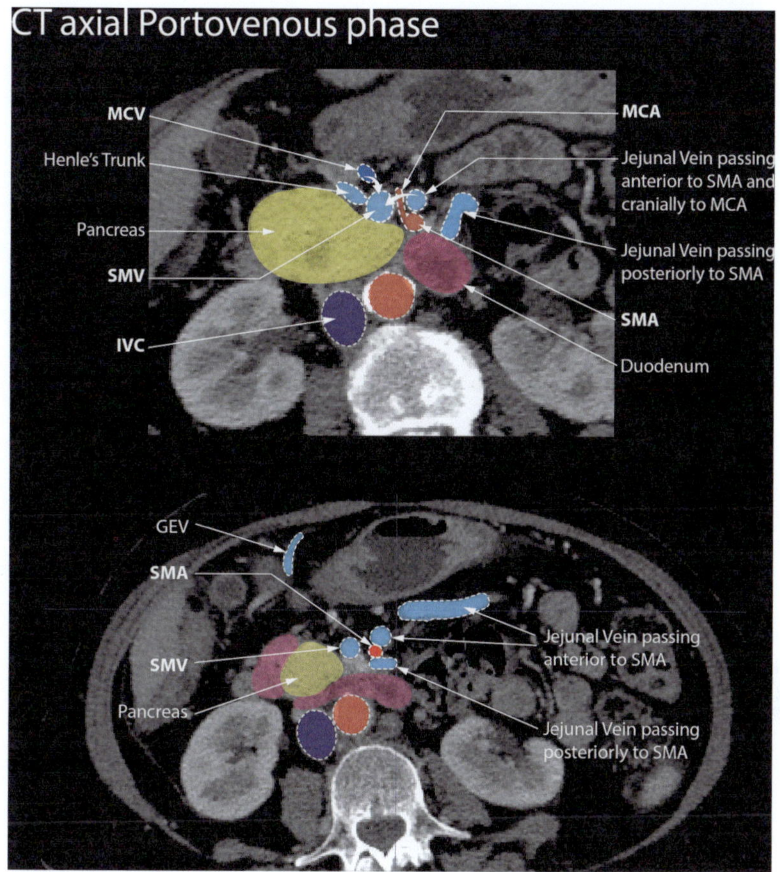

Abb. 5 Identifikation der V. colica media (*GEV* V. gastroepiploika dextra, *IVC* V. ileokolika, *MCA* A. kolika media, *MCV* V. kolika media, *SMA* A mesenterika superior, *SMV* V. mesenterika superior)

thode ist zeitaufwendig und untersucherabhängig und damit potenziell fehlerhaft.

Automatisierte Verfahren können wie folgt eingeteilt werden (Tab. 1):

- **Thresholding:** Eine obere und untere Begrenzung von Houndsfield-Einheiten (Radiodensität) wird festgelegt und Pixel, die innerhalb dieser Grenzen liegen, werden volumetrisch in der Rekonstruktion eingeschlossen.
- **Edge-based:** Basiert auf Kontrastunterschieden von Pixelintensität zwischen zwei benachbarten Strukturen.
- **Region-based:** Der Betrachter setzt einen Startpunkt innerhalb einer Struktur und der Rechner fügt Pixel in der Umgebung hinzu, solange die Pixelintensität ähnlich ist. Diese Methode ist besonders brauchbar bei der Rekonstruktion kontrastmittelgefüllter Gefäße.
- **Atlas-based:** Dem Computer wird eine Datenbank mit einer großen Anzahl vergleichbarer Strukturen zugeführt. Diese Daten werden dann gebraucht, um die Struktur in einem neuen Bildsatz den dem Rechner bereits bekannten Formen statistisch anzunähern.

Voll automatisierte Segmentationsmethoden sind natürlich erstrebenswert, da sie zeitsparend und damit im klinischen Alltag einsetzbar sind. Sie sind aber außer bei hohen Kontrastunterschieden (z. B. knöcherne Strukturen, CT-Arteriografien) noch nicht verfügbar. Zudem unterliegen sie, insbesondere bei kleinen Strukturen, einer hohen Fehlerquote durch Artefakte, Signalstärke und Auflösung. Demnach ist für die Rekonstruktion nach wie vor ein gewisses Maß an manueller Segmentation erforderlich.

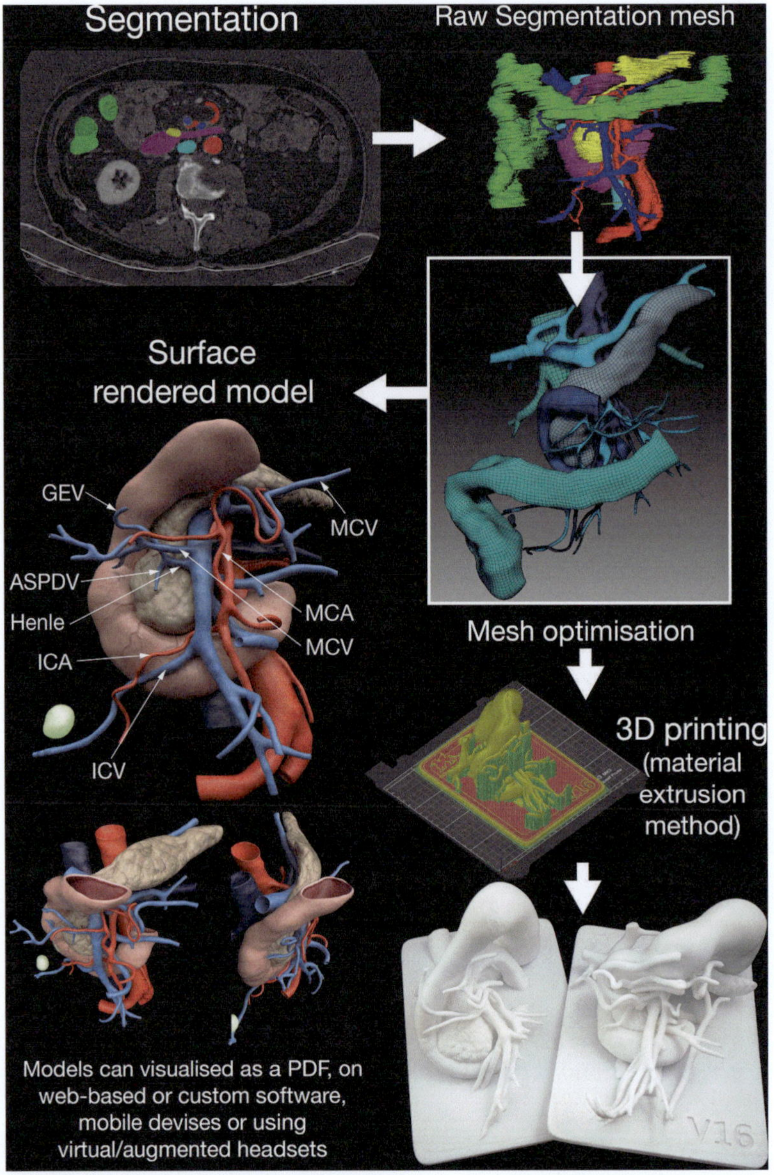

Abb. 6 Arbeitsprozess zur Herstellung von virtuellen und 3D-geprinteten Modellen (*ASPDV* V. pankreatikoduodenalis aszendenz superior, *GEV* V. gastroepiploika dextra, *ICA* A. ileokolika, *IVC* ändern in *ICV* V. ileokolika, *MCA* A. kolika media, *MCV* V. kolika media)

4.1.3 Surface Rendering

Wie bereits erwähnt, werden bei dieser Methode Vertices entlang von Strukturen gebildet. Dies beruht auf einem binären Entscheidungsverfahren, bei welchem der Computer die Wahrscheinlichkeit errechnet, ob eine Bildkomponente zu einer Struktur gehört oder nicht. Dies funktioniert sehr gut bei hohen Kontrasten (z. B. Knochen), führt aber bei mehr homogenen Bilddaten zu vielen Fehlern, die manuell korrigiert werden müssen. Selbst bei Dünnschichtbildgebung sind nach der Segmentation oft Stufen oder Ecken erkennbar, die mit zunehmender Schichtdicke prominenter werden. Für ein befriedigendes Resultat können weitere Bildnachbearbeitungsmethoden eingesetzt werden, um die Oberflächen zu glätten und sogar Strukturen,

Tab. 1 Beispiele von Softwareprodukten für Segmentation und 3D-Rekonstruktion

Softwareprodukt	Plattform	Kostenlos (Freeware)	Kostenpflichtig
3D Slicer	Windows/Mac/Linux	x	
ITK SNAP	Windows/Mac/Linux	x	
Synapse (Fuji)	Windows/Mac/Linux		x
Seg 3D	Windows/Mac	x	
In Vesalius	Windows/Mac/Linux	x	
Osirix X	Mac only	x (Basisfunktionen)	x (erweiterte Funktionen)
Materialise (mimics)	Windows/Mac		x

Abb. 7 a–c Beispiel einer 3D-CT-Rekonsturktion mit Oberflächenrendering

die dem biologischen Gewebe ähnlich sehen, auf die Oberflächen aufzutragen. Diese Methoden beruhen auf CAD-Software *(Computer Assisted Design)* und benötigen ein hohes Maß an Fachwissen. Dementsprechend würden weitere Ausführungen den Rahmen dieses Kapitels sprengen (Abb. 7).

4.2 3D-Druckverfahren (3D Printing)

Das Prinzip der 3D-Druckverfahren (Tab. 2) beruht auf einem schichtweisen Auftragen von Materialien. Das Objektvolumen, die Schichthöhe, die Genauigkeit und die Geschwindigkeit variieren beträchtlich zwischen verschiedenen Druckverfahren. Digitale 3D-Daten sollten in einem STL-Format (Stereolithography) exportiert werden, und spezielle 3D-Druckersoftware (sogenannte Slicing Software) wird benötigt, um die Daten in ein für den 3D-Printer verständliches Format (G-Code) umzuwandeln.

Die drei wichtigsten Druckverfahren sind:

- **Material Extrusion:** Ein thermoplastisches Filament wird von der Printerdüse ausgesprüht.
- **Photosolidification:** Ein Photopolymer-Kunststoff wird durch einen UV-Laser punktuell exponiert und verhärtet (z. B. Stereolithography [SLA], Polyjet [PJ]/Material Jetting [MJ] und Digital Light Processing [DLA]).
- **Powder Solidification:** Eine Laserquelle wird benutzt, um einen puderförmigen Kunststoff oder Metall an den entsprechenden Stellen zu verhärten (z. B. Selective Laser Scintering [SLS] und Binder Jetting [BJ]).

Tab. 2 Übersicht verschiedener 3D-Druckverfahren. Die Bewertung erfolgt auf einer Skala von 1 (niedrig) bis 5 (hoch)

	Material Extrusion	**Photosolidification**	**Powder Solidification**
Methoden	FDM/FFF	SLA/DLP/MJ	SLS/BJ
Kosten	€	€€ – €€€	€€ – €€€
Geschwindigkeit	+	++–+++	+++
Typische Schichthöhe	50–400 µm i. d. R. 200 µm	25–100 µm i. d. R. 50 µm, MJ 16–30 µm	80–120 µm i. d. R. 100 µm
Material	Thermoplastische Kunststoffe (z. B. PLA, ABS, PETG)	Verschiedene Kunststoffe	Thermoplastische Kunststoffe (Nylon 11 and 12) und Metalle
Genauigkeit	4	5	5
Auflösung	2	5	4
Oberflächenqualität	2	5	5
Komplexe Strukturen	3	4	5
Benutzerfreundlichkeit	5	4	4

5 Evidenz für die CME

Dreidimensionale Modelle, seien sie virtuell oder als physische Objekte vorhanden, sind in der Viszeralchirurgie nach wie vor weitgehend unbekannt und der Nutzen noch unklar. Bei der CME ist die das genaue Verständnis der Gefäßanatomie so relevant, dass der Vorteil dieser Modelle naheliegt.

Es gibt aber bereits jetzt schon einige wenige Daten in der Literatur. Miyamoto et al. rekonstruierten die vaskuläre Anatomie von 46 Patienten, für die eine linksseitige Kolonresektion geplant war. Die gleichen Autoren rekonstruierten auch die Gefäßanatomie für rechtsseitige Hemikolektomien und verglich sie mit Fällen, bei welchen keine Rekonstruktionen vorlagen. In der Gruppe der 3D-Modelle wurde ein signifikant niedrigerer intraoperativer Blutverlust festgestellt. Durch die Rekonstruktionen konnte die Anatomie der A. colica sinistra genau vorhergesagt werden. In einer anderen Studie von Garcia-Granero et al. wurden Modelle, die im 3D-Druckverfahren hergestellt wurden, zur präoperativen Planung benutzt. Luzon et al. konnten zudem nachweisen, dass die dreidimensionalen Verhältnisse zwischen intraoperativer Anatomie und den 3D-Modellen übereinstimmten.

6 Schlussfolgerungen

3D-Rekonstruktionen sind nach wie vor eine experimentelle Methode, aber es gibt bereits klare Anzeichen, dass diese Technologie eine zunehmend wichtige Rolle in der Chirurgie der Zukunft spielen wird. Patientenspezifische Modelle der Anatomie bieten nicht nur die Gelegenheit, die anatomischen Verhältnisse für den Chirurgen klarer darzustellen, sondern ermöglichen auch eine verbesserte Kommunikation zwischen den Disziplinen. Befürworter dieser Technologie versprechen sich eine Verbesserung bezüglich Sicherheit und Effizienz in der Chirurgie, was schließlich zu besseren klinischen Resultaten führen kann. Die genauen Indikationen und die effiziente Eingliederung in perioperative Prozesse müssen weiter untersucht werden, bevor diese Technologien im Alltag Einzug halten. Für die Kolonchirurgie, insbesondere für die CME, sind die potenziellen Vorteile naheliegend.

Weiterführende Literatur

Bücking TM et al (2017) From medical imaging data to 3D printed anatomical models. PLoS One 12:1–10

Cromeens BP et al (2017) Facilitating surgeon understanding of complex anatomy using a three-dimensional printed model. J Surg Res 216:18–25

Garcia-Granero A et al (2018) Application of three-dimensional printing in laparoscopic dissection to facilitate D3-lymphadenectomy for right colon cancer. Tech Coloproctol 22:1–5

Garcia J, Yang Z, Mongrain R, Leask RL, Lachapelle K (2017) 3D printing materials and their use in medical education: a review of current technology and trends for the future. BMJ Simul Technol Enhanc Learn

Hodgdon T et al (2018) Logistics of three-dimensional printing: primer for radiologists. Acad Radiol 25:40–51

Kaur D, Kaur Y (2014) Various image segmentation techniques: a review. Int J Comput Sci Mob Comput 3:809–814

Khor WS et al (2016) Augmented and virtual reality in surgery—the digital surgical environment: applications, limitations and legal pitfalls. Ann Transl Med 4:454–454

Luzon JA et al (2018) Implementation of 3D printed superior mesenteric vascular models for surgical planning and/or navigation in right colectomy with extended D3 mesenterectomy: comparison of virtual and physical models to the anatomy found at surgery. Surg Endosc 32:567–575

Miyamoto R et al (2017) The impact of three-dimensional reconstruction on laparoscopic-assisted surgery for right-sided colon cancer. Videosurg Miniinv 12:251–256

Miyamoto R, Nagai K, Kemmochi A, Inagawa S, Yamamoto M (2016) Three-dimensional reconstruction of the vascular arrangement including the inferior mesenteric artery and left colic artery in laparoscope-assisted colorectal surgery. Surg Endosc Other Interv Tech 30:4400–4404

Paragios N, Duncan J (2015) Handbook of biomedical imaging

Pinal-Garcia DF, Nuno-Guzman CM, Gonzalez-Gonzalez ME, Ibarra-Hurtado TR (2018) The celiac trunk and its anatomical variations: a cadaveric study. J Clin Med Res 10(4):321–329. ► https://doi.org/10.14740/jocmr3356w (Epub 2018 Feb 18. PMID: 29511421; PMCID: PMC5827917)

Rai A et al (2018) Patient-specific virtual simulation—a state of the art approach to teach renal tumor localization. Urology. ► https://doi.org/10.1016/j.urology.2018.04.043

Sharma N, Aggarwal LM (2010) Automated medical image segmentation techniques. J Med Phys 35:3–14

von Rundstedt FC, Scovell JM, Agrawal S, Zaneveld J, Link RE (2017) Utility of patient-specific silicone renal models for planning and rehearsal of complex tumour resections prior to robot-assisted laparoscopic partial nephrectomy. BJU Int 119:598–604

Willard CD et al (2018) Preoperative anatomical road mapping reduces variability of operating time, estimated blood loss, and lymph node yield in right colectomy with extended D3 mesenterectomy for cancer. Int J Colorectal Dis

Yang T et al (2018) Impact of 3D printing technology on comprehension of surgical anatomy of retroperitoneal tumor. World J Surg 42:2339–2343

Präoperative Vorbereitung in der onkologischen Kolonchirurgie bei Frialität und Komorbidität

Phaedra Müller und Michel Adamina

Inhaltsverzeichnis

S. Benz et al. (Hrsg.), *Chirurgie des Kolonkarzinoms*,
https://doi.org/10.1007/978-3-662-60453-3_5

Das Konzept der Frialität ist bei älteren Patienten von enormer Wichtigkeit. Unter Frialität wird die erhöhte Vulnerabilität beim älteren Patienten verstanden. Für die Definition werden verschiedene Konzepte angewendet. Das Verständnis und die Anwendung eines Screening-Tools ist für die Beratung der Patienten und somit das Festlegen des Behandlungsplanes und ein gutes Outcome unentbehrlich. Das präoperative Patientengespräch muss über die onkologische Prognose hinaus auf funktionelle Aspekte wie die Selbstständigkeit und Lebensqualität des Patienten eingehen.

1 Einführung

Tumorerkrankungen sind Erkrankungen mit steigender Inzidenz im Alter. Das kolorektale Karzinom ist hierbei keine Ausnahme. Entscheidend für das Outcome und die Therapiestrategie ist in erster Linie das Tumorstadium bei Diagnose. Beim älteren Patienten sind aber individuelle, patientengebundene Faktoren mindestens ebenso wichtig (Ommundsen et al. 2014), um ein optimales Outcome zu erzielen. Von eminenter Bedeutung ist der Erhalt der funktionellen Fähigkeiten der Patienten.

Mit der zunehmenden Alterung der Bevölkerung in den westlichen Ländern wird die Inzidenz der Tumorerkrankungen und damit die Wichtigkeit einer guten präoperativen Einschätzung der Patienten zunehmen. Bereits heute betreffen etwa 40 % aller Malignome Patienten über 70 Jahre. In den kommenden Jahrzehnten dürfte dieser Anteil noch weiter steigen.

Die Datenlage bezüglich präoperativer Abklärung beim älteren Patienten ist uneinheitlich. Interessanterweise war in einer Umfrage bei praktizierenden Chirurgen alleine schon die Definition des „älteren Patienten" in Bezug auf das numerische Alter uneinheitlich (Saur et al. 2017). Viele Studien und Untersuchungen in Bezug auf das onkologische Outcome sind zudem unter Ausschluss des älteren Patientengutes durchgeführt. Die Resultate bezüglich Überleben sind deshalb oft nicht auf die komplexeren, polymorbideren älteren Patienten übertragbar.

Die präoperative Risikostratifizierung ist insbesondere beim geriatrischen Patienten von immenser Bedeutung, um ein patientenadaptiertes Therapiekonzept einschließlich optimaler Vorbereitung anbieten zu können.

Nicht nur organbezogene Komorbiditäten, auch Behinderungen im Alltag („disability") spielen eine Rolle. Einen besonderen Stellenwert nimmt in der präoperativen Beurteilung das Konzept der Frialität (engl. „frailty") ein. Etwa 40 % der onkogeriatrischen Patientenpopulation kann als „frail" eingeschätzt werden.

2 Frialität

Das Konzept der Frialität ist relativ jung. Die wissenschaftliche Erforschung begann vor allem im geriatrischen Bereich etwa 2001 (Rockwood et al.). In einer chirurgischen Arbeit (Robinson et al. 2015) erschien der Begriff erstmals 2009. Seither nimmt die Anzahl der Publikationen kontinuierlich zu, parallel zur zunehmenden Erkenntnis der Bedeutung des Themas. Die Schwierigkeit in der Interpretation der Forschungsergebnisse beruht insbesondere auf der fehlenden Definition des Begriffes. Die in der Literatur genannten Prävalenzen der Frialität variieren deshalb enorm (Robinson et al. 2015).

Die Übersetzung des englischen Begriffes „Frailty" mit Gebrechlichkeit, Zerbrechlichkeit, Schwäche erfasst das Gesamtkonzept der Frialität nur unzureichend. Nachteil des Begriffes Frialität ist die fehlende Bekanntheit im deutschen Sprachgebrauch.

> Frialität beschreibt den Zustand erhöhter Vulnerabilität als Folge der altersbedingten Abnahme physiologischer Reserven und Funktionalität aller Organsysteme.

2.1 Was ist Frialität?

Eine internationale Consensus-Gruppe definierte 2013 die Frialität als ein klinisches

Tab. 1 Prävalenz der Frialität in der Originalkohorte (1989–1990) in der Studie von Fried et al. (2001)

Alter	N	Gesamt in %	Frauen (n = 2710) Anteil in %	Männer (n = 2025) Anteil in %
65–70	2308	3,2	3,0	1,6
71–74	1271	5,3	6,7	2,9
75–79	1057	9,5	11,5	5,5
80–84	490	16,3	16,3	14,2
85–89	152	25,7	31,3	15,5
90+	39	23,1	12,5	36,8
Total	5371	6,9	7,3	4,9

Bild, das den Zustand erhöhter Vulnerabilität beschreibt, die durch altersbedingte Abnahme physiologischer Reserven und Funktionalität aller Organreserven hervorgerufen wird. Dies führt zu verminderter Fähigkeit, vermehrten körperlichen Stress (z. B. eine Operation) zu bewältigen, was wiederum das Risiko für Komplikationen, einen verlängerten Krankenhausaufenthalt, eine vermehrte Abhängigkeit (z. B. Heimeintritt) oder gar den Tod erhöht (Fried et al. 2001). In den Fokus der aktuellen Forschung rücken epigenetische Phänomene sowie molekulare Mechanismen, insbesondere entzündliche Veränderungen im Alter. Diese werden oft mit dem Überbegriff „Inflamaging" umschrieben.

Die Frialität ist für das Tumorüberleben und die funktionelle Lebensqualität nach der Behandlung von entscheidender Bedeutung.

2.2 Sarkopenie (Muskelschwäche)

Als Sarkopenie wird die im Alter abnehmende Muskelmasse bezeichnet. Sie ist eng mit Frialität sowie erhöhtem Risiko für postoperative Komplikationen korreliert. Eine weitere Patientengruppe, welche häufig eine Sarkopenie aufweist, sind Patienten mit einer Adipositas. Ursache ist hier eine Veränderung des Muskel-zu-Fett-Verhältnisses.

Ein kolorektales Karzinom bewirkt wie alle bösartigen Erkrankungen einen verstärkten Hyperkatabolismus und aggraviert demzufolge eine Sarkopenie.

Um den Benefit eines größeren operativen Eingriffes abschätzen zu können, wurden verschiedene Methoden zur Quantifizierung der Muskelmasse analysiert. Gut untersucht ist die Dichtemessung des M. psoas in der Computertomografie des Abdomens. Eine Abnahme der Dichte ist korreliert mit vermehrten postoperativen Komplikationen. Diese Methode bietet sich zur Bestimmung der Sarkopenie an, da beim kolorektalen Karzinom eigentlich immer eine Computertomografie vorliegt (Joglekar et al. 2015).

2.3 Rolle des Alters

Zunehmendes Alter steht in enger Korrelation mit Frialität, ist aber keinesfalls damit gleichzusetzen. Im Zusammenhang mit Frialität kann von einem „pathologischen" Altern gesprochen werden. Zwar nimmt mit zunehmendem Alter die Frialität zu (Tab. 1; Fried et al. 2001), sie ist allerdings potenziell reversibel (Fried et al. 2001).

2.3.1 Messung der Frialität

Die Frialitätsforschung wird durch zwei Konzepte dominiert: einerseits durch den Frialitätsphänotyp von Fried et al. (2001), andererseits durch den Frialitätsindex von Rockwood (2005).

Frailty-Phänotyp nach Fried

Der Frialitätsphänotyp (Abb. 1) wurde von Fried et al. entwickelt und betrachtet Frialität als klinisches Syndrom verminderter physiologischer Reserven. Frialität wird definiert als Verminderung von Body-Mass-Index, Kraft, Ausdauer, Gleichgewicht, Gehfä-

Frailty Phenotype n. Fried

Weight loss in the last year have you lost more than 10 lb unintentionally? (Not due to dieting or exercise). If yes then frail for weight loss criterion:
At follow-up weight loss was calculated as: (weight in previous year - current measured weight weight)/(Weight in previously year)=K. If K</= 0,05 and the subject does not report he/she was trying to lose weight (unintentional weight loss of at least 5%of previous years body weight) then frail for weight loss = yes.

Exhaustion: Using the CES-D Depression scale, the following two statements are read.
(a) I felt that everything I did was an effort. (b) I could not get going.
The question is asked how often in the last week did you feel this way.
0 = Rarely or none of the time some or little of the time.
1 = A moderate amount of time.
2 = most of the time.
Subjects answering 2 or 3 to either of these questions are categorized as frail by the exhaustion criterion.

Physical activity: based on the short version of the Minnesota leisure time activity questionnaire, asking about walking chores (moderately strenuous), mowing the lawn, raking, gardening, hiking, jogging, biking, exercise cycling, dancing, aerobic, bowling, golf, single tennis, double tennis, a raquetball calisthenics, swimming. Kilocalories per week expended are calculated using standardised algorithm. This variable is stratified by gender. Men with a Kcal of physical activity per week <383 are frail. Women those with Kcal <270 per week are frail. w

Walk time, stratified by gender and height (gender specific cut off a median height: Cutoff for time to walk 15 feet (4,5m) criterion for frailty

Males		Females	
Height ≤173 cm	≥7s	Height ≤159 cm	≥7s
Height >173	≥6s	Height >159	≥6s

Grip strenght: stratified by gender and BMI. Cutoff for grip strength (Kg) criterion for frailty

Males		Females	
BMI ≤ 24	≤29	BMI 23,1-26	≤17,3
BMI24,1-26	≤30	BMI ≤ 23	≤17
BMI26,1-28	≤30	BMI 26,1-29	≤18
BMI>28	≤32	BMI>29	≤21

Abb. 1 Frialitätsphänotyp nach Fried et al. (2001)

higkeit und Aktivitätslevel. Das hieraus entwickelte Screening-Tool umfasst die Messung dieser Parameter. Es erfolgt eine Kategorisierung in „frail", „non-frail" und „pre-frail". Es besteht ein enges Zusammenspiel zwischen Komorbiditäten, Behinderung und Frialität (Fried et al. 2001).

Frail sind Patienten, welche 3 positive Kriterien aufweisen, pre-frail sind diejenigen, die 1–2 Kriterien aufweisen.

Frailty-Index nach Rockwood

Das Modell des Frialitätsindex wurde von Rockwood et al. in einer groß angelegten kanadischen Studie entwickelt. 70 Kriterien wurden hierbei evaluiert und zu einem Score zusammengefügt. Komorbiditäten und Behinderungen wurden ebenfalls eingeschlossen. Je mehr Faktoren akkumulieren, desto höher die Frialität (Rockwood et al. 2005).

3 Scores für die Voraussage von Mortalität und Morbidität auf Basis von Komorbiditäten

Neben den Konzepten zur Frialität sind verschiedene Tests zur Einschätzung des präoperativen Risikos entwickelt worden. Ziel ist immer eine möglichst genaue Voraussage mit klinisch einfacher Anwendbarkeit bzw. realistischem Zeitaufwand im Alltag.

3.1 TUG („timed up and go")

Der TUG-Test („timed up and go") misst die Zeit, die ein Patient braucht, um aufzustehen und 3 m zu gehen. Dieser Test wurde mehrfach bei orthopädischen Patienten evaluiert (vor einer Hüftprothetik als Prädiktor für die zu erwartende Mobilität), aber auch bei onkogeriatrischen Patienten vor einer Chemotherapie. Er ist einfach und schnell durchzuführen. Huisman et al. zeigten, dass der TUG im Vergleich zum ASA-Score eine klinisch relevant bessere Korrelation zu postoperativen Komplikationen zeigt und die Sensibilität für präoperative Abklärungen und Interventionen erhöhen kann (Huisman et al. 2014).

Praxistipp

Der TUG ist sehr gut für den klinische Alltag geeignet und verschafft dem Arzt neben der objektiven Messung einen wichtigen klinischen Eindruck.

FRAIL Scale n. Morley

Fatigue: "How much of the time during the past 4 weeks did you feel tired?"
1 = All of the time,
2 = Most of the time,
3 = Some of the time,
4 = A little of the time,
5 = None of the time.
Responses of "1" or "2" are scored as 1 and all others as 0.

Resistance: "By yourself and not using aids, do you have any difficulty walking up 10 steps without resting?"
1 = Yes, 0 = No.

Ambulation: By yourself and not using aids, do you have any difficulty walking several hundred yards?"
1 = Yes, 0 = No.

Illnesses:
For 11 illnesses, participants are asked, "Did a doctor ever tell you that you have [illness]?"
1 = Yes, 0 = No.
The total illnesses (0–11) are recoded as 0–4 = 0 and 5–11 = 1.
The illnesses include hypertension, diabetes, cancer (other than a minor skin cancer), chronic lung disease, heart attack, congestive heart failure, angina, asthma, arthritis, stroke, and kidney disease.

Loss of weight: "How much do you weigh with your clothes on but without shoes? [current weight]" "One year ago in (MO, YR), how much did you weigh without your shoes and with your clothes on? [weight 1 year ago]" Percent weight change is computed as: [[weight 1 year ago - current weight]/weight 1 year ago]] * 100. Percent change > 5 (representing a 5% loss of weight) is scored as 1 and < 5 as 0.
1-2 pre-Frail, 3-5 Frail

Abb. 2 FRAIL Scale nach Moorly et al. (2012)

3.2 FRAIL Scale

Die FRAIL Scale (Abb. 2) ist ein kurzer und einfacher Fragebogen und wurde als Screening-Tool zur Abschätzung der Frialität entwickelt (Morley et al. 2012).

3.3 Edmonton Frail Scale (EFS)

Die Edmonton Frail Scale (EFS) (Tab. 2) wurde als vereinfachtes Werkzeug zur Frialitätsabschätzung entwickelt. Ziel ist es, in kurzer Zeit und ohne vertiefte geriatrische Ausbildung das Ausmaß der Frialität abzuschätzen.

Die EFS bewertet 10 Domänen, die maximale Punktzahl beträgt 17 und spiegelt den höchsten Grad der Frialität wider. Neben Stimmung, funktionaler Unabhängigkeit, Medikamenteneinnahme, sozialem Umfeld, Ernährung, Kontinenz, Komorbiditäten, Gesundheitsverhalten und Lebensqualität gehören auch der Uhrentest und der „Timed-get-up-and-go-Test" (s. oben) zur EFS.

Rolfson et al. (2006) analysierten die EFS im Vergleich zu einem geriatrischen Assessment und konnten eine ähnliche Aussagekraft feststellen.

3.4 CR-POSSUM

Der initiale POSSUM Score (Physiological and Operative Severity Score for the EnUmeration of Mortality and Morbidity) wurde 1991 entwickelt (Copeland). Er basiert auf 12 präoperativen und 6 intraoperativen Variablen. Dieser Score zeigte insbesondere bei der Voraussage der Mortalität bei Low-Risk-Patienten zu hohe Werte.

In der Folge wurde von Tekkis et al. (2004) der crPOSSUM Score speziell für die kolorektale Chirurgie entwickelt. Hier werden die Parameter Alter, Herzfunktion, Blutdruck, Puls, Hämoglobinwert und Harnstoff als sogenannte physiologische Parameter zusammen mit operativen Parametern (Operationsausmaß, peritoneale Kontamination, Malignom, Operationsdringlichkeit) für den Score verwendet. In Evaluationsanalysen zeigte dieser Score einen verbesserten prädiktiven Wert insbesondere bei notfallmäßigen Operationen (Stonelake et al. 2015).

Tab. 2 Die Edmonton Frail Scale

Frailty Domain	Item	0 Point	1 Point	2 Points
Cognition	Please imagine that this pre-drawn circle is a clock. I would like you to place the numbers in the correct positions then place the hands to indicate a time of 'ten after eleven'	No errors	Minor spacing errors	Other errors
General Health Status	In the past year, how many times have you been admitted to a hospital?	0	1–2	≥2
	In general, how would you describe your health?	Excellent/Very good/Good	Fair	Poor
Functional Independence	With how many of the following activities do you require help? (meal preparation, shopping, transportation, telephone, housekeeping, laundry, managing money, taking medications)	0–1	2–4	5–8
Social Support	When you need help, can you count on someone who is willing and able to meet your needs?	Always	Sometimes	Never
Medication Use	Do you use five or more different prescription medications on a regular basis?	No	Yes	
	At times, do you forget to take your prescription medications?	No	Yes	
Nutrition	Have you recently lost weight such that your clothing has become looser?	No	Yes	
Mood	Do you often feel sad or depressed?	No	Yes	
Continence	Do you have a problem with losing control of urine when you don't want to?	No	Yes	
Functional Performance	I would like you to sit in this chair with your back and arms resting. Then when I say 'GO', please stand up and walk at a safe and comfortable pace to the mark on the floor (approximately 3 m away), return to the chair and sit down	0–10 s	11–20 s	One of >20 s, patient unwilling or requires assistance
Total	Final score is the sum of column totals			/17

3.5 ASA

Der von der Anästhesie benutzte ASA Score zeigt eine Korrelation mit zu erwartenden Komplikationen bei onkogeriatrischen Patienten. Zwei Studien zeigten auch eine Assoziation mit erhöhter 30-Tage-Mortalität bei einem Score>2 (Kim et al. 2014; Huisman et al. 2015). Andere Studien hingegen konnten die Korrelation insbesondere in Bezug auf die Morbidität nicht bestätigen.

3.6 Charlson Weighted Comorbidity Index and Elixhauser Score

Dieser von Charlson et al. (Charlson et al.) 1987 entwickelte Index wurde initial entwickelt, um das Langzeitüberleben geriatrischer Patienten nach medizinischen Erkrankungen wie zum Beispiel einem zerebrovaskulären Insult einzuschätzen. Er beinhaltet 19 internistische Diagnosen zur Risikoberechnung.

Der neuere Elixhauser Score (Elixhauser et al. 1998) beruht auf 31 Variablen und schließt zusätzlich psychiatrische Diagnosen, Substanzabusus, Adipositas, Gewichtsverlust sowie Gerinnungs- und Elektrolytstörungen mit ein.

Eine Arbeit von Mehta et al. (2018) untersuchte die Voraussagekraft der beiden Scores für Karzinompatienten und konnte eine Überlegenheit des Elixhauser Score zeigen.

4 Postoperatives Delir: Bedeutung für das klinische Ergebnis

Das Delirium ist eine postoperative Komplikation, welche mit zunehmendem Alter häufiger wird. In der Literatur werden Häufigkeiten von 28–50 % beschrieben. Sowohl das hypoaktive als auch das hyperaktive Delirium korrelieren eng mit weiteren postoperativen Komplikationen (zum Beispiel Pneumonie) und weisen eine erhöhte Mortalität auf (Olin et al. 2005).

Frialität wiederum ist mit dem Auftreten eines postoperativen Deliriums korreliert. In einer Studie mit allerdings relativ kleiner Fallzahl konnte gezeigt werden, dass Frialität ein Risikofaktor für die Entwicklung eines postoperativen Delirs ist. Mit höherer Frialität stieg der Anteil an Patienten mit Delir bis auf 57 % (Leung et al. 2011).

In einer im NEJM publizierten Interventionsstudie (Inouye et al. 1999) konnte gezeigt werden, dass mit präventiven Interventionen, wie zum Beispiel dem Einhalten eines Tagesrhythmus oder der gezielten Förderung kognitiver Aktivitäten, das Auftreten eines Delirs um bis zu 40 % reduziert werden konnte. Interessanterweise bewirkten diese Interventionen bei einem einmal aufgetretenen Delir keine Verbesserung oder Verkürzung desselben.

Die präoperative Erfassung der Frialität mit Einleitung eines Delirium-Präventionsprogrammes (◘ Abb. 3) kann somit eine relevante Verminderung der perioperativen Morbidität und Mortalität bewirken.

4.1 Ernährung: NRS, BMI

Frialität, Sarkopenie, Mangelernährung und postoperativer Outcome sind bei älteren Patienten eng korreliert (Saur et al. 2017). Zudem ist die Mangelernährung eng mit der Entwicklung von Frialität korreliert (Lorenzo-Lopez et al. 2017).

Mehrfach wurde der präoperative Gewichtsverlust sowie ein erniedrigter präoperativer Albuminwert als ein unabhängiger Risikofaktor für postoperative Komplikationen (insbesondere Anastomoseninsuffizienz) nachgewiesen (Schiesser et al. 2009; van Stijn et al. 2013).

Die präoperative Erfassung des Ernährungszustandes und dessen Optimierung ist deshalb von großer Bedeutung. Die European Society for Clinical Nutrition and Metabolism (ESPEN) beispielsweise hat die präoperative Erfassung des Ernährungszustandes sowie die entsprechende Optimierung in die entsprechenden Guidelines aufgenommen (Weimann et al. 2017). Die European Crohn and Colitis Organisation (ECCO) empfiehlt bei Patienten mit entzündlichen Darmerkrankungen (Morbus Crohn, Colitis

	Frühdienst		Spätdienst		Nachtdienst	
Nickt während des Gesprächs ein	0	1	0	1	0	1
Wird durch Reize der Umgebung schnell abgelenkt	0	1	0	1	0	1
Bleibt aufmerksam im Gespräch oder an der Handlung	1	0	1	0	1	0
Beendet begonnene Fragen oder Antworten	0	1	0	1	0	1
Gibt unpassende Antworten auf Fragen	0	1	0	1	0	1
Reagiert verlangsamt auf Auträge	0	1	0	1	0	1
Denkt irgendwo anders zu sein	0	1	0	1	0	1
Erkennt die Tageszeit	1	0	1	0	1	0
Erinnert sich an kürzliche Ereignisse	1	0	1	0	1	0
Nestelt,ist ruhelos, unordentlich unjd nachlässig	0	1	0	1	0	1
Zieht an Infusion, an der Sondeoder am Katheter etc.	0	1	0	1	0	1
Reagiert unerwartet emotional	0	1	0	1	0	1
Sieht, hört oder riecht Dinge, die nicht vorhanden sind	0	1	0	1	0	1
Gesamtpunkte pro Dienst (0-13)						
Anzahl endgültige Punkte der DOS-Skala = Gesamtanzahl Punkte des Tages geteilt durch 3						
DOS-Skala endgültige Punktzahl	<3 kein Delrium					
	>3 wahrscheinliches Delrium					

Abb. 3 Delirium Observation Screening (DOS) nach Schuurmans et al. (2003)

ulcerosa) ebenfalls im Kontext der präoperativen Optimierung eine Erfassung des Ernährungszustandes (Adamina et al. 2020).

Auch das ERAS-Konzept (Enhanced Recovery after Surgery), welches vielerorts angewendet wird, beinhaltet die Durchführung eines NRS (Nutritional Risk Screening) sowie eine entsprechende präoperative Optimierung des Ernährungszustandes.

Unter Immunonutrition wird die Supplementierung von Arginin, einer in die entzündliche Reaktion involvierten Aminosäure, verstanden. Im Rahmen der chirurgischen Stressreaktion kommt es zu einem Argininmangel, was zu einer Störung der T-Zell-Funktion und einem veränderten Stickstoffhaushalt führt. Diese Veränderungen führen zu einer erhöhten Anfälligkeit auf Infektionen und einer schlechteren Wundheilung.

Präoperative Immunonutrition wird deshalb im Rahmen vieler internationaler Guidelines supplementiert mit dem Ziel, die postoperative Infektionsrate zu senken. In mehreren Studien inklusive einer Metaanalyse (Burden et al. 2012) konnte ein positiver Effekt diesbezüglich nachgewiesen werden. Eine Verminderung der postoperativen Komplikationen konnte in einer erst kürzlich publizierten Studie mit einem heterogenen Patientengut unter Einschluss unterschiedlichster Kliniken jedoch nicht nachgewiesen werden (Challine A et al. 2019), wohl aber eine signifikante verkürzte Hospitalisationsdauer. Somit ist die Frage der Wirksamkeit der Immunonutrition als vorbeugende Maßnahme gegenüber postoperativen Komplikationen nicht definitiv geklärt, wohl aber ihre Bedeutung für die postoperative Erholung bzw. die zeitnahe Entlassung nach operativen Eingriffen.

4.2 Anämie

Eine Anämie mit einem Hämoglobinwert <10 g/dl erhöht das Risiko der Patienten, eine postoperative Komplikation zu erleiden. Umgekehrt hat ein präoperativer Wert >10 g/dl einen protektiven Effekt (Revenig, Kim). Die präoperative Bestimmung und Korrektur eines allfälligen Defizits des Eisenstatus ist eine unkomplizierte Maßnahme, welche wiederholt eine positive Wirkung auf die Lebensqualität und postoperative Erholung gezeigt hat (vgl. Qualitätszirkel KSW sowie gängige Literatur).

4.3 Chronische Medikamenteneinnahme

Bei älteren, polymorbiden Patienten ist eine genaue Medikamentenanamnese unumgänglich. Durch die oft notwendige Involvierung multipler Disziplinen und Spezialisten kann eine Polymedikation resultieren. Dies kann zu unübersichtlichen Situationen insbesondere bezüglich gefährlicher Interaktionen führen. Im Zweifel ist eine pharmakologische Beurteilung vor einer elektiven Operation zu evaluieren. Immer mehr Klinikinformationssysteme führen elektronische Hilfen zur semi-automatischen Überprüfung medikamentöser Interaktionen bzw. zur korrekten Verabreichung von Medikamenten ein (Gschwind et al. 2013).

4.4 Thromboserisiko und Antikoagulation

Einen besonderen Stellenwert nimmt die Antikoagulation ein. Das Thromboserisiko muss perioperativ dem Blutungsrisiko gegenübergestellt werden.

Das Thromboserisiko ist generell bei malignen Erkrankungen auf ca. 4 % erhöht. Untersuchungen haben gezeigt, dass das Risiko beim kolorektalen Karzinom noch etwas höher liegt. Am höchsten ist das Risiko mit ca. 5 % in den ersten 6 Monaten nach Diagnosestellung. Dies wahrscheinlich, weil in diesem Zeitraum oft sowohl die Chirurgie als auch eine eventuelle Chemotherapie stattfinden. Die Inzidenz einer tiefen Venenthrombose 90 Tage nach colorektaler Chirurgie wird auf ca. 2 % geschätzt (Nelson DW, Simianu VV, Bastawrous AL et al (2015) Thromboembolic Complications and Prophylaxis Patterns in Colorectal Surgery. JAMA Surg. 2015;150(8):712–720. doi: ► https://doi.org/10.1001/jamasurg.2015.1057)

Das Auftreten einer Thrombose im Zusammenhang mit einem kolorektalen Karzinom verschlechtert die Prognose auch bei grundsätzlich günstigem Tumorstadium. Patienten mit regional fortgeschrittenem oder nodal positivem Leiden weisen bei Auftreten einer tiefen Beinvenenthrombose ein nochmals deutlich vermindertes Überleben auf (Alcalay et al. 2006). Somit ist heutzutage die erweiterte Thromboembolieprophylaxe über 6 Wochen bis 3 Monate postoperativ Bestandteil der meisten Behandlungsrichtlinien in der Onkologie (Felder S et al. 2019).

5 Mögliche Maßnahmen

5.1 Transdisziplinarität: geriatrisches Assessment präoperativ

Geriatrische Assessments sind ein hilfreiches Tool, um präoperativ sowohl die Komorbiditäten als auch die Frialität zu erfassen und entsprechend die Therapie zu planen sowie mit dem Patienten die therapeutischen Möglichkeiten zu besprechen.

Die Studie von Ommundsen et al. (2014) zeigt die Wichtigkeit einer geriatrischen Evaluation für die Prognose auf. Beim kolorektalen Karzinom ist die Frialität (definiert als Schwäche in einer von sechs Domänen) bezüglich Mortalität mindestens so wichtig wie das Tumorstadium bei Diagnose. Von besonderer Relevanz ist dies in den frühen Stadien (Stadium I–II).

Ein nicht zu unterschätzender Faktor des geriatrischen Assessments ist allerdings der zeitliche, finanzielle und logistische Aufwand. Diese Faktoren sind sicherlich zu einem Teil verantwortlich für den bisher noch nicht flächendeckenden Einsatz. Je nach Ausführlichkeit des Assessments sind bis zu 60 min nötig. In Anbetracht des Ziels, eine Unter-, aber auch eine Übertherapie bei onkogeriatrischen Patienten zu vermeiden, wäre dies jedoch gut investierte Zeit.

Ein weiterer Aspekt ist die Überschätzung der Frialität des Patienten mit der Gefahr, eine nicht adäquate Tumorbehandlung durchzuführen.

5.2 Präoperative Schulung

Unter Prähabilitation wird ein präoperatives Trainingsprogramm zur Verbesserung der körperlichen Leistungsfähigkeit (inkl. Verminderung der Sarkopenie) verstanden, um damit postoperativ eine raschere Erholung zu erreichen.

Die aktuelle Literatur weist eine Vielzahl von Publikationen zu diesem Thema auf, meist wird hierbei ein einzelner Aspekt, wie Physiotherapie oder Immunonutrition, herausgegriffen. In einer Übersichtsarbeit von Bolshinsky et al. (2018) wurde versucht, eine Aussage über die Auswirkung von Prähabilitationsprogrammen als Gesamtpaket („bundle of care") zu treffen. Ein positiver Einfluss solcher Programme ist auszumachen.

Die Datenlage ist aber alles andere als ausreichend, um eine valide Aussage diesbezüglich treffen zu können. Randomisierte prospektive Studien werden durchgeführt, unter anderem am Kantonsspital Winterthur (Schweiz), welche zu einem besseren Verständnis der Vor- und Nachteile der Prähabilitation beitragen werden.

5.3 Laparoskopie, ERAS

Die Laparoskopie trägt entscheidend zur verbesserten Behandlung bei kranken und alten Patienten bei. In Studien wurde mehrfach zum einen gezeigt, dass das onkologische Outcome beim kolorektalen Karzinom identisch mit dem Outcome bei offenem Vorgehen ist, und dass zum anderen die postoperative Morbidität gesenkt wird. Dies unter anderem durch rascheres Ingangkommen der Darmtätigkeit und die in der Folge verkürzte Hospitalisationsdauer (Adamina et al. 2013).

Ein weiterer Faktor, der zu verminderter Morbidität und rascherer Erholung beiträgt, ist die zunehmende Anwendung standardisierter Protokollen. Diese sind unter der Bezeichnung Fast Track Surgery oder Enhanced Recovery after Surgery (ERAS) bekannt. Sämtlichen Protokollen gemeinsam ist die Standardisierung von Abläufen und der Behandlung vom Erstkontakt mit dem Patienten über die präoperative Information bis zur intraoperativen Anästhesieführung und postoperativen Medikamentenverordnung und Physiotherapie.

5.4 Patientenaufklärung

Der Patientenaufklärung kommt insbesondere bei älteren, polymorbiden Patienten eine wichtige Bedeutung zu. Hierbei geht es nicht nur um das mögliche Tumorüberleben im klassischen Sinn wie zum Beispiel der 5-Jahres-Überlebensrate. Mindestens von gleicher Wichtigkeit ist das postoperative Erreichen des gleichen funktionellen Niveaus. Da eine onkologische Operation einen bedeutenden Einschnitt darstellt, ist die ausführliche Patientenaufklärung mit Diskussion der funktionellen Ressourcen von größter Wichtigkeit.

5.5 Stent als Überbrückung zur Operation beim obstruktiven kolorektalen Karzinom

Seit ca. 20 Jahren werden Stents zur Überwindung einer durch den Tumor bedingten Obstruktion angewendet. Ziel ist hierbei immer, die perioperative Morbidität durch eine Notfalloperation sowie die Zahl der angelegten Stomata zu reduzieren.

Die Studiendaten hierzu blieben aber immer kontrovers. Gründe dafür sind die hohen Raten von Stentkomplikationen (bis 30 %) im perioperativen Verlauf wie auch die Unmöglichkeit, die Stents zu platzieren. Ein weiterer noch nicht abschließend zu beurteilender Punkt bleibt die Auswirkung auf das onkologische Outcome. Oft kommt es durch die Stentplatzierung bzw. das Vorschieben des Führungsdrahtes zu histopathologisch nachweisbaren Mikroperforationen.

Eine von Arezzo et al. im Jahre 2017 publizierte Metaanalyse kommt deshalb zum Schluss, dass die Stentplatzierung in Zentren mit Expertise im kurzfristigen Verlauf Vorteile aufweisen könne, aber gerade im Hinblick auf die onkologische Sicherheit nicht als Standard of Care angesehen werden kann.

Bei gebrechlichen und polymorbiden Patienten ist ein Stenting bei vorhandener Expertise sicherlich eine zu erwägende Option, um die perioperative Morbidität zu senken, Stomata zu vermeiden und ein möglichst gutes funktionelles Resultat zu erreichen (Amelung et al. 2019). Die durch die Stentplatzierung gewonnene Zeit sollte auch zur Rekompensation der oftmals unterernährten und dekonditionierten Patienten genutzt werden.

6 Zusammenfassung und Empfehlungen

Das Konzept der Frialität ist bei älteren Patienten von enormer Wichtigkeit. Unter Frialität wird die erhöhte Vulnerabilität der älteren Patienten verstanden. Das Verständnis und die Anwendung eines Screening-Tools ist für die Beratung der Patienten und somit das Festlegen des Behandlungsplanes für ein gutes Outcome unentbehrlich. Das präoperative Patientengespräch muss über die onkologische Prognose hinaus auf funktionelle Aspekte wie die Selbstständigkeit und Lebensqualität des Patienten eingehen.

Am Kantonsspital Winterthur, einem Ausbildungskrankenhaus der Universität Zürich (Schweiz), mit einer der höchsten Fallzahlen in der kolorektalen und hepatobiliären Chirurgie des Landes, werden sämtliche Patienten präoperativ bezüglich des Ernährungs- und Eisenstatus evaluiert und bei Bedarf supplementiert. Am Darm und hepatobiliär operierte Patienten werden im Rahmen des sog. Enhanced Recovery Pathways/ERAS behandelt. Weitere Aspekte der Frialität werden systematisch angegangen, unter anderem mit einem Delirmanagement- und Frühmobilisationsprogramm. Dies trägt nicht nur zu unabhängig auditierter niedriger Morbidität (SwissNoso, Arbeitsgemeinschaft für Qualitätssicherung in der Chirurgie AQC) und hohen Patientenzufriedenheitswerten bei, sondern auch zu einer erhöhten Wirtschaftlichkeit mit niedrigeren Fallkosten.

Literatur

Adamina M, Gié O, Demartines N, Ris F (2013) Contemporary perioperative care strategies. Br J Surg 100:38–54. ▶ https://doi.org/10.1002/bjs.8990

Adamina M, Gerasimidis K, Sigall-Boneh R et al (2020) Perioperative dietary therapy in inflammatory bowel disease. J Crohns Colitis 14(4):431–444

Alcalay A, Wun T, Khatri V et al (2006) Venous thromboembolism in patients with colorectal cancer: incidence and effect on survival. J Clin Oncol 24:1112–1118. ▶ https://doi.org/10.1200/JCO.2005.04.2150

Amelung FJ, Borstlap WAA, Consten ECJ et al (2019) Propensity score-matched analysis of oncological outcome between stent as bridge to surgery and emergency resection in patients with malignant left-sided colonic obstruction. Br J Surg 106:1075–1086. ▶ https://doi.org/10.1002/bjs.11172

Arezzo A, Passera R, Lo Secco G et al (2017) Stent as bridge to surgery for left-sided malignant colonic obstruction reduces adverse events and stoma rate compared with emergency surgery: results of a systematic review and meta-analysis of randomized controlled trials. Gastrointest Endosc 86:416–426. ▶ https://doi.org/10.1016/j.gie.2017.03.1542

Bolshinsky V, Li MH-G, Ismail H et al (2018) Multimodal prehabilitation programs as a bundle of care in gastrointestinal cancer surgery: a systematic review. Dis Colon Rectum 61:124–138. ▶ https://doi.org/10.1097/DCR.0000000000000987

Burden S, Todd C, Hill J, Lal S (2012) Pre-operative nutrition support in patients undergoing gastrointestinal surgery. Cochrane Database Syst Rev 11:CD008879. ▶ https://doi.org/10.1002/14651858.CD008879.pub2

Challine A, Rives-Langes C, Danoussou D et al (2019) Impact of oral immunonutrition on postoperative morbidity in digestive oncologic surgery: a nation-wide cohort study. Ann Surg. ▶ https://doi.org/10.1097/SLA.0000000000003282

Charlson ME, Pompei P, Ales KL, MacKenzie CR.Charlson ME et al (1987) A new method of classifying prognostic comorbidity in longitudinal studies: development and validation. J Chronic Dis. 1987;40(5):373–83. ▶ https://doi.org/10.1016/0021-9681(87)90171-8. PMID: 3558716

Copeland GP, Jones D, Walters M (1991) POSSUM: a scoring system for surgical audit. Br J Surgery. 1991 Mar;78(3):355–60. ▶ https://doi.org/10.1002/bjs.1800780327.

Elixhauser A, Steiner C, Harris DR, Coffey RM (1998) Comorbidity measures for use with administrative data. Med Care 36:8–27

Felder S, Rasmussen MS, King R et al (2019) Prolonged thromboprophylaxis with low molecular weight heparin for abdominal or pelvic surgery. Cochrane Database Syst Rev. ▶ https://doi.org/10.1002/14651858.CD004318.pub4

Fried LP, Tangen CM, Walston J et al (2001) Frailty in older adults: evidence for a phenotype. J Gerontol A Biol Sci Med Sci 56:M146-156

Gschwind L, Rollason V, Lovis C et al (2013) Identification and weighting of the most critical "real-life" drug-drug interactions with acenocoumarol in a tertiary care hospital. Eur J Clin Pharmacol 69:617–627. ► https://doi.org/10.1007/s00228-012-1358-7

Huisman MG, van Leeuwen BL, Ugolini G et al (2014) "Timed Up & Go": a screening tool for predicting 30-day morbidity in onco-geriatric surgical patients? A multicenter cohort study. PLoS One 9:e86863. ► https://doi.org/10.1371/journal.pone.0086863

Huisman MG, Audisio RA, Ugolini G et al (2015) Screening for predictors of adverse outcome in onco-geriatric surgical patients: a multicenter prospective cohort study. Eur J Surg Oncol (EJSO) 41:844–851. ► https://doi.org/10.1016/j.ejso.2015.02.018

Inouye SK, Bogardus ST, Charpentier PA et al (1999) A multicomponent intervention to prevent delirium in hospitalized older patients. N Engl J Med 340:669–676. ► https://doi.org/10.1056/NEJM199903043400901

Joglekar S, Nau PN, Mezhir JJ (2015) The impact of sarcopenia on survival and complications in surgical oncology: a review of the current literature—author response. J Surg Oncol 112:910. ► https://doi.org/10.1002/jso.24095

Kim S, Han H-S, Jung H et al (2014) Multidimensional frailty score for the prediction of postoperative mortality risk. JAMA Surg 149:633–640. ► https://doi.org/10.1001/jamasurg.2014.241

Leung JM, Tsai TL, Sands LP (2011) Brief report: preoperative frailty in older surgical patients is associated with early postoperative delirium. Anesth Analg 112:1199–1201. ► https://doi.org/10.1213/ANE.0b013e31820c7c06

Lorenzo-López L, Maseda A, de Labra C et al (2017) Nutritional determinants of frailty in older adults: a systematic review. BMC Geriatr 17. ► https://doi.org/10.1186/s12877-017-0496-2

Mehta HB, Sura SD, Adhikari D et al (2018) Adapting the Elixhauser comorbidity index for cancer patients. Cancer 124:2018–2025. ► https://doi.org/10.1002/cncr.31269

Morley JE, Malmstrom TK, Miller DK (2012) A simple frailty questionnaire (FRAIL) predicts outcomes in middle aged African Americans. J Nutr Health Aging 16:601–608

Nelson DW, Simianu VV, Bastawrous AL et al (2015) Thromboembolic Complications and Prophylaxis Patterns in Colorectal Surgery. JAMA Surg. 150(8):712–720. ► https://doi.org/10.1001/jamasurg.2015.1057

Olin K, Eriksdotter-Jönhagen M, Jansson A et al (2005) Postoperative delirium in elderly patients after major abdominal surgery. BJS 92:1559–1564. ► https://doi.org/10.1002/bjs.5053

Ommundsen N, Wyller TB, Nesbakken A et al (2014) Frailty is an independent predictor of survival in older patients with colorectal cancer. Oncologist 19:1268–1275. ► https://doi.org/10.1634/theoncologist.2014-0237

Robinson TN, Walston JD, Brummel NE et al (2015) Frailty for surgeons: review of a national institute on aging conference on frailty for specialists. J Am Coll Surg 221:1083–1092. ► https://doi.org/10.1016/j.jamcollsurg.2015.08.428

Rockwood K, Song X, MacKnight C et al (2005) A global clinical measure of fitness and frailty in elderly people. CMAJ 173:489–495. ► https://doi.org/10.1503/cmaj.050051

Rolfson DB, Majumdar SR, Tsuyuki RT et al (2006) Validity and reliability of the Edmonton Frail Scale. Age Ageing 35:526–529. ► https://doi.org/10.1093/ageing/afl041

Saur NM, Montroni I, Ghignone F et al (2017) Attitudes of surgeons toward elderly cancer patients: a survey from the SIOG surgical task force. Visc Med 33:262–266. ► https://doi.org/10.1159/000477641

Schiesser M, Kirchhoff P, Müller MK et al (2009) The correlation of nutrition risk index, nutrition risk score, and bioimpedance analysis with postoperative complications in patients undergoing gastrointestinal surgery. Surgery 145:519–526. ► https://doi.org/10.1016/j.surg.2009.02.001

Schuurmans MJ, Shortridge-Baggett LM, Duursma SA (2003) The Delirium Observation Screening Scale: a screening instrument for delirium. Res Theory Nurs Pract 17:31–50

Stonelake S, Thomson P, Suggett N (2015) Identification of the high risk emergency surgical patient: which risk prediction model should be used? Ann Med Surg (Lond) 4:240–247. ► https://doi.org/10.1016/j.amsu.2015.07.004

Tekkis PP, Prytherch DR, Kocher HM et al (2004) Development of a dedicated risk-adjustment scoring system for colorectal surgery (colorectal POSSUM). Br J Surg 91:1174–1182. ► https://doi.org/10.1002/bjs.4430

van Stijn MFM, Korkic-Halilovic I, Bakker MSM et al (2013) Preoperative nutrition status and postoperative outcome in elderly general surgery patients: a systematic review. JPEN J Parenter Enteral Nutr 37:37–43. ► https://doi.org/10.1177/0148607112445900

Weimann A, Braga M, Carli F et al (2017) ESPEN guideline: clinical nutrition in surgery. Clin Nutr 36:623–650. ► https://doi.org/10.1016/j.clnu.2017.02.013

Endoskopische Resektion von prä- und frühmalignen Läsionen des Kolons

Andreas Probst und Helmut Messmann

Inhaltsverzeichnis

S. Benz et al. (Hrsg.), *Chirurgie des Kolonkarzinoms*,
https://doi.org/10.1007/978-3-662-60453-3_6

Kolorektale Karzinome entstehen überwiegend aus benignen Kolonpolypen (Adenome, serratierte Läsionen). Durch die endoskopische Resektion (ER) benigner Polypen kann die Inzidenz des Kolonkarzinoms gesenkt werden. Zur ER stehen die Polypektomie, die endoskopische Mukosaresektion (EMR) und die endoskopische Submukosadissektion (ESD) zur Verfügung. Für die Wahl des richtigen Resektionsverfahrens ist eine optimierte endoskopische, d. h. morphologische Diagnostik erforderlich. Besteht aufgrund der Polypenmorphologie ein Malignitätsrisiko, sollte eine En-bloc-Resektion erfolgen. Hier ist die ESD der EMR vorzuziehen. Frühkarzinome können unter Beachtung onkologischer Kriterien endoskopisch in kurativer Intention reseziert werden.

1 Einführung

Der Begriff „Polyp" hat seinen Ursprung im griechischen Wort *polýpous* (vielfüßig) und impliziert prinzipiell einen gestielten Polypen. In der klinischen Praxis wird jede Gewebevorwölbung, die aus der Kolonschleimhaut in das Darmlumen ragt, als Polyp bezeichnet. Die Differenzierung von Kolonpolypen erfolgt makroskopisch anhand ihrer Morphologie (Wachstumsform, Oberflächenstruktur, Gefäßmuster) und anhand histopathologischer Kriterien (neoplastisch versus nichtneoplastisch; benigne versus maligne). Histopathologisch wird zwischen epithelialen und nichtepithelialen sowie zwischen neoplastischen und nichtneoplastischen Polypen unterschieden. Das folgende Kapitel beschränkt sich auf die Diagnostik und Therapie neoplastischer epithelialer Kolonpolypen (klassische Adenome, serratierte Adenome, Frühkarzinome).

▪ Vorsorgekoloskopie

Die potenzielle maligne Entartung von Kolonadenomen zum kolorektalen Karzinom („Adenom-Karzinom-Sequenz") ist seit den 1950er-Jahren bekannt. Vor einigen Jahren wurde zusätzlich der „serratierte Karzinogeneseweg" beschrieben. Hierbei entwickeln sich kolorektale Karzinome aus benignen „serratierten Adenomen". Somit besteht für alle klassischen Adenome und alle serratierten Adenome die Indikation zur Entfernung. Es konnte gezeigt werden, dass eine konsequente Adenomentfernung bei asymptomatischen Personen die Kolonkarzinomentstehung verhindern und die Inzidenz des Kolonkarzinoms senken kann. Dies hat zur Einführung der Vorsorgekoloskopie für die asymptomatische Bevölkerung in Deutschland geführt. Die aktuelle Leitlinie der Deutschen Fachgesellschaften empfiehlt die Darmkrebsvorsorge ab dem 50. Lebensjahr. Aufgrund der höchsten Sensitivität und Spezifität für das Auffinden von Adenomen und Karzinomen und der gleichzeitig bestehenden Option, detektierte Läsionen sofort endoskopisch zu entfernen, stellt die Koloskopie das Vorsorge- bzw. Früherkennungsverfahren der Wahl dar. Für Risikogruppen (Polyposis-Syndrome, familiäre Kolonkarzinombelastung, chronisch-entzündliche Darmerkrankungen) gelten spezielle Empfehlungen (S3-Leitlinie Kolorektales Karzinom 2019).

Adenome Histologisch werden Adenome in tubulär, tubulovillös und villös unterteilt. Zusätzlich wird eine histologische Graduierung der Dysplasie innerhalb eines Adenoms vorgenommen (leichtgradige intraepitheliale Neoplasie [LGIEN] versus hochgradige intraepitheliale Neoplasie [HGIEN]). Als fortgeschrittenes Adenom (Advanced Adenoma) bzw. High-Risk-Adenom gilt ein Adenom mit einer Größe > 10 mm, bei tubulovillöser oder villöser Histologie sowie bei Nachweis von HGIEN.

Serratierte Adenome Unterschieden werden sessile serratierte Adenome (SSA), traditionelle serratierte Adenome (TSA) und gemischte Polypen (Mixed Polyps), die sowohl serratierte als auch klassische Adenomanteile (tubulär, tubulovillös, villös) beinhalten. Serratierte Läsionen sind gegenüber klassischen Adenomen seltener. Aktuell unterteilt die WHO-Klassifikation „serrated lesions" 3 Gruppen: SSA, TSA und hyperplastische Polypen, die histologisch „serratiert" erscheinen, im Gegensatz zu SSA und TSA, die aber kein

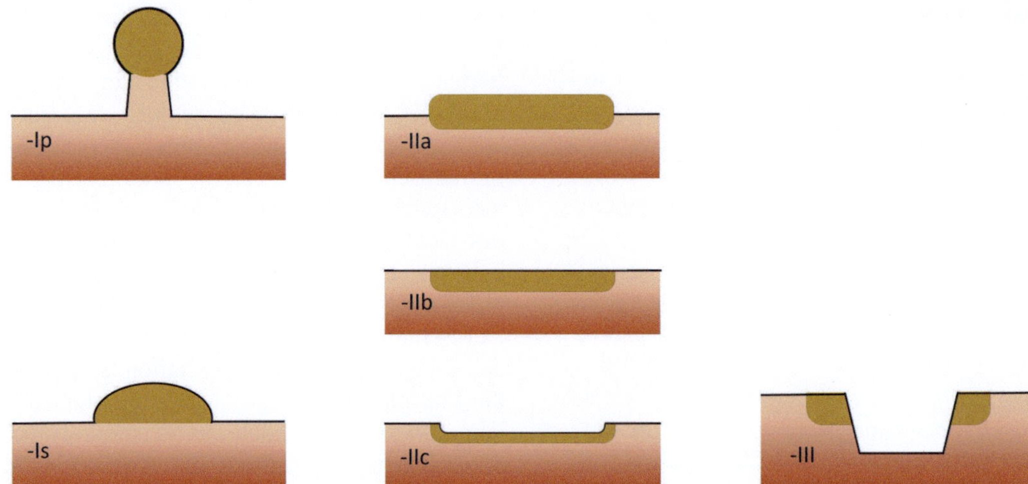

Abb. 1 Paris-Klassifikation oberflächlicher gastrointestinaler Neoplasien: Typ 0-I = „protruding", 0-Ip = „pedunculated", 0-Is = „sessile"; Typ 0-II = „nonprotruding"/„nonexcavated", 0-IIa = „slightly elevated", 0-IIb = „completely flat", 0-IIc = „slightly depressed"; Typ 0-III = „excavated" (ulzeriert). (Quelle: S. Benz, mod. nach Lambert 2005)

Entartungspotenzial besitzen. SSA wachsen flach und ganz überwiegend proximal der linken Kolonflexur, TSA treten überwiegend im linken Hemikolon auf und können sowohl gestielt als auch breitbasig wachsen.

2 Endoskopische Diagnostik/ Klassifikation kolorektaler Polypen

2.1 Wachstumsform – Paris-Klassifikation

Anhand ihrer Morphologie erfolgt eine Differenzierung in polypoide, flache und unter das Schleimhautniveau eingesenkte Läsionen; dies wurde 2005 in der „Paris-Klassifikation" zusammengefasst. Hier werden polypoide Läsionen in zwei Subgruppen (gestielt versus sessil) sowie flache Läsionen in drei Subgruppen (flach-erhaben versus ausschließlich flach versus flach-eingesenkt) unterteilt (Abb. 1; Lambert 2005).

Die Paris-Klassifikation erlaubt die Beschreibung auch komplexer Läsionen (z. B. Paris-Typ 0–IIa + IIc bei Läsionen mit flach erhabenen und eingesenkten Anteilen; s. Abb. 2).

2.2 Wachstumsform – Laterally Spreading Tumors (LST)

Für flache Läsionen (Paris-Typ II) mit einem Durchmesser > 10 mm wurde zusätzlich die Klassifikation der LST eingeführt (Uraoka et al. 2006). Anhand der Oberflächenstruktur wird zwischen „granular type" (LST-G) und „non-granular type" (LST-NG) unterschieden.

Praxistipp

Beim LST-G zeigt sich eine noduläre Morphologie mit nebeneinanderliegenden Knötchen, während LST-NG eine eher glatte bzw. wenig strukturierte Oberfläche aufweisen. LST-G werden weiter unterteilt in ausschließlich flache Läsionen („homogenous type") sowie Läsionen mit zusätzlichen größeren Knoten („nodular mixed type"). Bei LST-NG werden flach erhabene („flat elevated") und eingesenkte Läsionen („pseudodepressed") unterschieden. Klinische Bedeutung hat die LST-Klassifikation aufgrund der unterschiedlichen Wahrscheinlichkeit einer malignen Entartung.

Ein relevantes Risiko eines bereits bestehenden submukosainvasiven Karzinoms besteht beim LST-G mit zusätzlichen größe-

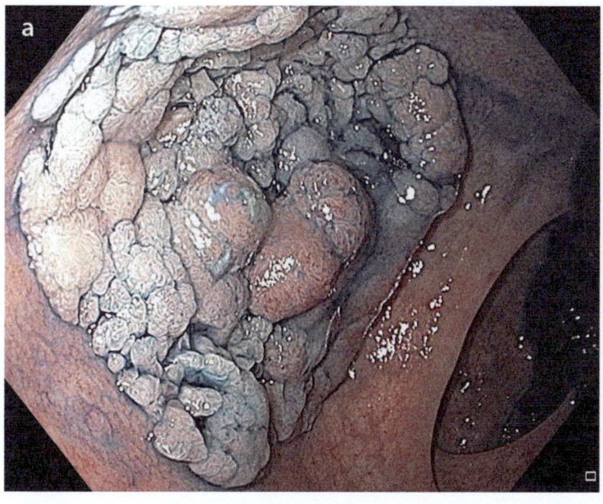

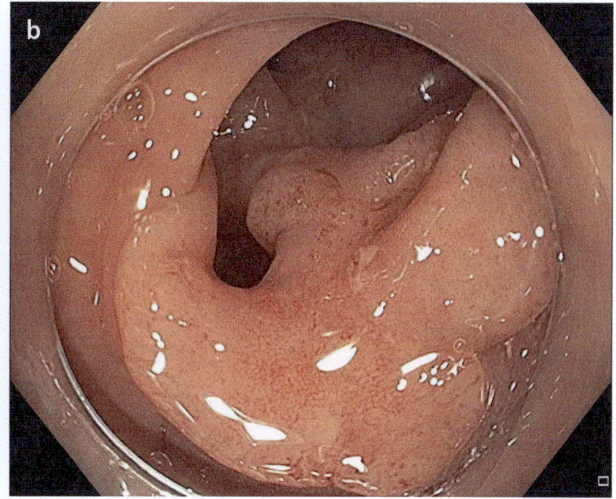

Abb. 2 Laterally Spreading Tumors (LST). **a** LST Granular Type mit Knoten (LST-G „nodular mixed“); (Paris 0-IIa + Is), Chromoendoskopie mit Indigokarmin; Histologie: Adenom mit hochgradiger intraepithelialer Neoplasie (HGIEN). **b** LST Nongranular Type mit zentraler Einsenkung (LST-NG „pseudodepressed“) (Paris 0-IIa + IIc); Histologie: Adenom mit HGIEN und fokalem pT1-Karzinom

ren Knoten („nodular mixed type“) sowie beim LST-NG mit eingesenkter Morphologie („pseudodepressed“; Uraoka et al. 2006, Probst et al. 2017; Abb. 2).

2.3 Oberflächen- und Gefäßarchitektur – JNET-Klassifikation

Nach der Beurteilung der Wachstumsform eines Polypen erfolgt die Feinbeurteilung des Oberflächenreliefs (Surface Pattern) und der Gefäßarchitektur (Vascular Pattern). Zur Beschreibung des Oberflächenreliefs führten Kudo et al. (1996) durch Kombination von Vergrößerungs- und Chromoendoskopie die „Pit-Pattern-Klassifikation“ ein, die 5 verschiedene Typen des Oberflächenreliefs mit jeweils unterschiedlichem Risiko einer malignen Entartung unterscheidet (Kudo et al. 1996). Jenseits der klassischen Chromoendoskopie wurden neue Technologien zur digitalen Strukturverstärkung entwickelt (NBI, BLI, FICE, i-Scan), die neben der Feinbeurteilung des Oberflächenreliefs eine zusätzliche Beurteilung der Gefäßarchitektur ermöglichen. Insbesondere für NBI (Narrow Band Imaging) wurden verschiedene Klassifikationen entwickelt; aktuell wird die JNET-Klassifikation favorisiert (Tab. 1; Abb. 3; Sano et al. 2016).

3 Endoskopische Resektionsverfahren im Kolorektum

Aufgrund ihres malignen Potenzials müssen alle konventionellen Adenome, alle SSA und alle TSA komplett entfernt werden. In aller Regel ist dies mittels endoskopischer Resektion (ER) möglich. Lediglich typische hyperplastische Polypen mit einem Durchmesser < 5 mm im Rektosigmoid dürfen belassen werden (S3-Leitlinie Kolorektales Karzinom 2019).

Bei der ER kolorektaler Polypen sollte immer eine komplette Entfernung erfolgen. Bei kleinen Polypen (≤5 mm) ist eine Entfernung mittels Biopsiezange möglich, während bei einer Polypengröße von 6–9 mm eine Schlingenresektion ohne Hochfrequenzstrom empfohlen wird (Cold Snare). Zur Entfernung von Polypen ≥10 mm sind Resektionsverfahren unter Verwendung von Hochfrequenzstrom erforderlich. Die Empfehlungen zur ER sind in der Leitlinie der Europäischen Gesellschaft für gastrointestinale Endoskopie ESGE zusammengefasst (Ferlitsch et al. 2017).

Tab. 1 JNET-Klassifikation zur Dignitätsbeurteilung kolorektaler Neoplasien. (Adaptiert nach Sano et al. 2016)

JNET-Klassifikation	Typ 1	Typ 2A	Typ 2B	Typ 3
Gefäßmuster (NBI-Modus)	Kein Gefäßnetz	Regulär	Irregulär	Avaskulär
Oberflächenrelief (NBI-Modus)	Regulär (punktförmig, ähnlich der normalen Mukosa)	Regulär (verzweigt, tubulär, netzartig)	Irregulär	Amorph
Wahrscheinliche Histologie	Hyperplastischer Polyp oder serratierte Läsion	Adenom mit leichter Dysplasie	Adenom mit schwerer Dysplasie oder Karzinom mit oberflächlicher Submukosainvasion	Karzinom mit mindestens tiefer Submukosainvasion

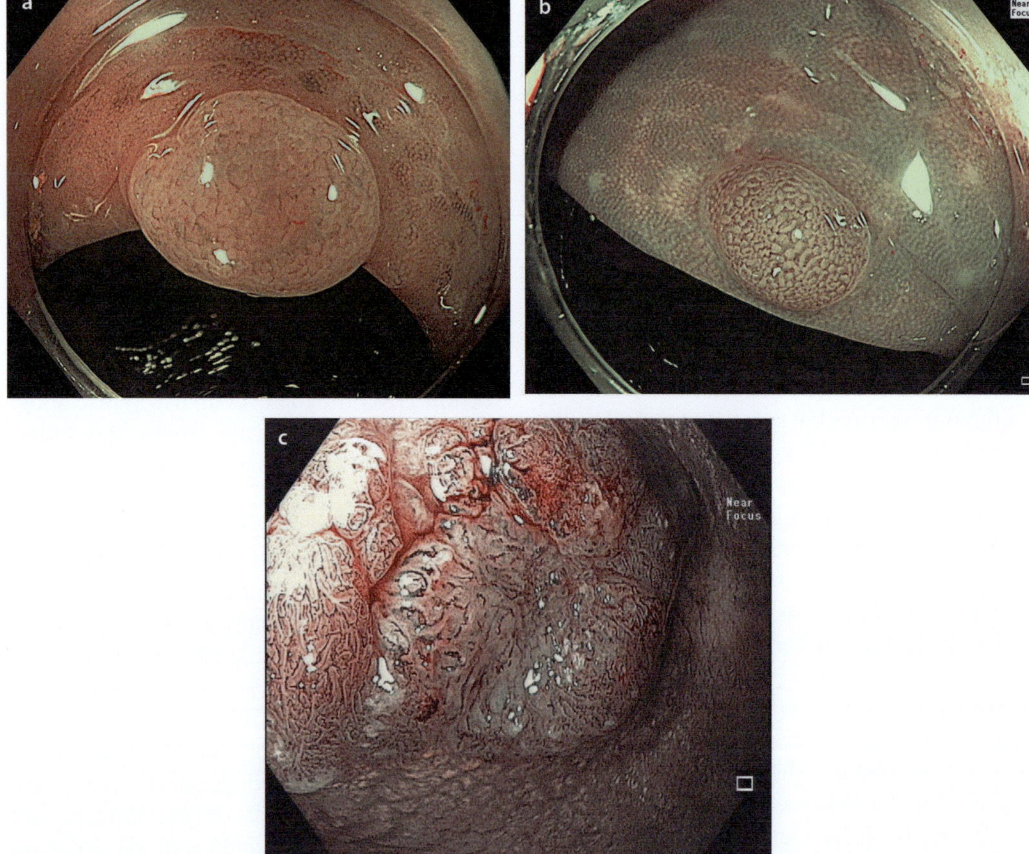

Abb. 3 **a–c** Beurteilung von Kolonpolypen anhand der JNET-Klassifikation. **a** JNET 1; Histologie: hyperplastischer Polyp. **b** JNET 2 A; Histologie: Adenom mit leichtgradiger intraepithelialer Neoplasie (LGIEN). **c** JNET 2B im peripheren Anteil und JNET 3 im zentralen Anteil; Histologie: peripher Adenom mit hochgradiger intraepithelialer Neoplasie (HGIEN); zentral Adenokarzinom (Invasion in die oberflächliche M. propria pT2 G2 L0 V0)

3.1 Endoskopische Polypektomie (EPE)

Bei der klassischen EPE wird der Kolonpolyp mit einer Metallschlinge gefasst und durch Applikation von Hochfrequenzstrom reseziert. Die EPE stellt das Resektionsverfahren der Wahl bei gestielten Polypen dar.

Praxistipp

Bei großen Polypen (Stieldurchmesser ≥ 10 mm oder Polypenkopf ≥ 20 mm) wird vor der Resektion eine zusätzliche Blutungsprophylaxe empfohlen (z. B. Injektion von Suprarenin 1:10.000 in den Polypenstiel).

3.2 Endoskopische Mukosaresektion (EMR)

Flach wachsende Läsionen werden mittels EMR reseziert. Durch Injektion eines Flüssigkeitsdepots in die Submukosa wird die abzutragende Läsion von der Muscularis propria angehoben („lifting") und damit die Perforationsgefahr im Rahmen der Resektion reduziert. Die Resektion erfolgt anschließend mittels Metallschlinge und Hochfrequenzstrom. Die EMR stellt das Standardresektionsverfahren für flache Adenome mit einem Durchmesser ≥ 10 mm dar. Als Nachteil der EMR gilt die Limitation einer En-bloc-Resektion bei größeren Läsionen. Bei Läsionen mit einem Durchmesser von >20 mm muss die EMR nahezu immer als Resektion in mehreren Stücken erfolgen (Piecemeal-Resektion pEMR). Nach pEMR erhöht sich das Risiko der inkompletten Resektion und das Rezidivrisiko (◘ Abb. 4).

3.3 Endoskopische Submukosadissektion (ESD)

Im Gegensatz zur EMR erlaubt die Technik der endoskopischen Submukosadissektion (ESD) eine En-bloc-Resektion auch großer Läsionen. Vorteile sind die verbesserte histologische Beurteilung hinsichtlich einer R0-Situation sowie ein minimiertes Rezidivrisiko. Im Gegensatz zur EMR erfolgt die Resektion nicht mit Schlingen, sondern mit verschiedenen Messern (◘ Abb. 5). Die ESD ist im Vergleich zur EMR technisch anspruchsvoller, zeitaufwändiger, zumindest in unerfahrenen Händen komplikationsträchtig und hat eine relativ lange Lernkurve.

3.4 Endoskopische Vollwandresektion (Endoscopic Full Thickness Resection, EFTR)

Die Resektion der gesamten Kolonwand (Vollwandresektion) erfolgt üblicherweise durch eine transabdominell oder transanal durchgeführte chirurgische Operation. Das Full Thickness Resection Device (FTRD; Fa. Ovesco, Tübingen, Deutschland) ermöglicht eine Vollwandresektion über die flexible Endoskopie. Die zu entfernende Läsion wird inklusive der gesamten Kolonwand in eine auf das Endoskop montierte Kappe hineingezogen und durch Applikation eines vorgespannten Metallclips (Over-The-Scope-Clip, OTSC) gerafft. Anschließend wird das „geclippte" Gewebe mit einer in der Kappe platzierten Elektroschlinge reseziert. Das Verfahren ist auf die Entfernung kleiner Läsionen (<2 cm) beschränkt. Hauptindikationen sind vorbehandelte Läsionen, die wegen Vernarbung bzw. Non-Lifting mit konventionellen Resektionsverfahren nicht mehr endoskopisch entfernt werden können (überwiegend Adenomrezidive nach pEMR). Läsionen am Appendixabgang oder in Divertikelnähe stellen weitere potenzielle Indikationen dar (◘ Abb. 6). In einer Multicenterstudie mit 181 Vollwandresektionen dominierten Non-Lifting-Adenome (überwiegend Rezidivläsionen); 77,7 % dieser Läsionen konnten mittels EFTR erfolgreich R0-reseziert werden (Schmidt et al. 2018).

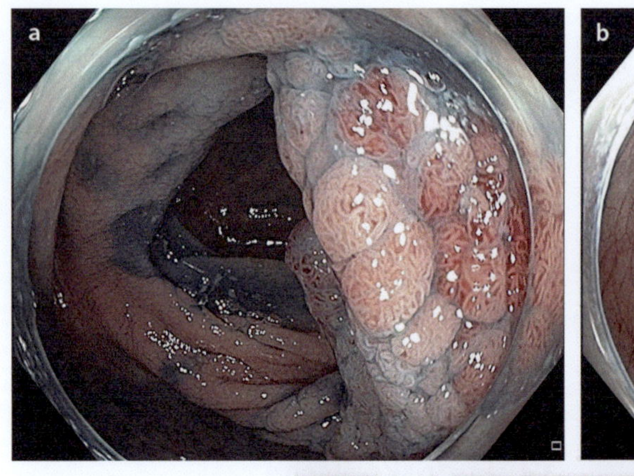

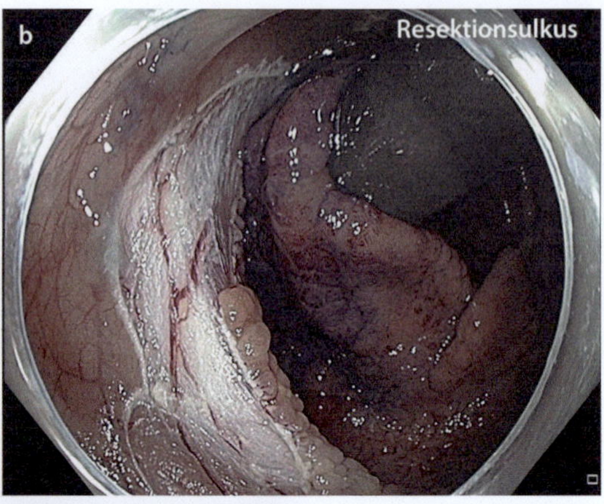

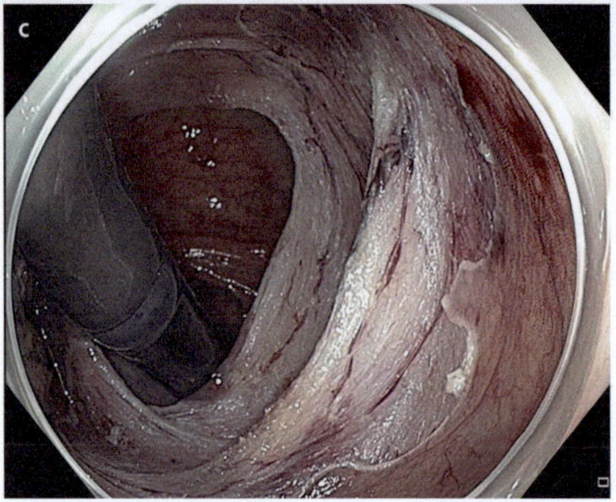

Abb. 4 **a–c** Endoskopische Mukosaresektion (EMR). **a** Laterally Spreading Tumors Granular Type (LST-G) an der rechten Kolonflexur (Durchmesser ca. 60 mm). **b** Piecemeal-Resektion; Beginn der Resektion am Polypenrand. **c** Resektionsulkus nach kompletter EMR; Histologie: Adenom mit LGIEN

4 Endoskopische Resektion – Wahl des Resektionsverfahrens

Gestielte Polypen und kleine flache Polypen (<10 mm) können mittels Schlingenresektion nahezu immer en bloc reseziert werden.

Praxistipp

Für flache Läsionen mit einem Durchmesser ≥10 mm stellt die EMR das Standardverfahren dar, wenn morphologisch kein Malignomverdacht besteht. Hier können die Nachteile einer pEMR (R1-Histologie, Rezidivrisiko) in Kauf genommen werden.

Bei Läsionen mit Risikomorphologie für eine maligne Entartung sollte jedoch immer eine En-bloc-Resektion angestrebt werden und im Einzelfall eine ESD erwogen werden.

Praxistipp

Die makroskopische Einschätzung des Malignitätspotenzials einer Läsion hat somit entscheidende Bedeutung in der Indikationsstellung zur endoskopischen Resektion und in der Wahl des Resektionsverfahrens (insbesondere EMR versus ESD).

Die ESGE hat die Empfehlungen zur endoskopischen Resektion kolorektaler Polypen in einer aktuellen Leitlinie zusammengefasst und empfiehlt bei flachen Läsionen mit einem Durchmesser ≥ 10 mm vor der Wahl des Resektionsverfahrens ein „advanced endoscopic

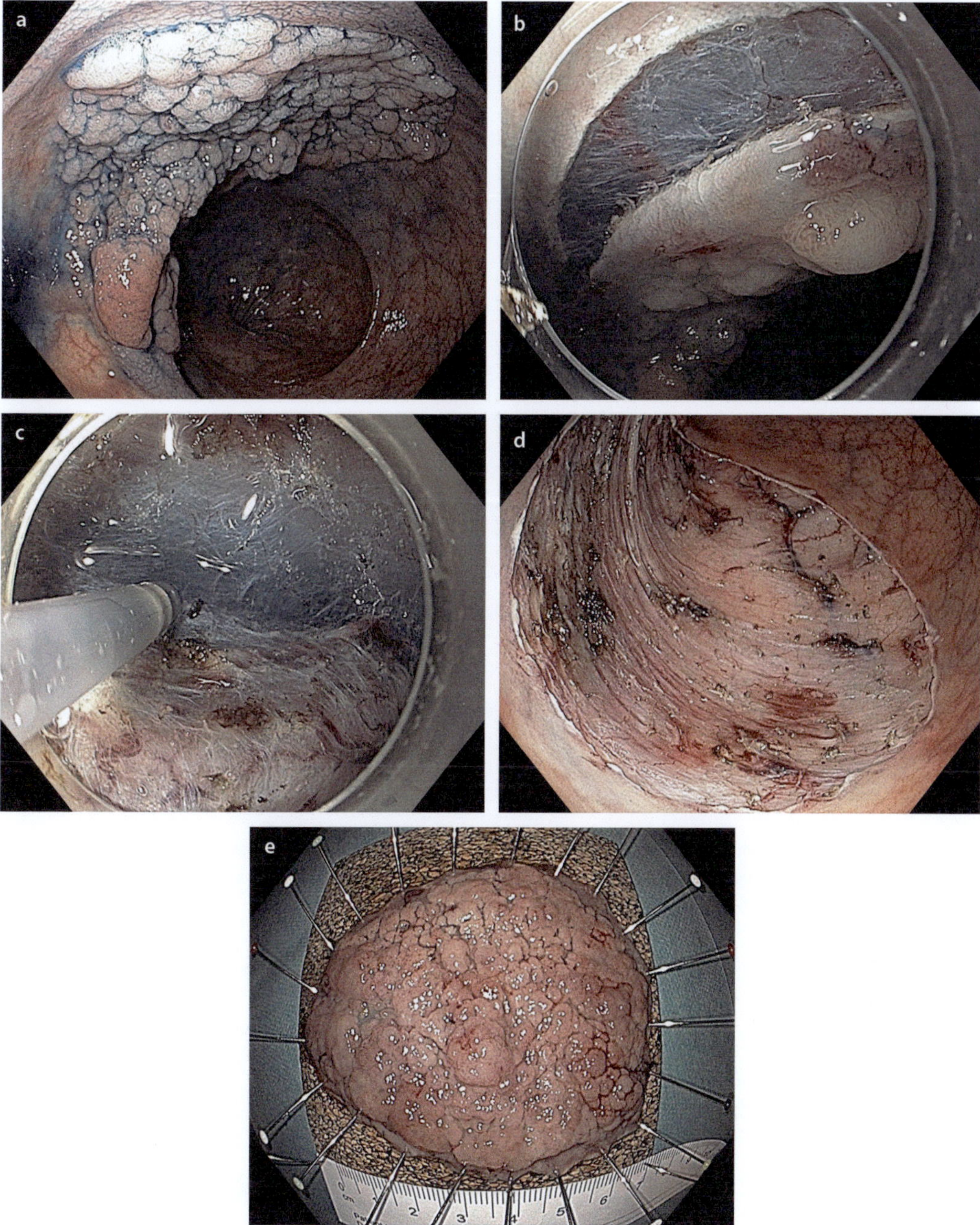

Abb. 5 Endoskopische Submukosadissektion (ESD). **a** LST-G („nodular mixed type") im proximalen Rektum (Durchmesser 70 mm). **b** Umschneidung (nach Unterspritzung mit Glycerol verdünnt mit Suprarenin 1:100.000). **c** Dissektion der Submukosa. **d** Resektionsulkus **e** Resektat auf Korkplatte aufgespannt (Histologie: Adenom mit hochgradiger intraepithelialer Neoplasie; R0)

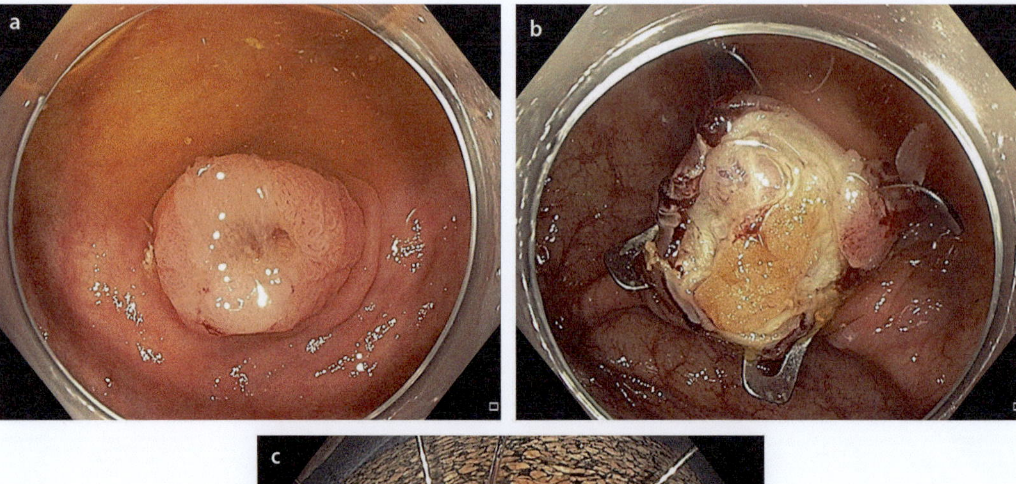

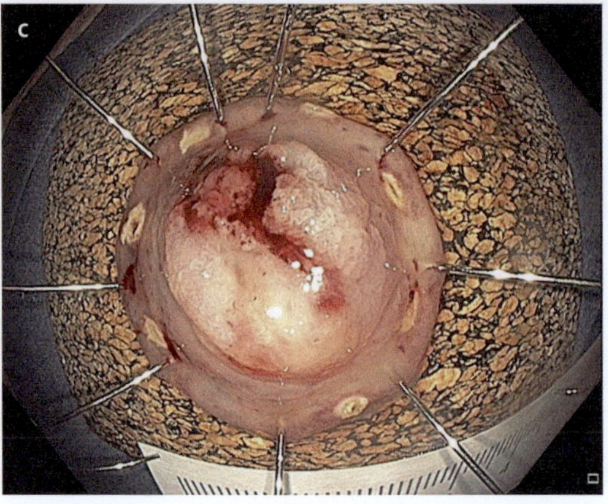

Abb. 6 a–c Endoskopische Vollwandresektion (EFTR). **a** Sessiles serratiertes Adenom (SSA) im Appendixabgang (anamnestisch Z. n. Appendektomie). **b** Resektionsareal nach Vollwandresektion. **c** Resektat auf Korkplatte aufgespannt (Histologie: SSA ohne Dysplasien)

imaging to identify the presence of submucosal invasion“ (Ferlitsch et al. 2017).

4.1 Dignitätsbeurteilung kolorektaler Neoplasien

Vor der Resektion bzw. zur Auswahl des optimalen Resektionsverfahrens sollten alle zur Verfügung stehenden diagnostischen Optionen ausgeschöpft werden, um die Dignität einer Läsion abzuschätzen.

Cave

Biopsien spiegeln die tatsächliche Histologie bzw. Dignität einer Läsion nur unzuverlässig wider.

In einer eigenen Analyse war bei 43 endoskopisch resezierten Rektumfrühkarzinomen das Karzinom nur in 5 Fällen (12 %) durch eine vorherige Biopsie gesichert. Bei 25 Läsionen (58 %) war das Karzinom morphologisch vermutet, aber bioptisch nicht zu beweisen und bei weiteren 13 (30 %) wurde die Karzinomdiagnose histologisch erst am Resektat bei mutmaßlich als benigne eingestuftem Adenom gestellt (Probst et al. 2017).

Praxistipp

Das Malignitätsrisiko einer Läsion muss folglich anhand morphologischer Kriterien eingeschätzt werden.

Als Läsionen mit Malignitätsrisiko gelten LST-G vom „nodular mixed type“ mit großen Knoten (>1 cm) und LST-NG vom „pseudodepressed type“. In einer eigenen Analyse von 300 flächigen Rektumpolypen lag der Anteil submukosainvasiver

Karzinome bei 0 % für homogene LST-G ohne größere Knoten, bei 18 % für LST-G mit größeren Knoten (>1 cm) und bei 73 % für LST-NG vom „pseudodepressed type" (Probst et al. 2017). Nach Beurteilung der Wachstumsform sollte eine Feinbeurteilung der Oberflächen- und Gefäßstruktur mittels klassischer Chromoendoskopie und/oder digitaler Strukturverstärkung erfolgen. Als Risikokriterium für eine oberflächliche Submukosainvasion gilt für NBI das Stadium 2B der JNET-Klassifikation. Läsionen mit morphologischem Malignitätsrisiko sind in ◘ Abb. 2 und 3c dargestellt. Ob eine tiefe Submukosainfiltration oder eine noch tiefere Invasion (>pT1) vorliegt und eine ER damit technisch unmöglich bzw. onkologisch sinnlos wird, kann neben der Morphologie auch anhand der Abhebung einer Läsion nach Unterspritzung beurteilt werden („lifting sign").

Cave

Eine komplett fehlende Abhebung (Non-Lifting) gilt bei nicht vorbehandelten Läsionen als Hinweis auf eine tiefe Submukosainfiltration. Die deutsche Leitlinie empfiehlt bei unvorbehandelten Non-Lifting-Läsionen die primäre chirurgische Resektion.

Besteht nach Abschluss der morphologischen Diagnostik der Verdacht auf eine maligne Entartung (Submukosainvasion), kommt eine EMR nur bei kleinen Läsionen infrage, die mittels EMR en bloc zu resezieren sind. Ist eine En-bloc-Resektion mittels EMR nicht oder nur fraglich gewährleistet, sollte eine ESD oder eine Vollwandresektion favorisiert werden. Wird eine Läsion anhand ihrer Morphologie als mutmaßlich benigne eingestuft, können die Nachteile der pEMR in Kauf genommen werden. In einer großen australischen Studie zur pEMR großer benigner Polypen wurden Rezidive bei 16 % bei der ersten Kontrolle nach 4 Monaten und bei zusätzlichen 4 % bei der zweiten Kontrolle nach 16 Monaten beschrieben. Die Rezidivläsionen waren in mehr als 90 % der Fälle erneut suffizient endoskopisch therapierbar, sodass im Langzeitverlauf 98 % der Patienten ohne chirurgische Resektion behandelt werden konnten (Moss et al. 2015). Die Ergebnisse zeigen neben der Effektivität der EMR auch die Relevanz endoskopischer Kontrolluntersuchungen. Eine mögliche Vorgehensweise zur endoskopischen Diagnostik und Wahl des Resektionsverfahrens ist in ◘ Abb. 7 dargestellt.

4.2 Vorgehen beim kolorektalen Frühkarzinom (pT1)

Die technische Machbarkeit und die onkologische Sinnhaftigkeit sind die beiden Grundvoraussetzungen für eine endoskopische Therapie eines maligne entarteten Kolonpolypen. Die onkologischen Resektionskriterien für kolorektale Frühkarzinome sind in der deutschen Leitlinie festgelegt (S3-Leitlinie Kolorektales Karzinom 2019). Neben einer histopathologisch dokumentierten R0-Situation muss eine Low-Risk-Histologie vorliegen (G1/G2; kein Lymphgefäßeinbruch). Zusätzlich darf eine tiefe Submukosainfiltration nicht vorliegen. Bei gestielten Polypen gilt die histologisch dokumentierte R0-Resektion an der Basis des Stiels als „low-risk". Bei flachen Läsionen muss die Submukosainfiltration am endoskopischen Resektat histopathologisch quantifiziert werden; das Überschreiten einer Submukosainvasionstiefe von mehr als 1000 µm gilt heute (noch) als High-Risk-Kriterium. Bei Nichterfüllung eines der genannten Kriterien besteht ein Risiko für Lymphknotenmetastasen, und entsprechend wird eine chirurgische Resektion inklusive Lymphknotendissektion empfohlen. Bei Erfüllung der Low-Risk-Kriterien wird die ER und die Durchführung endoskopischer Kontrollen nach 6 und 24 Monaten als ausreichend betrachtet. Die ESD ist der EMR hinsichtlich der En-bloc-Resektionsrate überlegen und sollte bei der ER frühmaligner Läsionen bevorzugt angewandt werden. In einer japanischen Studie lag die En-bloc-Resektionsrate der ESD bei 84 % gegenüber 33 % nach EMR. Die Perforationsrate war nach ESD mit 6,2 vs. 1,3 % erhöht; die Untersuchungsdauer war bei der EMR signifikant kürzer (29 vs. 108 min). Die Rezidivrate war nach ESD signifikant vermindert (2 vs. 14 %; Saito et al. 2010). Nichtasiatische Daten zur kolorektalen ESD sind spärlich. In einer initialen eigenen Studie zur Lernkurve

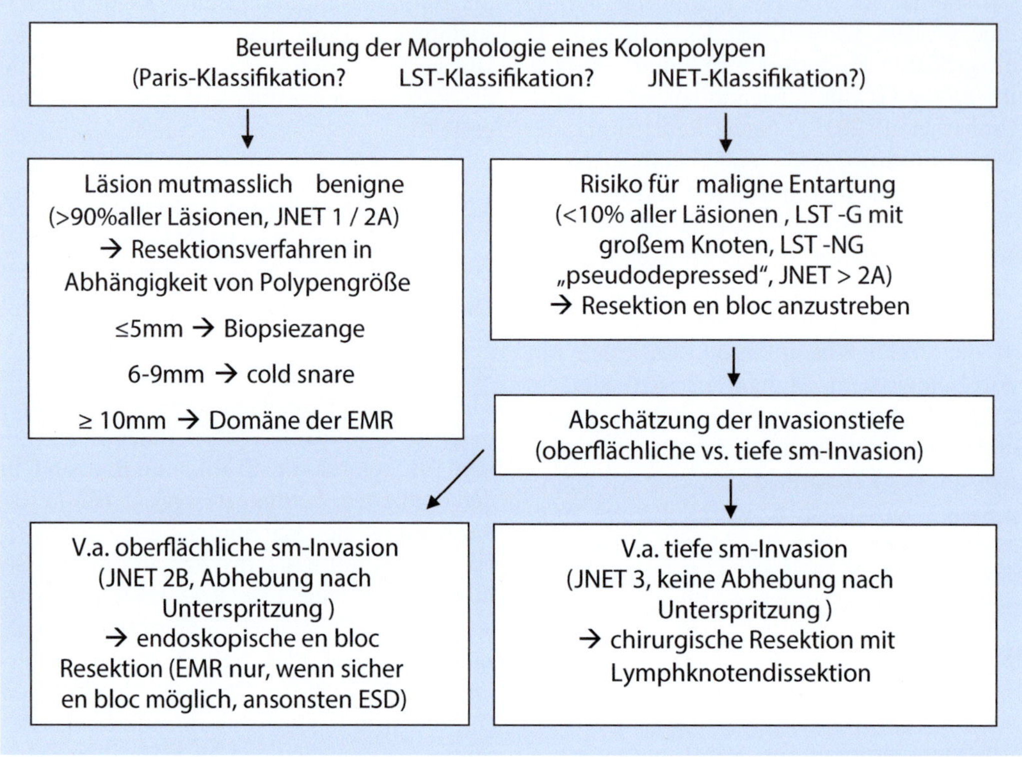

Abb. 7 Diagnostik und Wahl des Therapieverfahrens bei kolorektalen Polypen (*ESD* endoskopische Submukosadissektion, *EMR* endoskopische Mukosaresektion, *LST-G* Laterally Spreading Tumors Granular Type, *LST-NG* Laterally Spreading Tumors Nongranular Type, *sm-Invasion* Submukosainvasion)

bei überwiegend im Rektum gelegenen LSTs lag die En-bloc-Resektionsrate bei 81,6 % und die R0-Resektionsrate bei 69,7 %; nach 50 durchgeführten Resektionen verbesserten sich die Resektionsraten auf 96,2 % bzw. 84,5 %. Die Rezidivrate war erwartungsgemäß nach En-bloc-Resektion sehr gering (2,9 vs. 25 % nach Piecemeal-Resektion; Probst et al. 2012). Beim Rektumfrühkarzinom erreichten wir nach Überwindung der Lernkurve eine kurative Resektion bei 47,6 %. Hauptursache für nichtkurative Resektionen war eine Submukosainvasion >1000 µm. Bei keinem Patienten, der wegen alleiniger Überschreitung der 1000-µm-Grenze operiert wurde, waren Lymphknotenmetastasen nachweisbar (Probst et al. 2017). Hinsichtlich der 1000-µm-Grenze bestehen in den letzten Jahren vermehrt Hinweise, dass auch eine tiefere Submukosainvasion (bis 2000 µm) mit einem sehr geringen Lymphknotenmetastasenrisiko assoziiert ist, wenn ansonsten Low-Risk-Parameter vorliegen (G1/2, L0, V0, kein Tumorbudding; S3-Leitlinie Kolorektales Karzinom 2019; Yoshii et al. 2014). Hierzu bleiben weitere Daten abzuwarten.

Proximal des Rektums ist die ESD schwierig und weist aufgrund anatomischer Eigenschaften des Kolons (dünne Wand, Flexuren, Peristaltik) und aufgrund einer schwierigeren Gerätehandhabung ein erhöhtes Komplikationsrisiko auf. In einer kürzlich publizierten deutschen Studie wurden neben 63 Rektumpolypen auch 119 Läsionen oberhalb des Rektums mittels ESD reseziert. Die Komplikationsrate war hier akzeptabel (9,3 % Mikroperforationen mit endoskopischem Verschluss, 2,7 % verzögerte Blutungen, keine OP-pflichtige Komplikation). R0-Resektionsraten von 70,8 % bei Läsionen < 50 mm bzw. von 40,5 % bei Läsionen ≥ 50 mm können allerdings noch nicht als zufriedenstellend bezeichnet werden (Sauer et al. 2016). Prospektive randomisierte

Studien zum Vergleich von EMR und ESD liegen nicht vor.

Aktuell kann die ESD proximal des Rektums in Europa derzeit noch nicht als Standardverfahren angesehen werden.

Praxistipp

Bei frühmalignen oder malignomsuspekten Läsionen sollte die Durchführung einer ESD in einem Zentrum aber bereits heute erwogen werden, wenn eine Abtragung mittels EMR nicht en bloc erfolgen kann.

Die potenzielle Rolle der endoskopischen Vollwandresektion (EFTR) beim Frühkarzinom ist derzeit nicht ausreichend einzuschätzen. In der deutschen Multicenterstudie waren 29 Frühkarzinome eingeschlossen, wobei die Rate kurativer Resektionen bei 44,8 % lag (Schmidt et al. 2018). Bei kleinen Frühkarzinomen, nach inkompletter Resektion frühmaligner Läsionen oder aber bei fehlender chirurgischer Option (Komorbidität) kann die EFTR aber durchaus als Reserveverfahren erwogen werden. Das Risiko einer möglichen Tumorzelldissemination nach intraperitoneal wird kontrovers diskutiert (insbesondere bei unbeabsichtigter R1-Resektion). Bis zum Vorliegen weiterer Daten sollte ein derartiges potenzielles Risiko bei der Therapieentscheidung zur EFTR beim kolorektalen Frühkarzinom bedacht werden.

5 Komplikationen nach ER kolorektaler Polypen

5.1 Blutung

Die Blutung ist mit einer Häufigkeit von 1–4 % die häufigste Komplikation nach ER kolorektaler Polypen. In einer großen Studie beschrieben Albeniz et al. eine Blutungsrate von 3,7 % nach Abtragung flacher Polypen mit einem Durchmesser > 20 mm. Risikofaktoren waren ein Patientenalter ≥ 75 Jahre, ASA-Score III–IV, Aspirineinnahme, Lokalisation im rechten Hemikolon, Polypendurchmesser ≥ 40 mm sowie fehlender Clipverschluss der Abtragungsfläche (Albeniz et al. 2016). Während bzw. nach Beendigung der ER können Maßnahmen zur Blutungsprävention erwogen werden (Clipapplikation, Koagulation von Gefäßen mit der Spitze der verwendeten Diathermieschlinge oder einer Koagulationszange). Bei verzögerter Blutung werden überwiegend die endoskopische Injektionstherapie und Clipapplikation eingesetzt.

5.2 Perforation

Die Perforation ist die schwerwiegendste Komplikation der ER. In einer großen japanischen Studie betrug das Perforationsrisiko 0,17 % nach Polypektomie, 0,91 % nach EMR und 3,3 % nach ESD (Oka et al. 2010). Als Risikofaktoren gelten Eigenschaften des Polypen (Größe, Lage, Rezidiv), das Resektionsverfahren und insbesondere die Expertise des Endoskopikers. Von wesentlicher Bedeutung ist der Zeitpunkt der Perforation.

Praxistipp

Eine während der Intervention bemerkte Perforation kann meist endoskopisch durch Clipapplikation verschlossen werden.

In aller Regel kann dann unter konservativer Therapie mit intravenöser Flüssigkeitszufuhr, Antibiotikagabe und initialer Nahrungskarenz zunächst zugewartet werden. Engmaschige klinische Kontrollen unter stationären Bedingungen sind unabdingbar.

Problematisch sind verzögerte Perforationen, die nach einem postinterventionell beschwerdefreien Intervall symptomatisch werden. Ursächlich ist meist eine verzögerte Nekrose der durch Koagulation geschädigten Kolonwand. Eine umgehende radiologische Diagnostik (am sinnvollsten CT) zur Diagnosesicherung ist obligat. Bestätigt sich in der Computertomografie die Perforation, muss in aller Regel chirurgisch vorgegangen werden.

Prinzipiell muss das Vorgehen nach jeder Perforation interdisziplinär zwischen dem Endoskopiker und dem Viszeralchirurgen abgesprochen werden; eine umgehende Information des Viszeralchirurgen bereits während bzw. unmittelbar nach der Endoskopie ist anzustreben.

6 Nachsorge nach ER kolorektaler Polypen

Aufgrund des Rezidivrisikos nach Piecemeal-Resektion empfiehlt die aktuelle deutsche Leitlinie eine Kontrollendoskopie nach 2–6 Monaten. Bei sicher polypenfreiem Kolon werden Kontrollkoloskopien zur Erkennung metachroner Neoplasien empfohlen. Das Intervall hängt von der Ausgangssituation ab. Bei unauffälliger erster Vorsorgekoloskopie wird die Folgeuntersuchung nach 10 Jahren empfohlen. Nach Polypenresektion entscheiden Anzahl und Risikomorphologie der entfernten Polypen über das Kontrollintervall (5–10 Jahre bei 1–2 Low-Risk-Polypen, 3 Jahre bei 3–4 Polypen oder einem High-Risk-Polypen, < 3 Jahre bei ≥5 Polypen). Als High-Risk-Kriterien gelten ein Durchmesser ≥ 1 cm, eine villöse Histologie und eine schwere intraepitheliale Neoplasie (HGIEN). Nach kurativer ER kolorektaler Frühkarzinome wird eine endoskopische Kontrolle der Abtragungsstelle nach 6 Monaten und eine komplette Koloskopie nach 3 Jahren empfohlen (S3-Leitlinie Kolorektales Karzinom 2019).

Literatur

Albeniz E, Fraile M, Ibanez B et al (2016) A scoring system to determine risk of delayed bleeding after endoscopic mucosal resection of large colorectal lesions. Clin Gastroenterol Hepatol 14:1140–1147

Ferlitsch M, Moss A, Hassan C et al (2017) Colorectal polypectomy and endoscopic mucosal resection (EMR): European society of gastrointestinal endoscopy (ESGE) clinical guideline. Endoscopy 49:270–297

Kudo S, Tamura S, Nakajima T et al (1996) Diagnosis of colorectal tumorous lesions by magnifying endoscopy. Gastrointest Endosc 44:8–14

Lambert R for the Endoscopic Classification Review Group (2005) Update on the Paris classification of superficial neoplastic lesions in the digestive tract. Endoscopy 37:570–578

Leitlinienprogramm Onkologie (Deutsche Krebsgesellschaft, Deutsche Krebshilfe, AWMF). S3-Leitlinie Kolorektales Karzinom, Langversion 2.1, 2019, AWMF Registrierungsnummer: 021/007OL, Abgerufen am 08.08.2019: ▶ https://www.leitlinienprogramm-onkologie.de/leitlinien/kolorektales-karzinom/

Moss A, Williams SJ, Hourigan LF et al (2015) Long-term adenoma recurrence following wide-field endoscopic mucosal resection (WF-EMR) for advanced colonic mucosal neoplasia is infrequent: results and risk factors in 1000 cases from the Australian colonic EMR (ACE) study. Gut 64:57–65

Oka S, Tanaka S, Kanao H et al (2010) Current status in the occurrence of postoperative bleeding, perforation and residual/local recurrence during colonoscopic treatment in Japan. Dig Endosc 22:376–380

Probst A, Golger D, Anthuber M et al (2012) Endoscopic submucosal dissection in large sessile lesions of the rectosigmoid: learning curve in a European center. Endoscopy 44:660–667

Probst A, Ebigbo A, Märkl B et al (2017) Endoscopic submucosal dissection for early rectal neoplasia: experience from a European center. Endoscopy 49:222–232

Sano Y, Tanaka S, Kudo SE et al (2016) NBI magnifying endoscopic classification of colorectal tumors proposed by the Japan NBI expert team (JNET). Dig Endosc 28:526–533

Saito Y, Fukuzawa M, Matsuda T et al (2010) Clinical outcome of endoscopic submucosal dissection versus endoscopic mucosal resection of large colorectal tumors as determined by curative resection. Surg Endosc 24:343–352

Sauer M, Hildenbrand R, Oyama T et al (2016) Endoscopic submucosal dissection for flat or sessile colorectal neoplasia >20 mm: a European single-center series of 182 cases. Endosc Int Open 4:E895–E900. ▶ https://doi.org/10.1055/s-0042-111204

Schmidt A, Beyna T, Schumacher B et al (2018) Colonoscopic full-thickness resection using an over-the-scope device: a prospective multicentre study in various indications. Gut 67:1280–1289

Uraoka T, Saito Y, Matsuda T et al (2006) Endoscopic indications for endoscopic mucosal resection of laterally spreading tumors in the colorectum. Gut 55:1592–1597

Yoshii S, Nojima M, Nosho K et al (2014) Factors associated with risk for colorectal cancer recurrence after endoscopic resection of T1 tumors. Clin Gastroenterol Hepatol 12:292–302

Chirurgisches Vorgehen bei nichtabtragbaren Polypen des Kolons

Norbert Runkel

Inhaltsverzeichnis

S. Benz et al. (Hrsg.), *Chirurgie des Kolonkarzinoms*,
https://doi.org/10.1007/978-3-662-60453-3_7

Die endoskopische Abtragung von Kolonpolypen mittels Schlingenpolypektomie, Mukosaresektion oder Submukosadissektion ist Therapie der Wahl. Die chirurgische Resektion ist nur noch bei nichtabtragbaren Polypen indiziert. Limitierte Resektionen sind dann ausreichend und erfolgen auf laparoskopische Weise. Besteht der endoskopische Verdacht auf Invasivität eines malignen Polypen (fehlender Abhebung des Polypen nach Unterspritzung), ist die primäre radikalonkologische Resektion angezeigt. Die vollständige Abtragung von Low-Risk-T1-Karzionomen ist kurativ, allerdings sollte bei High-Risk-T1-Karzinomen die onkologische Nachresektion erfolgen.

1 Einführung

Seit mehr als 10 Jahren gehört die Screening-Koloskopie zum Vorsorgeprogramm der Krankenkassen und Krankenversicherungen. Mit zunehmender Akzeptanz durch die Bevölkerung verschieben sich die diagnostizierten Karzinome in frühere Stadien oder in deren polypöse Vorstadien (◘ Abb. 1). Das Ziel der Dickdarmspiegelung ist nicht nur ein diagnostisches, sondern auch ein therapeutisches, denn alle entdeckten Adenome sollen bei Diagnosestellung endoskopisch vollständig entfernt, – ggf. in Teilstücken („piecemeal") – geborgen und histopathologisch begutachtet werden. Das gelingt recht erfolgreich. Ein Qualitätsindikator der Vorsorgeuntersuchung ist die Anzahl geborgener Polypen. Bei Screening-Koloskopien werden in ca. 20 % der Untersuchungen Adenome gefunden.

In den letzten Jahren wurden aufgrund molekulargenetischer Befunde neben der klassischen Adenom-Karzinom-Sequenz weitere Pfade der Karzinomentwicklung entdeckt: zum einen der sog. serratierte Karzinogeneseweg, als dessen Vorläuferläsion die seit 2010 bekannte Entität des sessilen serratierten Adenoms betrachtet wird, zum anderen ein „Mischtyp", dessen Vorläuferläsionen das traditionelle serratierte Adenom oder villöse Adenome sein können. Der serratierte Weg der Karzinomentstehung verläuft schneller, was für das Vorsorgeprogramm relevant ist. Hyperplastische Polypen gehören formal zu den nichtneoplastischen Läsionen.

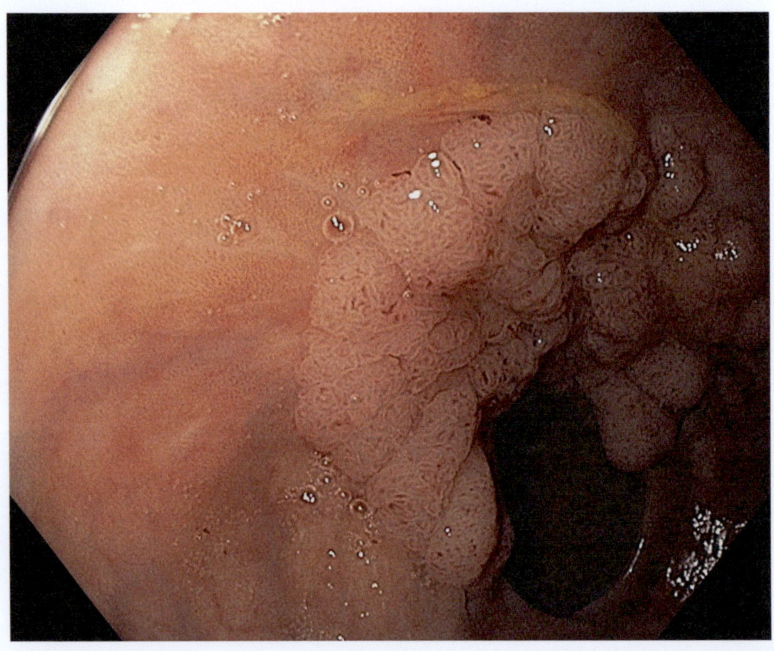

◘ **Abb. 1** Semizirkuläres Adenom

Serratierte Adenome

- **Sessile serratierte Adenome** sind typischerweise >5 mm, flach erhaben und liegen im rechtsseitigen Kolon. Endoskopisch sind sie schwierig zu erkennen. Eine aufgelagerte Schleimschicht grenzt sie von der Umgebung ab (sog. Schleimkappe). Sie sind eine wesentliche Ursache der sog. Intervallkarzinome. Sie sind eine Vorläuferläsion der serratierten Karzinogenese.
- **Traditionelle serratierte Adenome** ragen polypoid in das Darmlumen hinein. Sie verbinden die sägezahnartige Architektur hyperplastischer Polypen mit der intraepithelialen Neoplasie klassischen Adenome. Sie machen etwa 1 % aller kolorektalen Adenome aus und sind ganz überwiegend im linken Kolon lokalisiert.
- **Gemischter Polyp:** Als gemischte Polypen wird eine heterogene Gruppe von Läsionen bezeichnet, die Anteile serratierter Adenome, hyperplastischer Polypen und tubulärer, tubulo-villöser oder villöser Adenomen enthalten.

Endoskopische Abtragungstechniken

- Zangen- versus Schlingenabtragung kleiner Polypen bis 5 mm
- Polypektomie mit der Schlinge bei Polypen >5 mm
- Endoskopische Mukosaresektion (EMR)
- Endoskopische Submukosadissektion (ESD)
- Endoskopische Vollwandresektion (EFTR)

2 Endoskopische Techniken

Die S3-Leitlinie empfiehlt für Polypen > 5 mm die Schlingenabtragung. Gestielte Polypen und flache Läsionen mit einem Durchmesser bis 2 cm können mit der Schlinge „en bloc" erfasst werden (S3-Leitlinie Kolorektales Karzinom 2019). Bei flachen Adenomen erfolgt die Resektion mittels endoskopischer Mukosaresektion (EMR) nach vorheriger Unterspritzung mit der Schlinge. Für größere Polypen kann die Schlingenabtragung nur als Resektion in mehreren Teilen („piecemeal") erfolgen. Ihr Nachteil besteht im Risiko einer inkompletten Resektion und der hohen Adenomrezidivrate bis 50 %. Mit der neuen Technik der endoskopischen Submukosadissektion (ESD) können auch große Läsionen endoskopisch in einem Stück reseziert werden. Die Resektion erfolgt bei der ESD nicht mit der Schlinge, sondern mit Messern, mit denen die abzutragende Läsion zunächst umschnitten und dann innerhalb der Submukosa von der tieferen Kolonwand abpräpariert wird. Die ESD ist technisch schwierig, zeitaufwendig und komplikationsreicher als die EMR, die in den deutschen Leitlinien als Standardmethode gilt.

3 Ergebnisse der endoskopischen Abtragung

Die neuere Literatur beschreibt in Abhängigkeit von der Expertise des Endoskopikers hohe technische Erfolgsraten der EMR großer Polypen > 3 cm von 70–100 %. Die Rate an Piecemeal-Resektionen liegt über 70 % und die Rezidivrate innerhalb von 12 Monaten bei bis zu 25 %. Auch die Rezidive nach Piecemeal-Resektion sind nahezu immer endoskopisch therapierbar. Die Größe des entfernten Polypen, der histologische Adenomtyp und der Schweregrad der transepithelialen Neoplasie bestimmen die Höhe des Risikos für Lokalrezidive und metachroner Polypen. Im Vergleich zur EMR zeichnet sich die ESD durch eine mögliche En-bloc-Resektion auch sehr großer Läsionen und eine hierdurch bedingte deutlich Verminderung der Rezidivrate auf unter 10 % aus, wie asiatische Publikationen beweisen.

Blutung und Perforation sind die Hauptkomplikationen. Die Blutungen während der Intervention kommen bei der EMR in etwa 10 % der Fälle vor. Sie sind, wie auch die verzögerten Blutungen im Intervall, deren Rate

Tab. 1 Komplexitäts-Score (Schwierigkeitsgrad) der Polypenabtragung nach Gupta et al. (2013)

Faktor	Benchmark	Punkte
Größe	<1 cm	1
	1–1,9 cm	3
	2–2,9 cm	5
	3–3,9 cm	7
	>4 cm	9
Morphologie	Gestielt	1
	Breitbasig	2
	Flach	3
Lokalisation	Linkes Kolon	1
	Rechtes Kolon	2
Zugang	Leicht	1
	Schwer	3
Score (Gesamtzahl)	**Level 1** **Level 2** **Level 3** **Level 4**	**4–5** **6–9** **10–12** **>12**

bis 5 % beträgt, praktisch alle endoskopisch therapierbar. Die Perforationsraten bei EMR großer Polypen liegen unter 2 %. Bei beobachteter Perforation sollte immer der Versuch eines endoskopischen Verschlusses mittels Clipping angestrebt werden. Gelingt dies, kann die ansonsten in der Regel unumgängliche chirurgische Intervention oft vermieden werden. Das Postpolypektomiesyndrom, eine lokale Entzündungsreaktion wie bei gedeckter Perforation, das in bis zu 5 % der Fälle beobachtet wird, kann in aller Regel konservativ mit Antibiotika, Analgetika und initialer Nahrungskarenz sowie unter engmaschiger klinischer Kontrolle kuriert werden. Das Perforationsrisiko steigt bei ESD auf etwa 10 % an.

3.1 Limitationen der endoskopischen Resektion

Nicht alle Kolonadenome sind endoskopisch abtragbar, insbesondere bei ungünstiger Lokalisation wie z. B. am Appendixostium oder an der Innenseite der Kolonflexuren. Ein anderer limitierender Faktor ist die Adenomgröße. Ist die Abtragung auch in einem endoskopischen Zentrum technisch zweifelhaft oder nur in mehreren Koloskopiesitzungen erreichbar, sollte die Alternative der primär chirurgischen Resektion mit dem Patienten besprochen werden inklusive der Erläuterung der Erfolgs- und Komplikationsraten beider Verfahren. Die Grenzen der Endoskopie sind nicht starr und letztlich von der Expertise und der Selbsteinschätzung des Endoskopikers abhängig.

Ein Score des Schwierigkeitsgrads der Abtragung wurde in England entwickelt (Tab. 1; Gupta et al. 2013). Wenig komplexe Polypen der Stufen 1 und 2 sollten von allen Endoskopikern während der Routine-Koloskopie entfernbar sein, während Polypen der Stufe 3 von ausgewiesenen Experten therapiert werden sollten. Polypen der Stufe 4 gelten als hoch komplex und wurden traditionell chirurgisch behandelt. Sie sollten aber, so die Empfehlung, vor einer Operation in einem endoskopischen Zentrum vorgestellt werden.

Da das Primat in der Behandlung der Kolonpolypen nun beim Endoskopiker liegt, stellt dieser letztlich die Nicht-Abtragbarkeit fest und leitet den Patienten dann an den Chirurgen weiter. Das Dickdarm-Polypen-Management ist ein gutes Beispiel für die Entwicklung in der modernen Medizin: die zunehmende Invasivität der nichtchirurgischen Methoden und die abnehmende (minimale) Invasivität der chirurgischen Methoden. Manches, was endoskopisch überaus lange dauert, könnte in kürzester Zeit laparoskopisch und effektiver erledigt werden.

Die zeitlichen und strukturellen Ressourcen im ambulanten Bereich sind allerdings begrenzt und lassen in der täglichen Praxis nicht immer alle endoskopischen Optionen zu. Dann muss die therapeutische Koloskopie unter stationären Bedingungen wiederholt werden. Ein solches Szenario ist bei patienteneigenen Risikofaktoren wie z. B. Antikoagulation oder chronische obstruktive

Lungenerkrankung (COPD) vorstellbar. Eine endoskopische Polypabtragung ist auch dann unter stationären Bedingungen empfehlenswert, wenn diese technisch als risikogefährdet bezüglich Nachblutung oder Perforation eingeschätzt wird. Dann ist nicht nur eine technisch adäquat ausgestattete Endoskopie-Einheit essenziell, sondern auch das Back-up durch einen laparoskopischen kolorektalen Chirurgen.

Die wichtigste Limitation ist das infiltrierende Karzinom. Die S3-Leitlinie empfiehlt bei fehlender Abhebung des Polypen nach Unterspritzung die chirurgische Resektion, denn bei nicht vorbehandelten Läsionen deutet ein Non-Lifting-Sign auf eine maligne Transformation mit Infiltration tieferer Wandschichten hin, während es nach vorausgegangener Intervention durchaus ein Vernarbungsprozess sein kann. Bei der Piecemeal-EMR großer flacher Läsionen kann ein fokales Non-Lifting erst während der Resektion erkennbar werden. Spätestens dann sollte die Endoskopie beendet und die chirurgische Resektion indiziert werden.

4 Rolle der Endoskopie bei Malignität

Unter bestimmten Voraussetzungen ist die endoskopische Resektion auch beim maligne entarteten Adenom möglich und onkologisch ausreichend. Neben einer histopathologisch dokumentierten R0-Situation muss dafür eine „Low-Risk-Histologie" vorliegen (G1/G2-Läsionen ohne Lymphgefäßeinbruch). Bei sessilen Polypen darf die histologisch gemessene Submukosainfiltration 1000 µm nicht überschreiten. Bei Nichterfüllung der genannten Kriterien muss wegen des relevanten Risikos für Lymphknotenmetastasen eine chirurgische Krebsresektion erfolgen. Erschwert kann die Entscheidung sein, wenn das T1-Karzinom in Piecemeal-Technik makroskopisch vollständig abgetragen wurde, aber vom Pathologen nicht sicher als R0 klassifiziert werden kann. In dieser Situation sollte man dem Patienten eine chirurgische Nachresektion empfehlen.

5 Rolle der Chirurgie

Die Rolle der Chirurgie bei gutartigen Kolonläsionen ist in den letzten Jahren deutlich in den Hintergrund getreten. Idealerweise wird der Einsatz der Methoden in einem Darmkrebszentrum interdisziplinär zwischen Endoskopiker und Chirurgen fallbezogen und patientenzentriert besprochen. Konsens besteht für die primäre chirurgische Resektion maligner Polypen und für die Nachresektion von abgetragenen pT1-Karzinomen mit „high-risk" (G3, G4, und/oder Lymphgefäßeinbrüche [L1], R0). Zur Beurteilung der High-Risk-Situation wird zunehmend die Invasionsfront herangezogen. Beim Tumor-Budding handelt es sich um einzelne Tumorzellen oder auch Tumorzellaggregate an der Invasionsfront, die zumeist schlecht differenziert sind und stammzellähnliche Eigenschaften aufweisen.

Der Malignomverdacht bestimmt das Ausmaß der Resektion, weshalb repräsentative Biopsien vor dem Eingriff entnommen und vom Pathologen begutachtet sein sollen. Auf die präoperative Histologie kann nur im Notfall verzichtet werden, wenn die Operation wegen einer Perforation, die im Rahmen der Koloskopie entstand, durchgeführt werden muss. In einer solchen Situation muss der Chirurg das Karzinomrisiko abschätzen und, wenn es die Umstände erlauben, ggf. im Notfall nach den Regeln der radikalen Tumorchirurgie vorgehen. Voraussetzung dafür ist der Ausschluss einer Sepsis oder einer fortgeschrittenen Peritonitis und die Expertise des Chirurgen. Grundsätzlich muss der Chirurg gegenüber dem histologischen Ergebnis der Biopsien kritisch eingestellt bleiben und sich vergegenwärtigen, dass diese letztlich doch nicht repräsentativ sein könnten, insbesondere dann, wenn das Adenom nicht vollständig abgetragen werden konnte. Die Größe des Adenoms ist neben dem makroskopischen Aspekt ein brauchbarer Hinweis für dessen malignes Potenzial. Das Krebsrisiko steigt mit zunehmender Polypengröße an. Bei Polypen < 2 cm ist das Risiko noch sehr klein. Es steigt aber auf 5 % bei einer Polypengröße von 2-5 cm und auf 20 % bei Polypen > 5 cm.

Weitere Kriterien zur Beurteilung des makroskopischen Bildes einer neoplastischen Läsion sind die Paris- und die JNET-Klassifikation (Kap. „Endoskopische Resektion von prä- und frühmalignen Läsionen des Kolons").

Praxistipp

Bei relevantem Malignomverdacht sollte eine onkologische Operation erfolgen.

Der Endoskopiker sollte den nicht abtragbaren Polypen für den Chirurgen mittels intramuraler Tuscheinjektion (4-Quadranten-Markierung auf Höhe des Adenoms) markieren, wodurch eine sichere Lokalisation bei der Laparoskopie ermöglicht wird, denn die alleinige Abschätzung der Lokalisation bei der Endoskopie kann fehlerhaft sein. Ggf. muss die Markierung unmittelbar vor der Operation nachgeholt werden. Idealerweise sollte der Zeitabstand so groß sein, dass das Kolon auch bei CO_2-Verwendung bei der Operation nicht mehr gebläht ist. Eine Clipmarkierung vor radiologischer Bildgebung kann hilfreich sein, da dann der Bereich zielgerichtet angegangen werden kann.

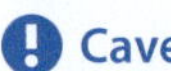 **Cave**

Vor einer chirurgischen Intervention sollen Polypen tuschemarkiert werden.

Allgemein wird kein bestimmtes Zeitintervall zwischen endoskopischer Diagnose und operativer Therapie gefordert – mit Ausnahme des chirurgischen Notfalls bei Darmperforation. Im Idealfall wäre der Patient schon vor der Endoskopie prämediziert und aufgeklärt worden und könnte dann unmittelbar nach einer fehlgeschlagenen Koloskopie operiert werden. Diese Situation liegt aus logistischen Gründen nur ausnahmsweise vor. In der Regel wird der Patient dem Chirurgen erst nach der Darmspiegelung und nach Erhalt der Histologie vorgestellt, sodass die Operation elektiv erfolgt. Die Tuschemarkierung muss ggf. bei einem Intervall von mehr als 2 Wochen wiederholt werden.

6 Operationstechnik

Beim chirurgischen Polypen-Management kommen vorzugsweise laparoskopische Techniken zur Anwendung. Selbst bei Voroperation ist zunächst die diagnostische Laparoskopie zur Bewertung der Operabilität angezeigt. Nur selten zwingen Adhäsionen zur Konversion. Die Laparoskopiequote liegt bei Polypen deshalb bei annähernd 100 %. Dies gilt auch für die Notfallsituation, denn in der Regel wird die iatrogene Perforation früh entdeckt. Selbst bei fortgeschrittener Peritonitis sollte, wenn es die assoziierte Darmparalyse erlaubt, die Laparoskopie zum Einsatz kommen, mit der das gesamte Abdomen optimal gespült und die Perforationsstelle verschlossen werden kann. Auf eine radikale Resektion wird im Sinne des „Damage-Control-Konzepts" im Notfall meist verzichtet. Ist aber eine Übernähung technisch nicht möglich oder insuffizienzgefährdet, kann die Perforationsstelle vorverlagert werden. Ggf. kann dies nach Segmentresektion als Splitstoma, als Anastomosenstoma oder in Form einer Diskontinuitätsresektion mit endständigem Stoma (Hartmann-Operation) erfolgen. Die radikale Nachresektion erfolgt dann als zweiter Schritt.

Eine weitere Indikation zur Laparoskopie sehen einige Autoren in der Anwendung von Rendezvous-Verfahren, um operativ für die alleinige koloskopische Polypektomie das Kolon besser exponieren und kontrollieren zu können. Umgekehrt kann die Endoskopie der Laparoskopie assistieren, z. B. bei der endoskopisch assistierten Wedge-Resektion, der endoskopisch assistierten transluminalen Resektion und der endoskopisch assistierten Segmentresektion. Die Rendezvous-Verfahren bleiben in der täglichen Routine Ausnahmeindikationen vorbehalten.

7 Resektionsausmaß

Bei nichtabtragbaren, wahrscheinlich gutartigen Polypen kann das Resektionsausmaß und damit das perioperative Risiko limitiert werden. Daher sollte in der Elektivsituation das Risiko eines invasiven Karzinoms anhand der Paris- bzw. der JNET-Klassifikation eingeschätzt werden. Beim bioptischen Nachweis von HGIEN oder höhergradigen makroskopischen Läsionen (Typ II, III der Paris-Klassifikation bzw. T2b und 3 nach JNET-Klassifikation) sollte eine lokale bzw. limitierte Resektion sehr kritisch gesehen werden. Liegen niedriggradige mikro- und makroskopische Befunde vor, können eine Wedge-Resektion insbesondere im Caecum bzw. am Appendixabgang oder eine Segmentresektion mit knapper Mesokolon-Resektion erfolgen.

Praxistipp

Ein limitiertes Resektionsausmaß bei nichtabtragbaren Polypen ist möglich bei LGIEN in Kombination mit niedriggradiger Makroskopie (Typ I der Paris-Klassifikation bzw. T1–T2a nach JNET-Klassifikation).

Anders als beim Rektumkarzinom, dessen T- und N-Kategorien mittels Endosonografie und MR prätherapeutisch bestimmt werden können, sodass die Therapie stadienadaptiert ist, gibt es kein vergleichbares Staging des Kolonkarzinoms. Die komplette mesokolische Exzision (CME) ist deshalb die Standardtherapie für alle invasiven nichtmetastasierten Karzinome. Die Durchtrennung der zentralen Arterien definiert das Ausmaß der Darmresektion. Diese Erkenntnis liegt dem onkologischen Konzept der CME zugrunde. Ein jüngeres Patientenalter stellt per se keine Indikation zur erweiterten Resektion dar.

Im Falle eines endoskopisch abgetragenen High-Risk-T1-Karzinoms empfiehlt die deutsche Leitlinie eine radikal-chirurgische Resektion. In bis zu 20 % der Fälle liegen bereits Lymphknotenmetastasen vor. Die segmentale Resektion mit regionaler, nichtradikulärer Lymphadenektomie resultiert in einer geringeren Zahl entnommener Lymphknoten, sodass prinzipiell ein „Understaging“ möglich ist. Allerdings beträgt die Zahl krebsbefallener Lymphknoten im T1-Stadium im Mittel etwa 2. Bisher konnte kein Einfluss der Anzahl entnommener Lymphknoten im Tumorstadium I nachgewiesen werden, und weiterhin konnte bisher kein Überlebensvorteil durch die radikuläre Resektion erreicht werden, sodass die segmentale Resektion mit begrenzter Lymphadenektomie als Therapiealternative bei Risikopatienten und Risikosituationen in Betracht gezogen werden kann.

Eine seltene Situation ist die Notfallresektion bei iatrogener Perforation im Rahmen der Endoskopie bei malignem Polypen. International konnte kürzlich ein Konsensus darüber herbeigeführt werden, dass bei Lokalisation der Perforation im Tumor selbst eine onkologische Resektion mit oder ohne Anastomose erfolgen sollte, während bei Perforation im prästenotischen Darm proximal des Tumors eine erweiterte onkologische Resektion ggf. als Kolektomie durchgeführt werden sollte (Pisano et al. 2018).

Zum Zeitpunkt der Diagnosestellung der iatrogenen Darmperforation liegt das endgültige histologische Ergebnis noch nicht vor, sodass eine limitierte Resektion situationsgerecht bevorzugt werden kann, die ggf. später aus onkologischen Gründen komplettiert werden muss. Eine notfallmäßige CME ist dann gerechtfertigt, wenn die Karzinomdiagnose schon vor der Endoskopie gesichert wurde. Liegt die Perforationsstelle außerhalb der Abtragungsstelle – typischerweise im Sigma oder der linken Flexur –, sollte im Notfall nur die Perforationsstelle versorgt werden.

8 Ergebnisse

Die Resektion von nichtabtragbaren Darmpolypen gelingt mit der laparoskopischen Technik in über 95 % der Fälle. Die Raten insbesondere schwerwiegender Komplikationen sind vertretbar. Die Gesamtmorbidität liegt unter 20 %, die Anastomoseninsuffizienzrate deutlich unter 5 % und die Letalität unter 1 %. Die Prognose nach kurativer Resektion maligner Polypen ist exzellent.

Literatur

Gupta S, Miskovic D, Bhandari P et al (2013) A novel method for determining the difficulty of colonoscopic polypectomy. Frontline Gastroenterol 4(4):244–248

Pisano M, Zorcolo L, Merli C et al (2018) 2017 WSES guidelines on colon and rectal cancer emergencies: obstruction and perforation. World J Emerg Surg 13:36. ► https://doi.org/10.1186/s13017-018-0192-3

S3-Leitlinie Kolorektales Karzinom. Kurzversion 2.1–Januar 2019 AWMF-Registernummer: 021/007OL. ► https://www.awmf.org/uploads/tx_szleitlinien/021-007OLk_S3_Kolorektales-Karzinom-KRK_2019-01.pdf

Evidenz für das Resektionsausmaß der kompletten mesokolischen Exzision (CME)

Christoph Wullstein

Inhaltsverzeichnis

S. Benz et al. (Hrsg.), *Chirurgie des Kolonkarzinoms*,
https://doi.org/10.1007/978-3-662-60453-3_8

Seit Einführung der kompletten mesokolischen Exzision (CME) besteht aufgrund der initialen exzellenten Langzeitergebnisse die Hoffnung, durch die CME das onkologische Outcome der radikalen Operation beim Kolonkarzinom zu verbessern. Das folgende Kapitel beschreibt die aktuelle Evidenz für das Resektionsausmaß und fasst die bisher publizierten Arbeiten in Hinblick auf die onkologischen Ergebnisse und die Morbidität zusammen. Mit wachsender Evidenz führt die CME zu einer Reduktion der Rezidivraten und einer Verbesserung der onkologischen Langzeitergebnisse. Allerdings scheint eine Erhöhung der perioperativen Morbidität möglich, die in die Gesamtbewertung der CME miteinbezogen werden muss.

1 Einführung

Das Konzept der kompletten mesokolischen Exzision wurde 2009 durch Hohenberger definiert (Hohenberger et al. 2009) und findet zunehmend Anerkennung und Verbreitung in der Chirurgie des Kolonkarzinoms. Auch die deutsche S3-Leitlinie zur Behandlung des kolorektalen Karzinoms empfiehlt bereits seit 2013, dass die chirurgische Therapie des Kolonkarzinoms die komplette mesokolische Exzision beinhalten sollte (S3-Leitlinie zur Behandlung des kolorektalen Karzinoms 2013, aktuell 2019).

Bereits 1909 wiesen Jamieson und Dobson darauf hin, dass eine Operation wegen eines Kolonkarzinoms nicht als vollständig bezeichnet werden dürfte, wenn nicht die zugehörigen Lymphknoten mitentfernt worden seien (Jamieson und Dobson 1909). Jamieson und Dobson betonten in ihrer Arbeit, dass auch zentral der Gefäßrandarkade des Kolons Lymphknoten vorhanden sind und sich diese entlang der Hauptgefäße nach zentral fortsetzen. Damit wiesen sie schon damals in Richtung der heute als D2 und D3 bezeichneten Lymphknotenstationen.

Das Konzept einer schichtgerechten Operation am Kolon mit systematischer En-bloc-Resektion der zugehörigen Lymphknoten hatte sein Vorbild in der durch Heald et al. (1982) eingeführten totalen mesorektalen Exzision (TME) für das Rektumkarzinom. Diese Standardisierung der Chirurgie des Rektumkarzinoms führte zu einer weltweiten Verbesserung der Ergebnisse der Rektumresektionen beim Rektumkarzinom (Heald et al. 1982; Heald und Ryall 1986). Die Grundprinzipien der schichtgerechten Präparation bei der Lymphadenektomie und der hohen Gefäßligatur bei der TME wurden von Hohnberger auf das Kolon übertragen und mit dem Begriff komplette mesokolische Exzision (CME) bezeichnet. Etwa zeitgleich zeigten West et al. (2008) eine Verschlechterung des Langzeitüberlebens bei pathologischem Nachweis von Verletzungen der mesokolischen Anteile des Operationspräparates. Bei tiefen Verletzungen des Mesokolons im Rahmen einer onkologischen Resektion verkürzte sich in dieser Arbeit das 5-Jahres-Überleben um ca. 15 % gegenüber den Patienten mit einer schichtgerechten Präparation mit unverletztem Mesokolon (West 2008).

2003 publizierte Bokey seine Operationstechnik, die der später CME genannten Technik sehr nah kommt. Bokey beschrieb eine schichtgerechte Mobilisierung des Mesokolons in der gut zu erkennenden retroperitonealen „Fusionsfaszie" und betonte die Bedeutung der Intaktheit dieser Faszie. Er zeigte, dass sich das 5-Jahres-Überleben von 48,1 % vor Einführung dieser standardisierten Operationstechnik auf 63,7 % nach Einführung dieser Standardisierung erhöhte (Bokey et al. 2003). In der Bewertung dieser Arbeit muss kritisch angemerkt werden, dass es sich um jeweils sehr lange Beobachtungszeiträume der beiden konsekutiven Gruppen handelt, in der Ära vor der Standardisierung von 1971 bis 1980, nach Standardisierung von 1980 bis 1995, sodass es nicht unwahrscheinlich ist, dass auch nicht-operationstechnische Faktoren zu einer Verbesserung der 5-Jahres-Überlebensrate beigetragen haben können.

Der Begriff komplette mesokolische Exzision besteht macht in Hinblick auf die Operationstechnik drei Aspekte deutlich (Søndenaa et al. 2014):

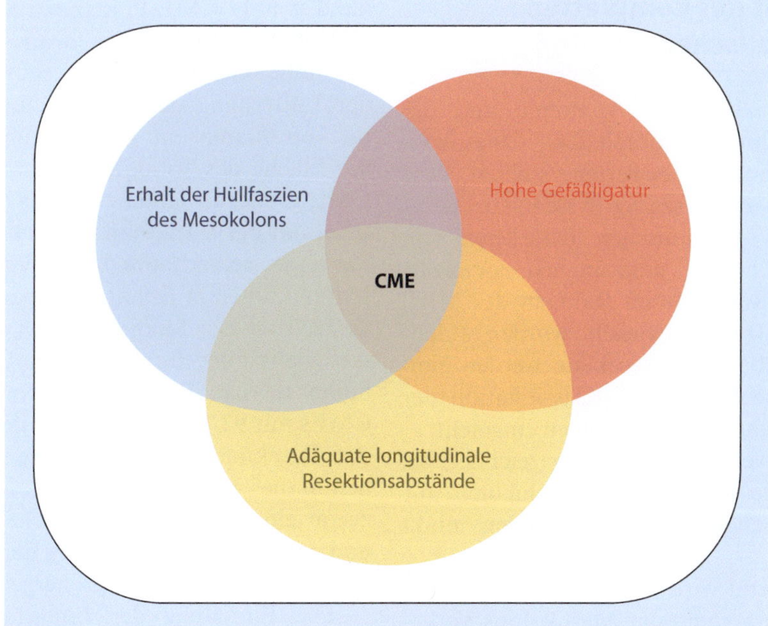

Abb. 1 Bestandteile der kompletten mesokolischen Exzision *(CME)*. (In Anlehnung an Søndenaa et al. 2014)

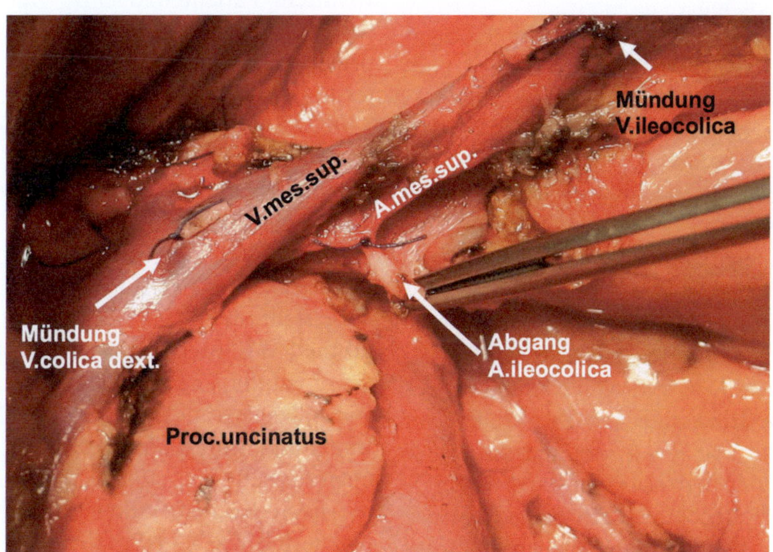

Abb. 2 Hohe Gefäßligatur bei kompletter mesokolischer Exzision (CME) im Rahmen einer Hemikolektomie rechts

- die anatomisch korrekte Mobilisierung des Kolons und Mesokolons auf der Gerota-Faszie, sodass das Mesokolon auf beiden Seiten jeweils von einer intakten Faszie bedeckt bleibt,
- zum anderen die zentrale Gefäßligatur mit dem Ziel, die jeweils zugehörigen zentralen Lymphknoten (D3) en bloc mitzuresezieren,
- zudem soll der zu resezierende Darmabschnitt eine angemessene Länge aufweisen, um die perikolischen Lymphknoten in longitudinaler Richtung mitzuerfassen (Abb. 1 und Abb. 2).

2 Qualität der kompletten mesokolischen Exzision

Um die Qualität der Anatomie und der schichtgerechten kompletten mesokolischen Exzision zu bewerten, stellten West et al. (2008) ein Grading-System zur Beurteilung der mesokolischen Dissektion vor. Dieses System war ursprünglich zur Beurteilung der Resektate im Rahmen des MRC CLASSIC Trial entwickelt worden (Guillou et al. 2005). Die Resektate werden ähnlich der M.E.R.C.U.R.Y.-Klassifikation der TME-Resektate in drei Gruppen eingeteilt:

- Als gut werden Präparate bezeichnet, bei denen die mesokolischen Schichten auf beiden Seiten ohne Verletzungen intakt sind.
- Als moderat wird die Gruppe bezeichnet, bei der innerhalb des Mesokolons Verletzungen der mesokolischen Schicht auftreten, ohne dass diese die Muscularis propria zu erreichen.
- Als schlecht werden Präparate bezeichnet, bei denen Verletzungen der mesokolischen Schicht bis auf die Muscularis propria reichen.

Dieses Grading-System wurde von den Autoren an 399 Resektaten aus Leeds evaluiert. Sie fanden bei 24 % der Resektate eine schlechte CME-Qualität, bei 44 % eine moderate und bei 32 % eine gute Präparatequalität. In der univariaten Analyse fanden die Autoren einen 15 %igen Unterschied in der 5-Jahres-Überlebensrate bei Resektaten mit guter Qualität und Resektaten mit schlechter Qualität. In der multivariaten Analyse zeigte sich ein fortbestehender Unterschied für das UICC-Stadium 3. Hier fand sich ein 27 %iger Überlebensvorteil bei guten Präparaten nach 5 Jahren (West 2008). In einem nächsten Schritt verglichen West et al. die Präparate von Hemikolektomien rechts aus Leeds und Erlangen in Hinblick auf das Resektionsausmaß und ihre CME-Qualität. Vorausgegangen war die Publikation von Hohenberger mit Vorstellung des Konzepts der CME und den exzellenten Erlanger Ergebnissen (Hohenberger et al. 2009, West et al. 2010). Die Arbeit von West et al. (2010) zeigt anhand von 49 CME-Präparaten aus Erlangen und 40 Standardresektaten aus Leeds, dass die hohe Gefäßligatur zu einer Erhöhung der Entfernung des Tumors zur Gefäßligatur von 90 mm auf 137 mm führt und dass die Fläche des entfernten Mesokolons nach CME größer ist (19.657 vs. 11.829 mm^2). Parallel mit der Entfernung von mehr Mesokolon zeigte sich erhöhte Anzahl von entfernten Lymphknoten in Erlanger Präparaten von 30 vs. 18. In dieser Studie unterschied sich auch die Qualität der durchgeführten CME in dem Sinne, dass in Erlangen die Rate an guten CMEs mit 92 % doppelt so häufig war wie in den Resektaten aus Leeds. Die Autoren sahen in dieser verbesserten anatomischen Präzision eine erhöhte anatomische Radikalität und eine mögliche Erklärung der exzellenten klinischen Erlanger Langzeitergebnisse.

Die Einteilung der Intaktheit der mesokolischen Exzision wurde auch von Siani und Pulica 2014 als relevant beschrieben. In ihrem Patientenkollektiv von 115 Patienten zeigte sich mit zunehmender Verletzung des Mesokolons eine signifikante Verschlechterung der 5-Jahres-Überlebensraten von 82,6 % auf 72 % und 60 % (Gesamtüberleben) und von 73,8 % auf 59,7 % und 46,6 % für das erkrankungsfreie Überleben (Siani und Pulica 2015).

Kürzlich wurde von Benz et al. eine Weiterentwicklung der Klassifikation von West vorgestellt, die neben der Beurteilung der Intaktheit des Mesokolons auch die Qualität der Lymphadenektomie bei Rechtshemikolektomien berücksichtigt. Grundlage dieser Einteilung waren standardisierte Fotodokumentationen von 1098 Operationspräparaten nach Rechtshemikolektomien der deutschen RESECTAT-Studie. Die von Benz vorgestellte Einteilung der Präparate bietet erstmalig eine standardisierte Vergleichbarkeit von Operationspräparaten nach Rechtshemikolektomien sowohl in Hinblick auf die Intaktheit des Mesokolons als auch auf die Qualität der Lymphadenektomie (Benz et al. 2019).

Die dem Kolonkarzinom zugeordneten Lymphknoten werden heute in vier Gruppen eingeteilt, wobei die D1-Lymphknoten den perikolischen Lymphknoten entlang der

Randarterie entsprechen. Die mesenterialen Lymphknoten werden unter D2 zusammengefasst, die zentralen Lymphknoten entsprechen der Station D3 (Søndenaa et al. 2014). Bei der CME werden im Rahmen der hohen Gefäßabsetzung die D3-Lymphknotenstationen en bloc mitreseziert. Die Sinnhaftigkeit einer D3-Lymphadenektomie beim Kolonkarzinom wird immer wieder kontrovers diskutiert. Bei rechtsseitigen Kolonkarzinomen finden sich Metastasen in der D3-Lymphknotenstation in 0 bis 5,8 % (Toyota et al. 1995; Nagasaki et al. 2015; Søndenaa et al. 2014). Vereinzelt wurden aber auch Metastasen in bis zu 11 % der Fälle im D3-Kompartment beschrieben (Park et al. 2009).

Werden die Präparate mit molekularen Techniken auf okkulte Metastasen untersucht, zeigte die Gruppe um Merrie et al. (2001) deutlich höhere Raten. Die Gruppe untersuchte in 54 Präparaten 1084 Lymphknoten und verglich die konventionell histologische Detektion mit der Detektion von Zytokeratin 20 mittels RT-PCR in den Lymphknoten. Insgesamt fanden sich hierbei bei 10 von 54 Patienten Skip-Metastasen in der molekularen Analyse, von denen indes nur eine Metastase histologisch erkennbar war (Merrie et al. 2001). Auch Tan et al. zeigten in 93 Patienten, dass Skip-Metastasen in 18% vorhanden waren. In den Präparaten dieser Arbeit wurde in diesen Fällen die perikolische Lymphknotenstation (D1) übersprungen und als erste metastasierte Lymphknotenstation die Lymphknoten etnlang der zuführenden Gefäße (D2) und/oder außerhalb einer 5cm breiten mesokolischen Zone beschrieben (Tan et al. 2010).

Die Bedeutung der Lymphknotenbefalls haben Nagasaki et al. in Ihrer Arbeit zu Stadium-3-Kolonkarzinomen bearbeitet. Diese Studie zeigte innerhalb des Stadiums 3 einen signifikanten Unterschied im rezidivfreien 5-Jahres-Überleben von Patienten mit D1-, D2- oder D3-Lymphknotenmetastasen (82,8 %, 65,4 %, 52,0 %, $p<0,0001$). In der multivariaten Analyse zeigten sich die D2-Lymphknotenmetastasen als unabhängiger Prognosefaktor ($p=0,0185$), für die D3-Lymphknotenmetastasen bestand ebenfalls ein statistischer Trend. Die prognostische Relevanz der Lymphknotenstationen bestand sowohl in der pN1- und pN2 -Situation. Da D2- und D3-Lymphknotenmetastasen im Stadium 3 bei etwa 30 % der Patienten vorliegen, würde bei diesen Patienten der Verzicht auf die hohe Gefäßligatur im Rahmen der CME zu verbliebenen Tumorresten führen. Die Autoren schlussfolgern, dass im Stadium 3 die CME als Standardvorgehen verwendet werden sollte (Nagasaki et al. 2015).

Die Anzahl der entfernten Lymphknoten ist prognostisch bedeutsam, und zwar sowohl die Gesamtanzahl der entfernten Lymphknoten (Le Voyer et al. 2003) als auch die Anzahl der entfernten, nicht befallenen Lymphknoten im Stadium 3B und 3C (Johnson et al. 2006). Le Voyer et al. haben gezeigt, dass das Gesamtüberleben und das krankheitsspezifische Überleben mit einer höheren Anzahl an entfernten Lymphknoten auch bei Patienten ohne Lymphknotenmetastasen besser ist (Le Voyer et al. 2003).

Nur eine begrenzte Anzahl von Arbeiten befasst sich mit der klinischen Relevanz der CME, insbesondere liegen aktuell nur begrenzt Daten zur Bewertung der Langzeitüberlebensraten vor. Die Benchmark-Publikation von Hohenberger aus dem Jahr 2009 zeigte in einer Longitudinaluntersuchung, dass sich nach Einführung der CME die Lokalrezidivrate von 6,5 % auf 3,6 % reduziert hatte. Zur gleichen Zeit stieg die 5-Jahres-Überlebensrate von 82,1 auf 89,1 % an. Eine weitere Analyse der Erlanger Ergebnisse von Merkel et al. beschreibt u. a. eine Verbesserung der Lokalrezidivrate im Stadium 3 von 14,8 auf 4,1 % mit einer gleichzeitig einhergehenden Verbesserung der 5-Jahres-Überlebensrate von 61,7 auf 80,9 % (Merkel et al. 2016). Bei dieser Arbeit besteht – ähnlich wie die Arbeit von Bokey et al. 2003 – das Problem, dass sie Patienten aus sehr langen Zeiträumen, in der vorliegenden Studie 32 Jahre, analysiert und in dieser Zeit neben den Veränderungen der operativen Technik auch andere Veränderungen in der Behandlung des Kolonkarzinoms stattgefunden haben, insbesondere die Einführung der Chemotherapie im Stadium 3. Dennoch ist zumindest die deutliche Senkung der Lokalrezidivrate als Folge der verbesserten chirurgischen Technik anzusehen. Die Gruppe um Cho zeigte bei 773 Patienten, die mit einer modifizierten CME bei rechtsseitigen Kolonkarzinomen zwischen Januar 2000 und Juli 2009 reseziert wurden, ebenfalls eine niedrige Lokalrezidivrate nach 5 Jahren von 4,1 % (Cho et al. 2015).

Bertelsen et al. verglichen die Ergebnisse der CME in einem Krankenhaus mit den Ergebnissen von Patienten, die ohne CME in drei anderen Krankenhäusern operiert wurden, in der Region um Kopenhagen. Die mit CME operierten Patienten zeigten stadienunabhängig in der Propensity-Score-Analyse ein um 9,9 % verbessertes rezidivfreies Überleben nach 4 Jahren. Der Vorteil der CME betrug in dieser Analyse für das Stadium 1 10,2 %, für das Stadium 2 14 % und für das Stadium 3 6 %, allerdings zeigt diese Arbeit auch eine erhöhte perioperative Morbidität (Bertelsen et al. 2015). In einer aktuellen Folgepublikation über die populationsbasierten Langzeitergebnisse dieser Patienten mit einem Nachbeobachtungszeitraum von 5,2 Jahren zeigen Bertelsen et al. eine signifikante Reduktion der Rate an Rezidiven nach Hemikolektomie rechts von 17,9 % (ohne CME) auf 9,7 % (mit CME). Der Effekt einer signifikanten Reduktion der Gesamtrezidivrate bestand im Gesamtkollektiv und in der Einzelbetrachtung der UICC-Stadien 1 bis 3. Die Arbeit beschreibt auch eine Reduktion der Letalität nach 5 Jahren um 4,7 %, die in den letzten 3 Jahren der Studie (2010–2013) auf 8,0 % steigt und dann signifikant wird ($p = 0{,}024$; Bertelsen et al. 2019). Die Verbesserung der Ergebnisse der CME dieser Studie im Longitudinalvergleich (2008/2009 vs. 2010–2013) legt nahe, dass die CME auch in spezialisierten Einrichtungen einer Lernkurve unterliegt und die Vorteile der CME mit zunehmender Erfahrung in dieser Technik evidenter werden.

In Schweden wurden im Rahmen des „Stockholm Colon Cancer Projects" multidisziplinäre Teams in der Therapie des rechtsseitigen Kolonkarzinoms geschult. Ein Teil des Programms war das Training und die Umsetzung der CME. Durch dieses Programm wurde das rezidivfreie 3-Jahres-Überleben in den Stadien 1–3 von 64,6 % auf 71,5 % angehoben ($p = 0{,}006$). Da dieses Projekt auch nichtoperative Schulungsbestandteile enthielt, kann diese Ergebnisverbesserung nur zum Teil auf die Einführung der CME zurückgeführt werden. Das Ausmaß des Einflusses der CME kann hierbei nicht exakt benannt werden, allerdings legt die Erhöhung der R0-Resektionsraten von 79,0 % auf 88,9 % ($p < 0{,}001$) eine deutliche Verbesserung der operativen Technik im Rahmen des Projektes nahe (Bernhoff et al. 2015).

Zur CME liegen drei aktuelle systematische Reviews vor: von Killeen et al. (2014), von Gouvas et al. (2016) und von Wang et al. (2017). All diesen systematischen Reviews ist gemeinsam, dass sich bei der CME im Vergleich zur konventionellen Resektion die Anzahl der entfernten Lymphknoten erhöht, die Fläche des entfernten Mesokolons größer ist und der Abstand der zentralen Gefäßligatur zum Tumor größer ist (◘ Abb. 3). Diese sich wiederholenden Aussagen in den Einzelstudien, die in den Reviews berücksichtigt wurden, bestätigen das chirurgische Ziel bei der CME, ein anatomisch besseres Präparat zu erhalten.

In Hinblick auf das Langzeitüberleben beschreibt das Review von Wang eine Verbesserung des 5-Jahres-Überlebens (HR 0,33; 95-%-Konfidenzintervall [KI]: 0,13–0,81) sowie ein besseres 3-Jahres-Überleben für das UICC-Stadium 3 (HR 0,69; 95-%-KI: 0,60–0,80; Wang 2017). Das Review von Killeen zeigt ebenfalls ein verbessertes 5-Jahres-Überleben von 77,4 % nach CME gegenüber 66,7 % in der konventionellen Resektionsgruppe. Killeen et al. geben auch die Lokalrezidivraten für die CME mit 4,5 % an gegenüber 7,8 % bei konventionellen Resektionen. Eine weitere Arbeit zeigt eine deutliche Reduktion der Lokalrezidivrate nach CME vs. konventioneller Resektion an, wobei in dieser Serie von Galizia et al. die Lokalrezidivrate der konventionell operierten Gruppe mit 27 % sicher als ungewöhnlich hoch zu bewerten ist (Galizia et al. 2014).

Für den kurzfristigen postoperative Outcome liegen unterschiedliche Daten vor. Das Review von Gouvas et al. 2016 beschreibt keinen negativen Effekt der CME auf das postoperative Outcome, demgegenüber wird

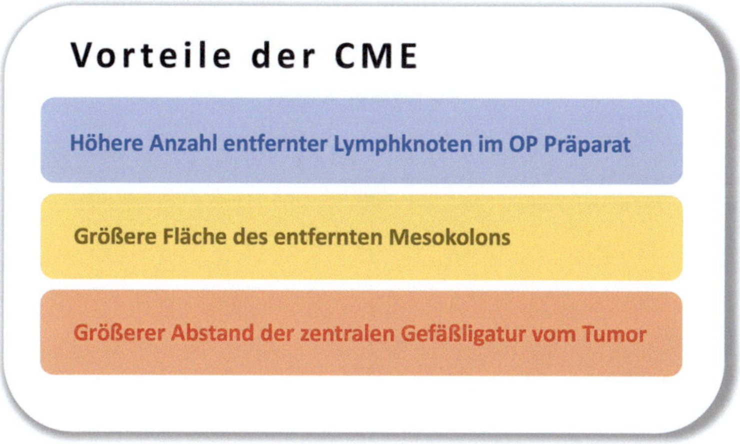

Vorteile der CME

Höhere Anzahl entfernter Lymphknoten im OP Präparat

Größere Fläche des entfernten Mesokolons

Größerer Abstand der zentralen Gefäßligatur vom Tumor

Abb. 3 Vorteile der kompletten mesokolischen Exzision *(CME)* im Operationspräparat

in dem systematischen Review von Wang ein erhöhter intraoperativer Blutverlust bei der CME beschrieben, ebenso wie eine Erhöhung der postoperativen Komplikationsrate. Die Letalität wird in diesem Review als nicht unterschiedlich beschrieben. Zur Frage des kurzfristigen postoperativen Outcomes liegt eine weitere detaillierte Arbeit von Bertelsen et al. aus dem Jahre 2016 vor. In dieser Arbeit werden die Daten von Patienten nach elektiver Kolonresektion aus vier Zentren der Region Kopenhagen analysiert. In diesem Patientenkollektiv erhielten 529 Patienten eine CME in einem Zentrum, während 1701 Patienten eine konventionelle Resektion in den drei anderen Zentren erhielten. Diese Arbeit zeigt keinen Unterschied in der 90-Tage-Letalität, aber eine erhöhte intraoperative Rate an Verletzungen „anderer Organe" (9,1 % gegenüber 3,6 %, $p<0,001$), insbesondere kam es zu vermehrten Milzverletzungen und Verletzungen der Vena mesenterica superior in der CME-Gruppe. Die Rate an postoperativem Lungenversagen war mit 8,1 vs. 3,4 % und die Rate an postoperativer Sepsis mit Vasopressor-Therapie mit 6,6 vs. 3,2 % ebenfalls erhöht (Bertelsen et al. 2016). In der aktuellen Folgepublikation beschreiben Bertelsen et al. keine Erhöhung der 60-Tage-Morbidiät (Bertelsen et al. 2019).

Eine aktuelle Arbeit von Prevost et al. weist auf eine möglicherweise erhöhte Letalität der Operation aufgrund einer erhöhten Rate an Aspirationen hin. In dieser Arbeit wurden die Ergebnisse von 71 CME-operierten Patienten mit den Ergebnissen von 84 konventionell rechts-hemikolektomierten Patienten verglichen. Diese retrospektive Studie beschreibt eine erhöhte Letalität nach CME (7,0 % vs. 0 %, $p=0,019$), wobei diese in 80 % der Fälle durch eine schwere Aspiration bei erhöhter Rate an postoperativen Magenentleerungsstörungen ausgelöst wurde. Möglicherweise begleitende andere Erklärungen, wie beispielsweise ein beschleunigter Kostaufbau in der Gruppe mit CME (5 vs. 7 Tage, $p=0,001$) werden in dieser Arbeit nicht diskutiert (Prevost et al. 2018).

Ein Einfluss der radikaleren OP-Technik der CME auf das späte funktionelle Ergebnis besteht aus heutiger Sicht nicht. Bertelsen et al. erhoben mittels Fragebogen die funktionellen Ergebnisse von 324 CME-Patienten und 141 Nicht-CME-Patienten, hierbei zeigt sich kein Einfluss der CME auf die postoperative Lebensqualität, Diarrhöen und tägliche Darmbewegungen (Bertelsen et al. 2018).

3 Zusammenfassung

Seit Einführung der CME 2009 durch Hohenberger sammelt sich zunehmend Evidenz über die Ergebnisse der CME. Belegt ist, dass die CME zu einer Erhöhung der Anzahl der entfernten Lymphknoten führt, ebenso wie zu einer Erhöhung der resezierten Fläche des Mesokolons. Es zeigt sich, dass Ver-

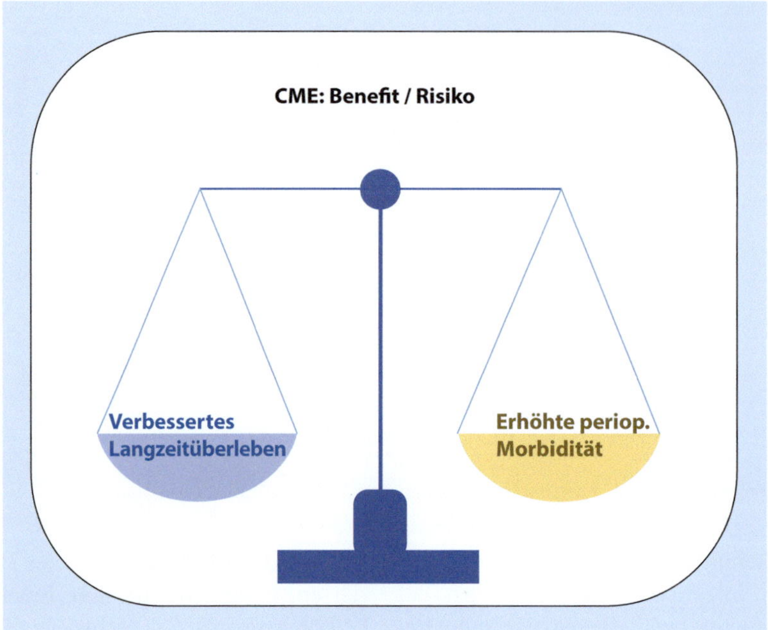

Abb. 4 Komplette mesokolische Exzision (CME): Benefit und Risiko

letzungen der mesokolischen Hülle je nach Schweregrad dieser Verletzung zu einer Verschlechterung des onkologischen Langzeitergebnisses führen. In Hinblick auf die onkologischen Ergebnisse wird durch die Anwendung der CME die lokale Rezidivrate reduziert und es bestehen erste Hinweise, dass auch die onkologischen Langzeitergebnisse durch die Anwendung der CME verbessert werden, wobei hier die Ergebnisse aufgrund der bisherigen Evidenz nicht abschließend bewertet werden können. Uneinheitlich ist die Evidenzlage im Hinblick auf eine Erhöhung der intra- und postoperativen Komplikationsrate, die in einzelnen Serien als erhöht beschrieben wird.

4 Offene Fragen

Aus heutiger Sicht bleiben die CME betreffend einige Fragen offen. Aktuell ist noch nicht gesichert, welche Tumorstadien am meisten von einer CME profitieren. Während Bertelsen et al. die größten statistischen Vorteile in den Stadien 2 und 3 sehen, vermutet Nagasaki den größten Vorteil für das Stadium 3 (Bertelsen at al. 2015, Nagasaki et al. 2015). Dieses erscheint besonders bedeutsam angesichts einer möglicherweise erhöhten perioperativen Morbidität, die die Sinnhaftigkeit einer Risiko-Benefit-Abwägung nahelegt (Abb. 4). Zur Beantwortung der Fragen um die perioperative Morbidität und für den Nachweis einer positiven Beeinflussung des Langzeitüberlebens sind weitere Studien unumgänglich, auch wenn eine Senkung der Rezidivrate einen positiven Effekt der CME auf das Gesamtüberleben wahrscheinlich macht. Auch müssen die wiederholt publizierten, exzellenten Ergebnisse der Region Kopenhagen (Bertelsen et al.) anderenorts nachvollzogen werden. Wichtig für die Vergleichbarkeit künftiger Studien wird es sein, dass die OP-Technik standardisiert angewendet wird und dass auch die Präparate standardisiert und präzise miteinander verglichen werden können. Hierbei kann der vorgeschlagene CME-Standard anhand „kritischer Blicke" der deutschsprachigen CME-Expertengruppe ebenso hilfreich sein (Strey et al. 2018) wie auch der jüngst von Benz et al. vorgestellte Standard einer Einteilung der Resektate (Benz et al. 2019).

Literatur

Benz S, Tannapfel A, Tam Y, Grünenwald A, Vollmer S, Stricker I (2019). Proposal of a new classi cation system for complete mesocolic excison in right-sided colon cancer. Tech Coloproctol 23:251–257. ▶ https://doi.org/10.1007/s10151-019-01949-4

Bernhoff R, Martling A, Sjövall A, Granath F, Hohenberger W, Holm T (2015) Improved survival after an educational project on colon cancer management in the county of Stockholm – a population based cohort study. EJSO 41:1479–1484

Bertelsen CA, Neuenschwander AU, Jansen JEW, Wilhelmsen M, Kirkegaard-Klitbo A, Tenma JR, Bols B, Ingeholm P, Rasmussen LA, Jepsen LV, Refsgaard Iversen I, Kristensen B, Gögenur I, on the behalf of the Danish Colorectal Cancer Group (2015) Disease-free survival after complete mesocolic excision compared with conventional colon cancer surgery: a retrospective, population-based study. Lancet Oncol 16:161–68

Bertelsen CA, Neuenschwander AU, Jansen JE, Kirkegaard-Klitbo A, Tenma JR, Wilhelmsen M, Rasmussen JA, Jepsen LV, Kristensen B (2016) Gögenur I on behalf of the Copenhagen complete mesocolic excision study (COMES) group* and the Danish colorectal cancer group (DCCG) short-term outcomes after complete mesocolic excision compared with ‚conventional' colonic cancer surgery. BJS 103:581–589

Bertelsen CA, Larsen HM, Neuenschwander AU, Laurberg S, Kristensen B, Emmertsen KJ (2018) Long-term functional outcome after right-sided complete mesocolic excision compared with conventional colon cancer surgery: a population-based questionnaire study. Dis Colon Rectum 61:1063–1072

Bertelsen CA, Neuenschwander AU, Jansen JE, Tenma JR, Wilhelmsen M, Kirkegaard-Klitbo A, Iversen ER, Bols B, Ingeholm P, Rasmussen LA, Jepsen LV, Born PW, Kristensen B, Kleif J (2019) 5-year outcome after complete mesocolic excision for right-sided colon cancer: a population-based cohort study. Lancet Oncol. 20:1556-65. ▶ https://doi.org/10.1016/S1470-2045(19)30485-1

Bokey EL, Chapuis PH, Dent OF, Mander BJ, Bissett IP, Newland RC (2003) Surgical Technique and Survival in Patients Having a Curative Resection for Colon Cancer. Dis Colon Rectum 46:860–866

Cho MS, Baek SJ, Hur H, Soh Min B, Baik SH, Kyu Kim N (2015) Modified complete mesocolic excision with central vascular ligation for the treatment of right-sided colon cancer: long-term outcomes and prognostic factors. Ann Surg 261:708–715

Galizia G, Lieto E, De Vita F, Ferraraccio F, Zamboli A, Mabilia A, Auricchio A, Castellano P, Napolitano V, Orditura M (2014) Is complete mesocolic excision with central vascular ligation safe and effective in the surgical treatment of right-sided colon cancers? A prospective study. Int J Colorectal Dis 29:89–97

Gouvas N, Agalianos C, Papaparaskeva K, Perrakis A, Hohenberger W, Xynos E (2016) Surgery along the embryological planes for colon cancer: a systematic review of complete mesocolic excision. Int J Colorectal Dis 31:1577–1594

Guillou PJ, Quirke P, Thorpe H et al (2005) Short-term endpoints of conventional versus laparoscopic-assisted surgery in patients with colorectal cancer (MRC CLASSIC trial): multicentre, randomised controlled trial. Lancet 365:1718–1726

Heald RJ, Ryall RD (1986) Recurrence and survival after total mesorectal excision for rectal cancer. Lancet 1:1479–1482

Heald RJ, Husband EM, Ryall RD (1982) The mesorectum in rectal cancer surgery – the clue to pelvic recurrence? BJS 69:613–616

Hohenberger W, Weber K, Matzel K, Papadopoulos T, Merkel S (2009) Standardized surgery for colonic cancer: complete mesocolic excision and central ligation – technical notes and outcome. Colorectal Dis 11:354–364

Jamieson JK, Dobson JFVII (1909) Lymphatics of the colon: with special reference to the operative treatment of cancer of the colon. Ann Surg 50:1077–1090

Johnson PM, Porter GA, Ricciardi R, Baxter NN (2006) Increasing negative lymph node count is independently associated with improved long-term survival in stage IIIB and IIIC colon cancer. J Clin Oncol 24:3570–3575

Killeen S, Mannion M, Devaney A, Winter DC (2014) Complete mesocolic resection and extended lymphadenectomy for colon cancer: a systematic review. Colorectal Dis 16:577–594

Le Voyer TE, Sigurdson ER, Hanlon AL, Mayer RJK, Macdonald JS, Catalano PJ, Haller DG (2003) Colon cancer survival is associated with increasing number of lymph nodes analyzed: a secondary survey of intergroup trial INT-0089. J Clin Oncol 21:2912–2919

Merkel S, Weber K, Matzel KE, Agaimy A, Göhl J, Hohenberger W (2016) Prognosis of patients with colonic carcinoma before, during and after implementation of complete mesocolic excision. Br J Surg. 103:1220–1229

Merrie AEH, Phillips LV, Yun K, McCall JL (2001) Skip metastases in colon cancer: assessment by lymph node mapping using molecular detection. Surgery 129:684–691

Nagasaki T, Akiyoshi T, Fujimoto Y, Konishi T, Nagayama S, Fukunaga Y, Arai M, Ueno M (2015) Prognostic impact of distribution of lymph node metastases in stage III colon cancer. World J Surg 39:3008–3015

Leitlinienprogramm Onkologie (Deutsche Krebsgesellschaft, Deutsche Krebshilfe, AWMF) S3-Leitlinie Kolorektales Karzinom, Langversion 2.1, 2019, AWMF Registrierungsnummer: 021/007OL. ▶ https://www.leitlinienprogramm-onkologie.de/leitlinien/kolorektales-karzinom/. Zugegriffen: 8. Aug. 2019

Park IJ, Choi G-S, Kang BM, Lim KH, Jun SH (2009) Lymph node metastasis patterns in right-sided colon cancers: is segmental resection of these tumors oncologically safe? Ann Surg Oncol 16:1501–1506

Prevost GA, Odermatt M, Furrer M, Villiger P (2018) Postoperative morbidity of complete mesocolic excision and central vascular ligation in right colectomy: a retrospective comparative cohort study. World J Surg Oncol 16:214

Siani LM, Pulica C (2015) Laparoscopic complete mesocolic excision with central vascular ligation in right colon cancer: long-term oncologic outcome between mesocolic and non-mesocolic planes of surgery. Scand J Surg 104:219–226

Søndenaa K, Quirke P, Hohenberger W, Sugihara K, Kobayashi H, Kessler H et al (2014) The rationale behind complete mesocolic excision (CME) and a central vascular ligation for colon cancer in open and laparoscopic surgery: 20 proceedings of a consensus conference. Int J Colorectal Dis 29:419–428

Strey CW, Wullstein C, Adamina M, Agha A, Aselmann H, Becker T, Grützmann R, Kneist W, Maak M, Mann B, Moesta KT, Runkel N, Schafmayer C, Türler A, Wedel T, Benz S (2018) Laparoscopic right hemicolectomy with CME: standardization using the "critical view" concept. Surg Endosc 32:5021–5030

Tan KY, Kawamura YJ, Mizokami K, Sasaki J, Tsujinaka S, Maeda T, Nobuki M, Konishi F (2010) Distribution of the first metastatic lymph node in colon cancer and its clinical significance. Colorectal Dis 12:44–47

Toyota S, Ohta H, Anazawa S (1995) Rationale for extent of lymph node dissection for right colon cancer. Dis Colon Rectum 38:705–711

Wang C, Gao Z, Shen K, Shen Z, Jiang K, Liang B, Yin M, Yang X, Wang S, Ye Y (2017) Safety, quality and effect of complete mesocolic excision vs non-complete mesocolic excision in patients with colon cancer: a systemic review and meta-analysis. Colorectal Dis 19:962–972

West NP, Morris EJA, Rotimi O et al (2008) Pathology grading of colon cancer surgical resection and its association with survival: a retrospective observational study. Lancet Oncol 9:857–865

West NP, Hohenberger W, Weber K, Perrakis A, Finan PJ, Quirke P (2009) Complete Mesocolic Excision With Central Vascular Ligation Produces an Oncologically Superior Specimen Compared With Standard Surgery for Carcinoma of the Colon. J Clin Oncol 28:272–278

West NP, Hohenberger W, Weber K, Perrakis A, Finan PJ, Quirke P (2010) Complete mesocolic excision with central vascular ligation produces an oncologically superior specimen compared with standard surgery for carcinoma of the colon. J Clin Oncol 28:272–278

Pathologische Beurteilung von Biopsie, Polyp und Resektat beim Kolonkarzinom

Andrea Tannapfel und Sarah Förster

Inhaltsverzeichnis

S. Benz et al. (Hrsg.), *Chirurgie des Kolonkarzinoms*,
https://doi.org/10.1007/978-3-662-60453-3_9

Die histologisch-pathologisch exakte Typisierung und Subtypisierung einer kolorektalen Neoplasie entscheidet über das weitere therapeutische Vorgehen. Die Diagnose kann in der Regel bereits anhand einer Biopsie gestellt werden und umfasst neben Adenokarzinomen weitere Entitäten und Metastasen anderer Primärlokalisationen. Bei Schleimhautpolypen des Kolons handelt es sich meist um reaktive Polypen oder Adenome. Wird in einem Adenom ein pT1-Karzinom diagnostiziert, erfolgt eine Klassifikation in Low- und High-Risk-Karzinome. Die makroskopische und mikroskopische Aufarbeitung eines onkologischen Kolonresektats folgt einem festgelegten Standard, der unter anderem die Beurteilung des CME-Grades beinhaltet. Die verbesserte Kenntnis molekularer Entstehungsmechanismen des Kolonkarzinoms und deren klinischer Implikationen hat zur Etablierung immunhistochemischer und molekularpathologischer Methoden in der Routinediagnostik geführt.

1 Biopsie zur präoperativen Diagnostik

Sobald klinisch und bildgebend der Verdacht auf eine Neoplasie des Kolons besteht, sollte zügig eine Biopsie erfolgen, um die Weichen für weiterführende Diagnostik und Therapie zu stellen. Dabei ist eine möglichst genaue Höhenangabe der Entnahmelokalisation in Zentimetern ab ano und die Angabe des Kolonabschnitts für die möglicherweise folgende chirurgische Therapie essenziell. Insbesondere bei endoskopisch kleinen oder submukösen Befunden ist zudem eine Clipmarkierung hilfreich, um das betreffende Areal später wieder aufzufinden. Wie bei allen Präparaten, die konventionell pathologisch aufgearbeitet werden müssen, sollte unverzüglich die Überführung in 2 % ige Formalinlösung erfolgen. Für die histopathologische Begutachtung werden die Biopsien in Paraffin eingebettet und Schnittpräparate in der Standardfärbung Hämatoxylin-Eosin angefertigt.

2 Differenzialdiagnostik

Das Adenokarzinom stellt mit 95 % das häufigste Malignom des Kolons dar, gefolgt von anderen Karzinomen sowie Lymphomen, neuroendokrinen Tumoren, Weichteiltumoren und Metastasen anderer Primärlokalisationen, die nur etwa 1 % der Kolontumoren ausmachen. Die Entitäten werden nach aktuell geltender WHO-Klassifikation eingeteilt (Nagtegaal et al. 2019).

Die häufigsten Tumorentitäten im Kolorektum

- Karzinome
  - Adenokarzinom (95 %) NOS und Subtypen
  - Adenosquamöses Karzinom
  - Undifferenziertes Karzinom NOS
  - Karzinom mit sarkomatoider Komponente
- Undifferenziertes Karzinom
- Neuroendokrine Tumoren (NET)
  - Gut differenzierte NET G1, G2 und G3
- Neuroendokrines Karzinom (NEC)
  - Großzellig
  - Kleinzellig
- Gemischt neuroendokrine-nicht-neuroendokrine Neoplasien (MiNEN)
- Mesenchymale Tumoren*
  - Gastrointestinaler Stromatumor (GIST)
  - Perineurinom
  - Schwannom
  - Granularzelltumor
  - Leiomyom
  - Leiomyosarkom
  - Lipom
  - Desmoidfibromatose/aggressive Fibromatose
  - Solitäre fibröse Tumoren (SFT)
  - Angiosarkom
  - Kaposi-Sarkom
- Lymphome (zumeist B-Non-Hodgkin-Lymphome)*
  - Burkitt-Lymphom
  - Diffus großzelliges B-Zell-Lymphom

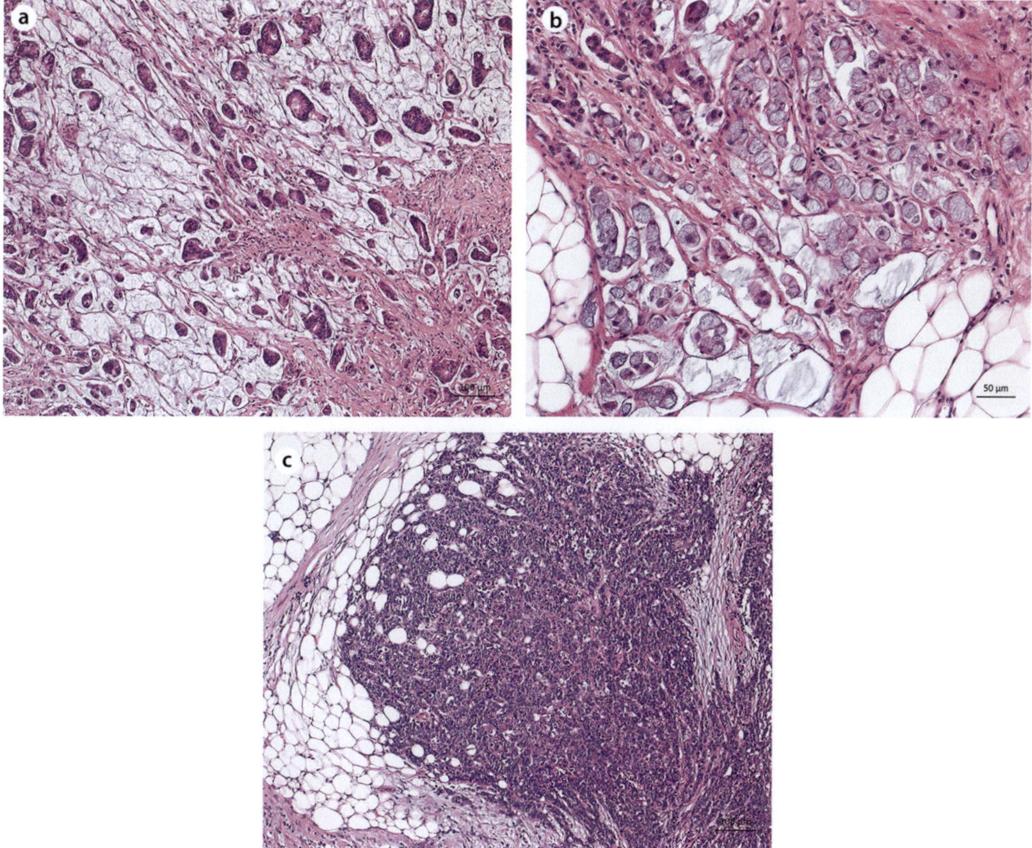

Abb. 1 **a** Muzinöses Adenokarzinom, **b** siegelringzelliges Adenokarzinom, **c** medulläres Adenokarzinom

  - Mantelzelllymphom
  - MALT-Lymphom (einem extranodalen Marginalzonenlymphom entsprechend)
  - Follikuläres Lymphom
- Metastasen* (Galanopoulos et al. 2018; Mourra et al. 2012)
  - Mammakarzinom
  - Malignes Melanom
  - Bronchialkarzinom
  - Ovarialkarzinome
  - Prostatakarzinom
  - Nierenzellkarzinom

  *angegeben sind die häufigsten im Kolon vorkommenden Entitäten

Beim Adenokarzinom werden abhängig von ihrem konventionell-histologischen Wachstumsmuster verschiedene Subtypen unterschieden. Das nicht näher spezifizierbare Adenokarzinom nimmt den Großteil der Adenokarzinome ein und wird gefolgt vom muzinösen (extrazelluläre Schleimbildung), siegelringzelligen (intrazelluläre Schleimbildung), medullären (solide Tumorzellverbände mit deutlicher Entzündung; Abb. 1), serratierten, schlecht kohäsiven (engl. poorly cohesive), Adenom-artigen sowie mikropapillären Adenokarzinom.

Das Grading der Adenokarzinome erfolgt am HE-Schnitt je nach Ähnlichkeit zur nichtneoplastischen Kolonschleimhaut in gut, mäßig, schlecht und undifferenziert (G1–G4).

Bei den Lymphomen findet man zumeist B-Zell-Lymphome. Der häufigste Vertreter ist das diffus-großzellige B-Zell-Lymphom, gefolgt vom Burkitt-Lymphom, dem MALT-Lymphom (einem extranodalen Marginalzonenlymphom entsprechend) und den Mantelzelllymphomen. In den im Rahmen der onkologischen Resektion eines Adenokarzinoms entfernten lokoregionären Lymphknoten findet man darüber hinaus insbesondere bei älteren Patienten nicht selten eine chronisch-lymphatische Leukämie/B-CLL.

Neuroendokrine Tumoren gehen aus den Zellen des disseminierten neuroendokrinen Systems des Gastrointestinaltraktes hervor. Es handelt sich um eine heterogene Tumorgruppe, deren Therapie und Prognose wesentlich von ihrer Lokalisation und ihrer Differenzierung abhängig ist. Ursprünglich für das Pankreas beschrieben, hat sich in den jüngster Vergangenheit für den gesamten Gastrointestinaltrakt eine dreistufige Graduierung der neuroendokrinen Tumoren (NET G1–G3) etabliert, wobei schlecht differenzierte neuroendokrine Tumoren aufgrund einer geringeren Proliferation, einer differenten molekularpathologischen Alteration und einer besseren Prognose von den lange bekannten neuroendokrinen Karzinomen (groß- und kleinzelliger Subtyp) unterschieden werden (Nagtegaal et al. 2019).Von den rein neuroendokrinen Neoplasien sind die gemischt neuroendokrin/nichtneuroendokrinen Neoplasien, die sogenannten MiNEN (nach neuer WHO-Nomenklatur) abzugrenzen, bei denen es sich um Tumoren handelt, die jeweils zu mindestens 30 % aus einer neuroendokrinen Komponente und einer nichtneuroendokrinen – zumeist Adenokarzinom-Komponente – bestehen (Klöppel et al. 2017).

Bei den Weichteiltumoren liegen überwiegend gastrointestinale Stromatumoren (GIST) und benigne Leiomyome vor, zudem finden sich regelmäßig Perineurinome und Schwannome sowie Lipome. Auch Desmoidfibromatosen sind insbesondere nach Voroperationen nicht selten zu finden. Andere, insbesondere maligne Weichteiltumoren sind hingegen selten.

Metastasen im Kolon sind typischerweise peritoneale Metastasen von Tumoren des oberen Gastrointestinaltraktes wie dem Magen und dem Pankreas, aber auch das Mamma- und Prostatakarzinom sowie Bronchialkarzinome bilden nicht selten Metastasen, die zunächst zur Verdachtsdiagnose eines primären Kolonkarzinoms führen können (Galanopoulos et al. 2018; Mourra et al. 2012). Hierbei kann die Immunhistochemie einen wichtigen Hinweis auf den Primarius geben – insbesondere falls dieser noch nicht bekannt sein sollte – und für die anschließende Diagnostik richtungsweisend sein.

Neben Metastasen seien in der differenzialdiagnostischen Abgrenzung zum Kolonkarzinom zudem Tumorinfiltrationen von außen – insbesondere des Urogenitaltraktes – genannt. So wie sich in solchen Fällen intraoperativ meist große Tumorkonglomerate üblicherweise im Unterbauch zeigen, ist auch bei der makroskopischen Begutachtung, vor allem im Schnellschnitt, der Primarius nicht immer zweifelsfrei zu klären und es bedarf einer sorgfältigen Aufarbeitung und möglicherweise immunhistochemischer Sonderuntersuchungen, um den Primärtumor zu bestimmen.

Bei Raumforderungen im Kolon kann es sich auch um nichtneoplastische, benigne Erkrankungen handeln, die aufgrund ausgeprägter Entzündungen, teilweise auch mit Perforationen, immer wieder zu Notoperationen mit intraoperativ dringendem Malignomverdacht führen. Hier ist allen voran die perforierte Sigmadivertikulitis zu nennen, die beim Übergreifen der Entzündung auf die Nachbarorgane des kleinen Beckens makroskopisch einen fortgeschrittenen Tumor imitieren kann. Vor allem bei jüngeren Frauen kann auch die sogenannte tief infiltrierende Endometriose zu einer ausgeprägten Wandverdickung des Dickdarms und somit zur Verdachtsdiagnose eines Karzinoms führen (Rana et al. 2016). Aber auch Adhäsionen nach Voroperationen mit Bildung von Verwachsungssträngen und hochgradig fibrosierten Wandverdickungen sind differenzialdiagnostisch in Erwägung zu ziehen.

3 Kolorektale Polypen und Adenome

Fallen endoskopisch Polypen auf, ist die differenzialdiagnostische Breite ähnlich wie oben beschrieben. Im Besonderen müssen hierbei nichtneoplastische Polypen (reaktiv/Pseudopolypen, hamartomatös etc.) von neoplastischen Polypen unterschieden werden. Bei den neoplastischen Polypen im engeren Sinne handelt es sich um kolorektale Adenome. Jedes histologisch nachgewiesene Adenom birgt ein erhöhtes Risiko für ein ko-

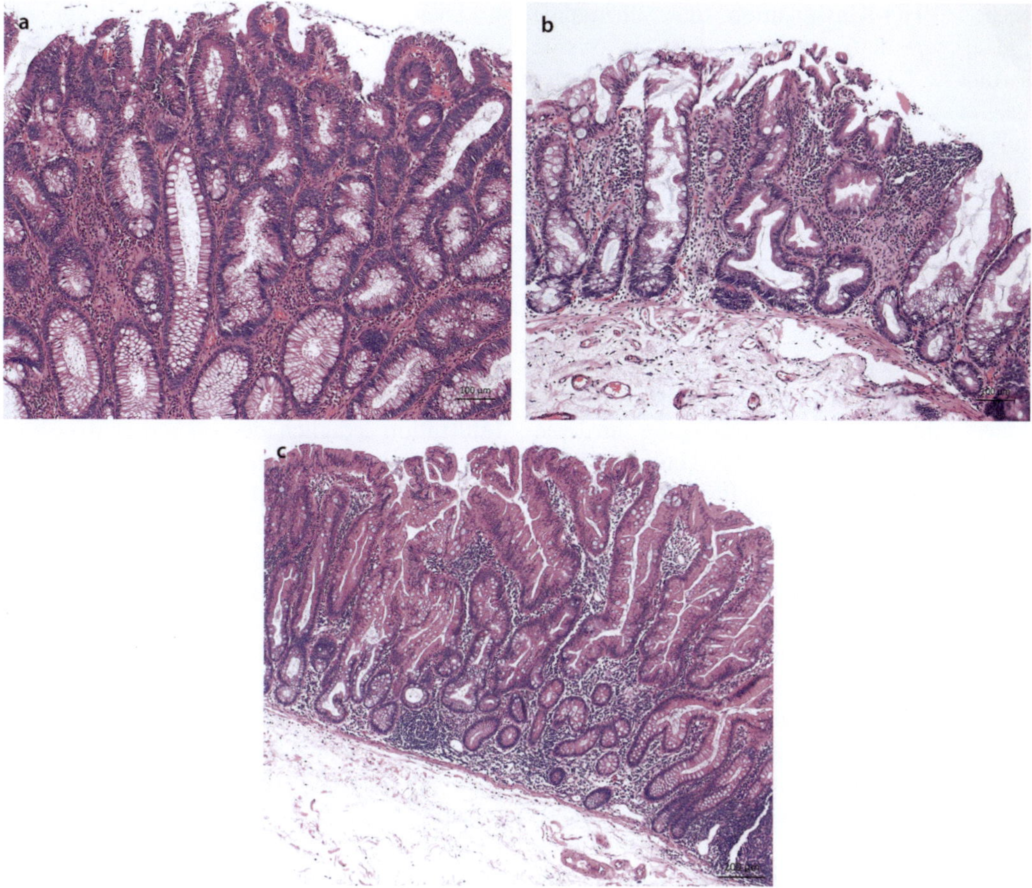

Abb. 2 **a** Tubuläres Adenom mit niedriggradiger intraepithelialer Neoplasie, **b** sessile serratierte Läsion, **c** traditionelles serratiertes Adenom (TSA) mit niedriggradiger Dysplasie

lorektales Karzinom, insbesondere beim Vorliegen großer (>1 cm) oder multipler (>3) Adenome, das Karzinomrisiko ist um das 4- bis 6-fache erhöht (Corley et al. 2014).

In den westlichen Industrienationen beträgt die Prävalenz kolorektaler Adenome koloskopisch etwa 25 % (bei Sigmoidoskopie 10 %), wobei diese Prävalenz mit steigendem Lebensalter zunimmt. Adenome sind überwiegend im Rektosigmoid lokalisiert (66–77 %). Die Inzidenz von invasiven Karzinomen in einem Polypen wird mit bis zu 11 % angegeben (Bujanda et al. 2010).

Histologisch werden Adenome vom klassischen und serratierte Läsionen unterschieden. Die klassischen Adenome beinhalten tubuläre, tubulo-villöse und villöse Adenome.

Tubuläre Adenome weisen ein drüsenartiges, duktales, *villöse* Adenome hingegen ein fingerförmig verzweigtes Epithel mit den typischen Merkmalen einer Dysplasie (verschobene Kern-Plasma-Relation, verlängerte und hyperchromatische Kerne) auf. *Tubulo-villöse* Adenome zeigen ein Nebeneinander dieser beiden Histologien. Aktuell geht man bei den klassischen Adenomen von einer „Top-down"-Neoplasie aus, die den neoplastischen Fokus an der Schleimhautoberfläche postuliert.

Die serratierten Läsionen umfassen die *sessile serratierte Läsion* (typischerweise rechtskolisch) sowie das *traditionell serratierte Adenom* (typischerweise linkskolisch) (Abb. 2). Während sich die klassischen Adenome durch ihre zytologischen Atypien auszeichnen, ist bei den serratierten Läsionendie gestörte Architektur des sägezahnartigen Epithels das pathognomonische Merkmal. Daher hat die aktuelle WHO-Klassifikation das ehemalige „sessile serratierte Adenom (SSA)" in „sessile serratierte Läsion (SSL)" umbenannt (Nagtegaal et al. 2019). Dennoch können auch diese Läsionen eine zytologische Dysplasie in Form einer „Bottom-up"-Struktur aufweisen, bei der die Dysplasie ihren Ausgang in der Kryptenbasis nimmt (Snover 2011).

Gemäß aktuellen WHO-Richtlinien werden die klassischen und traditionell serratierten Adenome in low-grade und high-grade Dysplasie (oder intraepitheliale Neoplasie) eingeteilt. Dysplasien können auch bei SSL auftreten, sind aber nicht zwangslägufig für deren Diagnose notwendig, da das Hauptmerkmal die gesörte Architektur ist. Ihre Histologie wie auch ihr Dysplasiegrad entscheiden über das Risiko für ein syn- oder metachrones Kolonkarzinom. In diesen Zusammenhang versteht die WHO unter fortgeschrittenen Adenomen konventionelle Adenome, die einen Durchmesser von > 1 cm, eine überwiegend villöse Architektur oder flach aufsitzende Morphologie und eine hochgradige intraepitheliale Neoplasie besitzen. Sie sind ebenso wie große serratierte Adenome mit einem bis zu 2,5-fachen Karzinomrisiko behaftet, das Intervall zur nächsten Kontrollendoskopie beträgt entsprechend nur 3 Jahre (Nagtegaal et al. 2019; S3-Leitlinie Kolorektales Karzinom 2019).

4 Sonderfall pT1-Karzinome

Bei 2–12 % aller Polypektomien werden Frühkarzinome – entstanden auf dem Boden eines Adenoms – der Kategorie pT1 detektiert. Hierbei haben die Tumorzellen die Submukosa der Kolonschleimhaut infiltriert, womit es zu einem Einbruch in Lymphgefäße und einer Metastasierung kommen kann. Diese pT1-Kolonkarzinome werden anhand verschiedener Merkmale in Low-Risk- und High-Risk-Karzinome eingeteilt. Während bei Low-Risk-Karzinomen das Lymphknotenmetastasierungsrisiko mit < 1 % angegeben wird und somit eine endoskopische Nachsorge ausreicht, werden bei High-Risk-Karzinomen in bis zu 27 % der Fälle lymphogene Metastasen gefunden, sodass diese onkologisch nachreseziert werden (Aust und Baretton 2013; S3-Leitlinie Kolorektales Karzinom 2019).

Diese Klassifizierung berücksichtigt zunächst die Differenzierung und das Vorhandensein einer Lymphgefäßinvasion. Zudem muss durch den Pathologen die Infiltrationstiefe des Karzinoms beurteilt werden. In der Praxis hat sich hierfür die Einteilung der Submukosa in drei Drittel (entsprechend sm1-, sm2- und sm3-Karzinomen) sowie die Angabe der Infiltrationstiefe in µm bewährt. Ein Low-Risk-Karzinom weist eine gute oder mäßige Differenzierung (G1 oder G2, entsprechend low-grade), keine Lymphgefäß- oder Blutgefäßinvasion (L0, V0) sowie eine Infiltration lediglich des oberen und mittleren Drittels der Submukosa (sm1 und sm2) bzw. < 1000 µm Infiltrationstiefe auf.

Liegt eine schlechte Differenzierung (G3 oder G4, entsprechend high-grade), eine Lymphgefäßinvasion (L1) oder eine Infiltration des unteren Submukosadrittels (sm3 bzw. > 1000 µm Infiltrationstiefe) vor, so handelt es sich um ein High-Risk-Karzinom (◘ Abb. 3a).

Darüber hinaus kann ergänzend die Angabe des sogenannten Tumorzellbudding erfolgen und für die Klassifikation in Low- und High-Risk-Karzinome herangezogen werden. Finden sich in der Invasionsfront des Karzinoms, also an der Stelle der tiefsten Submukosainfiltration, keine oder nur wenige vereinzelte oder entdifferenzierte Tumorzellen, liegt ein Tumorzellbudding Grad 1 vor. Vermehrt entdifferenzierte Tumorzellen in der Invasionsfront (ab Tumorzellbudding Grad 2) bergen ein erhöhtes Metastasierungsrisiko und müssen zur Diagnose eines High-Risk-Karzinoms führen (Cappellesso et al. 2017; ◘ Abb. 3b).

Außerdem ist die Angabe des lateralen und basalen Resektionsstatus durch den Pathologen erforderlich.

Pathologische Befundung

Der pathologische Befund eines kolorektalen pT1-Karzinoms muss folgende Punkte beinhalten:

- Differenzierungsgrad
- Aussage über Lymphgefäßinvasion
- Infiltrationstiefe
- Ggf. Angabe Tumorzellbudding
- Resektionsstatus

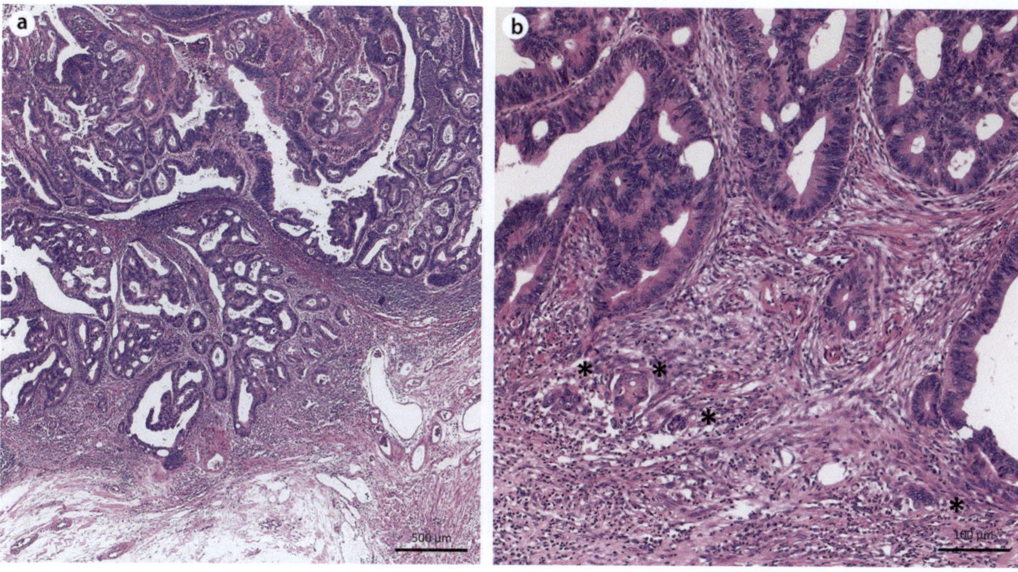

Abb. 3 **a** Adenokarzinom in einem tubulären Adenom mit Infiltration des unteren Drittels der Submukosa (sm3), **b** Tumorzellbudding *(*)*.

- Einschätzung Low- oder High-Risk-Karzinom

5 Pathologische Aufarbeitung von Kolonresektaten

5.1 Makroskopische Beurteilung

Sowohl minimalinvasive Mukosektomien als auch onkologische Resektate des Kolons sollten – wenn keine Schnellschnittuntersuchung erfolgt – umgehend in Formalin überführt werden. Resektate sollten möglichst nicht eröffnet werden, um die zweifelsfreie makropathologische Beurteilung des CME-/TME-Grades nach Formalinfixierung zu gewährleisten. Zur besseren Orientierung kann eine Fadenmarkierung des Präparats (oral/aboral, Gefäßabsetzung) erfolgen. Mukosektomien sollten im nativen Zustand mit Nadeln auf geeignetem Trägermaterial (Korkplatte oder Styroporplatte) befestigt werden.

Praxistipp

Mukosektomien sollten auf Trägermaterial aufgepinnt in die Pathologie übersandt werden. Die Fixierung mithilfe von Stecknadeln verhindert ein Zusammenziehen des Präparats durch das Formalin und dienen gleichzeitig der Orientierung (Abb. 4).

Das Material wird in Formalin fixiert und anschließend im makroskopischen Zuschnitt bearbeitet. Mukosektomien sollten vor dem Zuschneiden zur Dokumentation immer fotografiert werden, für Kolektomien ist dies ebenfalls wünschenswert. Die makroskopische Beschreibung muss die Maße des Präparats enthalten, eine Orientierung (oral/aboral) sollte angestrebt werden. Die makroskopische Beurteilung der Qualität der mesokolischen Exzision (CME; s. auch Kap. „Evidenz für das Resektionsausmaß der komplett mesocolischen Exzision (CME)“) hingegen ist obligat und erfolgt dreistufig (West et al. 2010; S3-Leitlinie Kolorektales Karzinom 2019):

Qualität der mesokolischen Exzision (CME)

- Grad 1: Mesokolon glatt und intakt
- Grad 2: Mesokolon mit Einrissen

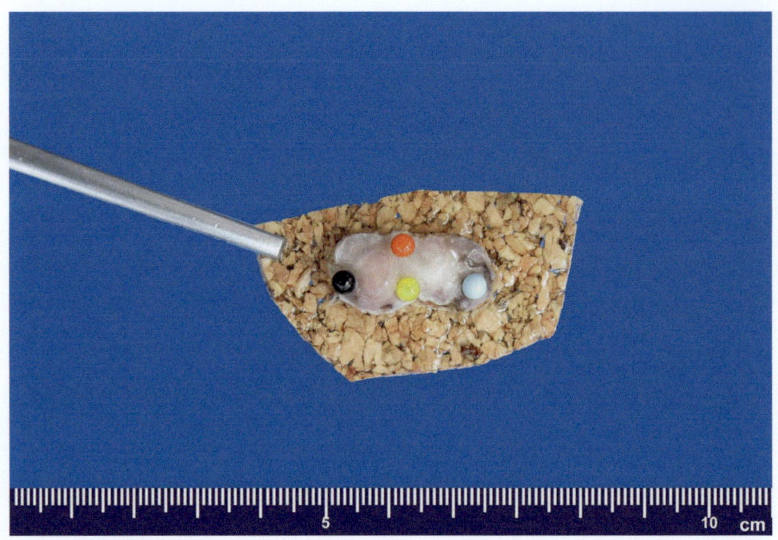

Abb. 4 Orientierte Mukosektomie

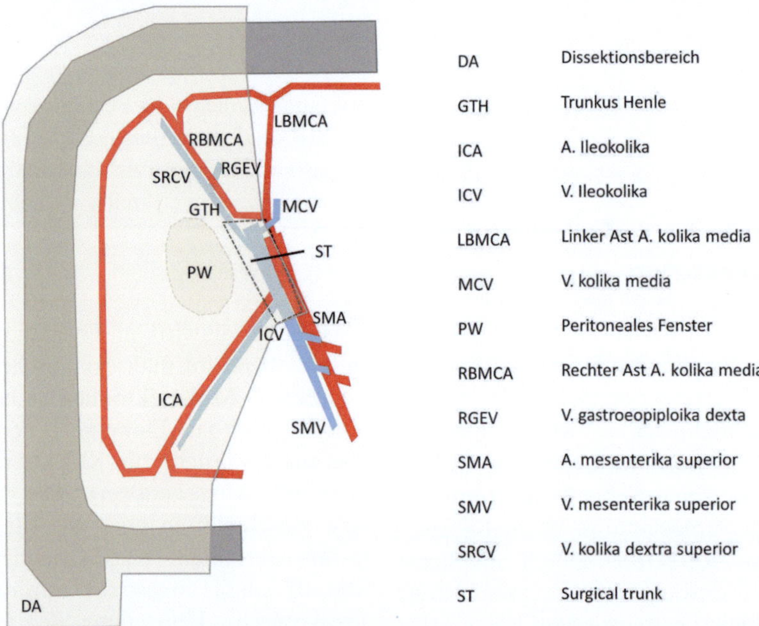

DA	Dissektionsbereich
GTH	Trunkus Henle
ICA	A. Ileokolika
ICV	V. Ileokolika
LBMCA	Linker Ast A. kolika media
MCV	V. kolika media
PW	Peritoneales Fenster
RBMCA	Rechter Ast A. kolika media
RGEV	V. gastroepiploika dexta
SMA	A. mesenterika superior
SMV	V. mesenterika superior
SRCV	V. kolika dextra superior
ST	Surgical trunk

Abb. 5 Anatomische Situation der Rechtshemikolektomie

- Grad 3: Mesokolon mit Einrissen, die bis auf die Muscularis oder den Tumor reichen

Eine mäßige oder schlechte Qualität der mesokolischen Exzision beinhaltet ein deutlich höheres Lokalrezidivrisiko (Leite et al. 2011).

Aufgrund der besonderen anatomischen Verhältnisse und um eine bessere Dokumentation des Ausmaßes der Lymphadenektomie zu gewährleisten, wurde für die Hemikolektomie rechts ein neues Klassifikationssystem vorgeschlagen, das eine modifizierte und erweiterte Variante der CME-Klassifikation darstellt (Benz et al. 2019):

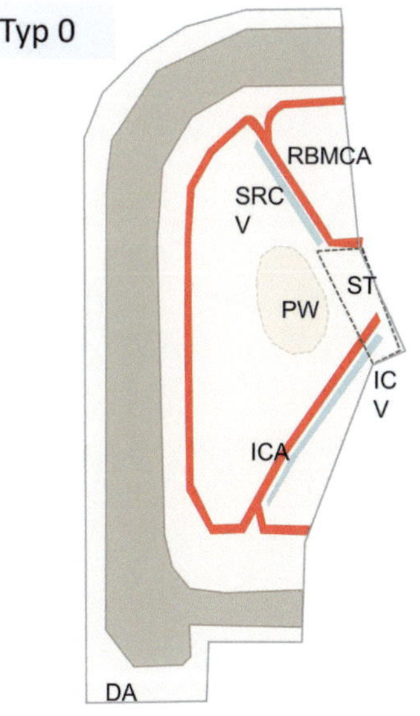

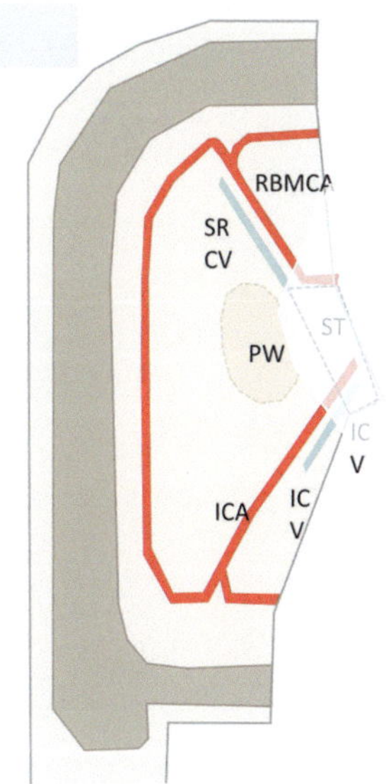

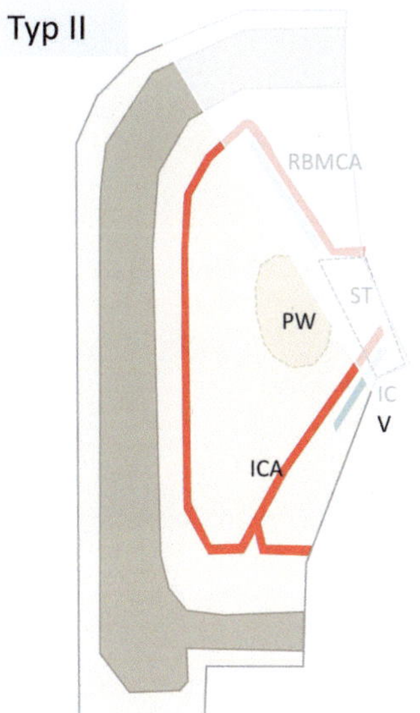

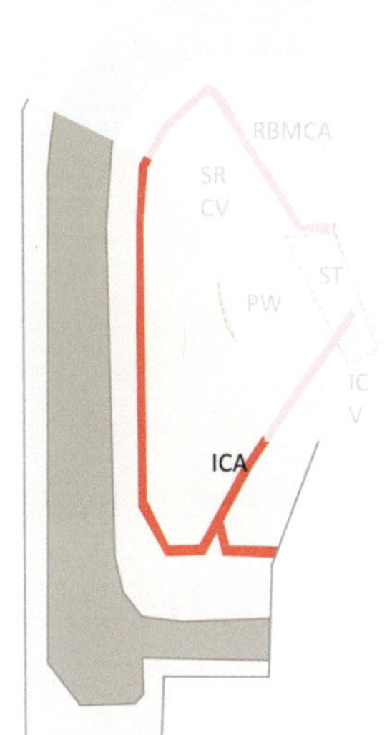

Abb. 6 Schematische Darstellung der Resektattypen

Erweiterte CME-Klassifikation für Rechtshemikolektomien

(Abb. 5, Abb. 6 und Abb. 7)

Hauptkategorien zur Beurteilung der Vollständigkeit des Mesokolons:

- **Typ 0**: Gefäßstiele der ileokolischen und der mittleren kolischen Gefäße sind durch vollständig erhaltenes Fett-/Bindegewebe verbunden; das mesokolische Fenster wird medial von einer komplett erhaltenen Gewebebrücke eingerahmt. Dieser Typ entspricht den Kriterien einer CME
- **Typ I:** Gefäßstiel der ileokolischen und mittleren kolischen Gefäße ist vorhanden, jedoch nicht durch Gewebe verbunden; die Gewebebrücke am media-

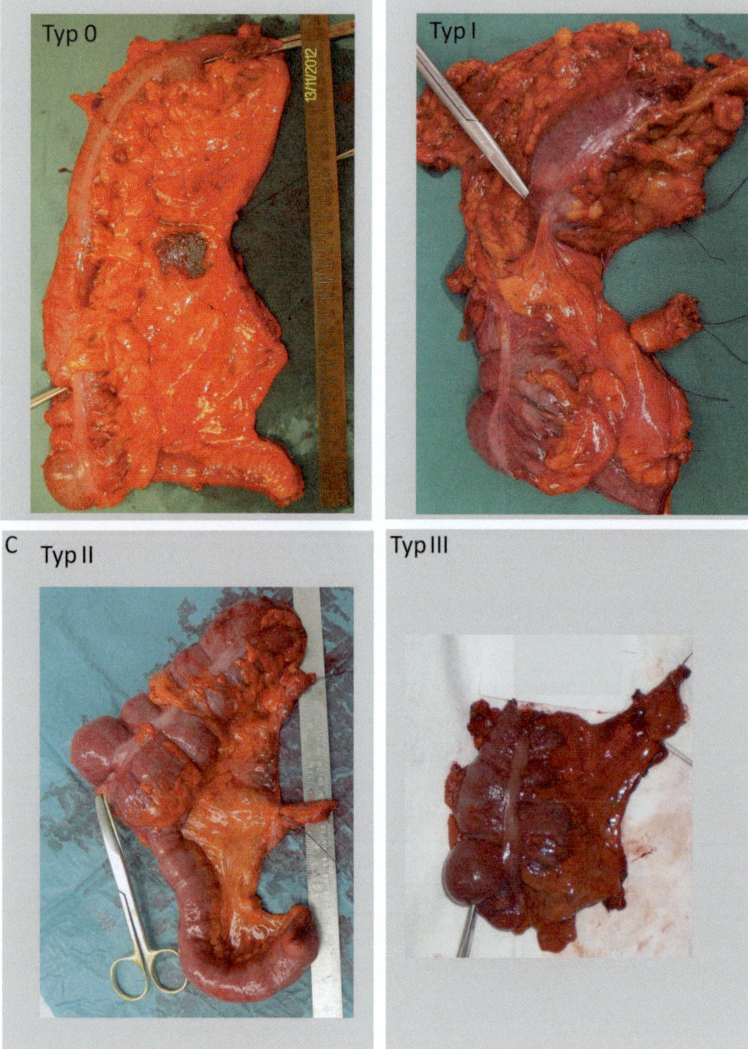

Abb. 7 Resektattypen anhand von Beispielpräparaten

len Rahmen des mesokolischen Fensters erscheint inkomplett

- **Typ II:** Ileokolischer Gefäßstiel ist mit >50 % der zu erwartenden Länge vorhanden, die mittleren kolischen Gefäße sind nicht abgrenzbar; der Rahmen des mesokolischen Fensters weist einen medialen oder kranialen Defekt auf
- **Typ III:** Ileokolische Gefäße erscheinen mit <50 % der zu erwartenden Länge amputiert; das mesokolische Fenster ist nicht abgrenzbar

Subkategorien zur Beurteilung der Unversehrtheit des Mesokolons und der Absetzungsebene:

- **a:** intaktes Mesokolon: mesokolische Absetzungsebene
- **b:** Einriss im Mesokolon: intramesokolische Absetzungsebene
- **c:** Einriss im Mesokolon, der bis auf die Darmwand in Tumornähe reicht: muskuläre Absetzungsebene

Die Anwendung dieser Klassifikation ist reproduzierbar, in einer Studie mit 1373 Resektaten konnten 98 % der Hemikolektomien klassifiziert werden. Im Vergleich zur originalen West-Klassifikation kann mit dieser modifizierten CME-Klassifikation anhand rein makroskopischer Merkmale ohne Kenntnis des intraoperativen Situs eine unabhängige Aussage über das Ausmaß der Lymphadenektomie getroffen werden. Die Evaluation des Outcomes in Abhängigkeit vom modifizierten CME-Grad steht noch aus.

Nach der sorgfältigen Inspektion des Resektats erfolgt die Lamellierung in 3–5 mm dicken Schnitten. Hierbei wird besonders auf die Lokalisation und die dreidimensionale Größe des Tumors sowie dessen Infiltrationstiefe (Wandschicht und Angabe in cm) geachtet. Außerdem werden die Abstände des Tumors zu den Resektionsrändern (oral, aboral und lateral) angegeben und diese Resektionsränder histologisch untersucht.

Cave
Die Formalinfixierung kann zu einer Verkürzung des nativen Resektats und des Abstands zum oralen und aboralen Resektionsrand von bis zu 50 % des nativen Randes führen!

Des Weiteren sollten mindestens 3 Querschnitte des Tumors entnommen werden, die nicht nur der histologischen Charakterisierung des Karzinoms, sondern auch der mikroskopischen Dokumentation der maximalen Infiltrationstiefe dienen. Ein Bezugsschnitt zur normalen Kolonschleimhaut kann darüber hinaus Vorläuferläsionen identifizieren und für mögliche molekularpathologische Aufarbeitungen wichtig sein.

Nachdem der Tumor hinreichend beschrieben und eingebettet wurde, werden möglicherweise vorliegende weitere Auffälligkeiten beschrieben und entnommen. Anschließend muss eine sorgfältige Präparation des mesokolischen bzw. mesorektalen Fettgewebes zur Sicherung *sämtlicher* lokoregionärer Lymphknoten erfolgen. Liegt eine subtotale Kolektomie vor, muss eine Unterteilung der Lymphknoten in regionär und nichtregionär erfolgen, um Fernmetastasen nicht zu übersehen.

- **Regionäre Lymphknoten (nach: Wittekind 2017)**
  - Zökum: ileokolische und rechtskolische Lymphknoten
  - Colon ascendens: ileokolische, rechtskolische und mittlere kolische Lymphknoten
  - Rechte Flexur: rechtskolische und mittlere kolische Lymphknoten
  - Colon transversum: rechtskolische, mittlere kolische und linkskolische Lymphknoten sowie Lymphknoten an der A. mesenterica inferior
  - Linke Flexur: mittlere kolische und linkskolische Lymphknoten sowie Lymphknoten an der A. mesenterica inferior
  - Colon descendens: linkskolische Lymphknoten sowie Lymphknoten an der A. mesenterica inferior
  - Sigma: linkskolische Lymphknoten und Sigma-Lymphknoten sowie Lymphknoten an A. mesenterica inferior, A. rectalis superior sowie rektosigmoidale Lymphknoten
  - Rektum: Lymphknoten an Aa. rectalis superior, media und inferior, iliaca interna, mesorektale (paraproktale), laterale sakrale und präsakrale Lymphknoten sowie sakrale Lymphknoten am Promontorium (Gerota)

Die entnommenen Proben durchlaufen anschließend über Nacht einen sogenannten Entwässerungsprozess, werden in Paraffin eingebettet, es werden Semidünnschnitte angefertigt und auf Objektträger aufgezogen, diese werden gefärbt und eingedeckt.

5.2 Mikroskopische Beurteilung

Die mikroskopische Beurteilung beinhaltet die histologische Typisierung und Differenzierung des Karzinoms (▶ Abschn. 1) sowie die Beurteilung der Infiltrationstiefe und des Vorhandenseins von Blut- und Lymphgefäß- sowie einer Perineuralscheideninvasion. Adenokarzinome zeigen dabei regelmäßig in tieferen Wandschichten bzw. in der sogenannten Invasionsfront eine schlechtere Differenzierung als an der Oberfläche, die einer Biopsie zugänglich ist. Daher kann das endgültige Grading erst am Hauptresektat erfolgen. Die Resektionsränder müssen zudem histologisch befundet werden, der minimale Abstand des Tumors zum nächstgelegenen Resektionsrand sollte angegeben werden. Die Leitlinien verlangen die Untersuchung von mindestens 12 lokoregionären Lymphknoten; Lymphknotenmetastasen werden ausgezählt und zu der Gesamtzahl der untersuchten Lymphknoten ins Verhältnis gesetzt (Lymphknotenratio, LKR), die Auskunft über Prognose gibt (Chen et al. 2011). Anhand der Infiltrationstiefe, also der T-Kategorie, der Anzahl befallener Lymphknoten, also der N-Kategorie, sowie dem Ausmaß der Fernmetastasierung wird das UICC-Stadium ermittelt (▣ Tab. 1, ▣ Tab. 2, ▣ Tab. 3 und ▣ Tab. 4).

▣ **Tab. 1** T – Primärtumor

T-Kategorie	Definition
pTX	Primärtumor kann nicht beurteilt werden
pT0	Kein Anhalt für Primärtumor
pTis	Tumorzellen in Lamina propria; keine Ausbreitung durch die Muscularis mucosae in die Submukosa
pT1	Tumor infiltriert Submukosa
pT2	Tumor infiltriert Muscularis propria
pT3	Tumor infiltriert durch die Muscularis propria in die Subserosa oder in nichtperitonealisiertes perikolisches oder perirektales Gewebe
pT4	Tumor infiltriert direkt in andere Organe oder Strukturen und/oder perforiert das viszerale Peritoneum: pT4a: Tumor perforiert viszerales Peritoneum pT4b: Tumor infiltriert direkt in andere Organe oder Strukturen

▣ **Tab. 2** N – regionäre Lymphknoten

N-Kategorie	Definition
N0	Keine regionären Lymphknotenmetastasen
N1	Metastasen in 1 bis 3 regionären Lymphknoten: N1a: Metastasen in 1 regionären Lymphknoten N1b: Metastasen in 2–3 regionären Lymphknoten N1c: Tumorknötchen bzw. Satellit(en) im Fettgewebe der Submukosa oder im nichtperitonialisierten perikolischen oder perirektalen Fettgewebe ohne regionäre Lymphknotenmetastasen
N2	Metastasen in 4 oder mehr regionären Lymphknoten: N2a: Metastasen in 4–6 regionären Lymphknoten N2b: Metastasen in 7 oder mehr regionären Lymphknoten

▣ **Tab. 3** M – Fernmetastasen

M-Kategorie	Definition
M0	Keine Fernmetastasen
M1	Fernmetastasen: M1a: Metastase(n) auf ein Organ beschränkt ohne Peritonealmetastasen M1b: Metastasen in mehr als einem Organ M1c: Metastasen im Peritoneum mit/ohne Metastasen in anderen Organen

Tab. 4 UICC-Stadien

Stadium	…	…	…
Stadium 0	Tis	N0	M0
Stadium I	T1, T2	N0	M0
Stadium II	T3, T4	N0	M0
Stadium IIA	T3	N0	M0
Stadium IIB	T4a	N0	M0
Stadium IIC	T4b	N0	M0
Stadium III	Jedes T	N1, N2	M0
Stadium IIIA	T1, T2	N1a	M0
	T1	N2a	M0
Stadium IIIB	T1, T2	N2b	M0
	T2, T3	N2a	M0
	T3, T4a	N1	M0
Stadium IIIC	T3, T4a	N2b	M0
	T4a	N2a	M0
	T4b	N1, N2	M0
Stadium IV	Jedes T	Jedes N	M1
Stadium IVA	Jedes T	Jedes N	M1a
Stadium IVB	Jedes T	Jedes N	M1b
Stadium IVC	Jedes T	Jedes N	M1c

5.3 Schnellschnittdiagnostik

Intraoperative Schnellschnittuntersuchungen empfehlen sich für die Beurteilung der Resektionsränder, insbesondere des aboralen und zirkumferenziellen Resektionsrandes beim Rektumkarzinom, sowie zur Klärung der Frage einer (Fern-)Metastasierung. Hierbei wird das Material gefroren und in Gefrierschnitttechnik bearbeitet. Ein Ergebnis liegt innerhalb weniger Minuten vor.

Die Schnellschnittdiagnostik großer Polypen in Vollwandexzisionen oder Kolonteilresektaten mit der Fragestellung eines bereits invasiven Karzinoms ist prinzipiell möglich. Häufig handelt es sich dabei jedoch um T1-Karzinome, die nur fokal eine Invasion der Submukosa aufweisen, welche sich makroskopisch kaum identifizieren lässt. Daher ist eine komplette Untersuchung des gesamten Polyps, möglicherweise auch mithilfe sogenannter Schnittstufen, erforderlich (hierbei werden von einer in der Regel 3–5 mm dicken Probe mehrere aufeinanderfolgende Dünnschnitte angefertigt, um diese makroskopische Dicke mikroskopisch gänzlich abzubilden). Die komplette Untersuchung solcher chirurgisch entfernten und damit naturgemäß größeren kolorektalen Polypen im Schnellschnitt ist nicht praktikabel, weshalb eine definitive Aussage, ob ein invasives Karzinom vorliegt oder nicht, erst nach der Formalinfixierung und Paraffineinbettung getroffen werden kann.

5.4 Molekulare Subtypen des Kolonkarzinoms und Biomarker

Lange Zeit wurde die von Fearon und Vogelstein postulierte Hypothese der Karzinomentstehung über eine initiale Mutation von *APC* mit sequenziellen „second hit"-Mutationen in Schlüsselgenen wie *KRAS, TP53 und TGFRB* als allgemein gültig in der Entstehung aller Kolonkarzinome anerkannt (Fearon und Vogelstein 1990). Dieses Bild hat sich in den letzten Jahren auch dank moderner molekularer Methoden deutlich gewandelt und ist wesentlich vielschichtiger geworden. Diese Entwicklungen haben aber auch neue therapeutische Optionen möglich gemacht.

Es gibt verschiedene, mittlerweile gut untersuchte Mechanismen, die die Karzinomentstehung vorantreiben (Jass 2007; Nagtegaal et al. 2019). Ein wesentlicher Faktor ist die sogenannte chromosomale Instabilität (CIN), die zu einer Deletion oder Duplikation großer Genabschnitte oder ganzer Chromosomen führt (Ploidie). In diesem Zusammenhang sind „typische" Treibermutationen wie von *APC, KRAS, TP53, PIK3CA* oder der Verlust des kurzen Arms von Chromosom 18 (18q-Deletion) beschrieben.

Ein weiterer wichtiger Mechanismus ist die zuerst im hereditären Kolonkarzinom bei Lynch-Patienten identifizierte (Kap. „Hereditäre Aspekte des Kolonkarzinoms“) sogenannte Mikrosatelliteninstabilität (MSI). Der Funktionsverlust der Mismatch-Repair-Proteine (entweder vererbt oder erworben) führt dazu, dass Deletionen oder Insertionen in hochrepetitiven Gensequenzen, den sogenannten Mikrosatelliten, nicht behoben werden und es zu einer Verschiebung des Leserasters („frameshift“) oder Mutationen in kodierenden Regionen selbst kommt. Man unterscheidet hochgradig und gering mikrosatelliteninstabile (MSI-high und MSI-low) von mikrosatellitenstabilen (MSS) Karzinomen, wobei auch die molekularpathologisch als "MSI-low" diagnostizierten Karzinome als mikrosatelliteninstabil gewertet werden.

Außerdem spielt die epigenetische Methylierung Cytosin- und Guanin-reicher Regionen (sogenannte CpG-Inseln) eine wichtige Rolle bei der Karzinomentstehung, da hierdurch zentrale Tumorsuppressorgene nicht mehr exprimiert werden (CpG-Insel-Methylierung, CIMP). Damit häufig vergesellschaftet findet sich eine Mutation des Gens *BRAF* an seiner Position V600. Da diese beiden Alterationen typischerweise in der noch „jungen“ Entität der serratierten Adenome zu finden sind, spricht man hierbei vom „serratierten Entstehungsweg“.

Um die Kolonkarzinome in diesem sich stetig erweiternden Geflecht der Karzinogenese einordnen zu können, gab es immer wieder Bemühungen, die Kolonkarzinome molekular zu kategorisieren und in Subtypen einzuteilen. In frühen Arbeiten (Jass 2007) erfolgte diese Subtypisierung zunächst anhand des molekulargenetischen Profils und der Histologie der Tumoren. Neuere Klassifikationssysteme begründen sich auf Ergebnissen des groß angelegten Cancer-Genome-Atlas-Projekts und beziehen dabei jetzt auch klinische Implikationen ein (Müller et al. 2016; Thanki et al. 2017).

Durch die erheblichen Fortschritte im molekularen Verständnis kolorektaler Karzinome haben sich diagnostische und therapeutische Konsequenzen ergeben, die in den aktuellen S3-Leitlinien genannt und gefordert werden und eine immer größere Rolle in der pathologischen Aufarbeitung von Kolonkarzinom spielen. Die Bestimmung von sogenannten Biomarkern erfolgt in erster Linie anhand prädiktiver (wird eine bestimmte Therapie wirksam sein?) sowie prognostischer Gesichtspunkte.

Gut etabliert ist die Bestimmung des RAS-Mutationsstatus mittels Sequenzierung. Etwa 50 % aller Kolonkarzinome weisen eine Mutation im *KRAS*- oder *NRAS*-Gen auf und sind dann nicht für eine zielgerichtete Therapie des metastasierten Kolonkarzinoms mit Antikörpern gegen den epidermalen Wachstumsfaktor (EGFR) geeignet. Diese Untersuchung kann sowohl am Primärtumor als auch an der Metastase erfolgen. Unter gewissen Umständen ist auch eine Bestimmung des RAS-Mutationsstatus an im Blut zirkulierenden Tumorzellen möglich („liquid biopsy“).

Ob es sich um ein mikrosatellitenstabiles oder -instabiles Karzinom handelt, ist bei der Frage, ob ein hereditäres Kolonkarzinom (MSI-H bei Lynch-Syndrom) vorliegt, entscheidend. Diese Analyse kann immunhistochemisch mithilfe der Antikörper gegen die Mismatch-Repair-Proteine MLH1, MSH2, MSH6 und PMS2 erfolgen und ggf. durch eine molekularpathologische Fragmentlängenanalyse ergänzt werden. Daneben hat dieser Status jedoch auch Auswirkung auf die Frage, ob bei sporadischen Kolonkarzinomen in einem UICC-Stadium II eine adjuvante Chemotherapie verabreicht wird oder nicht, da MSI-H-Patienten nicht von einer solchen profitieren.

Zudem konnte in mehreren Studien gezeigt werden, dass MSI-H-Patienten von einer Therapie mit Checkpoint-Inhibitoren profitieren (Le et al. 2015, Eso und Seno 2020).

Die molekularpathologische Analyse hinsichtlich einer *BRAF*-Mutation hat aktuell weniger eine therapeutische Konsequenz, kann aber besonders aggressiv verlaufende Kolonkarzinome identifizieren. Die in der Diagnose des Mammakarzinoms fest etablierte Bestimmung des Her2-neu-Amplifikationsstatus hat beim kolorektalen Karzinom derzeit noch keinen festen Stellenwert und ist besonderen Fällen vorbehalten.

Literatur

Aust DE, Baretton GB (2013) Sporadische Tumoren des Kolorektums. In: Stolte M, Rüschoff J, Klöppel G (Hrsg) Pathologie – Verdauungstrakt und Peritoneum, 3. Aufl. Springer, Berlin, S 612–655

Benz S, Tannapfel A, Tam Y, Grünenwald A, Vollmer S, Stricker I (2019) Proposal of a new classification system for complete mesocolic excison in right-sided colon cancer. Tech Coloproctol 23(3):251–257. ► https://doi.org/10.1007/s10151-019-01949-4 (Epub 2019 Mar 5)

Bujanda L, Cosme A, Gil I, Arenas-Mirave JI (2010) Malignant colorectal polyps. World J Gastroenterol 16:3103–3111

Cappellesso R, Luchini C, Veronese N, Lo Mele M, Rosa-Rizzotto E, Guido E, De Lazzari F, Pilati P, Farinati F, Realdon S, Solmi M, Fassan M, Rugge M (2017) Tumor budding as a risk factor for nodal metastasis in pT1 colorectal cancers: a meta-analysis. Hum Pathol 65:62–70

Chen SL, Steele SR, Eberhardt J, Zhu K, Bilchik A, Stojadinovic A (2011) Lymph node ratio as a quality and prognostic indicator in stage III colon cancer. Ann Surg 253:82–87

Corley DA, Jensen CD, Marks AR, et al (2014) Adenoma detection rate and risk of colorectal cancer and death. N Engl J Med 370:1298–1306

Eso Y und Seno H (2020) Current status of treatment with immune checkpoint inhibitors for gastrointestinal, hepatobiliary, and pancreatic cancers. Therap Adv Gastroenterol 13:1–20

Fearon ER, Vogelstein B (1990) A genetic model for colorectal tumorigenesis. Cell 61:759–767

Galanopoulos M, Gkeros F, Liatsos C, Pontas C, Papaefthymiou A, Viazis N, Mantzaris GJ, Tsoukalas N (2018) Secondary metastatic lesions to colon and rectum. Ann Gastroenterol 3:282–287

Jass JR (2007) Molecular heterogeneity of colorectal cancer: Implications for cancer control. Surg Oncol Suppl 1:7–9

Klöppel et al (2017) Neoplasms of the neuroendocrine pancreas. In: Lloyd V, Osamura RY, Klöpel G, Rosai J (Hrsg) WHO classification of endocrine organs, 4. Aufl. IARC, Lyon, S 209–283

Le DT et al (2015) PD-1 Blockade in tumors with mismatch-repair deficiency. N Engl J Med 372:2509–2520

Leite JS, Martins SC, Oliveira J, Cunha MF, Castro-Sousa F (2011) Clinical significance of macroscopic completeness of mesorectal resection in rectal cancer. Colorectal Dis 13:381–386

Leitlinienprogramm Onkologie (Deutsche Krebsgesellschaft, Deutsche Krebshilfe, AWMF; 2019) S3-Leitlinie Kolorektales Karzinom, Langversion 2.1. AWMF Registrierungsnummer: 021/007OL. ► https://www.leitlinienprogramm-onkologie.de/leitlinien/kolorektales-karzinom/. Zugegriffen: 19. Okt. 2019

Mourra N, Jouret-Mourin A, Lazure T, Audard V, Albiges L, Malbois M, Bouzourene H, Duvillard P (2012) Metastatic tumors to the colon and rectum: a multi-institutional study. Arch Pathol Lab Med 136:1397–1401

Müller MF, Ibrahim AEK, Arends MJ (2016) Molecular pathological classification of colorectal cancer. Virchows Arch 469:125–134

Nagtegaal et al (2019) Tumours of the colon and rectum. In: Lokuhetty D, White VA, Watanabe R und Cree IA (Hrsg) WHO Classification of tumours of the digestive system, 5. Aufl. IARC, Lyon, S 157–191

Rana R, Sharma S, Narula H, Madhok B (2016) A case of recto-sigmoid endometriosis mimicking carcinoma. Springerplus 5:643

Snover DC (2011) Update on the serrated pathway to colorectal carcinoma. Hum Pathol 42:1–10

Thanki K, Nicholls ME, Gajjar A, Senagore AJ, Qiu S, Szabo C, Hellmich MR, Chao C (2017) Consensus molecular subtypes of colorectal cancer and their clinical implications. Int Biol Biomed J 3:105–111

West NP, Hohenberger W, Weber K, Perrakis A, Finan PJ, Quirke P (2010) Complete mesocolic excision with central vascular ligation produces an oncologically superior specimen compared with standard surgery for carcinoma of the colon. J Clin Oncol 28:272–278

Wittekind C (Hrsg) (2017) TNM-Klassifikation maligner Tumoren, 8. Aufl. Wiley-VCH, Weinheim

Hereditäre Aspekte des Kolonkarzinoms

Johannes Dörner und Gabriela Möslein

Inhaltsverzeichnis

S. Benz et al. (Hrsg.), *Chirurgie des Kolonkarzinoms*,
https://doi.org/10.1007/978-3-662-60453-3_10

Die Identifikation von Menschen mit einer genetischen Prädisposition für kolorektale Karzinome ist für die risikoadaptierte Prävention und Behandlung Betroffener sowie ihrer Familien von entscheidender prognostischer Relevanz. Voraussetzung für eine kompetente ärztliche Betreuung ist die aktualisierte Kenntnis der hereditären Tumorsyndrome sowie ihrer klinischen Ausprägungen, basierend auf der genetischen Disposition. In diesem Kapitel werden die Genetik (Genotyp), die klinischen Merkmale (Phänotyp), die Behandlung sowie Prävention, die Früherkennung und Nachsorge der chirurgisch am meisten relevanten hereditären Tumorsyndrome mit Kolonmanifestation diskutiert, einschließlich Lynch-Syndrom, familiärer adenomatöse Polyposis (FAP), MUTYH-assoziierte Polyposis, juvenile Polyposis-Syndrome sowie das Peutz-Jeghers-Syndrom.

1 Einführung

Bis zu 30 % aller kolorektalen Karzinome sind erblich. Während der Großteil aller erblichen Kolonkarzinome bei Personen mit betroffenen Verwandten ohne nachgewiesene Keimbahnmutationen auftreten, liegen bei ca. 10 % aller Betroffenen Keimbahnmutationen vor, die abhängig von dem betroffenen Gen das Risiko, an einem Kolonkarzinom zu erkranken, deutlich bzw. bei voller Penetranz auf ca. 100 % erhöhen (obligate Präkanzerose).

Die heute bereits gut charakterisierten genetischen Kolonkarzinomsyndrome lassen sich klinisch in Polyposis und Non-Polyposis-Syndrome einteilen. Das mit Abstand häufigste hereditäre Dispositionssyndrom für Kolonkarzinome ist das Lynch-Syndrom, welches auf Keimbahnmutationen in den DNA-Mismatch-Reparaturgenen beruht und zu Kolonkarzinomen mit charakteristischen klinischen und pathologischen Merkmalen führt. Während die Diagnosestellung zu dem historisch – in Abgrenzung zu den Polyposis-Syndromen – auch Hereditary Non-Polyposis Colorectal Cancer (HNPCC) genanntem Lynch-Syndrom hauptsächlich auf familienanamnestischen Kriterien (Amsterdam-I- und -II-Kriterien) beruhte, wird heutzutage die kostengünstige und effiziente immunhistochemische Färbung der Mismatch-Repair-Proteine im Tumorgewebe als wirkungsvolles Screeninginstrument zur Erkennung von Mismatch-Reparatur-(MMR-)defizienten (instabilen) Tumoren angewendet. Darüber hinaus ist der Nachweis von Mismatch-Reparatur-Gendefekten in Kolonkarzinomen mittels immunhistochemischem Screening im UICC-Stadium II prognose- und therapieentscheidend, wenngleich nur ein altersabhängiger Anteil hiervon tatsächlich auf einem Lynch-Syndrom beruht. Grundlage für die Diagnose eines Lynch-Syndroms ist dabei der Nachweis einer krankheitsverursachenden Keimbahnmutation in einem der MMR-Gene (*MLH1*, *MSH2*, *MSH6* oder *PMS2*), allein der Nachweis einer Mikrosatelliteninstabilität im Tumor ist nicht ausreichend, um diese Diagnose zu stellen.

Lynch-assoziierte Karzinome folgen nach heutigem Kenntnisstand drei unterschiedlichen Karzinogenesewegen, von denen einer, der häufiger als zuvor angenommen auftritt, keine typischen Polypen als Vorläuferläsionen des Karzinoms entstehen lässt (Ahadova et al. 2018). Zwar wird immer noch die engmaschige Koloskopie bei Lynch-Syndrom-Patienten propagiert, allerdings konnte jüngst in einer vergleichenden europäischen Studie kein Benefit einer einjährigen versus einer dreijährigen Intervallkoloskopie festgestellt werden, was diese hoch wahrscheinliche Hypothese klinisch untermauert (Engel et al. 2018). Aktuell wird in internationalen Studien systematisch untersucht, ob der Karzinogeneseweg der verschiedenen MMR-Gene Aufschluss gibt über den Karzinogeneseweg mit oder ohne Polypenbildung bei den jeweiligen Genen. ◘ Abb. 1 zeigt das OP-Präparat eines Patienten mit einem Lynch-Syndrom und einer Mutation in *MSH2,* der trotz regelmäßiger endoskopischer Vorsorge ein flaches, nicht polypöses T2-Karzinom in einem Intervall von nur 6 Monaten entwickelt hatte.

Im Gegensatz zu diesem „Non-Polyposis-Syndrom" gehören die Karzinome der Polyposis-Syndrome, die zu 30 % sporadisch, also als Neumutation auftreten, nicht zu den

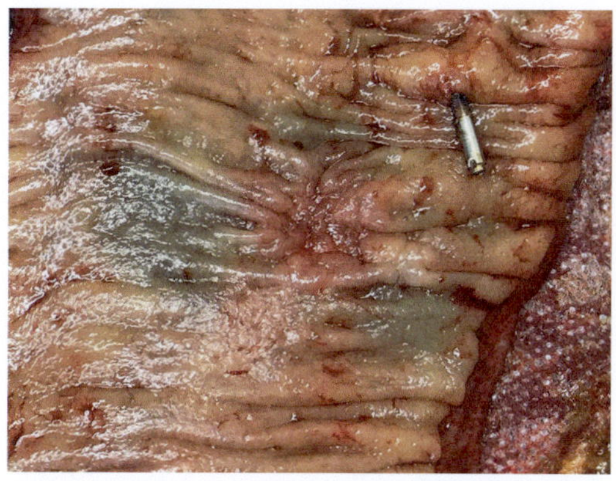

Abb. 1 OP-Präparat eines Lynch-Patienten mit einer MSH2-Mutation, der trotz regelmäßiger Vorsorge ein Karzinom entwickelte, offenbar ohne polypöse Vorstufe

instabilen Tumoren mit einer raschen Progression, sondern verhalten sich im zeitlichen und genetischen Ablauf wie die sporadischen Karzinome. Patienten mit familiärer adenomatöser Polyposis (FAP) entwickeln durchschnittlich 10 Jahre vor einer Karzinomdiagnose zahlreiche, bis zu hunderten oder tausenden von (kleinen) Adenomen im gesamten Kolon, die abhängig von ihrer Anzahl und Lokalisation zu Stuhlunregelmäßigkeiten, Blutungen und Schmerzen führen können. Hier ist die ärztliche Wachsamkeit gefordert und das Bewusstsein dafür, dass auch ohne eine positive Familienanamnese Polyposis-Syndrome und auch sporadische, immer jüngere Menschen betreffende Karzinomdiagnosen zu beobachten sind.

Grundsätzlich sollte zwar bei allen Kolonkarzinompatienten eine systematische Tumordiagnostik sowohl aus diagnostischen als auch aus therapeutischen Gesichtspunkten erfolgen, aber auch eine primäre Keimbahndiagnostik ist bei allen Patienten <50 Jahren indiziert, und zwar unabhängig von dem Ergebnis einer Tumordiagnostik oder einer positiven Familienanamnese oder den bekannten klinischen Kriterien. Auch ohne genetischen Nachweis eines zugrunde liegenden hereditären Syndroms ist abhängig von Polypenanzahl, -größe und -verteilung sowie dem histologischen Ergebnis ggf. eine rein prophylaktische Operation bzw. bei „auffälliger" Karzinomdiagnose ggf. eine prophylaktisch erweiterte onkologische Resektion indiziert. Zunehmend (in Anbetracht der reduzierten Kosten und des zeitlich verkürzten Ablaufs einer Tumor- oder Keimbahndiagnostik) ist die Einbeziehung genetischer Untersuchungen als Grundlage für therapeutische Empfehlungen **präoperativ** einzufordern.

Bei einer klinisch manifesten, neoplastischen Polyposis-Erkrankung ist bei Rektumbeteiligung die Indikation zur prophylaktischen (Prokto)Kolektomie zu stellen, allerdings sollten die Maßnahme und eventuelle funktionelle Folgen mit den Betroffenen ausführlich besprochen werden. Dabei ist der zu fordernde Kenntnisstand für den aufklärenden Chirurgen hoch anzusiedeln, da ein Verständnis für die spezifische Risikokonstellation für die verschiedenen Dispositionssyndrome vorauszusetzen ist, zumal sich diese zwischen den verschiedenen Syndromen erheblich unterscheidet. Als Beispiel sei hier die Unterscheidung zwischen einer klassischen und einer attenuierten (abgemilderten) Form einer FAP kurz erläutert: Es handelt sich um zwei gänzlich verschiedene Syndrome, die klinisch ein sehr verschiedenes Risikoprofil aufweisen, obwohl sich die genetische Veränderung auf demselben Gen befindet.

Aus diesen Gründen sollten die genaue Indikationsstellung und das Timing jeder invasiven Maßnahme – auch der endoskopischen – erfahrenen multidisziplinären Zentren vorbehalten werden. Grundsätzlich gilt, dass man in guter Absprache mit den betroffenen Patienten eine optimierte Indikationsstellung und zeitliche Planung im Auge behalten sollte. Sowohl eine zu frühe als auch eine zu späte Operationsindikation kann massive Auswirklungen auf die Lebensqualität haben, zumal die funktionellen Ergebnisse und Komplikationsmöglichkeiten vielfältig sind und auch in den erfahrensten Händen auftreten können.

2 Familiärer Darmkrebs

Etwa 30 % aller Fälle von kolorektalem Karzinomen können auf familiäre bzw. erbliche Prädispositionen zurückgeführt werden (Lichtenstein et al. 2000). Erstgradige

Verwandte von Patienten mit einem „sporadischen“ kolorektalen Karzinom haben ein etwa 2,5-fach erhöhtes Risiko, selbst daran zu erkranken (Johns and Houlston 2001). Heute lassen sich bereits bei ca. 10–12 % aller (altersunabhängigen und unselektionierten) kolorektalen Karzinome mittels „Paneldiagnostik“ eindeutige, erbliche, krankheitsverursachende Genveränderungen einem spezifischen Gen zuordnen (Yurgelun et al. 2017). Dabei entstehen oft „Überraschungsbefunde“ auf Kandidatengenen, die nach heutiger Einschätzung eine andere Organprädilektion bewirken, sodass unser Verständnis für die klinische Ausprägung niedrigpenetranter Gene neu definiert werden muss!

Zusätzlich nimmt man an, dass Genpolymorphismen in relevanten Dispositionsgenen in Kombination mit exogenen Modifikatoren zur Entstehung der „familiären“ (polygenetischen) kolorektalen Karzinome führen. Daraus ergibt sich, dass das Kollektiv von Betroffenen mit einer nicht definierbaren hereditären Kolonkarzinomprädisposition relativ inhomogen ist, auch im Hinblick auf klinische Manifestation und Vorsorgeempfehlungen. Die Bezeichnung „familiäres kolorektales Karzinom Typ X“ für Individuen, die die Amsterdam-Kriterien (Kriterien zur klinischen Diagnose eines hereditären non-polypösen kolorektalen Karzinoms, HNPCC) erfüllen, aber mikrosatellitenstabil sind, bringt dies zum Ausdruck. Es ist davon auszugehen, dass mittels Multigenpaneldiagnostik künftig weitere hereditäre Karzinomsyndrome beschrieben werden und damit der Anteil an familiärem Darmkrebs, der nicht einem Karzinomsyndrom zugeordnet werden kann, sinkt. Die Erhebung der Familienanamnese ist klinisch nach wie vor empfehlenswert, aber wesentlich zielführender ist die systematische Tumordiagnostik mittels immunhistochemischer Färbungen, welche die Identifikation der Lynch-Syndrom-Patienten deutlich verbessern wird.

Zu beachten ist die exponentiell wachsende Anzahl vor allem junger Kolonkarzinompatienten, die nur teilweise hereditär sind. Dieses Phänomen muss in das Bewusstsein der Viszeralchirurgen rücken, und auf jeden Fall muss eine genetische Untersuchung bei allen Patienten, die unter dem Diagnosealter von 50 Jahren erkannt werden, angestrebt werden. Je jünger die Patienten, desto höher der Anteil derer mit einer erblichen Disposition. So ist in der Altersgruppe der unter 30-jährigen Erkrankten der Anteil von Patienten mit einer deletären Keimbahnmutation beispielsweise bei ca. 20–30 % anzusiedeln. Wie hoch das metachrone kolorektale Karzinomrisiko für die sporadischen Patienten ist, die jung erkranken, ist bislang nicht bekannt. Allerdings wird heute keine Erweiterung des onkologischen Eingriffs bei mikrosatellitenstabilen Tumoren empfohlen, auch wenn die Patienten unter 50 Jahren an ihrem ersten kolorektalen Karzinom (KRK) erkranken. Aufgrund des fehlenden klinischen Erfahrungsschatzes mit nichtdefinierten hereditären Karzinomprädispositionen orientieren sich die Empfehlungen zur Nachsorge bzw. zur Vorsorge potenziell betroffener Familienangehöriger am Erkrankungsalter der erstgradig verwandten Betroffenen. In der deutschen S3-Leitlinie wird daher für erstgradige Verwandte von Patienten mit einem kolorektalen Karzinom eine erstmalige komplette Koloskopie empfohlen in einem Alter, das 10 Jahre vor dem Auftreten des ersten Karzinoms beim Indexpatienten liegt.

3 Polyposis-Syndrome

Abhängig vom Phänotyp werden Patienten mit einer hereditären kolorektalen Karzinomdisposition traditionell den Polyposis- und den Non-Polyposis-Syndromen zugeordnet. Seit der Entdeckung der Mikrosatelliteninstabilität (Längenveränderungen innerhalb kurzer, repetitiver DNA-Sequenzen infolge defekter DNA-Reparaturmechanismen) in neoplastischen Veränderungen und der Zuordnung eines Teils der vormals als hereditäre non-polypöse kolorektale Karzinome (HNPCC) bezeichneten erblichen Karzinome zu Defekten in Mismatch-Reparatur-Genen (MMR) werden die Syndrome zudem phänotypisch in mikrosatellitensta-

Tab. 1 Molekulare Subtypen (Consensus Molecular Subtypes, CMS1) des kolorektalen Karzinoms. (Mod. nach Guinney et al. 2015)

Abkürzung	Bezeichnung	Häufigkeit	Molekularbiologische und klinische Charakteristika	Zuordnung zu hereditären Syndromen
CMS1	Mikrosatelliteninstabil, immun	14 %	Mikrosatellitenstabile Entität (MSI), Immunsignalwegaktivierung/-Expression, rechtsseitige Tumoren, höheres Alter bei Diagnosestellung, weibliche Prädominanz, *BRAF*-Mutation, mittlere Prognose	Lynch-Syndrom
CMS2	Klassisch „canonical")	37 %	Epitheliale Signatur, ausgeprägte *WNT/MYC*-Signalwegsaktivierung, mikrosattelitenstabil, linksseitige Tumoren, TP53-Mutation, EGFR-Amplifikation/Überexpression, gute Prognose	FAP
CMS3	Metabolisch	13 %	Metabolische Dysregulation, moderate WNT/MYC-Signalwegsaktivierung, *KRAS*-Mutation, *PIK3CA*-Mutation,*IGFBP2*-Überexpression, mittlere Prognose	
CMS4	Mesenchymal	23 %	TGFP-β-Aktivierung, Stromainvasion und Angiogenese, jüngeres Alter bei Diagnosestellung, schlechte Prognose	
Mixed	Gemischt	13 %	Charakteristika mehrerer Subtypen, möglicherweise intratumorale Heterogenität, Übergangsphänotyp	

bile (MSS) und -instabile (MSI) Entitäten klassifiziert. Meistens lassen sich mikrosatellitenstabile Entitäten den Polyposis-Syndromen und mikrosatelliten**in**stabile Entitäten den Non-Polyposis-Syndromen zuordnen, wobei die Polymerase Proofreading-assoziierte Polyposis (PPAP) als Ausnahme durch eine besonders hohe Tumorinstabilität gekennzeichnet ist. Mittlerweile werden allerdings für beide Gruppen zunehmend Ausnahmen identifiziert. Kürzlich wurden aus 6 unabhängigen molekularen Klassifikationssystemen 4 Subtypen (Consensus molecular Subtypes, CMS) charakterisiert, die sich im Hinblick auf molekulare Eigenschaften und Prognose unterscheiden (Guinney et al. 2015; Tab. 1). Wenngleich die bekannten hereditären Syndrome bei der Erarbeitung dieser Klassifikation bisher nicht gesondert betrachtet wurden, lassen sich diese in der Regel einem der Konsensus-Subtypen zuordnen. So lassen sich Lynch-Syndrom-assoziierte Karzinome dem CMS1-Typ und FAP-assoziierte Karzinome dem CMS2-Typ zuordnen. Die CMS-Klassifikation wurde von den Autoren als die aktuell robusteste bekannte Klassifikation kolorektaler Karzinome bezeichnet und soll zukünftig der Risikostratifizierung in klinischen Interventionsstudien dienen.

3.1 Adenomatöse Polyposis-Syndrome

3.1.1 Familiäre adenomatöse Polyposis (FAP)

Die klassische familiäre Polyposis zeichnet sich in ihrem Vollbild entsprechend der klinischen Definition durch das Vorhandensein von über 100 kolorektalen Adenomen aus. Die Hälfte aller Betroffenen hat bereits im Alter von 15 Jahren Polypen, im Alter von 35 Jahren liegen sie bereits bei 95 % der Betroffenen vor. Unbehandelt erkranken Betroffene im Mittel im Alter von 39 Jahren an einem kolorektalen Karzinom. Eine Kontrolle der Polypen mit endoskopischer Entfernung ist vorübergehend unter bestimmten Kautelen vertretbar, um die definitive Operation hinauszuzögern. Die prophylaktische Proktokolektomie vor dem Auftreten eines Karzinoms ist bei der klassischen FAP die Therapie der Wahl und beinhaltet die operative Entfernung der gesamten Kolon- und Rektumschleimhaut. Seit den 80er-Jahren wird dieser Eingriff mit einem kontinenzerhaltenden Ileum-Pouch als pouchoanale Anastomose rekonstruiert, sodass ein Kontinenzerhalt der Standard geworden ist.

Der optimale Zeitpunkt der Operation ist sehr variabel und wird anhand der phänotypischen Ausprägung der Erkrankung sowie individueller Patientenfaktoren geplant. Nach der komplikationslosen Operation haben Betroffene in der Regel eine gute Lebensqualität bei erhaltener Kontinenz und allerdings vermehrter Stuhlfrequenz. Aufgrund des Risikos von Dysplasien bis hin zu Tumorrezidiven im Bereich einer belassenen Rektumschleimhaut (vor allem bei einer Double-Staple-Anastomose) sowie dem Risiko für lokale Entzündungen (Pouchitis) wird im Rahmen der Nachsorge nach der Operation zu jährlichen Pouchoskopien geraten.

Neben der kolorektalen Manifestation, die im Vordergrund bei der FAP steht, treten bei Betroffenen häufig sogenannte extrakolonische Manifestationen auf. Diese reichen von harmlosen Veränderungen im Augenhintergrund (kongenitale Hyperplasie des retinalen Pigmentepithels, CHRPE) und Osteomen vor allem im Gesichtsschädelbereich über meist gutartige Drüsenkörperzysten des Magens bis hin zu als Präkanzerose zu wertenden Polypen des Duodenums sowie den meist papillären Schilddrüsenkarzinomen, Hepatoblastomen im Kindesalter und malignen ZNS-Tumoren (meist Medulloblastomen). Darüber hinaus treten bei etwa 20–30 % aller Betroffenen lokal infiltrierende und destruierende, in der Regel intraabdominell im Dünndarmmesenterium liegende semimaligne Tumoren mesenchymalen Ursprungs, sogenannte Desmoide, auch als aggressive Fibromatose bezeichnet, auf. Risikofaktoren für die Entstehung sind Trauma (in der Regel hier der kolorektale prophylaktische Eingriff), positive Familienanamnese für Desmoide bzw. eine Mutation im *APC*-Gen jenseits des Codons 1444 und Östrogenexposition. Eine operative Therapie ist in der Regel aufgrund des hohen Rezidivrisikos bei neuerlichem chirurgischem Trauma nur selten sinnvoll bzw. in Notfallsituationen selten erforderlich und dann unvermeidbar. Unsere Arbeitsgruppe konnte im Rahmen einer langjährigen Beobachtungsstudie nachweisen, dass eine Kombination aus einem nichtsteroidalen Antiphlogistikum (Sulindac) und einem hochdosierten Antiöstrogen (Tamoxifen, Raloxifen oder Toremifen) in 85 % der Fälle zu einer Wachstumsstabilisierung bzw. Regression führte (Quast et al. 2016).

Aufgrund des infolge der Mutation lebenslang deutlich erhöhten Risikos für neoplastische Veränderungen an multiplen Organen sollten sich Betroffene regelmäßigen Vor- bzw. Nachsorgeuntersuchungen in erfahrenen Zentren unterziehen. Diese umfassen neben der körperlichen Untersuchung eine Koloskopie bzw. Rekto- oder Pouchoskopie nach erfolgter prophylaktischer Operation alters- und befundabhängige Ösophagogastroduodenoskopien mit Inspektion der Papille sowie jährliche Sonografien des Abdomens und der Schilddrüse. Da kolorektale Karzinome nur selten vor der zweiten Lebensdekade auftreten, wird – auch hier wieder abhängig von der Familienanamnese – zu einem Beginn der Vorsorge bei der klassischen FAP beginnend im Alter von 10–12 Jahren geraten. Sollte im Rahmen einer vorhersagenden Testung das Vorhandensein der krankheitsauslösenden Mutation in zwei unabhängigen genetischen Untersuchungen ausgeschlossen werden, so ist bezüglich einer FAP von dem üblichen extrem geringen Erkrankungsrisiko auszugehen und es kann auf eine intensivierte Vorsorge verzichtet werden. Aufgrund der typischerweise linksseitigen Prädominanz der klassischen FAP sind bis zum Auftreten erster Polypen die für Patient und Untersucher mit geringerem Aufwand durchführbaren Sigmoidoskopien ausreichend und sollten bei Nachweis einer Polypenprogression in diesem Segment durch komplette Koloskopien ersetzt werden. Stuhltests auf okkultes Blut oder virtuelle Koloskopieverfahren haben aktuell in der Vor- und Nachsorge der FAP keinen Stellenwert.

Genetik der familiären adenomatösen Polyposis

Das krankheitsauslösende Adenomatous-Polyposis-coli-(*APC*-)Gen auf dem Chromosom 5q21 kodiert für ein Tumorsuppressorgen, welches im Wnt-Signalweg an der Degradation von β-Catenin beteiligt ist. Liegt eine Mutation in diesem Gen vor, kommt es zu Akkumulation von β-Catenin im Zytoplasma der Zelle, welches nach seinem Transport in den Zellkern als Teil eines Proteinkomplexes als Transkriptionsfaktor für proliferative Gene wirkt. Abhängig von der Lokalisation der Mutation des aus 2843 Aminosäuren bestehenden Proteins kommt es zu mehr oder minder schweren Ausprägungen der Erkrankung. Die FAP folgt einem autosomal-dominanten Vererbungsmuster. Kinder von Betroffenen haben daher ein 50 %iges Risiko, selbst Mutationsträger zu sein. Die S3-Leitlinie Kolorektales Karzinom empfiehlt daher eine Mutationsanalyse der Risikoperson ab dem 10. Lebensjahr nach einer genetischen Beratung der Familie.

Die Einflussfaktoren für die prophylaktische Operation die klinische Krankheitsausprägung und die Polypenverteilung sind in ◘ Tab. 2 dargestellt.

◘ Tab. 2 Einflussfaktoren für die prophylaktische Operation; klinische Krankheitsausprägung, Polypenverteilung und betroffenes Gen: *APC*, *MUTYH* etc.

Faktor	Bemerkung
Erkrankungsfaktoren	Typ der Mutation im *APC*-Gen (klassische FAP vs. aFAP/MAP) Phänotyp der Erkrankung (Anzahl und Lokalisation der Polypen, Vorhandensein rektaler Polypen) Symptome und Beschwerden (z. B. Anämie, Wachstumsretardierung) Vorhandensein oder Risiko von Desmoiden (positive Familienanamese, Mutation jenseits Codon 1444) Vorhandensein von Karzinomen, Lokalisation
Patientenfaktoren	Alter Geschlecht Familienanamese Frühere Operationen Reproduktive Lebensplanung Sexualfunktion Compliance mit Nachsorge Körperbild, ästhetisches Empfinden, Akzeptanz eines (temporären) Stomas Ausbildungs-/Lebensphase

3.1.2 Attenuierte FAP

Eine leichtere Ausprägung der FAP, welche im Vergleich mit dem klassischen Counterpart der Erkrankung im höheren Alter von ca. 35–40 Jahren auftritt und mit einer deutlich reduzierten Anzahl an kolorektalen Polypen (10–100) sowie einer rechtsseitigen Prädominanz einhergeht, wird angesichts der „abgeschwächten" Ausprägung „attenuierte FAP" (aFAP) genannt. Ebenso wie die klassische FAP beruht die aFAP auf einer Mutation des *APC*-Gens, allerdings findet sich hier die Mutation in Randbereichen des Gens. Extrakolonische Manifestationen sind ebenso möglich, auch sind die Polypen bei der aFAP als obligate Präkanzerosen zu werten, weshalb Vorsorgeuntersuchungen ähnlich konsequent wie bei der klassischen FAP empfohlen werden. Da Polypen hier nicht nur seltener, sondern auch später auftreten, kann mit den Vorsorgeendoskopien in einem späteren Alter begonnen werden, allerdings sollten aufgrund der rechtsseitigen Prädominanz der aFAP von Beginn an komplette Koloskopien durchgeführt werden. Da bei der aFAP rektale Polypen selten sind, kann hier zugunsten eines Funktionserhaltes häufig auf eine totale Proktokolektomie verzichtet und stattdessen eine Kolektomie mit ileorektaler Anastomose durchgeführt werden. Allerdings ist trotz des milderen Verlaufs das Lebenszeitrisiko für die Entwicklung eines Karzinoms deutlich erhöht.

3.1.3 *MUTYH*-assoziierte FAP (MAP)

Bei gut 10 % der Patienten, die klinisch eine attenuierte FAP aufweisen, liegt eine Mutation beider Allele des *MutYH*-Gens auf dem Chromosom 1p35 vor. Bei einem Ausfall der von dem Gen kodierten mutY-DNA-Glykosylase, die als Bestandteil des Basenexzisionsreparatursystems eine Rolle in der DNA-Reparatur spielt, kommt es zur Anhäufung von somatischen Mutationen in anderen Genen, darunter auch *APC*. Die resultierende Erkrankung wird entsprechend MUTYH-assoziierte FAP (MAP) genannt. Diese 2003 erstmalig beschriebene Erkrankung ist die erste beschriebene Polyposis, die einem autosomal-rezessiven Erbgang folgt. Das mittlere Alter bei Diagnosestellung liegt bei 45 Jahren, allerdings liegt bei der Hälfte der Betroffenen bei Diagnosestellung bereits ein KRK vor. Extrakolonische Manifestationen wie Duodenal- und Magenpolypen kommen ebenso vor. Die Empfehlungen für die Vorsorgeuntersuchungen orientieren sich an den Empfehlungen für die aFAP.

3.1.4 Polymerase-Proofreading-assoziierte Polyposis (PPAP, Synonym: POLE/POLD1-assoziierte Polyposis)

Aktuell kann nur bei etwa der Hälfte aller Patienten, die den klinischen Phänotyp einer Oligopolyposis (10–100 Polypen) aufweisen, eine pathognomonische Mutation nachgewiesen werden. Dies lässt annehmen, dass es neben den heute bekannten eine Reihe weiterer noch zu definierender Polyposis-Syndrome gibt. Die zunehmende Verfügbarkeit molekularer Methoden wie die Sequenzierung einzelner Loci bzw. gesamter Exome hat bereits zur Entdeckung neuer Polyposis-Syndrome geführt. Die Polymerase-Proofreading-assoziierte Polyposis wurde 2013 durch Untersuchungen an mehreren Polyposis- bzw. Darmkrebsfamilien charakterisiert. Hierbei konnten Mutationen in den zentralen Domänen der Fehlerkorrekturpolymerasen POLE und POLD1 als sehr seltene Ursache für ein gehäuftes Auftreten von mehreren Adenomen und KRK identifiziert werden. Interessant ist, dass es eine hohe Variabilität hinsichtlich der klinischen Ausprägung der Erkrankung bei Betroffenen gibt und dass neben dem klinischen Erscheinungsbild, welches einer aFAP ähnelt, auch Lynch-Syndrom-ähnliche Manifestationen beschrieben sind. Als einziges unter den Polyposis-Syndromen kann hier eine hohe Mikrosatelliteninstabilität in den Neoplasien nachgewiesen werden.

3.1.5 Multiple Adenomasyndrome (Oligopolyposis)

Bei Betroffenen liegen typischerweise bereits im jungen Erwachsenenalter bis zu 100 Polypen – meist Adenome (oder auch Karzinome) – vor, ohne dass sich in der genetischen Diagnostik oder in der Familienanamnese aussagekräftige Befunde ergäben. Extrakolonische Manifestationen liegen typischerweise nicht vor. Man nimmt aktuell an, dass es sich dabei um seltene Extreme einer „normalen" Karzinomprädisposition handeln könnte. Wichtig hierbei ist die Einleitung einer genetischen Beratung und Diagnostik, wobei die magische Zahl für die Indikationsstellung bei kumulativ 10 Polypen bis zu einem Lebensalter von 60 Jahren anzusiedeln ist. Auch ohne Nachweis einer genetischen Disposition sollte ggf. die Option einer prophylaktischen Operation (vor allem bei rechtsseitiger Ausprägung) diskutiert werden.

3.2 Nichtadenomatöse Polyposis-Syndrome

3.2.1 Peutz-Jeghers-Syndrom (PJS)

Die klinische Manifestation beim Peutz-Jeghers-Syndrom besteht neben den für die Krankheit charakteristischen, an Haut und Schleimhäuten vor allem des Gesichts, aber auch Händen und Füßen auftretenden Pigmentflecken in einer typischen intestinalen Polyposis, die vor allem im Dünndarm auftritt und bei der Hälfte der Betroffenen bis zum 20. Lebensjahr klinisch apparent wird. Die sogenannten Peutz-Jeghers-Polypen sind in der Regel keine Präkanzerosen, werden aber bei gut der Hälfte der Betroffenen bereits bis zum 20. Lebensjahr symptomatisch durch apparente oder okkulte Blutungen und Intussuszeptionen. Die durch größere Polypen verursachten Intussuszeptionen, die zu einer akuten Obstruktion oder Ischämie führen können, sind eine häufige Ursache für ein späteres Kurzdarmsyndrom mit erheblicher Morbidität und auch Mortalität. Aus diesem Grund gilt es, eine konsequente Vorsorge mit Polypabtragungen ab einer Größe von ca. 1,5 cm konsequent durchzuführen.

Die mit der Erkrankung assoziierten malignen Tumoren können im gesamten Magen-Darm-Trakt auftreten, wobei Lokalisationen in Kolon und Magen im höheren Alter am häufigsten auftreten. Außerdem besteht ein erhöhtes Lebenszeitrisiko für Tumoren der Brust (30–60 % der betroffenen Frauen), des Pankreas, der Lunge, der Ovarien, des Endometriums, des Zervix und der Hoden. Ursache der Erkrankung sind Mutationen von *STK11* (Serine/threonine kinase 11), bekannt auch unter *LKB1* (liver kinase B1). Dessen Genprodukt wirkt bei Gesunden als Tumorsuppressorgen. Die Erkrankung wird autosomal-dominant vererbt. Die empfohlenen Früherkennungsuntersuchungen orientieren sich an den zu erwartenden Tumorentitäten sowie am Alter der Patienten. Dünndarmpolypen sollten ab einer Größe von 1–1,5 cm endoskopisch reseziert werden, um mechanischen Komplikationen oder Blutungen vorzubeugen. Alternativ kommt, sofern die endoskopische Resektion aus bestimmten Gründen nicht möglich ist, die sparsame chirurgische Resektion infrage. Ziel sollte immer sein, Notfalloperationen mit ihrem erhöhten perioperativen Risiko zu vermeiden. Demgegenüber spielen – zumindest im Magen-Darm-Bereich – onkologisch-prophylaktische Resektionen nur eine untergeordnete Rolle.

3.2.2 Familiäres juveniles Polyposis-Syndrom (JPS)

Patienten mit einer juvenilen Polyposis entwickeln multiple, überwiegend im Kolon lokalisierte hamartomatöse Polypen. Dabei handelt es sich um hamartomatöse gastrointestinale Polypen, die oberflächliche entzündliche Schleimhautveränderungen tragen. Solitäre juvenile Polypen können auch bei gesunden Kindern auftreten und gelten grundsätzlich als gutartig. Treten sie gehäuft auf, können Sie Hinweis auf das Vorliegen einer juvenilen Polyposis sein und entarten. Ursache dieses ebenso autosomal-dominant vererblichen Tumorsyndroms ist eine Mutation im *SMAD4*-, *BMPR1A*- oder *ENG1*-Gen, wobei es sich bei 25–50 % der betroffenen Patienten um Neumutationen handelt. Ähnlich der FAP liegt hier eine Genotyp-Phänotyp-Korrelation vor, so ist eine Mutation im *SMAD4*-Gen häufig mit einer hereditären hämorrhagischen Teleangiektasie (auch M. Osler-Rendu-Weber genannt) vergesellschaftet. Klinisch macht sich die Erkrankung ähnlich

Tab. 3 Amsterdam-II-Kriterien zur klinischen Verdachtsdiagnosestellung einer HNPCC (Vasen et al. 1999)

Alle Kriterien müssen zutreffen	
1.	Mindestens drei Familienangehörige mit histologisch gesichertem kolorektalen Karzinom oder einem Karzinom des Endometriums, Dünndarms, Ureters oder Nierenbeckens, davon einer mit den beiden anderen erstgradig verwandt; eine FAP muss ausgeschlossen sein
2.	Wenigstens zwei aufeinanderfolgende Generationen betroffen
3.	Bei mindestens einem der Patienten Diagnosestellung vor dem Alter von 50 Jahren

wie das PJS durch polypenbedingte Komplikationen wie Blutungsanämie, Bauchschmerzen, Diarrhöen oder Intussuszeption bemerkbar. Unbehandelt besteht bei Betroffenen ein hohes Lebenszeitrisiko, an einem kolorektalen Karzinom zu erkranken. Zusätzlich besteht ein erhöhtes Risiko für Magen-, Dünndarm- und Pankreaskarzinome, dies vor allem bei den *SMAD4*-Mutationen. Ebenso wie für das Kolorektum, sind Indikationen zu einer rein prophylaktischen Resektion je nach phänotypischer Ausprägung in Betracht zu ziehen und gerechtfertigt. Betroffene sollten ab dem 15. Lebensjahr, je nach Ausprägung der Polypen in 1- bis 3-jährlichen Abständen Gastro- und Koloskopien erhalten, die befundabhängig intensiviert werden sollten.

4 Non-Polyposis-Syndrome

4.1 Lynch-Syndrom und hereditäres nichtpolypöses kolorektales Karzinom (HNPCC)

Der Begriff hereditäres nichtpolypöses kolorektales Karzinom (HNPCC) wurde in den 1970er-Jahren als Abgrenzung zur FAP gewählt, um familiär gehäuft auftretenden Darmkrebs, der nicht auf einer Polyposis beruht, zu beschreiben. Die Erstbeschreibung erfolgte bereits 1913 durch Alfred S. Warthin, der den Zusammenhang zwischen multiplen Karzinomen und frühen Todesfällen in einer Familie mit KRK und Endometriumkarzinomen erkannte. Anfang der 1990er-Jahre wurden durch eine Expertengruppe die „Amsterdam-Kriterien" beschrieben, die ausschließlich das Vorhandensein von KRK berücksichtigen und lange Zeit als Auslöser für weitergehende Gendiagnostik in KRK-Familien herangezogen wurden (Vasen et al. 1999; Tab. 3). 1993 wurden erstmals Längenveränderungen innerhalb kurzer, repetitiver DNA-Sequenzen in den Tumoren Betroffener festgestellt und das Phänomen der Mikrosatelliteninstabilität beschrieben. Zwischenzeitlich wurden Mutationen in den sogenannten Mismatch (Basenfehlpaarungs-) Reparaturgenen *MLH1, PMS2, MSH2* und *MSH6* als Verursacher dieses molekularen Phänotyps beschrieben. Dabei ist die Mikrosatelliteninstabilität nur der phänotypische Ausdruck der gestörten Basenfehlpaarung, die zu somatischen Mutationen in zahlreichen Genen (darunter auch im Bereich der Mikrosatelliten) führt. Diese „Hypermutabilität" führt zur Entstehung von zahlreichen Tumor-Neoantigenen, was in einer vermehrten Immunantwort gegen mikrosatelliteninstabile Tumoren resultiert. Histologisch äußert sich dies durch das vermehrte Vorhandensein von Tumor-infiltrierenden Lymphozyten in mikrosatelliteninstabilen Tumoren, eines der Kriterien für sogenannte MSI-H-Tumoren (Tumoren mit einem hohen Level [>29 %] an MSI).

Mit der immunhistochemischen Anfärbung der Mismatch-Reparatur-Proteine existiert ein kostengünstiges und kurzfristig verfügbares Screeninginstrument für mikrosatelliteninstabile Tumoren (Abb. 2). Dabei ist ein Expressionsausfall eines oder mehrerer Mismatch-Reparatur-Proteine nicht bewei-

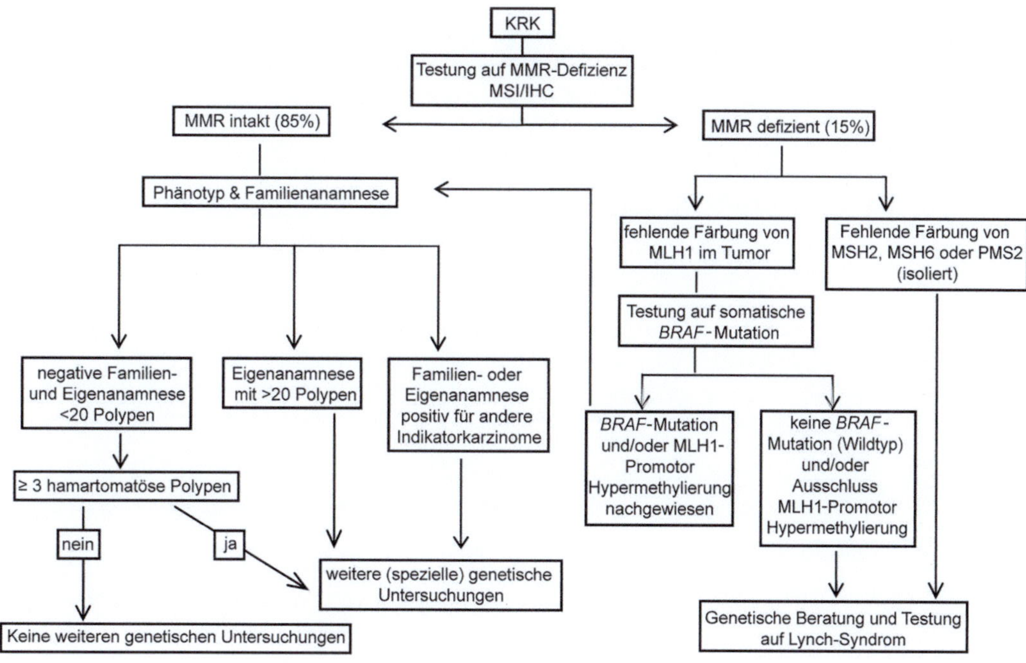

Abb. 2 Algorithmus für ein universelles Screening auf genetische Syndrome bei kolorektalem Karzinom (*KRK*; *IHC* Immunhistochemie, *MMR* Mismatch-Reparatur-Gene, *MSI* mikrosatellitenstabile Entität). (Adaptiert nach Stoffel 2016)

send für eine Keimbahnmutation, sondern kann ebenso auf einer somatischen Mutation des für das nicht nachweisbare Protein kodierenden Gens bzw. dessen Silencing infolge von Promotormethylierung beruhen. Insbesondere ein kombinierter Ausfall von *MLH1* und *PMS2* kann sowohl auf einer *MLH1*-Promotorhypermethylierung als auch auf eine Keimbahnmutation von *MLH1* hindeuten. So kann eine *BRAF*-V600E-Mutation zum Gensilencing durch Hypermethylierung des *MLH1*-Promoters führen. Daher sollte in dieser Konstellation zunächst eine *BRAF*-Mutation ausgeschlossen werden. Liegt eine *BRAF*-Mutation vor, so ist ein Lynch-Syndrom praktisch ausgeschlossen. Die überarbeiteten Bethesda-Kriterien tragen diesen Erkenntnissen Rechnung, indem sie als Selektionskriterium für die Auswahl von Tumoren, die systematisch auf das Vorliegen einer MSI untersucht werden sollen, entwickelt wurden (Umar et al. 2004; Tab. 4).

Allerdings weiß man heute, dass die Sensitivität und Spezifität der Amsterdam-II- und überarbeiteten Bethesda-Kriterien niedrig sind und dass bei alleiniger Berücksichtigung der Kriterien viele Mutationsträger nicht identifiziert werden. Mittels Screenings aller kolorektalen Karzinome auf den Ausfall von Mismatch-Reparatur-Genen und nach entsprechender genetischer Beratung wird es künftig voraussichtlich möglich sein, den Großteil aller Betroffenen des Lynch-Syndroms zu identifizieren und in entsprechende Nachsorgeprogramme zu integrieren. Darüber hinaus ist die Identifizierung von an einem Karzinom erkrankten Mutationsträgern die Voraussetzung für die frühzeitige Diagnosestellung bei bisher nicht erkrankten Blutsverwandten und damit essenziell für die Prävention.

Cave

Ein Erkrankungsalter über 50 Jahren schließ ein Lynch-Syndrom nicht aus.

Das durchschnittliche Erkrankungsalter für ein kolorektales Karzinom liegt bei 45 Jahren und ist damit deutlich geringer als beim sporadischen kolorektalen Karzinom, bei dem das Erkrankungsalter mit etwa 65 Jahren durchschnittlich 20 Jahre höher ist. Betroffene haben ein signifikant erhöhtes Ri-

Tab. 4 Überarbeitete Bethesda-Kriterien zur klinischen Verdachtsdiagnosestellung einer HNPCC. Treffen die Kriterien zu, sollten Tumoren von Betroffenen auf Mikrosatelliteninstabilität getestet werden (Umar et al. 2004)

Mindestens 1 Kriterium muss zutreffen	
1.	KRK bei einem Patienten unter 50 Jahren
2.	Person mit synchronem oder metachronem Auftreten eines HNPCC-assoziierten Tumors: Endometrium, Magen, Ovar, Pankreas, Ureter, Nierenbecken, Gallengänge, Gehirn (meist Glioblastome wie bei Turcot-Syndrom), Talgdrüsenadenome und Keratoakanthome (bei Muir-Torre-Syndrom), Dünndarm
3.	KRK mit MSI-H-Histologie (Vorliegen von tumorinfiltrierenden Lymphozyten, Crohn-ähnlicher lymphozytärer Reaktion, muzinöser/siegelringzelliger Differenzierung oder medullärem Wachstumsmuster) bei einem Patienten unter 60 Jahren
4.	Person mit KRK (unabhängig vom Alter), die einen Verwandten 1. Grades mit HNPCC-assoziiertem Tumor hat, diagnostiziert vor dem Alter von 50 Jahren
5.	Person mit KRK (unabhängig vom Alter), die mindestens zwei Verwandte 1. oder 2. Grades hat, bei denen ein HNPCC-assoziierter Tumor diagnostiziert wurde (unabhängig vom Alter)

siko, an einem synchronen oder metachronen Karzinom zu erkranken. Im Gegensatz zum FAP-assoziierten Kolonkarzinom treten Karzinome häufiger rechtsseitig auf – allerdings können sie im gesamten Kolorektum vorliegen. Typischerweise folgen Lynch-assoziierte Karzinome nicht der klassischen „kanonischen“ Adenom-Karzinom-Sequenz, stattdessen wird, zumindest für einen Teil der Karzinome, eine Entartung ausgehend von sessilen-serratierten Adenomen über den alternativen „serratierten“ Karzinogeneseweg diskutiert. Dabei sind im Vergleich zur Adenom-Karzinom-Sequenz wahrscheinlich deutlich kürzere Intervalle bis zum Progress zum Karzinom möglich, sodass Karzinome trotz entsprechender endoskopischer Vorsorge regelmäßig auftreten. Erschwerend kommt hinzu, dass serratierte Adenome meist flach und daher nur schwer von gesunder Schleimhaut zu unterscheiden sind. Außerdem ähneln serratierte Adenome morphologisch den meist harmlosen hyperplastischen Polypen, was die endoskopische Diagnose zusätzlich erschwert.

Die Koloskopie sollte bei Mutationsträgern ab dem 25. Lebensjahr bzw. 5 Jahre vor dem frühsten Erkrankungsalter in der Familie erfolgen. Bislang wurde bei Mutationsträgern eine Früherkennung mittels jährlicher Koloskopie empfohlen. Ein Vergleich verschiedener Untersuchungsintervalle anhand von Daten aus Deutschland, den Niederlanden sowie Finnland mit Intervallen zwischen jährlich (Deutschland) und alle 3 Jahre (Finnland) hat keinen Vorteil kürzerer Untersuchungsintervalle hinsichtlich Reduktion der KRK-Inzidenz oder früherer Tumorstadien bei Diagnosestellung ergeben (Engel et al. 2018). Allerdings erhielten in der Erhebung in Ländern mit einem längeren Untersuchungsintervall Hochrisikopatienten ebenso Koloskopien mit verkürztem Intervall. In der aktuellen Empfehlung des Deutschen Konsortiums familiärer Darmkrebs wird daher ein Vorsorgeintervall von 12–24 Monaten empfohlen.

Praxistipp

Jedes weitere Malignom bei einem Patienten mit einem kolorektalen Karzinom sollte als Hinweis auf ein mögliches Lynch-Syndrom interpretiert werden.

Tab. 5 Relative kumulative Inzidenz für verschiedene Tumorerkrankungen im Alter von 75 Jahren, stratifiziert nach betroffenem MMR-Gen. (Mod. nach Møller 2017)

Organ	Inzidenz in der Allgemeinbevölkerung (in %)	Relative kumulative Inzidenz (95-%-Konfidenzintervall)			
		MLH1	*MSH2*	*MSH6*	*PMS2*
Alle malignen Tumoren	24,4	3,1 (2,8–3,4)	3,3 (2,9–3,7)	2,5 (1,7–3,2)	2,1 (0–4,1)
Duodenum	0,1	64,7 (27,4–102,1)	20,1 (0,6–39,6)	0	0
Endometrium	1,6	26,7 (20,7–32,7)	35,5 (26,1–44,8)	28,9 (17,1-40,6)	16,5 (0,5–32,4)
Kolon	2,1	22,3 (18,7–25,9)	20,2 (15,6–24,7)	6,8 (1,5–12,1)	0
Gallenwege und -blase	0,2	18,7 (6,3–31,1)	8,6 (0–25,4)	0	0
Ovarien	1,0	10,1 (4,8–15,4)	16,9 (5,7–28,0)	13,1 (0–31,2)	0
Ureter und Niere	1,3	3,5 (1,2–5,9)	13,7 (8,2–19,2)	2,3 (0–5,4)	0
Sigma und Rektum	1,4	8,4 (5,2–11,7)	13,0 (7,8–18,3)	3,3 (0–6,9)	0
Gehirn	0,5	1,9 (0–4,8)	10,5 (0,4–20,6)	2,9 (0–8,4)	0
Magen	0,8	8,9 (4,4–13,4)	9,7 (2,3–17,0)	6,6 (0–16,4)	0
Harnblase	1,0	4,1 (1,5–6,7)	8,1 (2,8–13,3)	8,2 (0–16,9)	0
Pankreas	0,8	7,8 (3,3–12,3)	0,6 (0–1,9)	1,8 (0–5,2)	0
Prostata	10	1,7 (0,9–2,7)	3,2 (1,2–5,1)	1,8 (0–4,4)	3,8 (0–9,6)
Brust	9,4	1,3 (0,7–1,8)	1,2 (0,5–2,0)	1,4 (0,2–2,6)	6,0 (0–10,6)

Neben KRK treten auch eine Reihe von extrakolonischen Tumoren wie Endometrium-, Dünndarm-, Magen-, Urothel- und andere Karzinome bei Betroffenen vermehrt auf. Neben der Verdachtsdiagnosestellung ist dies für die Vorsorge von Bedeutung. Das häufigste assoziierte extrakolonische Karzinom ist das Endometriumkarzinom, das bei Betroffenen mutationsabhängig sogar häufiger auftritt als das KRK und mit einem Lebenszeitrisiko auch unter Vorsorgebedingungen von >60 % auftritt. Zudem besteht für Magen-, Ovarial-, Urothel und Prostatakarzinome ein erhöhtes Risiko. Während bisher die Lebenszeitrisiken und Empfehlungen für die Vorsorge bei Patienten mit einem Lynch-Syndrom unabhängig von der krankheitsauslösenden Mutation kombiniert angegeben wurden, ist mittlerweile bekannt, dass unterschiedliche Krankheitsrisiken, abhängig von dem betroffenen Basenfehlpaarungsreparaturgen bestehen. Dies wird in Zukunft eine genauere, risikoadaptierte Vorsorgestrategie für Betroffene ermöglichen.

Tab. 5 zeigt die relative kumulative Inzidenz der Lynch-assoziierten malignen Tumorerkrankung abhängig vom betroffenen MMR-Gen. Es hat sich gezeigt, dass Träger einer Mutation in *MLH1* und *MSH2* etwa 15 Jahre früher als Träger einer Mutation in *MSH6* und *PMS2* ein Karzinom entwickeln und insgesamt ein deutlich erhöhtes Tumorrisiko haben. Ebenso relevant für die Prognose und individualisierte Betreuung Betroffener ist das Geschlecht, da deutliche Unterschiede in den individuellen Risiken abhängig vom Geschlecht beobachtet werden. Anhand der vorhandenen Daten aus einem der größten Lynch-Register wurde ein webbasierter Risikokalkulator entwickelt, mit dem man das individuelle Risiko nach Gen und Geschlecht errechnen kann. Er kann unter ▶ www.lscarisk.org/aufgerufen werden. Wir konsultieren regelmäßig bei der Patientenberatung diese Datenbank, die kontinuierlich basierend auf den international erhobenen prospektiven Daten aktualisiert wird.

Eine prophylaktische Kolektomie wird – anders als bei der FAP – für Betroffene generell nicht empfohlen, da durch regelmäßige Vorsorgekoloskopien Karzinome in frühen Stadien regelmäßig diagnostiziert werden können. Liegt bereits ein Karzinom vor, sollte die Möglichkeit einer erweiterten (über eine onkologische Resektion hinausgehende) Resektion inklusive der möglichen Folgen für Nachsorge und Lebensqualität individuell mit den Betroffenen diskutiert werden. Hierbei wird als ein Kompromiss aus Lebensqualität (Kontinenz und Stuhlfrequenz) und Risikoreduktion in der Regel eine Kolektomie mit ileorektaler Anastomose favorisiert. Anschließend sind aufgrund des fortbestehenden Risikos für ein Rektumkarzinom weiterhin Endoskopien erforderlich, die dann jedoch als Rektoskopien nach Vorbereitung mittels Klysma deutlich weniger aufwendig sind. Das Risiko für ein metachrones Karzinom wird mit 16 % nach 10 Jahren, mit 41 % nach 20 Jahren und mit 62 % nach 30 Jahren nach Kolonsegmentresektion (trotz jährlicher Koloskopien) angegeben Parry et al. 2011. Folglich muss im Rahmen der Beratung hinsichtlich einer möglichen erweiterten Resektion auch immer die Lebenserwartung der Betroffenen berücksichtigt werden. Die Entscheidung für eine erweitere Resektion kann ggf. durch individuelle Faktoren wie fehlende Compliance, erschwerte Koloskopien bzw. deren Vorbereitung oder ausgeprägte Polypenbildung beeinflusst werden. Dagegen wird empfohlen, mit Patientinnen nach Abschluss der Familienplanung mit 40 Jahren bzw. 5 Jahre vor dem frühesten Erkrankungsalter in der Familie die prophylaktische Hysterektomie – ggf. mit Adnexektomie – zu besprechen, insbesondere dann, wenn eine Laparotomie aus anderen Gründen (beispielsweise bei einem KRK) erfolgt.

4.2 Lynch-like-Syndrom

Hiermit werden Konstellationen beschrieben, bei denen im Tumor eine Mikrosatelliteninstabilität vorliegt bzw. Mismatch-Repair-Proteine immunhistochemisch nicht anfärbbar sind, ohne dass eine Keimbahnmutation der Mismatch-Repair-Gene vorliegt. Dies ist in 50 % der Fälle darauf zurückzuführen, dass biallelische somatische Mutationen in *MLH1* und *MSH2* vorliegen. (Mensenkamp et al. 2014) Da es sich hierbei um somatische Mutationen handelt, ist weder von einem Dispositionssyndrom auszugehen noch eine intensivierte Vorsorge angebracht.

4.3 Familial Colorectal Cancer Type X

Hierunter werden Familien beschrieben, die die Amsterdam-Kriterien erfüllen, aber mikrosattelitenstabile Tumoren haben (Lindor 2009). Betroffene haben ein KRK-Risiko oberhalb der Allgemeinbevölkerung, aber unterhalb von Patienten mit einem mikrosattelitenstabilen KRK ohne Mutationsnachweis, also HNPCC. Das Risiko für extrakolonische Tumoren ist in der Regel nicht erhöht. Auch hier ist wahrscheinlich, dass verschiedene Gendefekte mit der Erkrankung in Zusammenhang gebracht werden können.

5 Zusammenfassung und Vorausschau

Hereditäre Dispositionssyndrome, die mit einer sehr hohen Wahrscheinlichkeit zu einem kolorektalen Karzinom führen werden, sind seit mehr als 130 Jahren bekannt und meistens als Polyposis-Syndrome beschrieben. Zwar orientiert sich unser Blick als Kliniker weiterhin nach dem Phänotyp, allerdings zeigen systematische Paneluntersuchungen zunehmend, dass auf dem Phänotyp basierende Einschätzungen nur die Spitze des Eisbergs identifizieren können.

In aller Welt wird die systematische Tumortestung präoperativ als Basis für diagnostische und auch therapeutische Entscheidungen gefordert. Genetische Tumor- und Keimbahntestung wird zunehmend in den chirurgischen Alltag integriert werden. In diesem Rahmen werden wir als Chirurgen unsere Patienten bezüglich ihres individuellen Risikoprofils vor allem zu dem Zeitpunkt einer Karzinomdiagnose kompetent beraten müssen – wer sonst? Ist eine prophylaktische Eingriffserweiterung indiziert? Welche Zusatzrisiken müssen bedacht und präoperativ angesprochen werden? Hier sei beispielhaft die S3-Leitlinie erwähnt, die verankert, dass bei Patienten mit einem Lynch-Syndrom eine prophylaktische Hysterektomie ab dem Alter von 40 Jahren bzw. nach abgeschlossener Familienplanung empfohlen werden sollte. Wenn also sowieso ein Eingriff wegen eines Kolonkarzinoms erfolgen muss, sollte ein Simultaneingriff angeboten werden. Eine Unterlassung könnte zunehmend juristische Konsequenzen mit sich bringen.

Dieses Kapitel sollte demnach für jeden kolorektalen Chirurgen ein Aufruf sein, sich mit dem präoperativen Risikoprofil aller Karzinompatienten und auch aller multiplen Polypenpatienten zu beschäftigen und nach Möglichkeit das genetische Profil in die Therapieentscheidungen individualisiert miteinzubeziehen.

Literatur

Ahadova A, Gallon R, Gebert J et al (2018) Three molecular pathways model colorectal carcinogenesis in Lynch syndrome. Int J Cancer 143:139–150

Engel C, Vasen HF, Seppala T et al. (2018) No difference in colorectal cancer incidence or stage at detection by colonoscopy among 3 countries with different lynch syndrome surveillance policies. Gastroenterology 155(5):1400–1409

Guinney J, Dienstmann R, Wang X et al (2015) The consensus molecular subtypes of colorectal cancer. Nat Med 21:1350

GutStoffel EM (2016) Heritable Gastrointestinal Cancer Syndromes. Gastroenterol Clin North Am 45:509-527

Johns LE, Houlston RS (2001) A systematic review and meta-analysis of familial colorectal cancer risk. Am J Gastroenterol 96:2992–3003

Leitlinienprogramm Onkologie (Deutsche Krebsgesellschaft, Deutsche Krebshilfe, AWMF): S3-Leitlinie Kolorektales Karzinom, Langversion 2.1, 2019, AWMF Registrierungsnummer: 021/007OL. ► https://www.leitlinienprogramm-onkologie.de/leitlinien/kolorektales-karzinom/. Zugegriffen: 10. Febr. 2019

Lichtenstein P, Holm NV, Verkasalo PK et al (2000) Environmental and heritable factors in the causation of cancer—analyses of cohorts of twins from Sweden, Denmark, and Finland. N Engl J Med 343:78–85

Lindor NM (2009) Familial colorectal cancer type X: the other half of hereditary nonpolyposis colon cancer syndrome. Surg Oncol Clin N Am 18:637–645

Mensenkamp AR, Vogelaar IP, WaG V-S et al (2014) Somatic mutations in MLH1 and MSH2 are a frequent cause of mismatch-repair deficiency in lynch syndrome-like tumors. Gastroenterology 146:643-646, e648

Moller P, Seppala TT, Bernstein I et al. (2017) Cancer risk and survival in path_MMR carriers by gene and gender up to 75 years of age: a report from the Prospective Lynch Syndrome Database

Parry S, Win AK, Parry B et al (2011) Metachronous colorectal cancer risk for mismatch repair gene mutation carriers: the advantage of more extensive colon surgery. Gut 60:950–957

Quast DR, Schneider R, Burdzik E et al (2016) Long-term outcome of sporadic and FAP-associated desmoid tumors treated with high-dose selective estrogen receptor modulators and sulindac: a single-center long-term observational study in 134 patients. Fam Cancer 15:31–40

Umar A, Boland CR, Terdiman JP et al (2004) Revised Bethesda guidelines for hereditary nonpolyposis colorectal cancer (Lynch syndrome) and microsatellite instability. J Natl Cancer Inst 96:261–268

Vasen HF, Watson P, Mecklin JP et al (1999) New clinical criteria for hereditary nonpolyposis colorectal cancer (HNPCC, lynch syndrome) proposed by the International Collaborative group on HNPCC. Gastroenterology 116:1453–1456

Yurgelun MB, Kulke MH, Fuchs CS et al (2017) Cancer susceptibility gene mutations in individuals with colorectal cancer. J Clin Oncol ► https://doi.org/10.1200/JCO.2016.71.0012

Konventionelle Hemikolektomie rechts mit kompletter mesokolischer Exzision (CME)

Klaus Weber

Inhaltsverzeichnis

S. Benz et al. (Hrsg.), *Chirurgie des Kolonkarzinoms*,
https://doi.org/10.1007/978-3-662-60453-3_11

Über 10 Jahre nach der Erstbeschreibung hat sich die CME (komplette mesokolische Exzision) beim Kolonkarzinom nach anfänglicher Kritik doch mittlerweile weltweit etabliert als das Standardverfahren zur operativen Behandlung des Kolonkarzinoms. Die CME-Kriterien, erhaltene mesokolische Faszien am Präparat und zentrale Gefäßabsetzung, gelten für Kolontumoren aller Lokalisationen, allerdings wird vielerorts die CME nur mit der Rechtshemikolektomie in Verbindung gebracht. Dieser Eingriff hatte lange Zeit den Ruf einer Anfängeroperation und wurde entsprechend technisch auch so gehandhabt. Die Rechtshemikolektomie nach CME-Kriterien ist allerdings ein anspruchsvolles Vorgehen, das mit traditionellen segmentalen Resektionen nicht vergleichbar ist.

1 Indikation

Die typische Hemikolektomie rechts ist indiziert bei Adenokarzinomen des Zökums und des Colon ascendens (S3-Leitlinie 2019). Auch bei Appendixkarzinomen, neuroendokrinen Tumoren des terminalen Ileums, des Kolons und der Appendix (S2k-Leitlinie 2018) kann das Vorgehen in gleicher Weise indiziert sein.

Da bei endoskopisch nicht abtragbaren Polypen nicht in allen Fällen ein sicherer histologischer Karzinomnachweis durch Biopsien gelingt, sollte bei entsprechender Größe des Befundes auch hier primär die Operation nach den onkologischen Leitlinien erfolgen.

Zu unterscheiden von der „normalen“ Hemikolektomie rechts ist die „erweiterte Hemikolektomie rechts“ bei Karzinomen der rechten Kolonflexur und des rechten Colon transversum, die bei ausgedehnterem Resektionsausmaß auch in diesem Kapitel gesondert behandelt werden muss.

2 Spezielle präoperative Diagnostik und Aufklärung des Patienten

Da in der elektiven Vorbereitung bei nahezu allen Patienten zur Diagnostik eine Koloskopie erfolgt, orientiert sich die Operationsplanung primär an diesem Befund. Die Deutschen S3-Leitlinien empfehlen im Gegensatz zum Rektumkarzinom zwar noch kein routinemäßiges Abdomen-CT präoperativ, bei lokal fortgeschrittenem Tumor ist aber auch bei der offenen Operation eine Schnittbildgebung hilfreich: einerseits zur exakten Planung des Vorgehens, andererseits aber auch hinsichtlich der Aufklärung des Patienten über eine mögliche notwendige Erweiterung des Eingriffs.

3 Lagerung und technische Aspekte der Operation

Die Rechtshemikolektomie wird in Rückenlagerung mit leichter Hyperlordosierung der Wirbelsäule durchgeführt. Beide Arme werden ausgelagert. Wir legen standardmäßig eine Harnableitung mit Blasendauerkatheter nach Narkoseeinleitung an. Im Rahmen der aktuellen Frührehabilitationskonzepte (Enhanced Recovery after Surgery, ERAS) kann dieser am Ende der Operation wieder entfernt werden.

Der Operateur steht auf der rechten Seite wie auch ein möglicher 2. Assistent. Der 1. Assistent steht links vom Patienten, ebenso die Instrumentierschwester.

Die Eröffnung des Abdomens erfolgt über eine mediane Laparotomie, die Länge des Schnittes ist abhängig vom Habitus des Patienten und von den intraabdominellen anatomischen Gegebenheiten.

Zur Präparation sind bei uns Schere und monopolare Diathermie üblich. Lediglich bei der erweiterten Hemikolektomie rechts kommen gelegentlich Dissektionsgeräte zum Einsatz, welche die infrapylorische Lymphadenektomie und die Omentumdurchtrennung beschleunigen.

4 Operationsausmaß

4.1 Karzinome des Zökums und des Colon ascendens

Die lymphogene Metastasierung bei Karzinomen des Zökums und des Colon ascendens

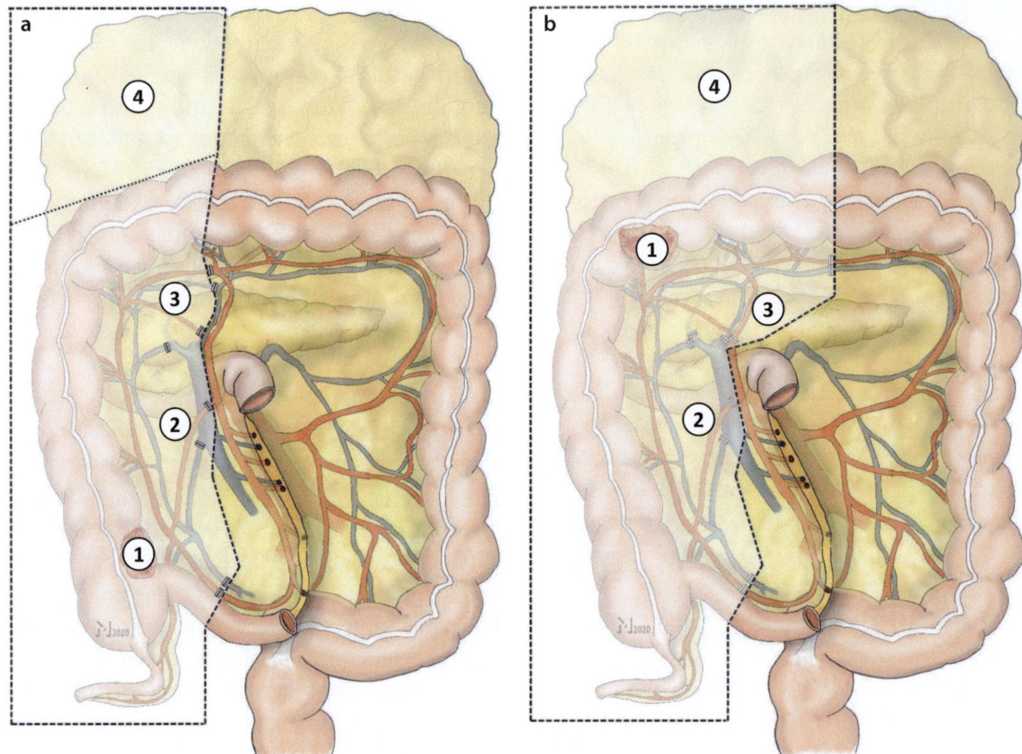

Abb. 1 **a** Resektionsausmaß der Hemikolektomie rechts mit CME. **b** erweiterte Hemikolektomie rechts bei Flexurenkarzinom

erfolgt zentralwärts entlang der A. ileocolica und der A. colica dextra (Park et al. 2009).

Um die gesamte potenziell befallene Lymphdrainage dieser Tumoren zu entfernen, ist es somit erforderlich, diese beiden Gefäße zentral am Abgang aus der A. mesenterica superior zu durchtrennen. Korrespondierend zur Gefäßdurchtrennung muss der Darm im terminalen Ileum und an der rechten Kolonflexur durchtrennt werden. Dieser Eingriff wird **„Hemikolektomie rechts"** genannt (Abb. 1a).

Da nur bei ganz weit fortgeschrittenen rechtsseitigen Kolontumoren Lymphknotenmetastasen im Mesenterium des terminalen Ileums beobachtet wurden (Lan et al. 2011), reicht es im Allgemeinen aus, bei Zökumkarzinomen das terminale Ileum maximal 10 cm oral der Bauhin'schen Klappe zu durchtrennen. Bei Colon-ascendens-Karzinomen könnte auch ein kürzerer Ileumanteil am Präparat bleiben. Allerdings ist dabei immer darauf zu achten, dass die Mesenterialdurchtrennung in gutem Abstand zum Gefäßstamm der A. ileocolica erfolgt, um hier potenzielle Lymphabsiedlungen sicher zu entfernen.

Die Gefäßanatomie im Bereich der rechten Kolonflexur ist sehr variabel. Eine echte A. colica dextra, die direkt aus der A. mesenterica superior entspringt, stellt dabei die Ausnahme dar. In den meisten Fällen wird das rechte Hemikolon neben der A. ileocolica von einem rechten Ast der A. colica media versorgt (Alsabilah et al. 2017).

In der Regel wird das Omentum majus bei einer Hemikolektomie rechts nicht entfernt. Nur wenn Teile des Netzes direkt am tumortragenden Darmabschnitt fixiert sind, müssen diese aus lokalen Tumorradikalitätsgründen mit Sicherheitsabstand durchtrennt und entfernt werden.

Auch bei der Adhärenz des Tumors zu anderen Organen (z. B. Dünndarm, Bauchwand) darf der Tumor nicht von diesen Strukturen entfernt werden, da visuell nicht entschieden werden kann, ob eine echte Tumorzellinvasion oder lediglich eine entzündliche Adhärenz vorliegt. Es muss in diesen

Fällen deshalb immer eine En-bloc-Resektion durchgeführt werden, um Tumorzelldissemination zu vermeiden, was die Prognose des Patienten deutlich verschlechtert. In über 50 % dieser Fälle liegt histologisch eine echte Tumorzellinvasion in das Nachbarorgan vor, was auch klinikeigene Untersuchungen bestätigen konnten (Croner et al. 2009).

4.2 Karzinome der rechten Flexur und des rechten Drittels des Colon transversum

Karzinome der rechten Flexur und des rechten Drittels des Colon transversum metastasieren potenziell entlang der A. colica media, der A. colica dextra (falls vorhanden) und der A. ileocolica (Park et al. 2009).

Nach der zentralen Durchtrennung dieser Gefäße wird der Darm im Bereich des mittleren oder linken Drittels des Colon transversum und im terminalen Ileum durchtrennt. Der Eingriff wird **„erweiterte Hemikolektomie rechts"** genannt (▣ Abb. 1b). Die arterielle Versorgung des verbliebenen Kolonrahmens erfolgt dann ausschließlich über Äste, die von der A. mesenterica inferior abgehen.

Zusätzlich zur lymphogenen Metastasierung innerhalb des Mesokolons wird bei Tumoren in dieser Lokalisation eine Metastasierung in Lymphknoten des Omentum majus und in infrapylorische Lymphknoten bzw. Lymphknoten an der gastroepiploischen Arkade der großen Magenkurvatur beobachtet. Bei Tumoren mit befallenen mesokolischen Lymphknoten wurde ein Befall solcher extramesokolischen Lymphknoten in bis zu 16 % der Fälle beschrieben (Perrakis et al. 2014). Bei fortgeschrittenen Karzinomen können auch Lymphknoten direkt am Pankreaskopf metastasenbefallen sein.

Bei Karzinomen im Bereich der Flexur wird deshalb das rechtseitige Omentum majus en bloc mit dem Tumor entfernt. Das große Netz kann mit einem Mindestabstand von 10 cm aboral des Tumors durchtrennt werden, linksseitige Anteile können so erhalten werden. Korrespondierend zur Omentumdurchtrennung erfolgt die Durchtrennung der gastroepiploischen Arkade an der großen Magenkurvatur ebenfalls mit einem Mindestabstand zum Tumor von 10 cm. Rechts dieser Durchtrennung werden die in den Magen und Pylorus eingehenden Gefäße schrittweise durchtrennt unter Dissektion der Lymphknoten in diesem Bereich. Die Lymphknotenentfernung wird komplettiert mit Durchtrennung der gastroepiploischen Gefäße an ihrem Ursprung unter Dissektion der entsprechenden Lymphknoten am Pankreaskopf.

5 Mögliche Vorgehensweisen bei der Hemikolektomie rechts

5.1 Mobilisation von lateral nach medial

Bei dieser Vorgehensweise werden der Tumor und das Mesokolon mit potenziellem Lymphabflussgebiet zunächst komplett von lateral nach medial mobilisiert, danach erfolgt die abgangsnahe Durchtrennung der tumorversorgenden Gefäße. Die Durchtrennung des terminalen Ileums und des Colon transversum wird erst vor der Präparatebergung durchgeführt. Eine routinemäßige Ligatur des Darmlumens oral und aboral des Tumors wird dabei nicht durchgeführt, onkologische Nachteile dieser Vorgehensweise konnten dabei nicht beobachtet werden.

5.2 Mobilisation von medial nach lateral

Bei der laparoskopischen Hemikolektomie hat sich dieses Vorgehen durchgesetzt, weil das Präparat lateral fixiert ist, was die Präparation medial an Pankreaskopf und Mesenterialwurzel erleichtert. In der offenen Chirurgie geht dieses Verfahren u. a. auf Turnbull zurück, der eine initiale Ligatur der tumorversorgenden Arterien im Rahmen seiner „no-touch-isolation"-Technik propagierte (Turnbull et al. 1967). Prospektive Studien in der Folgezeit konnten allerdings keinen onkologischen Vorteil für dieses Verfahren nachweisen. Bei genauer Durchsicht der Veröffentlichungen von Turnbull kann man aber feststellen, dass das Resektionsausmaß seiner Kolonoperationen deutlich radikaler war als das seiner Kollegen. Man kann unterstellen, dass er aufgrund dieser Tatsache die besseren onkologischen Ergebnisse hatte.

6 Operationsablauf – „how I do it"

6.1 Hemikolektomie rechts

Nach Lagerung des Patienten, Einlage eines Blasendauerkatheters, Desinfektion und steriler Abdeckung erfolgt nach Team-Time-out die Medianlaparotomie mit dem Skalpell unter Rechtsumschneidung des Nabels. Nach Durchtrennung des Subkutangewebes und der Bauchdecken mit der monopolaren Diathermie erfolgt das Austasten des Bauchraumes zur Beurteilung des Primärtumors, der Leber und des Peritoneums. Hauptaugenmerk liegt auf dem Primärtumor und einer möglichen Infiltration von Nachbarorganen.

Cave

Bei Adhärenz von Omentumanteilen oder von anderen Darmabschnitten, bei Bauchdecken-, Leber- oder retroperitonealer Adhärenz muss extrem vorsichtig vorgegangen werden, um diese Strukturen nicht vom Tumor abzubrechen und so eine Tumorzelldissemination zu provozieren.

Die Magensonde wird auf korrekte Lage hin überprüft, ggf. wird sie durch den Anästhesisten nochmals kontrolliert. Luft im Magen wird abgesaugt. Bei einer „einfachen" Hemikolektomie rechts wird die Sonde am Ende der Operation entfernt, bei einer erweiterten Hemikolektomie mit Dissektion der Lymphknoten an der großen Magenkurvatur und infrapylorisch wird sie zunächst belassen, aber dann möglichst frühzeitig postoperativ entfernt. Dieses kann an ERAS-Konzepte angepasst werden. Nach möglicher Schnitterweiterung wegen der anatomischen Gegebenheiten erfolgt die Umlegung der Bauchdecken mit Tüchern und das Einsetzen eines Ringretraktorsystems, wobei die Valven kranial, kaudal, rechts und links eingesetzt werden. Bei adipösen Verhältnissen kommen auch weitere Valven zum Einsatz. Alternative Vorgehensweisen wie z. B. das Einsetzen von Ringfolien – auch als selbstretrahierende Doppelringsysteme – sind möglich. Es wird jetzt nochmals die lokale Tumorsituation vorsichtig überprüft, um mögliche adhärente Strukturen nicht abzubrechen.

Praxistipp

Nach Auflage von Bauchtüchern auf den Retraktorring wird zunächst das Omentum majus nach kranial hochgeschlagen, dann der gesamte Dünndarm aus dem Abdomen nach links verlagert. Der Dünndarm wird mit Bauchtüchern bedeckt und durch den ersten Assistenten unter leichtem Zug gehalten. So sind das rechte Hemicolon und das Mesocolon ascendens von ventral her frei zugänglich.

Sind bei Zökum- oder Colon-ascendens-Karzinomen Omentumanteile tumoradhärent, werden sie en bloc belassen. Zuführende Netzgefäße werden zwischen Klemmen durchtrennt. Eine weitergehende Omentumresektion ist in dieser Primärtumorlokalisation nicht erforderlich. Bei adhärenten Dünndarmanteilen wird in gleicher Weise verfahren, sie werden en bloc belassen, die Resektion muss aber erfolgen, bevor der Dünndarm nach außen links verlagert wird.

Im regulären **1. Präparationsschritt** erfolgt die Inzision des Peritoneums lateral und parallel zum Colon ascendens. Das Kolon und das Mesocolon ascendens werden von der parietalen Faszie von lateral nach medial mobilisiert, wobei subtil darauf geachtet wird, dass die Integrität der mesokolischen Faszien erhalten bleibt. Kaudal wird das Peritoneum um das Zökum umschnitten, unter Erhalt der parietalen Faszie wird so die gesamte Mesenterialwurzel kranialwärts mobilisiert. Die Umschneidung geht dabei von lateral nach medio-kranial zum Duodenalunterrand. Hier setzt das Mesosigma an, welches dadurch von der Mesenterialwurzel abgelöst wird.

Cave
Liegt klinisch ein Tumor mit Adhärenz zu anderen Strukturen vor (cT4b), ist es unter allen Umständen erforderlich, lokal eine R0-Situation zu erreichen. Bei der Operation muss dann im Primärtumorbereich von vornherein eine extraanatomische Präparation durchgeführt werden.

Bei einer möglichen Bauchdeckeninfiltration ist es deshalb erforderlich, zunächst den Tumor in den Bauchdecken zu umschneiden. Unter ständiger Fingerpalpation erfolgt das Herausschneiden des Tumors aus der Muskulatur, wobei immer im tastbar weichen Gewebe mit Abstand zum Tumor präpariert wird. Auch bei einer Infiltration des Retroperitoneums durch große Karzinome wird extraanatomisch vorgegangen, sodass gelegentlich Anteile der rechten Nierenfettkapsel mit zum Tumor genommen werden müssen. Auch zum Tumor adhärente Ovarial- oder Testikulargefäße müssen segmental reseziert und kranial und kaudal des Tumors ligiert werden. Eine Infiltration des Ureters rechtsseitig ist selten, eine Abpräparation bei Infiltration würde aber auch hier immer das Risiko der Tumorzelldissemination beinhalten. Wenn nach Umschneidung der Tumor lokal mobil ist, wird wieder in die korrekten anatomischen Schichten zurückpräpariert, die Separation von mesokolischem und parietalem Faszienblatt wird fortgeführt.

Bei der weiteren Mobilisation der Mesenterialwurzel kranialwärts mit Separation der dorsalen mesokolischen Faszie von der parietalen Faszie des Retroperitoneums von lateral nach medial wird dann unter das Duodenum und den Processus uncinatus des Pankreaskopfes präpariert, sodass ein partielles Kocher'sches Manöver resultiert. Dies hat keinen onkologischen Nutzen, es resultiert dadurch aber eine gute Mobilität der Mesenterialwurzel, was Vorteile bei der nachfolgenden zentralen Gefäßabsetzung hat. Danach werden Duodenum und Pankreaskopf unter Erhalt der entsprechenden Faszienschichten vom Mesocolon ascendens wieder nach dorsal hin abpräpariert. Wird die parietale Faszie des Retroperitoneums bei der Präparation geschont, bleiben unter normalen Umständen bei lokal nicht fortgeschrittenem Tumor die darunter liegenden Strukturen anatomisch erhalten. Dies reduziert zum einen das Blutungsrisiko, zum anderen werden mögliche Schäden an vegetativen Nerven vermieden, wie sie auch z. B. beim Anzügeln des rechten Ureters auftreten können.

Praxistipp

Bei uns werden bei Routinehemikolektomien Harnleiter grundsätzlich nicht angezügelt, dies erfolgt nur bei fortgeschrittenen Tumoren und notwendigen extraanatomischen oder multiviszeralen Resektionen.

Im **2. Präparationsschritt** erfolgt die Abpräparation des Omentum majus vom mittleren und rechten Colon transversum unter Eröffnung der Bursa omentalis. Bei der „normalen" Hemikolektomie rechts ist eine weitergehende Omentumresektion, wie oben beschrieben, nicht erforderlich. Mit der monopolaren Diathermie erfolgt die Abpräparation des Netzes vom Querkolon, mittig ist es oft einfacher, die Bursa omentalis zu eröffnen. Von hier erfolgt dann die Präparation nach rechts lateral, die Gastroepiploica-dextra-Gefäße werden kranialwärts abpräpariert und geschont, die Colica-media-Gefäße werden von kranial her dabei exponiert. Es erfolgt danach die Mobilisation der rechten Kolonflexur vom Pankreaskopf. Falls noch nicht geschehen, wird das Peritoneum lateral der Flexur weiter umschnitten und eventuelle noch vorhandene Omentumanteile werden kranialwärts abpräpariert.

Cave
Bei diesem Schritt ist darauf zu achten, dass der Assistent, der das durch ein Bauchtuch bedeckte, mobilisierte rechte Kolon nach links exponiert, keinen zu starken Zug ausübt, da es sonst zu Ausrissen von Venenästen aus dem Truncus gastrocolicus (Henle) kommen kann, die sehr starke Blutungen zur Folge haben können.

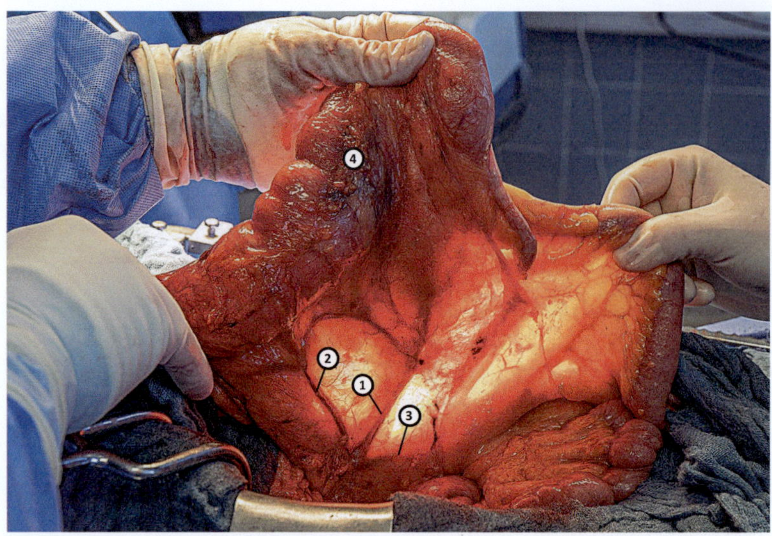

Abb. 2 Diaphanoskopie zur Beurteilung der Gefäßanatomie bei Karzinom des Colon ascendens nach kompletter Mobilisation des rechten Hemikolons vor zentraler Absetzung. Gemeinsamer Abgang der A. ileocolica und der A. colica dextra aus der A. mesenterica superior. (*1* A. ileocolica, *2* A. colica dextra, *3* Mesenterialhauptstamm, *4* Tumor)

In vielen Fällen liegt eine vom rechten Kolon zum Henle-Trunkus ziehende Vena colica dextra (superior) vor (Jin et al. 2006), die abgangsnah zuerst durchtrennt wird. Hier bietet sich die Unterfahrung mit einer feinen Overholt-Klemme an mit Ligaturen zu beiden Seiten. Allein die Durchtrennung dieser Vene schafft schon eine Mobilität von mehr als 3 cm. Danach wird die Mobilisation der rechten Kolonflexur vom Pankreaskopf komplettiert.

Im **3. Präparationsschritt** wird die onkologisch notwendige Gefäßdurchtrennung kaudal festgelegt.

Praxistipp

Hier bietet sich die Diaphanoskopie an, im Durchlicht können – außer bei ganz adipösen Verhältnissen – die Gefäßarkaden im Mesenterium und Mesokolon gut inspiziert werden (Abb. 2).

Kaudal wird dann mit der monopolaren Diathermie das Mesenterium des terminalen Ileums parallel zum Hauptstamm der A. ileocolica inzidiert. Die A. ileocolica ist regelhaft vorhanden, mitverlaufende Lymphgefäße sind potenzielles Drainagegebiet des rechtsseitigen Kolonkarzinoms. Es gibt keine Daten, die eine weitergehende prophylaktische Resektion von Dünndarmmesenterium beim rechtsseitigen Kolontumor rechtfertigen, allerdings gibt es fortgeschrittene Zökumkarzinome mit Adhärenz von Mesenterium des terminalen Ileums, die doch aus lokalen Tumorradikalitätsgründen eine umfangreichere Resektion erforderlich machen. Aus dem Hauptstamm der A. ileocolica geht im Normalfall ein ilealer Ast ab, der eine Arkade zum Ende der A. mesenterica superior bildet. Auch dieser kann unter Diaphanoskopie identifiziert und dann zwischen Ligaturen durchtrennt werden. Im Anschluss kann die Mesenteriumdurchtrennung medialwärts bis zum Mesenterialhauptstamm fortgeführt werden. Auf der Mesenterialwurzel wird dann kranialwärts hochpräpariert und das Mesocolon ascendens von dieser separiert. Eine anatomisch sichtbare Grenze des Mesokolons zur Mesenterialwurzel gibt es dabei nicht. Als Leitstruktur dient aber die V. mesenterica superior, auf die direkt aufgegangen und kranialwärts hochpräpariert werden kann. Eine Freilegung der Wand der A. mesenterica superior sollte unter allen Umständen unterbleiben, da bei ei-

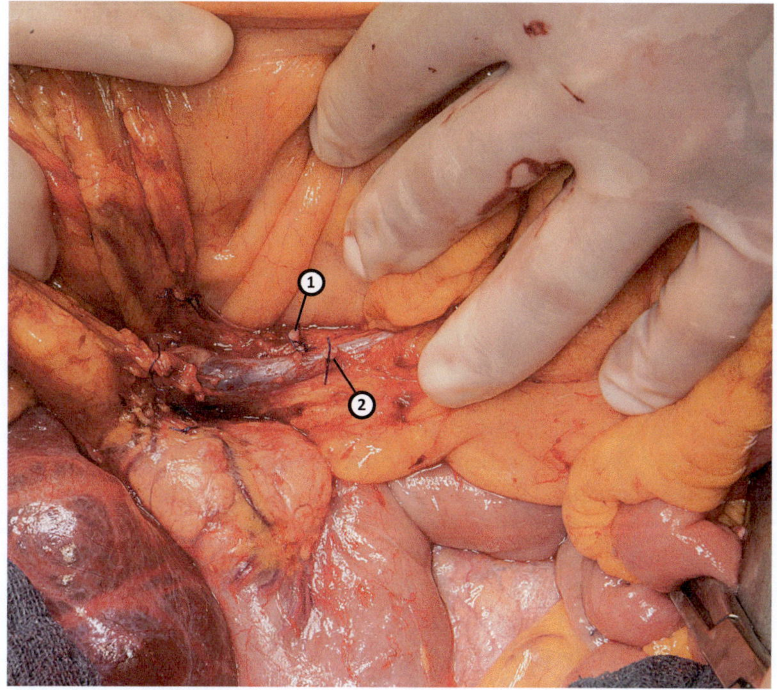

Abb. 3 Situs nach Hemikolektomie rechts mit kompletter mesokolischer Exzision (CME) bei Karzinom des Colon ascendens mit zentraler Absetzung der A. ileocolica und des rechten Astes der A. colica media bei fehlender A. colica dextra. (*1* A. ileocolica, ventral die V. mesenterica superior kreuzend, *2* V. ileocolica)

ner Schädigung des arterienumgebenden autonomen Nervenplexus z. B. unkontrollierbare Diarrhöen auftreten können. Bei der weiteren Hochpräparation zeigt sich dann der Abgang der V. ileocolica aus der V. mesenterica superior. Das Gefäß kann mit der feinen Overholt-Klemme hinterfahren und dann zwischen Ligaturen durchtrennt werden. In etwa gleicher Höhe zeigt sich die A. ileocolica, die in der Mehrzahl der Fälle dorsal der Vene von links hochkommt, in der Minderzahl überkreuzt sie die Vene ventral (Negoi et al. 2018) (Abb. 3). Sie wird wieder mit der Overholt-Klemme hinterfahren und ligiert, zentralwärts führen wir dabei entweder eine doppelte Ligatur oder eine Durchstichligatur mit einem monofilen Faden (4/0) durch. Auf dem Venenhauptstamm wird dann weiter hochpräpariert bis zum Abgang der V. colica media, welche erhalten wird.

Der **4. Präparationsschritt** legt die onkologisch notwendige Gefäßdurchtrennung kranial fest. Auch hier bietet die Diaphanoskopie bei der offenen Operation Vorteile bei der Orientierung. Da eine „echte", d. h. von der A. mesenterica superior ausgehende A. colica dextra nicht regelmäßig vorkommt (Kuzu et al. 2017), muss der arteriellen Versorgung der rechten Kolonflexur besondere Beachtung geschenkt werden.

Das als „A. colica media" bezeichnete Gefäß kann bis zu drei Abgänge haben, die jeweils separat aus der A. mesenterica superior kommen (VanDamme und Bonte 1990). In den meisten Fällen gibt es allerdings nur einen Abgang, die A. colica media teilt sich dann in einen Ast für die rechte Kolonflexur (Ramus flexurae coli dextrae) und einen Ast für das Querkolon (Ramus coli transversi). Unter Durchlicht kann dann der Ast zur rechten Kolonflexur identifiziert und direkt am Abgang zwischen Ligaturen durchtrennt werden. Korrespondierend dazu erfolgt die Durchtrennung des Mesokolons zentralwärts Richtung Mesenterialhauptstamm mit der monopolaren Diathermie. Venenäste im Mesokolon werden getrennt ligiert. Gibt es eine separat abgehende Arterie für die rechte Flexur (A. flexurae coli dextrae) und eine für das Colon transversum (A. coli transversi), erfolgt die Durchtrennung des Mesokolons zwischen beiden Arterien unter abgangsnaher Unterbindung der Ersteren. Nach Komplettierung der Gewebsdurchtrennung zur Mesenterialwurzel hin ist das Präparat von zentral her nun komplett mobil.

Abschließend erfolgt das Durchtrennen des Darmes jeweils offen mit der monopolaren Diathermie, wobei darauf geachtet werden muss, dass zügig geschnitten wird, um keinen größeren thermischen Schaden in der Darmwand abseits der Resektionsebene zu provozieren. Kleinere blutende Darmwandgefäße werden gezielt mit einer feinen chirurgischen Pinzette gefasst und koaguliert. Es erfolgt dabei zunächst die Durchtrennung des terminalen Ileums in der Ebene der bereits durchgeführten Mesenterialdurchtrennung. Danach erfolgt die Durchtrennung des Colon transversum ebenfalls in der bereits festgelegten Ebene. Es steht dann nur noch die Randarkade am Kolon, die abschließend zwischen Ligaturen durchtrennt wird. Die Anastomosierung erfolgt routinemäßig als End-zu-End-Ileo-Transversostomie mit seromuskulär gestochenen Nähten, operateurabhängig als fortlaufende Naht mit monofilen Fäden (z. B. PDS® 4/0) oder in Einzelknopftechnik mit polyfilem Nahtmaterial (z. B. Vicryl® 3/0). Zum Lumenausgleich muss meistens dabei das terminale Ileum durch antimesenteriale Längsinzision erweitert werden. Der Bauchdeckenverschluss erfolgt am Ende mit zwei Schlingennähten (z. B. PDS® 1), die jeweils von kranial und von kaudal auf die Mitte zu genäht werden.

6.2 Erweiterte Hemikolektomie rechts

Der **1. Präparationsschritt** unterscheidet sich nicht von dem der normalen Hemikolektomie rechts, das Kolon und die Mesenterialwurzel werden von lateral nach medial und von kaudal nach kranial mobilisiert.

Im **2. Präparationsschritt** wird dann das Omentum majus geteilt, der rechte Anteil bleibt en bloc am späteren Resektat. Es wird zur besseren Orientierung im Bereich des mittleren und linksseitigen Colon transversum das große Netz mit der monopolaren Diathermie vom Querkolon abgetrennt, um die Bursa omentalis zu eröffnen. Dann wird von peripher her begonnen, das Omentum Richtung große Magenkurvatur zu durchtrennen, entweder zwischen Ligaturen oder mit dem Dissektionsgerät. Es gibt zwar keine Daten, wie viel Omentum mit welchem Abstand zum Tumor reseziert werden sollte, es scheint aber plausibel, sich hier an der potenziellen epi- und parakolischen Lymphknotenmetastasierung zu orientieren, die nach Studienlage nicht über 10 cm Abstand zum Tumorrand hinausgeht (Toyota et al. 1995). Wir halten deshalb immer auch einen Mindestabstand von 10 cm zum Karzinom ein für die Netzdurchtrennung. Die Omentumdurchtrennung wird bis zur großen Magenkurvatur durchgeführt, hier werden die Gastroepiploica-dextra-Gefäße zwischen Ligaturen durchtrennt. Es erfolgt jetzt nach rechts hinüber die Durchtrennung der Gefäße, die von der Gastroepiploica-Arkade direkt in die große Magenkurvatur einstrahlen. Ein feines Dissektionsgerät ist hier zeitsparend. Die Lymphknoten an der großen Magenkurvatur werden somit zum Resektat genommen, die Gefäßdurchtrennung wird nach rechts hinüber bis in den infrapylorischen Bereich durchgeführt unter Dissektion der entsprechenden Lymphknotenstation. Danach erfolgt die Dissektion der Lymphknoten am Pankreaskopf unter abgangsnaher Durchtrennung der Gastroepiploica-dextra-Gefäße. Die V. gastroepiploica dextra mündet meistens in den Truncus gastrocolicus (Henle), wo sie zwischen Ligaturen durchtrennt wird. Die entsprechende Arterie kommt aus der A. gastroduodenalis, die Durchtrennung erfolgt hier mit doppelter Unterbindung zentralwärts. Danach wird wie bei der „einfachen" Hemikolektomie die weitere Mobilisation der rechten Flexur vom Pankreaskopf durchgeführt unter Durchtrennung der V. colica dextra (superior) am Henle-Trunkus.

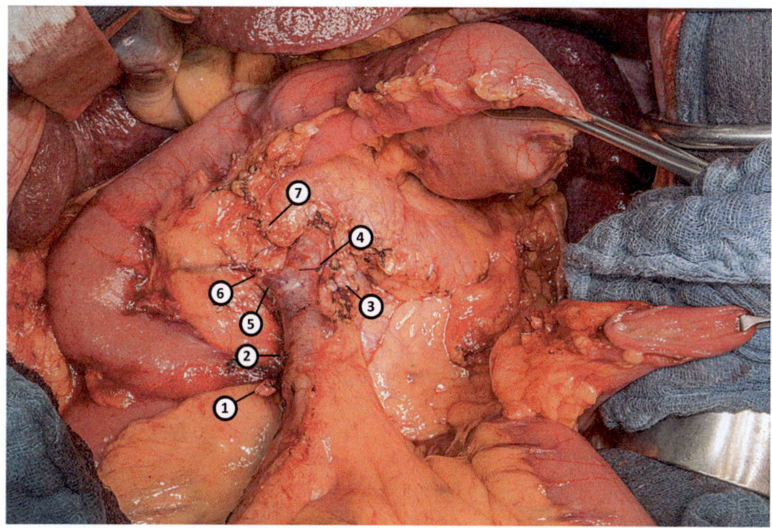

Abb. 4 Situs nach erweiterter Hemikolektomie rechts mit kompletter mesokolischer Exzision (CME) bei Karzinom der Flexura hepatica mit zentraler Absetzung der A. ileocolica und der A. colica media und Teilresektion des Omentum majus unter Dissektion der Lymphknoten an der großen Magenkurvatur, infrapylorisch sowie am Pankreaskopf. (*1* A. ileocolica, von dorsal der V. mesenterica superior, *2* V. ileocolica, *3* A. colica media, *4* V. colica media, *5* Truncus gastrocolicus Henle, *6* V. gastroepiploica dextra, *7* A. gastroepiploica dextra)

Praxistipp

Bei fortgeschrittenen Flexurkarzinomen oder rechtsseitigen Transversumkarzinomen ist es empfehlenswert, zumindest Teile des 2. Präparationsschrittes initial vorwegzunehmen, um den Tumor von der großen Magenkurvatur und dem Pankreaskopf bereits vorab zu mobilisieren. Dies soll zum einen eine Abscherung des Omentum majus vom Karzinom verhindern, zum anderen soll es aber Ausrisse von Gefäßen am Pankreaskopf vermeiden, bedingt durch das Gewicht des Tumors.

Der **3. Präparationsschritt** mit kaudaler Gefäßdurchtrennung unterscheidet sich nicht von der „normalen" Hemikolektomie; A. ileocolica und A. colica dextra, wenn vorhanden, werden abgangsnah durchtrennt.

Im **4. Präparationsschritt** erfolgt die onkologisch erforderliche kraniale Gefäßdurchtrennung. Unter Diaphanoskopie können die A. colica media bzw. deren Äste identifiziert werden, links dieser Gefäße wird das Mesocolon transversum mit der Diathermie inzidiert, um die aborale Mesokolondurchtrennung bereits festzulegen. Es wird dann dorsalwärts zum Pankreasunterrand präpariert, hier wird das Mesokolon nach rechts bis zum Mesenterialhauptstamm abgelöst. Die A. colica media wird zirkulär freipräpariert und zwischen Klemmen durchtrennt, zentralwärts erfolgt eine doppelte Ligatur oder eine Durchstichligatur. Die aus der V. mesenterica superior abgehende V. colica media wird ebenfalls durchtrennt (Abb. 4). Liegt eine separate zweite Arterie zur rechten Flexur vor, wird in gleicher Weise verfahren. Eine gelegentlich vorkommende, separat aus der A. mesenterica superior abgehende A. colica sinistra accessoria, die zum System der A. colica media gehört und zum linken Hemikolon zieht (VanDamme und Bonte 1990), kann geschont werden, da sie nicht zum Lymphabflussgebiet rechtsseitiger Kolonkarzinome gehört.

Die Darmdurchtrennung erfolgt im terminalen Ileum vor der Bauhin'schen Klappe und im mittleren oder linken Colon transversum, korrespondierend zur bereits durchgeführten Mesokolondurchtrennung. Abb. 5 zeigt ein Präparat einer erweiterten Hemikolektomie rechts.

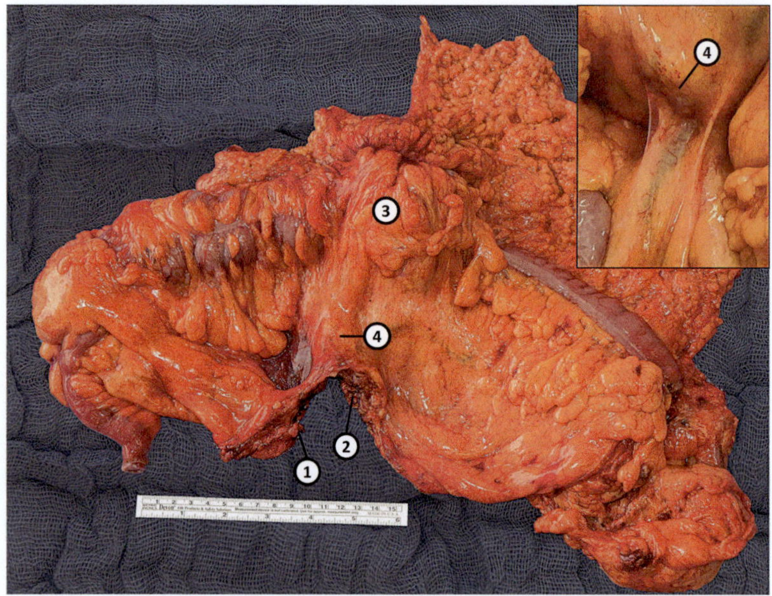

Abb. 5 Präparat einer erweiterten Hemikolektomie rechts mit kompletter mesokolischer Exzision (CME) bei Karzinom der Flexura hepatica. (*1* A. ileocolica, *2* A. colica media, *3* Tumor, *4* Stammlymphknotenmetastase A. colica media)

7 Intraoperative Komplikationsmöglichkeiten

Für eine übersichtliche Chirurgie ist Bluttrockenheit absolute Voraussetzung. Dies wird zum einen erreicht durch exakte Trennung der anatomischen Schichten bei der Präparation, zum anderen durch saubere Darstellung der Gefäße vor der Durchtrennung. Dazu sind wiederum gute anatomische Kenntnis der Gefäße des Kolons und der umgebenden anderen Organe erforderlich. Zu berücksichtigen ist insbesondere die hohe Variabilität sowohl der arteriellen Versorgung als auch des venösen Abflusses im Bereich der rechten Kolonflexur. Gängige Anatomiebücher vereinfachen oft die Gefäßanatomie (z. B. regelmäßige Darstellung einer A. colica dextra) oder stellen sie auch falsch dar (z. B. Einmündung der V. colica dextra in die V. mesenterica superior und nicht in den Henle-Trunkus).

Bei der Präparation sollte immer vor der Durchtrennung eine zirkuläre Gefäßdarstellung erfolgen; Arterien und Venen sollten selektiv unterbunden werden, Massenligaturen sind zu vermeiden. Auch ist darauf zu achten, dass der Assistent nur einen mäßigen Zug auf das Gewebe ausübt. Dies ist insbesondere bei der Präparation am Pankreaskopf wichtig. Hier kann durch zu starken Zug am Mesokolon die V. colica dextra aus dem Truncus gastrocolicus (Henle) ausreißen, was zu schweren Blutungen führen kann. Notwendige Gefäßumstechungen in diesem Bereich bergen das Risiko einer Pankreasverletzung, was zu einer Pankreasfistel oder ein er Pankreatitis führen kann. Pankreasfisteln wiederum erhöhen das Risiko für eine postoperative Anastomoseninsuffizienz signifikant (Weber und Hohenberger 2018).

8 Evaluation der Präparatequalität

Ein gutes CME-Präparat zeichnet sich durch intakte Faszienschichten auf beiden Seiten des entfernten Mesokolons ohne Einrisse aus. Das gefäßfreie „Fenster" im Mesocolon ascendens, welches zwischen Ileokolikagefäßen und rechtem Ast der A. colica media liegt, sollte nicht eingerissen und von medial her noch begrenzt sein. Die durch P. Quirke eingeführte Klassifikation der Präparatequalität beim Kolonkarzinom – analog zur Qualität bei der Rektumchirurgie – unterscheidet zwischen „guten" („good – mesocolic plane"), „mittelmäßigen" („medium – intramesocolic plane") und „schlechten" („poor – muscularis propria plane") Resektaten. Eine Studie (West et al. 2008) konnte nachweisen, dass sich bei schlechten Präparaten onkologische Nachteile für den Patienten ergeben mit Verminderung der Langzeitüberlebens- und Erhöhung der Lokalrezidivraten. Unveröffentlichte Daten der CLASSIC-Studie (P. Quirke, persönliche Mitteilung) haben diese Ergebnisse ebenfalls bestätigt. (Siehe auch ► Kap. „Pathologische Beurteilung von Biopsie, Polyp und Resektat beim Kolonkarzinom").

9 Zusammenfassung

Trotz zunehmend durchgeführter laparoskopischer Eingriffe am rechten Hemikolon bleibt die offene Hemikolektomie eine Standardoperation im viszeralchirurgischen Repertoire, die unter Beachtung der genannten Abläufe sicher beherrscht werden kann und dann zu guten onkologischen Ergebnissen führt. Bei fortgeschrittenen Tumoren, Adipositas oder in der Notfallsituation kann sie das Verfahren erster Wahl darstellen. Die erweiterte Hemikolektomie rechts bei flexurnahen Karzinomen ist – bei korrekter Durchführung unter Berücksichtigung aller potenziellen Lymphabflüsse – eine weitaus komplexere Operation als die reguläre Hemikolektomie. Das offene Verfahren kann hier auch im Hinblick auf die steilere Lernkurve im Vergleich zum laparoskopischen Vorgehen vorteilhafter sein. Die Sicherheit des Patienten und die onkologische Perfektion müssen immer die Art der Operation bestimmen.

Literatur

Alsabilah J, Kim WR, Kim NK (2017) Vascular structures of the right colon: incidence and variations with their clinical implications. Scand J Surg 106:107–115

Croner RS, Merkel S, Papadopoulos T, Schellerer V, Hohenberger W, Goehl J (2009) Multivisceral resection for colon carcinoma. Dis Colon Rectum 52:1381–1386

Jin G, Tuo H, Sugiyama M, Oki A, Abe N, Mori T, Masaki T, Atomi Y (2006) Anatomic study of the superior right colic vein: its relevance to pancreatic and colonic surgery. Am J Surg 191:100–103

Kuzu MA, İsmail E, Çelik S, Şahin MF, Güner MA, Hohenberger W, Açar Hİ (2017) Variations in the vascular anatomy of the right colon and implications for right-sided colon surgery. Dis Colon Rectum 60:290–298

Lan YT, Lin JK, Jiang JK, Chang SC, Liang WY, Yang SH (2011) Significance of lymph node retrieval from the terminal ileum for patients with cecal and ascending colonic cancers. Ann Surg Oncol 18:146–152

Negoi I, Beuran M, Hostiuc S, Negoi RI, Inoue Y (2018) Surgical anatomy of the superior mesenteric vessels related to colon and pancreatic surgery: a systematic review and meta-analysis. Sci Rep 8(1):4184. ► https://doi.org/10.1038/s41598-018-22641-x

Park IJ, Choi GS, Kang BM, Lim KH, Jun SH (2009) Lymph node metastasis patterns in right-sided colon cancers: is segmental resection of these tumors oncologically safe? Ann Surg Oncol 16:1501–1506

Perrakis A, Weber K, Merkel S, Matzel K, Agaimy A, Gebbert C, Hohenberger W (2014) Lymph node metastasis of carcinomas of transverse colon including flexures. Consideration of the extramesocolic lymph node stations. Int J Colorectal Dis 29:1223–1229

S2k-Leitlinie Neuroendokrine Tumore (2018) AWMF-Reg. 021-27, Z Gastroenterol 56:583-681

S3-Leitlinie Kolorektales Karzinom, Langversion 2.1 (2019) AWMF Registrierungsnummer: 021/007OL. ► https://www.leitlinienprogrammonkologie.de/leitlinien/kolorektales-karzinom/

Toyota S, Ohta H, Anazawa S (1995) Rationale for extent of lymph node dissection for right colon cancer. Dis Colon Rectum 38:705–711

Turnbull RB Jr, Kyle K, Watson FR, Spratt J (1967) Cancer of the colon: the influence of the no-touch isolation technic on survival rates. Ann Surg 166:420–427

VanDamme J-P, Bonte J (1990) Part two: the superior mesenteric artery. In VanDamme J-P, Bonte J (Hrsg) Vascular anatomy in abdominal surgery, 1. Aufl. Thieme, Stuttgart, S 48–68

Weber K, Hohenberger W (2018) Kapitel 18: Kolon. In Lippert H, Mantke W (Hrsg) Risiken und Komplikationen in der Allgemein- und Viszeralchirurgie, 1. Aufl. Thieme, Stuttgart, S 215–223

West NP, Morris EJ, Rotimi O, Cairns A, Finan PJ, Quirke P (2008) Pathology grading of colon cancer surgical resection and its association with survival: a retrospective observational study. Lancet Oncol 9:857–865

Laparoskopische Hemikolektomie rechts mit kompletter mesokolischer Exzision (CME)

Stefan Benz

Inhaltsverzeichnis

S. Benz et al. (Hrsg.), *Chirurgie des Kolonkarzinoms*,
https://doi.org/10.1007/978-3-662-60453-3_12

Die Chirurgie des rechtsseitigen Kolonkarzinoms hat sich in den letzten Jahren stark gewandelt. Einst als Einsteiger- und Ausbildungseingriff ohne nennenswerte Komplexität betrachtet, stellt die heutige Operation und ihre Modifikationen hohe Anforderungen an die anatomischen und operativen Kenntnisse bzw. Fertigkeiten. Dies hat zur Folge, dass sich die komplette mesokolische Exzision (CME) – zunächst offen und jetzt laparoskopisch – nur langsam durchsetzt. Eine deutschsprachige Expertengruppe hat nun ein Verfahren entwickelt, mit der die laparoskopische Rechtshemikolektomie leichter und damit sicherer erlernt werden kann.

1 Einführung

Im Gegensatz zur linksseiteigen Hemikolektomie wird die Rechtshemikolektomie mit CME noch immer nur in wenigen Kliniken laparoskopisch durchgeführt. Dies hat eine Reihe von Gründen, die nur teilweise miteinander in Verbindung stehen. Zum einen ist das Konzept der CME aufgrund der fehlenden prospektiven Daten noch immer in der Diskussion (▶ Kap. 8). Dies wiegt bei der Rechtshemikolektomie besonders schwer, da sich die CME von der traditionellen Standardoperation sehr viel mehr unterscheidet als die Linkshemikolektomie. Letztere wurde vielerorts bereits schon vor der Definition des CME-Konzepts im Wesentlichen im Sinne einer CME durchgeführt. Hinzu kommt, dass die technischen Fragen, bei allen Varianten und persönlichen Präferenzen, als weitgehend gelöst gelten können. Dahingegen ist die CME bei der Rechtshemikolektomie ein völlig andersartiger Eingriff als die frühere Standardhemikolektomie, die als relativ simple Operation galt und bisher den klassischen Einsteigereingriff in die kolorektale Chirurgie darstellte. Im Gegensatz zur bisherigen Standardvariante erfordert die CME am rechten Kolon die Freilegung der zentralen Mesenterialgefäße und des Pankreaskopfs mit Dissektion der Venen des Henle -Trunkus sowie der zentralen Anteile der A. colica media. Dafür sind eine sehr weitgehende Kenntnis der chirurgischen Anatomie und eine sehr subtile Operationstechnik notwendig, um intraoperative Komplikationen zu vermeiden. Dies ist bereits für die konventionelle Hemikolektomie rechts anspruchsvoll, aber besonders evident für das laparoskopische Vorgehen. Für einen Großteil der Kliniken bedeutet die Einführung der CME daher einen erheblichen Aufwand, der zudem mit dem Risiko von Komplikationen in der Etablierungsphase verbunden ist. Dazu kommt, dass die Ausbildung in der kolorektalen Chirurgie durch den Wegfall des Einsteigereingriffs „Rechtshemikolektomie" grundlegend geändert werden muss.

Vor diesen Hintergrund hat sich unter der Schirmherrschaft der CAMIC eine deutschsprachige Expertengruppe zusammengefunden, um ein Konzept für eine möglichst sichere Etablierung der laparoskopischen Hemikolektomie rechts mit CME zu erarbeiten, das in einem Teaching-Programm umgesetzt werden kann. Dazu sollte zum einen eine Möglichkeit zur besseren Darstellung der chirurgischen Anatomie entwickelt, zum anderen eine möglichst sichere standardisierte Operation definiert werden (Strey et al. 2018).

2 Indikation

Die Frage nach der Patientenselektion für die laparoskopische Rechtshemikolektomie mit CME hat zwei Dimensionen:

- Soll eine CME durchgeführt werden?
- Soll der Eingriff laparoskopisch durchgeführt werden?

In ◻ Tab. 1 sind die Überlegungen zur individuellen Entscheidungsfindung zusammengefasst. Die generelle Evidenz zur CME wird in ▶ Kap. 8 dargestellt. Diese Datenlage hat zu einer Empfehlung in der deutschen S3-Leitlinie geführt, die die CME als anzustrebenden Standard bei allen Adenokarzinomen des Kolons empfiehlt. Eine Selektion zugunsten einer Non-CME-Operation bei rrechtsseitigen Tumoren ist aus Sicht des Autors nur für Zökumtumoren (d. h. Ileozökalresektion) sinnvoll möglich. Dies kann bei sehr komorbiden Patienten (z. B. nicht zu beeinflussende,

■ **Tab. 1.** Mögliche Selektionskriterien für die laparoskopische Hemikolektomie rechts mit CME

	CME	Non-CME
Laparoskopisch	Standard	Zökumtumoren bei sehr hoher Komorbidität
Offen	Ausgedehnte Voroperationen T4-Tumoren bzw. sehr großes Tumorvolumen Erhebliche Adipositas	Notfallsituation mit Organversagen bei Ileus und/oder Peritonitis

schwere Herzinsuffizienz NYHA III–IV) erwogen werden, um das Risiko einer postoperativen Paralyse zu minimieren. Bei Ascendens- und Flexurenkarzinomen muss das Kolon bzw. der Tumor subtil von der Pankreaskopfregion abgelöst und mit entsprechendem Sicherheitsabstand abgesetzt werden. Dafür ist eine CME mit Darstellung der zentralen Gefäßanatomie in nahezu jeder Situation eher der sicherere Eingriff.

Die zweite Dimension betrifft die Frage nach dem laparoskopischen Vorgehen (▶ Kap. 19). Da dieses gegenüber der offenen Operation in den Kurzzeitergebnissen besser und in den Langzeitergebnissen mindestens ebenso gut ist, sollte der Eingriff wenn immer möglich auch laparoskopisch durchgeführt werden. Dies gilt insbesondere für ältere Patienten mit hoher Komorbidität. Technisch am einfachsten ist die Operation naturgemäß bei schlanken Patienten mit einem kleinen Tumor. Mit zunehmender Erfahrung und einem standardisierten Vorgehen können aber auch deutlich adipöse Patienten und Patienten mit größeren Tumoren ohne Kompromisse in Hinblick auf die Radikalität laparoskopisch operiert werden. Hinsichtlich der Adipositas und der Tumorgröße muss die Patientenselektion der eigenen Expertise kontinuierlich angepasst werden. Eindeutige Kontraindikationen sind ein Verwachsungssitus und T4-Tumoren, die eine Multiviszeralresektion erfordern. Bei Patienten mit einer fortgeschrittenen Leberzirrhose und portaler Hypertension muss die Situation sehr sorgfältig aufgearbeitet und individuell entschieden werden. Für neuroendokrine Tumoren stellen wir die Indikation zur CME entsprechend denselben Kriterien, da diese ein ähnliches Metastasierungsmuster aufweisen, auch wenn die Dynamik der Erkrankung in der Regel ein andere ist.

3 Prä-OP-Diagnostik

Zur Behandlung eines Kolonkarzinoms wird in aller Regel ein Staging durchgeführt werden. Die Leitlinien sehen hierzu nicht zwingend eine Kontrastmittel-CT des Abdomens vor. Speziell zur Planung einer laparoskopischen CME ist dies aus Sicht des Autors aber unerlässlich (Sieh auch ▶ Kap. „Präoperative Bildgebung der Gefäßanatomie des Kolons"). Zum einen kann dadurch präoperativ die Tumorlage bestimmt werden. Dies hat für die Planung des Resektionsausmaßes erhebliche Konsequenzen, da z. B. bei Flexurenkarzinomen die Mitnahme der gastroomentalen Gefäße oder des Stammes der A. colica media – mit der Notwendigkeit der Mobilisation der linken Kolonflexur – einen deutlich größeren operativen Mehrauswand und eine entsprechende Erhöhung der Komplexität bedeuten. Auch die Einschätzung der Tumorgröße bzw. der genauen Lage und die mögliche Infiltration von Nachbarstrukturen sind essenzielle Informationen, die vor allem dann weitreichende operative Konsequenzen haben können, wenn sie das Duodenum oder das Pankreas betreffen. Für die laparoskopische Operation ist es bereits vorteilhaft, wenn die Infiltration der dorsalen Grenzlamelle (Gerota-Faszie) und die Beziehung eines größeren Tumors zum

Ureter präoperativ bekannt ist. Zudem können suspekte Lymphknoten in der Mesenterialwurzel lokalisiert und die Operation entsprechend modifiziert werden. Der zweite Aspekt betrifft die Gefäßanatomie. In einem Dünnschicht-CT (1 mm) mit guter venöser Kontrastierung kann der Verlauf und damit die anatomischen Varianten der Gefäße in der Regel dargestellt werden. Dies gilt sowohl für die Arterien als auch für die oft komplexe venöse Anatomie im Bereich des Henle-Trunkus. Die Analyse bzw. die präoperative Beschäftigung mit den CTs durch den Chirurgen ist aus Sicht des Autors daher unerlässlich, um das Risiko der Operation zu minimieren (▶ Kap. 3 und 4).

4 Aufklärung

Nach den bisher publizierten Daten hat die laparoskopische Hemikolektomie rechts eine eher geringere Morbidität als die offene Operation. Allerdings wurde sicher nur ein geringer Anteil der publizierten Operationen in CME-Technik durchgeführt. Mit entsprechender Expertise hat die CME nach der aktuellen Datenlage keine erhöhte Gesamtmorbidität. Indes besteht ein höheres Risiko für intraoperative Komplikationen und möglichweise auch für eine postoperative Magen-/Darmatonie mit der Notwendigkeit einer Magensondeninsertion. Auch Pankreatitiden sind – wenn auch selten – möglich. Bei geringer Erfahrung oder ohne ein optimales Teaching muss aber von einem erheblich höherem Morbiditätsrisiko hinsichtlich schwerer Blutungen und einem daraus resultierenden Verschluss der großen Mesenterialgefäße ausgegangen werden. Diesem Risiko sollte jedoch eher durch ein optimales Setting als durch eine umfangreiche Aufklärung Rechnung getragen werden. Die Aufklärung muss sich daher bis auf die Konversion nicht von der einer offenen CME unterscheiden, sofern die Operation unter geeigneten Bedingungen durchgeführt wird. Neben der Darlegung der möglichen Komplikationen sollte bei der Aufklärung auch immer auf die Notwendigkeit der frühen Mobilisation im Sinne eines „enhanced recovery" hingewiesen werden.

5 Resektionsausmaß

Die lymphatische Metastasierung beim Kolonkarzinom ist vor allem nach zentral ausgerichtet. Eine longitudinale Metastasierung über eine Distanz von mehr als 10 cm kommt nahezu nie vor. Der zentrale Abfluss verläuft entlang der an den Tumor angrenzenden Arterien. Da bei einem Tumor des rechten Hemikolons alle Tumoren zwischen der A. ileocolica und dem rechten Ast der A. colica media liegen und eine A. colica dextra nicht regelhaft vorhanden ist, ergibt sich daraus das relativ uniforme Resektionsausmaß der Hemikolektomie rechts. Eine etwas intensivere Diskussion gibt es hingegen hinsichtlich des zentralen Ausmaßes der Lymphadenektomie im Bereich der D3-Lymphknotenstation entsprechend der japanischen Definition (Bereich an der AMS zwischen dem Abgang der A. ileocolica und dem Stamm der A. colica media). Diese kann v. a. bei adipösen Patienten, selbst bei freigelegter VMS, nur schwer erreichbar sein. Da der Lymphabfluss des ileokolischen Einzugsgebiets aber nicht entlang der Arterie, sondern am vorderen und rechtsseitigen Aspekt der VMS verläuft (Toyota et al. 1995), erscheint eine De-principe-Freilegung der AMS nur von fraglichem Nutzen. Dahingegen sollte das lymphatische Gewebe ventral und rechts der VMS en bloc bis zum rechten Ast der A. colica media mitreseziert werden. Für diesen Bereich wurde von Gillot der Begriff „surgical trunk" geprägt (Gillot et al. 1964), der von Toyota weiter ausgearbeitet wurde (Toyota et al. 1995). Am Präparat ist er als mediale Begrenzung des „peritonealen Fensters" zu erkennen.

Das Standardresektionsausmaß bei einer Hemikolektomie rechts mit CME für Zökum- und Ascendenstumoren beinhaltet damit folgende Strukturen und Landmarken (s. auch ▶ Kap. 21):

- Absetzen der V. ileocolica direkt am Abgang des VMS;
- Absetzen der A. ileocolica am Abgang aus der AMS oder bei dorsalem Verlauf auf Höhe der VMS;

- Lymphadenektomie der rechten und vorderen Zirkumferenz der VMS und damit Entfernung des „surgical trunk“) von ca. 2 cm distal der ileokolischen Gefäße bis zum Henle-Trunkus;
- Absetzen des rechten Astes der A. colica media am Abgang aus der A colica media;
- das Omentum majus muss aus Radikalitätsgründen nur reseziert werden, wenn es am Tumor adhärent ist; es wird aber aus technischen Gründen bei der hier dargestellten Methode teilweise mitentfernt;
- belassen werden ebenfalls der gastroepiploische Fettkörper (Mesogastrium dorsale) mit den Vasa gastroepiploicae und der Henle-Trunkus.

Bei Tumoren der rechten Flexur und des rechtsseitigen Colon transversum wird der gastroepiploische Fettkörper auf dem Pankreaskopf mit den gastroepiploischen Gefäßen und der gastroepiploischen Arkade am Magen mit dem gesamten Omentum majus entfernt. Der Stamm des Henle-Trunkus kann erhalten bleiben. Die A colica media wird stammnah durchtrennt.

6 Grundsätzliche Varianten des operativen Vorgehens

6.1 Lateral Approach

Hier beginnt die Operation, wie meist beim offenen Verfahren, mit der Auslösung des rechten Hemikolons von lateral entlang der weißen Linie. Erst danach werden die Mesenterialwurzel und die Venen des Henle-Trunkus disseziert. Dieses Verfahren war historisch das erste, das für eine Rechtshemikolektomie eingesetzt wurde. Ein Vorteil ist, dass es bei der lateralen Mobilisation eher zu der gewünschten retrofaszialen Separation kommt. Der laterale Approach kommt aber heute eher selten zur Anwendung, da die Übersicht durch die Mobilität des Präparats eingeschränkt ist. Ein zweiter Nachteil ist, dass für die Exposition des Pankreaskopfes das Präparat nach medial weggehalten werden muss und damit ein schwer dosierbarer Zug auf die Venen des Henle-Trunkus mit Einrissen und Blutungen versursacht werden kann.

6.2 Medial Approach

Bei diesem Vorgehen wird primär im Winkel zwischen den ileokolischen Gefäßen und der VMS eingegangen. Dorsal kann an dieser Stelle in der Regel das Duodenum dargestellt werden. Das Meso wird von hier aus nach lateral mobilisiert. Duodenum und Pankreaskopf können ebenfalls von medial nach lateral dargestellt werden. Dieses Vorgehen ermöglicht eine bessere Übersicht und eine kontrollierte Präparation an sämtlichen zentralen Strukturen im Vergleich zum lateralen Vorgehen. Nachteilig ist aber, dass das regionäre Lymphabflussgebiet bei der Präparation im Winkel zwischen den Vasa ileocolica und der VMS notwendigerweise eröffnet wird, was die onkologische Qualität einschränkt. Ein weiterer problematischer Aspekt ist, dass die Mobilisation von der Vorderfläche des Duodenums und daher vom vorderen Treitz'schen (Fredet'schen) Raum aus beginnt. Damit erfolgt diese Mobilisation als mesofasziale Separation. Nach den oben angestellten Überlegungen ist dies hinsichtlich der Integrität des Mesos und damit der onkologischen Qualität eher kritisch zu sehen.

6.3 Uncinate First Approach

Beim Uncinate First Approach beginnt die Präparation an der Flexura duodenojejunalis. Dort werden von medial nach lateral das Duodenum dorsal der Mesenterialwurzel bis zur Pars II und der Processus uncinatus dargestellt. Erst danach erfolgt die Inzision des Mesos von ventral. Da das Meso nun bereits mobilisiert wurde, wird das Erreichen der korrekten Schicht klar durch das Eröffnen der Präparationshöhle angezeigt. Die Inzision kann daher mit genügend Abstand zum zentralen Lymphabflussgebiet erfol-

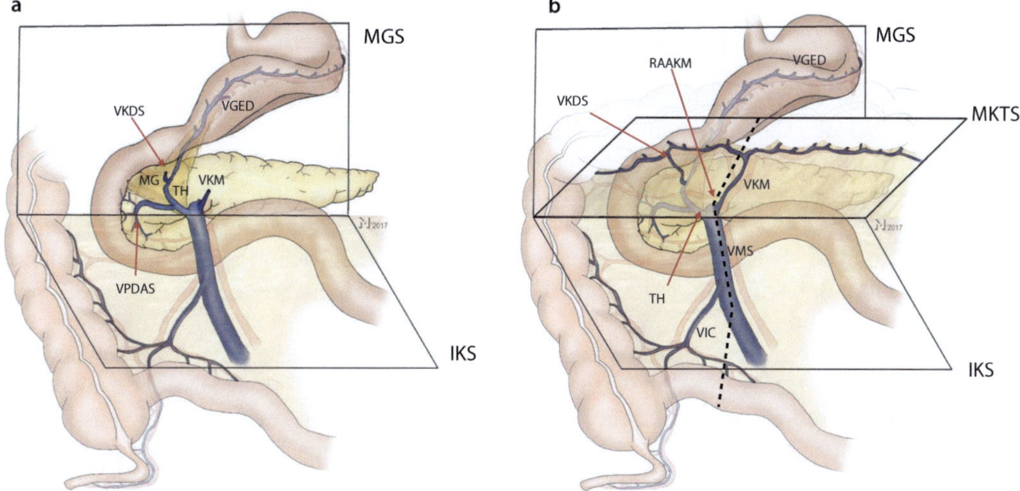

Abb. 1 **a** Open-Book-Modell ohne Mesocolon-transversum-Seite. **b** Open-Book-Modell mit Mesokolon-transversum-Seite. (*VKDS* Vena colica dextra superior = „bleeding point vene", *RAAKM* rechter (tiefer) Ast A. colica media, *VKM* Vasa colicae mediales, *VPDAS* Vena pancreatioduodenalis anterior superior, *TH* Truncus Henle, *VGEPD* V. gastroepiploica dextra, *MG* Mesogastrium dorsale = infrapylorische Lymphknoten = gastroepiploischer Fettkörper, *VMS* Vasa mesenterica superiores, *VIC* Vasa ileocolicae; *gestrichelte Line:* peritoneale Inzisionsline, *MGS* mesogastrische Seite, *MKTS* Mesocolon-transversum-Seite, *IKS* ileokolische Seite)

gen, da die Mündung der ileokolischen Gefäße nicht mehr als Landmarke für die Mesoinzision benötigt wird. Durch die primäre Mobilisation der Mesenterialwurzel und Darstellung des Pankreaskopfes ist die zentrale Gefäßdurchtrennung und die Lymphadenektomie entlang der VMS deutlich einfacher und übersichtlicher. Schwieriger als bei den vorgenannten Zugängen ist beim Uncinate First Approach lediglich der primäre Einstieg, für den die Flexura duodenojejunalis exponiert werden muss, was bei adipösen Patienten schwierig und gelegentlich unmöglich sein kann. In diesem Fall kann alternativ die Inzision medial am Mesoansatz des terminalen Ileums erfolgen. Die Präparation kann dann dorsal in Richtung auf die Flexura duodenojejunalis weitergeführt werden, wo die Pars IV und der Processus uncinatus erreicht werden. Diese Variante wird als Inframesocolic Approach oder auch als Initial Retrocolic Endoscopic Tunnel Approach (IRETA) bezeichnet.

Nachdem der Uncinatus First Approach von unserer Arbeitsgruppe 2015 publiziert wurde (Benz 2016), wenden wir inzwischen die unten beschriebene Modifikation an. Dabei wird zunächst die Hinterwand des Duodenums dargestellt (hinterer Treitz'scher Raum), um von hier aus sicher die Toldt'sche Faszie am Präparat zu belassen und damit eine retrofasziale Separation durchzuführen. Die anderen Vorteile dieses Verfahrens bleiben davon unberührt.

7 Konzept der standardisierten laparoskopischen Hemikolektomie rechts mit CME

7.1 Open-Book-Modell

Die chirurgische Anatomie laparoskopischen Rechtshemikolektomie wurde bereits in ▶ Kap. 2 dargestellt. Da sich aber aus der Kenntnis der Lage und des Verlaufs der Organe sowie der Gefäße und der Lymphabflüsse nicht direkt das chirurgische Vorgehen erschließt, haben wir als Abstraktion das sogenannte Open-Book-Modell (Strey et al. 2018; Benz 2017) entwickelt (Abb. 1) (s. auch ▶ Kap. 21). Dabei stellen die verschiedenen anatomischen Lagen die Seiten eines Buches dar, das quer auf der Mesenterialwurzel liegt. Den Buchrücken bildet eine Linie entlang der Basis des Mesocolon transversum bis über den Pankreaskopf auf Höhe des Henle-Trunkus und der Pars II duodeni. Die Seiten des Buches sind folgendermaßen definiert:

- retroperitoneale Seite: Aorta, V. cava, Ureter, Gonadalgefäße und die Pars III (horizontalis) duodeni,
- ileokolische Seite: Meso und Darmanteile des ileozökalen Übergangs mit Vasa ileocolica und V. mesenterica superiores und dem Dünndarmpaket,
- Mesocolon-transversum-Seite: Mesocolon und Colon transversum mit den Kolika media Gefäßen sowie den venösen Abflüssen der rechten Kolonflexur (V. colica dextra superior und Vena colica dextra,
- mesogastrische Seite: Magen und Mesogastrium dorsale (infrapylorisches Lymphknotengebiet) mit den Vasa gastroomentalis dextra.

Die Seiten dieses Buches können jeweils in nahezu avaskulären, embryonal vorgegebenen Schichten präpariert werden (Ausnahme Durchtrennung des Lig. gastrocolicum, welches im Model nicht berücksichtigt ist).

Das Model erklärt aber auch, weshalb es bei der Retraktion des Mesokolons nach kaudal leicht zu Blutungen im Bereich des Pankreaskopfes kommt: Dies resultiert daraus, dass die Vena colica dextra superior gewissermaßen die Buchseiten überquert und so leicht unter inadäquaten Zug gerät, was zu einem Ausreißen der Vene aus dem Henle-Trunkus führen kann („bleeding point").

Das Grundprinzip der Operation besteht nun darin, die jeweilige Seite des Buches zunächst von vorne und hinten komplett zu präparieren, bevor die Gefäße durchtrennt oder lymphadenektomiert werden. Damit soll ein Maximum an anatomischer Klarheit und Übersichtlichkeit gewährleistet werden.

7.2 Faszienverhältnisse

Ein weiterer Aspekt, der gerade erst anfängt, die Aufmerksamkeit zumindest der westlichen chirurgischen Community zu erreichen, betrifft die anatomischen Beziehungen der Toldt'schen Faszie, wie sie zuletzt von Culligan und Coffey (2014) beschrieben wurde (▶ Kap. 2). Demnach entwickelt sich zwischen den Mesothelien des embryonalen Peritoneums (◘ Abb. 2a) eine dritte faszienartige Schicht (Toldt'sche Faszie, dorsale Treitz'sche Faszie), die sowohl nach dorsal Richtung Gerota-Faszie als auch nach ventral Richtung mesokolische Faszie eine avaskuläre Trennschicht aufweist (◘ Abb. 2b). Das bedeutet, dass bei der Mobilisation des Mesokolons diese Faszie entweder am Präparat verbleiben kann (retrofasziale Separation, ◘ Abb. 2c) oder im Situs belassen wird (mesofasziale Separation, ◘ Abb. 2d) (Culligan et al. 2013). Relevant ist dieser Unterschied, da die Toldt'sche Faszie deutlich kräftiger ist als die beiden mesothelialen Schichten, die nur aus einer Zelllage bestehen. Obwohl bisher keine klinischen Daten zu dieser Problematik verfügbar sind, ist es sehr plausibel, dass eine Mitnahme der Toldt'schen Faszie zumindest zu einem mechanischen Schutz der dorsalen Mesoseite gegen instrumentelle Läsionen beitragen sollte (s. ◘ Abb. 15). Möglichweise bestehen aber auch lymphatische Verbindungen zwischen dem Mesokolon und der Toldt'schen Faszie (Culligan et al. 2014), sodass durch die Entfernung der Faszie en bloc mit dem Meso ein onkologischer Vorteil per se besteht (Mike und Kano 2015). Dementsprechend wird auch von Mike empfohlen, die Toldt'sche Faszie zu resezieren, was bei einer traditionellen Hemikolektomie mit lateraler Mobilisation in der Regel – unbewusst – auch gemacht wurde. Das Problem am rechten Hemikolon besteht darin, dass sich die Faszie nicht einfach entlang der Dorsalseite des Mesokolons erstreckt, sondern sich nach medial entlang der Hinterfläche des Duodenums und des Pankreaskopfes – dem hinteren Treitz'schen Raum – ausbreitet. Im vorderen Treitz'schen (Fredet'schen) Raum (zwischen Pankreaskopf und Mesokolon) ist diese

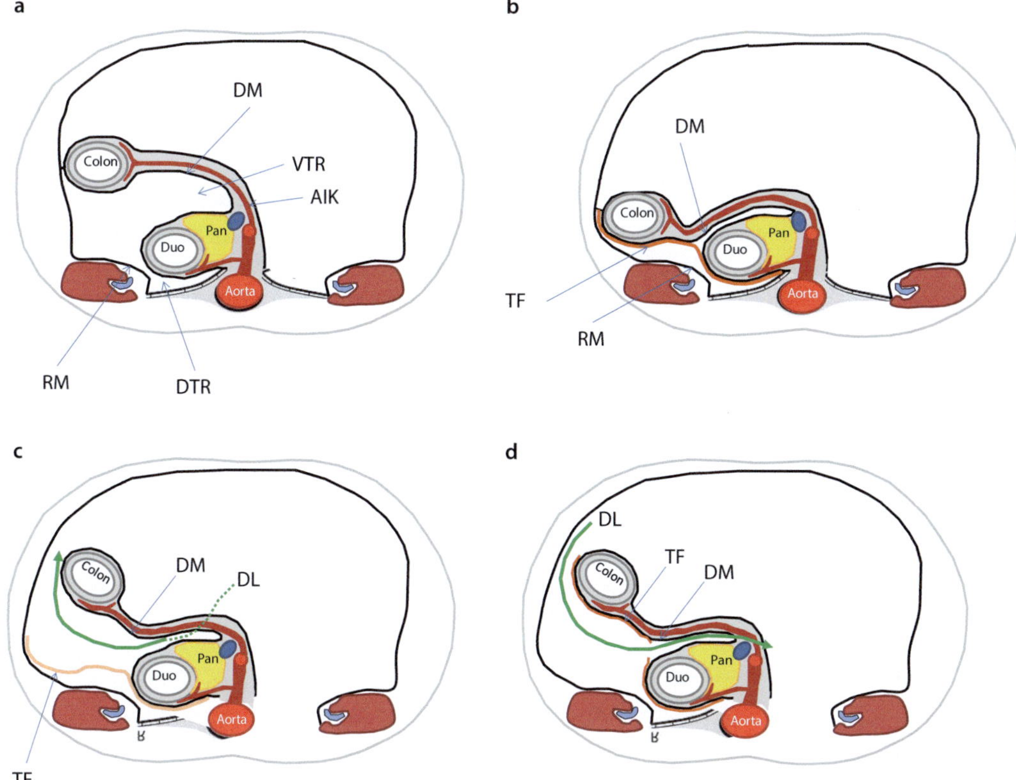

Abb. 2 **a** Embryologische Ausbildung der Faszienräume im rechten Oberbauch. **b** Topografie der Toldt'schen Faszie. **c** Mesofasziale Separation. **d** Retrofasziale Separation. (*Duo* Duodenum, *Pan* Pankreaskopf, *DM* dorsales Mesothel, *RM* retroperitoneales Mesothel, *VTR* ventraler Treitz'scher Raum = Fredet'scher Raum, *DTR* dorsaler Treitz'scher Raum, *AIK* Arteria ileocolica, *TF* Toldt'sche Faszie, *DL* Dissektionslinie/-ebene)

Faszie offensichtlich weitaus schwächer ausgeprägt. Das bedeutet, dass die Toldt'sche Faszie am Duodenalrand durchtrennt werden muss. Bei der offenen CME mit lateraler Mobilisation ist dies wenig problematisch, da das Duodenum einfach von der Mobilisationsebene abpräpariert werden muss. Bei dem häufig verwendeten medialen Zugang, aber auch beim klassischen Uncinatus First Approach ist diese Schicht schwer auffindbar, sodass es in der Regel zu einer mesofaszialen Separation kommt (Abb. 2d). Bei der im Folgenden beschriebenen Operation wird eine retrofasziale Separation angestrebt, wobei der Primärzugang eine Modifikation des Uncinatus First Approach darstellt.

7.3 Hilfreiche Instrumente

- Atraumatische 5-mm-Fasszangen sind essenziell. Am besten bewährt haben sich gefensterte Fasszangen.
- 10-mm-Stieltupfer. Sie werden insbesondere für die Retraktion des Mesokolons eingesetzt, um Läsionen zu vermeiden.
- 10-mm-Overholt-Klemme für das Umfahren der Gefäße.
- Sealing Device mit feinem Maul, das eine differenzierte Präparation zulässt.
- Bipolare Fasszange (Maryland). Sie ist für eine atraumatische Blutstillung am Duodenum und Pankreaskopf sowie im Meso extrem hilfreich.

7.4 Lagerung

Die Lagerung erfolgt als Lloyd-Davis-Lagerung. Die Beine müssen so weit abgespreizt sein, dass die Kameraperson zwischen den Beinen genügend Platz hat. Eine Vakuummatratze ist unbedingt erforderlich, da teilweise recht extreme Lagerungspositionen notwendig sind. Schulterstützen sollten wegen der Gefahr von Plexusläsionen nicht verwendet werden.

Praxistipp

Vor dem Abdecken sollte sichergestellt werden, dass der Patient auch bei maximaler Kopftieflage nicht rutscht.

7.5 Critical Views

Die Operation ist in klar definierte Präparationsschritte unterteilt, die jeweils durch einen Critical View abgeschlossen werden. Diese Prinzip wurde von der laparoskopischen Cholezystektomie übernommen (Strasberg und Brunt 2010), bei der der D. cysticus nur durchtrennt werden darf, wenn zuvor der Abgang des Ductus aus dem Infundibulum und die Arterie zirkulär dargestellt sind (Strasberg und Brunt 2010) und dies auch durch Passage eines Instruments dorsal der Strukturen dokumentiert ist. Entsprechend sind die Critical Views so gewählt, dass die Sicherheit der Operation nur gewährleistet ist, wenn die Critical Views auch erreicht werden. Falls dies nicht der Fall ist, sollte an eine Konversion gedacht oder ein erfahrener KollegIn hinzugezogen werden.

Die Operation ist in 5 Abschnitte (Expositionen) unterteilt, in denen 8 Critical Views erreicht werden müssen. Die Sequenz der Critical Views sollte dabei (außer bei CV 3 und 4) wenn möglich eingehalten werden. Mit dieser Abfolge wird ein Grundprinzip verfolgt, das vorsieht, dass Gefäße erst durchtrennt werden, wenn die betreffende Seite im Open-Book-Modell komplett von kranial und kaudal dargestellt ist. Damit wird ein sehr hohes Maß an anatomischer Klarheit erreicht, das mit den anderen Verfahren nicht erzielt werden kann.

7.6 Portplatzierung und diagnostische Laparoskopie

Die Operation beginnt mit einem ausführlichen Team-Time-out, bei dem neben den üblichen WHO-Kriterien einzeln abgefragt wird, ob alle notwendigen Geräte als betriebsbereit getestet wurden (Ultraschalldissektionsgerät, bipolare Overholt-Klemme, Diathermie, Sauger).

Als Primärzugang bringen wir den supraumbilikalen 10-mm-Port in offener Technik ein. Die restliche Portplatzierung ist in ◘ Abb. 3 dargestellt. Hierbei gibt es aber sehr unterschiedliche Vorstellungen und Präferenzen, sodass dies nicht Teil der Konsensfindung in der Expertengruppe war. Erwähnenswert an dieser Variante ist, dass die Kamera während ca. 90 % des Eingriffs über den suprasymphysären Port eingebracht wird (◘ Abb. 3). Dadurch ergibt sich eine sehr gute Darstellung der Flexura duodenojejunalis und der Mesenterialwurzel. Die beiden Ports im linken Mittel- und Unterbauch sind die Hauptarbeitsports. Der 12-mm-Port für die linke Hand des Operateurs ist aus Sicht des Autors notwendig, da die Retraktion des Mesos schonender mit einem Stieltupfer als mit Fasszangen möglich ist und so Läsionen besser vermieden werden können. Der 5-mm-Port im linken Oberbauch dient zur Retraktion des Magens und der Mesenterialwurzel.

Die Bauchhöhle wird inspiziert, wobei besonders auf oberflächliche Lebermetastasen sowie das Vorliegen einer Peritonealkarzinose in der rechten parakolischen Rinne und an den Zwerchfellen geachtet werden sollte. Bestehende Verwachsungen außerhalb des eigentlichen OP-Gebietes werden gelöst. Problematisch sind ausgedehnte Verwachsungen des Mesokolons zur Mesenterialwurzel, wie sie postoperativ, aber auch embryonal vorkommen können.

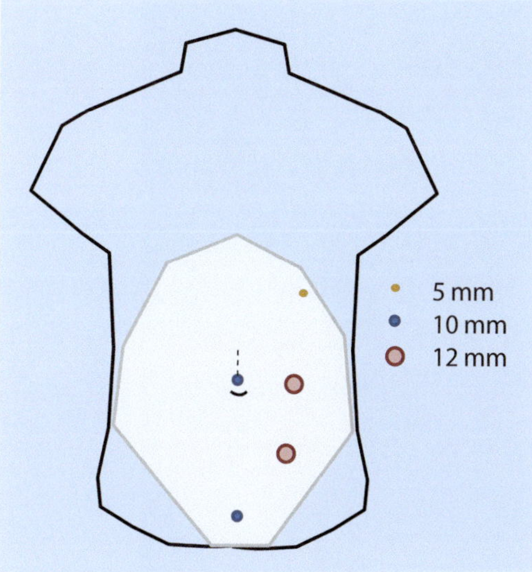

Abb. 3 Portplatzierung

Praxistipp

Bestehen ausgiebigere Verwachsungen an der ventralen Mesenterialwurzel oder zum rechtsseitigen Transversum, sollte an dieser Stelle ein offenes Vorgehen erwogen werden, da es dann sehr schwierig ist, die Übersicht über die Mesenterialwurzel zu erlangen und es bei der weiteren Präparation sehr leicht zu Läsionen des Mesos oder gar am Tumor kommt.

7.7 Operationsabschnitte

7.7.1 Abschnitt 1

Open-Book-Modell

Ablösen der „ileokolischen Seite" von der „retroperitonealen Seite".

Exposition

Blick auf die Flexura duodenojejunalis. Lagerung: Kopftief-Rechtsseitenlage. Kamera: suprasymphysär (Abb. 4).

- Das Dünndarmpaket wird in den rechten Oberbauch verlagert. Dies kann gerade bei adipösen Patienten mühsam sein. Hier muss besonders darauf geachtet werden, keine Läsionen am Dünndarm zu verursachen. Dieser Schritt ist erst komplett, wenn sich der gesamte Dünndarm im rechten Oberbauch befindet und die Pars IV duodeni bzw. die Flexura duodenojejunalis sichtbar ist. Das Zurückfallen des Dünndarms kann meist dadurch verhindert werden, dass eine 5-mm-Fasszange (Port subkostal links) die Mesenterialwurzel ventral der Flexura duodenojejunalis greift und diese nach ventral retrahiert.
- Das Peritoneum wird nun am dorsokaudalen Rand des Duodenums inzidiert und die Hinterwand des Duodenums dargestellt. Die Schicht ist dann korrekt getroffen, wenn sich das Duodenum leicht und blutungsfrei von der Aorta und der V. Cava abheben lässt. Diese Schicht wird dann nach medial bis zum Colon ascendens bzw. der rechten Flexur und kaudal weiter bis zum Zökum verfolgt. Das Peritoneum wird dabei schrittweise vom Duodenum bis zum terminalen Ileum inzidiert. Ureter und Gonadalgefäße können nach dorsal abgeschoben werden. Die Retraktion des Mesos nach ventral erfolgt überwiegend mit dem Stieltupfer, um Läsionen im Meso zu vermeiden. Nach Abschluss dieses Präparationsabschnitts ist das gesamte rechtsseitige Mesokolon zusammen mit der Pars II–IV duodeni von dorsal mobilisiert.

Praxistipp

Nur wenn die Schicht am Mesokolon auf die Hinterwand des Duodenums zieht, ist die angestrebte retrofasziale Separation erreicht (Abb. 5).

- Die Toldt'sche Faszie, die nach dieser Präparation dem Duodenum von dorsal aufliegt, wird nun entlang der Außenkante des Duodenums in kleinen Schritten inzidiert. Dadurch gelangt man auf die Vorderfläche des Duodenums und des Pankreaskopfes (vorderer Treitz'scher Raum). Der Pankreaskopf

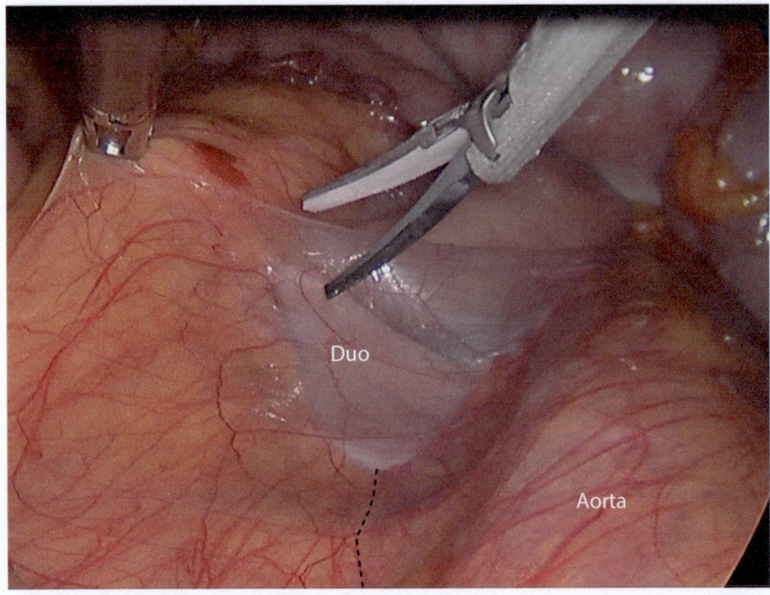

Abb. 4 Exposition der Flexura duodenojejunalis. Das gesamte Dünndarmpaket ist in den rechten Oberbauch verlagert. Die gestrichelte Linie markiert die peritoneale Inzision. (*Duo* Duodenum)

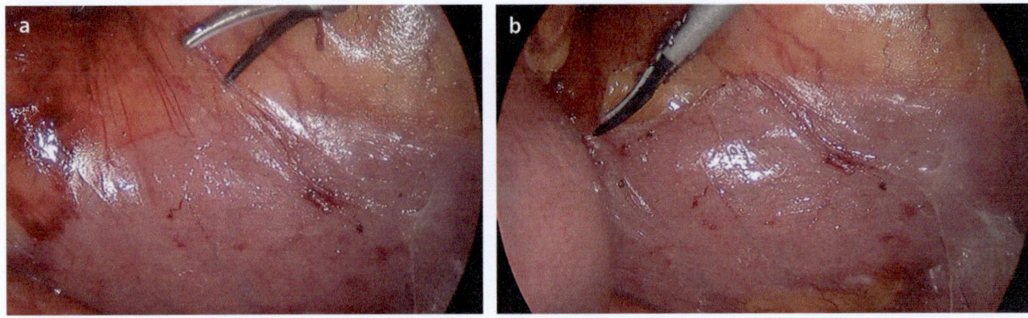

Abb. 5 **a, b** Das Duodenum ist von medial mobilisiert. **a** Die Toldt'sche Faszie erstreckt sich von der Mesenterialwurzel über das Duodenum. **b** Die Toldt'sche Faszie wird inzidiert und damit der vordere Treitz'sche (Fredet'sche) Raum eröffnet

wird unter größter Vorsicht nach dorsal abgeschoben. Ungefähr auf der Mitte des Pankreaskopfes kommt man an eine Grenze mit Gefäßen (Trunkus-Henle-Bereich), an der die Präparation beendet wird.

> **Critical View 1:** Darstellung der Pars III duodeni mit dem freigelegten Processus uncinatus des Pankreas dorsal der Mesenterialwurzel (Abb. 6).

7.7.2 Abschnitt 2

Open-Book-Modell

Lymphadenektomie der Gefäße bei dargestellter „ileokolischer Seite" (AMS/VMS-Lymphadenektomie sowie Durchtrennung der ileokolischen Gefäße).

Exposition

Blick auf die Ventralseite der Mesenterialwurzel. Lagerung: leichte Linksseitenlage.

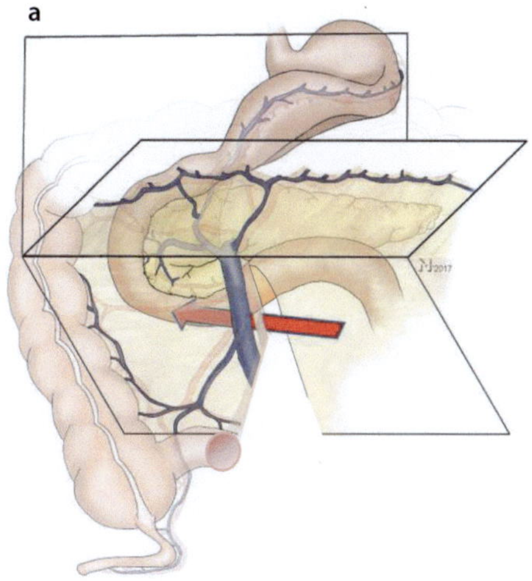

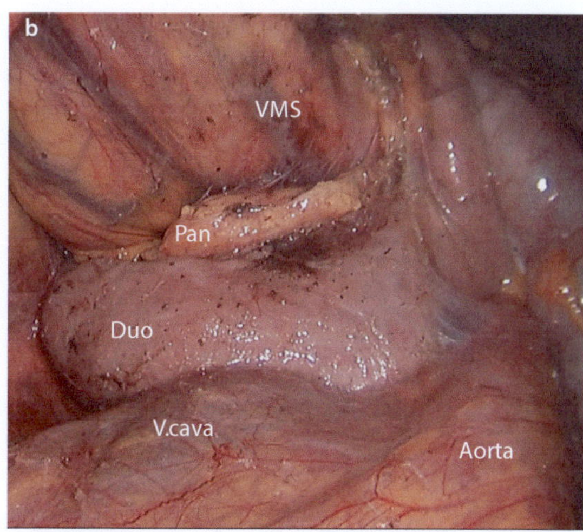

Abb. 6 **a, b** Critical View 1. Die Blickrichtung verläuft *dorsal* der großen Mesenterialgefäße. Die Pars horizontalis (III) des Duodenums (*Duo*) ist präpariert und der Pankreaskopf (*Pan*) freigelegt. Die V. mesenterica superior (*VMS*) ist in der noch intakten Mesenterialwurzel sichtbar. **a** Schematische Darstellung, **b** operativer Situs

- Das Dünndarmpaket wird nun wieder in den linken Unterbauch verlagert und damit die Vorderfläche der Mesenterialwurzel und des rechten Mesokolons exponiert. Durch Zug an der Appendix nach peripher (10-mm-Port supraumbilikal durch Assistenz) wird der Verlauf der ileokolischen Gefäße geklärt. Bei Z.n. Appendektomie oder bei Tumoren des Zökalpols wird das terminale Ileum gefasst (nicht das Meso).

Cave

Das Fassen des Mesokolons zur Retraktion verursacht Läsionen mit Verschlechterung der onkologischen Qualität und ist daher nicht statthaft.

Critical View 2 (V-View): Darstellung des Zusammenflusses der ileokolischen und superioren Mesenterialgefäße bei unpräpariertem Meso (Abb. 7)

- Inzision des Mesos im Winkel zwischen den ileokolischen und superioren Mesenterialgefäßen in der Winkelhalbierenden mit ca. 3 cm Abstand zur Mündung. Dort ist das Meso relativ dünn. Häufig schimmert hier schon etwas Hämatom von der dorsalseitigen Präparation hindurch. Meist kann nach kurzer Präparation an dieser Stelle die dorsale Präparationshöhle eröffnet werden. Es muss aber darauf hingewiesen werden, dass an dieser Stelle die AMS meist rechts der VMS verläuft und nicht verletzt werden darf.
- Von der Eröffnungsstelle der dorsalen Präparationshöhle aus erfolgt die Dissektion in Richtung auf die VMS, die über die mindestens halbe Zirkumferenz dargestellt wird. Es ist sinnvoll, sich die Inzisionslinie auf der Mitte (höchster Punkt) der Mesenterialwurzel bis zum Ansatz des Mesocolon transversum zu markieren. Die VMS wird dann bis zur Mündung der V. ileocolica verfolgt. Zur besseren Retraktion des Mesos kann ein Instrument in die Eröffnungsstelle vorgeschoben und das Meso damit atraumatisch angehoben werden.

Critical View 3: 360°-Darstellung der V. ileocolica an der Mündung in die VMS. Die Wand der VMS muss dabei sichtbar sein (Abb. 8).

- Die V. ileocolica wird zwischen Clips durchtrennt. Beim Setzen der Clips und insbesondere beim zentralen Clip muss das distale Ende des dorsalen Clipanteils sichtbar sein. Wir verwenden jeweils einen Metallclip und durchtrennen mit dem

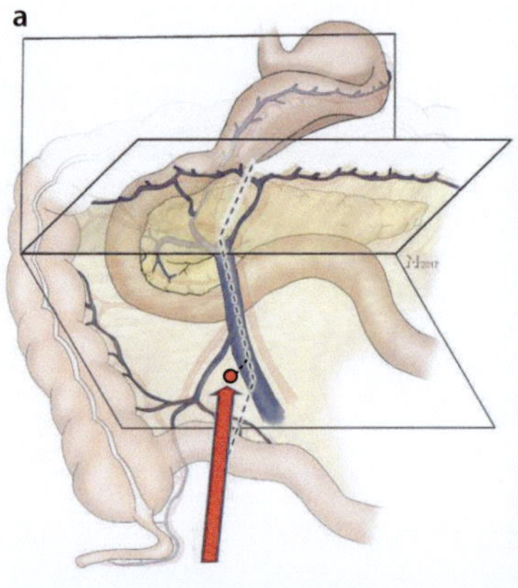

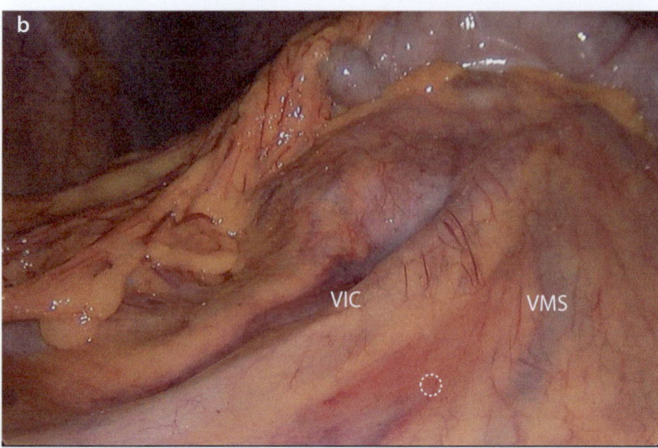

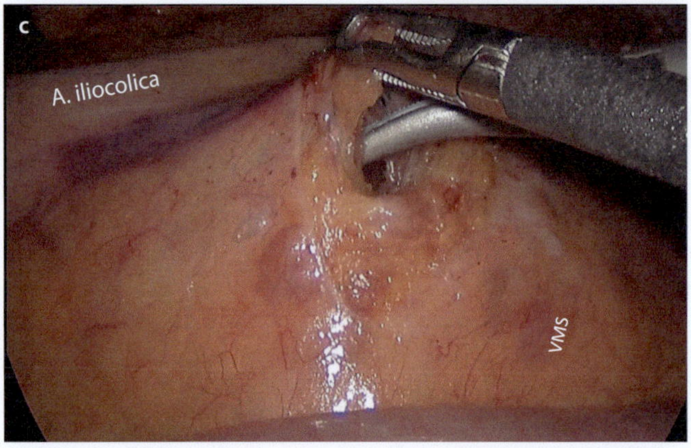

Abb. 7 **a–c** Critical View 2 (V-Blick). **a** Schematische Darstellung. Der Inzisionspunkt ist als roter Punkt markiert. **b** Operativer Situs. Das „V“, das von den ileokolischen Gefäßen ***(VIC)*** und der superioren Mesenterialgefäßen ***(VMS)*** gebildet wird, ist klar zu erkennen (***gestrichelter Kreis:*** Inzisionsstelle). **c** Die dorsale Präparationshöhle wird im Winkel zwischen ileokolischen und V.-mesenterica-superior-Gefäßen erreicht

Energy Device. Werden Kunststoffclips verwendet, muss die Wärmeentwicklung bedacht werden, die zu einem Schmelzen der Clips führen kann.

- Je nach Verlauf der Arteria ileocolica wird diese entweder dorsal der Vena ileocolica oder am linken Rand der VMS dargestellt. Bei einem ventralen Verlauf der Arterie ist es meist einfacher und sicherer, die Reihenfolge der Durchtrennung zu invertieren (Critical View 4 vor Critical View 3).

Critical View 4: 360°-Darstellung der A. ileocolica auf Höhe der VMS (Abb. 9).

- Nach Durchtrennung der ileokolischen Gefäße ist es wichtig, auch das mobilisierte Fett-/Lymphgewebe der Mesenterialwurzel (Surgical Trunk n. Gillot) absetzen. Dies geschieht entlang der rechten Zirkumferenz der AMS bzw. VMS bis zum Pankreaskopf. Die Dissektion entlang der VMS endet spätestens nach Darstellung des Henle-Trunkus. Ist dieser nicht problemlos darstellbar, wird die Dissektion auf Höhe des Pankreaskopfes beendet.

7.7.3 Abschnitt 3

Open-Book-Modell

In diesem Abschnitt wird die „mesogastrische Seite“ von der „Mesocolon-transversum-Seite“ getrennt.

a

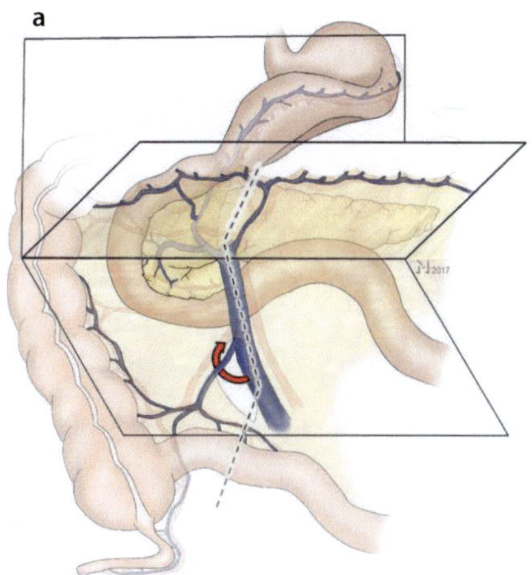

b

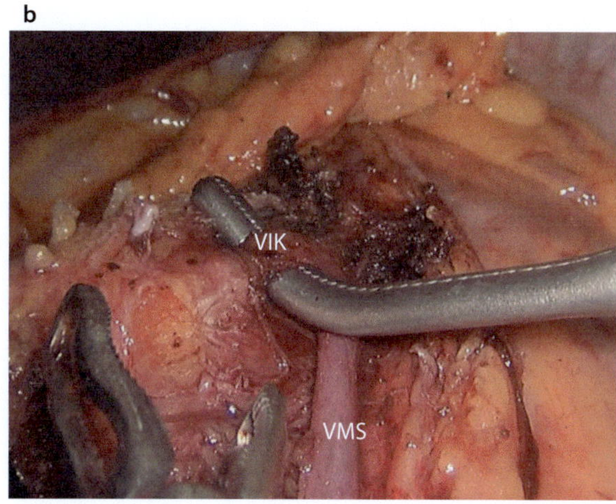

Abb. 8 **a, b** Critical View 3. **a** Schematische Darstellung. Die V. ileocolica muss am Abgang aus der VMS eindeutig und komplett unterfahren sein. **b** Operativer Situs. (*VIK* V. ileocolica, *VMS* V. mesenterica superior)

a

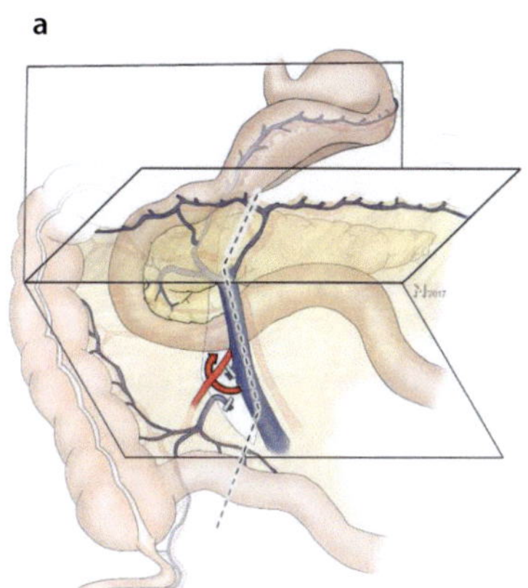

b

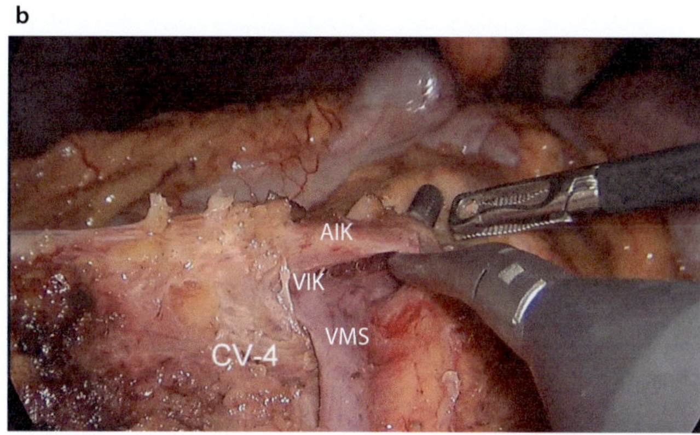

Abb. 9 **a, b** Critical View 4. **a** Schematische Darstellung. Die A. ileocolica muss am Abgang auf Höhe der VMS eindeutig und komplett unterfahren sein. **b** Operativer Situs. (*AIK* Arteria ileocolica, *VMS* Vena mesenterica superior, *VIK* V ileocolica)

Exposition

Lagerung: neutral. Kamera: supraumbilikal.

- Der Magen wird nun nach kranial (5-mm-Port li. Oberbauch) retrahiert. Die Inzision des Lig. gastrocolicum erfolgt ca. 5 cm links der Mittellinie. Der beste Punkt liegt nahe der gastroepiploischen Arkade, welche aber sicher geschont werden sollte. Die Bursa wird dort in der Regel rasch eröffnet. Bei einer Inzision in oder rechts der Mittellinie ist die Bursa häufig bereits verlötet.

> **Critical View 5:** Darstellung der freien Bursa sowie der Magenhinterwand (Abb. 10)

Cave

Bei der Inzision des Ligamentum gastrocolicum rechts der Mittellinie kann es zu einer unabsichtlichen Durchtrennung des Mesocolon transversum von kranial kommen. Suspekt ist es, wenn sich plötzlich eine sehr glatt begrenzte und scheinbar große „Bursa" zeigt, die aber in Wirklichkeit der Unterbauchhöhle entspricht.

a

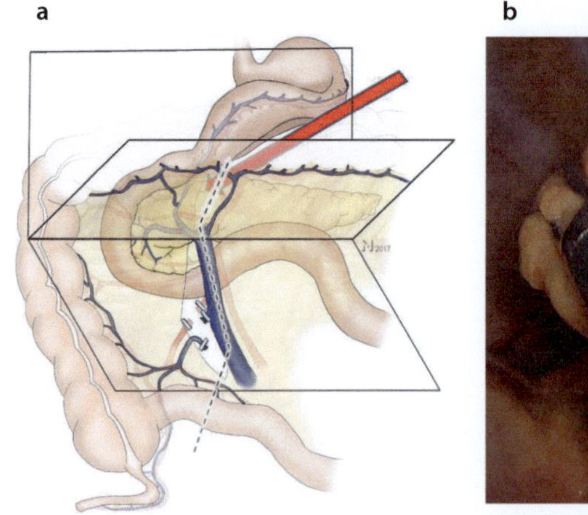

b

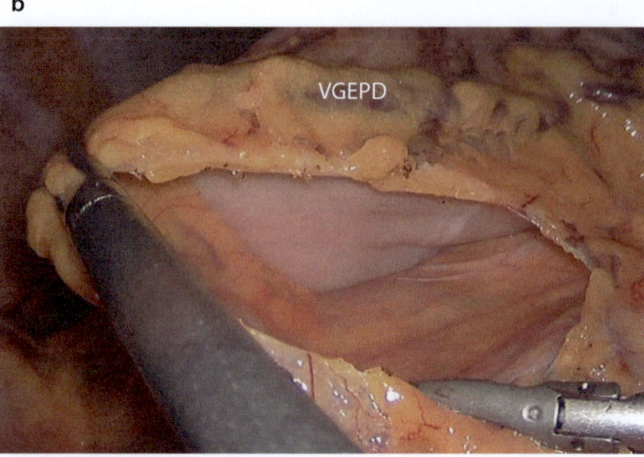

Abb. 10 **a, b** Critical View 5: Eröffnung der Bursa omentalis nach Durchtrennung des Lig. gastrocolicum. Die gastroepiloischen Gefäße ***(VGED)*** bleiben geschont. **a** Schematische Darstellung. **b** Operativer Situs. (***VGEPD*** Vasa gastroepiploica dextra)

- Nach Darstellung der Magenhinterwand wird das Lig. gastrocolicum von medial nach lateral inzidiert. Dabei erfolgt eine Separation des Mesogastriums (gastroepiploischer Fettkörper) mit V. gastroomentalis einerseits vom Mesokolon andererseits. Zwischen beiden Mesos befindet sich eine avaskuläre Trennschicht. Wie im Open-Book-Modell beschrieben, endet diese dorsal auf dem Pankreaskopf auf Höhe des Henle-Trunkus. Nach lateral verläuft sie über die Pars II duodeni hinweg zur rechten Flexur. Die Schicht wird vorsichtig nach dorsal eröffnet, bis die Gefäße sichtbar werden, die vom Mesokolon und Mesogastrium an der Basis dieses Präparationsgebiet konvergieren. Die Adventitia der Gefäße muss dabei nicht freigelegt werden. Auch werden die Gefäße zu diesem Zeitpunkt noch nicht durchtrennt. Nach lateral wird durch diese Präparation die Pars II duodeni freigelegt. Bei den Gefäßen handelt es sich kranial im Mesogastrium um die rechte Vena gastroomentalis und kaudal im Mesokolon (in der Regel) um die Vena colica dextra superior (Bleeding-Point-Vene).

Cave

Da die Vena colica dextra superior relativ weit ventral von der mesokolischen auf die mesogastrische Seite wechselt (Open-Book-Modell), gerät sie bei der Retraktion leicht unter inadäquaten Zug und reißt am Zusammenfluss mit dem Henle-Trunkus ein.

- Lateral des Duodenums werden die Aufhängebänder der rechten Kolonflexur durchtrennt. Dabei ist es wichtig, etwaige Adhäsionen des Omentums zur Gallenblase bzw. zur Leber zu durchtrennen. Ansonsten besteht die Gefahr, zu nahe an das Kolon zu geraten oder es gar zu verletzen.
- Bei ausreichender Präparation für den Critical View 1 ist die Flexur bereits unterminiert, sodass die dorsale Präparationshöhle direkt lateral des Duodenums eröffnet werden kann. Damit kann die Flexur vollends in der korrekten Schicht ausgelöst werden.

Critical View 6 (Bursa-Sulcus-Blick): Das vollständig separierte Mesokolon und Mesogastrium bilden einen Sulcus, an dessen lateralem Ende das Duodenum sichtbar ist. Die Venen sind noch intakt (Abb. 11).

7.7.4 Abschnitt 4

Open-Book-Modell

Durchtrennung der Gefäße an der Basis der „mesokolischen Seite“.

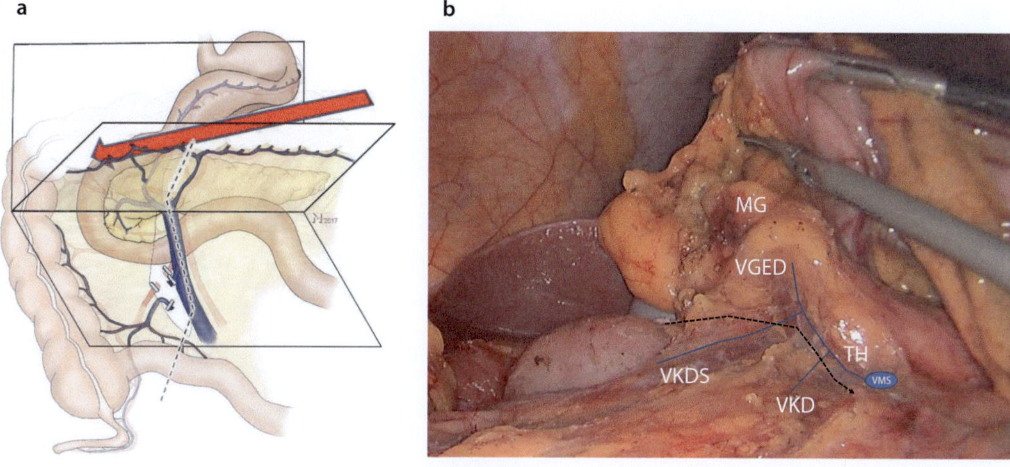

Abb. 11 **a, b** Critical View 6. **a** Schematische Darstellung. Separation der mesokolischen und mesogastrischen Buchseite. **b** Operativer Situs. Mesokolon und Mesogastrium sind vollständig separiert. (***MG*** Mesogastrium dorsale = gastroepiploischer Fettkörper, ***VGED*** Vasa gastroepiploica dextra, ***VKDS*** Vena colica dextra superior, ***VKD*** Vena colica dextra, ***schwarze Linie:*** spätere Absetzungslinie des Mesokolons)

Exposition

Blick auf die Ventralseite der Mesenterialwurzel und Basis des Mesokolons. Lagerung: neutral. Kamera: suprasymphysär.

- Retraktion des Mesokolons nach kranial (5-mm-Port li. Oberbauch).
- Das nächste Ziel ist das Auffinden und Durchtrennen des rechten Astes der A. colica media. Bei diesem handelt es sich in der Regel nicht um die Aufzweigung der Randarkade, sondern um einen Ast, der nur wenige Millimeter ventral der VMS nach rechts kreuzt und tief aus der AMS entspringt. Die Variabilität ist aber hoch.
- Für den Fall, dass die Äste im Mesocolon transversum sichtbar sind, wird das Mesokolon zwischen dem rechten und linken Ast in mittlerer Höhe inzidiert. Sind die Äste nicht sichtbar, erfolgt die Inzision ventral der VMS auch bis in die mittlere Höhe des Mesokolons. Da die „mesogastrische Seite" bereits von der „mesokolischen Seite" separiert ist, gelangt man hier problemlos in den freien Raum der ehemaligen Bursa. In diese Inzision kann nun eine Fasszange eingeführt werden, mit der eine sehr gezielte Retraktion auf das Gewebe um die Arterie ausgeübt werden kann. Diese Inzision wird nun entlang des linken Astes mit derjenigen an der VMS auf der Mesenterialwurzel verbunden. Von ventral nach dorsal wird nun das Mesokolon schrittweise unter Freilegung des rechten Aspekts der A. colica media durchtrennt und der rechte Ast isoliert. Neben der onkologischen Radikalität muss in diesem Schritt die linksseitige arterielle Perfusion des Mesokolons sichergestellt werden.

> **Critical View 7:** Eindeutige 360°-Darstellung des Abgangs des rechten Astes der A. colica media aus dem Stamm (Abb. 12)

- Der rechte Ast der A. colica media wird, wie oben beschrieben, durchtrennt.

> **Cave**
> In ca. 5 % der Fälle verläuft der Stamm der A. colica media rechts der VMS nach ventral (retromesenterische A. colica media).

- Nur gelegentlich wird der rechte Ast durch eine Vene begleitet. Diese kann in der Regel durchtrennt werden. Dabei kann es sich um die Vena colica dextra superior, eine Vena colica dextra, aber selten auch um einen Truncus gastrocolicus handeln. Die Durchtrennung ist im letzten Fall nur aus technischer Sicht ein Problem, da dann ggf. weitere Äste abgesetzt werden müssen.

a

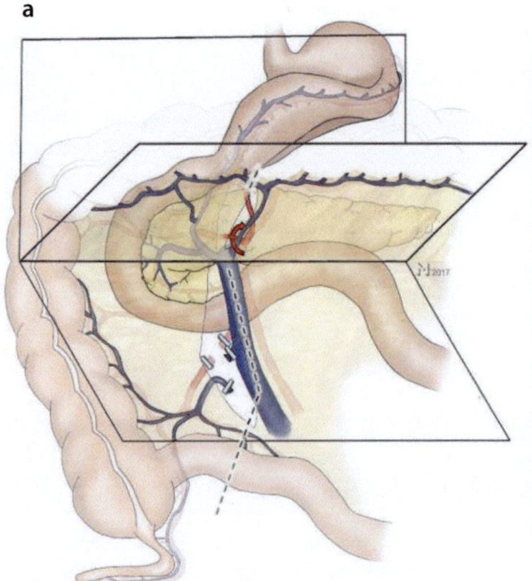

b

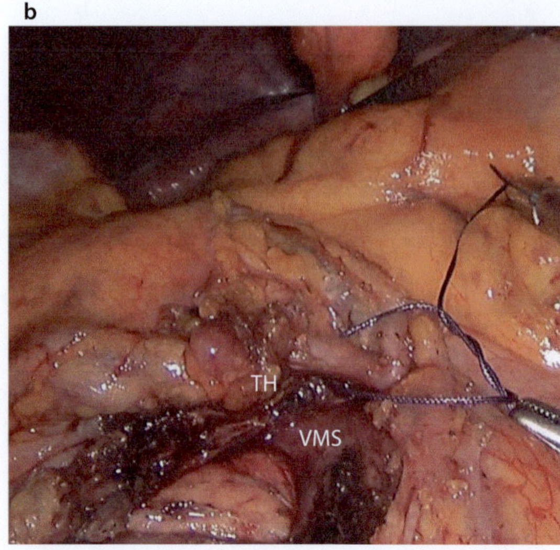

Abb. 12 **a, b** Critical View 7. **a** Schematische Darstellung. **b** Operativer Situs: Der rechte Ast der A. colica media ist angeschlungen, der Hauptast ist klar sichtbar. Der Verlauf des rechten Astes direkt ventral des Truncus Henle ***(TH)*** ist typisch. (***VMS*** V. mesenterica superior)

- Das Mesokolon ist nun nur noch im Bereich des Henle-Trunkus adhärent. Der Trunkus kann meist am Abgang aus der VMS dargestellt werden. Er wird dann an seiner Vorderfläche von medial nach lateral verfolgt. Alle Venen, die von ventral in den Trunkus ziehen, können durchtrennt werden. Jede dieser Venen muss aber subtil isoliert und separat abgesetzt werden. Im häufigsten Fall ist dies nur die Vena colica dextra superior. Nach persönlicher Erfahrung können es aber bis zu 3 Venen sein.

> **Critical View 8:** Darstellung der Vorderfläche des Henle-Trunkus vor Absetzen der Kolonzuflüsse (Abb. 13)

- Es muss darauf hingewiesen werden, dass der Henle-Trunkus nicht abgesetzt wird. Dies ist aus onkologischen Gründen nicht notwendig und wäre relativ risikoreich, da danach auch alle Zuflüsse aus den Pankreaskopfvenen abgesetzt werden müssten.
- Nach Absetzen der Venen am Henle-Trunkus ist die zentrale Dissektion des Mesokolons abgeschlossen (Abb. 14).

Hiernach erfolgt noch die laterale Auslösung. Diese ist zwar technisch in der Regel eher einfach, man muss sich aber im Klaren sein darüber, dass es sich um eine Dissektion im Tumornähe handelt, die dieselbe Sorgfalt erfordert wie die zentrale Lymphadenektomie.

7.7.5 Abschnitt 5: Bergung und Resektion

Vor der Bergung sollte mit einer Fasszange die Appendix oder das terminale Ileum angeklemmt werden. Die Bergelaparotomie erfolgt als supraumbilikale Medianlaparotomie. Ein Alexis-Retraktor ist sehr hilfreich, um das Präparat unversehrt zu extrahieren. Sollte dies nicht mühelos möglich sein, muss der Schnitt erweitert werden, um Läsionen durch Zug am Meso und damit eine Verschlechterung der onkologischen Qualität zu vermeiden. Wir setzen das Ileum und Kolon mit dem Linearcutter ab, übernähen die Klammernahtreihen und rekonstruieren durch eine isoperistaltische, zweireihige Seit-zu-Seit-Ileotransversotomie mit monofilem resorbierbarem Nahtmaterial.

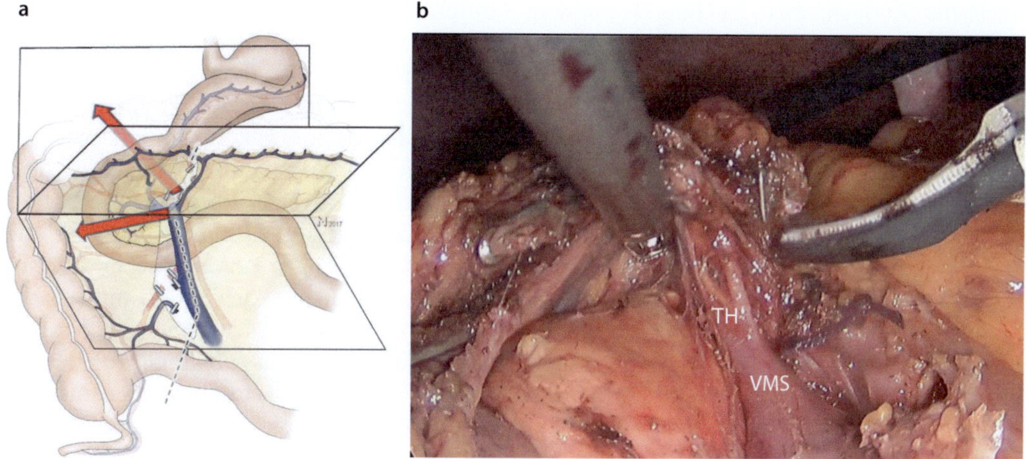

Abb. 13 **a, b** Critical View 8. **a** Schematische Darstellung. Die beiden Pfeile deuten an, dass das Präparat nur noch in einem keilförmigen Areal am Truncus Henle adhärent ist, in dem die Kolonvenen einmünden. **b** Operativer Situs: Die Ventralfläche des Truncus Henle ***(TH)*** ist dargestellt. Eine von ventral einmündende Vene ist sichtbar (V. colica dextra). (***VMS*** V. mesenterica superior)

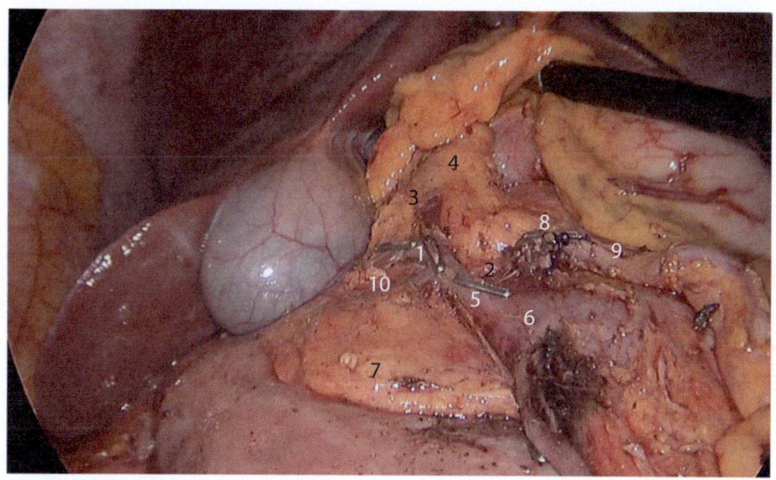

Abb. 14 Kontrollblick nach Komplettierung der zentralen Dissektion: ***1*** *V*. colica dextra sup. ***2*** *V*. colica dextra (Clip), ***3*** *V*. gastroepiploica dextra, ***4*** Mesogastrium dorsale, ***5*** Truncus Henle, ***6*** *V*. mesenterica sup., ***7*** Pankreaskopf, ***8*** rechter Ast A. colica media, ***9*** Hauptstamm A. colica media, ***10*** *V*. pancreaticoduodenalis anterior superior

Cave

Es muss unbedingt auf eine korrekte Rotation des Ileums bei Anastomosierung geachtet werden.

7.8 Variante Flexurenkarzinom

Da für die Resektion eines Flexurenkarzinoms die A. colica media und der gastroepiploische Fettkörper mitreseziert werden müssen, ergeben sich einige Änderungen an dem geschilderten Ablauf. Die Operationsabschritte bis Critical Views 4 sind identisch. Bei den weiteren Schritten sollte aber zunächst eine Eröffnung der Bursa omentalis direkt an der großen Magenkurvatur etwas links der Medianlinie erfolgen (Critical View 5). Von hier aus wird die gastroepiploische Arkade komplett vom Magen abskelettiert, auch die Zuflüsse aus der Pars I duodeni werden unter Schonung des Pankreasparenchyms durchtrennt. Für das Open-Book-Modell bedeutet dies, dass auch Strukturen der „mesogastrischen Seite" mitreseziert werden. Es ergibt sich dadurch kein klassischer Bursa-Sulcus-Blick (Critical-View 6). Stattdessen endet die dorsale Präparation am Ursprung der A. gastroomentalis (gastroepiploica) dextra. Diese wird von der Bursaseite aus umfahren und durchtrennt. Dabei muss darauf geachtet werden, dass kein Pankreasparenchym verletzt wird. Die Durchtrennung der Vene kann – je nach Lage – direkt hiernach oder aber zusammen mit den anderen Henle-Trunkus-Zuflüssen von kaudal (nach Critical View 8) erfolgen. Zur Durchtrennung der A. colica media wird das Mesokolon an der linken Kante der Mesenterialwurzel eingetrennt und die Bursa transmesokolisch (nochmals) eröffnet. Das Mesokolon kann nun unter Darstellung und zentraler Durchtrennung der A. und V. colica media vom Pankreasunterrand abgelöst werden. Der Henle-Trunkus wird wieder nur an der Vorderfläche dargestellt und nach lateral verfolgt. Alle von ventral einmündenden Venen werden durchtrennt, bis der freie Raum (Bursa-Sulcus) erreicht wird. Die Pankreasvene(n) bleiben geschont. Danach ist das Präparat von medial komplett mobilisiert. Ist am Ende der Dissektion an der Resektionsgrenze am Colon transversum kein eindeutiger Puls nachweisbar, muss die gesamte linke Flexur mobilisiert und die Resektion um die linke Flexur erweitert werden.

8 Spezielle intraoperative Komplikationen und deren Management

Ein wesentliches und spezifisches Risiko ist eine Blutung aus der VMS oder den Zuflüssen des Henle-Trunkus. Kleinere Blutungen z. B. aus kleinen Abgängen können relativ gut mit der bipolaren Overholt-Klemme (Maryland) gefasst und koaguliert werden. Das Dissektionsgerät sollte auf keinen Fall als primäre Option versucht werden, da dadurch oft größere Defekte entstehen. Auch die ungezielte Applikation von Clips ist kritisch zu sehen, da auch hierdurch weitere Blutungen erzeugt werden können und die weitere Dissektion ggf. verhindert wird. Bei größeren Blutungen muss zunächst überlegt werden, ob eine passagere Blutstillung durch Kompression z. B. mit Stieltupfer oder ein Fassen mit einer atraumatischen Klemme möglich ist. Gelingt dies nicht, muss umgehend konvertiert werden. Auch nach passagerer Blutstillung muss abhängig von der persönlichen Expertise entschieden werden, ob der Befund laparoskopisch oder durch Konversion gemanagt werden kann. Unabhängig davon sollte man sich darüber im Klaren sein, dass der Patient mehr durch ungezielte Blutstillungsversuche z. B. mit Umstechungen in der Mesenterialwurzel und konsekutiver Durchblutungsstörung des Dünndarms gefährdet ist als durch den Blutverlust.

Das Risiko von Pankreasläsionen bei der CME ist zwar gering, kann aber zu deletären Verläufen führen. Sollte es dazu kommen, wird das Management von der Lokalisation und Ausdehnung abhängig gemacht. Minimale Läsionen können bipolar koaguliert werden. Die beste Prävention der genannten Komplikationen ist ein ruhige – um nicht zu sagen langsame – Präparation. Operationszeiten um 3 h sind die Regel, nicht die Ausnahme.

9 Evaluation des Präparates

Zur eigenen Qualitätskontrolle und zur kontinuierlichen Verbesserung der Präparatequalität sollte jedes Präparat fotodokumentiert und entsprechend der aktuellen Klassifikation (Benz et al. 2019) (s. auch ▶ Kap. 9) eingeteilt werden (◘ Abb. 15). Das Präparat ist dann optimal, wenn das Meso keine Defekte des Peritoneums oder der mesokolischen Faszie aufweist. Zudem muss der Surgical Trunk eine geschlossene Abgrenzung des peritonealen Fensters bilden („das Fenster braucht einen Rahmen"). Dies entspricht in dieser Klassifikation dem Typ 0a (anatomisch komplettes Präparat ohne Mesoläsionen). Von

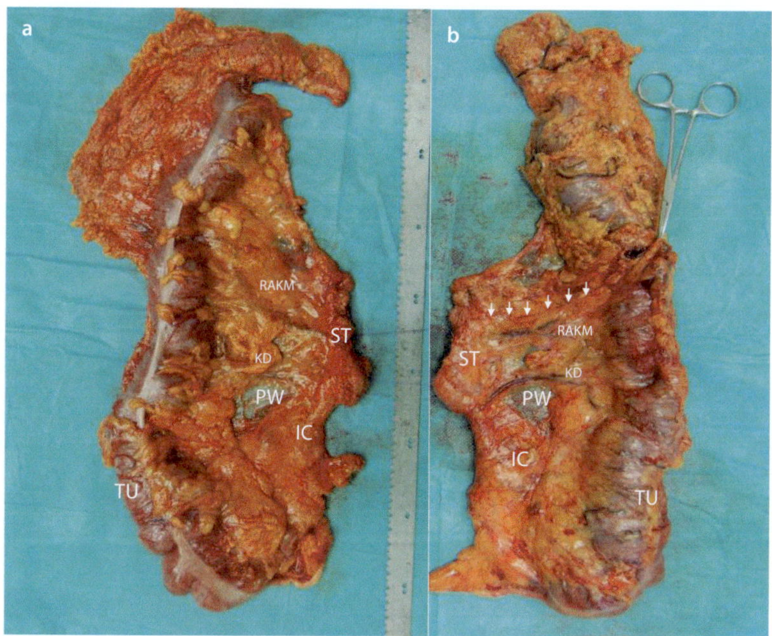

Abb. 15 a, b Präparat Lap-CME. **a** Ventraler, **b** dorsaler Aspekt. *Pfeile:* Schnittkante der Toldt'schen Faszie entlang des duodenalen C. Kranial davon ist die Dorsalfläche deutlich unruhiger. Es handelt sich damit eindeutig um eine retrofasziale Separation des Meskolons kaudal des Duodenums. Das peritoneale Fenster ist komplett von den Gefäßen und dem Surgical Trunk umrandet (Typ 0) und das gesamte Meso ist ventral und dorsal intakt (Subkategorie a). (*Tu* Tumorlokalisation [bei geschlossenem Präparat nicht sichtbar], *IC* ileokolische Gefäße, *PW „peritoneal window"*, *RAKM* rechter Ast der A. colica media, *KD* Kolika-dextra-Gefäße, *ST* Surgical Trunk)

der Pathologie kann das Präparat mit demselben Klassifikationssystem beurteilt werden. Zumindest sollte aber die Klassifikation nach West angegeben werden, wobei in diesem Fall keine Aussage über die Vollständigkeit der meskolischen Exzision gemacht wird.

10 Zusammenfassung

Die laparoskopische Hemikolektomie rechts mit CME ist nach derzeitiger Evidenz die beste Methode für die onkologische Resektion rechtsseitiger Kolonkarzinome sowohl hinsichtlich der Kurzzeitergebnisse, aber insbesondere auch der Langzeitergebnisse. Damit diese guten Resultate aber auch realisiert werden können, ist eine intensive Beschäftigung mit diesem Verfahren notwendig, um den onkologischen Vorteil nicht durch eine erhöhte Morbidität zu gefährden. Das von der deutschen Expertengruppe Lap-CME vorgestellte standardisierte Verfahren, das auf dem Critical-View-Konzept und dem Open-Book-Modell basiert, bietet hierfür eine geeignete Basis. Als Selbstkontrolle zur kontinuierlichen Verbesserung der Präparatequalität sollte routinemäßig eine makroskopische Klassifikation vorgenommen werden.

Literatur

Benz S (2016) The uncinate-first approach for laparoscopic complete mesocolic right hemicolectomy – a video vignette. Colorectal Disease: Off J Assoc Coloproct Great Britain and Ireland 18(1):109. ► https://doi.org/10.1111/codi.13157

Benz S (2017) Laparoskopische Hemikolektomie rechts mit kompletter mesokolischer Exzision (CME). Minimal-invasive Viszeralchirurgie, 1 Aufl. Springer. ► https://doi.org/10.1007/978-3-662-53204-1German

Benz S, Tannapfel A, Tam Y, Grunenwald A, Vollmer S, Stricker I (2019) Proposal of a new classification system for complete mesocolic excison in right-sided colon cancer. Tech Coloproctol 23(3):251–257. ► https://doi.org/10.1007/s10151-019-01949-4

Culligan K, Walsh S, Dunne C, Walsh M, Ryan S, Quondamatteo F, Dockery P, Coffey JC (2014) The mesocolon: a histological and electron microscopic characterization of the mesenteric attachment of the colon prior to and after surgical mobilization. Ann Surg 260(6):1048–1056. ▶ https://doi.org/10.1097/SLA.0000000000000323

Culligan K, Remzi FH, Soop M, Coffey JC (2013) Review of nomenclature in colonic surgery–proposal of a standardised nomenclature based on mesocolic anatomy. Surg: J Royal Coll Surg Edinburgh and Ireland 11(1):1–5. ▶ https://doi.org/10.1016/j.surge.2012.01.006

Culligan K, Sehgal R, Mulligan D, Dunne C, Walsh S, Quondamatteo F, Dockery P, Coffey JC (2014) A detailed appraisal of mesocolic lymphangiology–an immunohistochemical and stereological analysis. J Anat 225(4):463–472. ▶ https://doi.org/10.1111/joa.12219

Gillot C, Hureau J, Aaron C, Martini R, Thaler G, Michels NA (1964) The Superior Mesenteric Vein, an Anatomic and Surgical Study of Eighty-One Subjects. J Int Coll Surg 41:339–369

Mike M, Kano N (2015) Laparoscopic surgery for colon cancer: a review of the fascial composition of the abdominal cavity. Surg Today 45(2):129–139. ▶ https://doi.org/10.1007/s00595-014-0857-9

Strasberg SM, Brunt LM (2010) Rationale and use of the critical view of safety in laparoscopic cholecystectomy. J Am Coll Surg 211(1):132–138. ▶ https://doi.org/10.1016/j.jamcollsurg.2010.02.053

Strey CW, Wullstein C, Adamina M, Agha A, Aselmann H, Becker T, Grutzmann R, Kneist W, Maak M, Mann B, Moesta KT, Runkel N, Schafmayer C, Turler A, Wedel T, Benz S (2018) Laparoscopic right hemicolectomy with CME: standardization using the "critical view" concept. Surg Endosc 32(12):5021–5030. ▶ https://doi.org/10.1007/s00464-018-6267-0

Toyota S, Ohta H, Anazawa S (1995) Rationale for extent of lymph node dissection for right colon cancer. Dis Colon Rectum 38(7):705–711

Intrakorporale Anastomosentechniken nach laparoskopischer Rechtshemikolektomie

Greta Burmeister und Clemens Schafmayer

Inhaltsverzeichnis

S. Benz et al. (Hrsg.), *Chirurgie des Kolonkarzinoms*,
https://doi.org/10.1007/978-3-662-60453-3_13

Die extrakorporale ileokolische Anastomose im Rahmen einer laparoskopisch assistierten rechtsseitigen Hemikolektomie gilt aktuell noch als das Standardverfahren in der klinischen Praxis. Durch die technische Weiterentwicklung der minimalinvasiven Chirurgie und der zunehmenden Standardisierung laparoskopischer Prozeduren wird die intrakorporale Anastomosentechnik immer häufiger angewendet. In ersten klinischen Studien zeigt sich, dass die Technik von einem geschulten Laparoskopiker sicher und mit vergleichbarem Ergebnis zur extrakorporalen Ileokolostomie durchgeführt werden kann. Hierbei kommt überwiegend die isoperistaltische latero-laterale Stapler-Ileotransversostomie zur Anwendung. Kleinere Hautschnitte, eine verkürzte klinische Liegezeit und eine beschleunigte Rehabilitation sind häufig genannte Vorteile der Laparoskopie. Die Anforderungen an die manuellen Fertigkeiten und die technischen Kenntnisse des Operateurs sind hoch.

1 Einführung

Laparoskopische Verfahren in der kolorektalen onkologischen Chirurgie sind im Vergleich zur konventionellen offenen Operation mit einer geringeren perioperativen Morbidität und einer schnelleren postoperativen Rekonvaleszenz bei gleichwertigem onkologischem Outcome assoziiert. 2015 wurden in Deutschland 18,3 % rechtsseitige Hemikolektomien mit der Indikation Kolonkarzinom minimalinvasiv durchgeführt. Im Jahr 2005 waren es weniger als 4 % (Ghadban et al. 2018). Die laparoskopisch assistierte rechtsseitige Hemikolektomie mit extrakorporaler Anastomose wird von den meisten kolorektalen Chirurgen aktuell noch als Goldstandard betrachtet. Die häufigste Indikation für diese Anastomosen sind onkologische rechtsseitige Hemikolektomien bei Kolonkarzinomen, die zunehmend laparoskopisch assistiert durchgeführt werden, oder Ileozökalresektionen bei Stenosen des terminalen Ileums bei Morbus Crohn. Nachdem die intrakorporale Anastomosentechnik 1994 von J.S. Azagra vermutlich erstmals komplett durchgeführt wurde (Lechaux 2005), ist sie in den ersten Jahren aufgrund der vermeintlich höheren Komplikationsrate in Verruf geraten. Die Operateure kritisierten zudem eine deutlich verlängerte Operationszeit sowie unvermeidbare technische Schwierigkeiten (Jamali et al. 2008).

Im Gegensatz dazu standen indes die ersten erfolgversprechenden Fallserien der vollständig laparoskopisch durchgeführten rechtsseitigen Hemikolektomie von Casciola et al. 2003 und Bergamaschi et al. im Jahre 2008. Eine systematische Übersichtsarbeit von Chop et al. aus dem Jahr 2011 belegt – basierend auf einer großen Fallzahl – erstmalig eine geringere Insuffizienzrate für die extrakorporale ileokolische Anastomosentechnik mit dem Klammernahtgerät (Stapler) im Vergleich zur Handnaht (Choy et al. 2011). Die daraufhin folgende klinische Etablierung laparoskopisch einsetzbarer Stapler zur intrakorporalen Anastomosierung hat wesentlich dazu beigetragen, dass immer mehr Eingriff komplett laparoskopisch durchgeführt werden können. Die Weiterentwicklung der laparoskopischen Instrumente und Techniken hat den Trend der minimalinvasiven Viszeralchirurgie entscheidend mitbestimmt. Zu den innovativsten Weiterentwicklungen der laparoskopischen Chirurgie zählen in diesem Zusammenhang die Single Incision Laparoscopic Surgery (SILS), die Hybrid Natural Orifice Surgery (NOS) oder Roboter assistierte Verfahren. Insbesondere auch im Bereich der bariatrischen Chirurgie hat die intrakorporale Anastomosentechnik durch die komplett laparoskopische Durchführung des Magenbypasses einen maßgeblichen Stellenwert bekommen (Cirocchi et al. 2013).

Eine zunehmende Anzahl klinischer Studien unter Verwendung der intrakorporalen Anastomosentechnik im Rahmen der rechtsseitigen Hemikolektomie kommt zu einer positiven Bewertung der klinischen Ergebnisse und belegt die erfolgreiche klinische Etablierung der Technik (Cirocchi et al. 2013; Du et al. 2011; Fabozzi et al. 2010, 2016; Frasson et al. 2016; Ricci et al. 2017).

2 Technische Durchführung

Eine standardisierte oder einheitliche Technik zur Durchführung der ileokolischen Anastomose ist bisher nicht beschrieben. Grundsätzlich bestehen mehrere Optionen: die latero-laterale Anastomose kann anti-/isoperistaltisch angelegt werden. Häufig wird diese Neuverbindung intrakorporal unter Zuhilfenahme eines laparoskopische Linearstaplers geschaffen, wobei extrakorporal die maschinelle Technik und die Handnaht verwendet wird (Morino 2002). Die termino-terminale ileokolische Anastomose wird entweder unter Zuhilfenahme eines biofragmentierbaren Anastomosenringes oder mittels manueller Handnaht durchgeführt (La 2005). Außerdem besteht die Möglichkeit einer termino-lateralen oder latero-terminalen Anastomose, um eine Inkongruenz der Lumina auszugleichen. Hierbei können Stapler oder manuelle Nahtverfahren Anwendung finden.

Lineare Klammernahtgeräte werden zur Durchtrennung und zum gleichzeitigen Verschluss von Gewebe verwendet. Bei korrekter Anwendung ergeben die Klammern eine B-Form. Fehlgeformte Klammernahtreihen sind ein entscheidender Risikofaktor für Wundheilungsstörungen im Bereich der Anastomose. Um Anwenderfehler zu vermeiden, ist es notwendig, die unterschiedlichen Eigenschaften der verschiedenen Klammernahtmagazine und deren Effekt im Gewebe zu kennen. Entscheidend ist hier ebenfalls die Dicke des Gewebes, welche bereits anatomisch differiert und zusätzlich durch externe Faktoren (z. B. Ödeme, Inflammation) beeinflusst werden kann. Die Höhe und somit auch die Eindringtiefe der Klammern variiert je nach gewähltem Magazin und kann somit entsprechend den Gewebseigenschaften gewählt werden. Das Ziel ist es, eine ausreichende Kompression zu applizieren, um eine primäre Dichtigkeit und Hämostase zu bewirken, ohne dabei durch zu viel Druck dem Gewebe mit Lazerationen oder Ischämie zu schaden (European Society of Coloproctology Collaborating Group 2018). Die Klammernahtreihen sind entweder doppel- oder dreireihig. Das Instrument wird mit den beiden Branchen (Andruckplatte und Klammernahtmagazin) über das zu verschließende Gewebe geführt. Die Branchen werden über einen Handgriff bedient, verschlossen und der Schneidemechanismus ausgelöst. Die sich mit dem Auslösen der Klammernaht vorschiebende Messerklinge durchtrennt das Gewebe in der Mitte zwischen den Klammernahtreihen. Es gibt Linearstapler zur extrakorporalen und solche zur intrakorporalen Anwendung, wobei die laparoskopischen Stapler meist abwinkelbar sind.

 **Cave**

Eine ausreichende Kompressionszeit (ca. 1 min) vor dem Auslösen des Schneidemechanismus führt zu einer verbesserten primären Adaptierung der Anastomose. Die überflüssige Gewebsflüssigkeit wird dadurch herausgedrückt und die Klammernahtreihe optimal geformt und platziert.

Praxistipp

Der Magazingröße des Staplers sollte nicht zu groß gewählt werden, um problemlos im Abdomen hantieren zu können. Aus der Erfahrung des Autors ist für die Durchführung der Anastomose ein 45-mm-Magazin optimal.

Die häufigste intrakorporale Anastomosentechnik ist die isoperistaltische Seit-zu-Seit-Ileokolostomie mittels Stapler. Die technische Umsetzung wird häufig individuell variiert, zum Beispiel durch die Nahttechnik und das verwendete Nahtmaterial (konventioneller oder Faden mit Widerhaken).

Ein praktisches Beispiel für eine intrakorporale Seit-zu-Seit-Stapler-Anastomose bietet die ▪ Abb. 1. Die Operationsschritte sind wie folgt: Nach radikulärer Durchtrennung des Mesokolons erfolgt das Absetzen des Darmes mittels eines laparoskopischen Staplers im Bereich Kolon transversums (A) und des terminalen Ileums (B). Die Seitenwände des neoterminalen Ileums sowie des Transversums werden nun isoperistaltisch mit einer ca. 7 cm messenden Überlappung aneinandergelegt (C). Hier können zusätzlich sero-seröse Fixierungsnähte mesenterial im Sinne einer Hinterwand angelegt werden. Nun erfolgen die beiden gegenüberliegenden Enterotomien (D, E) antimesenterial gerade so groß, dass ein Stapler problemlos eingeführt werden kann. Die Inzision am abgesetzten Kolon erfolgt ca. 7 cm und am abgesetzten Dünndarm ca. 1,5 cm von der Klammernahtreihe entfernt. Der laparoskopische Linearstapler sollte nun einfach einzuführen sein (F). Das Gewebe wird glattgezogen (G), ohne es zu spannen. Besonders wichtig ist es, dass das Mesenterium des Dünn- und Dickdarms nicht in die Staplerlinie gerät. Nach dem Auslösen ist beim Entfernen des Staplers darauf zu achten, dass die Branchen lediglich leicht geöffnet sind. Der Verschluss der Enterotomie erfolgt meistens mit einer ein- oder zweireihigen fortlaufenden Naht (H), wobei auch dieser Verschluss mit dem Stapler möglich ist. Final präsentiert sich die Anastomose rosig und ohne Torquierung (I). Der Mesoschlitz kann zum Beispiel mit einer fortlaufenden Naht oder Clips (J) verschlossen werden, wobei dies in der Literatur nicht zwingend empfohlen und durchgeführt wird.

Cave

Die Anastomose sollte so angelegt werden, dass immer mindestens ein Abstand von 1 cm zum abgesetzten Ende des Ileums und Kolons besteht, um Nekrosen und mögliche Anastomoseninsuffizienzen zu verhindern. Die blinden Enden sollten aber auch nicht zu lang sein, da es sonst zum Syndrom der blinden Schlinge (engl. „blind loop syndrome") kommen kann.
Dabei kann es durch eine chronische Stauung des Darminhaltes in der blinden Schlinge (Chymusstagnation) zu bakterieller Überwucherung kommen, was Schleimhautreizungen und Verdauungsstörungen zur Folge hat.

- Verschluss des Mesoschlitzes

In einer großen Multicenterstudie mit 1102 Patienten, die eine rechtsseitige Hemikolektomie in unterschiedlicher Technik erhielten, wurde in 80 % der Fälle eine Seit-zu-Seit- und bei 15 % eine End-zu-Seit-Anastomose angelegt. Zwei Drittel der Operateure nutzten einen Stapler zur Anastomosierung (Frasson et al. 2016). Überwiegend wird die ileokolische Anastomose isoperistaltisch angelegt (Ibanez et al. 2018). Ricci et al. verglichen 2016 in einer Übersichtsarbeit 1717 Patienten mit extra- oder intrakorporaler Anastomosentechnik. Alle intrakorporalen Anastomosen wurden als Seit-zu-Seit-Anastomose mit dem Stapler durchgeführt (Ricci et al. 2017).

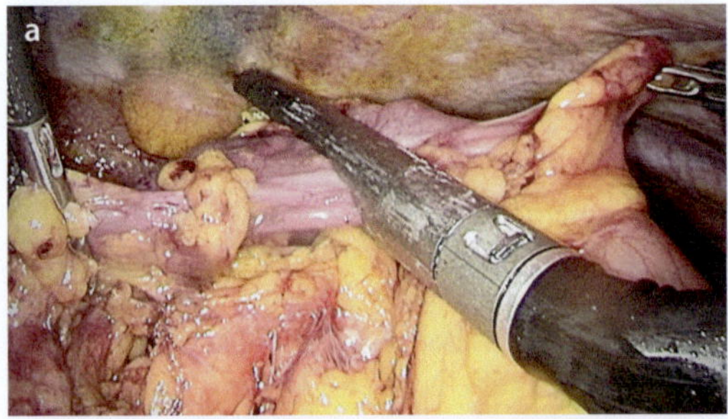

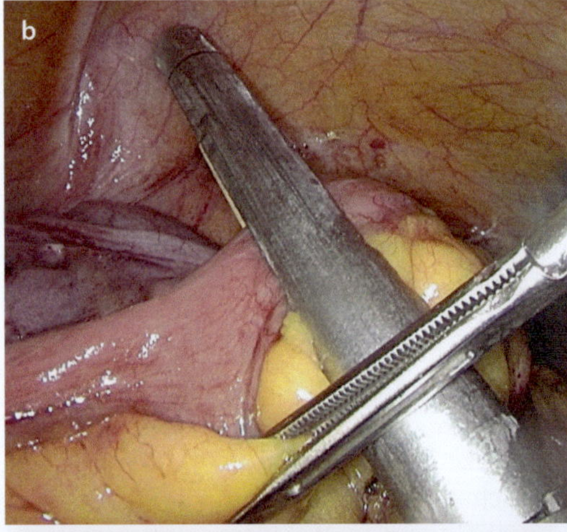

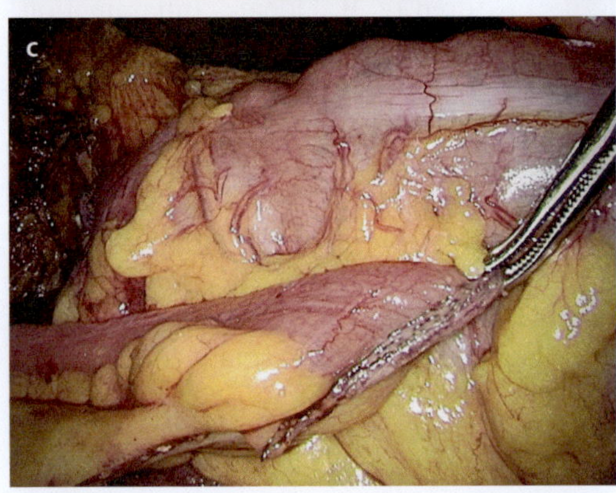

Abb. 1 (Fortsetzung)

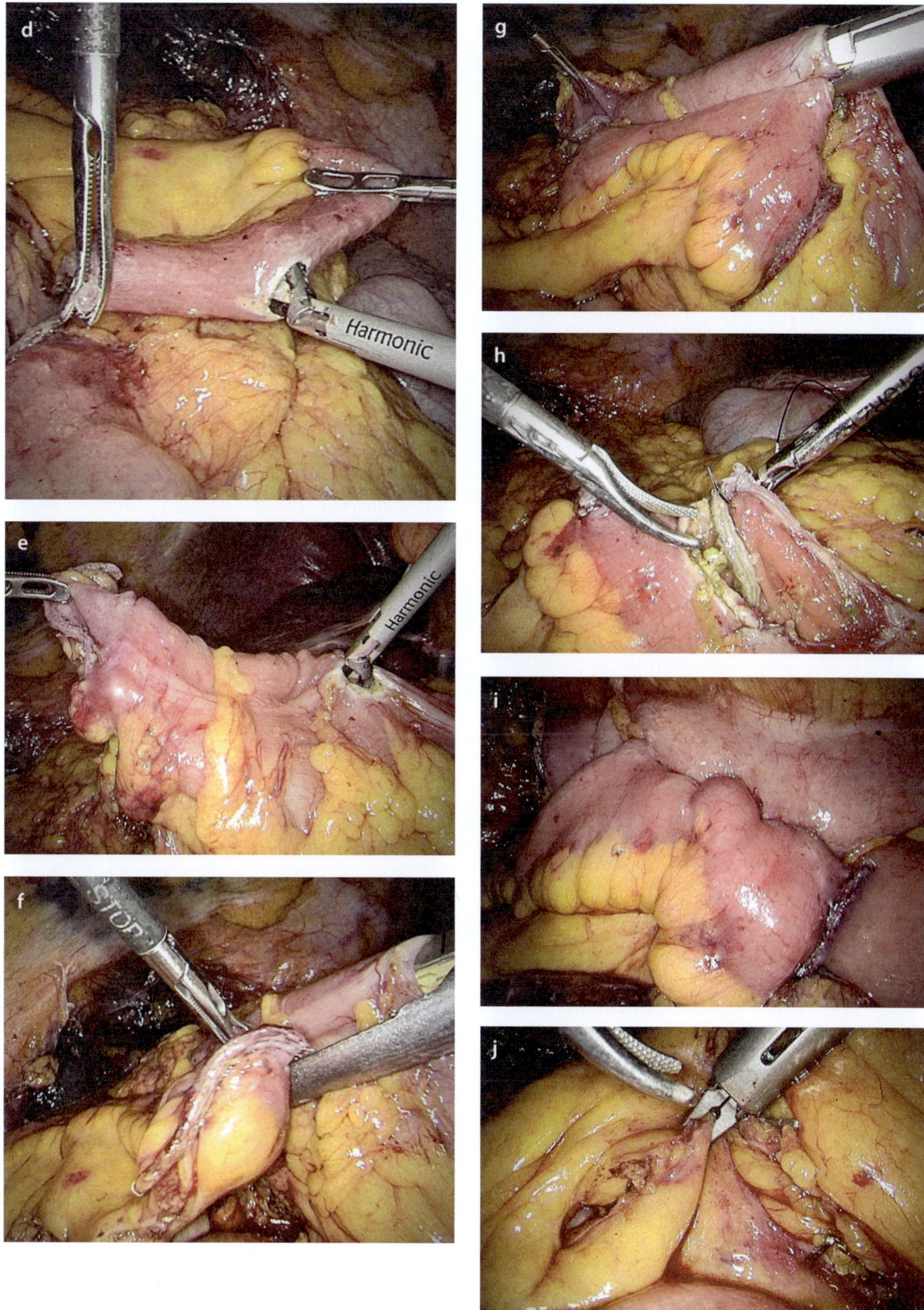

Abb. 1 Intrakorporale Seit-zu-Seit-Stapler-Anastomose. **a** Absetzen des Kolons. **b** Absetzen des Ileums. **c** antimesenteriale Adaptierung. **d** Enterotomie des Ileums. **e** Enterotomie des Kolons. **f** Einfn der Branchen. **g** Ausl des Staplers. **h** Verschluss der Enterotomie. **i** vollständige Anastomose. **J** Verschluss des Mesoschlitzes

In weiteren Reviews wurde gezeigt, dass der Verschluss der Enterotomie sehr unterschiedlich gehandhabt wird: Stapler, ein- oder zweireihige Naht fortlaufend oder mit Einzelköpfen (Tarta et al. 2013). Der Verschluss des Mesoschlitzes erfolgt ebenfalls nicht einheitlich. Etwa die Hälfte der bis dato publizierten Studien, die sich hierzu äußern, lassen den Mesoschlitz offen (Cirocchi et al. 2013; Tarta et al. 2013). Zum Verschluss werden Stapler, Fibrinkleber oder resorbierbare Einzelknopfnähte verwendet (Cirocchi et al. 2013).

3 Klinisches Outcome nach intrakorporaler ileokolischer Anastomose

Die intrakorporale Anastomose hat sich in Hinblick auf das Outcome in mehreren Studien als mindestens gleichwertig oder gar überlegen zur extrakorporalen Anastomose gezeigt. Neben der geringeren Komplikationsrate zeigt sich eine Reduktion postoperativer Schmerzen, ein schnellerer Kostaufbau sowie eine kürzere Liegedauer (Fabozzi et al. 2016; Biondi et al. 2017).

Vorteile der intrakorporalen Anastomose bietet zudem der kleinere Bergeschnitt, welcher überwiegend suprapubisch als Mini-Pfannenstielschnitt oder auch seltener umbilikal als Erweiterung eines möglichen Trokarzuganges angelegt wird. Insbesondere der Mini-Pfannenstielschnitt bietet einen kosmetischen Vorteil, da dieser Bereich in der Regel durch den Hosenbund abgedeckt ist. Im Vergleich zum rechten Mittelbauch werden hier weniger Muskelschichten durchtrennt, sodass das Risiko einer Narbenhernie beim Mini-Pfannenstielschnitt ebenfalls vermindert ist (Scatizzi et al. 2010; DeSouza et al. 2011).

Bei der extrakorporalen Anastomose ist der Zugangsweg im rechten Mittelbauch durch die Länge des Mesenteriums relativ starr vorgegeben. Bei der extrakorporalen Luxation der Darmenden sollten möglichst keine Retraktionskräfte auf die versorgenden Gefäße entstehen. Eine hieraus entstehende mögliche partielle Gewebsischämie kann zur Darmparalyse oder sogar zu Wundheilungsstörungen der Anastomose mit nachfolgender Insuffizienz führen. Das Risiko einer Torquierung des Ileums um die mesenteriale Achse bei einem kleinen Bergeschnitt ist bei der extrakorporalen im Vergleich zur intrakorporalen Anastomosentechnik erhöht. Adipöse Patienten stellen durch ihre deutlich verbreiterte Bauchdecke ein Risikoklientel für mesenteriale Mikrotraumen dar. Des Weiteren besteht ein Risiko der fäkalen Kontamination der Wunde mit entsprechend erhöhtem Risiko für infektiöse Wundheilungsstörungen (Fabozzi et al. 2016; Tarta et al. 2013).

Dass sich die bessere Visualisierung und operationstechnische Übersicht im Rahmen der total laparoskopischen Technik auch in einem verbesserten tumorchirurgischen Ergebnis widerspiegelt, hat sich bisher nicht bestätigt. Die Anzahl der Lymphknoten im Resektat war in den bisherigen vergleichenden Studien gleich. Auch bei der extrakorporalen Anastomosentechnik werden immer häufiger die Gefäße intrakorporal abgesetzt, sodass sich hier kein Vorteil für eine der beiden Anastomosentechniken ergibt (Fabozzi et al. 2016).

Ein potenzieller Nachteil der intrakorporalen Anastomose besteht in der längeren Operationsdauer durch den vermehrten technischen Aufwand (Tarta et al. 2013). Dies wird jedoch nicht in allen publizierten Studien bestätigt bzw. zum Teil sogar widerlegt (Fabozzi et al. 2010). Entscheidend für die Operationsdauer ist der Ausbildungsstand des Operateurs. Bei der technisch aufwendigen intrakorporalen Anastomose bedarf es sicherer laparoskopischer Fertigkeiten zum Verschluss der Enterotomie mit intrakorporaler Naht oder zur Vorlage der Vorderwandnaht (Fabozzi et al. 2016; Tarta et al. 2013). Für die sichere Anlage einer Stapleranastomose ist – neben den Erfahrungen und technischen Fähigkeiten des Operateurs – das Wissen um die biomechanische Interaktion des entsprechenden Gewebes mit dem gewählten Klammernahtmagazin entscheidend (European Society of Coloproctology Collaborating Group 2018). Allerdings werden bei der intrakorporalen Anastomose mehrere Staplermagazine verwendet, womit deutlich höhere Kosten im Vergleich zur extrakorporalen Handanastomose entstehen (Du et al. 2011).

In einer systematischen Übersichtsarbeit (Cochrane Review Update von 2011) wurden 441 Stapler- und 684 Handanastomosen für ileokolische Neuverbindungen verglichen. Die Insuffizienzrate war für die Stapleranastomose signifikant niedriger, während sich in den weiteren Endpunkten keine Unterschiede zeigten (Choy et al. 2011).

Die entscheidende Schwachstelle der Stapleranastomose ist die Enterotomie – insbesondere die Endbereiche der verschließenden Naht. Bei der Naht ist auf eine gute sero-muskuläre Adaptation zu achten, wobei verschiedene Stichtechniken angewandt werden. Durch die Einführung von Nahtmaterialien mit Widerhaken konnte eine deutliche Vereinfachung der laparoskopischen Nahttechnik von intrakorporalen Anastomosen erreicht werden, da bei diesem Nahtmaterial mit Widerhaken eine fortlaufende Naht ohne intrakorporales Knoten durchgeführt werden kann. Dies erleichtert die Prozedur deutlich und ist gleichwertig mit der konventionellen laparoskopischen Naht (Saverio et al. 2017; Lee et al. 2016; Bracale et al. 2018). Die Enterotomie kann ebenfalls mit einem Linearstapler verschlossen werden. Hierbei zeigt sich kein Unterschied in Hinblick darauf, ob die apikale Klammernahtreihe zusätzlich übernäht wird oder nicht (European Society of Coloproctology Collaborating Group 2018).

Hinsichtlich der Anastomosenorientierung gibt es bis dato keine eindeutige Empfehlung. Die meisten latero-lateralen ileokolischen Anastomosen werden isoperistaltisch angelegt. Durch den Verlust der mechanischen Ileozökalklappe bei einer Hemikolektomie rechts wird demzufolge eine bakterielle Translokation vom Kolon in das Ileum beobachtet. Klinisch relevant scheint dies überwiegend bei Patienten mit Kurzdarmsyndrom oder Morbus Crohn zu sein. Durch die Anlage einer antiperistaltischen ileokolischen Anastomose kann hypothetisch ein pseudovalvulärer Mechanismus erzeugt werden, ohne dass es hierfür in der aktuellen Literatur jedoch einen Beleg gibt. In einer randomisierten prospektiven Studie mit einer einjährigen Nachbeobachtungszeit zeigten sich keine signifikanten Outcome-Unterschiede zwischen den iso- und den antiperistaltischen latero-lateralen ileokolischen Anastomosen (Ibanez et al. 2018).

4 Zusammenfassung

Zusammenfassend gilt die extrakorporale ileokolische Anastomose im Rahmen der rechtsseitigen Hemikolektomie aktuell noch als das Standardverfahren in der klinischen Praxis. Durch die Weiterentwicklung der laparoskopischen Techniken und ihre vermehrte Anwendung in der klinischen Routine hält die intrakorporale Anastomosentechnik jedoch zunehmend Einzug in die Praxis. Klinische Studien belegen, dass die Technik von einem geschulten Laparoskopiker sicher und mit vergleichbarem Ergebnis zur extrakorporalen Anastomose durchgeführt werden kann. Hierbei kommt überwiegend die isoperistaltische latero-laterale Stapler-Ileotransversostomie zur Anwendung. Kleinere Hautschnitte, eine verkürzte klinische Liegezeit und eine beschleunigte Rehabilitation sind Vorteile des Verfahrens. Klinische Evidenz anhand hochqualitativer Studien, die eine Überlegenheit der intrakorporalen Anastomosentechnik auch im klinischen Outcome abbilden, stehen jedoch noch aus.

Literatur

Bergamaschi R, Schochet E, Haughn C, Burke M, Reed JF,3rd, Arnaud JP (2008) Standardized laparoscopic intracorporeal right colectomy for cancer: short-term outcome in 111 unselected patients. Dis Colon Rectum 2008 Sep;51(9):1350–1355

Biondi A, Santocchi P, Pennestri F, Santullo F, D'Ugo D, Persiani R (2017) Totally laparoscopic right colectomy versus laparoscopically assisted right colectomy: a propensity score analysis. Surg Endosc 2017 Dec;31(12):5275–5282

Bracale U, Merola G, Cabras F, Andreuccetti J, Corcione F, Pignata G (2018) The use of Barbed Suture for intracorporeal mechanical anastomosis during a totally laparoscopic right colectomy: is it safe? A retrospective nonrandomized comparative multicenter study. Surg Innov 2018 Jun;25(3):267–273

Casciola L, Ceccarelli G, Di Zitti L, Valeri R, Bellochi R, Bartoli A (2003) Laparoscopic right hemicolectomy with intracorporeal anastomosis. Technical aspects and personal experience. Minerva Chir 2003;58(4):621–627

Choy PY, Bissett IP, Docherty JG, Parry BR, Merrie A, Fitzgerald A (2011) Stapled versus handsewn methods for ileocolic anastomoses. Cochrane Database Syst Rev 2011 Sep 7;(9):CD004320. doi(9):CD004320

Cirocchi R, Trastulli S, Farinella E, Guarino S, Desiderio J, Boselli C et al (2013) Intracorporeal versus extracorporeal anastomosis during laparoscopic right hemicolectomy – systematic review and meta-analysis. Surg Oncol 2013 Mar;22(1):1–13

DeSouza A, Domajnko B, Park J, Marecik S, Prasad L, Abcarian H (2011) Incisional hernia, midline versus low transverse incision: what is the ideal incision for specimen extraction and handassisted laparoscopy? Surg Endosc 25:1031–1036

di Saverio S, Birindelli A, Segalini E, Todero S, Botusan RA, Novello M et al (2017) A novel technique for enterotomy closure in stapled laparoscopic intracorporeal anastomosis. Colorectal Dis 2017 Oct;19(10):O372–O376

Du J, Shuang J, Zheng J, Li J, Zhao Q, Hong L et al (2011) Intracorporeal handsewn technique used in totally laparoscopic colectomy. Chinese J Gastroint Surg 10:772–774

European Society of Coloproctology Collaborating Group (2018) The impact of stapling technique and surgeon specialism on anastomotic failure after right-sided colorectal resection: an international multicentre, prospective audit. Colorectal Dis 2018 Nov;20(11):1028–1040

Fabozzi M, Allieta R, Brachet Contul R, Grivon M, Millo P, Lale-Murix E et al (2010) Comparison of short- and medium-term results between laparoscopically assisted and totally laparoscopic right hemicolectomy: a case-control study. Surg Endosc 2010 Sep;24(9):2085–2091

Fabozzi M, Cirillo P, Corcione F (2016) Surgical approach to right colon cancer: from open technique to robot. State of art. World J Gastrointest Surg 2016 Aug 27;8(8):564–573

Frasson M, Granero-Castro P, Ramos J, Flor-Lorente B, Braithwaite M, Martínez E et al (2016) Risk factors for anastomotic leak and postoperative morbidity and mortality after elective right colectomy for cancer: results from a prospective, multicentric study of 1102 patients. Int J Color Dis 31:105–114

Ghadban T, Reeh M, Bockhorn M, Heumann A, Grotelueschen R, Bachmann K, et al (2018) Minimally invasive surgery for colorectal cancer remains underutilized in Germany despite its nationwide application over the last decade. Sci Rep 2018 Oct 11;8(1):15146–018–33510-y

Ibanez N, Abrisqueta J, Lujan J, Hernandez Q, Rufete MD, Parrilla P (2018) Isoperistaltic versus antiperistaltic ileocolic anastomosis. Does it really matter? Results from a randomised clinical trial (ISOVANTI). Surg Endosc 2018 Nov 13.

Jamali F, Soweid A, Dimassi H, Bailey C, Leroy J, Marescaux J (2008) Evaluating in the degree of difficulty of laparoscopic colorectal surgery. Arch Surg 2008(143):762–767

La SK (2005) colectomie droite: «tendon d'Achille» de l'évaluation de la chirurgie oelioscopique pour cancers colorectaux. J Chir Visc 142:1993–1994

Lechaux D (2005) Intra-corporeal anastomosis in laparoscopic right hemicolectomy. J Chir (Paris) 2005 Mar-Apr;142(2):102–104

Lee SW, Kawai M, Tashiro K, Nomura E, Tokuhara T, Kawashima S et al (2016) Laparoscopic gastrointestinal anastomoses using knotless barbed absorbable sutures are safe and reproducible: a single-center experience with 242 patients. Jpn J Clin Oncol 2016 Apr;46(4):329–335

Morino M (2002) Nuovo Trattato di Tecnica Chirurgica: Colon, Retto. Ano.: UTET

Ricci C, Casadei R, Alagna V, Zani E, Taffurelli G, Pacilio CA et al (2017) A critical and comprehensive systematic review and meta-analysis of studies comparing intracorporeal and extracorporeal anastomosis in laparoscopic right hemicolectomy. Langenbecks Arch Surg 2017 May;402(3):417–427

Scatizzi M, Kroning K, Borrelli A, Andan G, Lenzi E, Feroci F (2010) Extracorporeal versus intracorporeal anastomosis after laparoscopic right colectomy for cancer: a case-control study. World J Surg 12(34):2901–2908

Tarta C, Bishawi M, Bergamaschi R (2013) Intracorporeal ileocolic anastomosis: a review. Tech Coloproctol 2013 Oct;17(5):479–485

Konventionelle Hemikolektomie links mit kompletter mesokolischer Exzision (CME)

Robert Grützmann und Klaus Weber

Inhaltsverzeichnis

S. Benz et al. (Hrsg.), *Chirurgie des Kolonkarzinoms*,
https://doi.org/10.1007/978-3-662-60453-3_14

Nach der Erstbeschreibung laparoskopischer Operationstechniken am Kolon vor 30 Jahren, zunächst bei gutartigen Erkrankungen, wurde dieses Verfahren im Verlauf auch auf Malignome erweitert. Im Vergleich zu Dickdarmtumoren anderer Lokalisation ist dabei die minimalinvasive onkologische Sigmaresektion vom technischen Anspruch her weniger komplex zur Erfüllung der CME-Qualitätsansprüche. Trotz zunehmender minimalinvasiver Operationen wird die offene Operationstechnik beim Kolonkarzinom weiterhin flächendeckend eingesetzt, wie die aktuellen Daten der Krebsregister in Deutschland zeigen. Ziel dieses Kapitels ist es, dem Leser das konventionelle Verfahren für Karzinome im linken Hemikolon unter Darstellung der onkologischen Hintergründe schrittweise zu vermitteln. Im Ergebnis sollte eine optimale Präparatequalität erzielt werden, um gute onkologische Langzeitergebnisse zu erreichen.

1 Indikation

Unter dem Begriff der „Linkshemikolektomie" werden Operationen zusammengefasst, die Adenokarzinome des Kolons aboral der linken Kolonflexur bis zum rektosigmoidalen Übergang therapieren. Die Eingriffe werden für die möglichen Lokalisationen des Primärtumors im Weiteren getrennt beleuchtet.

Eine „Hemikolektomie links" behandelt Tumoren des Colon descendens unterhalb der linken Flexur sowie proximale Sigmakarzinome. Eine „Sigmaresektion" kommt für alle Malignome im mittleren Sigma in Betracht. Bei Karzinomen des distalen Sigmas und des rektosigmoidalen Übergangs erfolgt eine „anteriore Sigma-Rektumresektion", deren Vorgehensweise sich an die Behandlung der Tumoren des oberen Rektumdrittels anlehnt (S3-Leitlinie 2019).

2 Spezielle präoperative Diagnostik und Aufklärung der Patienten

Die Routinediagnostik unterscheidet sich nicht von der bei Kolonkarzinomen anderer Lokalisation. Eine komplette Koloskopie ist zu fordern. Es ist immer darauf zu achten, dass bei koloskopisch nicht überspiegelbaren, stenosierenden Befunden intraoperativ das gesamte übrige Kolon auf Zweitkarzinome hin abgetastet werden muss. Solche sind mit 5 % in unserem Patientengut nicht selten. Entsprechend der Lokalisation von Mehrfachkarzinomen wäre dann eine Erweiterung des Resektionsausmaßes bis hin zur Kolektomie indiziert.

In Diskrepanz zur aktuellen deutschen S3-Leitlinie, die diese Untersuchung nicht vorschreibt, ist ein präoperatives Abdomen-CT auch bei den Karzinomen dieser Lokalisation hilfreich. Dies gilt insbesondere für die Beurteilung der lokalen Tumorausbreitung. Gerade bei distalen Sigmakarzinomen sehen wir auch fortgeschrittene Befunde, für welche bei lokal unsicherer R0-Resektionsmöglichkeit eine neoadjuvante Radiochemotherapie analog zum Rektumkarzinom infrage kommen kann. Bei drohendem Ileus würden wir in solch einer Situation zunächst nur ein doppelläufiges rechtsseitiges Transversostoma anlegen. Im Anschluss an eine neoadjuvante Therapie erfolgt dann die Operation des Primärtumors.

3 Lagerung und technische Aspekte der Operation

Die Lagerung bei konventioneller Linkshemikolektomie ist identisch mit der bei offener Rektumresektion: eine Rektumlagerung auf Beinstützen oder mit Stiefeln. Die Arme werden beidseits ausgelagert. Eine Harnableitung ist in der eigenen Klinik obligat.

Der Operateur steht auf der linken Seite, der erste Assistent steht, wie auch die Instrumentierschwester, rechts vom Patienten. Der zweite Assistent steht zwischen den Beinen.

Die Eröffnung des Abdomens erfolgt über eine mediane Laparotomie, wobei distal die Bauchdecken immer bis zur Symphyse durchtrennt werden, um einen guten Zugang zum oberen Rektumdrittel für die Präparation, Durchtrennung und Anastomosierung zu haben. Das kraniale Ende des Schnittes liegt zwischen Nabel und Xyphoid, die genaue Lokalisation ist abhängig vom Habitus des Patienten und von den intraabdominellen anatomischen Gegebenheiten. Die linke Flexur sollte dabei immer sicher zu mobilisieren sein. Gerade bei Patienten mit chronischem Ileus sehen wir regelmäßig sehr hoch stehende, bis in den Milzhilus reichende Flexuren, die eine subtile Präparation in diesem Bereich erfordern.

Zur Präparation bei der offenen Operation sind bei uns Schere und monopolare Diathermie üblich, auch bei der Mobilisation des Rektums beckenwärts. Die Durchtrennung des Rektums erfolgt nach zirkulärer Freipräparation und Setzen einer Tabaksbeutelnahtklemme zur Vorbereitung auf die Stapleranastomosierung mit der Schere unmittelbar oberhalb der gesetzten Klemme oder offen mit der Diathermie bei geplanter Handanastomosierung. Der Einsatz von Dissektionsgeräten bei Linkshemikolektomien ist bei uns multiviszeralen Resektionen vorbehalten.

4 Operationsausmaß

Karzinome des Colon descendens können lymphogen entlang der A. colica sinistra und der Aa. sigmoideae Richtung A. mesenterica inferior metastasieren (Lee et al. 2019). In dieser Lokalisation muss eine sogenannte „Hemikolektomie links" mit zentraler Absetzung der A. mesenterica inferior am Ursprung an der Aorta (unter Erhalt der Nervenplexus) durchgeführt werden. Das Kolon wird korrespondierend zur Gefäßdurchtrennung im Bereich der linken Kolonflexur durchtrennt. Aboral erfolgt die Durchtrennung des Rektums im oberen Rektumdrittel.

Bei **Sigmakarzinomen** können Lymphknotenmetastasen entlang der Aa. sigmoideae im Verlauf der A. mesenterica inferior gefunden werden (Yada et al. 1997). Bei der sogenannten „Sigmaresektion" wird die A. mesenterica inferior – ebenfalls unter Erhalt der Nervenplexus – zentral am Abgang durchtrennt, die Durchtrennung des Darms erfolgt im Colon descendens, die distale Durchtrennung des Resektates erfolgt im oberen Rektumdrittel.

Karzinome des distalen Sigmas und des **rektosigmoidalen Übergangs** werden wie Karzinome des oberen Rektumdrittels behandelt. Da Lymphknotenmetastasen nicht weiter als 4 cm distal des Tumorunterrandes im Mesorektum beobachtet wurden, ist es ausreichend, Rektum und Mesorektum im Abstand von mindestens 5 cm distal vom Tumorunterrand zu durchtrennen (Bondeven 2016). Es ist aber darauf zu achten, dass Rektum und Mesorektum in einer Ebene durchtrennt werden. Eine Ausdünnung des Mesorektums nach distal („Coning") ist aus Radikalitätsgründen unbedingt zu vermeiden, da sonst potenzielle Lymphabsiedelungen im Situs verbleiben könnten.

Bei der zentralen Durchtrennung der A. mesenterica inferior ist immer darauf zu achten, dass die nachfolgende Rektumdurchtrennung im anatomisch oberen Rektumdrittel erfolgt, zu erkennen an der zirkulären Rektummuskularis ohne Tänien. Da die arterielle Randarkade am rektosigmoidalen Übergang nicht regelmäßig vorhanden ist (van Tonder et al. 2007), könnte es ansonsten zu einer Minderperfusion eines verbliebenen distalen Sigmaanteils kommen („Sudeck'scher Punkt") mit folgender Anastomosenproblematik.

Bei Adhärenz des Tumors zu anderen Organen ist zwingend eine multiviszerale Resektion durchzuführen, um Tumorzelldissemination zu vermeiden, welche die Prognose des Patienten verschlechtert. Vom klinischen Eindruck her kann eine entzündliche Fixierung nicht von einer echten Tumorinfiltration unterschieden werden, die doch in über 50 % solcher Fälle letztlich pathologisch bestätigt werden kann (Kruschewski et al. 2006). Häufig mitbeteiligte Strukturen sind hier Dünndarm, inneres Genitale der Frau, Blase oder auch Bauchwand. Ist – wie oben schon erwähnt – eine sichere R0-Resektion nicht möglich, z. B. durch Infiltration der Beckengefäße, sollte die Tumorentfernung nicht erzwungen, sondern eine neoadjuvante Therapie nach Stomaanlage erwogen werden.

! Cave

Bei Adhärenz zu anderen Organen oder zur Bauchdecke müssen die beteiligten Organe bzw. Strukturen mitreseziert werden. Ein Lösungsversuch ist obsolet.

5 Operationsablauf – „how I do it"

5.1 Sigmaresektion

Manche Kliniken bezeichnen diesen Eingriff als „erweiterte" Sigmaresektion, um ihn gegenüber der Operation z. B. bei Sigmadivertikulitis – hier ohne radikale Lymphdissektion – abzugrenzen. Er ist technisch einfacher als die Rechtshemikolektomie mit CME, sowohl offen als auch laparoskopisch.

Nach Lagerung des Patienten, Einlegen eines Blasendauerkatheters, Desinfektion und steriler Abdeckung und Team-Time-out erfolgt die Medianlaparotomie mit dem Skalpell unter Linksumschneidung des Nabels, kaudal bis zur Symphyse, kranial bis oberhalb des Nabels. Nach Durchtrennung der Bauchdecken und des Peritoneums erfolgt die Beurteilung des Bauchraumes, um mögliche Fernmetastasen an Peritoneum und Leber palpieren. Die Leber sollte zusätzlich sonografisch exploriert werden. Die Resektabilität des Primärtumors wird überprüft. Je nach vorliegenden anatomischen Gegebenheiten erfolgt die Schnitterweiterung nach kranial, danach die Einstellung des Situs mit einem Ringretraktorsystem und Valven. Nach Umlegung des Retraktors mit Bauchtüchern wird das Omentum majus kranialwärts hochgeschlagen, der Dünndarm wird nach rechts lateral-kranial aus dem Bauchraum herausverlagert und mit Bauchtüchern abgedeckt. Der zweite Assistent hält den Dünndarm mit der linken Hand in dieser Position. Der erste Assistent zieht das Sigma und das Colon descendens dann nach rechts hinüber.

Cave

Der Zug am Dickdarm sollte mit „Kompressen" geschehen, um nicht das Mesokolon aufzureißen. Dies ist einerseits wichtig, um die Gefäßrandarkade nicht zu verletzen und keine Blutung zu provozieren, andererseits, um die Integrität der mesokolischen Faszien nicht zu kompromittieren.

Im **ersten Präparationsschritt** erfolgt die Längsinzision des Peritoneums mit der monopolaren Diathermie lateral von Sigma und Colon descendens. Das Mesosigma und das Mesocolon descendens werden schrittweise von lateral nach medial von der retroperitonealen Faszie separiert. Ovarial- bzw. Testikularisgefäße und medial davon der linke Ureter bleiben so dorsal unter dem parietalen Faszienblatt. Nur bei lokal fortgeschrittenen Tumoren und/oder notwendiger multivisszeraler Resektion wird der Harnleiter mit einem Band angezügelt. Im Bereich der linken Iliakalgefäße muss eine subtile Präparation erfolgen, um hier die vegetativen Nerven nicht zu verletzen. Die Präparation geht schrittweise medialwärts bis zur Aorta bzw. zur Iliakalbifurkation. Danach hält der Operateur mit einem Tuch den bereits mobilisierten Darm nach links aus dem Situs heraus und inzidiert medial das Peritoneum am Ansatz des Mesosigmas zum Dünndarmmesenterium. Die Längsinzision geht kranialwärts hoch bis zum Duodenum, nach kaudal bis zum linken Ansatz des Mesorektums. Unter Schonung der vegetativen Nerven über der Aorta wird die Mobilisation des Mesosigmas von dorsal komplettiert. Danach wird von rechts das Mesorektum weiter schrittweise von dorsal unter subtiler Schonung des autonomen Nervenplexusmobilisiert. Nach Hinüberhalten des mobilisierten Kolons zur rechten Seite erfolgt die Inzision des Peritoneums am linksseitigen Mesorektumansatz, von hier aus wird jetzt die komplette Mobilisation des oberen Mesorektumdrittels unter Nervenerhalt vervollständigt.

Der **zweite Präparationsschritt** beinhaltet die Mobilisation der linken Kolonflexur. Dazu wird mit der monopolaren Diathermie das Omentum majus vom mittleren und linken Querkolon unter Eröffnung der Bursa omentalis abgelöst. Am Tumor adhärente Netzanteile bleiben en bloc mit am Präparat, eine weitergehende Omentumresektion muss aus onkologischen Gründen nicht durchgeführt werden. Mögliche Verwachsungen in der Bursa werden schrittweise gelöst, sodass das Mesocolon transversum linksseitig des Mesenterialhauptstammes nun von kranial her zugänglich ist. Wurde das Mesocolon descendens noch nicht komplett von dorsal her mobilisiert, erfolgt dies jetzt.

Praxistipp

Die Durchtrennung am Pankreasunterrand ist erleichtert, wenn in diesem Schritt bereits das Mesocolon descendens bzw. transversum bis dorsal unter das Pankreas präpariert wird.

Danach wird die Flexur schrittweise von lateral nach medial mobilisiert. Noch bestehende Adhäsionen des großen Netzes an der Flexur werden komplett durchtrennt, nach Inzision mit der Diathermie wird das Mesokolon vom Pankreasunterrand abgelöst und die Mobilisation medialwärts weitergeführt. Am Pankreasunterrand gibt es 3–4 kleine Arterien, die in das Mesokolon hineinziehen (Perrakis et al. 2014), hier muss eine subtile Blutstillung erfolgen, es bietet sich an, die Arterien z. B. zwischen Metallclips oder Ligaturen zu durchtrennen. Medial wird dann die V. mesenterica superior am Pankreasunterrand zirkulär dargestellt und zwischen Ligaturen durchtrennt.

Im weiteren **dritten Präparationsschritt** wird das Mesocolon descendens vom medialen Ansatz her komplett abgelöst. Unter Schonung der vegetativen Nerven wird von kranial herkommend der Hauptstamm der A. mesenterica inferior zirkulär freipräpariert und anschließend zwischen Klemmen durchtrennt. Zentralwärts wird eine doppelte Ligatur oder eine Durchstichligatur (z. B. PDS® 4/0) durchgeführt.

Cave

Es ist hier ausserordentlich wichtig, eine saubere Präparation durchzuführen, um den paraaortalen Nervenplexus in diesem Operationsschritt nicht zu tangieren. Gerade bei der Blutstillung mit der Diathermie ist in diesem Bereich besonders auf die autonomen Nerven zu achten.

Das Präparat ist nun von kranial her vollständig mobil, sodass im **vierten Präparationsschritt** die distale Durchtrennung erfolgen kann. Falls das Rektum noch nicht ausreichend mobilisiert wurde, erfolgt dies jetzt.

Praxistipp

Gerade bei einem engen Becken ist es hilfreich, das Mesorektum weiter distalwärts zu mobilisieren, sodass sich dadurch das Rektum aus dem kleinen Becken herausstreckt und die Durchtrennungsebene dabei kranialwärts verlagert wird. Dies vereinfacht die nachfolgende Darmdurchtrennung erheblich.

Dazu wird das Peritoneum am Mesorektumansatz beidseits mit der Diathermie inzidiert, dorsal wird die Mobilisation bis etwa in Höhe SWK 3 durchgeführt, korrespondierend dazu auch beidseits lateral unter subtiler Schonung der jeweiligen Hypogastrikusnerven und der Nervenplexus. Wird eine Handanastomose geplant, kann jetzt mit der monopolaren Diathermie das Rektum im oberen Drittel zirkulär durchtrennt werden. Danach wird das Mesorektum korrespondierend dazu schrittweise durchtrennt.

Praxistipp

Es ist hilfreich, zunächst die mesorektale Faszie in der Durchtrennungsebene mit der Diathermie zu inzidieren, danach die Gefäße schrittweise zwischen Klemmen zu separieren.

Nach Komplettieren kann jetzt das distal mobile Präparat aus dem Situs herausgenommen und linksseitig auf ein Bauchtuch gelegt werden. Bei einer Stapleranastomose wird umgekehrt vorgegangen. Es wird zuerst das Mesorektum schrittweise durchtrennt, nach zirkulärer Freipräparation des Rektums setzen wir dann eine Tabaksbeutelnahtklemme am Darm und bringen die geraden Nadeln des Fadens ein (z. B. PDS® Stärke 0). Mit der (abgewinkelten) Schere erfolgt die Durchtrennung des Rektums proximal der gesetzten Klemme und das distal durchtrennte Präparat wird nach links herausgelegt. Die Nadeln werden durchgezogen, abgeschnitten, die Fäden werden einzeln mit kleinen Klemmen versehen.

Praxistipp

Mit dieser „Tabaksbeutelnahtklemmentechnik", die seit Jahrzehnten in unserer Klinik durchgeführt wird, vermeiden wir überstehende Klammernahtreihen („dog ears") und kreuzende Klammerreihen, wie sie beim Double-Stapling entstehen und welche möglicherweise einen negativen Einfluss auf die Anastomosenheilung haben (Roumen et al. 2000).

Die distale Darmdurchtrennung wird bei linksseitigen Kolonkarzinomen, wie oben geschrieben, im oberen Rektumdrittel durchgeführt. Nach zentraler Durchtrennung der A. mesenterica inferior erfolgt die Durchblutung des Restrektums ausschließlich von kaudal her über die Aa. rectales mediae bzw. inferiores, was auch nach eigener Erfahrung immer ausreichend ist. Zu beachten ist dabei, dass man sich immer am anatomischen Rektum mit zirkulärer Muscularis ohne Tänien orientiert.

Bei Karzinomen des unteren Sigmas bzw. des rektosigmoidalen Übergangs ist zwingend darauf zu achten, dass man die „5-cm-Regel" einhält, um keine potentiellen Lymphknotenmetastasen zu belassen. Dabei darf bei der Präparation, wie oben erwähnt, kein „Coning" des Mesorektums resultieren.

Der **fünfte Präparationsschritt** umfasst die proximale Präparatedurchtrennung. Da bei Sigmakarzinomen Lymphknotenmetastasen entlang der A. colica sinistra nicht beobachtet werden, kann dieses Gefäß belassen werden. Zur Markierung und Orientierung wird die bereits durchtrennte A. mesenterica inferior mit einer Klemme gefasst, kranial davon wird die A. colica sinistra freipräpariert und zwischen Klemmen durchtrennt. Die parallel dazu verlaufende Vene wird danach durchtrennt. Von hier aus erfolgt peripherwärts senkrecht zur Darmachse die Durchtrennung des Mesocolon descendens, die Gefäße werden dabei einzeln freipräpariert und zwischen Klemmen durchtrennt. Das letzte Gefäß stellt dabei die Randarkade des Kolons dar. Hier kann zunächst eine Inzision der Arterie zur Überprüfung der regelrechten Perfusion („cold steel test") durchgeführt werden. Bei einer Handanastomose wird abschließend der Darm offen mit der Diathermie durchtrennt und das Präparat wird entnommen. Zur Vorbereitung einer Stapleranastomose wird wieder eine Tabaksbeutelnahtklemme am Kolon gesetzt, die Nadeln werden eingebracht, das Kolon dann distal der gesetzten Klemme mit der Schere durchtrennt und das Präparat geborgen.

Erfolgt eine Handanastomosierung, kann die Descendo-Rektostomie End-zu-End als „Liftanastomose" erfolgen (Hohenberger et al. 1993). Dazu werden die Hinterwandnähte in Einzelknopftechnik jeweils seromuskulär gestochen und vorgelegt. Danach wird Kolon und Rektum approximiert und die Fäden werden geknotet. Die Vorderwandanastomosierung erfolgt in gleicher Weise mit zunächst vorgelegten Fäden, die abschließend geknotet werden. Bei der maschinellen Anastomosierung verwenden wir routinemäßig Zirkularstaplerdurchmesser von 28, 29 oder 31 mm, jeweils abhängig von den anatomischen Gegebenheiten.

Praxistipp

Obligat nach Stapleranastomosen ist bei uns eine Dichtigkeitsprüfung mit Luftinsufflation über ein eingebrachtes Rektoskop mit abschließender endoskopischer Beurteilung der Staplernahtreihe auf Vollständigkeit und Bluttrockenheit.

5.2 Hemikolektomie links

Der **erste bis vierte Präparationsschritt** unterscheiden sich dabei nicht von der oben beschriebenen Sigmaresektion, wegen der Tumorlokalisation muss lediglich die Durchtrennung des Kolons und Mesokolons weiter oralwärts durchgeführt werden.

Da Karzinome des Colon descendens und des proximalen Sigmas auch lymphogen entlang der A. colica sinistra, die aus der A.

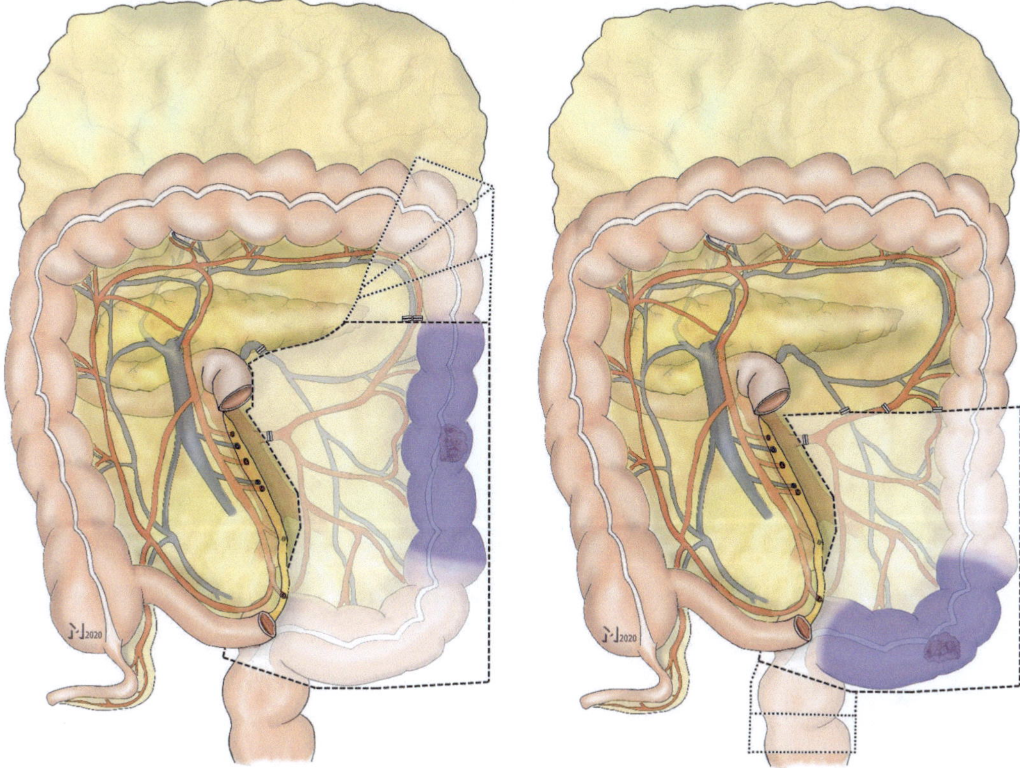

Abb. 1 **a** Ausmaß der proximalen Kolondurchtrennung beim Colon-descendens-Karzinom abhängig von der Primärtumorlokalisation. **b** Ausmaß der distalen Durchtrennung beim Sigmakarzinom abhängig von der Primärtumorlokalisation

mesenterica inferior entspringt, metastasieren können, muss dieses Gefäß mit im Präparat enthalten sein. Im **fünften Präparationsschritt** wird die orale Ebene der Präparatedurchtrennung festgelegt (Abb. 1). Da die epi- und parakolische Lymphknotenmetastasierung im Regelfall nicht über 10 cm beidseits des Tumors hinausgeht (Hashiguchi et al. 2011), erfolgt die orale Kolondurchtrennung mindestens im Abstand von 10 cm zum Tumoroberrand (10-cm-Regel). Die Mesokolondurchtrennung erfolgt dann zentralwärts senkrecht zur Kolonachse. Abhängig von der Position des Tumors im Colon descendens ergeben sich so individuell unterschiedliche Durchtrennungsebenen von Kolon und Mesokolon, die vom linken Colon transversum bis zum proximalen Colon descendens reichen können (Herfarth und Runkel 1994).

Zu beachten ist hier, dass Karzinome des Colon descendens direkt kaudal der Flexur wie linksseitige Kolonflexurtumoren einen bilateralen Lymphabfluss sowohl über die A. colica sinistra nach aboral als auch über A.-colica-media-Äste oralwärts haben können und deshalb auch wie Flexurkarzinome zu behandeln sind.

Praxistipp

Bei solchen Malignomen ist es hilfreich, zunächst eine komplette Mobilisation von Kolon und Mesokolon durchzuführen, die Gefäßanatomie unter Diaphanoskopie zu beurteilen und erst dann die Gefäß- und Mesokolondurchtrennung festzulegen und durchzuführen.

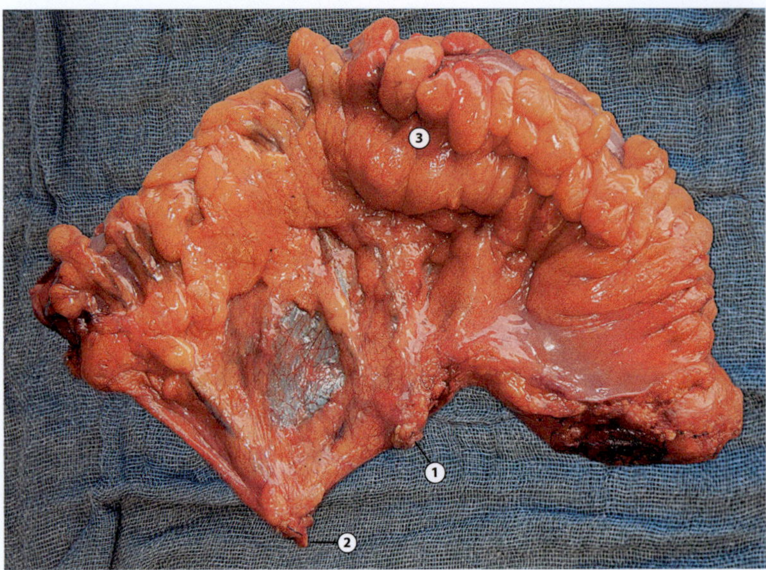

Abb. 2. Präparat einer Sigmaresektion mit CME bei Sigmakarzinom. (*1 A.* mesenterica inferior, *2 A.* colica sinistra, *3* Tumor)

Die Anastomosierung erfolgt in gleicher Weise wie bei der Sigmaresektion. Wegen der ausgedehnteren Kolonresektion ist es in jedem Fall erforderlich, eine komplette Mobilisation der linken Kolonflexur durchzuführen, damit die Anastomose spannungsfrei zu liegen kommt. Dies beinhaltet die vollständige Ablösung des Mesocolon transversum vom Pankreasunterrand medialwärts bis zur Mesenterialwurzel. Es ist auch hilfreich, das Rektum noch weitergehend aus dem kleinen Becken auszulösen, um die Anastomose so weiter kranialwärts zu verlagern, was auch das transanale Einführen eines Staplers erleichtern kann. Außerdem kann man die Beweglichkeit des Restkolons weiter verbessern, indem Colon ascendens und rechte Kolonflexur einschließlich vollständiger Ablösung des Omentum majus vom Querkolon komplett mobilisiert werden. In manchen Fällen kann das verbliebene Colon transversum rechts der Mittellinie nach unten geführt werden, um Dickdarm und Mastdarm spannungsfrei zu approximieren. Eine technische Variante beschreibt, das Kolon nach mesenterialer Inzision dorsal des terminalen Ileums nach unten zu führen (Rombeau et al. 1978). Nach Ausschöpfung aller sonstigen Möglichkeiten bleibt gelegentlich nur die Durchtrennung der A.-colica-media-Gefäße übrig, um das Kolon mit dem Rektum zu verbinden. Als einziges Gefäß verbleibt dann zur Versorgung des Restkolons die A. ileocolica, deren Perfusion oft aber nicht genügt, um das linksseitige Colon transversum ausreichend zu versorgen. Eine Kolonnachresektion ist dann mit folgender Anastomosierung als Ascendo-Rektostomie erforderlich.

> Als Ultima Ratio gibt es die Möglichkeit, nach vollständiger Mobilisation das kurze restliche Colon ascendens gegen den Uhrzeigersinn kaudal um die Mesoachse zu rotieren, um so noch einen durchbluteten und spannungsfreien Anschluss zu ermöglichen.

6 Intraoperative Komplikationsmöglichkeiten und Vermeidung postoperativer Komplikationen

Auf die Verletzungsvermeidung der sympathischen Nervenplexus bei der Präparation wurde bereits oben ausführlich eingegangen.

Ein schichtgerechtes Vorgehen ist immer unabdingbare Voraussetzung für eine bluttrockene Operation. Um Nachblutungen zu vermeiden, sollten die Gefäße einzeln freipräpariert und durchtrennt werden. Massenligaturen sind zu vermeiden. Auch bei der Verwendung von Dissektionsgeräten sollten vorher die Strukturen sicher identifiziert und dargestellt werden. Bei der ausschließlichen Präparation mit diesen Geräten läuft man Gefahr, sich „Pseudoschichten" zu präparieren, die anatomisch so nicht bestehen.

Bei der Mobilisation der linken Kolonflexur sind Milz und Pankreas gefährdet. Durch Zug können an der Milz adhärente Omentumanteile abscheren, was zu blutenden Kapselverletzungen führt. Um größere Blutverluste zu vermeiden, sollte eine sofortige Blutstillung durchgeführt werden, die Koagulation mit der bipolaren Diathermie ist hier hilfreich. Bei größeren Kapselläsionen könnten auch blutstillende Vliese (z. B. TachoSil®) aufgebracht werden. Bei der Operation ist immer darauf zu achten, das Pankreas sicher nicht zu verletzen. Bei starken Verschwielungen, z. B. nach durchgemachter Pankreatitis, sollte im Abstand präpariert werden, um hier Läsionen zu vermeiden. Eine Pankreasfistel gefährdet den Patienten unmittelbar postoperativ, z. B. durch Gefäßarrosion, und mittelbar durch Erhöhung des Risikos für eine Anastomoseninsuffizienz.

Neben guter Durchblutung und geringem Gewebetrauma ist Spannungsfreiheit grundlegende Voraussetzung für eine gute Anastomosenheilung. Im obigen Text wurde auf die Notwendigkeit einer ausreichenden Kolonmobilisation bereits ausführlich eingegangen, die insbesondere bei der Hemikolektomie links unabdingbar ist.

Patienten im Ileus bei stenosierenden linksseitigen Kolonkarzinomen stellen ein häufiges Krankheitsbild in der Notaufnahme dar. Hier muss immer individuell entschieden werden, welches operative Vorgehen gewählt werden sollte. Außer Frage steht, dass die Morbidität und Mortalität bei Notfalleingriffen erhöht sind (Sørensen et al. 2007). Abhängig von den intraoperativen Gegebenheiten und der Erfahrung des Operateurs kann bei technisch R0-resektablen Tumoren zum einen eine Diskontinuitätsresektion durchgeführt werden. Dieses Verfahren sollte immer dann zur Anwendung kommen, wenn der Restdickdarm stuhlbedingt deutlich überdehnt ist. Die intramurale Darmwanddurchblutung ist bei solchen Patienten nicht sicher abschätzbar. Wenn sich im Verlauf der Operation bereits klinisch eine Ischämie des prästenotischen Dickdarms zeigt, ist eine Erweiterung des Eingriffs ggf. bis hin zur Kolektomie erforderlich. Das Gleiche gilt bei Vorliegen von Serosaeinrissen durch die massive Überdehnung. Zum anderen kann bei regelrechter Durchblutung des verbliebenen Kolons primär anastomosiert werden, mit oder ohne Stomaprotektion. Wir führen in solchen Fällen oft eine intraoperative orthograde Darmlavage durch, um den Stuhl aus dem Restkolon zu entfernen (Hennekine-Mucci et al. 2007). Bei nicht sicher R0-resektablen Tumoren sollte eher ein doppelläufiges Transversostoma angelegt werden, um die Ileussituation zu beherrschen. Bei diesen Patienten sehen wir – analog zur Behandlung des Rektumkarzinoms – die Indikation zur neoadjuvanten Therapie mit folgendem Elektiveingriff.

7 Evaluation der Präparatequalität

Trotz weltweiter Verbreitung der totalen mesorektalen Exzision (TME) zur Behandlung des Rektumkarzinoms Ende des letzten Jahrtausends mit schichtgerechter Operationstechnik bestehen oft weiterhin Defizite im linken Hemikolon hinsichtlich des Erreichens einer Präparatequalität, die den CME-Kriterien in Bezug auf intakte mesokolische Schichten entspricht (■ Abb. 2). Durch entsprechende Trainingsprogramme ist es aber auch hier möglich, flächendeckend Verbesserungen zu erreichen, was eine Studie aus Dänemark eindrücklich zeigen konnte (Sheehan-Dare et al. 2018).

8 Zusammenfassung

Wegen der Häufigkeit der Karzinome dieser Lokalisation ist die Sigmaresektion der häufigste Eingriff in der Kolonkarzinomchirurgie. Diese Operation lässt sich leicht standardisieren, auch deshalb, weil der Lymphabfluss dieser Tumoren ausschließlich entlang der Aa. sigmoideae in Richtung Hauptstamm der A. mesenterica inferior verläuft. Nichtsdestoweniger ist eine subtile Präparation erforderlich, um ein Operationspräparat zu erhalten, welches die CME-Kriterien erfüllt. Die weniger häufig vorkommenden Colon-descendens-Karzinome erfordern einen höheren präparatorischen Aufwand, da die Kolon- bzw. Mesokolondurchtrennung weiter oralwärts zur linken Kolonflexur hin ausgedehnt werden muss. Der technische Anspruch an die Hemikolektomie links ist auch größer, weil zur Durchführung einer spannungsfreien Anastomosierung eine weitergehende Mobilisierung des verbliebenen Kolons erforderlich ist.

Literatur

Bondeven P (2016) Cancer of the upper rectum. Dan Med J 63(10)pii:B5227

Hashiguchi Y, Hase K, Ueno H, Mochizuki H, Shinto E, Yamamoto J (2011) Optimal margins and lymphadenectomy in colonic cancer surgery. Br J Surg 98:1171–1178

Hennekine-Mucci S, Tuech JJ, Brehant O, Lermite E, Pessaux P, Lada P, Hamy A, Arnaud JP (2007) Management of obstructed left colon carcinoma. Hepatogastroenterology 54:1098–1101

Herfarth C, Runkel N (1994) Chirurgische Standards beim primären Coloncarcinom. Chirurg 65:514–523

Hohenberger W, Mohr VD, Göhl J (1993) Anastomosentechniken im unteren Intestinaltrakt. Chirurg 64:690–700

Kruschewski M, Pohlen U, Hotz HG, Ritz JP, Kroesen AJ, Buhr HJ (2006) Ergebnisse der multiviszeralen Resektion des primären kolorektalen Karzinoms. Zentralbl Chir 131:217–222

Lee SY, Yeom SS, Kim CH, Kim YJ, Kim HR (2019) Distribution of lymph node metastasis and the extent of lymph node dissection in descending colon cancer patients. ANZ J Surg 89:E373–E378. ► https://doi.org/10.1111/ans.15400

Perrakis A, Weber K, Merkel S, Matzel K, Agaimy A, Gebbert C, Hohenberger W (2014) Lymph node metastasis of carcinomas of transverse colon including flexures. Consideration of the extramesocolic lymph node stations. Int J Colorectal Dis 29:1223–1229

Rombeau JL, Collins JP, Turnbull RB Jr (1978) Left-sided colectomy with retroileal colorectal anastomosis. Arch Surg 113:1004–1005

Roumen RM, Rahusen FT, Wijnen MH, Croiset van Uchelen FA (2000) "Dog ear" formation after double-stapled low anterior resection as a risk factor for anastomotic disruption. Dis Colon Rectum 43:522–525

S3-Leitlinie Kolorektales Karzinom, Langversion 2.1 (2019) AWMF Registrierungsnummer: 021/007OL. ► https://www.leitlinienprogrammonkologie.de/leitlinien/kolorektales-karzinom/

Sheehan-Dare GE, Marks KM, Tinkler-Hundal E, Ingeholm P, Bertelsen CA, Quirke P, West NP (2018) The effect of a multidisciplinary regional educational programme on the quality of colon cancer resection. Colorectal Dis 20:105–115

Sørensen LT, Malaki A, Wille-Jørgensen P, Kallehave F, Kjaergaard J, Hemmingsen U, Møller LN, Jørgensen T (2007) Risk factors for mortality and postoperative complications after gastrointestinal surgery. J Gastrointest Surg 11:903–910

van Tonder JJ, Boon JM, Becker JH, van Schoor AN (2007) Anatomical considerations on Sudeck's critical point and its relevance to colorectal surgery. Clin Anat 20:424–427

Yada H, Sawai K, Taniguchi H, Hoshima M, Katoh M, Takahashi T (1997) Analysis of vascular anatomy and lymph node metastases warrants radical segmental bowel resection for colon cancer. World J Surg 21:109–115

Laparoskopische Hemikolektomie links mit kompletter mesokolischer Exzision (CME)

Christian Moser und Ayman Agha

Inhaltsverzeichnis

S. Benz et al. (Hrsg.), *Chirurgie des Kolonkarzinoms*,
https://doi.org/10.1007/978-3-662-60453-3_15

Die Prozedur der kompletten mesokolischen Exzision (CME) bietet die Möglichkeit, eine maximale lokale Radikalität sowie eine hohe Lymphknotenausbeute bei der Operation des kolorektalen Karzinoms zu gewährleisten. Bisher verfügbare Daten weisen dabei auf eine Verbesserung der Überlebensraten hin. Dies hat zu der konsensbasierten Empfehlung in der S3-Leitlinie „Kolorektales Karzinom" geführt, dass die chirurgische Therapie des Kolonkarzinoms die komplette mesokolische Exzision beinhalten sollte. Gleichzeitig ist belegt, dass die laparoskopische Operation des Kolonkarzinoms mit besseren Kurzzeitergebnissen bei vergleichbaren onkologischen Langzeitergebnissen gegenüber dem offenen Vorgehen assoziiert ist. Deshalb liegt die Überlegung nahe, die komplette mesokolische Exzision auch bei der minimalinvasiven Vorgehensweise konsequent und standardisiert durchzuführen. Hierfür stellt das nachfolgende Kapitel die operative Technik der laparoskopischen Hemikolektomie links mit CME detailliert dar.

1 Einführung

Das Konzept der totalen mesorektalen Exzision (TME) hat sich als Standardvorgehen und essenzieller Eckpfeiler bei der chirurgischen Therapie des Rektumkarzinoms etabliert, da es mit einer exzellenten lokalen Krankheitskontrolle und verbesserten Überlebensraten assoziiert ist (Heald und Ryall 1986; Quirke et al. 2009; Wibe et al. 2002). Die Prozedur involviert die scharfe Dissektion entlang embryologisch entstandener avaskulärer Schichten und Grenzlamellen. Aufgrund der Einbettung in das kleine Becken fusioniert das viszerale Peritoneum zirkulär mit dem parietalen Peritoneum und bildet so die mesorektale Schicht, die aus der Fascia pelvis visceralis (Mesorektum, Fascia pelvis visceralis) und der Fascia pelvis parietalis (endopelvine Faszie, parietale Faszie, Waldeyer-Faszie, Denonvillier-Faszie) besteht. Dieser Präparationslinie folgend, resultiert ein Resektat, das neben dem Rektum auch das komplette Mesorektum mit allen drainierenden Lymphgefäßen und Lymphknoten enthält – umgeben von einer intakten mesorektalen Faszie (■ Abb. 1). Aus einer embryologischen Betrachtung heraus ergibt sich aber, dass entsprechende Grenzlamellen nicht auf das Mesorektum beschränkt sind, sondern sich kontinuierlich fortsetzen. Dementsprechend wurde erstmals 2009 von Hohenberger et al. das Konzept der kompletten mesokolischen Exzision (CME) analog zur TME vorgestellt, mit dem Ziel, das onkologische Langzeitergebnis auch bei der Resektion von Kolonkarzinomen zu verbessern (Hohenberger et al. 2009). Dementsprechend bestehen die beiden Prinzipien der CME aus einer subtilen Schonung der mesokolischen Grenzlamellen sowie dem zentralen Absetzen der Mesenterialgefäße am Stammgefäß, also der Aorta bzw. der Arteria mesenterica superior. Im Bereich des linken Kolons fusioniert aus embryologischer Sicht das dorsal gelegene viszerale Peritoneum des Mesenteriums mit dem parietalen Peritoneum. Dorsalseitig kommt es so zur Entstehung der Gerota-Faszie, wohingegen sich mesoseitig die mesokolische Faszie bildet (Toldt 1879). Analog zum Rektum entsteht hier also eine avaskuläre Schicht mit einer beidseitigen Barriere für den Lymphabfluss. Bei der Linkshemikolektomie entspricht die CME also der Vorgehensweise beim Rektumkarzinom und beinhaltet die komplette Mobilisation des oberen Rektums, des linken Hemikolons und der linken Kolonflexur entlang der Grenzlamellen, wobei die mesorektale Schicht kontinuierlich in die dorsale Präparationsschicht für das linke Hemikolon übergeht, sowie das zentrale Absetzen der Arteria mesenterica inferior.

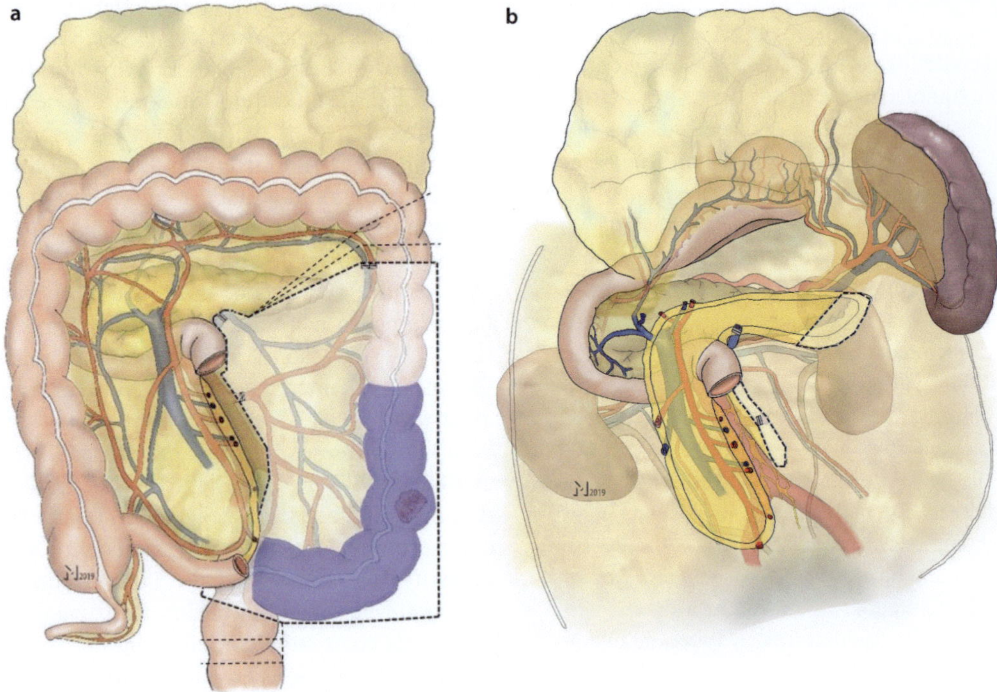

Abb. 1 **a** Resektionsausmaß und chirurgische Anatomie der laparoskopischen Linkshemikolektomie (*Schattierung:* mögliche Tumorlokalisationen), **b** zentrales Resektionsausmaß

2 Indikation

Endoskopisch nicht abtragbare Polypen sowie alle Adenokarzinome ohne wandüberschreitendes Wachstum im Colon descendens sind die klassischen Indikationen zur minimalinvasiven onkologischen Hemikolektomie links mit CME. Randomisierte Studien zeigen, dass die perioperative chirurgische Morbidität im Kurzzeitverlauf beim laparoskopischen Vorgehen niedriger ist als beim offenen Vorgehen (Jayne et al. 2010). Die bisher verfügbare Evidenz belegt ferner, dass die laparoskopische Resektion des kolorektalen Karzinoms bei adäquater Expertise des Operateurs mit den gleichen onkologischen Langzeitergebnissen wie beim konventionellen Operationsverfahren durchgeführt werden kann (Schwenk et al. 2005; Liang et al. 2008; Kuhry et al. 2008; Guillou et al. 2005). Als Folge dessen etabliert sich die minimalinvasive Vorgehensweise zunehmend als Standard. Selbstverständlich ist hierbei eine akkurate Patientenselektion essenziell, um schwerwiegende Komplikationen zu vermeiden. Zudem dürfen auch beim laparoskopischen Vorgehen keine Kompromisse hinsichtlich der onkologischen Radikalität eingegangen werden. Insbesondere bei adipösen Patienten und/oder größeren Tumoren ist also eine besondere Expertise des Operateurs zu fordern mit entsprechender Anpassung der Patientenselektion an das eigene Können. Als Kontraindikationen für das laparoskopische Vorgehen gelten hingegen T4-Tumoren mit notwendiger Multiviszeralresektion sowie ein ausgedehnter Verwachsungssitus. Bei hochbetagten Patienten und/oder relevanten Komorbiditäten (z. B. Leberzirrhose) ist ein limitiertes Vorgehen gerechtfertigt.

Tab. 1 Staging beim kolorektalen Karzinom

Untersuchung	Kolonkarzinom
Komplette Koloskopie	X
CEA	X
Abdomensonografie	X
Röntgen-Thorax	X

3 Spezielle präoperative Diagnostik

Die präoperative Ausbreitungsdiagnostik sollte entsprechend der aktuell gültigen Leitlinie „Kolorektales Karzinom“ (S3-Leitlinie Kolorektales Karzinom 2019) erfolgen (Tab. 1). Im eigenen Vorgehen wird jedoch die Abdomensonografie sowie die Röntgen-Thorax-Untersuchung zur besseren präoperativen Einschätzung (lokale Tumorsituation, etwaige Metastasierung) und Operationsplanung standardmäßig durch eine Computertomografie des Abdomens und des Thorax ersetzt. Bei kleinen Tumorbefunden empfiehlt sich ferner – insbesondere beim laparoskopischen Vorgehen – zur leichteren und sicheren Identifikation des Tumors intraoperativ eine präoperative koloskopische Tuschemarkierung des Tumors. Sollte im Falle einer nicht passierbaren Stenose eine komplette Koloskopie präoperativ nicht möglich sein, lautet die evidenzbasierte Empfehlung, diese 3–6 Monate postoperativ nachzuholen.

4 Aufklärung

Die laparoskopische Hemikolektomie links stellt heutzutage einen Standardeingriff dar. Dies gilt auch für Karzinome. Nichtsdestotrotz sollte der Patient über die alternative konventionelle Resektion informiert werden. Auch muss die Aufklärung die eventuell notwendige Konversion (z. B. bei laparoskopisch nicht beherrschbarer Blutung) auf ein offenes Vorgehen enthalten. Hinsichtlich der spezifischen Gefahren bei der linksseitigen Hemikolektomie muss sowohl auf das Risiko für Harnleiterverletzungen als auch für Verletzungen des sympathischen Nervenplexus im Bereich der Arteria mesenterica inferior (Plexus hypogastricus superior und Nn. hypogastrici) hingewiesen werden, da es hierbei postoperativ zu Störungen der Harnblasenentleerungsfunktion und Störungen der Sexualfunktion kommen kann. Um ein onkologisch adäquates Resektionsausmaß zu erzielen und gleichzeitig eine spannungsfreie Anastomose gewährleisten zu können, ist die komplette Mobilisation der linken Kolonflexur bei der Hemikolektomie links unabdingbar. Dementsprechend muss hier die Patientenaufklärung das potenzielle Risiko einer Milzverletzung mit Blutung sowie die Verletzung des Pankreasschwanzes beinhalten. Prinzipiell ist die Anlage eines protektiven Stomas bei der (laparoskopischen) Hemikolektomie links nicht angezeigt. Trotzdem sollte über die Möglichkeit einer (ungeplanten) Stomaanlage, z. B. bei primär insuffizienter Stapleranastomose, hingewiesen werden. Hinsichtlich der CME scheint eine spezielle Aufklärung aus unserer Sicht nicht notwendig, da diese Prozedur bei adäquater Durchführung mit entsprechender Expertise ohne erhöhte Morbidität sicher durchgeführt werden kann und sich eventuelle Komplikationen nicht von den bereits genannten unterscheiden.

5 Lagerung

Für eine optimale Exposition des Operationssitus unter Ausnutzen des „Gravity-Displacements“ wird der Patient auf einem kippbaren Operationstisch in Steinschnittlagerung positioniert. Um ein Verrutschen des Patienten bei extremen Lagerungspositionen zu verhindern, wird im eigenen Vorgehen eine Vakuummatratze verwendet, die dem Patienten passgenau anmodelliert werden kann. Die Beine werden gepolstert in speziellen Beinschienen fixiert. Der Laparoskopieturm sowie der High-Definition-(HD-)Monitor werden auf der linken Patientenseite platziert. Sowohl der Operateur als auch der Kameraassistent stehen auf der rechten Seite.

6 Technisch-apparative Voraussetzungen

Für die adäquate Durchführung der laparoskopischen Hemikolektomie links mit CME sollten folgende technisch-apparativen Voraussetzungen neben dem Standardinstrumentarium gegeben sein:

- ein Laparoskopieturm sowie ein hochauflösender Monitor (HD-Technologie)
- ein Dissektionsgerät; im eigenen Vorgehen wird aufgrund der subtilen Präparationsmöglichkeit ein Ultraschalldissektionsgerät verwendet
- zwei 10-mm-Fasszangen (atraumatisch) zum Einsortieren und subtilen Fassen des Darmes,
- ein laparoskopischer Overholt (10 mm), der die Feinpräparation und das Umfahren der Gefäßabgänge deutlich erleichtert
- ein 10-mm-Clipapplikator zur Gefäßunterbindung vor Durchtrennung mit der Schere, alternativ ein (abwinkelbarer) Endolinearstapler (weißes Magazin)
- ein (abwinkelbarer) Endolinearstapler zur Durchtrennung des Darmes (blaues oder grünes Magazin)
- ein Zirkulärstapler zur Herstellung der Descendo-Rektostomie (im eigenen Vorgehen wird hierbei ein 28er-Zirkulärstapler favorisiert)
- eine Ringfolie zur Bauchdeckenprotektion bei der Präparatebergung
- eine Kopffasszange für den Staplerkopf
- gegebenenfalls eine laparoskopische bipolare Zange zur Koagulation
- für eine eventuell notwendige Konversion sollte das entsprechende Operationsinstrumentarium bereitgestellt sein

7 Standardisierte chirurgische Technik

Um eine adäquate onkologische Radikalität durch eine qualitativ hochwertige CME gewährleisten zu können und somit das Outcome der Patienten nicht zu gefährden, ist eine standardisierte Technik bei der laparoskopischen Hemikolektomie links mit CME zu fordern (◘ Tab. 2).

7.1 Trokarpositionierung

Nach einem ausführlichen Team-Time-out, Single-Shot-Antibiose und sterilem Abwaschen sowie Abdecken des Operationsgebietes erfolgt zunächst die Platzierung des Optiktrokars (12-mm-Einmaltrokar), welcher supraumbilikal median in offener Technik eingebracht wird. Es folgt die Anlage des Pneumoperitoneums sowie eine grob kursorische Laparoskopie. Unter laparoskopischer Sichtkontrolle werden im nächsten Schritt 3 weitere Einmaltrokare positioniert, wobei 2 Ports (12 mm) im rechten Mittel- und Unterbauch eingebracht werden. Der verbleibende dritte Arbeitstro-

◘ **Tab. 2** Standardisierte chirurgische Technik bei der laparoskopischen Hemikolektomie links mit CME (nach Fürst et al. 2010)

1	Einstieg in die mesorektale Schicht von medial
2	Identifikation des linken Ureters
3	Abgangsnahe Durchtrennung der Arteria mesenterica inferior
4	Durchtrennung der Vena mesenterica inferior am Pankreasunterrand
5	Mobilisation des linken Hemikolons von medial nach lateral
6	Mobilisation der linken Kolonflexur (medial/lateral/anterior)
7	Partielle mesorektale Exzision (PME)
8	Absetzen des Rektums (Endolinearstapler)
9	Extraabdominelles Absetzen des Darmes im Colon transversum
10	Anastomosierung (Transversorektostomie) mithilfe eines Zirkulärstaplers

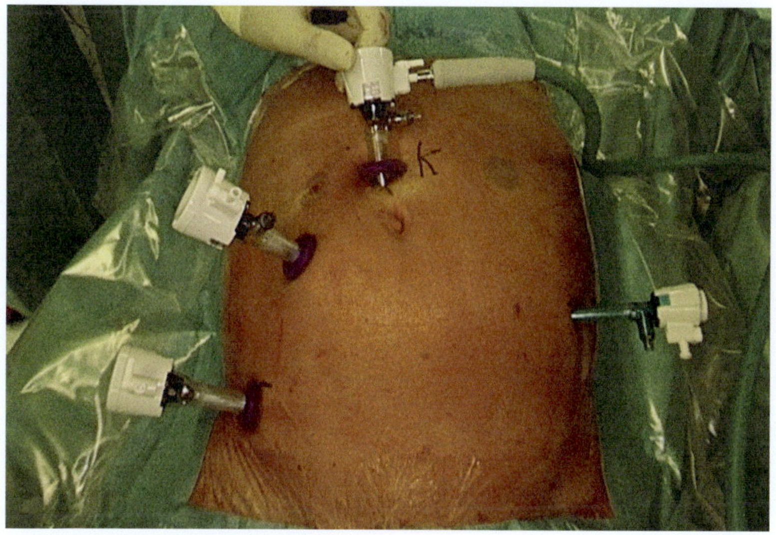

Abb. 2 Trokarpositionen bei der laparoskopischen Hemikolektomie links mit kompletter mesokolischer Exzision (CME)

kar (5 mm oder 12 mm) wird im linken Mittelbauch platziert (Abb. 2). Nun wird der Patient in Kopftief- und Rechtsseitenlage gebracht.

7.2 Einstieg in die mesorektale Schicht von medial

Aufgrund des „Gravity-Displacements" verlagert sich nun der Dünndarm idealerweise aus dem kleinen Becken in Richtung des rechten Oberbauches. Um einen problemlosen Zugang zum Spatium retrorectale von medial zu erhalten, ist es wichtig, das Mesenterium adäquat strecken zu können. Deshalb werden im ersten Präparationsschritt die peritonealen Adhäsionen vom Colon sigmoideum zur Bauchwand hin gelöst. Anschließend gelingt es, das Colon sigmoideum sowie das obere Rektum mithilfe zweier Zangen straff in Richtung der ventralen Bauchdecke hin anzuspannen. Mithilfe des Ultraschalldissektors, der über den Zugang im rechten Unterbauch eingeführt wird, erfolgt nun die Inzision des viszeralen Peritoneums auf Höhe des Promontoriums im Bereich des Mesenteriums von medial. Der Zugang zur mesorektalen Schicht ist nun geschaffen (s. Abb. 21.18).

Cave

Bei diesem Schritt gelangt man leicht auf die Dorsalseite des Plexus hypogastricus sup., sodass dieser bei der weiteren Verfolgung der mesorektalen Faszie unabsichtlich durchtrennt wird.

Von hier aus erfolgt die weitere Präparation nach kranial aufsteigend durch weitere Inzision des Peritoneums in Richtung der Arteria mesenterica inferior, wobei der linke Ureter identifiziert und subtil geschont werden muss (Abb. 3).

7.3 Feinpräparation und abgangsnahe Durchtrennung der Arteria mesenterica inferior

Die Arteria mesenterica inferior wird im nächsten Schritt feinpräpariert, mit dem laparoskopischen Overholt umfahren und etwa 0,5–1 cm distal des Abgangs aus der Aorta zwischen Clips bzw. mit dem Endolinearstapler (weißes Magazin) durchtrennt. Im Rahmen dieses Präparationsschrittes ist die Schonung des Verlaufes des Plexus hypogastricus superior sowie der Nn. hypogastrici beidseits von entscheidender Bedeutung (Abb. 3 und 4).

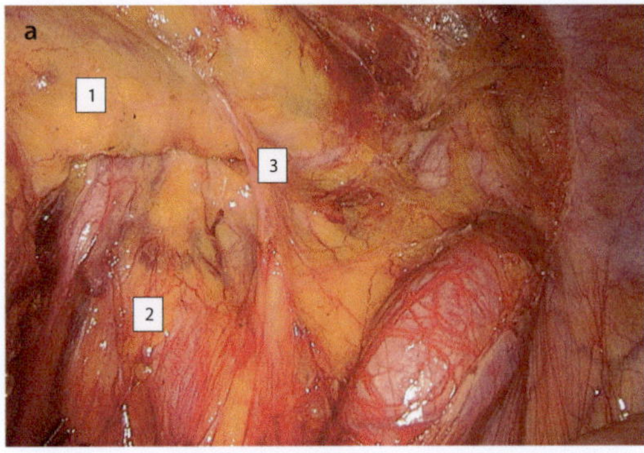

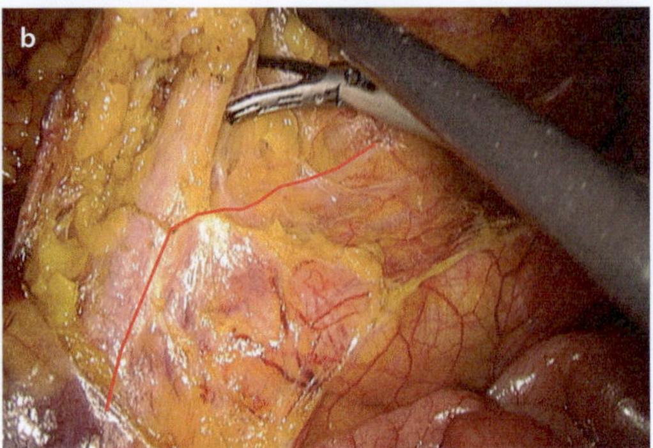

1: Mesorektum 2: Endopelvine Faszie 3: Nervus hypogastricus inferiorrechts

Abb. 3 **a** Einstieg in die mesorektale Schicht und Darstellung der Arteria mesenterica inferior sowie der autonomen Nerven durch Präparation von medial nach lateral (*1* Mesorektum, *2* endopelvine Faszie, *3* Nervus hypogastricus inferior rechts). **b** Präparation hinter dem Abgang der Arteria mesenterica inferior. Der geschonte Plexus Hypogastricus sup. dexter ist markiert

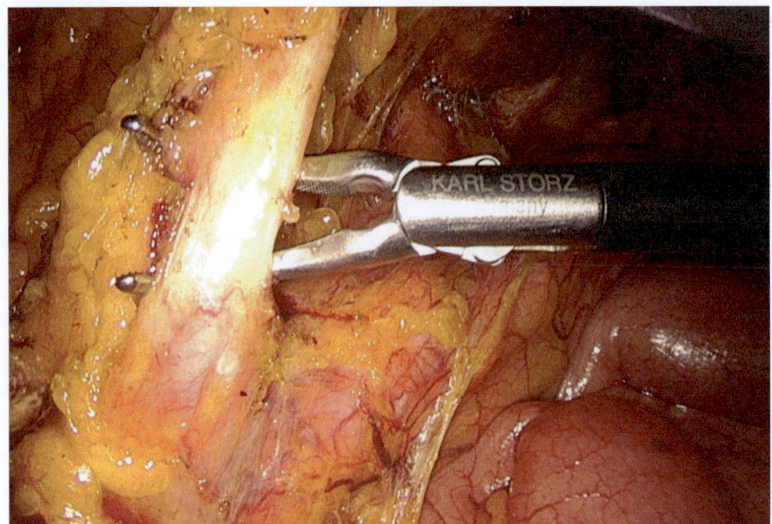

Arteria mesenterica inferior

Abb. 4 Feinpräparation und abgangsnahe Durchtrennung der Arteria mesenterica inferior

7.4 Darstellung und Durchtrennung der Vena mesenterica inferior und Komplettierung der Mobilisation des linken Hemikolons von medial nach lateral

Den Prinzipien der CME entsprechend, erfolgt jetzt die präaortale Präparation in Richtung Pankreasunterrand zur Vena mesenterica inferior streng zwischen der Gerota-Faszie und der mesokolischen Faszie, wobei diese nicht verletzt werden darf. Die Vena mesenterica inferior wird dargestellt und zwischen Clips durchtrennt (Abb. 5a). Im eigenen Vorgehen wird nun die Präparation von medial so weit fortgesetzt, bis das Colon descendens und das Colon sigmoideum medialseitig nahezu komplett mobilisiert sind (Abb. 9b).

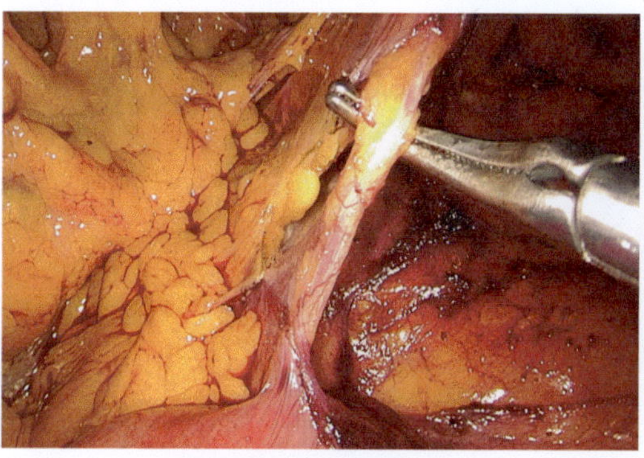
Vena mesenterica inferior

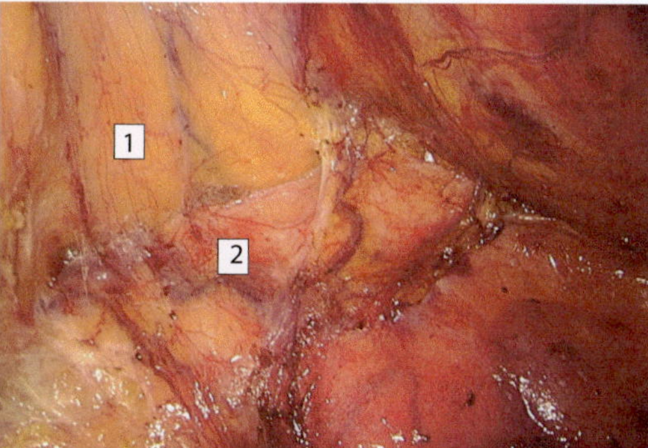

1: Mesocolon 2: Gerota Faszie

Abb. 5 Darstellung und Durchtrennung der Vena mesenterica inferior und Komplettierung der Mobilisation des linken Hemikolons von medial nach lateral. **a** Vena mesenterica inferior. **b** Mesocolon *(1)*, Gerota-Faszie *(2)*

Cave
Die in ca. 10 % der Fälle vorhandene Begleitarterie der V. mesenterica inferior (Williams-Klop, ▶ Kap. 2) sollte nicht durchtrennt werden.

7.5 Komplettierung der Mobilisation des linken Hemikolons und der linken Kolonflexur von lateral sowie von anterior

Im nächsten Schritt erfolgt die Komplettierung der Mobilisation des linken Hemikolons von lateral, die sich nach adäquater medialer Mobilisation zumeist sehr einfach und sicher gestaltet. Unter adäquatem Zug am Kolon und sicherer Schonung des Pankreasschwanzes sowie der Milz gelingt es hierbei in der Regel, auch die Bursa omentalis zu öffnen und die linke Kolonflexur anzumobilisieren. Zur vollständigen Mobilisation der linken Kolonflexur favorisieren wir im eigenen Vorgehen den anterioren Zugang. Hierzu wird der Patient umgelagert (Kopfhochlagerung, Aufhebung der Rechtsseitenlagerung), der Operateur steht zwischen den Beinen. Das Omentum majus wird angehoben und die Bursa omentalis durch Lösen des Omentums vom Colon transversum bis zur Mitte desselben weiter eröffnet. Um eine vollständige Mobilisation des linken Hemikolons zu erreichen, wird außerdem das Mesenterium vom Colon transversum vom Pankreasunterrand abgelöst (Abb. 6).

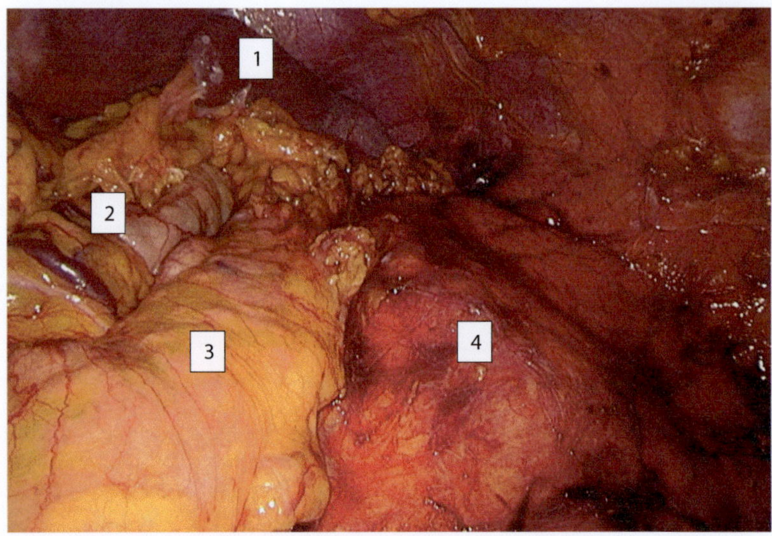

Abb. 6 Komplettierung der Mobilisation des linken Hemikolons und der linken Kolonflexur von lateral sowie von anterior (*1* Milz, *2* Magen, *3* Pankreas, *4* Gerota-Faszie)

7.6 Partielle mesorektale Exzision (PME)

Im nächsten Präparationsschritt erfolgt nun nach erneuter Umlagerung des Patienten in Kopftief- und Rechtsseitenlage die Mobilisation des oberen Rektums bis ca. auf Höhe der peritonealen Umschlagsfalte. Dies beginnen wir stets von dorsal im Sinne einer partiellen mesorektalen Exzision (PME) in der avaskulären Schicht zwischen dem Mesorektum und der Fascia pelvis parietalis. Nach adäquater dorsaler Mobilisation gelingt die weitere Mobilisation von lateral beidseits sowie von ventral unter Schonung der hypogastrischen Nerven rechts und links signifikant einfacher (Abb. 7a). Anschließend wird die Dissektionsgrenze im oberen Rektum festgelegt. Hierzu wird das Mesorektum nach Eröffnung der Fascia pelvis visceralis schrittweise mit dem Ultraschalldissektor durchtrennt. Nach sorgfältiger zirkulärer Feinpräparation des Rektumschlauches wird dieser schließlich mit einem (abwinkelbaren)

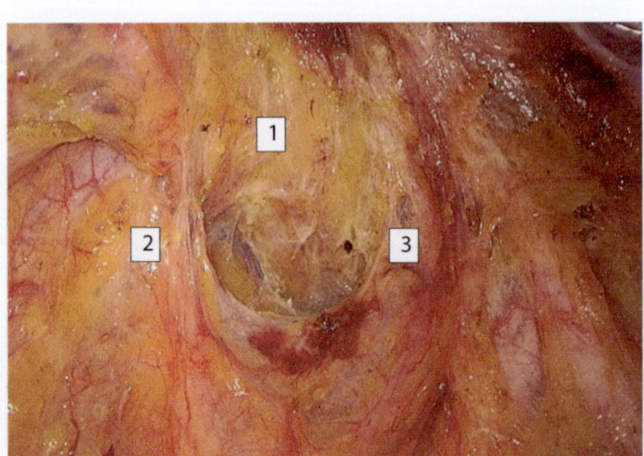

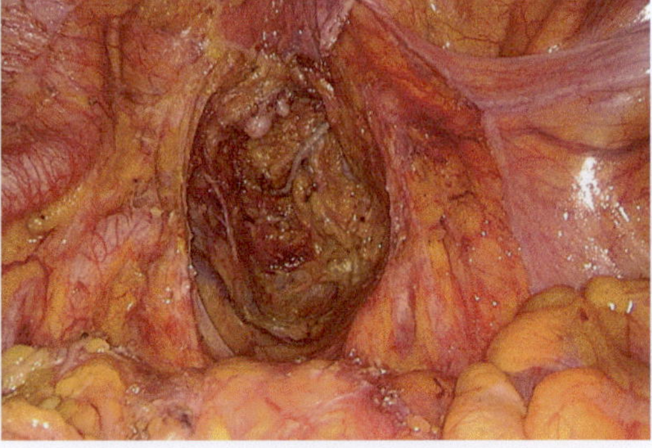

Abb. 7 Partielle mesorektale Exzision (PME). **a** Mobilisation von dorsal *(1)*, Nervus hypogastricus inferior links *(2)*, Nervus hypogastricus inferior rechts *(3)*; **b** Ansicht nach PME und Absetzen des Darmes

Endolinearstapler (blaues oder grünes Magazin) durchtrennt (◘ Abb. 7b). Das aborale Ende des späteren Präparates wird nun mit einer Fasszange angeklemmt.

7.7 Präparatebergung und Vorbereitung der Anastomose

Im eigenen Vorgehen stellen wir nun einen Pfannenstielschnitt im Unterbauch her (ca. 6 cm), wobei die Extremlagerung des Patienten aufgehoben wird. Bei der Pfannenstielinzision sollte die Durchtrennung der Rektusmuskulatur vermieden werden. Zur Bauchdeckenprotektion bringen wir im eigenen Vorgehen nun eine Ringfolie ein, bevor der angeklemmte Darm nach extrakorporal geborgen wird. Bei ausreichender Mobilisation des Darmes gelingt dies in der Regel problemlos. Hierbei ist aber streng auf eine Verletzung des Präparates (z. B. Einriss des Darmes bzw. des intakten Mesenteriums) zu achten. Nun wird die orale Resektionsgrenze im Colon transversum festgelegt. Nach Skelettierung des Mesenteriums bis zu derselben erfolgt dann die zirkuläre Feinpräparation der Darmwand sowie anschließend das Setzen einer Tabaksbeutelklemme. Die Tabaksbeutelnaht wird vorgelegt, der Darm aboral der Naht mithilfe eines Skalpells durchtrennt und das Präparat zur histologischen Untersuchung abgegeben (◘ Abb. 8). Im nächsten Schritt wird der Zirkulärstaplerkopf in das aborale Darmende eingeknüpft und der Darm in diesem Bereich erneut sparsam feinpräpariert, d. h. von eventuell überschüssigem Fettgewebe befreit.

Praxistipp

Bei der Freipräparation des Kolons muss sorgsam auf eventuelle Divertikel geachtet werden, die im perikolischen Fettgewebe verborgen sein können.

Das Kolon wird nun nach intraabdominell reponiert und die Pfannenstielinzision schichtgerecht verschlossen. Dann wird das Pneumoperitoneum erneut angelegt und der Patient in Kopftief- und Rechtsseitenlagerung gebracht.

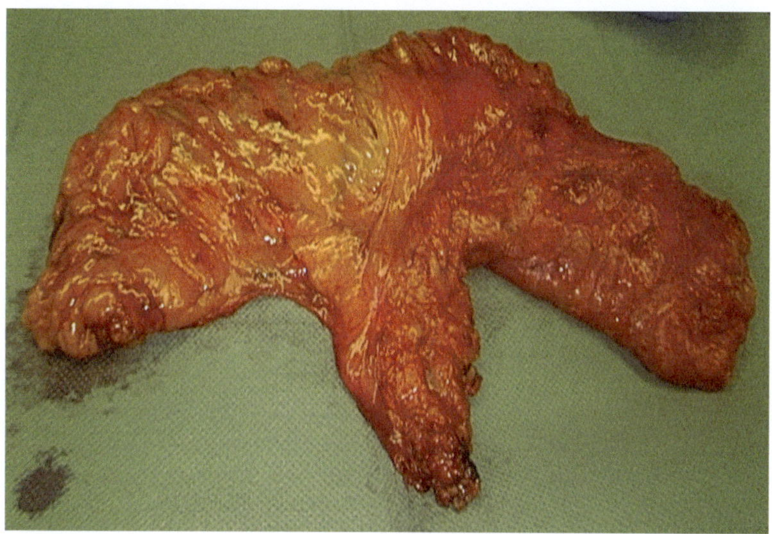

◘ **Abb. 8** Präparat

7.8 Herstellung der Anastomose als End-zu-End-Transversorektostomie

Nach Lagekontrolle des Darmes zum Ausschluss einer Torsion sowie zur Prüfung einer ausreichenden Mobilität erfolgt nun die transanale Positionierung des Zirkulärstaplers am Rektumstumpfende. Hierbei sind starke Hebelbewegungen zu vermeiden, um eine Deserosierung des Stumpfes zu verhindern. Zudem darf die Staplernaht beim Ausfahren des Staplerdorns nicht perforiert werden. Mithilfe einer Kopffasszange gewährleisten wir im eigenen Vorgehen eine sichere Konnektion des Staplers (◘ Abb. 9a). Dieser wird nun unter laparoskopischer Sichtkontrolle zusammengefahren und abgeschossen, um so die Darmkontinuität mittels terminoterminaler Transversorektostomie wiederherzustellen. Die Anastomose muss spannungsfrei und gut durchblutet sein (◘ Abb. 9b). Die Anastomosenringe werden anschließend auf ihre zirkuläre Integrität überprüft, zudem erfolgt eine Dichtigkeitsprüfung der Anastomose durch Luftinsufflation von transanal nach Auffüllen des kleinen Beckens mit Spüllösung (◘ Abb. 9c). Im eigenen Vorgehen wird regelhaft eine Drainage im Bereich der Anastomose platziert. Unter Sichtkontrolle werden abschließend die Arbeitstrokare entfernt sowie schließlich der Optiktrokar. Nach Ablassen des Pneumoperitoneums erfolgt der abschließende Faszien- sowie Hautverschluss.

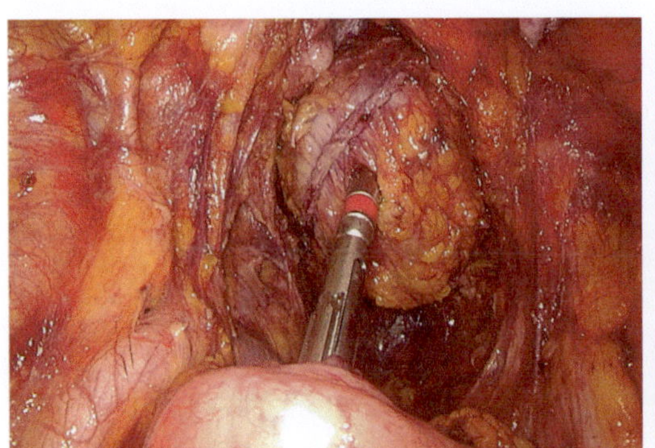

Staplerkonnektion und Anfertigen der Anastomose

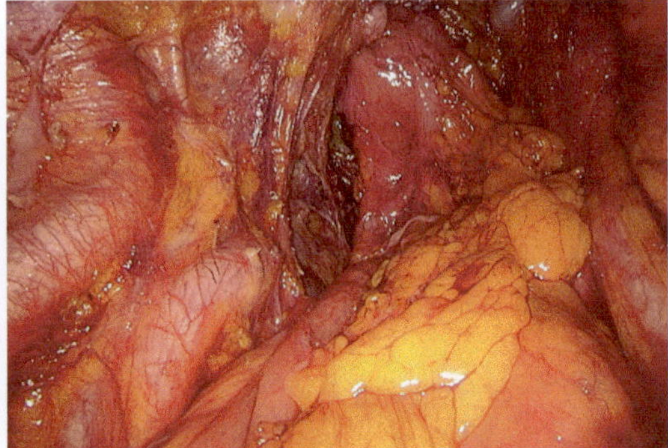

Spannungsfreie Anastomose

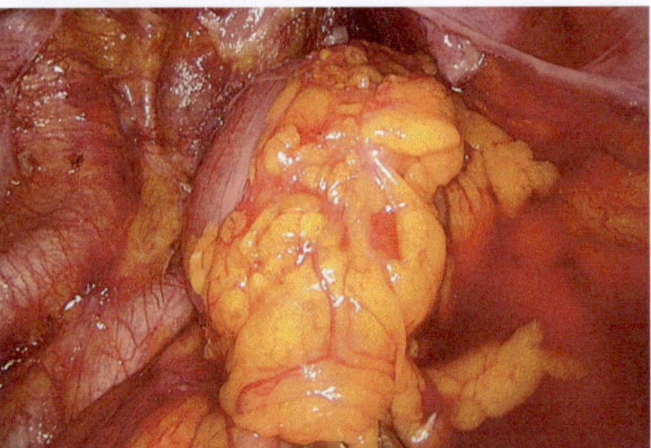

Intraoperative Luftprobe

◘ **Abb. 9** Herstellung der Anastomose (End-zu-End-Transversorektostomie). **a** Staplerkonnektion und Anfertigen der Anastomose. **b** Spannungsfreie Anastomose. **c** Intraoperative Luftprobe

Literatur

Fürst A, Schwandner O, Heiligensetzer A, Iesalnieks I, Agha A (2010) Laparoscopic TME in rectal cancer – electronix supplementary: op-video. Langenbecks Arch Surg 395:181–183

Guillou PJ, Quirke P, Thorpe H, Walker J, Jayne DG, Smith AM, Heath RM, Brown JM, MRC CLASSIC trial group (2005) Short-term endpoints of conventional versus laparoscopic-assisted surgery in patients with colorectal cancer (MRC CLASICC trial): multicentre, randomised controlled trial. Lancet 365(9472):1718–1726

Heald RJ, Ryall RD (1986) Recurrence and survival after total mesorectal excision for rectal cancer. Lancet 1(8496):1479–1482

Hohenberger W, Weber K, Matzel K, Papadopoulos T, Merkel S (2009) Standardized surgery for colonic cancer: complete mesocolic excision and central ligation – technical notes and outcome. Colorectal Dis 11(4):354–364

Jayne DG, Thorpe HC, Copeland J, Quirke P, Brown JM, Guillou PJ (2010) Five-year follow-up of the Medical Research Council CLASICC trial of laparoscopically assisted versus open surgery for colorectal cancer. Br J Surg 97(11):1638–1645

Kuhry E, Schwenk W, Gaupset R, Romild U, Bonjer HJ (2008) Long-term results of laparoscopic colorectal cancer resection. Cochrane Database Syst Rev CD003432

Liang Y, Li G, Chen P, Yu J (2008) Laparoscopic versus open colorectal resection for cancer: a meta-analysis of results of randomized controlled trials on recurrence. Eur J Surg Oncol 34(11):1217–1224

Quirke P, Steele R, Monson J, Grieve R, Khanna S, Couture J, O'Callaghan C, Myint AS, Bessell E, Thompson LC, Parmar M, Stephens RJ, Sebag-Montefiore D, Investigators MCN-CCT, Group NCCS (2009) Effect of the plane of surgery achieved on local recurrence in patients with operable rectal cancer: a pro- spective study using data from the MRC CR07 and NCIC-CTG CO16 randomised clinical trial. Lancet 373(9666):821–828

Schwenk W, Haase O, Neudecker JJ, Müller JM (2005) Short-term benefits for laparoscopic colorectal resection. Cochrane Database Syst Rev CD003145

Toldt C (1879) Bau und Wachstumsveränderungen der Gekröse des menschlischen Darmkanales. Denkschrdmathnaturwissensch 4:1–56

Wibe A, Moller B, Norstein J, Carlsen E, Wiig JN, Heald RJ, Langmark F, Myrvold HE, Soreide O, Norwegian Rectal Cancer G (2002) A national strategic change in treatment policy for rectal cancer—implementation of total mesorectal excision as routine treatment in Norway. A national audit. Dis Colon Rectum 45(7):857–866

Linke Kolonflexur: Onkologische Resektion und Varianten in der laparoskopischen Mobilisation

Andreas Türler

Inhaltsverzeichnis

S. Benz et al. (Hrsg.), *Chirurgie des Kolonkarzinoms*,
https://doi.org/10.1007/978-3-662-60453-3_16

Der linken Kolonflexur kommt bei der Dickdarmchirurgie gutartiger und bösartiger Erkrankungen eine besondere Bedeutung zu. Ihre Mobilisation dient der Anlage einer spannungsfreien Anastomose und ist bei benachbarten Karzinomen aus onkologischen Gesichtspunkten erforderlich. Durch die anatomische Nähe zu Milz und Pankreas besteht eine nicht unerhebliche Gefahr der Verletzung von Nachbarorganen mit einer folgenreichen Morbidität. Eine fundierte Kenntnis der Anatomie, insbesondere der variablen Gefäßversorgung und der Lagebeziehung der Faszien und Schichten zueinander, ist hierbei Voraussetzung und darüber hinaus essenziell für eine onkologisch korrekte Präparation. Aus diesen Besonderheiten werden verschiedene Techniken der laparoskopischen Flexurmobilisation propagiert, die – verglichen mit der offenen Operationstechnik – onkologisch zumindest gleichwertig sind und Vorteile im frühpostoperativen Verlauf bieten.

1 Einführung

Die linke oder splenische Kolonflexur muss bei einer Vielzahl von Dickdarmresektionen mobilisiert werden, um eine spannungsfreie und gut perfundierte Anastomose zu gewährleisten. Durch die Nähe zum Pankreasschwanz und der Milz besteht hierbei eine nicht unerhebliche Gefahr von Organverletzungen im Rahmen der Präparation. Schon geringe Zugbewegungen an der Flexur können Milzverletzungen mit Blutungen verursachen, die bis zur Notwendigkeit der Splenektomie führen können. Kommt es zu einer Pankreasverletzung, können neben Blutungen auch Pankreasfisteln die Folge sein, die den gesamten postoperativen Verlauf erheblich erschweren können. Insgesamt bedeuten beide Verletzungen nahezu immer eine erhebliche Morbidität für den Patienten, die weitere Komplikationen nach sich ziehen kann und oft mit einer Verlängerung des stationären Aufenthaltes einhergeht.

Der Technik der Flexurenmobilisation kommt eine große Bedeutung zu, um Verletzungen benachbarter Strukturen zu vermeiden und um die onkologischen Prinzipien einzuhalten. Offensichtlich ist der laparoskopische Zugang gegenüber der offenen Vorgehensweise in Hinblick auf Milzverletzungen mit einem geringeres Verletzungsrisiko assoziiert (Malek et al. 2007; Isik et al. 2018).

Die Nähe der linken Flexur zu Magen, Milz und Pankreasschwanz muss auch unter onkologischen Gesichtspunkten immer berücksichtigt werden. Bei T4-Flexurkarzinomen kann es notwendig werden, eine multiviszerale Resektion durchzuführen. Auch diese Erweiterung des Eingriffes kann minimalinvasiv durchgeführt werden, erfordert aber neben einer ausreichenden Erfahrung des Operateurs sehr gute anatomische Kenntnisse.

2 Anatomie der linken Kolonflexur

2.1 Schichten und Faszien

Die Kenntnis über die anatomischen Schichten und den Verlauf der Lymphgefäße ist für die onkologische Kolonchirurgie essenziell. Es ist anzunehmen, dass die verbesserten Ergebnisse nach der kompletten mesokolischen Exzision (CME) mit der kompletten Entfernung des Lymphgefäß-tragenden Gewebes im Mesokolon im Zusammenhang steht. Insofern muss es Ziel jeder onkologischen Dickdarmresektion sein, die Integrität der Hüllfaszie und des mesenterialen Lymphgewebes zu erhalten.

Bei der embryonalen Entwicklung legt sich infolge der Darmdrehung das linke Hemikolon an das Retroperitoneum. Hierbei treffen das viszerale Blatt des Darmes und des Mesokolons mit dem parietalen Peritoneum, das die vordere Begrenzung des Retroperitoneums darstellt, aufeinander. Beide Schichten verwachsen während der Fetalentwicklung zu einer untrennbaren „Fusionsfaszie", die auch Toldt-Faszie genannt wird (Mike und Kano 2015). Diese Faszie bildet die dorsale Begrenzung des Mesokolons und des Kolons und muss bei der Resektion zur

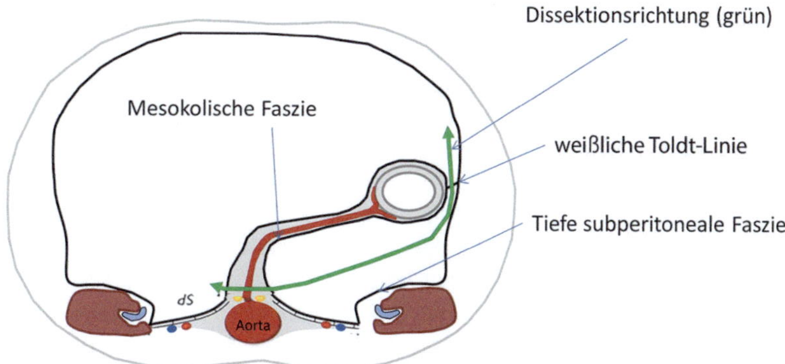

Abb. 1 Schema der Faszienbeziehungen im Bereich des linken Hemikolons. Zwischen der subperitonealen und der mesokolischen Faszie muss bei der Mobilisation des Colon descendens die Dissektion erfolgen *(grüne Linie)*. Bei der lateralen Mobilisation erfolgt die primäre Inzision an der weißlichen Toldt-Linie. (Zeichnung: S. Benz)

Wahrung der Integrität des Lymphgewebes im Mesokolon unverletzt bleiben. Denn auch in der Toldt-Faszie findet sich ein verzweigtes Lymphgefäßsystem (Culligan et al. 2014). Dorsal der Toldt-Faszie befindet sich die tiefe subperitoneale Faszie, die nach kraniolateral in die Gerota-Faszie, d. h. die Hüllfaszie des Nierenfettpolsters, übergeht. Zwischen der subperitonealen und der Toldt-Faszie muss bei der Mobilisation des Colon descendens die Dissektion erfolgen (Abb. 1).

Bei der Präparation in kranialer Richtung, d. h. zur linken Kolonflexur zeigt sich nach lateral das kolophrenische Ligament, das eine Verbindung zwischen der linken Kolonflexur und dem Zwerchfell darstellt. Dieses Ligament entsteht durch die linksseitige Vorwölbung der Bursa omentalis. Nach kranial ziehend findet sich das kolosplenische Ligament, eine Verbindung zwischen der linken Flexur und der Milz. Beide Strukturen müssen bei der linken Flexurenmobilisation durchtrennt werden.

Kraniomedial der linken Kolonflexur erstreckt sich die Bursa omentalis. Die Bursa omentalis ist eine Bauchfelltasche, die sich in der Fetalentwicklung durch die Magendrehung und die Mitbewegung des dorsalen Mesenteriums entwickelt. Nach vorne ist die Bursa durch den Magen, das Lig. gastrocolicum, das Omentum majus und das Mesocolon transversum begrenzt, nach dorsal durch das Peritoneum parietale, welches das Pankreas überzieht.

2.2 Topografie der linken Kolonflexur

Die linke Flexur besteht aus dem aboralen Drittel des Colon transversum und dem proximalen Abschnitt des Colon descendens. Das Colon transversum hängt frei am Mesokolon in der Bauchhöhle, wohingegen das Colon descendens am Retroperitoneum fixiert ist. Bezüglich der Lage und der Länge der linksseitigen Kolonflexur bestehen ausgeprägte individuelle, aber auch geschlechtsspezifische Unterschiede, so ist die Flexur bei Männern höher gelegen als bei Frauen (Brookes et al. 2017). Dementsprechend stellt das männliche Geschlecht einen unabhängigen Vorhersageparameter für eine schwierige und komplikationsbelastete linksseitige Kolonresektion dar (Akiyoshi et al. 2010).

Die weißliche Toldt'sche Linie entspricht der Anheftungsstelle der Toldt-Faszie an der Gerota-Faszie im Bereich des retroperitoneal fixierten Colon descendens (Abb. 1). Bei einer Mobilisation von lateral muss primär im Bereich dieser Linie inzidiert werden.

Am Colon transversum ist das Omentum majus an der Taenia omentalis mit dem Dickdarm verwachsen. Das Omentum besteht aus einem dorsalen Blatt, welches mit dem Mesocolon transversum verbunden ist, und einem ventralen Blatt, welches das Lig. gastrocolicum darstellt. Durch die Fusion des dorsalen Blattes mit dem Mesocolon transversum entsteht eine weitere Fusionsfaszie (Mike und Kano 2015). Die Dissektion des Omentums beginnt meist an der Verklebungslinie des hinteren Omentumblattes mit dem Colon transversum an der Taenia omentalis (Kumamoto et al. 2018). Nach dieser Durchtrennung kann die mesokolische Wurzel am Pankreas von kranialseitig erreicht werden. Alternativ kann auch über eine quere Durchtrennung des Lig. gastrocolicum, d. h. dem vorderen Blatt des Omentum majus, die Bursa omentalis eröffnet und die mesokolische Wurzel von kranial erreicht werden.

2.3 Arterielle Gefäßversorgung

Die arterielle Gefäßversorgung der linken Kolonflexur weist eine Vielzahl anatomischer Variationen auf. Das Hauptstammgefäß von rechtsseitig/oralseitig ist die A. colica media, die aus der A. mesenterica superior entspringt. Das Hauptstammgefäß von linksseitig/aboralseitig ist die A. colica sinistra, die aus der A. mesenterica inferior kommt. Insofern stellen die Gefäße der linken Kolonflexur eine wichtige Kollateralverbindung der A. mesenterica sup. mit der A. mesenterica inf. dar. In der Literatur werden 3 verschiedene, inkonstant vorhandene arterielle Kollateralgefäße zwischen den beiden mesenterialen Hauptarterien beschrieben.

Regelhaft findet sich eine Marginalarterie oder sog. Drummond-Arterie, die parallel zum Kolon, direkt medial der linken Flexur verläuft. Weiter nach zentral, im mittleren Anteil des Mesokolons liegt die Riolan-Arkade, eine inkonstante Verbindung zwischen dem linken Ast der A. colica media und dem aufsteigenden Ast der A. colica sinistra, die in 15–18 % der Fälle nachweisbar ist (Garcia-Granero et al. 2017; Toh et al. 2018; Liang et al. 2018). Etwas missverständlich wird in einigen Publikationen die Marginalarterie auch als Riolan-Arkade bezeichnet (Bruzzi et al. 2018). Noch weiter zentral liegt die ebenfalls inkonstant vorkommende Moskowitz-Arterie, eine zentrale Kollateralverbindung zwischen der A. colica media und der A. colica sinistra. Dieses Gefäß wird nur in etwa 9–11 % der Fälle nachgewiesen (Garcia-Granero et al. 2017, Liang et al. 2018). Durch die enge anatomische Nähe zum Pankreas bzw. der V. mesenterica inferior besteht bei der Präparation des Mesokolons der linken Kolonflexur für die Moskowitz-Arterie eine erhöhte Verletzungs- und Blutungsgefahr. Darüber hinaus ist es denkbar, dass die Verletzung dieser zentralen Kollateralgefäße mit einer erhöhten ischämischen Anastomoseninsuffizienzrate assoziiert ist (Toh et al. 2018).

Zusätzlich zu diesen Kollateralgefäßen wird in wenigen Arbeiten die sog. akzessorische aberrante linke kolische Arterie beschrieben. Hierbei handelt es sich um einen kranial der A. colica media entspringenden Ast aus der A. mesenterica superior. Dieser Ast versorgt die linke Flexur und bildet Kollateralen zur A. colica sinistra aus (Matsuda et al. 2018; Watanabe et al. 2017; Rusu et al. 2008). Watanabe et al. konnten dieses Gefäß durch eine intraoperative Indocyaningrünfärbung (ICG) sogar bei 39 % ihrer Patienten feststellen (Watanabe et al. 2017). In der Literatur wird die Existenz dieses Gefäßes ansonsten in 0,4–49 % der Fälle beschrieben (Rusu et al. 2008).

In aktuellen Publikationen wird auf die Benennung der Kollateralen mit Eigennamen verzichtet und die 3 verschiedenen Kollateralgefäßsysteme zwischen der A. mesenterica superior und der A. mesenterica inferior 1. als Marginalarterie, 2. als V-Verbindung des aufsteigenden Astes der A. colica sinistra und 3. als intermesenterischer Stamm definiert (Bruzzi et al. 2018).

Zusammenfassend existieren erhebliche anatomische Varianten der arteriellen Gefäßversorgung der linken Kolonflexur bei einer gleichzeitig nicht einheitlichen Nomenklatur. Entscheidend für die laparoskopische Resektion ist die intraoperative Identifikation von Kollateralen oder aberranten Gefäßen, insbesondere am Pankreas und in Richtung der A. mesenterica superior.

Cave

Arterielle Kollateralgefäße, die die V. mesenterica inferior begleiten, sollten geschont werden, sofern eine radikuläre Durchtrennung der A. mesenterica inferior vorgesehen ist. Zudem können diese Gefäße zu erheblichen Blutungen bei der Ablösung des Meskolons vom Pankreaskorpus führen.

3 Mobilisation der linken Kolonflexur

3.1 Hintergrund

Die Mobilisation der linken Kolonflexur ist bei der Transversumresektion und der Hemikolektomie links obligat, wohingegen sie bei der Rektosigmoidresektion nach wie vor kein Standard ist. Die Hauptbegründung für die Mobilisation ist die Schaffung ausreichender Dickdarmlänge bei der Resektion des Rektosigmoids und damit einer spannungsfreien, gut perfundierten Anastomose. Araujo et al. konnten in einer Kadaverstudie zeigen, dass mit einer linken Flexurenmobilisation 11 cm an Dickdarmlänge gewonnen werden können und bei einer zusätzlichen Mobilisation des linken Colon transversum noch weitere 28 cm an Länge erreicht werden können (Araujo et al. 2012). Obwohl viele Autoren die linksseitige Flexurenmobilisation als einen der schwierigen Schritte bei der laparoskopischen Rektosigmoidresektion ansehen, scheint sich dies nicht oder nur gering auf eine Erhöhung der Morbidität gegenüber dem Verzicht auf eine Mobilisation auszuwirken (Gouvas et al. 2014; Nowakowski et al. 2018). Die laparoskopische Operationstechnik zur Flexurenmobilisation führt hierbei signifikant seltener zu Milzverletzungen als die offene Vorgehensweise (Mangano et al. 2018a, b; Isik et al. 2018; Masoomi et al. 2012; Malek et al. 2007).

Die Mobilisation der linken Kolonflexur bewirkt bei der laparoskopischen Rektosigmoidresektion eine Verlängerung der Operationsdauer um etwa 30 min (Gouvas et al. 2014; Nowakowski et al. 2018). Bei der offenen Rektosigmoidresektion über eine mediane Unterbauchlaparotomie wird sogar ein zusätzlicher Zeitaufwand von mehr als 45 min beschrieben (Brennan et al. 2007).

Viele Autoren halten die routinemäßige Mobilisation der linksseitigen Kolonflexur, insbesondere bei der Operation der Sigmadivertikulitis, für nicht notwendig (Schlussel et al. 2017; Park et al. 2009). Bei der Orientierung an klinisch-intraoperativen Parametern wie der Dickdarmlänge und der Arkadenperfusion an der gewählten Absetzungsstelle scheint die Mobilisation der Flexur nur in jedem 4. Fall bei der Rektosigmoidresektion wirklich notwendig zu sein (Kennedy et al. 2008). Die intraoperative ICG-Färbung zur Bestimmung der Perfusion an der Absetzungsstelle kann hier hilfreich zu sein (Chang et al. 2018; Mangano et al. 2018a, b).

Praxistipp

Eine Darmanastomose muss immer spannungsfrei angelegt und gut perfundiert sein. Im Zweifel über eine ausreichende Perfusion des Absetzungsrandes oder beim Eindruck einer zu großen Spannung an der anzulegenden Anastomose sollte großzügig die Mobilisation der linken Flexur erfolgen.

3.2 Techniken der Flexurenmobilisation

Die linke Kolonflexur kann laparoskopisch von verschiedenen Wegen aus mobilisiert werden (Benseler et al. 2012):

- Mobilisation von lateral,
- Mobilisation von medial,
- Mobilisation von anterior.

Bei der **lateralen Mobilisation** (▫ Abb. 2) wird beginnend parakolisch an der Toldt-Linie inzidiert und dann die Gerota-Faszie freigelegt. Hierbei werden dann das proximale Colon descendens und das Mesocolon

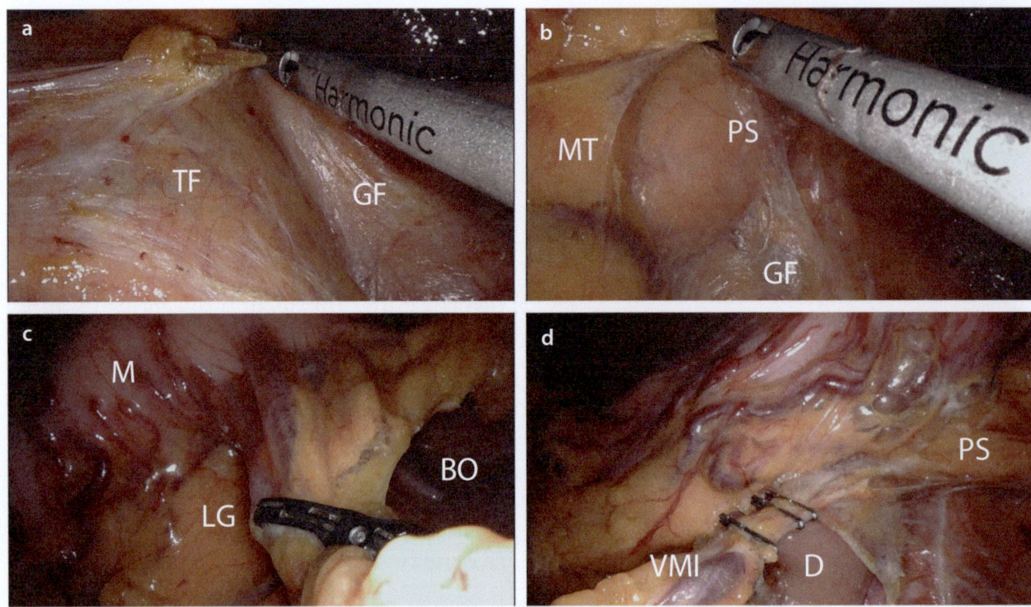

Abb. 2 **a–d** Mobilisation der linken Kolonflexur von lateral. **a** Dissektion von lateral zwischen Toldt-Faszie *(TF)* und Gerota-Faszie *(GF)*. Das Colon descendens wird nach medial gehalten. **b** Freilegung des Pankreasschwanzes *(PS)* und Ablösen des Mesocolon transversum *(MT)* nach medialseitig. **c** Durchtrennen des Lig. gastrocolicum *(LG)* unterhalb des Magens *(M)* und Eröffnen der Bursa omentalis *(BO)*. **d** Die V. mesenterica inferior *(VMI)* wird unterhalb des Pankreasschwanzes *(PS)* und medial des Duodenums *(D)* mit Clips versorgt

descendens von der Gerota-Faszie abgelöst. Im nächsten Schritt wird kranial der Pankreasschwanz freigelegt und dann die Bursa omentalis von lateral eröffnet. Das Omentum majus kann entweder von der Flexur und dem linksseitigen Colon transversum abgelöst werden oder das Lig. gastrocolicum wird von lateral nach medial quer durchtrennt, sodass das Omentum am Colon transversum hängen bleibt. Bei dieser Vorgehensweise sollte das Omentum aber zumindest vom Colon descendens abgelöst werden, damit die Kolonflexur gestreckt bzw. die Doppelflintenbildung aufgehoben werden kann. Schließlich wird das Mesocolon transversum dann von lateral nach medial vom Pankreas abgelöst, bis am Pankreasunterrand die V. mesenterica inferior erreicht wird. Erst abschließend werden das Mesokolon und die V. mesenterica inferior paraaortal abgesetzt. Die alleinige Präparation von lateral kann sich insbesondere bei sehr hohen Flexuren und bei Verwachsungen mit der Milz als sehr schwierig gestalten.

Die **mediale Mobilisation** beginnt parallel der Aorta und linksseitig des Duodenums (Abb. 3), unter Schonung des präaortalen Nervenplexus. Hierbei wird zwischen der Toldt-Faszie und der Gerota-Faszie freigelegt. Bei der Präparation von medial nach lateral gelangt man zunächst hinter die V. mesenterica inferior. Das Mesokolon mit der Vene werden zeltförmig angehoben und dann weiter von medial aus präpariert, bis die laterale Aufhängung des Colon descendens erreicht wird (Abb. 4). Nun wird die V. mesenterica inf. abgesetzt. Falls eine frühe Ligatur der Vene aus onkologischen Gründen gewünscht ist, kann die Vene schon im Rahmen der initialen medialen Freilegung mit Clips versorgt werden. Die Durchtrennung sollte allerdings erst später erfolgen, da die Venenstruktur hilft, das gesamte Mesokolon von medial aus zeltförmig anzuheben und stabil in lateraler Richtung zu präparieren. Schließlich werden das Mesocolon transversum und das linksseitige Kolon von der Pankreasunterkante und der Pankreasoberfläche abgelöst und nach kranial die Bursa omentalis eröffnet (Abb. 4). Hierbei muss das hintere Blatt des Omentum majus durchtrennt und die Fusionsfaszie

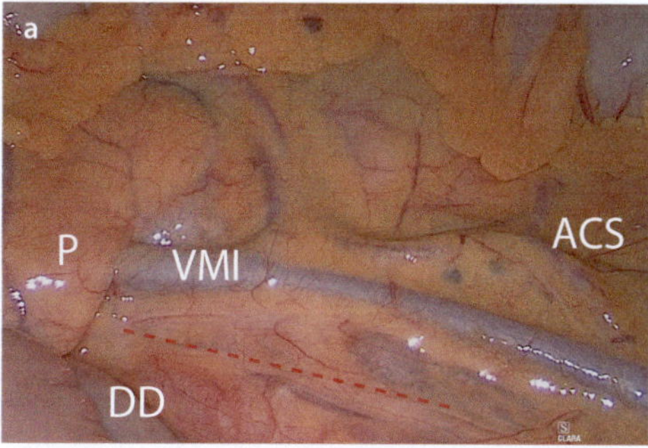

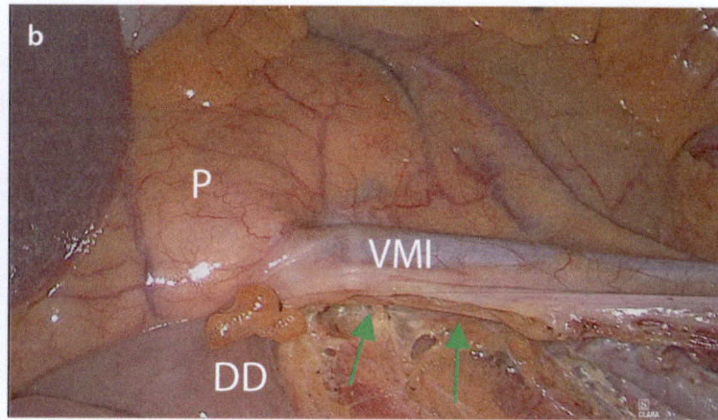

Abb. 3 **a, b** Präparation von medial. **a** Dissektionslinie *(rot)* vor der Aorta zwischen V. mesenterica inferior *(VMI)* und dem Duodenum *(DD)*, unterhalb des Pankreas *(P)*. Stamm der A. colica sinistra *(ACS)* im Mesokolon. **b** Ablösen der Toldt-Faszie *(grüne Pfeile)* von der tiefen subperitonealen Faszie hinter der Vene *(VMI)*

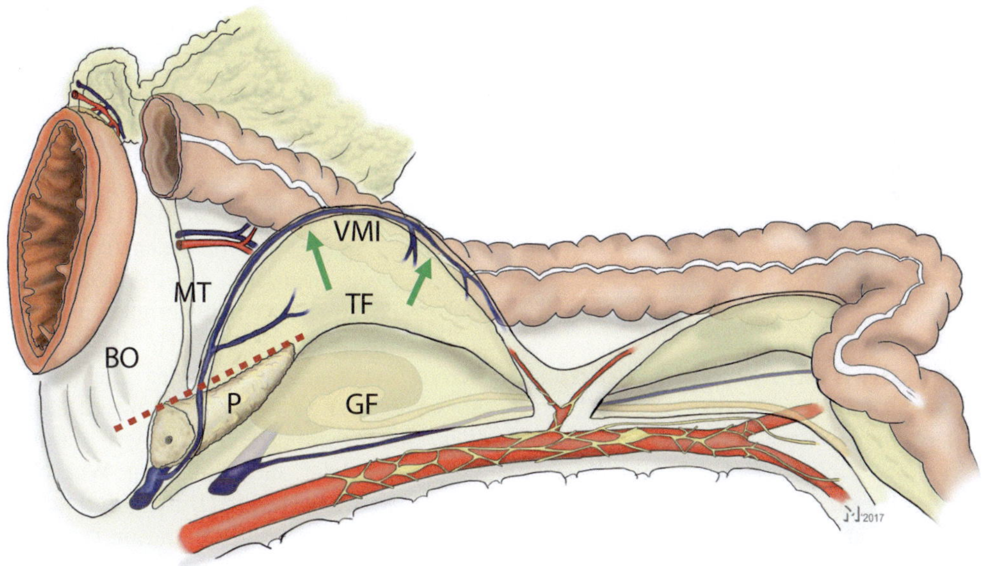

Abb. 4 Schema der Präparation von medial. Zeltförmiges Anheben *(grüne Pfeile)* der V. mesenterica inferior *(VMI)* und Präparation zwischen Toldt-Faszie *(TF)* und Gerota-Faszie *(GF)*. Absetzungslinie *(rote Linie)* des Mesocolon transversum *(MT)* am Pankreas *(P)*. Hierdurch Eröffnen der Bursa omentalis *(BO)* nach kranial. (Zeichnung: M. Maak, S. Benz)

am Pankreas abgesetzt werden (Kumamoto et al. 2018; Knol et al. 2015). Die Durchtrennung des Omentum majus oberhalb bzw. das Ablösen des Omentums am Colon transversum wird wie bei der lateralen Mobilisation beschrieben durchgeführt. Final wird lateral die Milz erreicht und es können die Verbindungen zur Milz und zum Zwerchfell (kolophrenisches und kolosplenisches Ligament) sowie die Anheftungsstelle in der parakolischen Rinne (Toldt-Linie) durchtrennt werden.

Cave

Der Einstieg an der V. mesenterica inf. sollte dicht dorsal der Vene erfolgen. Bei zu dorsalem Einstieg gelangt man ansonsten leicht hinter die Gonadalgefäße.

Bei der medialen wie der lateralen Vorgehensweise sollte der Patient in eine Rechtsseitenlagerung gebracht werden. Ein Problem bei der medialen Präparation kann die schwierige Exposition im Bereich des Treitz-Bandes sein, wenn der prolabierende Dünndarm sich nicht weit genug nach rechts lateralisieren lässt.

Die **anteriore Mobilisation** beginnt in der Medianlinie nach links-lateral fortschreitend mit dem Ablösen des Omentum majus vom Colon transversum. Der Patient wird hierbei in die Anti-Trendelenburg-Lagerung gebracht. Das Omentum wird nach kranial, das Colon transversum nach kaudal gehalten. Hierdurch kann die Bursa omentalis am Colon transversum kranial eröffnet und die Wurzel des Mesocolon transversum am Pankreas freigelegt werden. Die Präparation wird dann in der Bursa omentalis direkt am sichtbaren Pankreas an der mesokolischen Wurzel durchgeführt. Ein Vorteil dieser Methode ist die sehr gute und frühe Visualisierung der Milz und des Pankreas.

3.3 Welche Technik zur Flexurenmobilisation wann?

Bei der offenen Resektion wird die Mobilisation der linken Kolonflexur üblicherweise von lateral, beginnend an der Toldt-Linie, durchgeführt. Mit dem Beginn des Zeitalters der minimalinvasiven Kolonchirurgie wurde dieser Zugang zunächst auch laparoskopisch bevorzugt. Zunehmend wird aktuell die Präparation von medial propagiert (Kim et al. 2013). Vorteile liegen in der schnellen Erreichbarkeit der zu- und abführenden Gefäße (V. und A. mesenterica inf.) sowie der Lymphgefäße und der Stabilisierung des Kolons an der lateralen Bauchwand während der Flexurenmobilisation. Hierdurch kann das onkologische Prinzip der „No-Touch-Isolation"-Technik gewährleistet werden (Fingerhut und Uranüs 2009).

Bei einem Vergleich der drei Methoden lateral versus medial versus anterior in Hinblick auf die intra- und postoperative Morbidität erweist sich der laterale Zugang als der ungünstigste und der anteriore Zugang als der komplikationsärmste (Benseler et al. 2012).

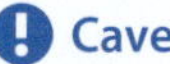

Cave
Die Gefahr der Verletzung von Milz oder Pankreas ist bei dem primär lateralen Mobilisationsweg am größten.

Die strikte und ausschließliche Durchführung eines Mobilisationsweges ist nicht immer realisierbar und auch nicht sinnvoll. So kann es bei der lateralen Mobilisation notwendig werden, die V. mesenterica sekundär von medial darzustellen, und es kann bei der primär medialen Mobilisation notwendig werden, die restlichen lateralen Verbindungen mit der Milz oder im Bereich des Colon descendens und des Mesocolon descendens von lateral zu lösen. Insbesondere adipöse Patienten stellen durch Expositionsprobleme der medialen Strukturen hierbei eine Herausforderung dar.

Neben der situativ bedingten Kombination der Zugangswege bzw. dem Wechsel der Zugangswege während der Präparation wegen präparatorischer Schwierigkeiten werden auch Konzepte vorgeschlagen, die von vornherein die Kombination der Zugangswege vorsehen. Ein attraktives Konzept schlägt hier einen medialen Beginn vor, dann die Präparation der mesokolischen Wurzel am Pankreas von anterior (Bursa) und schließlich die finalisierende Präparation von lateral (Matsuda et al. 2015).

Zunehmend werden onkologische minimalinvasive Dickdarmresektionen auch roboterassistiert durchgeführt. Die zur Verfügung stehenden Robotic-Systeme bieten dabei unterschiedliche Beweglichkeiten bzw. Bewegungsoptionen in der Bauchhöhle. Das neue Da-Vinci-Xi-System weist die größten Optionen mit dem weitesten Operationsfeld auf. Aber auch mit den preiswerteren Varianten (z. B. Da-Vinci-X-System) lassen sich kolorektale Karzinomoperationen sicher durchführen, allerdings mit Einschränkungen im Bereich der linken Kolonflexur (Liang et al. 2018). In diesem Zusammenhang werden Hybridtechniken beschrieben, wobei die Mobilisation der linken Flexur konventionell minimalinvasiv und die Mesenterica-Freilegung sowie die Rektumpräparation roboterassistiert durchgeführt werden. Das wiederum führt aber zu einer unnötigen Kostenerhöhung durch den Gebrauch zusätzlicher laparoskopischer Instrumente (Ahmed et al. 2016).

Das Konzept, die drei verschiedenen Präparationswege miteinander zu kombinieren, wird auch für die rein roboterassistierte Flexurenmobilisation vorgeschlagen (Liang et al. 2018). Die Präparation wird üblicherweise in Trendelenburg-Lagerung in Rechtsseitenlage durchgeführt. Hierbei wird mit einem medialen Zugang begonnen und das Mesokolon von medial nach lateral mobilisiert. Dann werden das Mesokolon vom Pankreasschwanz abgelöst und die Bursa omentalis kranial eröffnet. Im nächsten Schritt wird suprakolisch das Omentum vom Transversum abgelöst. Schließlich wird final das linke Hemikolon vom Retroperitoneum abgelöst (Bae et al. 2015; Isik et al. 2017, Liang et al. 2018). Der letzte Schritt kann auch zeitlich vor die Bursapräparation gelegt werden (Ahmed et al. 2016). Der für die robotische Flexurenmobilisation notwendige Zeitaufwand liegt bei etwa 30 min, vergleichbar mit den rein laparoskopischen Daten (Liang et al. 2018; Nowakowski et al. 2018).

Praxistipp

Die Vorgehensweise bei der Flexurenmobilisation sollte keinem starren Konzept unterworfen sein, sondern situativ auf die individuellen Begebenheiten des Patienten angepasst werden.

4 Besonderheiten der onkologischen Resektion

Die oben beschrieben Verfahren zur Mobilisation der linken Kolonflexur beziehen sich hauptsächlich auf den notwendigen Längengewinn, um eine spannungsfreie Rekonstruktion der Kolonpassage zu erreichen. Sitzt der Tumor aber direkt im Bereich der Flexur, sind einige weitere Aspekte relevant. Die Schwierigkeit in dieser Situation ergibt sich aus der Nähe zu den Nachbarorganen Pankreas und Milz, der variablen Lymph- und Gefäßversorgung im Grenzbereich zwischen den Mesenterialhauptgefäßen. In diesem Kontext muss auf ausreichende Sicherheitsabstände und die Vermeidung von direkten Tumorläsionen geachtet werden. Zudem müssen sämtliche Lymphabflusswege entfernt werden. Letzteres bedeutet, dass neben den mesenterialen Gefäßen auch das linksseitige gastroomentale Versorgungsgebiet berücksichtigt werden muss. Grundsätzlich erlaubt die minimalinvasive Chirurgie die Einhaltung der geforderten Grundprinzipien bei der onkologischen Dickdarmresektion, auch bei Tumoren im Bereich der linksseitigen Kolonflexur (Fiscon et al. 2015; Pisani Ceretti et al. 2015). Wie auch bei anderen Lokalisationen ergeben sich durch die minimalinvasive Vorgehensweise Vorteile beim intraoperativen Blutverlust und im frühpostoperativen Verlauf (Martinez-Pérez et al. 2017), allerdings bei einer signifikant längeren Operationsdauer (Okuda et al. 2016). Die onkologischen Ergebnisse sind bei der laparoskopischen Vorgehensweise zumindest gleichwertig wie bei der offenen Operation (Okuda et al. 2016, Martinez-Pérez et al. 2017).

4.1 Gefäße und Lymphabflussgebiete

Die Gefäßversorgung der linken Flexur ist wie oben beschrieben individuell sehr unterschiedlich und grenzt an bzw. verbindet die beiden intestinalen Hauptversorgungsgebiete der A. mesenterica superior und der A. mesenterica inferior. Dementsprechend ist auch der lymphatische Abfluss von der linken Flexur sehr variabel. Die Hauptabflusswege finden sich entlang der A. colica sinistra und entlang des linken Astes der A. colica media (Martin Arévalo et al. 2018). Hierbei scheint das Abflussgebiet in Richtung A. colica sinistra das dominante zu sein (Vasey et al. 2018).

Offensichtlich ergibt sich in der Regel immer nur ein Lymphfluss in die eine Richtung, d. h. vorzugsweise in Richtung des linken Astes der A. colica media bei Karzinomen im Bereich des linken Colon transversum und vorzugsweise in Richtung A. colica sinistra bei Descendens-Tumoren (Watanabe et al. 2017). Zusätzlich zeigt sich bei Flexurenkarzinomen ein potenzieller Lymphabfluss an den Stamm der V. mesenterica inferior (Watanabe et al. 2017).

Neben diesen Hauptabstromgebieten existieren noch weitere Verbindungen, insbesondere zum linksseitigen mesogastrischen Versorgungsgebiet, das im Bereich der linken Flexur ausgedehnt mit dem mesokolischen Gebiet fusioniert ist. Dementsprechend sind lymphatische bzw. vaskuläre Verbindungen zum Omentum majus mit der linksseitigen gastroepiploischen Arkade, dem Milzhilus sowie dem des Mescolon transversum (teilweise mesogastrischen Ursprungs) und dem Pankreasunterrand beschrieben (Stelzner et al. 2016). Linksseitige Flexurenkarzinome können daher auch an diesen Lokalisationen Lymphknotenmetastasen ausbilden (Perrakis et al. 2014; Nakagoe et al. 2001).

Hieraus begründet sich die Empfehlung in den Deutschen Leitlinien zur radikalchirurgischen Therapie des Kolonkarzinoms, die linksseitige Omentektomie mit Dissektion der Arkade an der großen Magenkurvatur durchzuführen, obwohl die Diskussion über das optimale Resektionsausmaß sicher noch nicht abgeschlossen ist (Watanabe et al. 2017; Nakagoe et al. 2001).

Leitliniengerecht bleibt das zentrale Absetzen der Arteria colica media und des Hauptstammes der A. colica sinistra das onkologisch angemessene Resektionsausmaß bei Einhalten der 10-cm-Abstandsregel. Eine höhere Radikalität durch das Absetzen des Hauptstammes der A. mesenterica inferior oder durch Ausdehnung der Darmresektion nach oral oder aboral („erweiterte Hemikolektomie links") ist nicht belegt.

4.2 Technische Aspekte der onkologischen Flexurenmobilisation

Bei Tumoren des linken Colon transversum und der linken Flexur ist die onkologische Mobilisation der linken Kolonflexur naturgemäß notwendig. Die Technik der Mobilisation entspricht bei der onkologischen Operation nicht vollständig dem oben Beschriebenen. Neben einer besonderen Berücksichtigung der Integrität der Hüllfaszien und der notwendigen kompletten mesokolischen Exzision muss das gastroomentale Versorgungsgebiet beachtet werden. Dabei ist es wichtig, die chirurgische Anatomie der linksseitigen gastroomentalen (epiploischen) Gefäße zu kennen (Kap. „Bildteil: Anatomie der Chirurgie des Kolonkarzinoms"). Die V. gastroepiploica sinistra mündet in die hilusnahe V. lienalis und ist ein relativ kaliberstarkes Gefäß, das zu erheblichen Blutungen führen kann. Die A. gastroomentalis sinistra ist etwas kaliberschwächer, sollte aber ebenfalls unter kontrollierten Bedingungen durchtrennt werden. Beide Gefäße werden bei den oben beschriebenen Varianten der Mobilisation nicht oder nur an der Peripherie durchtrennt. Bei der onkologischen Resektion müssen diese aber nahe am Milzhilus abgesetzt werden (◘ Abb. 5b). Dazu empfiehlt sich eine Kombination aus medialem und anteriorem Zugang (Liang et al. 2018), wobei in das Lig. gastrocolicum direkt an der großen Magenkurvatur eingegangen und die gastroepiploische Arkade bis zum unteren Milzpol abgelöst wird (◘ Abb. 5a). Von medial kommend sollte zuvor möglichst schon der Pankreasschwanz freigelegt und das Mesokolon von medial mobilisiert worden sein. Zwischen den unteren Milzpol und der Flexur spannt sich dann ein breiter Fettkörper an, der die linksseitigen gastroomentalen Gefäße und den entsprechenden Lymphabfluss enthält. Dieser sollte milznah, aber ohne Läsion der Lienalgefäße abgesetzt werden. Neben der

a

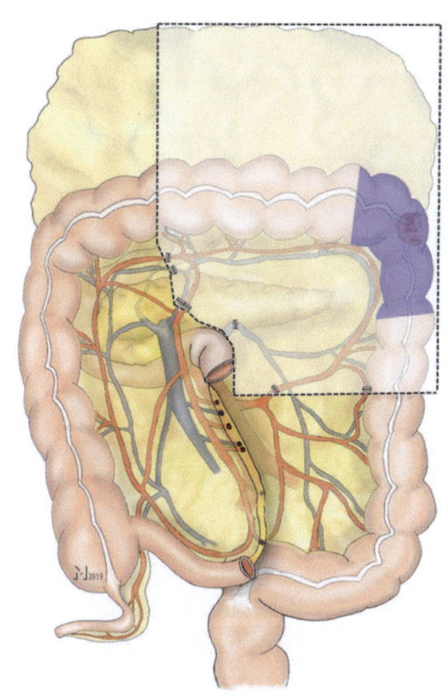

b

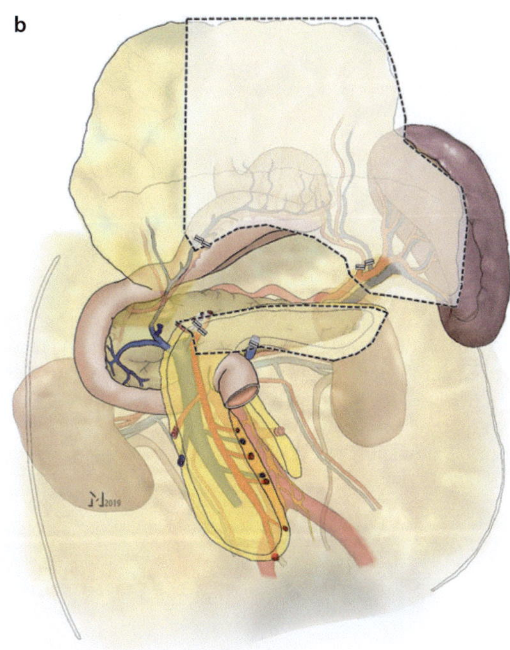

Abb. 5 a, b Onkologische Flexurenresektion links beim Flexurenkarzinom unter Mitnahme des linksseitigen gastroomentalen Versorgungsgebiets und zentraler Durchtrennung der gastroomentalen Gefäße nahe des Milzhilus

Entfernung aller relevanten Lymphabflusswege hat dieses Vorgehen den Vorteil, dass bei den oft sehr engen Lagebeziehungen immer der maximal mögliche Abstand zum Tumor eingehalten wird. Bei adipösen Patienten kann sich dies und die Identifikation der tumorversorgenden mesokolischen Gefäße allerdings schwierig gestalten. Mittels 3D-Rekonstruktion eines Kontrastmittel-CT können im Vorfeld der Operation diesbezüglich wichtige Informationen gewonnen werden (Matsuda et al. 2018; Okuda et al. 2016).

Praxistipp

Beim linksseitigen Flexurenkarzinom ist neben dem mesokolischen auch das gastroomentale Lymphabflussgebiet onkologisch relevant, weshalb eine linksseitige Omentektomie mit zentraler Ligatur der gastroomentalen Gefäße erfolgen sollte.

4.3 Ausmaß der Resektion beim Flexurenkarzinom

Für das linksseitige Flexurenkarzinom ergeben sich drei mögliche laparoskopisch-onkologische Resektionen:

- die erweiterte Hemikolektomie rechts mit Ligatur der A. ileocolica, der A. colica media sowie der A. colica sinistra und einer Rekonstruktion mit Ileosigmoidostomie;
- die linksseitige „segmentale" Flexurenresektion mit Ligatur des linken Astes der A. colica media sowie der A. colica sinistra und einer Rekonstruktion mit Transversosigmoidostomie (Abb. 5);
- die Hemikolektomie links mit Ligatur des linken Astes der A. colica media sowie der A. mesenterica inferior und einer Rekonstruktion mit Transversorektostomie.

In einer Vergleichsstudie konnten keine Unterschiede in den onkologischen Ergebnissen

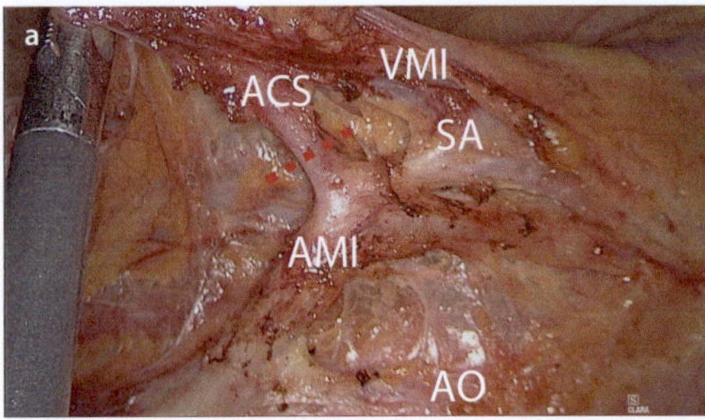

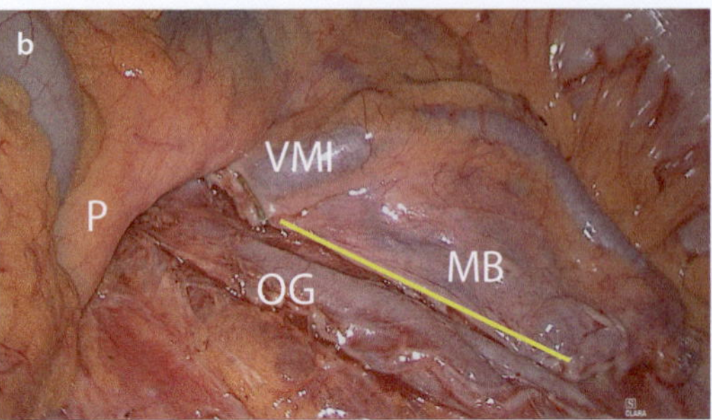

Abb. 6 **a** Blick von medial auf den Stamm der A. mesenterica inf. *(AMI)* und die Aorta *(AO)*; Absetzungslinie *(rot)* der A. colica sinistra *(ACS)* vor dem Abgang der sigmoidalen Arterien *(SA)* an der A. mesenterica inferior *(AMI)*. Lateral verläuft die V. mesenterica inferior *(VMI)*. **b** Resektion des Stammes der V. mesenterica inferior *(VMI)* mit der medialen Mesokolonbegrenzung *(MB, gelb)* zwischen dem Pankreas und der A. mesenterica inf. als komplette mesokolische Exzision. Im Bild zu sehen: Ovarialgefäße *(OG)*

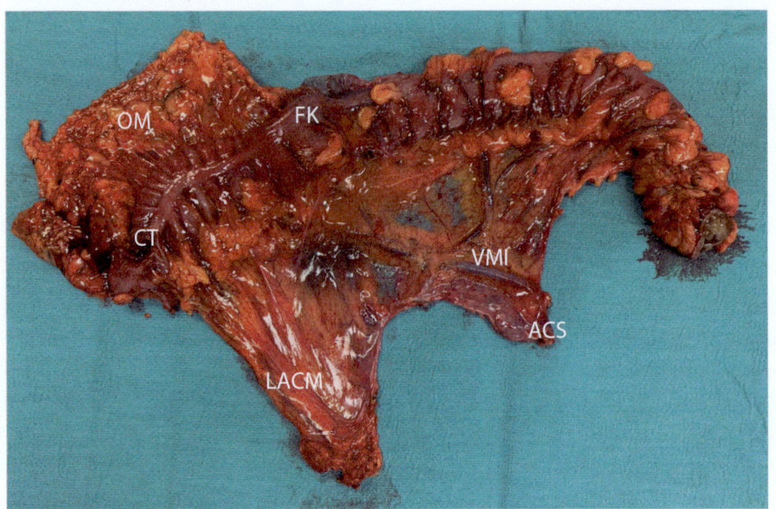

Abb. 7 Flexurkarzinom-*(FK-)*Präparat nach segmentaler linksseitiger Flexurresektion. Erfolgt sind die zentrale Ligatur des linken Astes der A. colica media *(LACM)* und der A. colica sinistra *(ACS)* sowie die Resektion des Stammes der V. mesenterica inferior *(VMI)*; anhängendes linksseitiges Omentum majus *(OM)* am Colon transversum *(CT)*

zwischen diesen drei Verfahren festgestellt werden (Arévalo et al. 2018). Einschränkend für diese Aussage ist die geringe Fallzahl der Studie mit 170 Fällen insgesamt und davon 36 Fällen mit segmentaler linksseitiger Flexurresektion. Die erwähnten Erkenntnisse über den Lymphabstrom von der linken Kolonflexur unterstützen die Hypothese, dass die isolierte Flexurresektion mit zentraler Ligatur des linken Astes der A. colica media und der A. colica sinistra ausreichend ist (Abb. 5). Hierbei sollten allerdings der Stamm der V. mesenterica inferior vom Pankreasschwanz bis zur A. mesenterica inferior und das gesamte Mesokolon – paraaortal beginnend – im Sinne einer CME mitreseziert werden (Watanabe et al. 2017; Abb. 6 und Abb. 7). Handelt es sich um Karzinome vor der linken Flexur, ist die zentrale Ligatur der A. colica media mit CME und Omentektomie zu diskutieren; liegen die Karzinome distal der Flexur im Colon descendens, so spricht das für eine Hemikolektomie links mit CME.

Potenziell ist auch die laparoskopische Multiorganresektion mit Pankreasschwanzresektion und/oder Splenektomie und/oder atypischer Magenresektion beim linksseitigen Flexurenkarzinom möglich. Hierbei handelt es sich allerdings um Ausnahmesituationen, die ohne bestehende Evidenz vorgenommen werden und daher nur bei besonderer Expertise des Operateurs laparoskopisch angegangen werden sollten.

Zusammenfassend ist die primär mediale Mobilisation in Kombination mit einer partiell lateralen und anterior-suprakolischen Vorgehensweise zu bevorzugen. Die laparoskopische linksseitige Flexurenresektion ist verglichen mit der der offenen Vorgehensweise onkologisch zumindest gleichwertig und bietet Vorteile im frühpostoperativen Verlauf. Grundlagen hierfür sollten die Wahrung der Integrität der Faszien, die komplette mesokolische Exzision (CME) unter Mitnahme des V.-mesenterica-inferior-Stammes und die zentrale Ligatur des linken Astes der A. colica media und der A. colica sinistra sein.

Literatur

Ahmed J, Kuzu MA, Figueiredo N, Khan J, Parvaiz A (2016) Three-step standardized approach for complete mobilization of the splenic flexure during robotic rectal cancer surgery. Colorectal Dis 18:O171–O174

Akiyoshi T, Kuroyanagi H, Oya M, Ueno M, Fujimoto Y, Konishi T, Yamaguchi T (2010) Factors affecting difficulty of laparoscopic surgery for left-sided colon cancer. Surg Endosc 24:2749–2754

Araujo SE, Seid VE, Kim NJ, Bertoncini AB, Nahas SC, Cecconello I (2012) Assessing the extent of colon lengthening due to splenic flexure mobilization techniques: a cadaver study. Arq Gastroenterol 49:219–222

Bae SU, Baek SJ, Hur H, Baik SH, Kim NK, Min BS (2015) Robotic left colon cancer resection: a dual docking technique that maximizes splenic flexure mobilization. Surg Endosc 29:1303–1309

Benseler V, Hornung M, Iesalnieks I, von Breitenbuch P, Glockzin G, Schlitt HJ, Agha A (2012) Different approaches for complete mobilization of the splenic flexure during laparoscopic rectal cancer resection. Int J Colorectal Dis 27:1521–1529

Brennan DJ, Moynagh M, Brannigan AE, Gleeson F, Rowland M, O'Connell PR (2007) Routine mobilization of the splenic flexure is not necessary during anterior resection for rectal cancer. Dis Colon Rectum 50:302–307

Brookes AF, Macano C, Stone T, Cheetham M, Mecham L (2017) Sex differences in the splenic flexure. Ann R Coll Surg Engl 99:456–458

Bruzzi M, M'harzi L, El Batti S, Ghazaleh RA, Taieb J, Poghosyan T, Berger A, Chevallier JM, Douard R (2018) Inter-mesenteric connections between the superior and inferior mesenteric arteries for left colonic vascularization: implications for colorectal surgery. Surg Radiol Anat 41(3):255–264

Chang YK, Foo CC, Yip J, Wei R, Ng KK, Lo O, Choi HK, Law WL (2018) The impact of indocyanine-green fluorescence angiogram on colorectal resection. Surgeon 17(5):270–276

Culligan K, Sehgal R, Mulligan D, Dunne C, Walsh S, Quondamatteo F, Dockery P, Coffey JC (2014) A detailed appraisal of mesocolic lymphangiology – an immunohistochemical and stereological analysis. J Anat 225:463–472

Fingerhut A (2009) Uranüs S Mobilisierung des Kolons und der Milzflexur bei linksseitigen kolorektalen Eingriffen: Von lateral nach medial, von medial nach lateral oder beides? J Gastroenterol Hepatol Erkr 7:32–33

Fiscon V, Portale G, Migliorini G, Frigo F (2015) Splenic flexure colon cancers: minimally invasive treatment. Updates Surg 67:55–59

Garcia-Granero A, Sánchez-Guillén L, Carreño O, Sancho Muriel J, Alvarez Sarrado E, Fletcher Sanfeliu D, Flor Lorente B, Frasson M, Martinez Soriano F, Garcia-Granero E (2017) Importance of the Moskowitz artery in the laparoscopic medial approach to splenic flexure mobilization: a cadaveric study. Tech Coloproctol 21:567–572

Gouvas N, Gogos-Pappas G, Tsimogiannis K, Agalianos C, Tsimoyiannis E, Dervenis C, Xynos E (2014) Impact of splenic flexure mobilization on short-term outcomes after laparoscopic left colectomy for colorectal cancer. Surg Laparosc Endosc Percutan Tech 24:470–474

Isik O, Benlice C, Gorgun E (2017) A novel approach for robotic mobilization of the splenic flexure. Tech Coloproctol 21:53–57

Isik O, Sapci I, Aytac E, Snyder K, Stocchi L, Kessler H, Steele SR, Gorgun E (2018) Laparoscopy reduces iatrogenic splenic injuries during colorectal surgery. Tech Coloproctol 22:767–771

Kennedy R, Jenkins I, Finan PJ (2008) Controversial topics in surgery: splenic flexure mobilisation for anterior resection performed for sigmoid and rectal cancer. Ann R Coll Surg Engl 90:638–642

Kim HJ, Kim CH, Lim SW, Huh JW, Kim YJ, Kim HR (2013) An extended medial to lateral approach to mobilize the splenic flexure during laparoscopic low anterior resection. Colorectal Dis 15:93–98

Knol JJ, Wexner SD, Vangertruyden G (2015) Laparoscopic mobilization of the splenic flexure: the use of color-grading as a unique teaching tool. Surg Endosc 29:734–735

Kumamoto T, Shinohara H, Tomizawa K, Hanaoka Y, Toda S, Takemura N, Moriyama J, Matoba S, Kuroyanagi H (2018) Inferior pancreatic approach for laparoscopic splenic flexure mobilization. Tech Coloproctol 22:71–72

Liang JT, Huang J, Chen TC (2018) Standardize the surgical technique and clarify the relevant anatomic concept for complete mobilization of colonic splenic flexure using da Vinci Xi® robotic system. World J Surg (43)4:1129–1136

Malek MM, Greenstein AJ, Chin EH, Nguyen SQ, Sandler AL, Wong RK, Byrn JC, Katz LB, Divino CM (2007) Comparison of iatrogenic splenectomy during open and laparoscopic colon resection. Surg Laparosc Endosc Percutan Tech 17:385–387

Mangano A, Gheza F, Giulianotti PC (2018) Iatrogenic spleen injury during minimally invasive left colonic flexure mobilization: the quest for evidence-based results. Minerva Chir 73:512–519

Mangano A, Masrur MA, Bustos R, Chen LL, Fernandes E, Giulianotti PC (2018) Near-infrared indocyanine green-enhanced fluorescence and minimally invasive colorectal surgery: review of the literature. Surg Technol Int 33:77–83

Martín Arévalo J, Moro-Valdezate D, García-Botello SA, Pla-Martí V, Garcés-Albir M, Pérez Santiago L, Vargas-Durán A, Espí-Macías A (2018) Propensity score analysis of postoperative and oncologicaloutcomes after surgical treatment for splenic flexure colon cancer. Int J Colorectal Dis 33:1201–1213

Martínez-Pérez A, Brunetti F, Vitali GC, Abdalla S, Ris F, de'Angelis N (2017) Surgical treatment of colon cancer of the splenic flexure: a systematic review and meta-analysis. Surg Laparosc Endosc Percutan Tech 27:318–327

Masoomi H, Carmichael JC, Mills S, Ketana N, Dolich MO, Stamos MJ (2012) Predictive factors of splenic injury in colorectal surgery: data from the nationwide inpatient sample, 2006–2008. Arch Surg 147:324–329

Matsuda T, Iwasaki T, Hirata K, Tsugawa D, Sugita Y, Sumi Y, Kakeji Y (2015) A three-step method for laparoscopic mobilization of the splenic flexure. Ann Surg Oncol 22:S335

Matsuda T, Sumi Y, Yamashita K, Hasegawa H, Yamamoto M, Matsuda Y, Kanaji S, Oshikiri T, Nakamura T, Suzuki S, Kakeji Y (2018) Anatomical and embryological perspectives in laparoscopic complete mesocoloic excision of splenic flexure cancers. Surg Endosc 32:1202–1208

Mike M, Kano N (2015) Laparoscopic surgery for colon cancer: a review of the fascial composition of the abdominal cavity. Surg Today 45:129–139

Nakagoe T, Sawai T, Tsuji T, Jibiki M, Ohbatake M, Nanashima A, Yamaguchi H, Yasutake T, Kurosaki N, Ayabe H, Ishikawa H (2001) Surgical treatment and subsequent outcome of patients with carcinoma of the splenic flexure. Surg Today 31:204–209

Nowakowski M, Małczak P, Mizera M, Rubinkiewicz M, Lasek A, Wierdak M, Major P, Budzyński A, Pędziwiatr M (2018) The safety of selective use of splenic flexure mobilization in sigmoid and rectal resections-systematic review and meta-analysis. J Clin Med 7:392

Okuda J, Yamamoto M, Tanaka K, Masubuchi S, Uchiyama K (2016) Laparoscopic resection of transverse colon cancer at splenic flexure: technical aspects and results. Updates Surg 68:71–75

Park JS, Kang SB, Kim DW, Lee KH, Kim YH (2009) Laparoscopic versus open resection without splenic flexuremobilization for the treatment of rectum and sigmoid cancer: a study from a single institution that selectively used splenic flexuremobilization. Surg Laparosc Endosc Percutan Tech 19:62–68

Perrakis A, Weber K, Merkel S, Matzel K, Agaimy A, Gebbert C, Hohenberger W (2014) Lymph node metastasis of carcinomas of transverse colon including flexures. Consideration of the extramesocolic lymph node stations. Int J Colorectal Dis 29:1223–1229

Pisani Ceretti A, Maroni N, Sacchi M, Bona S, Angiolini MR, Bianchi P, Opocher E, Montorsi M (2015) Laparoscopic colonic resection for splenic flexure cancer: our experience. BMC Gastroenterol 15:76

Rusu MC, Vlad M, Voinea LM, Curcă GC, Sişu AM (2008) Detailed anatomy of a left accessory aberrant colic artery. Surg Radiol Anat 30:595–599

Schlussel AT, Wiseman JT, Kelly JF, Davids JS, Maykel JA, Sturrock PR, Sweeney WB, Alavi K (2017) Location is everything: the role of splenic flexure mobilization during colon resection for diverticulitis. Int J Surg 40:124–129

Stelzner S, Hohenberger W, Weber K, West NP, Witzigmann H, Wedel T (2016) Anatomy of the transverse colon revisited with respect to complete mesocolic excision and possible pathways of aberrant lymphatic tumor spread. Int J Colorectal Dis 31:377–384

Toh JWT, Matthews R, Kim SH (2018) Arc of Riolan-preserving splenic flexure takedown during anterior resection: potentially critical to prevent acute anastomotic ischemia. Dis Colon Rectum 61:411–414

Vasey CE, Rajaratnam S, O'Grady G, Hulme-Moir M (2018) Lymphatic drainage of the splenic flexure defined by intraoperative scintigraphic mapping. Dis Colon Rectum 61:441–446

Watanabe J, Ota M, Suwa Y, Ishibe A, Masui H, Nagahori K (2017) Evaluation of lymph flow patterns in splenic flexural colon cancers using laparoscopic real-time indocyanine green fluorescence imaging. Int J Colorectal Dis 32:201–207

Offene und laparoskopische Resektion des Colon transversum

Sigmar Stelzner

Inhaltsverzeichnis

S. Benz et al. (Hrsg.), *Chirurgie des Kolonkarzinoms*,
https://doi.org/10.1007/978-3-662-60453-3_17

Die Chirurgie des Transversumkarzinoms ist komplex und vereinigt operative Strategien sowohl der Rechts- als auch der Linkskolonchirurgie. Dieses Kapitel beschreibt Schritt für Schritt das operative Vorgehen sowohl für den offenen als auch den laparoskopischen Zugang auf Grundlage der kompletten mesokolischen Exzision (CME).

1 Einführung

Die Chirurgie des Transversumkarzinoms (und gleichermaßen der Flexurenkarzinome) stellt sowohl offen als auch laparoskopisch eine Herausforderung dar. Hierfür gibt es embryologische, anatomische, technische und insbesondere onkologische Gründe.

Wie bereits im ▶ Kap. 2 beschrieben, nimmt das Colon transversum als letzter Abschnitt des Mitteldarmes während der embryonalen Darmrotation eine enge Lagebeziehung zu den Vorderdarmabkömmlingen Magen, Duodenum, Pankreas und Milz ein. Das dorsale Mesogastrium des Magens legt sich als großes Netz über die antimesokolische Fläche des Querdarmes und bildet hier eine feste adhäsive Verbindung, die sich jedoch im Sinne eines „mesofascial interface" separieren lässt. Das rechtsseitige Mesocolon transversum und das Mesokolon der rechten Flexur legen sich über die Pars descendens duodeni und bilden hier ebenfalls embryonale Adhäsionen. Die linke Flexur ist interindividuell variabel gelegen, kann aber bis weit nach kranial reichen und Adhäsionen zum Milzhilus bilden. Das linksseitige Mesocolon transversum ist innig mit dem Pankreasunterrand verbunden. Offenbar besteht hier ein embryonaler Wachstumsdruck, der über die Ausbildung von „interface"-artigen Adhäsionen hinausgeht (Jeong et al. 2009). In diesem Bereich überschreitet die V. mesenterica inferior auch zwei embryologisch definierte Darmabschnitte (Hinter- und Vorderdarm).

Die anatomische Herausforderung manifestiert sich vor allem im Bereich des gemeinsamen, oft aber sehr variablen venösen Abflusses von Rechtskolon, Pankreas und Omentum bzw. Magen, dem Truncus gastropancreaticocolicus (Henle-Trunkus). Diese zartwandigen, in unmittelbarer Nähe der V. mesenterica superior konfluierenden Venen reißen leicht ein und können Ursache gefährlicher Blutungen werden. Werner Hohenberger als Nestor der kompletten metabolischen Exzision (CME) hat diesem operationstechnisch relevanten Aspekt immer große didaktische Aufmerksamkeit geschenkt (Hohenberger et al. 2009), weshalb diese Venenregion zu Recht als Hohenberger'sche Junction („bleeding point") bezeichnet werden kann. Weiterhin existieren Varianten der A. colica media, am häufigsten das Auftreten von zwei Ästen (10 %). Selten sind drei Äste, ein atypischer Abgang aus einer Pankreasarterie oder das Fehlen des Gefäßes (5 %). Zuletzt ist noch die Möglichkeit einer intermesokolischen Anastomose gegeben, mit der in 10 % der Fälle zu rechnen ist (▶ Kap. 2).

Die technischen Herausforderungen ergeben sich neben den genannten Besonderheiten aus der Notwendigkeit, in der Regel beide Flexuren onkologisch adäquat zu mobilisieren. Vor allem im Bereich der Milz, des Pankreasschwanzes und des Truncus gastropancreaticocolicus resultiert insbesondere beim adipösen Patienten ein hohes Risiko unbeabsichtigter Organverletzungen mit der entsprechenden Notwendigkeit des Komplikationsmanagements.

2 Resektionsausmaß an Darm und Omentum

Aus onkologischer Perspektive bzw. bezüglich des Resektionsausmaßes (■ Abb. 1) sind mehrere Dinge zu abzuwägen:

Zum einen die unmittelbare Beziehung der Karzinome zum großen Netz (■ Abb. 2), die eine direkte Infiltration, aber auch ein Abwandern von Tumorzellen in Richtung der Magenlymphknoten entlang der großen Kurvatur nahelegen (Perrakis et al. 2014). Ferner wurden auch kleine Blutgefäßverbindungen zwischen Transversum und Omentum nachgewiesen, die ebenfalls als potenzielle Metastasenwege infrage kommen (Stelzner et al. 2016). Insofern muss das

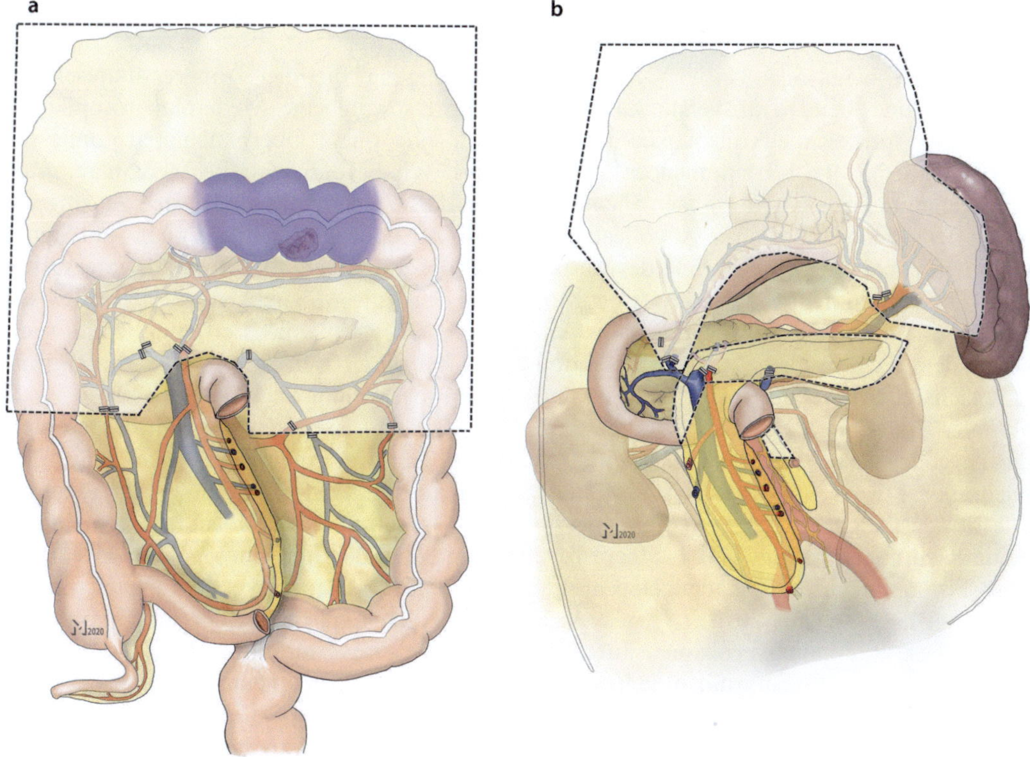

Abb. 1 Luminales (**a**) und zentrales (**b**) Resektionsausmaß beim Transversumkarzinom

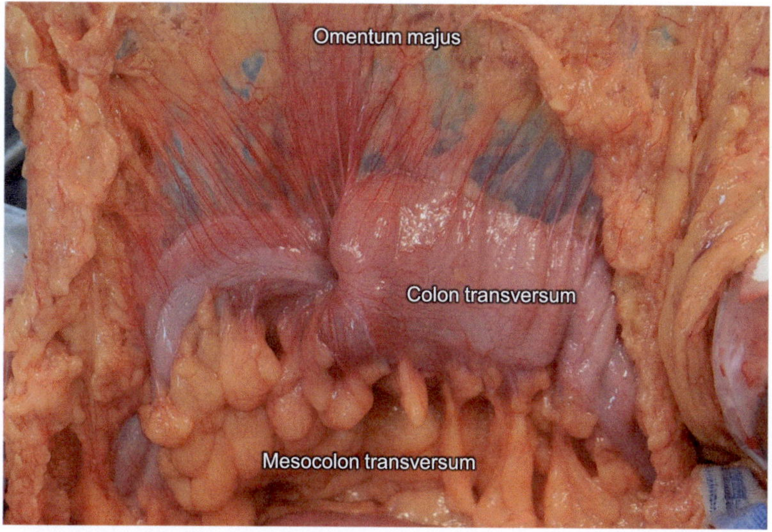

Abb. 2 Im mittleren Drittel gelegenes Transversumkarzinom mit partieller Invagination. (Copyright: PD Dr. Sigmar Stelzner, Dresden)

große Netz inklusive der gastroomentalen Gefäße parallel zum Resektionsausmaß am Darm mitreseziert werden. Zum anderen ist beim Kolon immer von einem bidirektionalen Lymphabfluss auszugehen, sodass jeweils das orale und das aborale arterielle Gefäß in die Resektion miteinbezogen werden müssen (S3-Leitlinie Kolorektales Karzinom 2019). Dies betrifft beim rechtsseitigen Flexurenkarzinom und beim Transversumkarzinom des rechten Drittels die A. ileocolica und die A. colica media. Bei Karzinomen des linken Transversumdrittels und der linken Flexur ist neben der A. colica media die A. colica sinistra miteinzubeziehen. Karzinome des mittleren Transversumdrittels erfordern eine Mobilisation beider Flexuren, ein zentrales Absetzen der A. colica media und die Resektion des nächsten Arkadengefäßes in oraler und aboraler Richtung. Dies betrifft nach oral die A. colica dextra (wenn vorhanden) und nach aboral die A. colica sinistra ascendens. Die Mindestlänge des resezierten Darmes in beide Richtungen beträgt jeweils 10 cm bzw. muss bis zum nächsten Arkadengefäß ausgedehnt werden (Tan et al. 2010).

Da diese Radikalitätsprinzipien durchaus in sehr ausgedehnte Eingriffe münden können, sind Patientenzustand und -alter in die Erwägungen miteinzubeziehen. Beim Hochbetagten ohne massive nodale oder Tumorausdehnung erscheint die engere Anwendung der 10-cm-Regel unter zentraler Dissektion des dem Tumor am nächsten liegenden Gefäßes (Pedikel) gerechtfertigt. Hierfür sprechen auch die Daten japanischer Arbeitsgruppen, deren Ergebnisse mit weniger mesokolischer Resektionsfläche, jedoch konsequenter zentraler Dissektion (D3-Lymphadenektomie) den Ergebnissen der CME entsprechen (West et al. 2012).

Bei Infiltration eines Nachbarorganes muss die operative Strategie den Gegebenheiten angepasst werden. Tumoren im Bereich der rechten Flexur können Duodenum und Pankreaskopf infiltrieren und eine kephale Pankreatikoduodenektomie erfordern. Linksseitig gelegene Tumoren sind prädisponiert, Magen, Pankreasschwanz und Milz miteinzubeziehen und müssen mit einer entsprechenden Operationserweiterung behandelt werden. Prinzipiell sollten diese Befunde durch die präoperative Diagnostik identifiziert und möglichst durch eine neoadjuvante Therapie einem Downsizing unterzogen werden (FOxTROT Collaborative Group 2012).

3 Offene Transversumresektion

Als Zugang für die Transversumresektion kommt sowohl eine Medianlaparotomie als auch eine quere Oberbauchlaparotomie infrage. Wir bevorzugen eine Medianlaparotomie, da sie einen unkomplizierten Zugang sowohl zur Ileozökalregion als auch zum Sigma und ggf. zum oberen Rektum erlaubt. Außerdem wird die Möglichkeit eines Rectus-Abdominis-Muskellappens erhalten, auch wenn dies bei dieser Indikation keine vordergründige Fragestellung ist.

Bei der weiteren Verfahrensbeschreibung wird von einem zentral gelegenen Tumor ausgegangen (◘ Abb. 2). Anpassungen der Operationsstrategie sind vorzunehmen, wenn die Befunde im rechten Transversumdrittel oder an der rechten Flexur gelegen sind. Nach Exploration der Bauchhöhle beginnt die Präparation links-lateral unter Eintrennung des Peritoneums entlang der Umschlagfalte von parietalem zu viszeralem Peritoneum (sog. Toldt'sche Linie). In der Regel muss auch das Sigma mit seinen Fettappendices von der lateralen Bauchwand separiert werden. Es sollte große Sorgfalt darauf verwandt werden, die embryonale Verklebeschicht, das „mesofascial interface", darzustellen und als Präparationsebene stringent zu nutzen. Bewährt hat sich hierfür monopolarer niedrigenergetischer Koagulationsstrom, der eine Separierung des durch Zug und Gegenzug entstehenden areolären, spinnennetzartigen Gewebes ohne wesentlichen Lateralschaden erlaubt. Alternativ ist aber auch die Präparation mit der Schere unkompliziert möglich, da es in dieser Schicht keine wesentlichen kompartimentüberschreitenden Blutgefäße gibt. Nur in Ausnahmefällen können echte Gefäßverbindungen vom mesokolischen Kompartiment zum Retroperitoneum dargestellt werden, diese wurden als Turner-Plexus in der Literatur – insbesondere bei mesenterialen Abflussbehinderungen – beschrieben (Michels et al. 1963). Leitstruktur ist zunächst die parietale Faszie, die über der Nierenfettkapsel als Fascia renalis anterior (Gerota) besonders prägnant ausgebildet ist. Hier wird weit nach medial präpa-

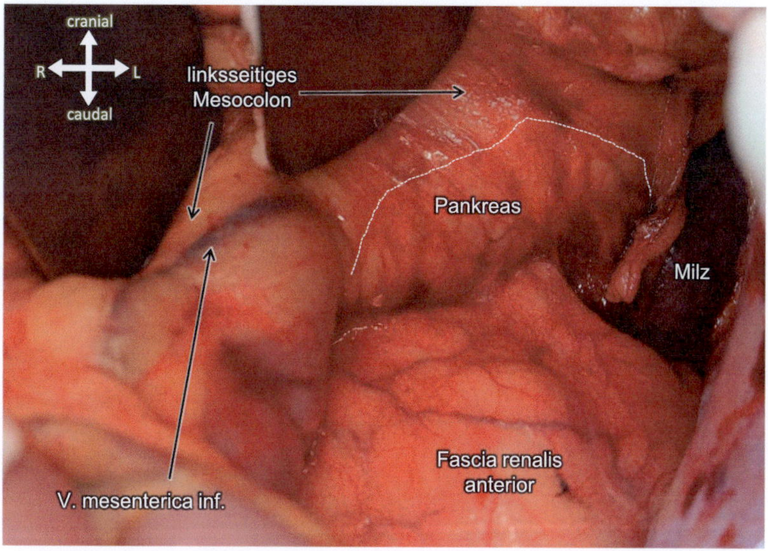

Abb. 3 Situs nach Mobilisation des Kolons und des Mesocolon descendens im „mesofascial interface" von lateral nach medial. Die mesokolische Faszie geht in die Hüllfaszie des Pankreas über *(gestrichelte Linie)*. Der Dünndarm schimmert durch das mitmobilisierte Peritoneum medial der V. mesenterica inf. durch. (Copyright: PD Dr. Sigmar Stelzner, Dresden)

riert, in aller Regel kann die V. mesenterica inferior bedeckt von der mesokolischen Faszie von dorsal als Landmarke dargestellt werden (Abb. 3).

Nach kranial wird das linksseitige Omentum majus, welches als Verdichtung häufig ein „Ligamentum phrenicocolicum" vorzutäuschen scheint, von der lateralen Bauchwand bis zum Milzhilus ebenfalls in der embryonalen Schicht mitmobilisiert. In diesem Bereich (linke Flexur) bildet auch die dorsale Zirkumferenz des Kolons die viszerale Seite des „mesofascial interface", hier ist mit Energy Based Devices besonders vorsichtig zu verfahren.

Medial gelangt man entlang des „mesofascial interface" dorsal des Pankreas. In diesem Bereich des Pankreasschwanzes setzt sich die mesokolische Faszie praktisch übergangslos auf das Mesopankreas fort und muss am Pankreasunterrand gezielt inzidiert werden (Abb. 3).

Nun erfolgt der Wechsel nach anterior. Zunächst wird das große Netz etwa ab Mitte der großen Kurvatur unter Mitnahme der gastroomentalen Arkade vom Magen nach linkslateral skelettiert. Dieser Präparationsschritt setzt sich entlang des Milzhilus fort und findet Anschluss an die laterale Präparationsebene. Hierbei müssen die linksseitigen gastro-epiploischen (-omentalen) Gefäße durchtrennt werden, die in der Nähe des kaudalen Milzhilus aus den Lienalisgefäßen abgehen und ins Omentum bzw. zur große Magenkurvatur ziehen. Damit wird auch die Bursa omentalis eröffnet (Abb. 4), und der Pankreasunterrand kann von anterior präpariert werden. Auch auf der anterioren Seite besteht praktisch eine direkte Fortsetzung von mesokolischer Faszie und Mesopankreas, bedeckt vom Peritoneum der Bursa omentalis. Dennoch lässt sich dieser Fusionsbereich von Mesocolon transversum und Pankreasunterrand entlang einer embryonalen Schicht separieren, diese wird aber von kleinen Blutgefäßen überquert, die entsprechend mit Ligaturen oder Umstechungen versorgt werden müssen. Es erfolgt dabei auch die zentrale Absetzung der V. mesenterica inferior (Abb. 5).

Die weitere Präparation wird rechtsseitig vorgenommen, wo gemäß den Prinzipien der rechtsseitigen CME die rechte Flexur und das Mesocolon ascendens über die duodenopankreatische Platte hinweg bis an den Truncus gastropancreaticocolicus mobilisiert

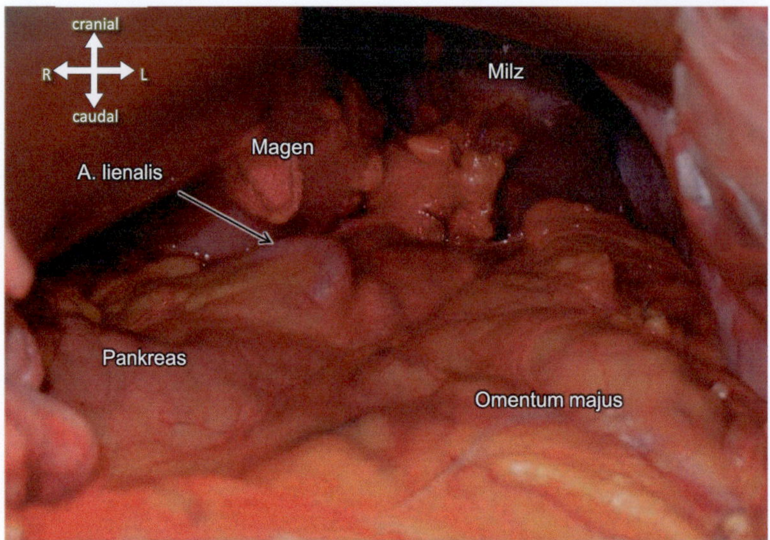

Abb. 4 Situs nach Mobilisation der linken Flexur und des linksseitigen Omentums mit Freilegung der Bursa omentalis. (Copyright: PD Dr. Sigmar Stelzner, Dresden)

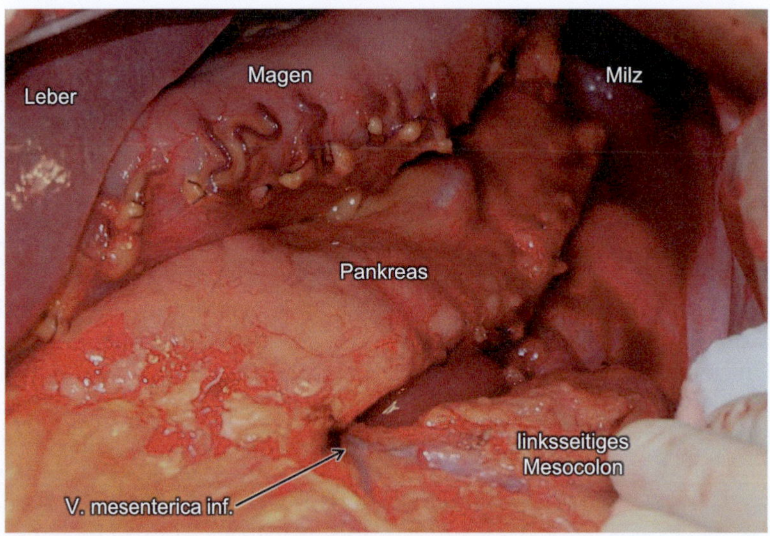

Abb. 5 Situs nach Mobilisation der linken Flexur, des linksseitigen Omentums und Ablösung des linksseitigen Mesokolons vom Pankreasunterrand. (Copyright: PD Dr. Sigmar Stelzner, Dresden)

werden. Anschließend wird die Mobilisation des großen Netzes von medial nach rechtslateral komplettiert. In diesem Rahmen werden die A. gastroomentalis dextra abgangsnah abgesetzt und die infrapylorischen Lymphknoten en bloc mitdisseziert. Gleichzeitig werden die V. gastroomentalis dextra und die kolischen Venen (V. colica dextra und ggf. V. colica dextra superior) vom Henle-Trunkus bzw. dieser je nach anatomischen Gegebenheiten komplett von der V. mesenterica superior abgesetzt.

Jetzt heftet das Mesocolon transversum nur noch mit seiner eigentlichen Radix an den zentralen Strukturen an. Vom Henle-Trunkus aus werden die V. mesenterica superior und damit die Einmündung der V. colica media dargestellt (Abb. 6). Letztere

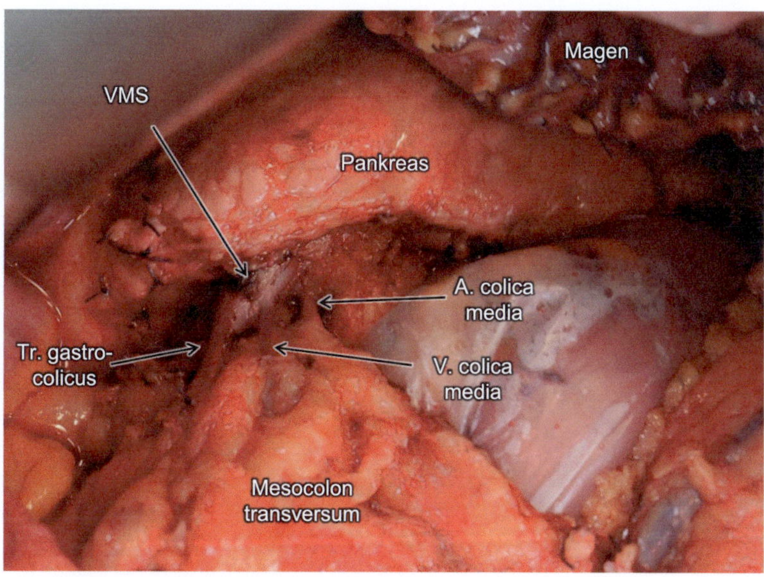

Abb. 6 Situs nach kompletter Mobilisation der Flexuren inklusive des Mesokolons bis an den Ursprung der A. colica media und die Einmündung von Tr. gastrocolicus und V. colica media in die V. mesenterica sup. *(VMS)*. (Copyright: PD Dr. Sigmar Stelzner, Dresden)

kann als Variante auch in den Henle-Trunkus münden, weshalb der Präparation in diesem Bereich besondere Sorgfalt zuteilwerden sollte. Nach mündungsnaher Durchtrennung der V. colica media wird nun als letzter Schritt die A. colica media abgesetzt. Hierbei empfiehlt es sich, die Ummantelung der A. mesenterica superior, welche aus dichten Geflechten autonomer Nerven besteht, unberührt zu lassen und die Durchtrennung auf der Oberfläche dieses Nervenmantels vorzunehmen (Abb. 6). Die Festlegung der Resektionsebene am Darm und die Skelettierung des Mesokolons erfolgt nach den o. g. Prinzipien.

Anschließend kann das Präparat aus der Bauchhöhle entfernt werden, es verbleiben der komplett freigelegte Pankreasunterrand, die zentralen Strukturen der A. et V. mesenterica superior mit freiliegender anterolateraler Venenwand und die skelettierte Magenkurvatur (Abb. 7). Bezüglich der Anastomose bevorzugen wir eine einreihige seromuskulär-extramuköse End-zu-End-Anastomose in Einzelknopfnahttechnik.

4 Laparoskopische Transversumresektion

Zur Beschreibung der laparoskopischen Transversumresektion wird ebenfalls von einem zentral gelegenen Karzinom ausgegangen. Der Patient wird in modifizierter Lloyd-Davies-Lage auf einer Vakuummatratze mit beidseitig angelagerten Armen gelagert. Es sind durch entsprechende Stützen Vorkehrungen zu treffen, dass die Matratze auch bei extremer Lagerung nicht vom Tisch gleiten kann. Die operationstaktischen Schritte folgen im Wesentlichen dem offenen Vorgehen. Der Optiktrokar wird am Nabel positioniert, ein 12-mm-Trokar im rechten Mittelbauch unterhalb des Nabels und ein 5-mm-Trokar im rechten Mittelbauch oberhalb des Nabels zur Präparation am Linkskolon. Für die rechtsseitige Präparation wird noch ein 10-mm-Trokar im linken Mittelbauch positioniert, ggf. kann insbesondere bei adipösen Patienten noch ein 5-mm-Trokar im Oberbauch eingebracht werden, bevorzugt in der Mittellinie, da hier dann der Bergeschnitt erfolgt.

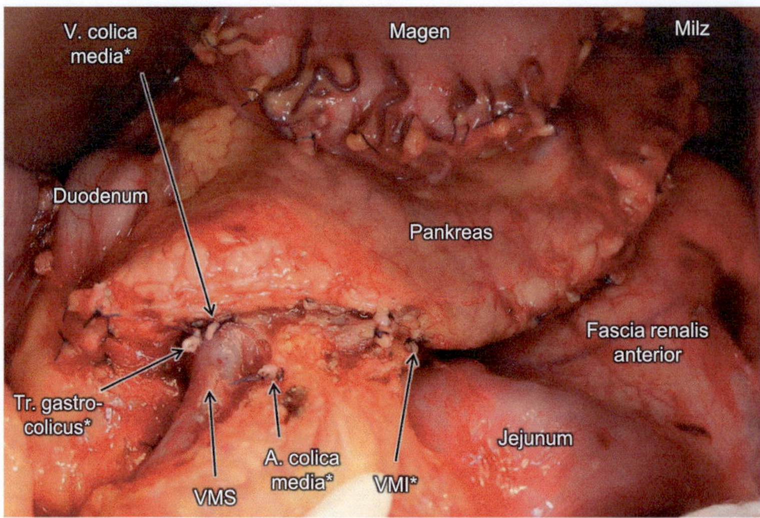

Abb. 7 Situs nach Präparatentfernung. Die Radix mesenterii zwischen V. mesenterica sup. *(VMS)* und V. mesenterica inf. *(VMI)* liegt am Pankreasunterrand komplett frei. Die infrapylorischen Lymphknoten (Ligaturen rechts) und die Lymphknoten am Pankreasunterrand sind disseziert und en bloc am Präparat verblieben (s. Abb. 18) (* abgesetztes Gefäß). (Copyright: PD Dr. Sigmar Stelzner, Dresden)

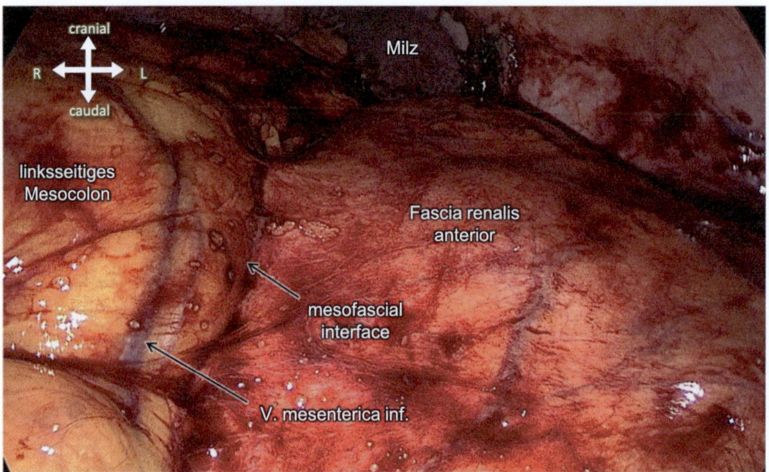

Abb. 8 Lateral-mediale Präparationsrichtung im „mesofascial interface". Die V. mesenterica inf. wird – bedeckt durch die mesokolische Faszie – oberflächlich sichtbar und dient als anatomische Landmarke. (Copyright: PD Dr. Sigmar Stelzner, Dresden)

Die Präparation beginnt linksseitig von lateral nach medial. Damit ist unseres Erachtens die exakte Darstellung des „mesofascial interface" am besten möglich. Zur Präparation wird ganz überwiegend eine Präparierschere verwendet, eine Stromapplikation erfolgt in dieser avaskulären Schicht nur gezielt bei Auftreten von in der Regel punktförmigen Blutungen. Das linke Kolon wird unter Darstellung der innerhalb der mesokolischen Faszie verlaufenden V. mesenterica inferior bis weit nach medial mobilisiert (Abb. 8). Dabei gerät der linksseitige Pankreasunterrand in das OP-Feld, welcher als Landmarke zur Identifikation des kranialen Mesocolon transversum dient (Abb. 9). Gleichzeitig wird auch das linksseitige Omentum majus von der lateralen Bauchwand bis zum Milzhi-

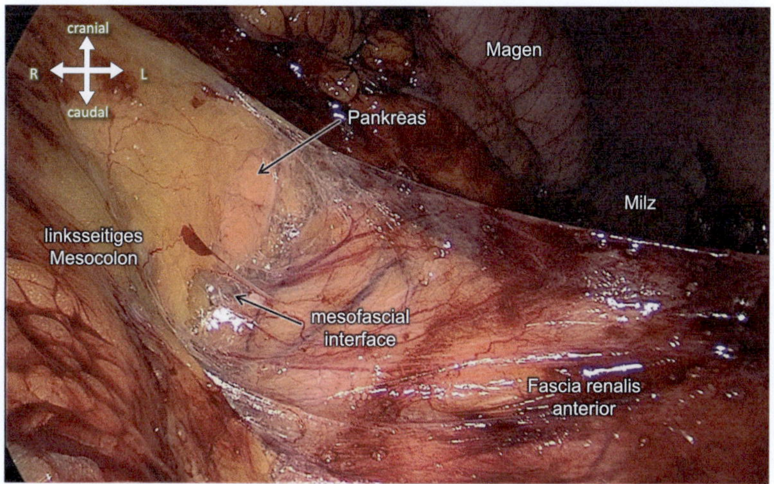

Abb. 9 Präparation des Pankreasunterrandes von kaudo-lateral. Das „mesofascial interface" erscheint als areoläres Gewebe. (Copyright: PD Dr. Sigmar Stelzner, Dresden)

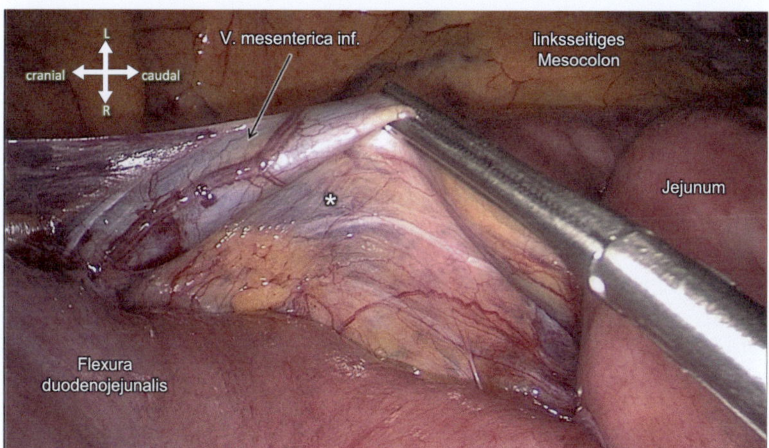

Abb. 10 Wechsel nach medial und Darstellung der V. mesenterica inf. am Pankreasunterrand. Medial und dorsal der Vene zeichnet sich bereits die laterale Präparationsebene unter dem Peritoneum ab *(*)*. Etwas weiter medial verlaufen gut sichtbar autonome Nervenfasern unmittelbar subperitoneal und können geschont werden. (Copyright: PD Dr. Sigmar Stelzner, Dresden)

lus präpariert. Hierfür sind bei der gewählten Trokaranordnung häufig langstielige Instrumente notwendig. Nach Resektion der gastroepiploischen Arkade müssen bei der Mobilisation der linken Kolonflexur die linksseitigen gastroepiploischen (-omentalen) Gefäße nahe ihrem Abgang am Milzhilus durchtrennt und sicher versorgt werden.

Für das Absetzen der V. mesenterica inferior erfolgt nun der Wechsel nach medial und die Darstellung der Vene lateral der Flexura duodenojejunalis. In der Regel ist die Vene gut sichtbar und kann mit dem umgebenden Meso von der Unterlage abgehoben werden (Abb. 10). Medial der Vene wird nun das Peritoneum eingetrennt, wodurch die Verbindung zur lateralen Präparationsebene hergestellt werden kann (Abb. 11). Anschließend wird die Vene abgesetzt.

Für die nun folgende Skelettierung des Omentum majus verwenden wir ein Energy Device zur Versiegelung der Gefäße (Abb. 12). Von medial kommend wird wiederum der Anschluss nach lateral zur Prä-

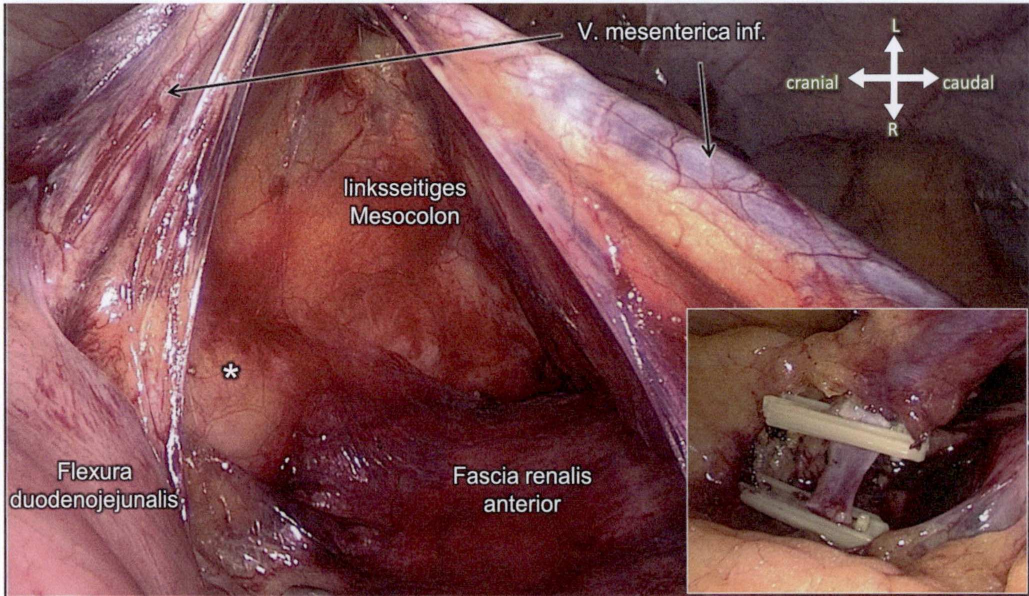

Abb. 11 Identische Perspektive wie in Abb. 9. Die Verbindung zur lateralen Präparationsebene ist hergestellt. Der Pankreasunterrand zeichnet sich deutlich ab *(*)*. *Einschub:* Durchtrennung der V. mesenterica inf. am Pankreasunterrand. (Copyright: PD Dr. Sigmar Stelzner, Dresden)

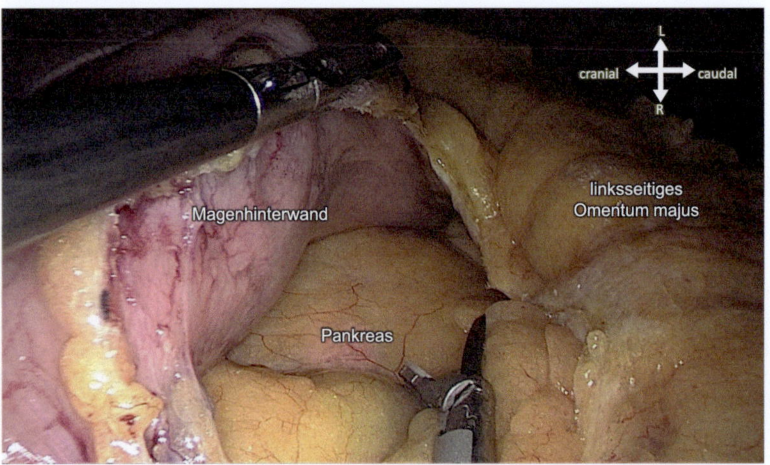

Abb. 12 Skelettierung des linksseitigen Omentum majus von der großen Magenkurvatur. Dabei Eröffnung der Bursa omentalis. (Copyright: PD Dr. Sigmar Stelzner, Dresden)

parationsebene im Milzhilus vorgenommen. Die dadurch eröffnete Bursa omentalis dient als Zugang zum Pankreasunterrand, entlang dessen die Separation des linksseitigen Mesocolon transversum erfolgt (Abb. 13). Somit ist die linksseitige Mobilisation des Darmes in den embryonalen Schichten komplettiert (Abb. 14) und das OP-Team wechselt die Position am OP-Tisch.

Auf der rechten Seite wird ebenfalls von lateral nach medial präpariert, insbesondere kann damit das „mesofascial interface" im Bereich der Pars descendens duodeni und des Pankreaskopfes exakt dargestellt werden (Abb. 15). Als nächster Schritt werden der

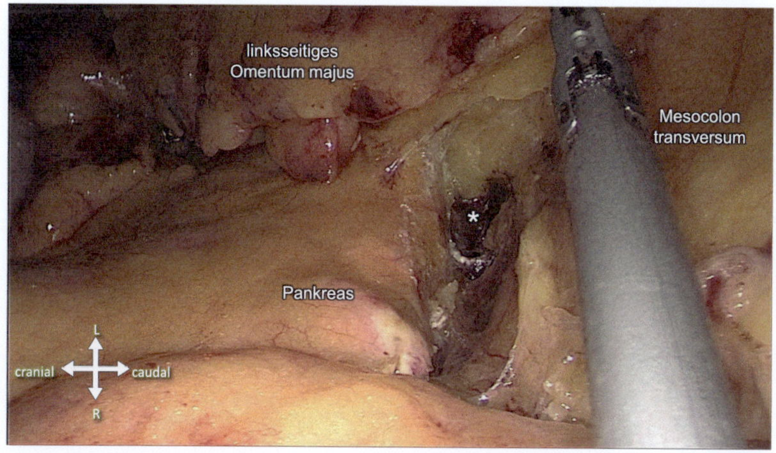

Abb. 13 Ablösung des linksseitigen Mesocolon transversum vom Pankreasunterrand von anterior. * Verbindung zur lateralen Präparationsebene. (Copyright: PD Dr. Sigmar Stelzner, Dresden)

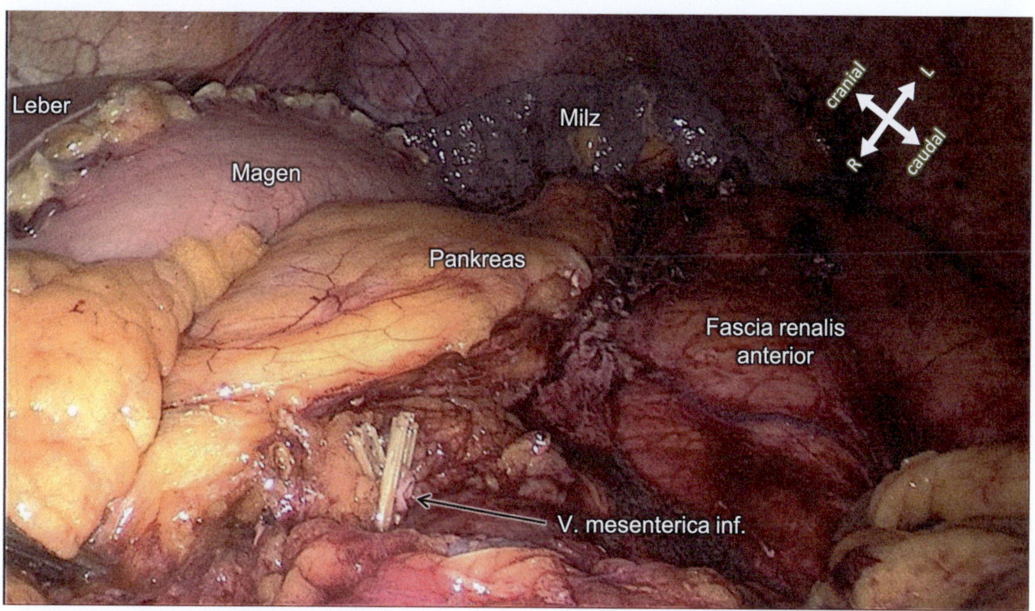

Abb. 14 Situs nach kompletter Mobilisation der linken Flexur und des Linkskolons einschließlich des Omentums. Die V. mesenterica inf. ist abgesetzt. (Copyright: PD Dr. Sigmar Stelzner, Dresden)

Henle-Trunkus freigelegt (Abb. 16) und die Vv. colica dextra (Abb. 17) und gastroomentalis dextra durchtrennt. Weiterhin wird die Skelettierung des großen Netzes auf der rechten Seite unter Darstellung und Durchtrennung der A. gastroomentalis dextra sowie die Dissektion der infrapylorischen Lymphknoten komplettiert. Somit verbleibt die Radix des Mesocolon transversum mit den Colica-media-Gefäßen, welche nach zirkulärer Freilegung (Abb. 18) abgesetzt werden können.

Die orale und aborale Präparation des Mesokolons folgt wiederum den bereits beschriebenen Prinzipien bis zur Absetzungsebene an der Darmwand. Das Präparat lässt sich pragmatischerweise durch einen ca. 7–10 cm großen Medianschnitt im Oberbauch bergen. Dies erfolgt unter Einsetzung einer Ringfolie zum Wundrandschutz.

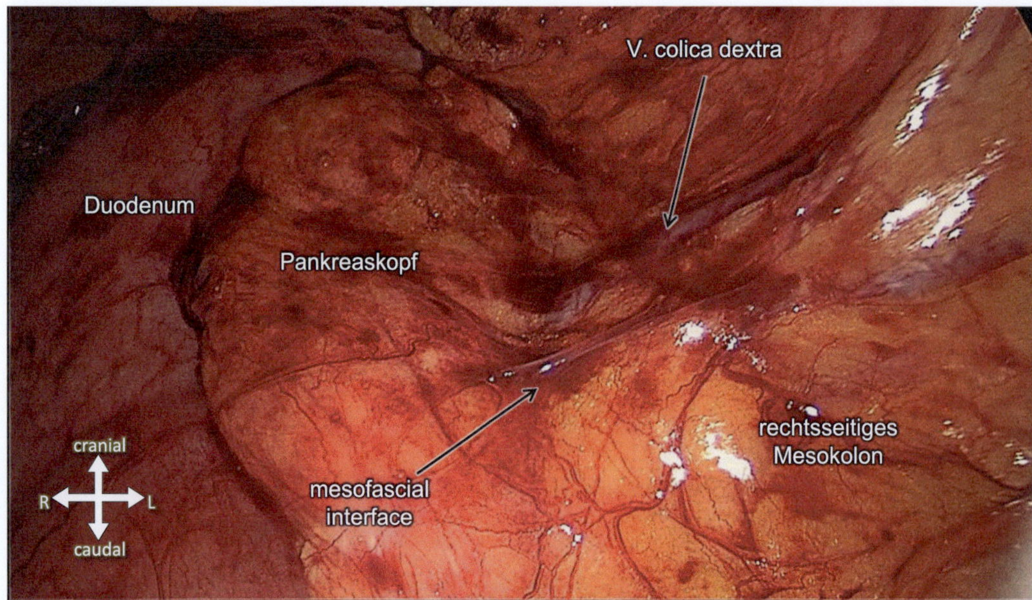

Abb. 15 Präparation des rechtsseitigen Kolons/Mesokolons von lateral nach medial im „mesofascial interface“. Die mesokolische Faszie stellt sich spiegelnd dar. Die V. colica dextra wird als Leitschiene zur Präparation des Tr. gastrocolicus genutzt. (Copyright: PD Dr. Sigmar Stelzner, Dresden)

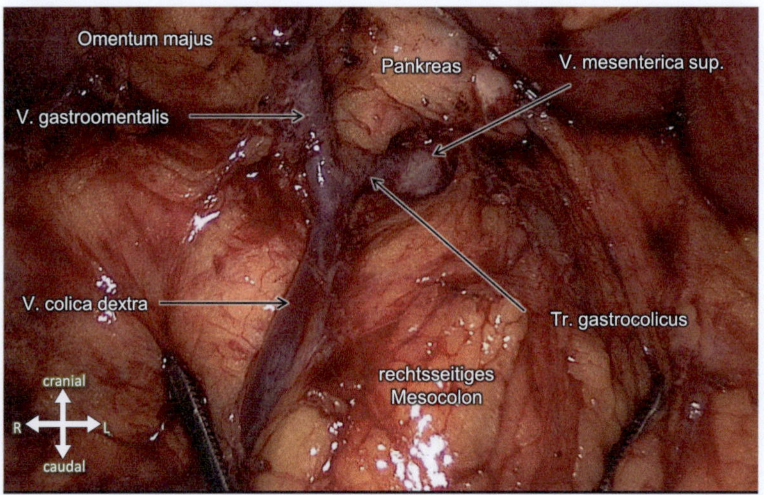

Abb. 16 Darstellung des Tr. gastro(pancreatico)colicus. In der hier vorliegenden Variante konfluieren lediglich die V. colica dextra und die V. gastroomentalis dextra. (Copyright: PD Dr. Sigmar Stelzner, Dresden).

Der Darm wird im eigenen Vorgehen offen durchtrennt und sofort End-zu-End anastomosiert. Sollte beim adipösen Patienten die zentrale Dissektion erhebliche Schwierigkeiten bereiten, kann die Medianlaparotomie auch zur Komplettierung der Gefäßpräparation genutzt werden.

5 Beurteilung des Präparates

Im Anschluss an die Operation sollte im Sinne der Qualitätssicherung eine Präparatebewertung durch den Operateur stattfinden. Insbesondere die Unversehrtheit der mesokolischen Faszie und die Länge der dem Tumor

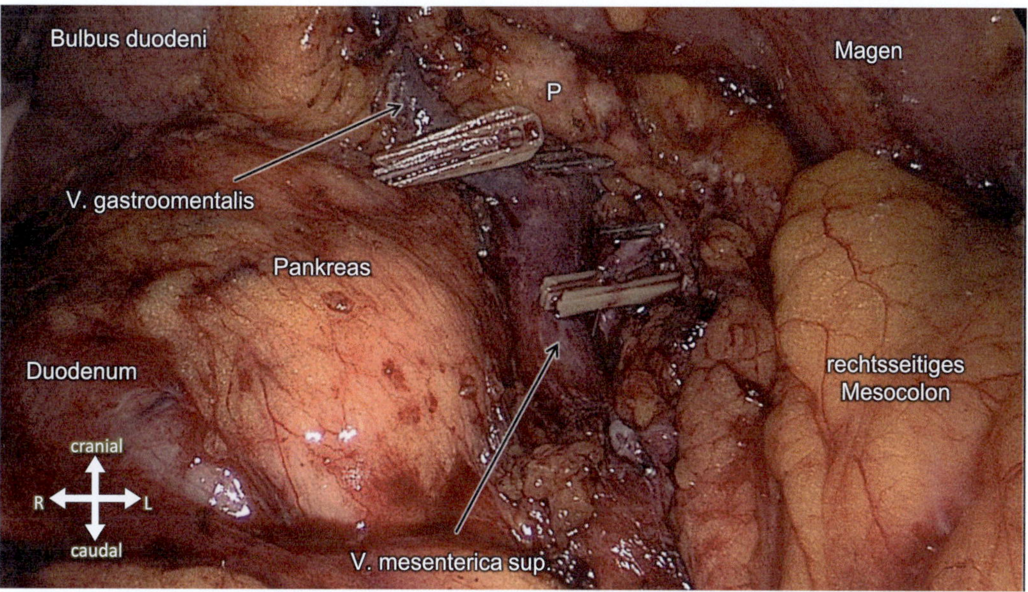

Abb. 17 Situs nach Durchtrennung der V. colica dextra, deren Stümpfe durch die biodegradierbaren Clips gekennzeichnet sind. Die anterolaterale Fläche der V. mesenterica sup. ist freipräpariert. (Copyright: PD Dr. Sigmar Stelzner, Dresden) P – Pankreas

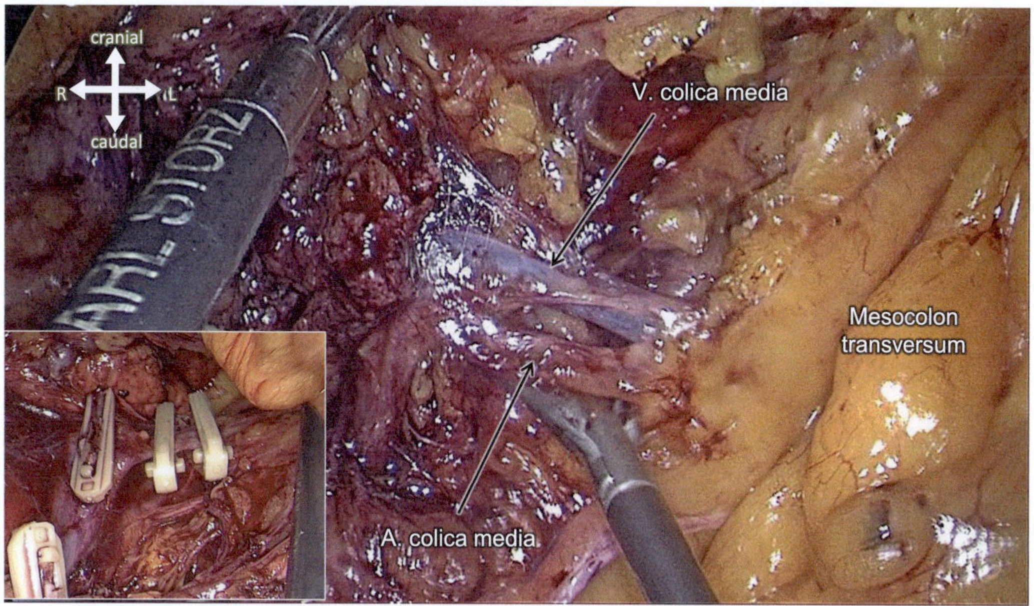

Abb. 18 Darstellung von A. und V. colica media als letzter Schritt der Mesokolonpräparation. *Einschub:* Durchtrennung der V. colica media an der Einmündung in die V. mesenterica sup. (Copyright: PD Dr. Sigmar Stelzner, Dresden)

am nächsten gelegenen Arterie (Pedikellänge) sind zu dokumentieren. Hierfür hat sich die von West et al. vorgeschlagene Klassifikation in „mesocolic plane" (intaktes Mesokolon), „intramesocolic plane" (Oberflächeneinrisse, aber Muscularis propria nicht sichtbar) und „muscularis propria plane" (Muscularis propria sichtbar oder Darmperforation) bewährt

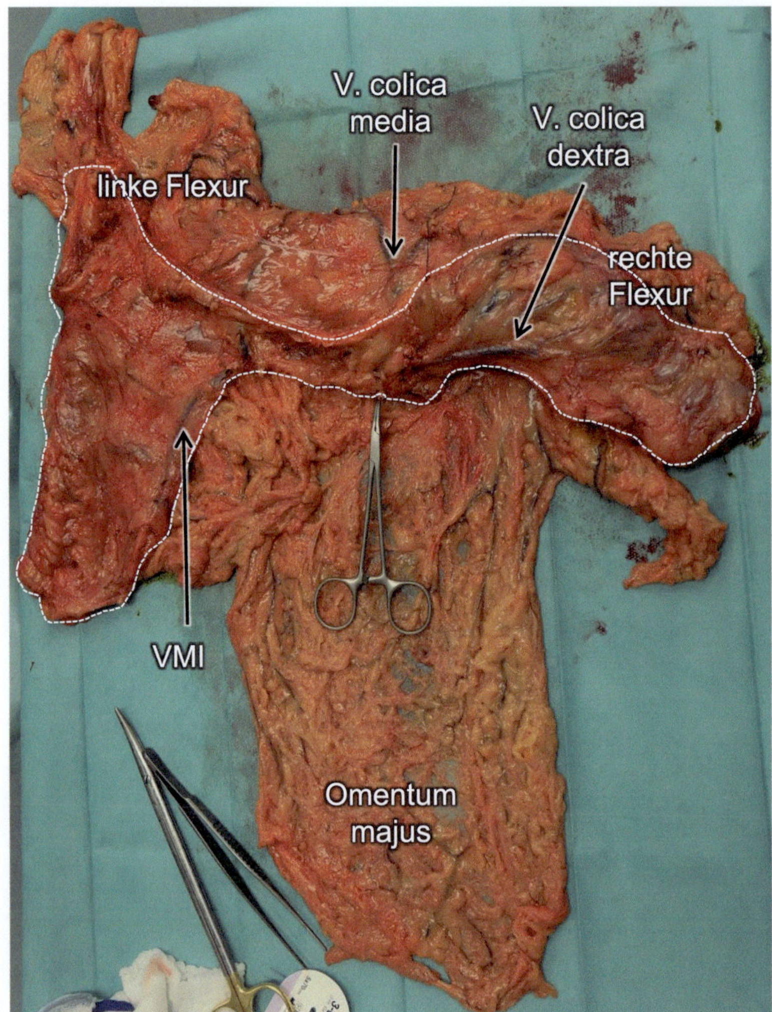

Abb. 19 Präparatebeurteilung von dorsal. Das Areal der mesokolischen Faszie ist mit *gestrichelter Linie* umrandet, unverletzt und matt spiegelnd. Die Klemme markiert die zentral abgesetzte A. colica media. (Copyright: PD Dr. Sigmar Stelzner, Dresden)

(West et al. 2008). Beim Präparat nach Transversumresektion zeichnet sich die flächige interfasziale Anheftung im Bereich beider Flexuren ab (Abb. 19).

6 Ergebnisse

Historisch wurde die Prognose der Transversum- und Flexurenkarzinome im Vergleich zu den Rechts- und Linkskolonkarzinomen als schlechter bewertet (Sjo et al. 2008). Gründe hierfür waren sowohl die eingangs erläuterte anatomisch ungünstigere Lage als auch die komplexe Lymphabflusssituation. Wir konnten jedoch in unserem eigenen Krankengut einen deutlichen Trend der Prognoseverbesserung nachweisen (unveröffentlichte Daten). Bei einem Vergleich von 81 R0-resezierten Transversum- und Flexurenkarzinomen der Stadien I–III zu 344 Rechts- bzw. Linkskolonkarzinomen (ohne Rektum) fand sich ein krankheitsspezifisches 5-Jahres-Überleben von 92,8 % zu 87,1 %, bei Betrachtung von ausschließlich lymphknotenpositiven Karzinomen von 76,7 % zu 76,8 % in den Jahren 2006–2015.

Bezüglich des operativen Zuganges werden ähnlich günstige Überlebensdaten von einer aktuellen japanischen Multicenterstudie reflektiert, welche 872 offen und 958 laparoskopisch operierte Patienten mit Transversum- und Descendenskarzinomen vergleicht. Das 3-Jahresgesamtüberleben betrug 92,2 % bzw. 95,8 %; für das Stadium III ergaben sich Raten von 87,4 % und 90,2 % (Yamaguchi et al. 2017). Bei einer Konversionsrate von 4,5 % sind diese Ergebnisse auch ein wichtiger Indikator für die onkologische Gleichwertigkeit des laparoskopischen Vorgehens. Diese Aussage wird durch eine Metaanalyse aus dem Jahr 2017 bestätigt, welche 1415 Patienten von 11 Fall-Kontroll-Studien auswertete. Auch diese Arbeit zeigte keine Unterschiede bezogen auf Gesamt- und krankheitsfreies Überleben, Lokalrezidiv- und Fernmetastasenrate (Athanasiou et al. 2017). Beide Studien unterstreichen ferner, dass auch bei Operationen von Transversumkarzinomen die kurzfristigen Vorteile der laparoskopischen Chirurgie nachgewiesen werden können (▶ Kap. 19).

Ein weiterer Aspekt der Chirurgie insbesondere des Transversumkarzinoms ist, wie bereits erwähnt, das Ausmaß der Resektion. Während theoretische Überlegungen insbesondere zum Lymphabfluss die durch die Leitlinie empfohlenen Radikalitätsprinzipien unterstützen, existiert eine aktuelle südkoreanische Studie, in der die Transversumresektion (mit „Japanese-style" D3-Lymphadenektomie) im Vergleich zu erweiterten Kolektomieverfahren in onkologischer Hinsicht keinen Unterschied zeigte (Chong et al. 2016). Inhomogenitäten der beiden Gruppen wurden durch ein Propensity Score Matching ausgeglichen, welches je 127 Patienten selektionierte. Krankheitsfreies und Gesamtüberleben waren nach 5 Jahren in beiden Gruppen gleich (89,8 % vs. 85,0 % bzw. 84,3 % vs. 86,6 %).

Die aktuellen Literaturdaten reflektieren derzeit eine onkologische Gleichwertigkeit von laparoskopischem und offenem Vorgehen bei Transversumkarzinomen, wobei einschränkend auf den Selektionsbias innerhalb der Kohortenstudien sowohl in Bezug auf T4-Karzinome als auch auf den asiatischen Ursprung der meisten zugrundeliegenden Untersuchungen mit entsprechend niedrigem BMI der behandelten Patienten hingewiesen werden muss. Auch für die Frage des Resektionsausmaßes gibt es Hinweise auf die Gleichwertigkeit von erweiterten und limitierten Operationen. Die Limitation betrifft aber nur die Länge des entfernten Darmes, während nach zentral sehr wohl die Prinzipien der CME und des „central tie", also das radikuläre Absetzen der A. colica media mit Dissektion der zentralen Lymphknoten, zu beachten sind. Aufgrund der relativen Seltenheit von Transversumtumoren ist eine höhere Evidenz für die erwähnten Fragestellungen durch große, prospektive randomisierte Studien kaum zu erwarten.

7 Zusammenfassung

Die onkologischen Ergebnisse für die Karzinome des Colon transversum und gleichermaßen der rechten und linken Flexur haben aktuell mit denen der restlichen Kolonkarzinome gleichgezogen. Offenbar haben sich die Prinzipien der CME auf diese Karzinomentitäten besonders günstig ausgewirkt. Entsprechend der vorliegenden Literaturdaten sind das offene und das laparoskopische Vorgehen gleichwertig – einen erfahrenen kolorektalen Chirurgen und eine minutiöse Qualitätssicherung vorausgesetzt. Besonderheiten dieser Karzinome, insbesondere der Lagebeziehung zu den Oberbauchorganen bei fortgeschrittenen Tumoren, ist operationstechnisch Rechnung zu tragen.

8 Danksagung

Mein Dank gilt Herrn Professor Thilo Wedel, Zentrum für Klinische Anatomie, Anatomisches Institut der Christian-Albrechts-Universität zu Kiel, für die kritische Durchsicht des Manuskriptes.

Literatur

Athanasiou CD, Robinson J, Yiasemidou M, Lockwood S, Markides GA (2017) Laparoscopic vs open approach for transverse colon cancer. A systematic review and meta-analysis of short and long term outcomes. Int J Surg. 2017 May;41:78–85

Chong CS, Huh JW, Oh BY, Park YA, Cho YB, Yun SH, Kim HC, Lee WY (2016) Operative method for transverse colon carcinoma: transverse colectomy versus extended colectomy. Dis Colon Rectum 59:630–639

FOxTROT Collaborative Group (2012) Feasibility of preoperative chemotherapy for locally advanced, operable colon cancer: the pilot phase of a randomized controlled trial. Lancet Oncol 13:1152–1160

Hohenberger W, Weber K, Matzel K, Papadopoulos T, Merkel S (2009) Standardised surgery for colonic cancer: complete mesocolic excision (CME) and central ligation – technical notes and outcome. Colorectal Dis 11:354–364

Jeong YJ, Cho BH, Kinugasa Y, Song CH, Hirai I, Kimura W, Fujimiya M, Murakami G (2009) Fetal topohistology of the mesocolon transversum with special reference to fusion with other mesenteries and fasciae. Clin Anat 22:716–729

Leitlinienprogramm Onkologie (Deutsche Krebsgesellschaft, Deutsche Krebshilfe, AWMF): S3-Leitlinie Kolorektales Karzinom, Langversion 2.1, 2019, AWMF Registrierungsnummer: 021/007OL. ► https://www.leitlinienprogramm-onkologie.de/leitlinien/kolorektales-karzinom/. Zugegriffen: 10. Febr. 2019

Michels NA, Siddharth P, Kornblith PL, Parke WW (1963) The variant blood supply to the small and large intestines: its import in regional resections: a new anatomic study based on four hundred dissections, with a complete review of the literature. J Int Coll Surg 39:127–170

Perrakis A, Weber K, Merkel S, Matzel K, Agaimy A, Gebbert C, Hohenberger W (2014) Lymph node metastasis of carcinomas of transverse colon including flexures. Consideration of the extramesocolic lymph node stations. Int J Colorectal Dis 29:1223–1229

Sjo OH, Lunde OC, Nygaard K, Sandvik L, Nesbakken A (2008) Tumour location is a prognostic factor for survival in colonic caner patients. Colorectal Dis 10:33–40

Stelzner S, Hohenberger W, Weber K, West NP, Witzigmann H, Wedel T (2016) Anatomy of the transverse colon revisited with respect to complete mesocolic excision and possible pathways of aberrant lymphatic tumor spread. Int J Colorectal Dis 31:377–384

Tan KY, Kawamura YJ, Mizokami K, Sasaki J, Tsujinaka S, Maeda T, Nobuki M, Konishi F (2010) Distribution of the first metastatic lymph node in colon cancer and its clinical significance. Colorectal Dis 12:44–47

West NP, Morris EJ, Rotimi O, Cairns A, Finan PJ, Quirke P (2008) Pathology grading of colon cancer surgical resection and its association with survival: a retrospective observational study. Lancet Oncol 9:857–865

West NP, Kobayashi H, Takahashi K, Perrakis A, Weber K, Hohenberger W, Sugihara K, Quirke P (2012) Understanding optimal colonic cancer surgery: comparison of Japanese D3 resection and European complete mesocolic excision with central vascular ligation. J Clin Oncol 30:1763–1769

Yamaguchi S, Tashiro J, Araki R, Okuda J, Hanai T, Otsuka K, Saito S, Watanabe M, Sugihara K (2017) Laparoscopic versus open resection for transverse and descending colon cancer: short-term and long-term outcomes of a multicenter retrospective study of 1830 patients. Asian J Endosc Surg 10:268–275

Besonderheiten der T4-Situation beim Kolonkarzinom

Johannes Lauscher und Martin Ernst Kreis

Inhaltsverzeichnis

S. Benz et al. (Hrsg.), *Chirurgie des Kolonkarzinoms*,
https://doi.org/10.1007/978-3-662-60453-3_18

Die T4-Situation beim Kolonkarzinom ist anspruchsvoll und erfordert ein gründliches präoperatives Staging und eine optimale Prähabilitation des Patienten. In der T4b-Situation sollte der Patient präoperativ im interdisziplinären Tumorboard diskutiert werden, um festzulegen, ob eine neoadjuvante Vorbehandlung eine bessere Chance auf eine R0-Resektion und eine verbesserte Funktion postoperativ bietet. Besteht intraoperativ eine Adhärenz des Tumors an Nachbarstrukturen, sind diese en bloc zu resezieren, ohne die Grenzlamellen zu eröffnen und den Tumor an der Oberfläche des Resektates zu exponieren. Kommt eine urologische oder vaskuläre Rekonstruktion in Betracht, sollten die entsprechenden Fachdisziplinen schon präoperativ involviert und in die Operationsplanung einbezogen werden. Die Indikation zur laparoskopischen Resektion sollte in der klinischen T4b-Situation zurückhaltend gestellt werden. Aktuell gibt es nach Studienlage keine Indikation zur adjuvanten hyperthermen intraperitonealen Chemotherapie (HIPEC) in der T4-Situation. Gelingt die onkologische R0-Resektion in der T4-Situation, hat der Patient ein befriedigendes 5-Jahres-Gesamtüberleben von 20–60 %.

1 Einführung

T4-Kolonkarzinome sind definiert als lokal fortgeschrittene Tumoren, die entweder das viszerale Peritoneum penetrieren (T4a) oder bei denen eine direkte Invasion von Nachbarstrukturen vorliegt (T4b). Trotz der Fortschritte in präoperativer Bildgebung ist es oftmals schwierig, zwischen peritumoröser Entzündungsreaktion zu Nachbarstrukturen und Tumorinfiltration zu differenzieren. Bei Verdacht auf eine T4b-Situation sollten transabdominelle Biopsien und Schnellschnittuntersuchungen strikt vermieden werden, da hierbei stets die Gefahr einer örtlichen Tumorzelldissemination besteht, woraus eine signifikante Verringerung der Überlebenschancen resultiert.

Cave

Besteht der Verdacht auf eine Infiltration von Nachbarorganen, sollten diese en bloc reseziert werden (multiviszerale Resektion), um eine R0-Resektion zu erreichen und eine Tumoreröffnung zu vermeiden.

Eine neoadjuvante Therapie (Chemotherapie, in Einzelfällen auch Radiochemotherapie) kann geeignet sein, bei einem T4b-Tumor ein Downsizing und Downstaging zu erreichen, um eine Resektabilität im Gesunden zu erreichen.

2 Klassifizierung und Epidemiologie

Das T4-Kolonkarzinom perforiert das viszerale Peritoneum und/oder infiltriert direkt in andere Organe oder Strukturen. Der T4a-Tumor perforiert das viszerale Peritoneum, der T4b-Tumor infiltriert direkt in andere Organe oder Strukturen. Die Rate von T4-Tumoren unter den nichtmetastasierten Kolonkarzinomen wird nach der US-amerikanischen SEER-Datenbank mit 6,3 % für T4a und mit 4,4 % für T4b angegeben. T4-Tumoren ohne Fernmetastasen fallen in das UICC-Stadium IIB (T4aN0M0), UICC IIC (T4bN0M0), UICC IIIB (T4aN1M0) oder UICC IIIC (T4bN1M0). Die 5-Jahres-Überlebensrate für das Kolonkarzinom im Stadium IIB beträgt 60,6 %, während sie im Stadium IIC signifikant geringer ist und bei 45,7 % liegt (Edge et. al. 2010; Gao et al. 2013). Diese Zahlen verdeutlichen die Bedeutung der Invasion von Nachbarorganen auf die Prognose.

Die schlechte Prognose von T4-Karzinomen liegt in mehreren Faktoren begründet: die Invasion von Nachbarstrukturen, die zu einer höheren Rate von R1-Resektionen führt oder – in seltenen Fällen – den Tumor sogar inoperabel machen, die hohe Inzidenz von Lymphknotenmetastasen (bis zu 65 %) und ein im Vergleich zu T2- und T3-Tumoren erhöhtes Risiko von Fernmetastasen von bis zu 45 % (Diaconescu et al. 2018).

3 Präoperatives Staging

Das korrekte präoperative Staging ist essenziell zur Festlegung der Behandlungsstrategie. Es beinhaltet die Anamnese inklusive Familienanamnese bezüglich potenzieller hereditärer onkologischer Erkrankungen, die klinische Untersuchung, die Bestimmung des CEA, die komplette Koloskopie mit endoluminaler Probeexzision zur histologischen Untersuchung. Bei Verdacht auf T4-Situation sollte eine Computertomografie des Abdomens/Beckens und des Thorax mit i. v.-Kontrastmittel durchgeführt werden. Die in der Leitlinie für das kolorektale Karzinom geforderte Sonografie des Abdomens und der Röntgen-Thorax erscheinen aus Autorensicht beim lokal fortgeschrittenen Kolonkarzinom als nicht ausreichend. Die Computertomografie erlaubt eine Evaluation einer möglichen Infiltration von Nachbarorganen und ist geeignet, auch kleine Metastasen von Leber und Lunge zu detektieren. Durch den Nachweis freier Flüssigkeit und knotiger Läsionen im Fettgewebe kann sich in Einzelfällen auch ein Hinweis für eine Peritonealkarzinose aus dem CT ergeben. Liegt der Tumor benachbart zu vaskulären Strukturen oder ist eine komplette mesokolische Exzision (CME) geplant, sollte eine Computertomografie mit arterieller und venöser Phase durchgeführt werden, da dann eine perfekte OP-Planung auch im Hinblick auf vaskuläre Strukturen möglich wird. Die Genauigkeit des präoperativen Stagings ist trotz aller Verbesserungen der Computertomografie nicht sehr exakt. Engelmann et al. (2014) fanden eine Genauigkeit (Accuracy) von 70–77 % für das präoperative Staging von T4-Kolonkarzinomen mittels CT; die Sensitivität lag bei 17–25 % und die Spezifität bei 82–93 %. In einer dänischen Studie mit 74 eingeschlossenen Patienten war die T-Klassifikation mittels CT nur in 69 % korrekt. 7 % der Patienten waren „overstaged“ und 24 % der Patienten „understaged“ (Nørgaard et al. 2014). Im FOxTROT Trial waren nur 47 % der radiologisch T4-gestagten Tumoren im Arm ohne neoadjuvante Therapie dann tatsächlich pT4. 50 % der cT4-Tumoren stellten sich als pT3 heraus (FOXtTROT Collaborative Group 2012). Auch die randomisierte kontrollierte Studie von Karoui et al. fand ein ungenaues Staging mittels CT: 33 % der Patienten waren overstaged (Karoui et al. 2019). Eine mögliche entzündliche Tumoradhärenz an Umgebungsstrukturen kann durchaus im CT diagnostiziert werden, die abschließende Entscheidung zur Multiviszeralresektion wird aber typischerweise im Operationssaal nach der chirurgischen Exploration getroffen. Trotz der beschriebenen Einschränkungen bleibt das Kontrastmittel-CT die wichtigste diagnostische Modalität zur Festlegung des Therapiekonzeptes.

Folgende Fragen sollten mittels präoperativem Staging adressiert werden:

- Besteht eine Tumorinfiltration von Nachbarorganen und kann eine R0-Resektion erreicht werden?
- Gibt es Anhalt für Fernmetastasen?
- Erlaubt der Gesundheitsstatus des Patienten eine multiviszerale Resektion und/oder eine multimodale Therapie?
- Wird aus Sicherheitsgründen eine Stomaanlage erforderlich?

Im Prinzip können diese Fragen auf eine einzige heruntergebrochen werden:

> Ist der Patient fit genug, um eine R0-Resektion anzustreben oder sollte ein palliatives Therapiekonzept favorisiert werden?

4 Therapeutische Strategie

Die radikale chirurgische Resektion des Tumors mit kompletter mesokolischer Exzision und systematischer Lymphadenektomie und ggf. En-bloc-Resektion von Nachbarorganen im Sinne einer Multiviszeralresektion ermöglicht dem Patienten die größte Aussicht auf eine Kuration. Neoadjuvante Therapiekonzepte können eine Tumorregression erreichen und damit eine R0-Resektion ermöglichen. Protokolle für neoadjuvante Therapiekonzepte sind allerdings noch nicht fest etabliert und in den aktuellen Leitlinien für das kolorektale Karzinom noch nicht verankert.

Praxistipp

T4-Kolonkarzinome sollten in der interdisziplinären Tumorkonferenz besprochen werden, um die Therapiealternative einer neoadjuvanten Therapie zu diskutieren.

5 Neoadjuvante Therapiekonzepte

In den vergangenen zwei Jahrzehnten wurden bei einer Reihe von gastrointestinalen Tumoren wie zum Beispiel beim Ösophagus-, Magen- und Rektumkarzinom neoadjuvante und perioperative Therapieregimes etabliert. Neoadjuvante und perioperative Konzepte bieten einige überzeugende theoretische Vorteile: Die Rate kompletter Resektion könnte erhöht werden, potenzielle Mikrometastasen können 2–4 Monate früher behandelt werden und der Response auf die Systemtherapie kann frühzeitig evaluiert werden. Dies kann beim Auftreten eines Tumorrezidivs für eine personalisierte Systemtherapie genutzt werden. Diese generellen Vorteile der neoadjuvanten Systemtherapie könnten auch für das lokal fortgeschrittene Kolonkarzinom gelten.

Die randomisierte FOxTROT-Studie verglich für Patienten mit cT3/cT4cN0-2, M0-Kolonkarzinom die perioperative Chemotherapie (Interventionsgruppe – 3 Zyklen präoperativ 5-FU und Oxaliplatin und 9 Zyklen postoperativ 5-FU und Oxaliplatin) mit adjuvanter Chemotherapie (Kontrollgruppe – 12 Zyklen postoperativ 5-FU und Oxaliplatin). Die ersten Ergebnisse an 150 eingeschlossenen Patienten zeigten, dass alle 99 Patienten in der perioperativen Chemotherapiegruppe reseziert werden konnten. Alle Chemotherapiezyklen konnten in der perioperativen Chemotherapiegruppe bei 68 % der Patienten vs. 57 % der Patienten in der adjuvanten Gruppe durchgeführt werden; $p = 0{,}19$. Verglichen mit der Kontrollgruppe führte die neoadjuvante Therapie zu einem signifikanten Downstaging ($p = 0{,}04$) und wenigen Fällen mit positivem Resektionsrand (4 % vs. 20 %; $p = 0{,}002$) und einem höheren Grad an Tumorregression (moderat oder größer: 31 % vs. 2 %; $p = 0{,}0001$). (FOXtTROT Collaborative Group 2012). Es ist allerdings kritisch anzumerken, dass 20 % R1-Situationen in der Kontrollgruppe einen ungewöhnlich hohen Wert darstellen.

Die Ergebnisse des FOxTROT Trials wurden zwar auf dem ASCO 2019 präsentiert, sind aber noch nicht publiziert. Es wurden insgesamt 1052 Patienten eingeschlossen. Interessanterweise war die perioperative Komplikationsrate nach neoadjuvanter Chemotherapie eher geringer als in der Kontrollgruppe: 4,3 % in der Interventionsgruppe und 7,1 % in der Kontrollgruppe erlitten eine Komplikation, die eine chirurgische Revision erforderte; $p = 0{,}05$. Nach 2 Jahren hatten 13,6 % der Patienten im Interventionsarm und 17,2 % der Patienten im Kontrollarm entweder einen persistierenden Tumor oder ein Tumorrezidiv (HR 0,75; 95-%-KI: 0,55–1,04; $p = 0{,}08$). Die Rate an Tumorrezidiven lag damit insbesondere im Kontrollarm geringer als prognostiziert und eine Überlegenheit der perioperativen Chemotherapie auf das krankheitsfreie Überleben konnte nicht nachgewiesen werden. Es zeigte sich lediglich ein Trend zugunsten der perioperativen Chemotherapie. Die Rate an R0-Resektionen war im Interventionsarm mit 95,2 % höher als in Kontrollarm mit 89,2 % (Seymour, ASCO 2019). Allerdings fällt die für das Kolonkarzinom relativ geringe Rate an R0-Resektionen bei primärer Chirurgie auf, die die Frage nach einer suboptimalen chirurgischen Qualität aufwirft, wenn man bedenkt, dass lediglich 25 % der Tumoren T4-Karzinome waren. Die Rate an pT4-Tumoren lag bei 20,5 % nach neoadjuvanter Chemotherapie vs. 29,8 % bei primärer Chirurgie und adjuvanter Chemotherapie ($p < 0{,}0001$). Ein kompletter Tumorresponse bzw. eine ausgeprägte Tumorregression wurde letztlich nur bei 3,5 % bzw. 4,1 % der Patienten im neoadjuvanten Arm nachgewiesen.

Eine Analyse der National Cancer Database aus den USA identifizierte 27.575 Patienten mit nichtmetastasiertem klinischen T3- oder T4-Kolonkarzinom. Neoadjuvante Chemotherapie und anschließende Resektion wurde mit chirurgischer Therapie und adjuvanter Chemotherapie verglichen. Nach Propensity-Score-Matching hatte bei T4b-Kolonkarzinomen die neoadjuvante Chemotherapiegruppe ein um 23 % geringeres Risiko für Tod nach 3 Jahren gegenüber der adjuvanten Chemotherapiegruppe (HR 0,77; 95-%-KI 0,60–0,98; p = 0,04). Dieser Effekt war bei T3- und T4a-Tumoren nicht nachweisbar (Dehal et al. 2018).

Eine kürzlich publizierte randomisierte kontrollierte Studie verglich die perioperative Chemotherapie (4 Zyklen FOLFOX präoperativ und 8 Zyklen FOLFOX postoperativ) mit Resektion und adjuvanter Chemotherapie (12 Zyklen FOLFOX) bei Hochrisiko-Kolonkarzinomen. Diese waren als cT3-Tumoren mit einer extramuralen Tumorinfiltration mehr als 5 mm über die Muscularis propria hinaus, cT4-Tumoren und/oder N2-Kolonkarzinome definiert. Primärer Endpunkt war die Tumorregression. Insgesamt 104 Patienten (52 Patienten pro Arm) wurden in der ITT-Population ausgewertet. 95 % der Patienten im perioperativen Arm erhielten die vollständige perioperative Chemotherapie. 38 % der Patienten im perioperativen Arm erlitten mindestens einen Grad-3- oder schwereren Adverse Event. Die R0-Resektionsrate lag bei 94 % (perioperativer Arm) und 98 % (adjuvanter Arm); eine komplette CME wurde bei 93 % (perioperativer Arm) und bei 91 % (adjuvanter Arm) erreicht. Es zeigten sich keine Unterschiede in diesen Parametern zwischen beiden Gruppen. Es wurden in der Publikation keine multiviszeralen Resektionen berichtet, vermutlich war die Anzahl der T4b-Tumoren gering. Die perioperative schwere Morbidität (Clavien-Dindo Grad 3 und höher) lag bei 8 % im perioperativen Arm und bei 14 % im adjuvanten Arm; p = 0,374. Eine ausgeprägte pathologische Response (TRG 1) wurde nur bei 8 % im perioperativen Arm gesehen. Erwartet worden war eine TRG-1-Rate von mindestens 10 %. Auch die Rate der pT- und pN-Tumoren unterschied sich nicht zwischen perioperativem Arm und adjuvanten Arm, die perioperative Therapie hatte also nicht zu einem nachweisbaren Downstaging geführt. Die Autoren folgern, dass die perioperative Chemotherapie zwar insgesamt gut vertragen wird und die perioperative Morbidität nicht erhöht, aber nicht mit einer ausgeprägten pathologischen Response einhergeht (Karoui et al. 2019). In den NCCN-Guidelines (NCCN Guidelines 2.2019) wird bei klinischen T4b-Tumoren empfohlen, eine neoadjuvante Chemotherapie mit FOLFOX oder CAPEOX in Betracht zu ziehen.

Trotz theoretischer Vorteile der neoadjuvanten Chemotherapie konnten in den bislang publizierten Studien bezüglich Tumorregression, Downstaging und krankheitsfreies Überleben kein eindeutiger Vorteil belegt werden. Modifikationen der neoadjuvanten Therapie wie die Gabe von mehr Zyklen präoperativ, längere Latenz zwischen letzter Gabe und Operation und der Einsatz anderer systemischer Therapien sollten in weiteren randomisierten Studien auf ihre Wirksamkeit überprüft werden.

Praxistipp

Die neoadjuvante Chemotherapie kann also geeignet sein, bei grenzwertig resektablen T4-Tumoren (cT4b-Situation) eine R0-Situation und damit ein verbessertes Langzeitüberleben zu erreichen.

Die Entscheidung zur neoadjuvanten Therapie sollte immer im interdisziplinären Tumorboard von einem multidisziplinären Team getroffen werden.

Auch die neoadjuvante Strahlentherapie könnte einen positiven Effekt auf die R0-Resektionsrate und das Gesamtüberleben haben und sollte in Tumorkonferenzen als Option diskutiert werden. Eine retrospektive Analyse der US-amerikanischen National Cancer Database von 2004–2014 schloss 15.207 Patienten mit T4-Kolonkarzinom ein. Von diesen erhielten lediglich 195 Patienten (1,3 %) eine neoadjuvante Strahlentherapie. Die neoadjuvante Radiotherapie war mit einer höheren R0-Resektionsrate assoziiert (87,2 % vs. 79,8 % ohne neoadjuvante Radiotherapie; p = 0,009). Die insgesamt nicht zufriedenstellende Rate an R0-Resektionen wirft die Frage einer onkologisch unzureichenden Chirurgie auf. Auch das 5-Jahres-Überleben war bei den Patienten höher, die eine neoadjuvante Strahlentherapie erhielten: 62,0 % vs. 45,7 %; $p < 0{,}001$. In einer Subgruppen-Analyse von T4b-Patienten unter Einschluss einer Reihe von potenziellen „confounding variables“ wie Komorbidität und Chemotherapie, war ein Vorteil für die neoadjuvante Radiatio für den Endpunkt Gesamtüberleben nachzuweisen (OR 1,71; 95-%-KI 1,07–2,72; $p = 0{,}02$) (Hawkins et al. 2019). Diese retrospektiven Daten und die geringe Anzahl der Patienten mit neoadjuvanter Radiatio limitieren die Aussagekraft dieser Studie.

Eine Single-Center-Kohortenanalyse für T4M0-Adenokarzinome des Kolons inkludierte 131 konsekutive Patienten, davon 23 mit neoadjuvanter Radiochemotherapie und 108 ohne neoadjuvante Radiochemotherapie (RCT). Es gab keine Unterschiede in demografischen und histopathologischen Faktoren zwischen den beiden Gruppen. Die R0-Resektionsrate lag bei 95,7 % nach neoadjuvanter RCT und bei 88,0 % ohne Neoadjuvanz; $p=0{,}27$. Die Lokalrezidivrate betrug 4,3 % nach Neoadjuvanz und 15,7 % ohne präoperative Vorbehandlung; $p = 0{,}15$. Die Rate an perioperativen Komplikationen nach Clavien-Dindo Grad 3 und höher war nicht unterschiedlich: 17,4 % nach Neoadjuvanz und 8,3 % ohne Neoadjuvanz; $p = 0{,}18$. Dabei scheint es unter Umständen der geringen Fallzahl geschuldet, dass sich bezüglich kompletter Resektion, Lokalrezidivrate und Komplikationsrate keine signifikanten Unterschiede detektieren ließen. In der multivariaten Analyse für das 5-Jahres-Überleben zeigte sich ebenfalls kein Unterschied: $p = 0{,}09$ (Krishnamurty et al. 2018).

Die Evidenz für die neoadjuvante Radiochemotherapie ist noch geringer als die für die neoadjuvante Chemotherapie. Gerade in der T4b-Situation ohne radiologischen Verdacht auf Lymphknotenmetastasen mag die neoadjuvante Radiochemotherapie eine Option sein. Hier ist die Vermeidung des Lokalrezidivs für das Outcome des Patienten ähnlich bedeutend wie eine mögliche Fernmetastasierung, und die neoadjuvante Radiochemotherapie vermag vermutlich die Rate an R0-Resektionen zu erhöhen und die Anzahl von Lokalrezidiven zu senken.

6 Präoperatives Workup und Prähabilitation

Wenn im Falle eines T4b-Tumors eine Multiviszeralresektion geplant ist, sollte ein ausführliches präoperatives Workup erfolgen, welches kardiovaskuläre, pulmonale, hämatologische, nephrologische und hepatische Morbiditäten erfasst und den Ernährungszustand des Patienten evaluiert. Vor der geplanten Operation ist die Funktion aller Organsysteme, soweit erreichbar, zu verbessern. Dazu gehören die Optimierung der kardiovaskulären und pulmonalen Medikation, die Vermeidung von Noxen wie Nikotin, die Prähabilitation durch Bewegung und Sport und die bestmögliche Nutrition präoperativ. Ebenso sollte eine etwaige Anämie konsequent therapiert werden.

Praxistipp

Mithilfe von Risikokalkulationssystemen wie dem ACS Risk Calculator ▶ https://riskcalculator.facs.org/können spezifische perioperative Risiken abgeschätzt und eine differenzierte Entscheidung für oder gegen eine Resektion in kurativer Absicht getroffen werden.

7 Chirurgische Therapiekonzepte und operative Strategie

Besteht eine Adhärenz des Tumors zu benachbarten Strukturen, ist ein Lösen dieser Adhärenzen unbedingt zu vermeiden. Obschon nur bei ca. 50 % dieser Tumoradhärenzen tatsächlich eine Infiltration des Karzinoms vorliegt und es sich häufig um eine peritumoröse Inflammation handelt, ist eine En-bloc-Resektion unter Mitnahme aller potenziell infiltrierten Organe mit Sicherheitsabstand unbedingt anzustreben. Wegen der Gefahr der Tumorzellverschleppung und Tumorperforation sollte die Manipulation am Tumor auf ein Minimum beschränkt bleiben. Eine Separation zwischen Tumor und Nachbarorganen ist mit einer bis zu 100 %igen

Lokalrezidivrate und einem 5-Jahres-Überleben von unter 30 % vergesellschaftet (Diaconescu et al. 2018).

Cave

Das Lösen von Adhärenzen des Tumors zu benachbarten Strukturen geht mit einer potenziellen Tumorzellverschleppung einher und ist unbedingt zu vermeiden.

Grundsätzlich sollte intraoperativ eine Exploration des gesamten Abdomens mit der Suche nach Fernmetastasen, insbesondere einer Peritonealkarzinose, erfolgen. Eine limitierte Peritonealkarzinose ist mit der präoperativen Bildgebung oftmals nicht zu detektieren. Liegt eine solche vor, sollte immer der Peritonealkarzinoseindex (PCI) bestimmt und eine spätere zytoreduktive Chirurgie mit oder ohne HIPEC erwogen werden.

Die onkologische Resektion mit systematischer Lymphknotendissektion betrifft den Primarius und nicht die Organe, die an den Tumor adhärent sind. Findet sich beispielsweise ein Zökumkarzinom mit Infiltration des elongierten Sigmas, so ist die onkologische Hemikolektomie rechts mit CME mit En bloc-Resektion des infiltrierten Sigmasegments mit ausreichendem Sicherheitsabstand indiziert. Es gibt keine Evidenz dafür, dass eine ausgedehntere **Lymphknotendissektion** (D3-Level) in der T4-Situation die Lokalrezidivrate und das Gesamtüberleben verbessert.

Praxistipp

Die systematische Lymphadenektomie bezieht sich auf den Primärtumor, nicht auf die mitinfiltrierten Organe.

Am häufigsten sind die Harnblase und Dünndarmschlingen vom Primarius infiltriert. Infiltrationen der ventralen Bauchwand und des Retroperitoneums, eines anderen Kolonsegments, der pankreatikoduodenalen Region, der Leber, des Magens, der Milz, weiterer Organe der ableitenden Harnwege und des inneren Genitales kommen ebenso vor.

Vor allem bei Zökum- und Sigmakarzinomen ist eine Tumorinvasion in die Harnblase nicht selten. Klinisch äußert sie sich durch Hämaturie und rezidivierende Harnwegsinfektionen in Verbindung mit Infiltrationsverdacht im CT. Bei Verdacht auf eine Infiltration der Niere, der Harnwege oder der Harnblase sollte präoperativ eine urologische Vorstellung erfolgen. Zytoskopisch kann die Verdachtsdiagnose der Beteiligung der Harnblase bestätigt und das Ausmaß der Invasion besser abgeschätzt werden. Bei der überwiegenden Anzahl der Patienten besteht lediglich eine Infiltration des Harnblasendachs oder der posterioren Wand der Harnblase, die mit einer partiellen Zystektomie mit negativen Resektionsrändern versorgt werden kann. ▫ Abb. 1 zeigt ein Sigmaresektat mit En-bloc-Resektat des Harnblasendaches und der posterioren Harnblase. Bei einer ausgedehnten Infiltration, die bis an die Einmündung der Ureteren heranreicht, kann eine Zystektomie mit Ileumconduitanlage notwendig werden.

Im Falle der recht häufigen Infiltration von Dünndarmschlingen ist die En-bloc-Resektion des betroffenen Dünndarmsegments indiziert. ▫ Abb. 2 veranschaulicht ein Sigmaresektat mit En-bloc-Resektion einer infiltrierten Ileumschlinge. Ist beispielsweise beim Zökumkarzinom das Colon sigmoideum infiltriert, muss abgewogen werden, ob eine subtotale Kolektomie oder zwei separate Kolonresektionen durchgeführt werden.

Bei einer Infiltration der ventralen Bauchwand sollte diese mit Sicherheitsabstand reseziert werden. ▫ Abb. 3 zeigt ein die Computertomografie des Abdomens eines Colon-ascendens-Karzinoms mit Verdacht auf Infiltration der ventralen Bauchwand. Bei der Patientin wurde eine Hemikolektomie rechts mit CME und En-bloc-Resektion der adhärenten ventralen Bauchwand durchgeführt. Große Defekte der Bauchwand können die Rekonstruktion mittels allogener Netze erforderlich machen. Infiltrationen des Retroperitoneums stellen den Chirurgen wegen der dort lokalisierten Strukturen (V. cava, Aorta, Iliakalgefäße, Niere, Ureter, Ovarial- bzw. Testikulargefäße) vor größere Herausforde-

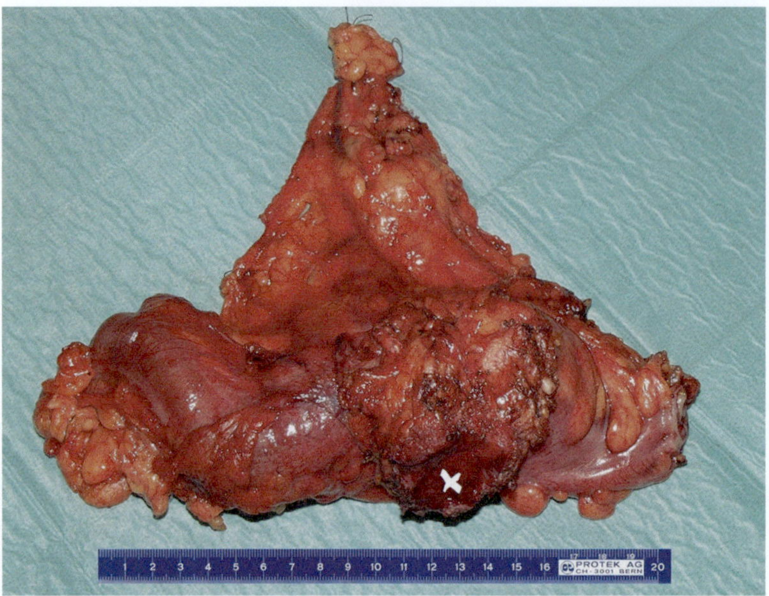

Abb. 1 Resektat eines 73jährigen Patienten mit einem Sigmakarzinom mit Infiltration des Harnblasendaches. Wir führten eine onkologische Sigmaresektion mit En-bloc-Resektion des Harnblasendaches im Sinne einer partiellen Zystektomie durch (*X*)

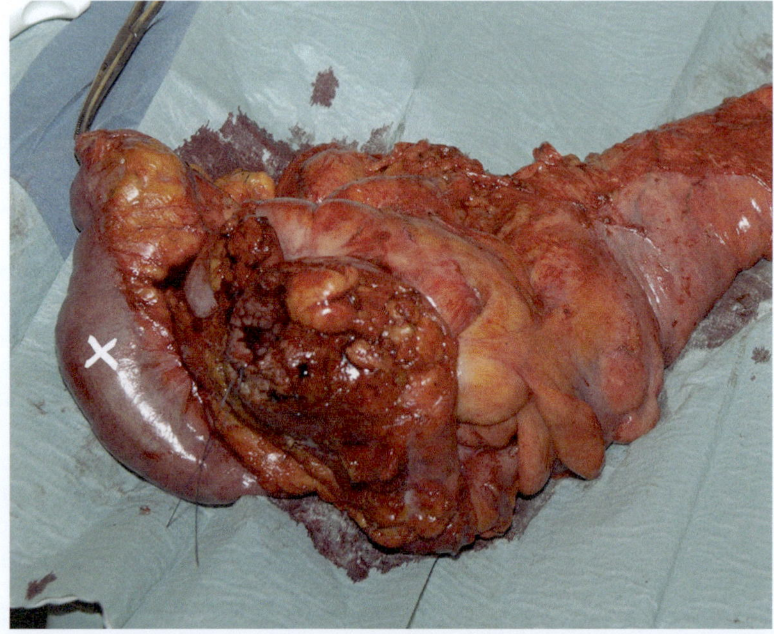

Abb. 2 Präparat eines 78-jährigen Patienten mit Sigmakarzinom mit Infiltration eines Dünndarmsegments. Es erfolgte die onkologische Sigmaresektion links mit En-bloc-Resektion des betroffenen Dünndarmsegments (*X*)

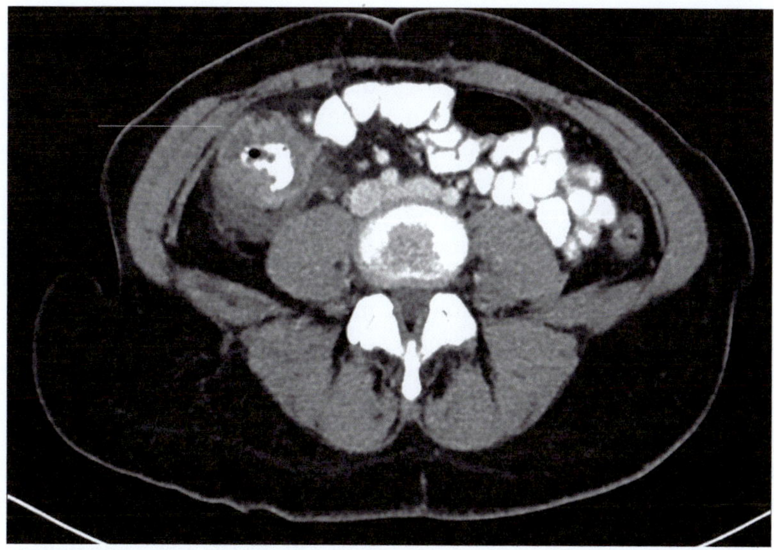

Abb. 3 Computertomografie von Abdomen und Becken mit intravenöser und oraler Kontrastierung: 47-jährige Patientin mit Adenokarzinom des Colon ascendens cT4 mit V. a. Infiltration der ventralen Bauchwand. Aufgrund der Nähe des Tumors zum rechten Ureter wurde präoperativ eine DJ-Harnleiterschiene rechts eingelegt. Die Patientin erhielt eine offene Hemikolektomie rechts mit CME unter En-bloc-Resektion der adhärenten ventralen Bauchwand. Die endgültige Pathologie ergab ein pT3N0G2R0-Adenokarzinom ohne Mikrosatelliteninstabilität. (*X* Colon-ascendens-Karzinom, *weißer Pfeil* CT-morphologisch V. a. Infiltration der ventralen Bauchwand)

rungen. Invasion der großen Gefäße kann zur Irresektabilität führen. Infiltration der Vena cava bei Karzinomen des rechten Hemikolons und Infiltrationen der Aorta bei Tumoren des linken Hemikolons sind allerdings selten, genauso wie die Infiltration der Iliakalachse bei Zökum- oder Sigmakarzinomen. In diesen Fällen ist die technische Resektabilität mit vaskulärer Rekonstruktion unter Berücksichtigung der Komorbidität des Patienten und der Tumorbiologie zu abzuwägen.

Bei retroperitonealer Tumorinfiltration kann es zu einer Infiltration der Niere und/oder des Ureters kommen.

Praxistipp

Ist der Tumor nahe am Ureter lokalisiert, so empfiehlt sich die präoperative Einlage einer Doppel-J-Harnleiterschiene, um den Ureter leichter lokalisieren zu können.

Ist eine unilaterale Ureteronephrektomie geplant, sollte präoperativ die Funktion der kontralateralen Niere mittels Nierenfunktionsszintigrafie abgeklärt werden. Bei Verdacht auf Tumorinfiltration sollte eine Ureteronephrektomie en bloc mit dem Kolonkarzinom erfolgen. Zeigt sich in der Nierenfunktionsszintigrafie eine abnormale Nierenfunktion der kontralateralen Seite, sollte der Versuch des Nierenerhalts erfolgen, falls onkologisch vertretbar. Nur bei kurzstreckiger Infiltration des Ureters ist eine Ureterresektion mit uretero-uretraler Anastomose möglich. Bei langstreckiger Infiltration des Ureters kann eine Implantation des Ureters in den kontralateralen Ureter oder eine „Transplantation“ der Niere in die Fossa iliaca erfolgen, um eine spannungsfreie Ureteranastomose zu ermöglichen.

Ist das innere Genitale der Frau involviert, sollte eine Adnektomie und/oder eine Hysterektomie durchgeführt werden, um eine R0-Situation zu erreichen.

Bei T4b-Situationen des Colon transversum kann es zu einer Infiltration der großen Magenkurvatur kommen. Dies lässt sich meist durch eine Wedge-Resektion der großen Magenkurvatur lösen, selten ist eine subtotale Magenresektion notwendig. Ist die Milz in den tumorösen Prozess einbezogen, sollte die Splenektomie en bloc durchgeführt werden, ggf. mit Pankreasschwanzresektion bei zusätzlicher Tumoradhärenz am distalen Pankreas.

Eine Infiltration der Gallenblase kann durch eine En-bloc-Resektion der Gallenblase therapiert werden, auch eine Segmentresektion der Leber ist bei Leberinfiltration durchführbar. Liegt allerdings eine Tumorinvasion in den hepatischen Pedikel vor, ist eine multiviszerale Resektion mit Gefäßrekonstruktion in der Mehrzahl der Fälle nicht sinnvoll. Irresektabilität ist insbesondere bei Encasement der arteriellen Strombahn gegeben; ein triphasisches CT gibt Aufschluss über das Ausmaß der portalvenösen und arteriellen Beteiligung.

Bei Kolonkarzinomen im Bereich der rechten Flexur kann es zu einer Infiltration des Duodenums kommen. Findet sich lediglich eine sehr kurzstreckige Infiltration des Duodenums, ist eine Resektion mit querer Naht im Sinne einer Versorgung nach Heineke-Mikulicz möglich. Voraussetzung ist ein großzügiges Kocher-Manöver, um eine ausreichende Mobilität und eine spannungsfreie Naht zu erreichen. Im Falle einer etwas langstreckigeren Infiltration ist eine Segmentresektion des Duodenums mit anschließender Duodenojejunostomie angezeigt. Liegt dagegen eine Infiltration von Pars 2 des Duodenums oder eine Infiltration des Pankreaskopfes vor, sollte eine En-bloc-Pankreatikoduodenektomie erfolgen, wenn der Gesundheitszustand des Patienten dies zulässt. Lässt sich durch die onkologische Kolonresektion mit En-bloc-Pankreatikoduodenektomie eine R0-Resektion erreichen, ist die Prognose deutlich besser als bei palliativen Therapiekonzepten.

8 Operative Taktik bei T4-Tumor in der Notfallsituation

Besteht ein bislang nicht bekanntes stenosierendes T4b-Kolonkarzinom, so ist meist in der Notfallsituation die Vorschaltung eines Stomas angezeigt, um den mechanischen Ileus zu beseitigen. Anschließend wird ein gründliches Staging durchgeführt und in der Tumorkonferenz das optimale Therapiekonzept festgelegt. Im Falle einer Perforation des Kolonkarzinoms ist meist die onkologische Resektion mit der Schaffung einer Hartmann-Situation angezeigt. Scheint der perforierte Tumor in der Notfallsituation nicht sicher R0-resektabel, ist die Vorschaltung eines Kolo- oder Ileostomas mit On-Table-Lavage und Drainage der Tumorperforation mitunter die beste Option.

9 T4-Tumoren und Peritonealkarzinose: CRS und HIPEC

Fast ein Viertel der Patienten mit T4-Karzinom entwickelt eine Peritonealkarzinose. Peritonealkarzinose kommt in der T4-Situation häufiger vor als bei weniger fortgeschrittenen Kolonkarzinomen. So fand sich in einer prospektiven Datenanalyse an 379 Patienten mit Kolonkarzinom im T3-Stadium bei 9,3 % eine Peritonealkarzinose nach 3 Jahren, während dies im T4-Stadium bei 36,7 % der Fall war ($p=0{,}008$) (Hompes et al. 2012). Das Auftreten einer Peritonealkarzinose wurde in einer großen schwedischen Registerstudie mit über 11.000 Patienten mit Resektion im Notfall und rechtsseitigem Kolonkarzinom im Vergleich zu linksseitigem Kolonkarzinom und Rektumkarzinom assoziiert (Segelman et al. 2012). Wegen der hohen Inzidenz der Peritonealkarzinose in der T4-Situation wird der adjuvante Einsatz der hyperthermen intraperitonealen Chemotherapie (HIPEC) diskutiert. Eine jüngst publizierte multizentrische niederländische Studie randomisierte Patienten mit cT4N0-N2M0 oder perforierte Kolonkarzinome ohne Fernmetastasen vor chirurgischer Therapie in einen HIPEC-Arm (onkologische Resektion des Primarius + HIPEC [i. v. 5-FU intraoperativ und Oxaliplatin intraperitoneal für 30 min]) gefolgt von systemischer Chemotherapie und einen Chemotherapie-Arm (Kontrollarm) mit onkologischer Resektion des Primarius gefolgt von systemischer Chemotherapie. Bei allen Patienten ohne Nachweis eines Tumorrezidivs wurde nach 18 Monaten postoperativ eine diagnostische Laparoskopie durchgeführt. In der HIPEC-Gruppe (n = 102) fanden sich bei 19 % der Patienten Peritonealkarzinose nach 18 Monaten, in der Kontrollgruppe (n = 102) bei 23 %; es zeigte sich kein Unterschied (p = 0,28). Bei 9 Patienten konnte im Rahmen der geplanten HIPEC eine Peritonealkarzinose nachgewiesen werden (Klaver et al. 2019).

Praxistipp

Basierend auf den Ergebnissen dieser prospektiven randomisierten Studie kann der adjuvante Einsatz der HIPEC in der T4-Situation nicht empfohlen werden.

Zeigt sich eine synchrone oder metachrone Peritonealkarzinose beim T4-Kolonkarzinom, sollte der Peritoneal Carcinomatosis Index (PCI) bestimmt werden. In Abhängigkeit vom PCI, der Organbeteiligung der Metastasierung und der Leistungsfähigkeit des Patienten kann in der interdisziplinären Tumorkonferenz die Indikation zur zytoreduktiven Chirurgie und HIPEC gestellt werden.

10 Minimalinvasive Chirurgie in der T4-Situation

Es gibt bislang keine prospektiv-randomisierten Studien zum Vergleich von laparoskopischer vs. offener Resektion speziell für das T4-Kolonkarzinom. Eine Propensity-Score-Analyse für T4-Kolonkarzinome, die elektiv reseziert wurden (n = 47 laparoskopisch vs. n = 47 offen), ergab 17 % Konversionen zur offenen Chirurgie. Multiviszerale Resektion waren erwartungsgemäß mit Konversion zum konventionellen Zugang assoziiert. Nach Propensity-Score-Matching waren die demografischen, klinischen und histopathologischen Variablen gut balanciert zwischen beiden Gruppen. Die postoperative Morbidität lag bei 21,3 % (laparoskopisch) vs. 23,4 % (offen); p = 1,0. Bei 93,6 % (laparoskopisch) vs. 95,7 % (offen) (p = 0,603) konnte eine R0-Resektion erreicht werden. Das 5-Jahres-Gesamtüberleben lag bei 56,8 % (laparoskopisch) vs. 50,2 % (offen), das krankheitsfreie Überleben bei 59,7 % (laparoskopisch) vs. 41,7 % (offen); p = 0,06 (Yang et al. 2018). Die Autoren folgern, dass die onkologische laparoskopische Resektion in der T4-Situation möglich ist und nicht mit schlechteren onkologischen Ergebnissen einhergeht.

Ein systematisches Review mit Metaanalyse identifizierte 2017 fünf nichtrandomisierte Observationsstudien, von denen die individualisierten Daten von 1268 Patienten (675 laparoskopisch, 593 offen) analysiert wurden. Es fanden sich keine Unterschiede im Gesamtüberleben (HR 1,28; 95-%-KI 0,94–1,72), im krankheitsfreien Überleben (HR 1,20; 95-%-KI 0,90–1,61) und in der Rate der Patienten mit positivem Resektionsrand (HR 1,16; 95-%-KI 0,58–2,32). Die Konversionsrate von laparoskopisch zu offen lag bei 18,6 %. Die Autoren berichten aufgrund der fehlenden Randomisierung in allen Studien über einen relevanten Selektionsbias. Sie schließen, dass die minimalinvasive Resektion von selektionierten T4-Kolonkarzinomen onkologisch sicher zu sein scheint (Feinberg et al. 2017). Eine weitere Metaanalyse zum gleichen Thema fand ebenfalls keine Unterschiede im krankheitsfreien 5-Jahres-Überleben und im 5-Jahres-Gesamtüberleben zwischen laparoskopischer und offener Chirurgie (Klaver et al. 2017).

In einer Datenbankanalyse für rechtsseitige (bis zur linken Flexur) pT4-Kolonkarzinome wurden 128 laparoskopische onkologische Resektionen vs. 117 offene Resektionen identifiziert. Es gab 11,7 % Konversionen, diese wurden zu den offenen Resektionen gezählt. Die Rate an multiviszeralen Resektionen war laparoskopisch geringer als offen: 8,6 % vs. 17,1 %. Die Rate postoperativer Komplikationen lag bei 12,5 % laparoskopisch und 22,2 % offen; p = 0,044. Eine R0-Sesektion konnte mit beiden Zugängen zuverlässig erreicht werden: 94,5 % vs. 96,6 %; p = 0,425. Es zeigte sich aber ein Trend zu einem schlechteren krankheitsfreien Überleben nach 5 Jahren in der laparoskopischen Gruppe: 48,9 % vs. 59,2 % offen; p = 0,093. Das 5-Jahres-Gesamtüberleben betrug 60,0 % (laparoskopisch) und 70,0 % (offen); p = 0,284. Eine mögliche Erklärung ist die anspruchsvollere radikale Resektion bei pT4b-Karzinomen der rechten Flexur und des Colon transversum, falls eine Infiltration des Duodenums, des Pankreas oder der Leber vorliegt. Für das linksseitige pT4-Kolonkarzinom wurden in der gleichen Studie 176 laparoskopische und 162 offene Resektionen identifiziert; es gab 9,7 % Konversionen. Die Komplikationsrate war nicht unterschiedlich. Die Rate an R0-Resektionen war jeweils hoch: 96,0 % laparoskopisch und 95,7 % offen, das krankheitsfreie 5-Jahres-Überleben war mit 62,7 % vs. 61,1 % gleich (p = 0,552), das Gesamtüberleben ebenfalls: 72,0 % vs. 71,8 %; p = 0,611. Die konvertierten Fälle (n = 32) hatten eine deutlich schlechtere Prognose: krankheitsfreies 5-Jahres-Überleben 18,7 %, 5-Jahres-Gesamtüberleben 33,2 % (Park et al. 2019). Bedenkt man zudem, dass die konvertierten Patienten in der Analyse der offenen Chirurgie zugerechnet wurden, so zeigt sich insbesondere für das rechtsseitige Kolonkarzinom, dass die minimalinvasive Chirurgie zurückhaltend und nur bei sehr großer Expertise in der T4-Situation eingesetzt werden sollte.

Praxistipp

Im Falle einer erwarteten multiviszeralen Resektion sollte die laparoskopische Chirurgie nur mit äußerster Zurückhaltung eingesetzt werden, da eine etwaige Konversion mit einer schlechteren Prognose für den Patienten assoziiert zu sein scheint.

Zur robotischen Chirurgie in der T4-Situation liegen zurzeit noch keine hinreichenden Daten aus Studien vor. Werden Resektionen roboterassistiert durchgeführt, sollte dies im Rahmen von Studien geschehen oder die Ergebnisse in zugänglichen Datenbanken erfasst werden.

11 Postoperative Ergebnisse und Prognose des T4-Kolonkarzinoms

Die Rate postoperativer Komplikationen ist vom Alter des Patienten, seinen Komorbiditäten, seinem Gesundheitsstatus und vom Umfang der Resektion abhängig. Multiviszerale Resektionen sind mit einer relevanten Morbidität und sogar Mortalität behaftet. Muss eine Multiviszeralresektion der Niere, der Harnwege oder der Harnblase durchgeführt werden, wird eine postoperative Morbidität von 41 % und eine Mortalität von 5 % beschrieben (Stief et al. 2002). Eine weitere Arbeit wies für multiviszerale kolorektale Resektionen verglichen mit onkologischen kolorektalen „Standard"-Resektionen zwar eine verlängerte Operationszeit, einen höheren Blutverlust und einen erhöhten Transfusionsbedarf nach; die postoperative Komplikationsrate und die 30-Tage-Mortalität waren aber für multiviszerale Resektionen nicht erhöht (Gezen et al. 2012).

Das Langzeitüberleben ist maßgeblich dadurch bestimmt, ob eine R0-Resektion erreicht werden kann. Gerade bei komplexen multiviszeralen Resektionen in der T4b-Situation kommt der Fertigkeit und der Erfahrung des Chirurgen eine prognostische Bedeutung zu. In einer Studie aus Leeds mit insgesamt 1110 inkludierten Patienten (865 elektiven Operationen und 245 Notfall-Resektionen) fand sich eine hohe R1-Rate von 13,3 %. Bei den elektiven Patienten wurde eine R1-Stuation in 10,4 % der Fälle beschrieben, bei Notfalloperationen in 23,6 %; p = 0,001. Die Gesamt-Rezidivrate lag für die R0-resezierten Patienten bei 18,9 %, für die R1-resezierten Patienten bei 55,5 %; p < 0,001 (Khan et al. 2015). Das Erreichen einer R0-Situation ist damit essenziell für eine gute Prognose des Patienten.

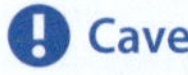

Cave
Die höhere R1-Resektionsrate ist ein Grund für die schlechtere Prognose von Patienten, die im Notfall operiert wurden.

Für T4aN0-Tumoren liegt das 5-Jahres-Überleben bei 60,6 % und für T4aN+-Tumoren bei lediglich 26,6–47 %. Bei T4bN0-Karzinomen ist eine 5-Jahres-Überlebensrate von nur 45,7 % und bei T4bN+-Karzinomen eine Rate von lediglich 15,8–27,9 % beschrieben (Gunderson et al. 2010). Die schlechtere Prognose von T4b-Tumoren ist auch durch die höhere Rate an Tumorstenosen und Tumorperforationen mit der Notwendigkeit von Notfalloperationen zu erklären. Multiviszerale Resektionen sind zwar mit einer relevanten Rate postoperativer Komplikationen verbunden. Das Langzeitüberleben auch nach komplexen Multiviszeralresektionen ist befriedigend und deutlich höher als nach palliativem Ansatz, so werden 31 % 5-Jahres-Überlebensrate nach En-bloc-Resektion mit Duodenum beschrieben (Lianwen et al. 2009). Zhang et al. wiesen in einer Serie von 14 Patienten mit Hemikolektomie rechts mit En-bloc-Pankreatikoduodenektomie nach, dass immerhin 60 % der Patienten nach 2 Jahren Follow-up überlebten bei einer akzeptablen postoperativen Morbidität, allerdings verstarben postoperativ 2 von 14 Patienten (14,3 %) (Zhang et al. 2013).

Insgesamt zeigen die vorliegenden Daten, dass eine multiviszerale Resektion durchgeführt werden sollte, wenn eine R0-Resektion erreicht werden kann.

12 Adjuvante Therapie des T4-Kolonkarzinoms

Die Indikationen für die adjuvante Chemotherapie in der T4-Situation sind gut etabliert. Voraussetzung für eine adjuvante Therapie ist die R0-Resektion des Primärtumors. Grundlage für die Indikation zur adjuvanten Therapie nach qualitätsgesicherter Tumorresektion ist die pathohistologische Stadienbestimmung, insbesondere die Bestimmung des pN-Status. Zur Festlegung von pN0 sollen 12 oder mehr regionäre Lymphknoten untersucht werden (S. 3-Leitlinie Kolorektales Karzinom 2019). Soweit der Allgemeinzustand es zulässt, sollte bei nodal-positiven Patienten (UICC-Stadium III) eine adjuvante Chemotherapie durchgeführt werden.

Im UICC-Stadium II (nodal negative T4-Tumoren) kann eine adjuvante Chemotherapie durchgeführt werden (KRK-Leitlinie). Dies resultiert allerdings lediglich in einer Verbesserung des 5-Jahres-Gesamtüberlebens von 2–5 %, falls keine Risikofaktoren vorliegen. Die T4-Situation wird auch in der Leitlinie als ein Risikofaktor genannt, da sie mit einem schlechteren krankheitsfreien Überleben assoziiert wurde. Daher folgern die Autoren der Leitlinie, dass in der T4-Situation auch bei nodal negativen Patienten eine adjuvante Chemotherapie erwogen werden kann. Im UICC-Stadium II sollte vor der Indikationsstellung zur adjuvanten Chemotherapie der Mikrosatellitenstatus des Patienten bestimmt werden.

Praxistipp

Bei nachgewiesener Mikrosatelliteninstabilität sollte eine adjuvante Chemotherapie im UICC-Stadium II nicht erfolgen.

Es konnte gezeigt werden, dass in dieser Konstellation die adjuvante Chemotherapie mit einer Verschlechterung des Überlebens assoziiert war (S. 3-Leitlinie Kolorektales Karzinom 2019; Sargent et al. 2010).

13 Zusammenfassung

Die T4-Situation beim Kolonkarzinom ist anspruchsvoll und erfordert ein gründliches präoperatives Staging und eine optimale Prähabilitation des Patienten. In der T4b-Situation sollte der Patient präoperativ im interdisziplinären Tumorboard diskutiert werden, um festzulegen, ob eine neoadjuvante Vorbehandlung eine bessere Chance auf eine R0-Resektion und eine verbesserte Funktion postoperativ bietet. Besteht intraoperativ eine Adhärenz des Tumors an Nachbarstrukturen, sind diese en bloc zu resezieren, ohne die Grenzlamellen zu eröffnen und den Tumor an der Oberfläche des Resektates zu exponieren. Kommt eine urologische oder vaskuläre Rekonstruktion in Betracht, sollten die entsprechenden Fachdisziplinen schon präoperativ involviert und in die Operationsplanung einbezogen werden. Die Indikation zur laparoskopischen Resektion sollte in der klinischen T4b-Situation zurückhaltend gestellt werden. Aktuell gibt es nach Studienlage keine Indikation zur adjuvanten HIPEC in der T4-Situation. Gelingt die onkologische R0-Resektion in der T4-Situation, hat der Patient ein befriedigendes 5-Jahres-Gesamtüberleben von 20–60 %.

Literatur

Dehal AN, Graff-Baker AN, Vuong B, Fischer T, Klempner SJ, Chang SC et al (2018) Neoadjuvant chemotherapy improves survival in patients with clinical T4b colon cancer. J Gastrointest Surg 22:242–249

Diaconescu M, Burada F, Mirea CS, Moraru E, Ciorbagiu MC, Obleaga CV, et al. (2018) T4 colon cancer – current management. Curr Health Sci J 44(1):5–13.

Edge S, Byrd D, Compton C, Fritz A, Greene F, Trotti A (Hrsg) (2010) AJCC cancer staging handbook, 7. Aufl. Springer, New York, S 173–206

Engelmann BD, Loft A, Kjær A, Nielsen HJ, Berthelsen AK, Binderup T et al (2014) Positron emission tomography/computed tomography for optimized colon cancer staging and follow up. Scand J Gastroenterol 49(2):191–201

Feinberg AE, Chesney TR, Acuna SA, Sammour T, Quereshy FA (2017) Oncologic outcomes following laparoscopic versus open resection of pT4 colon cancer: a systematic review and meta-analysis. Dis Colon Rectum 60(1):116–125

FOXtTROT Collaborative Group (2012) Feasibility of preoperative chemotherapy for locally advanced, operable colon cancer: the pilot phase of a randomized controlled trial. Lancet Oncol 13(11):1152–1160

Gao P, Song YX, Wang ZN, Xu YY, Tong LL, Sun JX, et al. (2013) Is the prediction of prognosis not improved by the seventh edition of the TNM classification for colorectal cancer? Analysis of the surveillance, epidemiology, and end results (SEER) database. BMC Cancer 13: 123.

Gezen C, Kement M, Altuntas YE, Okkabaz N, Seker M, Vural S et al (2012) Results after multivisceral resections of locally advanced colorectal cancers: an analysis on clinical and pathological t4 tumors. World Journal of Surgical Oncology 10:39

Gunderson L, Jessup JM, Sargent D, Greene F, Stewart A (2010) Revised TN categorization for colon cancer based on national survival outcomes data. J Clin Oncol 28(2):264–271

Hawkins AT, Ford MM, Geiger TM, Hopkins MB, Kachnic LA, Muldoon RL et al (2019) Neoadjuvant radiation for clinical T4 colon cancer: a potential improvement to overall survival. Surgery 165(2):469–475

Hompes D, Tiek J, Wolthuis A, Fieuws S, Penninckx F, Van Cutsem E et al (2012) HIPEC in T4a colon cancer: a defendable treatment to improve oncologic outcome? Ann Oncol 23(12):3123–3129

Karoui M, Rullier A, Piessen G, Legoux JL, Barbier E, De Chaisemartin C, et al. (2019) Perioperative FOLFOX 4 Versus FOLFOX 4 Plus Cetuximab Versus Immediate Surgery for High-Risk Stage II and III Colon Cancers: A Phase II Multicenter Randomized Controlled Trial (PRODIGE 22). Ann Surg 2019 Jul 6. [Epub ahead of print]

Khan MA, Hakeem AR, Scott N, Saunders RN (2015) Significance of R1 resection margin in colon cancer resections in the modern era. Colorectal Dis 17(11):943–953

Klaver CEL, Kappen TM, Borstlap WAA, Bemelman WA, Tanis PJ (2017) Laparoscopic surgery for T4 colon cancer: a systematic review and meta-analysis. Surg Endosc 31(12):4902–4912

Klaver CEL, Wisselink DD, Punt CJA, Snaebjornsson P, Crezee J, Aalbers AGJ, et al. (2019) Adjuvant hyperthermic intraperitoneal chemotherapy in patients with locally advanced colon cancer (COLOPEC): a multicentre, open-label, randomised trial. Lancet Gastroenterol Hepatol 2019 Jul 29. [Epub ahead of print]

Krishnamurty DM, Hawkins AT, Wells KO, Mutch MG, Silviera ML, Glasgow SC et al (2018) Neoadjuvant radiation therapy in locally advanced colon cancer: a cohort analysis. J Gastrointest Surg 22:906–912

Lianwen Y, Jianping Z, Guoshun S, Dongcai L, Jiapeng Z (2009) Surgical treatment for right colon cancer directly invading the duodenum. Am Surg 75(5):385–388

NCCN guidelines Version 2.2019, published June 17, 2019.

Nørgaard A, Dam C, Jakobsen A, Pløen J, Lindebjerg J& Rafaelsen SR, (2014) Selection of colon cancer patients for neoadjuvant chemotherapy by preoperative CT scan. Scand J Gastroenterol 49(2):202–208

Park JH, Park HC, Park SC, Sohn DK, Oh JH, Kang SB et al (2019) Laparoscopic approach for left-sided T4 colon cancer is a safe and feasible procedure, compared to open surgery. Surg Endosc 33(9):2843–2849

S3-Leitlinie Kolorektales Karzinom Langversion 2.1. – Januar 2019. AWMF-Registernummer: 021/007OL.

Sargent DJ, Marsoni S, Monges G, Thibodeau SN, Labianca R, Hamilton SR et al (2010) Defective mismatch repair as a predictive marker for lack of efficacy of fluorouracil-based adjuvant therapy in colon cancer. J Clin Oncol 28(20):3219–3226

Segelman J, Granath F, Holm T, Machado M, Mahteme H, Martling A (2012) Incidence, prevalence and risk factors for peritoneal carcinomatosis from colorectal cancer. Br J Surg 99(5):699–705

Seymour, ASCO Annual Meeting Chicago, 2019. Orale Präsentation.

Stief CG, Jonas U, Raab R (2002) Long term follow up after surgery for advanced colorectal carcinoma involving the urogenital tract. Eur Urol 41(5):546–550

Yang X, Zhong ME, Xiao Y, Zhang GN, Xu L, Lu J et al (2018) Laparoscopic vs open resection of pT4 colon cancer: a propensity score analysis of 94 patients. Colorectal Dis 20(11):316–325

Zhang J, Leng JH, Qian HG, Qiu H, Wu JH, Liu BN et al (2013) En bloc pancreaticoduodenectomy and right colectomy in the treatment of locally advanced colon cancer. Dis Colon Rectum 56(7):874–880

Laparoskopische versus offene Operation des Kolonkarzinoms – aktuelle Evidenzlage

Vinzenz Völkel, Teresa Draeger und Alois Fürst

Inhaltsverzeichnis

S. Benz et al. (Hrsg.), *Chirurgie des Kolonkarzinoms*,
https://doi.org/10.1007/978-3-662-60453-3_19

In den letzten 25 Jahren wurden für nahezu alle viszeralchirurgischen Prozeduren laparoskopische Varianten entwickelt. Dabei konnte relative rasch die technische Durchführbarkeit gezeigt werden. Die Diskussion aber, ob die jeweiligen Techniken greifbare Vorteile oder sogar Nachteile für die Patienten haben, dauert noch an. Das folgende Kapitel gibt eine Übersicht über den derzeitigen Stand der Studienergebnisse und bewertet der Evidenzlage.

1 Einführung

1.1 Von der Laparotomie zur Laparoskopie

Die Methode der Wahl zur kurativen Therapie des Kolonkarzinoms ist die radikale Tumorentfernung, gegebenenfalls begleitet von einer postoperativen Chemotherapie. Lange Zeit entsprach die offen-chirurgische Resektion dem medizinischen Standard. Der Zugang zum Abdomen erfolgt hierbei in der Regel über eine lange Oberbauchlaparotomie. Mit dieser geht ein relativ hohes Risiko für postoperative Wundinfektionen, Narbenhernien und Platzbauchentwicklung einher. Auch um die Wahrscheinlichkeit für derartige Komplikationen zu reduzieren, begann man, minimalinvasive Operationstechniken einzusetzen. Nachdem erste Erfahrungen mit laparoskopischen Cholezyst- oder Appendektomien vorlagen, wurde 1990 erstmals eine laparoskopische Rektion am Kolon durchgeführt (Fowler und White 1991).

1.2 Die Laparoskopie im Fokus der Wissenschaft

Kam die Laparoskopie zunächst bloß bei benignen Befunden zum Einsatz, stellte sich bald die Frage, ob die neue Operationsmethode auch für die Karzinomchirurgie geeignet ist. Initiale Erfahrungen gaben Anlass zur Sorge, dass mit dem neuartigen Verfahren möglicherweise ein erhöhtes Risiko für Bauchwand- bzw. Portsitemetastasen assoziiert sein könnte. Um die grundsätzliche Eignung und den Stellenwert der Laparoskopie in der Karzinomchirurgie zu klären, begann man vor über 20 Jahren, Studien durchzuführen. So wurde über die Zeit eine beachtliche Evidenzbasis aufgebaut, die aber in mancherlei Beziehung sehr heterogen ist. Viele Veröffentlichungen zur Laparoskopie beim Kolonkarzinom untersuchen intra-, peri- sowie unmittelbar postoperative Outcomes wie Operationsdauer, Resektionsränder und kurzfristige Mortalität. Andere Publikationen fokussieren sich auf das onkologische Langzeitergebnis. Noch größer ist die Vielfalt bei der Studienkonzeption: Die Bandbreite reicht von einfachen Fallstudien über retrospektive Single- und Multicenterstudien bis hin zu randomisierten, kontrollierten Studien (RCT). Letztere stellen sicherlich den Goldstandard in der klinischen Forschung dar, jedoch sollte man nicht den Fehler begehen, sich allein auf deren Erkenntnisse zu stützen. RCTs werden in der Regel an Zentren mit spezieller Expertise durchgeführt, die nur einen Teil der Versorgungsrealität darstellen. Zudem führen strikte Einschlusskriterien von RCTs oft zu einem stark positiv selektierten Patientenkollektiv. Es ist daher sinnvoll, die Ergebnisse von RCTs in Zusammenschau mit Multicenter- oder bevölkerungsbezogenen Studien (MBS) zu interpretieren. Häufig auf routinemäßig erhobenen Registerdaten aufbauend, bilden diese die klinische Versorgungssituation bei der operativen Darmkrebstherapie unter Alltagsbedingungen ab. Die fehlende Randomisierung muss bei derlei Arbeiten natürlich soweit möglich durch adäquate statistische Methoden, wie beispielsweise multivariable Regressionsanalysen, kompensiert werden. Dies ist bei der Einordnung entsprechender Studienergebnisse stets zu berücksichtigen.

Praxistipp

Bei der Bewertung neuer Verfahren sollten neben randomisierten Studien auch repräsentative Beobachtungsstundien berücksichtigt werden, da sie den Alltagseinsatz dokumentieren.

Tab. 1 Metaanalysen

Metaanalyse	Publikationsjahr	Anzahl eingeschlossener Studien	Endpunkte
Bonjer	2007	3 RCTs (COLOR, COST, CLASICC)	Primär Long-Term
KUHRY (Cochrane Review)	2008	12 RCTs	Short- und Long-Term Outcomes
SCHWENK	2014	23 RCTs	Short- und Long-Term Outcomes
OTANI	2016	5 RCTs	5 RCTs

Tab. 2 Randomisierte kontrollierte Studien (RCT)

RCT	Rekrutierungszeitraum	Datengrundlage	Patienten	Follow-up
Braga	2000–2004	1 italienisches Zentrum	lap.: 134 offen: 134	73 Monate
Clasicc	1996–2002	27 Zentren in Großbritannien	lap.: 273 offen: 140	56 Monate
Color	1997–2003	29 Zentren in 8 Eurpäischen Ländern	lap.: 627 offen: 621	53 Monate
Cost	1994–2001	48 Zentren (USA)	lap.: 435 offen: 437	84 Monate
Curet	1993–1995	1 US-amerikanisches Zentrum	lap.: 25 offen: 18	59 Monate
Kaiser	1995–2001	1 US-amerikanisches Zentrum	lap.: 28 offen: 28	35 Monate
Lacy	1993–1998	1 spanisches Zentrum	lap.: 111 offen:108	95 Monate
Leung	1993–2002	2 chinesische Zentren	lap.: 203 offen: 200	51 Monate
Liang	2000–2004	1 taiwanesisches Zentrum	lap.: 135 offen: 134	40 Monate

lap.: laparoskopisch

1.3 Die Synthese von kontrollierten Studien- und Alltagsbedingungen

Angesichts von mehreren tausend Treffern in der medizinischen Studiendatenbank „Pubmed" zum Thema Laparoskopie beim Kolonkarzinom ist es schwierig, die für die klinische Versorgung relevantesten Erkenntnisse herauszufiltern. Daher soll in dem vorliegenden Kapitel ein fokussierter Überblick gegeben werden, der sich einerseits auf die wichtigsten Metaanalysen (Tab. 1) bzw. RCTs (Tab. 2) zur Laparoskopie beim Kolonkarzinom stützt; auf der anderen Seite werden immer wieder qualitativ hochwertige Multicenter- oder bevölkerungsbezogene Studien (Tab. 3) in das Gesamtbild miteinbezogen. Diese wurden in einem umfassenden Recherche- und Auswahlverfahren identifiziert. Wenn nicht anders angegeben, wurden die dargestellten Studienergebnisse unter der „intention-to-treat"-Annahme gewonnen.

Tab. 3 Multicenter- oder bevölkerungsbezogene Studien (MBS)

MBS	Rekrutierungszeitraum	Datengrundlage	Patienten	Follow-up
Benz	2003–2011	Deutschland, ADT-Datensatz, aggregiert über 30 regionale Krebsregister	Insgesamt ca. 37.000 Kolektomien, Laparoskopierate: 10,7 %	Max. Follow-up: 5 Jahre
Bilimoria	1998–2002	USA, National Cancer Data Base, ca. 63 % aller US-amerikanischen Tumordiagnosen	Insgesamt 231.381 Kolektomien, Laparoskopierate:4,6 %	5 Jahre
Fox	2008–2009	USA, „Nationwide Inpatient Sample Databases", dokumentiert ca. 70 % aller US-Krebsdiagnosen	Insgesamt ca. 6.800 Kolektomien, Laparoskopierate: 50 %	Nur Short-Term
Kolfschoten	2010	Niederlande, „Dutch Surgical Colorectal Audit", erhält Daten von 90 Krankenhäusern/93 % aller Operationen wegen Kolonkarzinom	Insgesamt ca. 5.000 Kolektomien, Laparoskopierate: 41 %	Nur Short-Term
Kube	2000–2003	Deutschland, Datenbank „Bundesweite Qualitätssicherungsstudie Kolon-/ Rektumkarzinome (Primärtumor)", erfasste Daten von 340 Kliniken auf freiwilliger Basis	Insgesamt ca. 13.000 Kolektomien, Laparoskopierate: 4,4 %	Max. Follow-up: 5 Jahre
Mckay	2001–2008	6 australische Zentren	Laparoskopisch: 434 offen: 742	Nur Short- Term
Panis	2006–2008	Frankreich, Kompletterfassung (PMSI)	Insgesamt ca. 84.500 Laparoskopierate:26 %	Nur Short- Term
Sammour	2003–2009	3 australische Zentren	Insgesamt ca. 58.100 Kolektomien, Laparoskopierate: 51 %	Max. Follow-up: 5 Jahre
Steele	2003–2004	USA, „Nationwide Inpatient Sample Databases", dokumentiert ca. 70 % aller US-Krebsdiagnosen	Insgesamt ca. 98.900 Kolektomien, Laparoskopierate: 3 %	Nur Short-Term
Stormark	2007–2010	Norwegen, nationales Krebsregister	Insgesamt ca. 8700 Kolektomien, Laparoskopierate: 27 %	Max. Follow-up: 5 Jahre

Tab. 3 (Fortsetzung)

MBS	Rekrutierungszeitraum	Datengrundlage	Patienten	Follow-up
Taylor	2006–2008	Großbritannien, „National Cancer Data Repository", repräsentatives nationales Krebsregister	Insgesamt ca. 58.100 Kolektomien, Laparoskopierate: 41 %	Max. Follow-up: 1 Jahr
Völkel	2004–2013	Repräsentatives süddeutsches klinisches Krebsregister einer Region mit ca. 1,1 Mio Einwohnern	Insgesamt ca. 2700 Kolektomien, Laparoskopierate: 16 %	Max. Follow-up: 5 Jahre
Zheng	2010–2011	USA, National Cancer Data Base, dokumentiert ca. 70 % aller US-amerikanischen Tumordiagnosen	Insgesamt ca. 55.400 Kolektomien, Laparoskopierate: 41 %	Nur Short-Term

Tab. 4 Operationsdauer in Minuten

	Laparoskopisch	Offen	Signifikanz
RCT			
Braga	213	174	s.
CLASICC	186	135	s.
COLOR	202	170	s.
COST	150	95	s.
Lacy	142	118	s.
MBS			
McKay	175	121	s.

RCT randomisierte kontrollierte Studien, *MBS* Multicenter- oder bevölkerungsbezogene Studien, *s.* Signifikant

2 Intraoperative Outcomes

2.1 Operationsdauer

Die laparoskopische Resektion eines Kolontumors gilt als technisch anspruchsvoll und im Vergleich zum konventionellen Verfahren als zeitaufwendiger. In den vorliegenden randomisierten Studien zu diesem Thema erwies sich der konventionelle Zugang stets als das schnellere Verfahren mit einer mittleren Operationsdauer zwischen 95 und 174 min; laparoskopische Eingriffe dauerten im Schnitt zwischen 142 und 213 min (Braga et al. 2005; Guillou et al. 2005; Veldkamp et al. 2005; Fleshman et al. 1996; Lacy et al. 2002). Auch gemäß der bevölkerungsbezogenen Studie von McKay et al. (2012) dauern laparoskopische Operationen im Vergleich zu offen durchgeführten Eingriffen im Schnitt ca. 24 min länger (Tab. 4; 175 min vs. 121 min; $p < 0{,}001$).

2.2 Intraoperativer Blutverlust

Sämtliche vorliegenden randomisierten Studien beobachteten einen signifikant geringeren intraoperativen Blutverlust bei

Tab. 5 Intraoperativer Blutverlust in ml/Anzahl notwendiger Transfusionen (McKay et al. 2012)

	Laparoskopisch	Offen	Signifikanz
RCT			
Braga	16	127	s.
COLOR	100	175	s.
Lacy	105	193	s.
MBS			
McKay	0,4	0,7	s.

RCT randomisierte kontrollierte Studien, *MBS* Multicenter- oder bevölkerungsbezogene Studien, *s.* Signifikant

laparoskopischen Eingriffen (Tab. 5). Während minimalinvasiv operierte Patienten im Mittel zwischen 46 und 105 ml verloren, bewegte sich der Blutverlust bei offenen Operationen zwischen 127 und 193 ml (Braga et al. 2005; Veldkamp et al. 2005; Lacy et al. 2002). Diese Beobachtung wurde ebenfalls in der bevölkerungsbezogenen Studie von McKay et al. (McKay et al. 2012) bestätigt: Auch in diesem Vergleich erwies sich die Laparoskopie mit einem mittleren Bedarf von 0,4 vs. 0,7 Transfusionen pro Operation als signifikant überlegen.

Praxistipp

Laparoskopische Tumorresektionen dauern etwas länger, sind aber mit einem etwas geringeren Blutverlust als offene Operationen assoziiert.

3 Unmittelbar postoperative Outcomes/Qualitätsindikatoren

3.1 Resektionsränder

Gemäß Ergebnissen der prospektiv randomisierten CLASICC-Studie, die 2005 von Guillou et al. (2005) veröffentlicht wurden, zeigten sich nach laparoskopischen Eingriffen häufiger tumorpositive Resektionsränder (Tab. 6). Obwohl dieses Ergebnis das Signifikanzniveau deutlich verfehlte ($p=0{,}45$), haben diese Befunde eine anhaltende Diskussion ausgelöst. Die korrespondierenden Outcomes der bis dato auf diesem Gebiet durchgeführten Beobachtungsstudien ergeben kein einheitliches Bild: Eine unvollständige Resektion zeigt sich bei Zheng et al. (2015) in der univariaten Betrachtung signifikant seltener bei laparoskopischen Operationen (laparoskopisch 3,4 % vs. offen 5,5 %; $p<0{,}001$). Nach Risikoadjustierung und Propensity-Matching ist dieser Vorteil allerdings verschwunden, während er bei Kolfschoten et al. (2013) auch nach Risikoadjustierung erhalten bleibt (OR: 0,68; 95-%-KI: 0,48–0,98, Ref. offen). Eine im Jahr 2018 veröffentlichte Registerstudie aus Süddeutschland unterstützt diese Beobachtungen prinzipiell: Tumorfreie Resektionsränder traten hier ebenfalls häufiger nach laparoskopischen Eingriffen auf, wobei aufgrund der insgesamt niedrigen Ereignishäufigkeit Residualtumor-positiver Operationen keine Aussage über eine etwaige Signifikanz dieses Unterschieds getroffen werden konnte (Völkel 2018). McKay et al. (McKay et al. 2012) beobachten dagegen tendenziell einen geringeren mittleren Abstand zwischen Tumor und Resektionsrand bei laparoskopisch resezierten Patienten, wobei allerdings das Signifikanzniveau nicht erreicht wird.

Praxistipp

Die Laparoskopie ist zumindest als gleichwertig hinsichtlich tumorfreier Resektionsränder anzusehen.

Tab. 6 Resektionsränder

	Laparoskopisch	Offen	Signifikanz
Rct: Anteil von Operationspräparaten mit positiven zirkumferenziellen Resektionsrändern			
CLASICC	7 %	5 %	n. s.
MBS: Anteil von Operationspräparaten mit positiven Resektionsrändern			
Kolfschoten			
Deskriptiv	2,1 %	3,8 %	s.
Risikoadjustiert	OR 0,68	Ref.	s.
Völkel			
Deskriptiv	0,5 %	2,4 %	n. s.
Zheng			
Alle eingeschlossenen patienten	3,4%	5,5%	s.
Propensity-gematchtes kollektiv	3,4 %	3,4 %	n. s.
MBS: mittlerer Abstand Tumor – Resektionsrand			
Mckay			
Deskriptiv	54,8 mm	57,2 mm	n. s.

RCT **randomisierte kontrollierte Studien**, *MBS* **Multicenter- oder BEVÖLKERUNGSBEZOGENE Studien**, *n.s.* nicht signifikant, *OR* Odds Ratio, Ref. Bezugsgröße, *s.* signifikant

3.2 Lymphknoten

Eine ausreichende Anzahl entnommener und untersuchter Lymphknoten zählt gemäß der deutschen S3-Behandlungsleitlinie zum kolorektalen Karzinom zu den relevanten Qualitätskriterien einer erfolgreichen Tumorresektion (Onkologie and (Deutsche Krebsgesellschaft, Deutsche Krebshilfe, AWMF): 2019). Eine größere Menge wird hierbei generell als günstiger angesehen. Da sich bereits zahlreiche RCTs mit der Thematik beschäftigt haben, wird hier in erster Linie auf die Ergebnisse der Cochrane-Übersichtsarbeit von Kuhry et al. zurückgegriffen (Kuhry et al. 2008) (Tab. 7). Gemäß dieser ergab sich unter Berücksichtigung von 5 RCTs (Braga et al. 2005; Lacy et al. 2002; Kaiser et al. 2004; Leung et al. 2004; Liang et al. 2007), dass beim offenen Verfahren im Mittel ein Lymphknoten mehr entfernt wird (Mean Difference = –1,00; 95-%-KI: –1,65 bis –0,35). Auch seitens der zu diesem Thema vorliegenden Beobachtungsstudien geht die Tendenz dahin, dass beim laparoskopischen Operationszugang eher etwas weniger Lymphknoten entnommen werden als beim offenen (nach Kolfschoten (Kolfschoten et al. 2013): mehr als 10 entnommene Lymphknoten: OR: 0,8; 95-%-KI: 0,76–1,00, Ref. offen; nach McKay et al. (2012): mittlere Anzahl entnommener Lymphknoten: Laparoskopie intention-to-treat [lap. itt]: 17,4 vs. offen: 18,2, p = 0,38; nach Völkel et al. (2018): mehr als 12 entnommene Lymphknoten: lap. itt: 88,9 % vs. offen: 92,2 %, p = 0,028). Dies würde mit der Vorstellung korrespondieren, dass bei der konventionellen Operation intuitiv eine ausgedehntere Resektion erfolgt.

3.3 Perioperative Morbidität und Letalität

Laparoskopische Eingriffe verursachen naturgemäß geringere Wundflächen. Es ist daher leicht nachvollziehbar, dass in verschiedenen Studien ein niedrigeres Schmerzniveau, eine geringeres Risiko für postoperative Wundinfektionen sowie eine schnellere Rekonvaleszenz und damit eine kürzere Liegedauer im Vergleich zur Laparotomie (Kolfschoten et al. 2013; Taylor et al. 2013; Steele et al. 2008; Sammour et al. 2015; Kube et al.

Tab. 7 Anzahl entnommener Lymphknoten

	Laparoskopisch	Offen	Signifikanz
RCT			
Cochrane Review	Ref.	+ 1	s.
Braga	13,0	14,0	n.s.
Kaiser	13,3	14,0	n.s.
Lacy	11,1	11,1	n.s.
Leung	11,1	12,1	n.s.
Liang	15,6	16,0	n.s.
MBS			
Kolfschoten: mehr als 10 entnommene Lymphknoten			
Deskriptiv	73 %	73 %	n.s.
Risikoadjustiert	OR 0,80	Ref.	n.s.
McKay: mittlere Anzahl entnommener Lymphknoten			
Deskriptiv	17,4	18,2	n.s.
Völkel: Anteil von Patienten mit mehr als 12 entnommenen Lymphknoten			
Deskriptiv	88,9 %	92,2 %	s.

RCT randomisierte kontrollierte Studien, *MBS* Multicenter- oder bevölkerungsbezogene Studien, *n.s.* nicht signifikant, *OR* Odds Ratio, *Ref.*, *s.* signifikant

2008; Fox et al. 2012) dokumentiert werden konnten. Dies wurde auch in einer 2014 publizierten Metaanalyse diverser randomisierter Studien von Schwenk et al. (2015) sowie in der Übersichtsarbeit von Otani et al. (2016) bestätigt. Obwohl diese Faktoren im Endeffekt auch zu einer geringeren perioperativen Letalität führen sollten, ist hier die Datenlage noch heterogen (Tab. 8).

Bei älteren Patienten spielen möglicherweise andere Faktoren des perioperativen Managements (z. B. Stomaanlagen, limitierte Resektionen, Failure-to-Rescue etc.) eine noch größere Rolle.

Je nach Studie werden wahlweise die In-Krankenhaus-Mortalität, ein postoperativer 30-Tage- oder sogar ein postoperativer 90-Tage-Zeitraum betrachtet. Während es in der randomisierten CLASICC-Studie keinen signifikanten Unterschied bezüglich der In-Krankenhaus-Mortalität zwischen den Operationszugängen gibt (Guillou et al. 2005), findet sich in den meisten Registerarbeiten ein geringeres perioperatives Letalitätsrisiko in der Laparoskopiegruppe (OR nach multivariater Risikoadjustierung zwischen 0,49 und 0,63) (McKay et al. 2012, 2015; Kolfschoten et al. 2013; Völkel 2018; Taylor et al. 2013; Steele et al. 2008; Sammour et al. 2015; Kube et al. 2008; Fox et al. 2012).

In der Arbeit von Panis et al. (2011) konnte zudem ein mit dem Alter und partiell mit der Komorbidität ansteigender positiver Effekt der Laparoskopie demonstriert werden, was auch in der Registerstudie von Völkel et al. bestätigt werden konnte (Völkel et al. 2019). Ein weiterer interessanter Zusammenhang wurde in der Arbeit von Fox et al. (2012) untersucht, in der die Laparoskopierate von Klinken mit deren Ergebnisqualität korreliert wurde. Dabei zeigte sich ein signifikanter Zusammenhang zwischen einer höheren Laparoskopierate und einer kürzeren Verweildauer wie auch einer niedrigeren postoperativen Morbidität, aber kein Zusammenhang hinsichtlich der perioperativen Letalität.

Einschränkend muss darauf hingewiesen werden, dass in die Risikoadjustierung dieser MBS-Studien nur Faktoren aufgenommen werden konnten, die auch bekannt und

Tab. 8 Perioperative Mortalität

	Laparoskopisch	Offen	Signifikanz
RCT: In-Krankenhaus-Mortalitätsrate			
CLASICC	5 %	4 %	n.s.
MBS: In-Krankenhaus-Mortalitätsrate			
Fox			
Deskriptiv	0,7 %	1,2 %	s.
Risikoadjustiert	Keine signifikante Korrelation zwischen der Laparoskopierate und der In-Krankenhaus-Mortalitätsrate		
Kube			
Deskriptiv	0,7 %	2,7 %	s.
McKay			
Deskriptiv	0,9 %	1,6 %	n.s.
Steele			
Deskriptiv	0,6 %	1,4 %	s.
MBS: 30-Tage-Mortalitätsrate			
Benz			
Deskriptiv	3,3 %	0,9 %	s.
Risikoadjustiert	OR links: 0,49; rechts: 0,6	Ref.	Links: s; rechts; n.s.
Kolfschoten			
Deskriptiv	2,4 %	4,9 %	s.
Risikoadjustiert	OR: 0,63	Ref.	s.
Panis			
Deskriptiv	2,0 %	6,0 %	s.
Risikoadjustiert	OR: 0,59	Ref.	s.
Sammour			
Deskriptiv	0,7 %	1,6%	n.s.
Taylor			
Risikoadjustiert	OR: 0,55	Ref.	s.
Zheng			
Deskriptiv	1,3 %	2, %	s.
Risikoadjustiert	OR: 0,59	Ref.	s.
MBS: 30-Tage-Mortalitätsrate			
Völkel			
Deskriptiv	2,3 %	6,0 %	n.s.
Risikoadjustiert	OR: 0,53	Ref.	n.s.

RCT randomisierte kontrollierte Studien, *MBS* Multicenter- oder bevölkerungsbezogene Studien, *n.s.* nicht signifikant, *OR* Odds Ratio, *Ref.*, *s.* significant

quantifizierbar sind. Schwer zu erfassende Kriterien, wie beispielsweise das Ausmaß von Verwachsungen, die Größe eines T3-Tumors oder die ausschließlich viszerale Adipositas sind mögliche Confounder (Störvariablen mit unabhängigem Einfluss auf die Zielgröße), die in der Regel von der statistischen Auswertung nicht berücksichtigt werden können.

Praxistipp

Ein positiver Einfluss der laparoskopischen Operation beim Kolonkarzinom auf die postoperative Morbidität kann als gesichert angesehen werden. Ein günstiger Einfluss auf die Letalität ist ebenfalls wahrscheinlich – insbesondere bei älteren und komorbiden Patienten.

4 Langzeitüberleben

4.1 Overall Survival

Das Gesamtüberleben ist wohl der entscheidendste Gradmesser beim Vergleich von konventioneller versus laparoskopischer Chirurgie beim Kolonkarzinom (◘ Tab. 9). Das systematische Cochrane-Review von Kuhry et al. (2008), welches in der Metaanalyse zum Langzeitüberleben nach operativer Therapie von Kolonkarzinomen 4 RCTs (Lacy et al. 2002; Kaiser et al. 2004; Laparoscopically assisted colectomy is as safe and effective as open colectomy in people with colon cancer Abstracted from:Nelson H, Sargent D, Wieand HS,et al.: for the Clinical Outcomes of Surgical Therapy Study Group. 2004; Curet et al. 2000) berücksichtigt, kommt zu dem Schluss: „Mortality turned out to be equal in patients who had undergone laparoscopic surgery as compared to patients who underwent open surgery" (OR: 0,82, 95-%-KI: 0,62–1,09, Ref. offen). Die Metaanalyse von Bonjer et al. bestätigt ebenfalls die „onkologische Sicherheit" der Laparoskopie (Bonjer et al. 2007).

Auch die viel beachtete randomisierte COLOR-Studie resümiert 2016 nach einem außerordentlich langen Beobachtungszeitraum von 10 Jahren: „Laparoscopic surgery for non-metastatic colon cancer is associated with similar rates of disease-free survival, overall survival and recurrences as open surgery" (Deijen et al. 2016). Auch in einer früheren Auswertung nach der Hälfte des Beobachtungszeitraums sind die 5-Jahres-Gesamtüberlebensraten in der COLOR-Studie mit 73,8 % (SD 69,7–77,9) für laparoskopische und 74,2 % (SD 70,1–78,2) für offen operierte Patienten miteinander vergleichbar (Buunen et al. 2009).

Neben den genannten randomisierten Studien und Metanalysen existiert noch eine Handvoll weiterer hochwertiger Registerstudien zum Langzeitüberleben mit bevölkerungsbezogenem Hintergrund. Stormark et al. (2016) finden in ihren Auswertungen für Fälle mit UICC-Stadium I–III ebenfalls keine signifikanten Unterschiede zwischen den beiden Resektionsverfahren. Die von den Norwegern ermittelten relativen Überlebensraten nach 5 Jahren liegen bei 77,7 % für laparoskopische und 80,6 % (p = 0,535) für offen operierte Patienten.

In der auf australischen Registerdaten aufbauenden Arbeit von Sammour et al. (2015) ergibt sich in der deskriptiven Statistik zunächst ein signifikanter 5-Jahres-Gesamtüberlebens-Vorteil für laparoskopisch operierte Patienten (lap. itt: 75,9 % vs. offen: 69,2 %, p = 0,015). Nach Risikoadjustierung mittels Cox-Regression wird das Signifikanzniveau nicht mehr erreicht.

In der bereits erwähnten Publikation von Kube et al. (2008), in der die Daten des AN-Instituts in Magdeburg analysiert wurden, zeigte sich beim Gesamtüberleben ein signifikanter Vorteil für laparoskopisch operierte Patienten (5-Jahres-Gesamtüberleben: lap. at: 82,8 % vs. offen: 66,9 %, p = 0,005), wobei die Teilnahme an dieser vor mehr als 15 Jahren in Deutschland durchgeführten Studie auf freiwilliger Basis erfolgte.

Die aktuellere Studie von Benz et al. (2016) analysiert die deutschen Krebsregisterdaten der ADT (Arbeitsgemeinschaft Deutscher Tumorzentren). Bei allen in dieser Publikation gezeigten Überlebenszeitvergleichen wurde sowohl nach Operationszugang als auch nach Tumorlokalisation differenziert („laparoscopic left", „laparoscopic right", „open left", „open right"). Dies ist aufgrund der aktuellen Diskussion, ob sich die Überlebensraten

Tab. 9 Langzeitüberleben (Overall Survival)

	Laparoskopisch	Offen	Signifikanz
RCT: Langfristige Gesamt-Mortalitätsrate zum Ende des Beobachtungszeitraums			
Kuhry (Cochrane Review)	OR: 0,84	Ref.	n.s.
Curet	OR: 0,3	Ref.	n.s.
Kaiser	OR: 2,3	Ref.	n.s.
Lacy	OR: 0,6	Ref.	n.s.
RCT: 5-Jahres-Gesamtüberlebensraten			
Braga	72,0 %	64,0 %	n.s.
CLASICC	55,7 %	62,7 %	n.s
COLOR	73,8 %	74,2 %	n.s.
COST	76,4 %	74,6 %	n.s.
MBS: 5-Jahres-Gesamtüberleben			
Kube			
Deskriptiv	82,8 % (Konversionen: 68,7 %)	66,9 %	s.
Sammour			
Deskriptiv	75,9 %	69,2 %	s.
Risikoadjustiert	Kein signifikanter Unterschied zwischen den laparoskopischen und den offenen Gesamtüberlebensraten		
Völkel			
Insgesamt (ohne Ausschluss perioperativ verstorbener)	80,2 %	69,0 %	s.
– T1-3N0	86,5 %	78,8 %	s.
– T4/N1-2	72,5 %	65,3 %	n.s.
Risikoadjustiert			
– T1-3N0	HR: 0,65	Ref.	s.
– T4/N1-2	HR: 0,98	Ref.	n.s.
MBS: Relatives 5-Jahres-Gesamtüberleben			
Stormark			
Deskriptiv	77,7 %	80,6 %	n.s.
MBS: Langzeitüberleben, Analysezeitraum nicht näher definiert			
Benz			
Risikoadjustiert	HR rechts 0,67; links 0,7	Ref.	rechts/links p<0,001
Bilimoria			
Risikoadjustiert			
– UICC I-III	HR 0,91	Ref.	s.
– UICC III	HR0,97	Ref.	n.s

RCT randomisierte kontrollierte Studien, *MBS* Multicenter- oder bevölkerungsbezogene Studien, *HR* Hazard Ratio, *n.s.* nicht signifikant, *OR* Odds Ratio, Ref. Bezugsgröße, *s.* signifikant

nach rechts- und linksseitigen Hemikolektomien unterscheiden (Lim et al. 2017; Nfonsam et al. 2016; Campana et al. 2017), besonders interessant. Es stellt sich die Frage, ob die Laparoskopie für bestimmte Tumorlokalisationen besonders gut oder schlecht geeignet ist. Bei Benz et al. bestehen sowohl in der Kaplan–Meier- als auch in der multivariablen Analyse signifikante langfristige Überlebensvorteile für die Laparoskopie, unabhängig davon, ob links- oder rechtsseitige Resektionen betrachtet werden. Zudem ist bemerkenswert, dass der positive Effekt für alle Stadien (UICC I–III) gilt. Im Gegensatz dazu war dies bei einer früheren Auswertung des US-amerikanischen NCDB-Registers durch Bilimoria (Bilimoria et al. 2008) nicht der Fall. Hier geht der positive Effekt der Laparoskopie im Stadium III verloren. Auch in der auf Daten eines süddeutschen Krebsregisters aufbauenden Arbeit von Völkel et al. zeigte sich ein signifikanter Langzeit-Überlebensvorteil nur in Low-Risk-Situationen (T1-3,N0), wohingegen sich bei Patienten mit T4-Tumoren oder Lymphknotenmetastasen keine signifikanten Unterschiede zwischen den Operationszugängen ergaben (Völkel et al. 2018).

Zusammenfassend sprechen die Ergebnisse in den randomisierten Studien für eine Äquivalenz beider Verfahren, die Befunde in den verschieden Registerstudien sind hingegen relativ heterogen. Möglicherweise sind hierfür die jeweils angewandten und wahrscheinlich höchst unterschiedlichen operativen Standards verantwortlich, die nicht notwendigerweise mit dem Operationszugang in Zusammenhang stehen. Dazu gehören beispielsweise das Ausmaß der zentralen Lymphadenektomie oder die Respektierung der embryonalen Faszienverhältnisse entlang des Mesokolons. Keiner der genannten Faktoren war bei den randomisierten Studien bzw. den Registerstudien standardisiert. Dies sollte Gegenstand kommender Analysen sein.

Praxistipp

Laparoskopische Operationen beim Kolonkarzinom sind offenen mindestens ebenbürtig, was das Gesamtüberleben betrifft.

4.2 Disease-free Survival

Neben den Gesamtüberlebensraten interessieren im Zusammenhang mit dem langfristigen onkologischen Ergebnis auch Rezidivereignisse. In der Metanalyse von Kuhry et al. (2008) werden Lokal- und Metastasenrezidive jeweils als unabhängige Ereignisse betrachtet, wobei in der Zusammenschau von 4 RCTs (Lacy et al. 2002; Kaiser et al. 2004; Liang et al. 2007; Jayne et al. 2007) diesbezüglich keine signifikanten Unterschiede zwischen den Operationszugängen zu beobachten sind (◘ Tab. 10).

Da Lokalrezidive beim Kolonkarzinom nur einen vergleichsweise geringen Anteil an allen Rezidivereignissen haben, wird in den meisten Studien lediglich summarisch das „disease-free survival" berichtet. So auch in der COLOR-Studie, auf die wegen ihres wegweisenden Charakters verwiesen werden soll: Nach 5 Jahren beträgt die rezidivfreie Überlebensrate der laparoskopischen COLOR-Patienten 66,5 % (SD 62,2–70,7) und die der offen operierten Patienten 67,9 % (SD 63,6–72,2) (Buunen et al. 2009). Hier zeigt sich also kein signifikanter Vorteil für den offenen Operationszugang. Trotz des a priori randomisierten Studiendesigns entschieden sich die Autoren der COLOR-Studie, zusätzlich eine multivariable Cox-Regression mit Adjustierung für Alter, Geschlecht und UICC-Stadium durchzuführen. Dabei ergab sich eine für den laparoskopischen Operationszugang vorteilhafte Hazard Ratio von 0,92 (95-%-KI 0,74–1,15, Ref.: offen), was fast exakt dem Ergebnis der Registerstudie von Völkel et al. (2018) entspricht (HR 0,94, 95-%-KI 0,74–1,19, Ref.: offen). Von Kube et al. wird das das tumorfreie Überleben angegeben (Kube et al. 2008), wobei hier kein signifikanter Unterschied zwischen den Operationszugängen beobachtet wurde.

Praxistipp

Offene und laparoskopische Operationen beim Kolonkarzinom sind hinsichtlich des krankheitsfreien Überlebens mindestens gleichwertig, möglichweise mit einer Tendenz zugunsten der Laparoskopie.

Tab. 10 Langfristige Rezidivraten/tumorfreies Überleben („disease-free survival")

	Laparoskopisch	Offen	Signifikanz
RCT: Lokal- und Metastasenrezidivraten			
Cochrane review			
Lokoregionäre Rezidive	OR: 0,84	Ref.	n.s.
Metastasenrezidive	OR: 0,82	Ref.	n.s.
CLASICC			
Lokoregionäre Rezidive	7,3 %	5,7 %	n.s.
Metastasenrezidive	11,4 %	12,9 %	n.s.
Kaiser			
Lokoregionäre Rezidive	3,6 %	0 %	n.s.
Metastasenrezidive	7,1 %	5,0 %	n.s.
Lacy			
Lokoregionäre Rezidive	6,6 %	13,7 %	n.s.
Metastasenrezidive	6,6 %	8,8 %	n.s.
Liang			
Lokoregionäre Rezidive	0 %	0 %	
Metastasenrezidive	15,6 %	19,4 %	n.s.
RCT: Tumorfreie 5-Jahres-Überlebensraten			
CLASICC	57,6 %	64,0 %	n.s.
COLOR	66,5 %	67,9 %	n.s.
COST	69,2 %	68,4 %	n.s.
MBS: 5-Jahres-Gesamtüberleben			
Kube			
Deskriptiv	83,2 % (Konv. 67,6 %)	72,5 %	s.
Völkel			
Deskriptiv	75,9 %	70,3 %	n.s.
Risikoadjustiert	HR: 0,94	Ref.	n.s.

RCT randomisierte kontrollierte Studien, *MBS* Multicenter- oder bevölkerungsbezogene Studien, *HR* Hazard Ratio, *n.s.* nicht signifikant, *OR* Odds Ratio, Ref. Bezugsgröße, *s.* significant

5 Laparoskopische Operation bei kompletter mesokolischer Exzision (CME)

Die CME („complete mesocolic excision") wurde 2009 als Konzept publiziert und seither intensiv diskutiert. Sie bietet wahrscheinlich relevante onkologische Vorteile (Benz et al. 2017), ist aber zumindest für das rechtsseitige Hemikolon deutlich komplexer durchzuführen als der bisherige Standardeingriff und geht mit einem erhöhten Risiko für perioperative Komplikationen einher (Bertelsen et al. 2016). Umso wichtiger ist es, die Frage zu beantworten, ob die CME auch laparoskopisch mit zumindest gleichen Ergebnissen wie bei offenen Operationen durchgeführt werden kann. In einer explorative

Analyse von Bertelsen et al. fand sich ein grenzwertiger Vorteil zugunsten des laparoskopischen Vorgehens für die 30- und 90-Tage-Mortalität (OR 0,63, p = 0,052 bzw. 0,028) (Bertelsen et al. 2016). Die Rate an intraoperativen Komplikationen war in der laparoskopischen Gruppe tendenziell höher (1,6 vs. 3,6 %, p = 0,08), die Rate an postoperativen Komplikationen aber signifikant geringer (22,3 vs. 14,3, p < 0,002) als in der offen-chirurgischen Vergleichsgruppe. In der randomisierten Studie einer japanischen Arbeitsgruppe (Kitano et al. 2017) wurde die offene der laparoskopischen D3-Lymphadenektomie gegenübergestellt; selbst wenn die Definitionen von D3 und CME nicht vollständig kongruent sind, darf diese Studie ebenfalls als Evidenz für die CME gewertet werden. Hierin zeigten sich sowohl identische Langzeitergebnisse als auch eine identische perioperative Letalität (Yamamoto et al. 2014). Auch bei der CME scheint also zu gelten, dass das laparoskopische Verfahren dem offenen zumindest gleichwertig ist.

6 Zusammenfassung

Durch die Anwendung laparoskopischer Operationsverfahren in der Chirurgie des Kolonkarzinoms können bessere Ergebnisse hinsichtlich postoperativer Komplikationen und der Krankenhaus-Verweildauer erzielt werden, obwohl die Operationszeit eindeutig länger ist. Insbesondere bei älteren Patienten mit mehr Begleiterkrankungen trägt die Laparoskopie gemäß diverser Studien auch zur Senkung der perioperativen Letalität bei. Hinsichtlich der onkologischen Langzeitergebnisse ist die laparoskopische Operation der konventionellen mindestens gleichwertig, je nach betrachtetem Patientenkollektiv möglicherweise sogar überlegen, sofern die gleichen operativen Standards eingehalten werden.

Literatur

Benz S, Barlag H, Gerken M et al (2016) Laparoscopic surgery in patients with colon cancer: a population-based analysis. Surg Endosc. ▶ https://doi.org/10.1007/s00464-016-5266-2

Benz SR (2017) Laparoskopische Hemikolektomie rechts mit kompletter mesokolischer Exzision (CME). In: Keck T, Germer CT (Hrsg) Minimalinvasive viszeralchirurgie: operative expertise und evidenz. Springer, Berlin, S 277–287

Bertelsen CA, Neuenschwander AU, Jansen JE et al (2016) Short-term outcomes after complete mesocolic excision compared with „conventional" colonic cancer surgery. Br J Surg 103(5):581–589. ▶ https://doi.org/10.1002/bjs.10083

Bilimoria KY, Bentrem DJ, Nelson H et al (2008) Use and outcomes of laparoscopic-assisted colectomy for cancer in the United States. Arch Surg 143(9):832. ▶ https://doi.org/10.1001/archsurg.143.9.832

Bonjer HJ, Hop WCJ, Nelson H et al (2007) Laparoscopically assisted vs open colectomy for colon cancer: a meta-analysis. Arch Surg 142(3):298–303. ▶ https://doi.org/10.1001/archsurg.142.3.298

Braga M, Frasson M, Vignali A et al. (2005) Laparoscopic vs. open colectomy in cancer patients: long-term complications, quality of life, and survival. Dis Colon Rectum 48(12): 2217–2223. doi: ▶ https://doi.org/10.1007/s10350-005-0185-7

Buunen M, Veldkamp R, Hop WCJ et al (2009) Survival after laparoscopic surgery versus open surgery for colon cancer: long-term outcome of a randomised clinical trial. Lancet Oncol 10(1):44–52. ▶ https://doi.org/10.1016/S1470-2045(08)70310-3

Campana JP, Pellegrini PA, Rossi GL et al (2017) Right versus left laparoscopic colectomy for colon cancer: does side make any difference? Int J Colorectal Dis 32(6):907–912. ▶ https://doi.org/10.1007/s00384-017-2776-x

Curet MJ, Putrakul K, Pitcher DE et al (2000) Laparoscopically assisted colon resection for colon carcinoma: perioperative results and long-term outcome. Surg Endosc 14(11):1062–1066

Deijen CL, Deijen CL, Vasmel JE et al (2016) Ten-year outcomes of a randomised trial of laparoscopic versus open surgery for colon cancer. Surg Endosc. ▶ https://doi.org/10.1007/s00464-016-5270-6

Fleshman JW, Nelson H, Peters WR et al. (1996) Early results of laparoscopic surgery for colorectal cancer. Retrospective analysis of 372 patients treated by clinical outcomes of surgical therapy (COST) study group. Dis Colon Rectum 39(10 Suppl): 8

Fowler DL, White SA (1991) Laparoscopy-assisted sigmoid resection. Surg Laparosc Endosc 1(3):183–188

Fox JP, Desai MM, Krumholz HM et al (2012) Hospital-level outcomes associated with laparoscopic colectomy for cancer in the minimally invasive era. J Gastrointest Surg 16(11):2112–2119. ▶ https://doi.org/10.1007/s11605-012-2018-z

Guillou PJ, Quirke P, Thorpe H et al (2005) Short-term endpoints of conventional versus laparoscopic-assisted surgery in patients with colorectal cancer (MRC CLASICC trial): multicentre, randomised controlled trial. Lancet 365(9472):1718–1726. ▶ https://doi.org/10.1016/S0140-6736(05)66545-2

Jayne DG, Guillou PJ, Thorpe H et al (2007) Randomized trial of laparoscopic-assisted resection of colorectal carcinoma: 3-year results of the UK MRC CLASICC Trial group. J Clin Oncol 25(21):3061–3068. ► https://doi.org/10.1200/JCO.2006.09.7758

Kaiser AM, Kang J-C, Chan LS et al (2004) Laparoscopic-assisted vs. open colectomy for colon cancer: a prospective randomized trial. J Laparoendosc Adv Surg Tech A 14(6): 329–334. doi: ► https://doi.org/10.1089/lap.2004.14.329

Kitano S, Inomata M, Mizusawa J et al (2017) Survival outcomes following laparoscopic versus open D3 dissection for stage II or III colon cancer (JCOG0404): a phase 3, randomised controlled trial. The Lancet Gastroenterology & Hepatology 2(4):261–268. ► https://doi.org/10.1016/S2468-1253(16)30207-2

Kolfschoten NE, van Leersum NJ, Gooiker GA et al (2013) Successful and safe introduction of laparoscopic colorectal cancer surgery in Dutch hospitals. Ann Surg 257(5):916–921. ► https://doi.org/10.1097/SLA.0b013e31825d0f37

Kube R, Ptok H, Steinert R et al (2008) Clinical value of laparoscopic surgery for colon cancer (Stellenwert der laparoskopischen Chirurgie des Kolonkarzinoms in der klinischen Routine). Chirurg 79(12):1145–1150. ► https://doi.org/10.1007/s00104-008-1585-8

Kuhry E, Schwenk WF, Gaupset R et al (2008) Long-term results of laparoscopic colorectal cancer resection. Cochrane Database Syst Rev(2): CD003432. doi: ► https://doi.org/10.1002/14651858.CD003432.pub2

Lacy AM, Garcia-Valdecasas JC, Delgado S et al (2002) Laparoscopy-assisted colectomy versus open colectomy for treatment of non-metastatic colon cancer: a randomised trial. Lancet 359(9325):2224–2229. ► https://doi.org/10.1016/S0140-6736(02)09290-5

Laparoscopically assisted colectomy is as safe and effective as open colectomy in people with colon cancer Abstracted from: Nelson H, Sargent D, Wieand HS, et al; for the Clinical Outcomes of Surgical Therapy Study Group. A comparison of laparoscopically assisted and open colectomy for colon cancer. N Engl J Med 2004; 350: 2050–2059. Cancer Treat Rev 30(8): 707–709. doi: ► https://doi.org/10.1016/j.ctrv.2004.09.001

Leitlinienprogramm Onkologie (Deutsche Krebsgesellschaft, Deutsche Krebshilfe, AWMF): S3-Leitlinie Kolorektales Karzinom, Langversion 2.1, 2019, AWMF Registrierungsnummer: 021/007OL. ► https://www.leitlinienprogramm-onkologie.de/leitlinien/kolorektales-karzinom/. Zugegriffen: 10. Febr. 2019

Leung KL, Kwok SPY, Lam SCW et al (2004) Laparoscopic resection of rectosigmoid carcinoma: prospective randomised trial. Lancet 363(9416):1187–1192. ► https://doi.org/10.1016/S0140-6736(04)15947-3

Liang J-T, Huang K-C, Lai H-S et al (2007) Oncologic results of laparoscopic versus conventional open surgery for stage II or III left-sided colon cancers: a randomized controlled trial. Ann Surg Oncol 14(1):109–117. ► https://doi.org/10.1245/s10434-006-9135-4

Lim DR, Kuk JK, Kim T et al (2017) Comparison of oncological outcomes of right-sided colon cancer versus left-sided colon cancer after curative resection: which side is better outcome? Medicine (Baltimore) 96(42). doi: ► https://doi.org/10.1097/MD.0000000000008241

McKay GD, Morgan MJ, Wong S-KC et al (2012) Improved short-term outcomes of laparoscopic versus open resection for colon and rectal cancer in an area health service: a multicenter study. Dis Colon Rectum 55(1):42–50. ► https://doi.org/10.1097/DCR.0b013e318239341f

Nfonsam V, Nfonsam V, Aziz H et al (2016) Analyzing clinical outcomes in laparoscopic right vs. left colectomy in colon cancer patients using the NSQIP database. Cancer Treat Commun 8:1–4. ► https://doi.org/10.1016/j.ctrc.2016.03.006

Otani T, Otani T, FIsohata N et al (2016) An evidence-based medicine approach to the laparoscopic treatment of colorectal cancer. Fukushima J Med Sci. doi: ► https://doi.org/10.5387/fms.2016-4

Panis Y, Maggiori L, Caranhac G et al (2011) Mortality after colorectal cancer surgery: a french survey of more than 84,000 patients. Ann Surg 254(5):738. ► https://doi.org/10.1097/SLA.0b013e31823604ac

Sammour T, Jones IT, Gibbs P et al (2015) Comparing oncological outcomes of laparoscopic versus open surgery for colon cancer: analysis of a large prospective clinical database. J Surg Oncol 111(7):891–898. ► https://doi.org/10.1002/jso.23893

Schwenk W, Neudecker J, Haase O (2015) Evidenzlage der laparoskopischen Chirurgie beim Kolonkarzinom. coloproctology 37(6): 381–390. doi: ► https://doi.org/10.1007/s00053-015-0026-7

Steele SR, Brown TA, Rush RM et al (2008) Laparoscopic vs open colectomy for colon cancer: results from a large nationwide population-based analysis. J Gastrointest Surg 12(3):583–591. ► https://doi.org/10.1007/s11605-007-0286-9

Stormark K, Stormark K, FSoreide K et al. (2016) Nationwide implementation of laparoscopic surgery for colon cancer: short-term outcomes and long-term survival in a population-based cohort. Surg Endosc. doi: ► https://doi.org/10.1007/s00464-016-4819-8

Taylor EF, Thomas JD, Whitehouse LE et al (2013) Population-based study of laparoscopic colorectal cancer surgery 2006–2008. Br J Surg 100(4):553–560. ► https://doi.org/10.1002/bjs.9023

Veldkamp R, Kuhry E, Hop WCJ et al (2005) Laparoscopic surgery versus open surgery for colon cancer: short-term outcomes of a randomised trial. Lancet Oncol 6(7):477–484. ► https://doi.org/10.1016/S1470-2045(05)70221-7

Völkel V (2018) Langzeitüberleben nach laparoskopischer und offener Resektion des Kolon-Karzinoms – eine bevölkerungsbezogene Analyse. ► https://epub.uni-regensburg.de/37757/. Zugegriffen: 17 Juni 2019

Völkel V, Draeger T, Gerken M et al (2018) Long-term oncologic outcomes after laparoscopic vs. open colon cancer resection: a high-quality population-based analysis in a Southern German district. Surg

Endosc. doi: ▶ https://doi.org/10.1007/s00464-018-6158-4

Völkel V, Draeger T, Schnitzbauer V et al (2019) Surgical treatment of rectal cancer patients aged 80 years and older-a German nationwide analysis comparing short- and long-term survival after laparoscopic and open tumor resection. Eur J Surg Oncol. ▶ https://doi.org/10.1016/j.ejso.2019.05.005

Yamamoto S, Inomata M, Katayama H et al (2014) Short-term surgical outcomes from a randomized controlled trial to evaluate laparoscopic and open D3 dissection for stage II/III colon cancer: Japan clinical oncology group study JCOG 0404. Ann Surg 260(1):23–30. ▶ https://doi.org/10.1097/SLA.0000000000000499

Zheng Z, Jemal A, Lin CC et al. (2015) Comparative effectiveness of laparoscopy vs open colectomy among nonmetastatic colon cancer patients: an analysis using the National Cancer Data Base. J Natl Cancer Inst 107(3). doi: ▶ https://doi.org/10.1093/jnci/dju491

Robotische Operationen beim Kolonkarzinom

Benno Mann und Gintautas Virakas

Inhaltsverzeichnis

S. Benz et al. (Hrsg.), *Chirurgie des Kolonkarzinoms*,
https://doi.org/10.1007/978-3-662-60453-3_20

Die robotische Chirurgie erlebt derzeit in der Viszeralchirurgie einen erheblichen Zuwachs. Im Fokus steht dabei die Chirurgie des Rektumkarzinoms, das aufgrund der komplexen Lage im kleinen Becken besonders geeignet erscheint. Es zeigt sich aber, dass die Robotik auch sinnvoll für komplexe onkologische Prozeduren wie die Hemikolektomie rechts mit CME eingesetzt werden kann, bei der die zentralen Strukturen der Mesenterialwurzel disseziert werden müssen. In diesem Kapitel werden die Technik und die Ergebnisse der robotischen Hemikolektomie rechts und links dargestellt und diskutiert.

1 Einleitung

Robotikassistenz-Systeme werden in der Visceralchirurgie sinnvollerweise bei komplexen und hochkomplexen Eingriffen eingesetzt, um diese sicher und verlässlich minimalinvasiv operieren zu können. Kolonkarzinomresektionen galten und gelten bis heute vielerorts als Einstiegs- bzw. Anfängeroperation im Rahmen der visceralchirurgischen Ausbildung. Durch die Etablierung des CME-Konzeptes (▶ Kap. 1) veränderte sich der Charakter der vermeintlich „einfachen“ onkologischen Kolonresektionen deutlich. Sowohl rechtsseitige wie auch linksseitige Hemikolektomien und Transversumresektionen sind in Kombination mit der CME anspruchsvolle Eingriffe, bei denen subtile Präparationstechnik und die schichtgerechte mesokolische Kompartmentresektion von entscheidender Bedeutung sind. Dies gilt uneingeschränkt für die offen chirurgische (▶ Kap. 11 und 14) als auch für die laparoskopische Vorgehensweise (▶ Kap. 12 ff). Wir haben daher die Technik der robotikassistierten radikalen onkologischen Kolonresektionen mit CME für alle Lokalisationen im Dickdarm konsekutiv etabliert. Die genannten Operationen werden bei uns ausschließlich in dieser Operationstechnik durchgeführt.

1.1 Robotikassistenz-Systeme

Die Firma Intuitive Surgical™ ist seit 20 Jahren mit dem Da Vinci®-System auf dem Markt. Heute kommen noch die Systeme der dritten Generation (Si-System) und zunehmend die Geräte der vierten Generation (X- und Xi-System) zur Anwendung. Es handelt sich um ein Master–Slave-System und nicht um einen autonomen oder teilautonomen Roboter. Alle Aktionen werden vom Chirurgen über die sogenannten „master“ (◘ Abb. 1) an der Konsole geführt und über den Manipulator bzw. Patientenkart robotisch im Situs umgesetzt. Die Systeme bieten eine ganze Reihe relevanter Vorteile für den Chirurgen und den operierten Patienten, die alle Einschränkungen und Unzulänglichkeiten der konventionellen laparoskopischen Chirurgie aufheben. Nachteile sind die hohen Anschaffungs-, Wartungs- und Verbrauchskosten, eine neue Lernkurve und der Verlust des haptischen Empfindens.

Bis heute ist kein weiterer komplexer Operationsroboter für Eingriffe am Menschen zugelassen. Der Senhance® Manipulator der Firma Transenterix™ ist ein Instrument zur Verbesserung der laparoskopischen Vorgehensweise (Enhanced Laparoscopy) und ist nicht mit dem Da Vinci®-System zu vergleichen. Die Einführung alternativer komplexer Operationsroboter ist unter anderem von den Firmen Medtronic™ und Verb Surgical™ angekündigt. Bis heute ist allerdings unklar, wann dies tatsächlich erfolgt.

Vorteile der Robotikassistenz in der onkologischen Kolonchirurgie

- 3D-Sicht
- Abwinkelbare Instrumente
- Stabile optische Plattform
- Kein Tremor
- Optimale Ergonomie für den Chirurgen
- Reduktion der Konversionsrate

1.2 Vorbereitung und Training

Bevor eine viszeralchirurgische Klinik ein Robotikprogramm startet, sollte eine Fallzahlanalyse gemeinsam mit allen Verantwortlichen im Hause erfolgen. Ein Robotiksaal ist mit 300–400 Eingriffen per anno vernünftig ausgelastet, um die Fixkosten pro Eingriff in

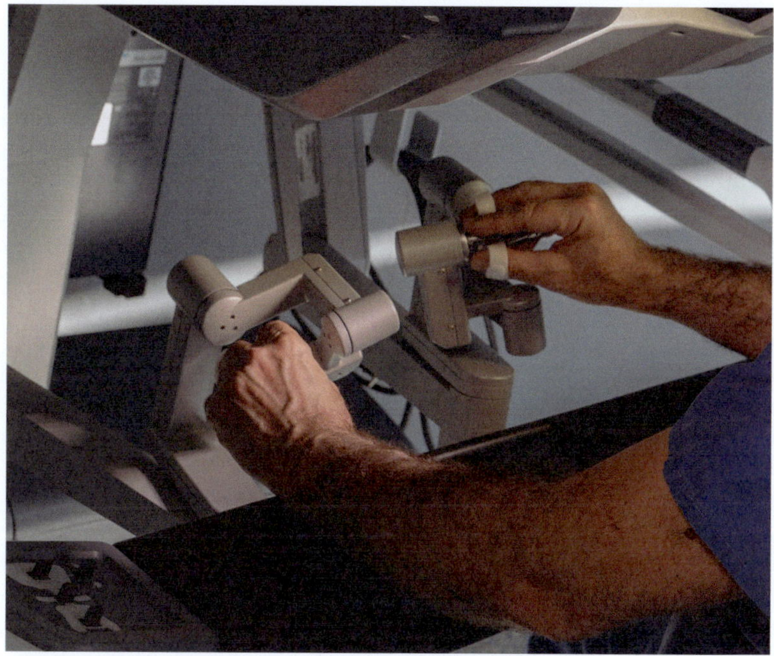

Abb. 1 Der Arbeitsplatz des Chirurgen bei der robotikassistierten Chirurgie. Die Bewegungen der intrakorporalen Instrumente werden über die sogenannten „master" gesteuert. Die Ergonomie des Arbeitsplatzes für den Chirurgen ist optimal

einem realisierbaren Rahmen zu halten. Dies ist gerade in der Etablierungsphase nur durch interdisziplinäre Nutzung zu erreichen. Jede beteiligte Klinik benötigt einen festen planbaren Robotiktag/Woche, gerade in unserem Fachgebiet besser sogar zwei.

Praxistipp

Um ein Robotikprogramm sicher zu implementieren, muss geklärt sein, dass die Abteilung mindestens 1–2 OP-Tage pro Woche auf das System zugreifen kann.

Vor dem Start muss das gesamte Team umfangreich geschult werden. Die Firma Intuitive Surgical™ bietet umfangreiche, zum Teil auch obligate Ausbildungsmaßnahmen an. Neben Operationen am Schwein und an Kadavern ist vor allen Dingen auch das Simulatortraining sinnvoller Bestandteil der Vorbereitung. Das Team sollte 5–10 Eingriffe in einem Referenzzentrum gesehen haben, bevor in der eigenen Klinik begonnen wird. Die Firma bietet an, bei den ersten 2–5 Eingriffen einen Proctor (erfahrenen Lehrer) vor Ort zu haben. Dieses Angebot gilt für jeden neu zu etablierenden Eingriff. Bedauerlicherweise wird dieses Curriculum häufig nicht in vollem Umfang in Anspruch genommen. Neben den Konsolenchirurgen sollten und dürfen auch unbedingt das OP-Personal und die Anästhesie miteinbezogen werden.

1.3 Trokare/Instrumentarium

Robotikassistierte Hemikolektomien werden in der Regel über fünf Trokare operiert. Bei sehr adipösen Patienten wird ggf. ein zweiter Assist-Trokar notwendig und die Gesamtzahl erhöht sich auf sechs. Kommt das Da Vinci®-SI-System zur Anwendung, sind das drei 8-mm-Robotiktrokare und zwei 12-mm-Einmaltrokare. Beim Da Vinci®-X- oder -Xi-System sind es drei 8-mm-Robotiktrokare, ein 12-mm-Robotiktrokar (für den Robotikstapler) und ein 12-mm-Einmaltrokar. Falls ein zweiter Assist-Trokar notwendig wird, ist dies ein 5-mm-Trokar.

Präpariert wird bei uns ausschließlich mit der Robotik-monopolaren Schere. Alternativ kann hier der Robotik Hook verwendet werden. Als Pinzette kommt die Bipolar Fenestrated Forceps zum Einsatz. Als Halteinstrumente für den dritten Robotikarm ist für das Da Vinci®-SI-System die sehr kleine Cadiere-Zange optimal. Größere Haltezangen führen zu vermehrten Kollisionen der Robotikarme außerhalb des Körpers. Diese größeren Haltezangen (Tip Up oder Double Fenestrated Grasper), die gerade bei adipösen Patienten sehr angenehm sind, können beim Da Vinci®-X- oder -Xi-System allerdings sinnvoll verwendet werden.

Es gibt ein sehr gut funktionierendes Instrument zur Gewebeversiegelung von der Firma – den Vessel Sealer. Es handelt sich um ein Einmalinstrument, das aber derzeit relativ teuer ist. Wir verwenden den Vessel Sealer nur in ganz seltenen Ausnahmefällen. Bei sehr adipösen Patienten kann der Einsatz zu einer gerechtfertigten Verkürzung der Operationszeit bei der Skelettierung des Mesocolon transversum und des Omentums führen. Beim ganz überwiegenden Teil der Patienten gelingen diese OP-Schritte problemlos, schnell und sicher mit der Bipolar Fenestrated Forceps.

2 Robotikassistierte Hemikolektomie rechts mit CME

2.1 Patientenvorbereitung

Die Patienten werden am Vortag orthograd darmlavagiert und erhalten anschließend eine selektive Darmdekontamination mit Kanamycin und Metronidazol oral. Fremdblutkonserven werden für Patienten mit einem Hb-Wert von über 10 g/dl nicht bereitgestellt. 30 min vor Hautschnitt erhalten die Patienten eine Single-Shot-Antibiotikaprophylaxe mit 1,5 g Cefuroxim und 0,5 g Metronidazol i.v.

2.2 Lagerung/Trokarpositionierung

Operiert wird in druckstellenfreier Rückenlagerung auf einem Vakuumkissen. Beide Arme sind angelagert. Das Set-up im OP-Saal für rechtsseitige Kolonresektionen ist in ◘ Abb. 2a dargestellt. Die Trokarpositionierung für das Da Vinci®-SI-System zeigt die ◘ Abb. 2b, die für das Da Vinci®-X- oder -Xi-System die ◘ Abb. 2c. Der Patient wird in leichte Fußtief- und maximale Linksseitenlagerung gebracht, bevor die Robotikarme mit den Trokaren konnektiert werden. Mit dem Da Vinci®-Xi-System gibt es optional die Möglichkeit der Table Motion. Dazu muss ein Operationstisch der Firma Trumpf™ verwendet werden. Falls dieser nicht schon im OP vorgehalten wird, stellt dies eine erhebliche Zusatzinvestition dar. Wir halten dies für Hemikolektomien für absolut entbehrlich. Es gibt bei diesen Operationen keine Notwendigkeit, die Lagerung der Patienten zu verändern.

2.3 Operationsstrategie/Vorgehensweise

Es ist bereits erwähnt worden, dass die Hemikolektomie rechts mit CME eine sehr anspruchsvolle und nicht ganz ungefährliche Operation ist. Dies gilt auch gerade für die laparoskopische Vorgehensweise. Um ein optimales CME-Präparat zu generieren, muss die Vena mesenterica superior kaudal der Mündung der Vena ileocolica beginnend und bis zum Unterrand des Pankreas langstreckig freipräpariert werden. Anatomische Fehlinterpretationen und Verletzungen der portalvenösen Äste sind unbedingt zu vermeiden. In Deutschland und einigen europäischen Nachbarländern hat sich daher eine Arbeitsgruppe zusammengefunden, die ein Konzept zur sicheren Umsetzung dieser minimalinvasiven Operation erarbeitet hat. Das Resultat ist das Critical-View-Konzept und das Open-Book-Modell (Strey et al. 2018), das im ▶ Kap. 12 von Stefan Benz ausführlich dargestellt ist.

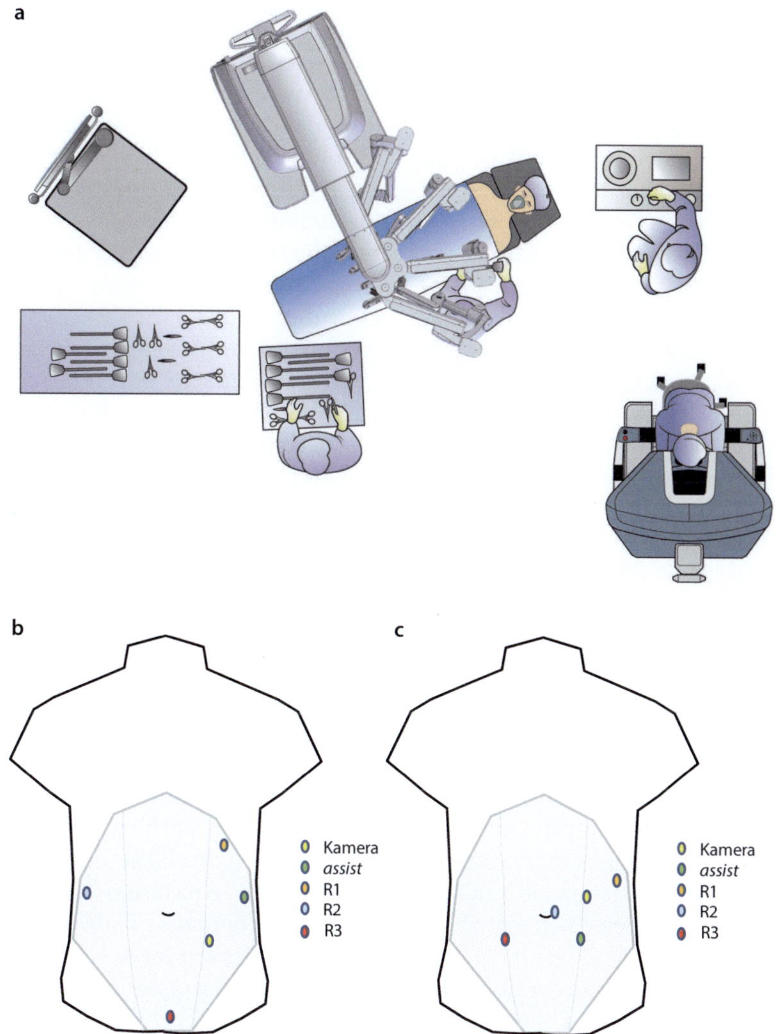

Abb. 2 **a** Set-up im Operationssaal für eine robotikassistierte Hemikolektomie rechts. **b** Trokarpositionierung für eine robotikassistierte Hemikolektomie rechts mit dem Da Vinci®-SI-System. **c** Trokarpositionierung für eine robotikassistierte Hemikolektomie rechts mit dem Da Vinci®-X- oder -XI-System

Praxistipp

Die Hemikolektomie rechts kann nach demselben Critical-View-Konzept operiert werden wie die laparoskopische Variante.

Dieses Konzept wird lediglich am Beginn der Operation modifiziert, indem mit der Skelettierung des terminalen Mesoileums und nachfolgend dem Absetzen desselben mit einem Endo-Stapler (bzw. Robotik Stapler) begonnen wird. Dies erleichtert im robotischen Setting den Zugang zur Pars III duodeni und dem Processus uncinatus. Anschließend wird der Zökalpol mit seinem Meso schichtgerecht von der rechtsseitigen Gerota-Faszie abgehoben. Der rechte Ureter kommt darunter zur Darstellung. Die Mesenterialwurzel wird ebenfalls vom Retroperitoneum abgehoben, bis die Pars III duodeni zur Ansicht kommt (Critical View 1). Erst jetzt wird entlang der ileokolischen Gefäße (Critical View 2) auf die Vena mesenterica superior zu präpariert. Die Einmündung der Vene wird sauber dargestellt (Critical View 3), und die Vene wird nach zentral doppelt und peripher einfach mit grünen Hämoloc®-Clips versorgt und durchtrennt. Die Arteria ileocolica wird am rechten Rand der Vena mesenterica superior geclipt und durchtrennt, wenn sie diese unterkreuzt. Sie wird am linken Rand der Vena mesenterica versorgt, wenn sie diese überkreuzt (Critical View 4). Nun wird das rechtsseitige Mesokolon von kaudal beginnend vom Duodenum, dem Pankreaskopf und der Gerota-Faszie nach kranial abgehoben. Die laterale Aufhängung des Kolons an der Bauchdecke bleibt erhalten. Fast immer gelingt es, diese Präparation bis in die Pars I duodeni voranzutreiben und bereits jetzt ein freies Fenster zur Gallenblase und zum Unterrand der Leber zu generieren. Nun wird das gesamte Gewebe der Mesenterialwurzel von der Vorderseite der Vena mesenterica superior von kaudal nach kranial zum Resektat hin mobilisiert, bis der Henle-Trunkus und der Abgang der Arteria colica media zur Ansicht kommen. Eine zu benennende Vena und Arteria colica dextra findet sich dabei fast nie.

Nun wird die Bursa omentalis durch schichtgerechtes Abheben des Omentum majus vom Colon transversum in der Mittellinie weit eröffnet (Critical View 5). Das Mesogastrium wird schichtgerecht vom Mesokolon nach rechts abgelöst, dabei kommt der Henle-Trunkus von kranial zur Darstellung (Critical View 6). Nun werden die Äste des Trunkus sauber freipräpariert. Die Vena pancreaticoduodenalis, die sich sehr konstant findet, zieht nach rechts über den Pankreaskopf weg und bleibt immer erhalten. Ebenfalls sehr regelhaft findet sich nach rechts die meist kräftige Vena colica dextra superior, die doppelt geclipt und durchtrennt wird. Nicht selten entspringt die Vena colica media auch aus dem Trunkus. Sie wird bei der rechtsseitigen Hemikolektomie geschont, ebenso wie die Vena gastroomentalis (Critical View 7). Abschließend wird das Mesocolon transversum unmittelbar rechts der Gefäße der Vena colica media zum Transversum hin skelettiert. Dabei kommt fast immer der kräftige Ramus dexter der Arterie zur Darstellung, der ebenfalls doppelt geclipt und durchtrennt wird (Critical View 8). Das Colon transversum wird abgestapelt. Das Omentum majus wird entweder schichtgerecht vom rechtsseitigen Kolon abgehoben oder, bei Verdacht auf Infiltration, en bloc zum Resektat hin skelettiert. Nun werden die verbliebenen Aufhängungen des Kolons mit der rechtslateralen Bauchdecke gelöst, und das Resektat wird auf der Leber abgelegt.

Das präterminale Ileum und das Colon transversum werden isoperistaltisch Seit-zu-Seit im rechten Mittelbauch nebeneinander gelegt. Die Hinterwand der latero-lateralen Anastomose wird mit einem doppelt armierten 4/0-Stratafix®-Faden bei noch verschlossenen Darmrohren fortlaufend extramukös seromuskulär genäht. Nun werden antimesenterial beide Darmlumina über eine Länge von etwa 4 cm eröffnet. Abschließend wird mit der zweiten Hälfte des Fadens die Vorderwand der Anastomose in gleicher Weise beendet. Alternativ kann die Anastomose auch, ähnlich wie im ▶ Kap. 13 beschrieben, mit dem Endostapler erfolgen. Hier muss dann lediglich die Öffnung der Darminzision per Naht verschlossen werden.

Die Bauchhöhle wird mit 1 l Kochsalzlösung gespült und die Spülflüssigkeit wird abgesaugt. Nach abschließender Kontrolle der Hämostase werden die Roboterarme von den Trokaren dekonnektiert und das Pneumoperitoneum wird abgelassen. Der suprasymphysäre Trokarzugang wird auf einen Pfannenstielschnitt erweitert und es wird eine Bauchdeckenschutzfolie eingesetzt. Das Resektat wird über diese Bergeinzision unverletzt und in toto geborgen. Es folgt der Faszienverschluss im Bereich der Bergeinzision und der 12er-Trokare und nachfolgend die Intrakutannaht der separaten Zugänge.

2.4 Ergebnisse

Von 2011 bis 2018 haben wir bei 212 Patienten eine robotikassistierte Hemikolektomie rechts mit CME durchgeführt. Davon waren 41 Operationen erweiterte rechtsseitige Hemikolektomien bei Karzinomen der rechten Flexurenregion. Die perioperativen Daten und Ergebnisse sind in ◘ Tab. 1 dargestellt. Die postoperativen Komplikationen, klassifiziert nach Clavien-Dindo, finden sich in ◘ Tab. 2 und die onkologischen Nachsorgeergebnisse in ◘ Tab. 3.

◘ **Tab. 1** Perioperative Daten nach robotikassistierter Hemikolektomie rechts (Augusta Klinikum Bochum 2011–2018)

Parameter	Anzahl Patienten[a]
Liegezeit postop. insgesamt (min.–max.) (Tage)	8,4 (5–64)
Liegezeit Intensiv (min.–max.) (Tage)	0,1 (0–17)
Stationäre Wiederaufnahme (%)	2,5
Anastomoseninsuffizienz (%)	1,7
Re-Operation (%)	3,7

[a]alle Patienten N = 212

◘ **Tab. 2** Postoperative Komplikationen klassifiziert nach Clavien-Dindo nach robotikassistierter Hemikolektomie rechts (Augusta Klinikum Bochum 2011–2018)

Klassifikation nach Clavien-Dindo	Anzahl (%)[a]
Clavien Dindo 0	162 (76,4 %)
Clavien Dindo I	13 (6,1 %)
Clavien Dindo II	21 (9,9 %)
Clavien Dindo IIIa	4 (1,8 %)
Clavien Dindo IIIb	8 (3,7 %)
Clavien Dindo IV	2 (0,9 %)
Clavien Dindo V	2 (0,9 %)

[a]alle Patienten N = 212

◘ **Tab. 3** Onkologischer Verlauf nach robotikassistierter Hemikolektomie rechts (Augusta Klinikum Bochum 2011–2018). Die vollständigen Follow-up-Daten liegen bei 172 von 212 operierten Patienten vor (mittlerer Nachbeobachtungszeitraum 41,2 Monate)

Parameter	Anzahl (%)
Lebend	137 (79,6)
Lokalrezidiv	1 (0,6)
Neu entwickelte Fernmetastasen	18 (10,4)
Am Kolonkarzinom verstorben	16 (9,3)
Aus anderen Gründen verstorben	19 (11,0)

3 Robotikassistierte Hemikolektomie links/ Sigmaresektion mit CME

3.1 Patientenvorbereitung

Die Vorbereitung unterscheidet sich nicht von den Patienten mit rechtsseitgien Kolonresektionen (siehe oben).

3.2 Lagerung/ Trokarpositionierung

Operiert wird in druckstellenfreier Steinschnittlagerung auf einem Vakuumkissen. Beide Arme sind angelagert. Das Set-up im OP-Saal für linksseitige Kolonresektionen ist in ◘ Abb. 3a dargestellt. Die Trokarpositionierung für das Da Vinci®-SI-System zeigt die ◘ Abb. 3b, die für das Da Vinci®-X- oder -Xi-System die ◘ Abb. 3c. Der Patient wird in leichte Kopftief- und maximale Rechtsseitenlagerung gebracht, bevor die Robotikarme mit den Trokaren konnektiert werden. In sehr seltenen Fällen muss der Patient für die Mobilisierung der linken Flexur und des Transversums in Fußtieflagerung gebracht werden. In diesen Fällen verkürzen wir den Winkel des OP-Tisches von ursprünglich etwa 110° (◘ Abb. 3a) auf etwa 80°. Wird das Da Vinci®-SI-System verwendet, wird dann die Schere über den Trokar

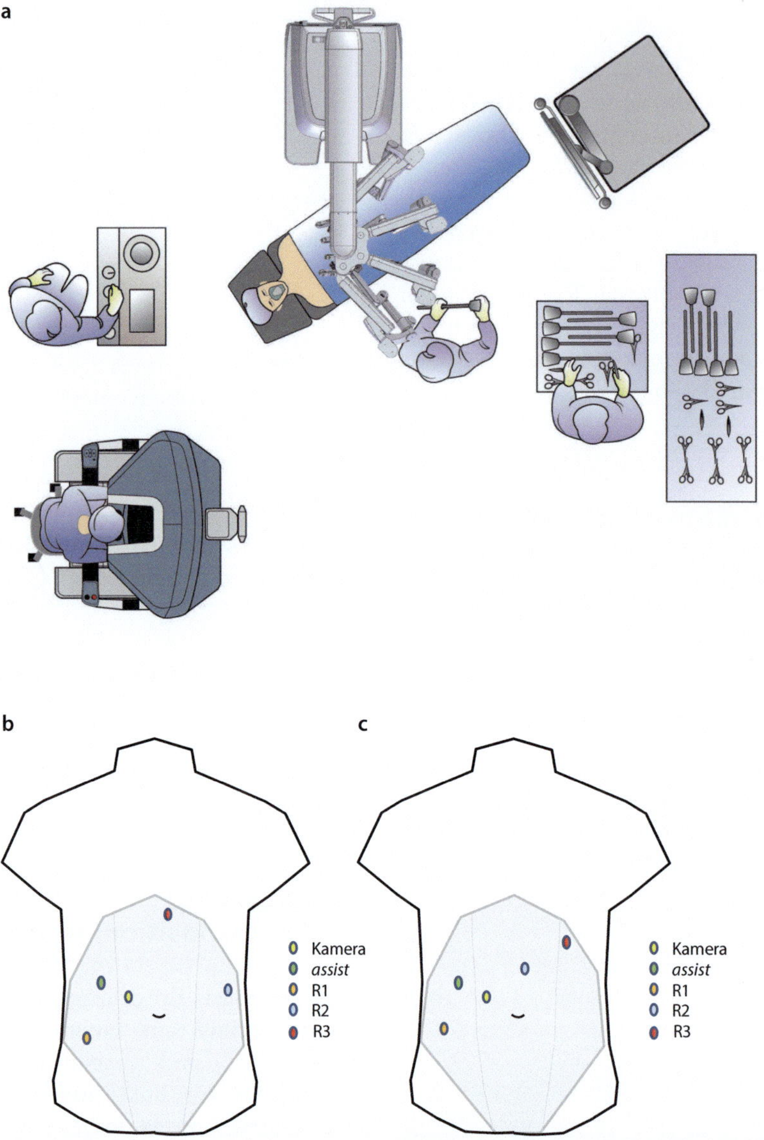

Abb. 3 **a** Set-up im Operationssaal für eine robotikassistierte Hemikolektomie links bzw. Sigmaresektion. **b** Trokarpositionierung für eine robotikassistierte Hemikolektomie links/Sigmaresektion mit dem Da Vinci®-SI-System. **c** Trokarpositionierung für eine robotikassistierte Hemikolektomie links/Sigmaresektion mit dem Da Vinci®-X- oder -XI-System

R2 eingebracht und es werden nur 3 Robotikarme verwendet. Mit dem Da Vinci®-X-System können die Trokare nach kurzem Abdocken in unveränderter Position konnektiert werden. Wird das Da Vinci®-Xi-System mit Table Motion verwendet, entfällt das Abdocken und der Patient kann direkt umgelagert werden. Wir mussten in nur 2 von 81 Fällen einer Robotik-Hemikolektomie links intraoperativ umlagern.

3.3 Operationsstrategie/ Vorgehensweise

Linksseitige Kolonkarzinome können auch in die Lymphknotenstationen am Unterrand der linksseitigen Bauchspeicheldrüse entlang der kleinen Arterien, die in diesem Bereich regelmäßig ins Mesokolon ziehen, metastasieren (► Kap. 21). Bei entsprechendem Tumorsitz muss dieser Lymphabflussweg in die CME miteinbezogen werden.

Die Operation beginnt mit der Identifikation der Präparationsebene zwischen der dünnen Faszienschicht, die das Retroperitoneum bedeckt, und der viszeralen Hüllfaszie des linksseitigen Mesokolons. Dies gelingt am besten in Höhe des Promontoriums oder unmittelbar kaudal davon. Die autonomen Nervenfasern des Plexus hypogastricus kommen unter der Faszie zur Darstellung. Erst wenn diese Schicht sicher identifiziert ist, wird in ihr nach kranial bis zum Abgang der Arteria mesenterica inferior präpariert. Das Gefäß wird mit Clips versorgt und durchtrennt. Nun wird das linksseitige Mesokolon schichtgerecht von der retroperitonealen Faszie abgelöst. Die Präparation erfolgt von medial nach lateral und von kaudal nach kranial. Der Pankreasunterrand wird dargestellt und das Mesocolon transversum wird von der Bauchspeicheldrüse abpräpariert. Häufig gelingt es bereits bei diesem Schritt, die Bursa omentalis von mediokaudal zu eröffnen.

Erst jetzt wird die Vena mesenterica inferior an ihrer Einmündung in die Vena lienalis am Pankreasunterrand geclipt und durchtrennt. Nun werden die verbliebenen spärlichen lateralen Verwachsungen des linksseitigen Kolons mit der Bauchdecke gelöst. Die Adhäsionen der linken Flexur zum Omentum und zur Milz werden durchtrennt, bis die Bursa omentalis weit eröffnet ist. Das Ablösen des Colon transversum vom Omentum erfolgt bis zur Mittellinie hin.

Nun wird das Mesorektum bis etwa 4 cm unterhalb des Promotoriums dorsal und bilateral schichtgerecht mobilisiert und in dieser Höhe wird senkrecht auf das Rektum zu skelettiert. Das Rektum wird mit einem Linearstapler (in der Regel 60 mm Länge) durchtrennt. Werden die Systeme der vierten Generation verwendet, bietet sich hierfür der Robotikstapler an, damit der Operateur diesen selber positionieren und auslösen kann.

Die Robotikarme werden nun von den Trokaren gelöst und ein Pfannenstielschnitt mit einer Länge von 4 bis max. 6 cm wird als Bergeinzision angelegt. Es wird eine Bauchdeckenschutzfolie eingebracht und das Resektat vor die Bauchdecke luxiert. Beginnend an den zentralen Absetzungsstellen der Gefäße wird auf das Colon transversum zu skelettiert. Ein Zirkulärstaplerkopf wird mit einer Tabaksbeutelnaht eingeknüpft, das Kolon wird in den Situs zurückverlagert und es wird erneut ein Pneumoperitoneum angelegt. Beim Da Vinci®-X- oder -Xi-System wird mittels Immunfluoreszenz die Durchblutung des Kolons überprüft und anschließend eine spannungsfreie termino-terminale Kolorektostomie angelegt. Es folgt der Faszienverschluss im Bereich der Bergeinzision und der 12er-Trokare und nachfolgend die Intrakutannaht der separaten Zugänge.

3.4 Ergebnisse

Von 2011 bis 2018 haben wir bei 81 Patienten eine robotikassistierte Hemikolektomie links bzw. Sigmaresektion mit CME durchgeführt. Die perioperativen Daten/Ergebnisse sind in ◘ Tab. 4 dargestellt. Die postoperativen Komplikationen, klassifiziert nach Clavien-Dindo, finden sich in ◘ Tab. 5 und die onkologischen Nachsorgeergebnisse in ◘ Tab. 6.

3.5 Beurteilung

Nach nunmehr fast 9 Jahren Erfahrung in der robotikassistierten Kolonkarzinomchirurgie können wir festhalten, dass diese innovative Technik in unserer Klinik zu ei-

◘ **Tab. 4** Perioperative Daten nach robotikassistierter Hemikolektomie links/Sigmaresektion (Augusta Klinikum Bochum 2011–2018)

Parameter	Anzahl Patienten[a]
Liegezeit postop. insgesamt (min.–max.) (Tage)	7,2 (4–31)
Liegezeit Intensiv (min.–max.) (Tage)	0,1 (0–11)
Stationäre Wiederaufnahme (%])	2,5
Anastomoseninsuffizienz (%)	2,5
Re-Operation (%])	5,0

[a]alle Patienten N = 81

Tab. 5 Postoperative Komplikationen klassifiziert nach Clavien-Dindo nach robotikassistierter Hemikolektomie links/Sigmaresektion (Augusta Klinikum Bochum 2011–2018)

Klassifikation nach Clavien-Dindo	Anzahl (%)
Clavien Dindo 0	60 (74,1 %)
Clavien Dindo I	5 (6,1 %)
Clavien Dindo II	8 (9,8 %)
Clavien Dindo IIIa	2 (2,5 %)
Clavien Dindo IIIb	5 (6,1 %)
Clavien Dindo IV	1 (1,2 %)
Clavien Dindo V	0 (0,0 %)

[a]alle Patienten N = 81

Tab. 6 Onkologischer Verlauf nach robotikassistierter Hemikolektomie links/Sigmaresektion (Augusta Klinikum Bochum 2011–2018). Die vollständigen Follow-up-Daten liegen bei 67 von 81 operierten Patienten vor (mittlerer Nachbeobachtungszeitraum 43,6 Monate)

Parameter	Anzahl (%)[1]
Lebend [n (%)]	65 (80,2)
Lokalrezidiv [n (%)]	0 (0)
Neu entwickelte Fernmetastasen [n (%)]	7 (8,6)
Am Kolonkarzinom verstorben [n (%)]	7 (10,4)
Aus anderen Gründen verstorben [n (%)]	9 (13,4)

ner deutlichen Verbesserung der perioperativen Ergebnisse und zu hervorragenden onkologischen Ergebnissen geführt hat. Im Benchmark der DGAV-Register sehen wir, dass wir bezüglich aller Qualitätsparameter (postoperative Liegezeit, Anastomoseninsuffizienzrate, Komplikationshäufigkeit nach Clavien Dindo) durchweg im Bereich der besten Perzentile liegen (Qualitätsreport 2017a StuDoQ|Kolonkarzinom). Besonders soll erwähnt werden, dass in unserer Klinik der Anteil an erfolgreich minimalinvasiv operierten Patienten in allen Jahren mit über 90 % aller kolorektalen Karzinome im Vergleich zu den anderen über die DGAV zertifizierten Darmzentren am höchsten war (Qualitätsreport 2017a StuDoQ|Kolonkarzinom). Das liegt zum einen daran, dass es bei uns durch die erweiterten Möglichkeiten der Robotikassistenz praktisch keine Kontraindikationen zur minimalinvasiven Vorgehensweise bei der Hemikolektomie rechts oder links gibt. Zum anderen ist die extrem niedrige Konversionsrate für diese Tatsache verantwortlich. Insofern scheint der Einsatz der Robotikassistenz ein geeignetes Mittel zu sein, um die niedrige Penetranz der minimalinvasiven Chirurgie in der operativen Behandlung von Kolonkarzinomen – die bis heute in Deutschland bei unter 40 % (Qualitätsreport 2017a StuDoQ|Kolonkarzinom) und in den USA bei 44 % liegt (Hawkins et al. 2018) – zu überwinden.

Die evidenzbasierte Datenlage ist bedauerlicherweise sehr schlecht. Bis heute gibt es keine aussagekräftige prospektiv randomisierte Studie zur Wertigkeit der robotikassistierten Hemikolektomie bei Karzinomen. In vielen retrospektiven Fallauswertungen ist die Machbarkeit der Methode belegt (Morpurgo et al. 2013; Petz et al. 2017; Yang et al. 2019). Die Erfahrungen in diesen Publikationen beschränken sich fast durchweg auf Fallzahlen von 20–50 Patienten und reichen bei Weitem nicht an unsere Erfahrung heran (Mann et al. 2013; Mann und Virakas 2017). Wir versuchen daher derzeit, in Kooperation mit dem DGAV-StuDoQ-Register eine Matched-Pair-Analyse für die Hemikolektomie rechts mit CME durchzuführen, um die Ergebnisse der robotikassistierten Vorgehensweise mit denen der konventionellen Laparoskopie und der offenen Vorgehensweise zu vergleichen. Die Ergebnisse liegen leider noch nicht vor. Wir hoffen damit aber schnell und kostengünstig zumindest auf dem Evidenzlevel IIA der Stellenwert der Robotikassistenz für diesen Eingriff überprüfen zu können.

Der Kostenaspekt soll nicht unerwähnt bleiben. Die Neuanschaffung eines Da Vinci®-X-Systems beläuft sich aktuell auf 1,3 Mio. € für das Gerät und weitere etwa 100.000 € für Optiken und Sterilisationssiebe. Bei einer Auslastung des Systems von 350–400 Eingriffen pro Jahr belaufen sich die Mehrkosten im Vergleich zur konventionellen Laparoskopie unter Berücksichtigung der INEK-Daten auf etwa 1200 €/Eingriff. Wir sind nach der Etablierungsphase dazu übergegangen, für Patienten mit diesen Operationen kein Bett auf einer Überwachungsstation einzuplanen, es werden für alle Patienten mit einem Ausgangs-Hämoglobinwert von über 10 g/dl keine Konserven gekreuzt und die postoperative Liegedauer konnte durchschnittlich um fast 3 Tage reduziert werden. Unter diesen Aspekten ist das System in unserer Stiftung für diesen Operationstyp kostendeckend, und konsequenterweise werden wir in den nächsten Monaten ein weiteres System in unserer Klinik etablieren, um unser Robotikprogramm weiter konsequent ausbauen zu können.

Literatur

Hawkins AT, Ford MM, Benjamin Hopkins M, Muldoon RL, Wanderer JP, Parikh AA, Geiger TM (2018) Barriers to laparoscopic colon resection for cancer: a national analysis. Surg Endosc 32:1035–1042

Mann B1, Virakas G, Blase M, Soenmez M (2013) Robotic-assisted laparoscopic colorectal resection. Chirurg. 84:665–672

Mann B, Virakas G (2017) Robotik-assistierte kolorektale Chirurgie. Coloproctology 39:304–315

Morpurgo E, Contardo T, Molaro R, Zerbinati A, Orsini C, D'Annibale A (2013) Robotic-assisted intracorporeal anastomosis versus extracorporeal anastomosis in laparoscopic right hemicolectomy for cancer: a case control study. 23:414-723 ▶ https://www.ncbi.nlm.nih.gov/pubmed/23627922

Petz W, Ribero D, Bertani E, Borin S, Formisano G, Esposito S, Spinoglio G, Bianchi PP (2017) Suprapubic approach for robotic complete mesocolic excision in right colectomy: Oncologic safety and short-term outcomes of an original technique. Eur J Surg Oncol. 43:2060–2066

Qualitätsreport (2017a) StuDoQ|Kolonkarzinom, Deutsche Gesellschaft für Allgemein- und Viszeralchirurgie (DGAV). S 19–30

Qualitätsreport (2017b) StuDoQ|Kolonkarzinom, Deutsche Gesellschaft für Allgemein- und Viszeralchirurgie (DGAV). S 65

Strey CW, Wullstein C, Adamina M, Agha A, Aselmann H, Becker T, Grützmann R, Kneist W, Maak M, Mann B, Moesta KT, Runkel N, Schafmayer C, Türler A, Wedel T, Benz S (2018) Laparoscopic right hemicolectomy with CME: standardization using the „critical view" concept. Surg Endosc. 32:5021–5030

Yang Y, Malakorn S, Zafar SN, Nickerson TP, Sandhu L, Chang GJ (2019) Superior mesenteric vein-first approach to robotic complete mesocolic excision for right colectomy: technique and preliminary outcomes. Dis Colon Rectum. 62:894–897

Bildteil: Anatomie der Chirurgie des Kolonkarzinoms

Matthias Maak, Robert Grützmann, Benno Stinner und Stefan Benz

S. Benz et al. (Hrsg.), *Chirurgie des Kolonkarzinoms,*
https://doi.org/10.1007/978-3-662-60453-3_21

Eine plastische Vorstellung von der chirurgischen Anatomie zu entwickeln, ist Grundlage für jede differenzierte Chirurgie. Dies gelingt am ehesten mit Darstellungen, die auf einen bestimmten operativen Aspekt fokussiert sind. Die Herausforderung hierbei ist, einerseits wesentliche Details in ihrer Dreidimensionalität darzustellen und andererseits einen Abstraktionsgrad zu wählen, der ein tieferes Verständnis der Topografie ermöglicht. In den folgenden anatomischen Grafiken haben wir versucht, durch eine perspektivische, dreidimensionale und halbschematische Darstellung diesem Anspruch gerecht zu werden.

In den ▣ Abb. 1, 2 und 3 ist die Anatomie des Kolons in seinen peripheren und zentralen Aspekten dargestellt. ▣ Abb. 2 stellt den fehlenden Kolonanteil für die Darstellung des zentralen Anteils dar.

In ▣ Abb. 4 und 5 sind die chirurgisch relevantesten Gefäßvarianten dargestellt.

Danach folgen in den ▣ Abb. 6, 7, 8, 9, 10, 11, 12, 13, 14, 15, 16 und 17 alle Standardresektionen beim Kolonkarzinom bei den verschiedenen Tumorlokalisationen. Ausgenommen hierbei ist die erweiterte Linkshemikolektomie mit Ascendo-Rektostomie, die nicht mehr standardmäßig empfohlen wird.

▣ Abb. 18 zeigt die Topografie des medialen Zugangs zum linksseitigen Kolon und der linken Flexur.

In ▣ Abb. 19 ist eine Übersichtsabbildung des Open-Book-Modells dargestellt (Strey et al. 2018). Der QR-Code führt auf eine Videodarstellung (YouTube-Kanal S. Benz).

▣ Abb. 20 zeigt wiederum das Titelbild eines Videos (beigefügter QR-Code), in dem die anatomische Beziehung von peripherer zu zentraler Topografie im sogenannten Butterfly-Modell dargestellt ist (Videoanimation C. Strey).

Die ▣ Abb. 21, 22, 23, 24, 25 und 26 zeigen das Open-Book-Modell für die laparoskopische Rechtshemikolektomie (Strey et al. 2018; Benz 2017).

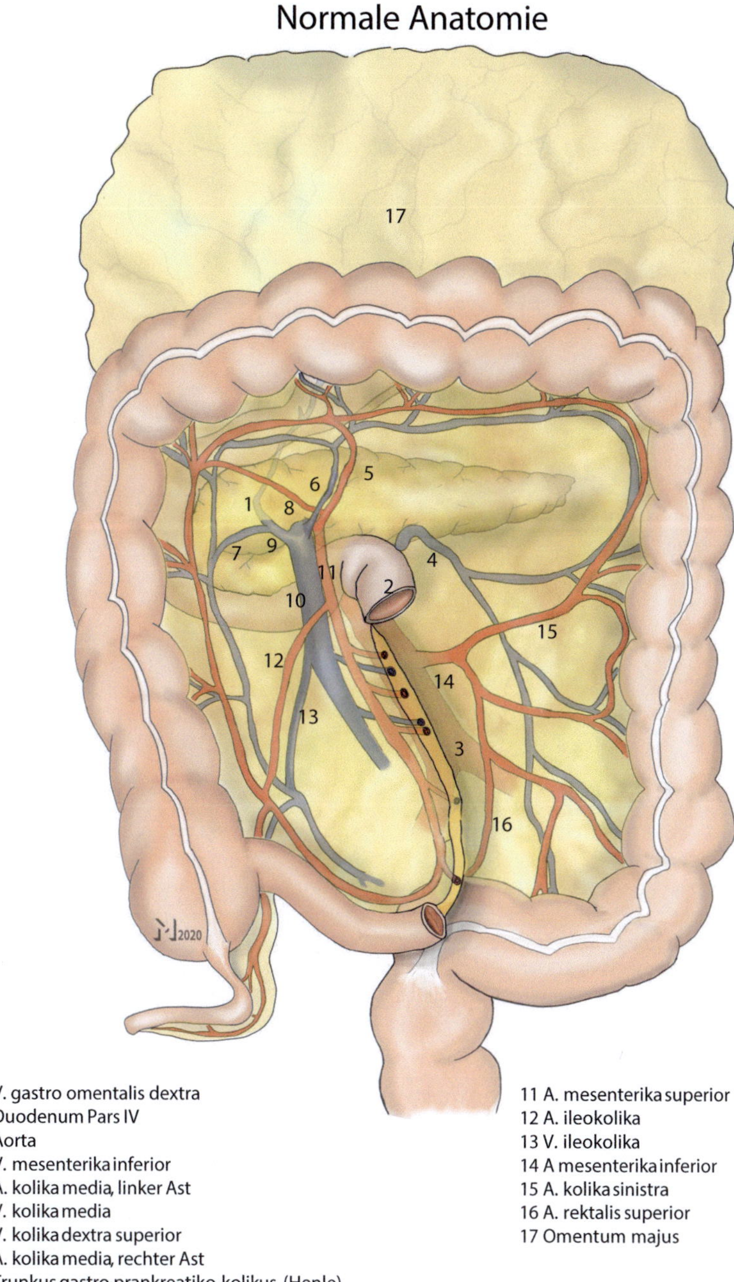

1 V. gastro omentalis dextra
2 Duodenum Pars IV
3 Aorta
4 V. mesenterika inferior
5 A. kolika media, linker Ast
6 V. kolika media
7 V. kolika dextra superior
8 A. kolika media, rechter Ast
9 Trunkus gastro-prankreatiko-kolikus (Henle)
10 V. mesenterika superior
11 A. mesenterika superior
12 A. ileokolika
13 V. ileokolika
14 A mesenterika inferior
15 A. kolika sinistra
16 A. rektalis superior
17 Omentum majus

Abb. 1 Chirurgische Anatomie des Kolons bei entferntem Dünndarm

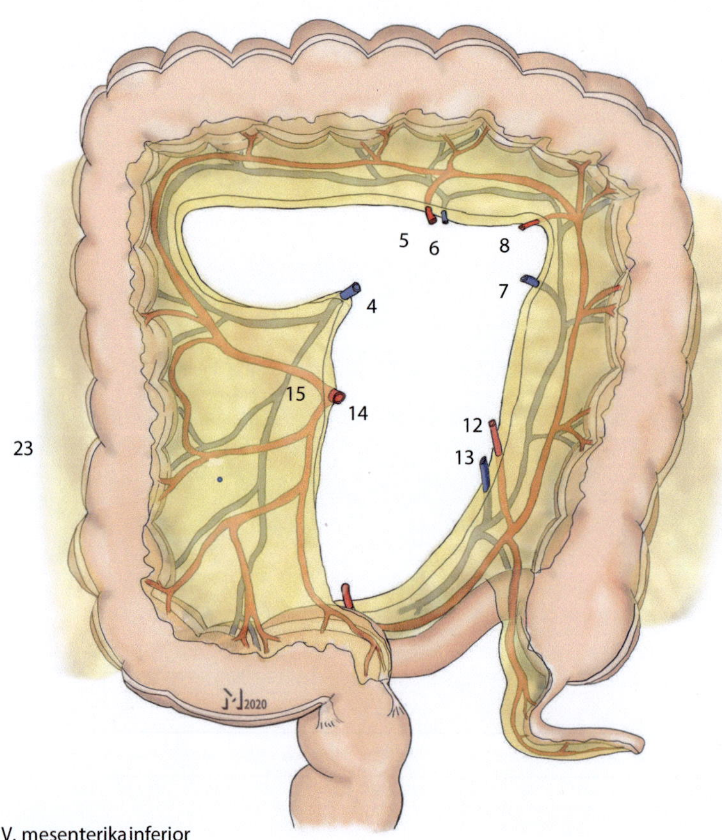

4 V. mesenterika inferior
5 A. kolika media, linker Ast
6 V. kolika media
7 V. kolika dextra superior
8 A. kolika media, rechter Ast
12 A. ileokolika
13 V. ileokolika
14 A. mesenterika inferior
15 A. kolika sinistra
23 Schnittkante „weiße Linie"

Abb. 2 Dorsaler Aspekt des Kolons mit mesokolischen Anteilen: entfernt in Abb. 3 im Vergleich zu Abb. 1

Normale Anatomie zentraler Aspekt

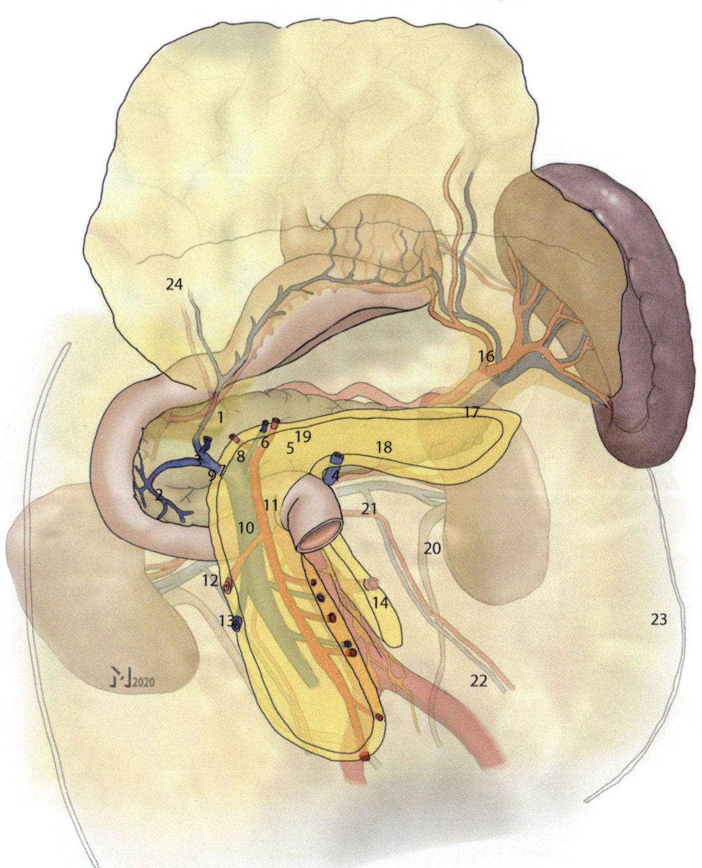

1 A/V gastro omentalis dextra
2 V. pankreatikoduodenalis anterior superior
3 Mesogastruimdorsale (gastroepiploischer Fettkörper)
4 V. mesenterika inferior
5 A. kolika media, linker Ast
6 V. kolika media
7 V. kolika dextra superior
8 A. kolika media, rechter Ast
9 Trunkus gastro-prankreatiko-kolikus (Henle)
10 V. mesenterika superior
11 A. mesenterika superior
12 A. ileokolika
13 V. ileokolika
14 A. mesenterika inferior
15 A. kolika sinistra
16 A/V gastroomentalis sinistra
17 A/V lienalis
18 Mesokolon transversum
19 Pankreas
20 Ureter u. Niere links
21 A/V renalis
22 Vasa spermatikae/ovarikae
23 Schnittkante „weiße Linie"
24 Ablösungslinie Colon transversum
25 Vasa omentales

Abb. 3 Normale Anatomie zentraler Aspekt

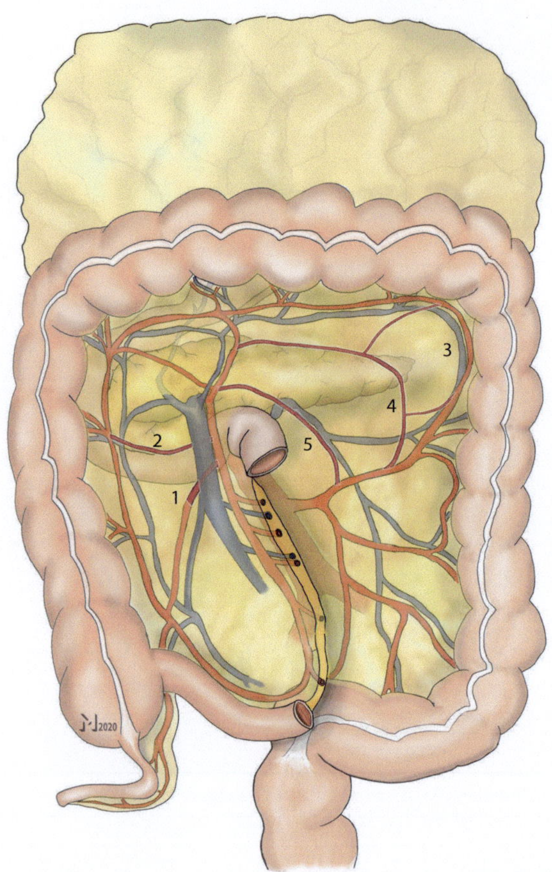

Abb. 4 Wichtigste arterielle Gefäßvarianten des Kolons

Arterielle Gefäßvarianten zentral

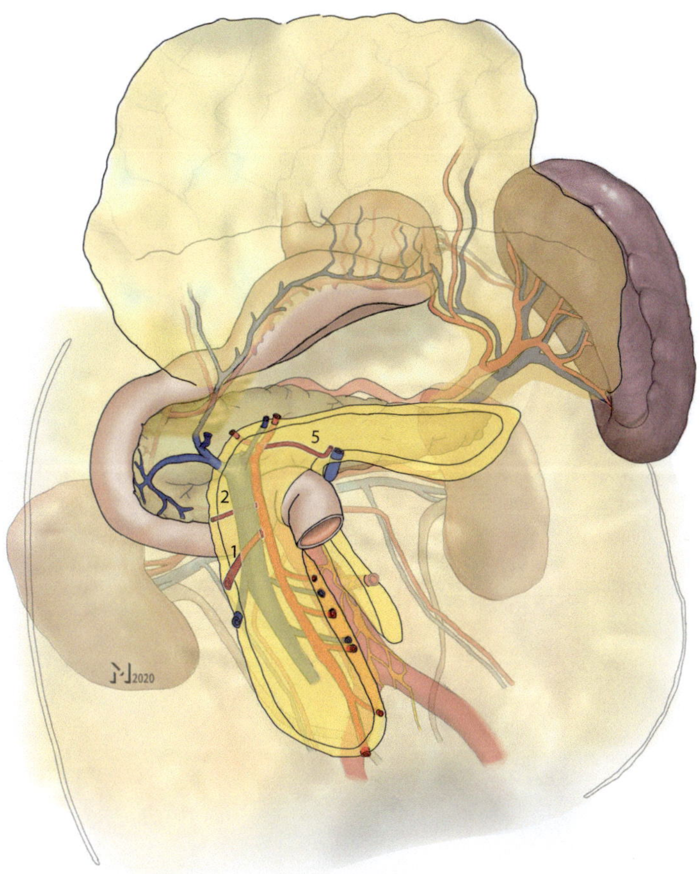

1. A. ileokolika verläuft dorsal dorsal. Diese Variante **ist nahezu gleich häufig** wie **der ventrale Verlauf.** Aus Darstellungsgründen wird im Folgenden der ventrale Verlauf als Standard gewählt.

2. A. kolika dextra. Meist ist die Arterie nicht vorhanden

3. Meandering mesenteric artery of Moskowiz. Verlauf entlang der V. mesenterika inferior. Cave bei **Mobilisation der linken Kolonflexur**

Abb. 5 Arterielle Gefäßvarianten zentral

Resektionsausmaß: Zökum/Aszendenzkarzinom

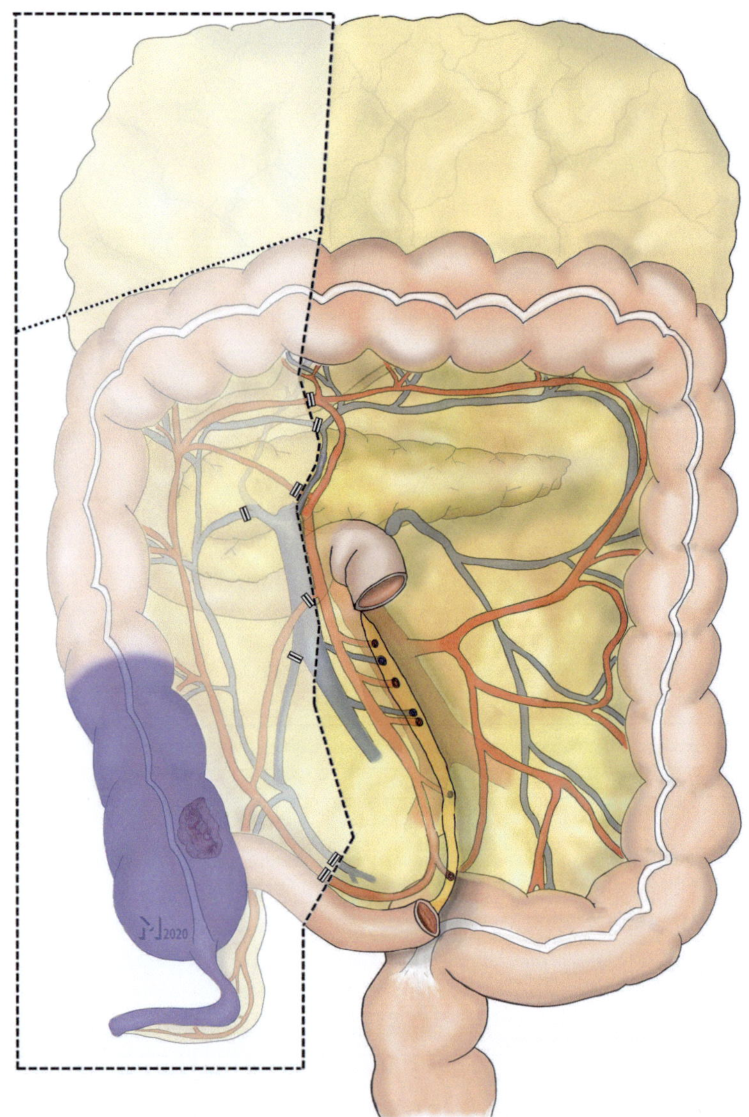

Mögliche Tumorlokalisation für angegebenes Resektionsausmaß

Abb. 6 Resektionsausmaß der Rechtshemikolektomie mit CME. Die angegebene Resektion des Omentums bei dieser Tumorlokalisation ist technisch bedingt bzw. fakultativ

Resektionsausmaß zentral: Zökum/Aszendenzkarzinom

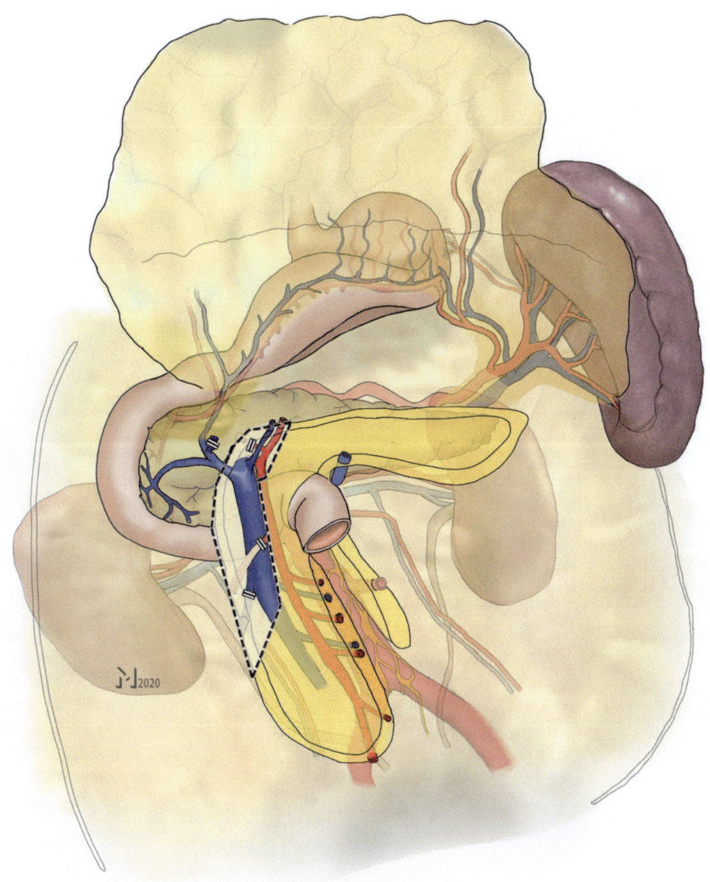

Abb. 7 Zentrales Resektionsausmaß der Rechtshemikolektomie mit CME. Die angegebene Resektion des Omentums bei dieser Tumorlokalisation ist technisch bedingt bzw. fakultativ

Resektionsausmaß: Flexurenkarzinom rechts

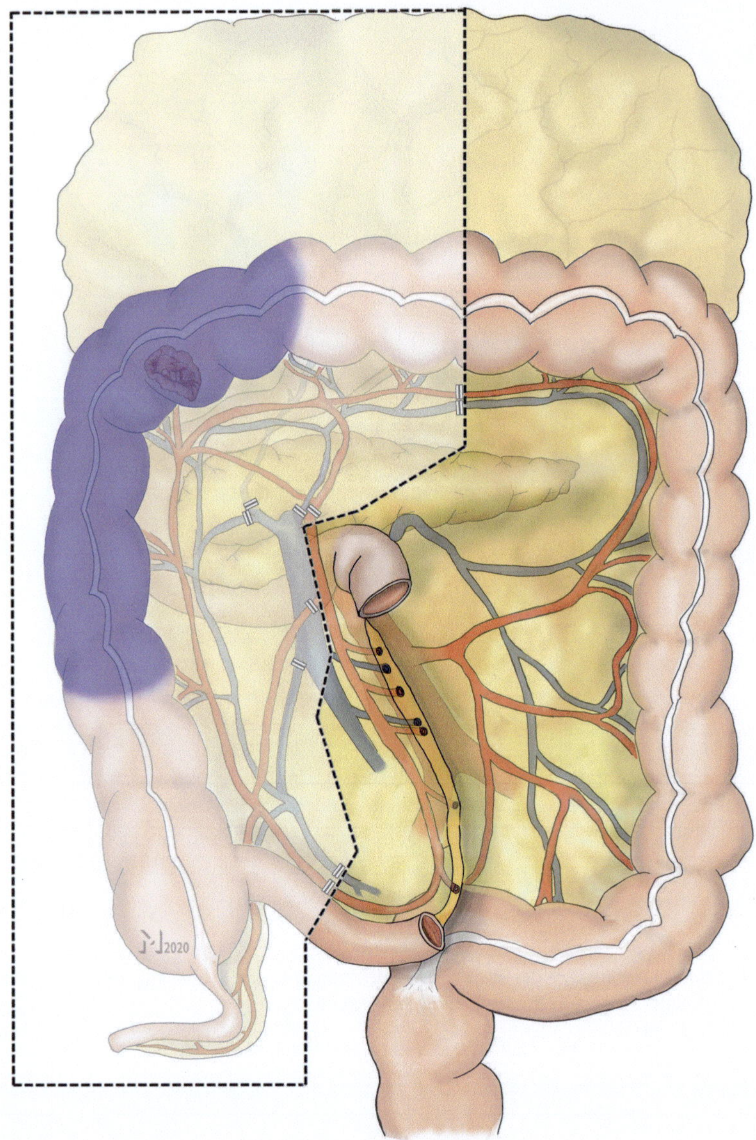

Mögliche Tumorlokalisation für angegebenes Resektionsausmaß

Abb. 8 Resektionsausmaß der erweiterten Rechtshemikolektomie mit CME. Aufgrund der Durchblutungssituation nach Durchtrennung der A. kolika media kann eine Erweiterung in Richtung der linken Kolonflexur notwendig werden

Resektionsausmaß zentral: Flexurenkarzinom rechts

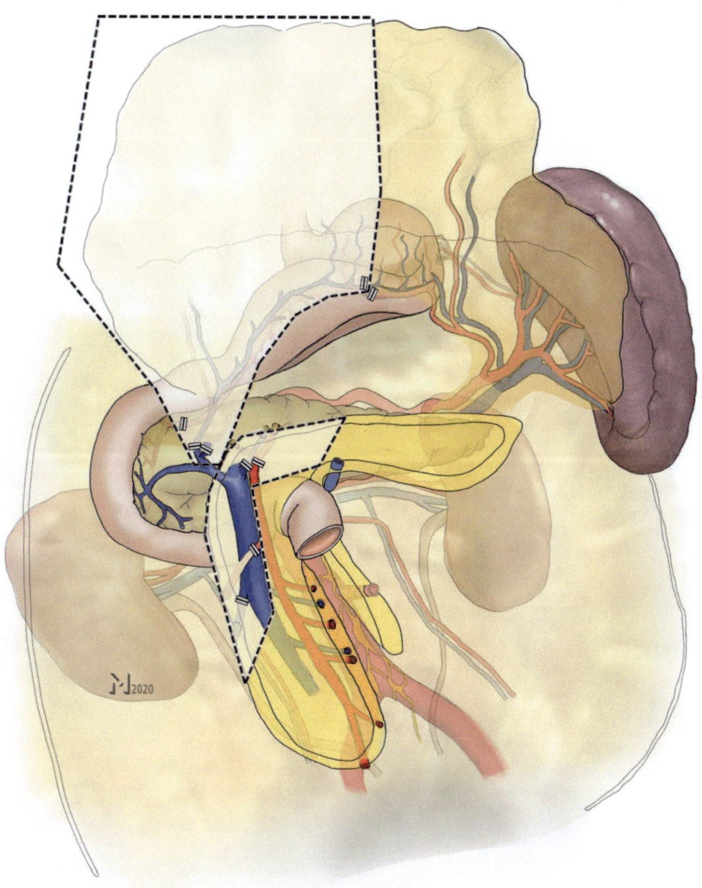

Abb. 9 Zentrales Resektionsausmaß der erweiterten Rechtshemikolektomie mit CME. Das angegebene Areal bezieht sich auf das Omentum, Magen wird nicht reseziert

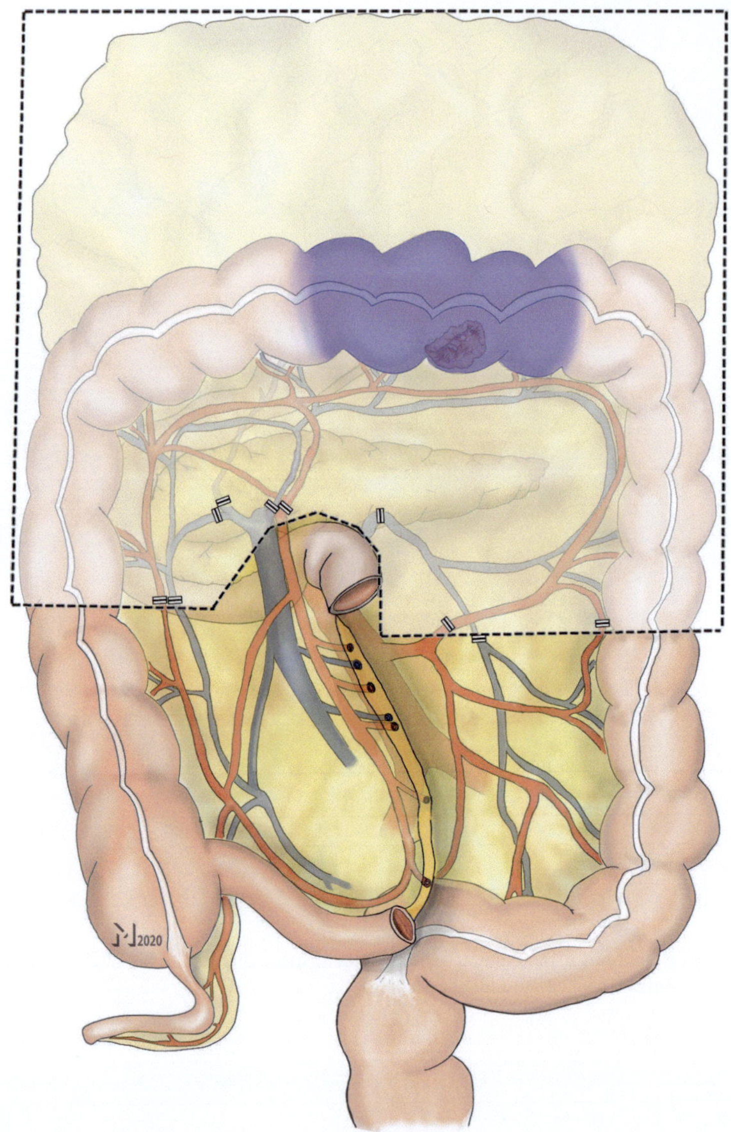

Abb. 10 Resektionsausmaß der onkologischen Transversumresektion mit CME und Omentektomie. Zur Vermeidung einer kolo-kolischen Anastomose kann das Ausmaß um das ileokolische Versorgungsgebiet erweitert werden

Resektionsausmaß zentral: Transversumkarzinom

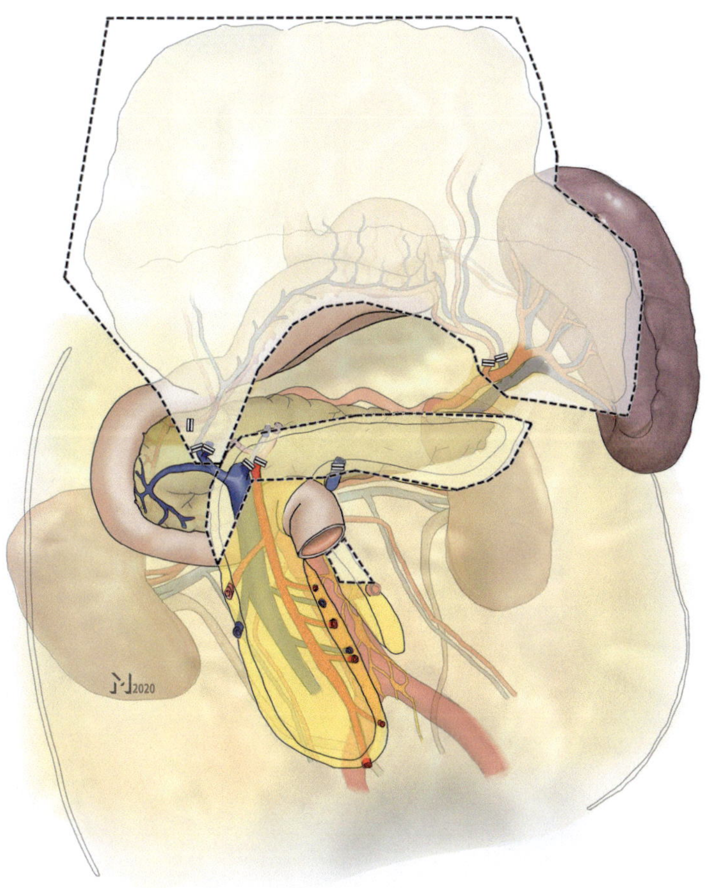

Mögliche Tumorlokalisation für angegebenes Resektionsausmaß

Abb. 11 Zentrales Resektionsausmaß der onkologischen Transversumresektion mit CME und Omentektomie. Das angegebene Areal bezieht sich auf das Omentum, Magen wird nicht reseziert

Resektionsausmaß: Flexurenkarzinom links

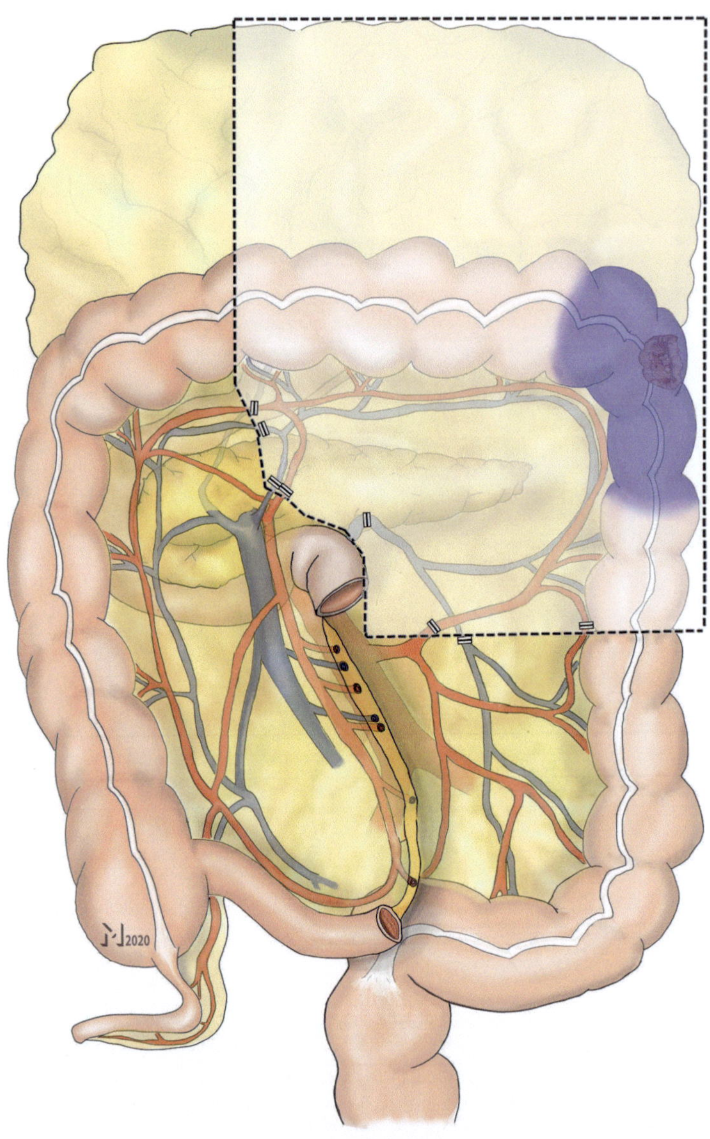

Mögliche Tumorlokalisation für angegebenes Resektionsausmaß

Abb. 12 Resektionsausmaß der linksseitigen onkologischen Flexurenresektion mit partieller Omentektomie

Resektionsausmaß zentral: Flexurenkarzinom links

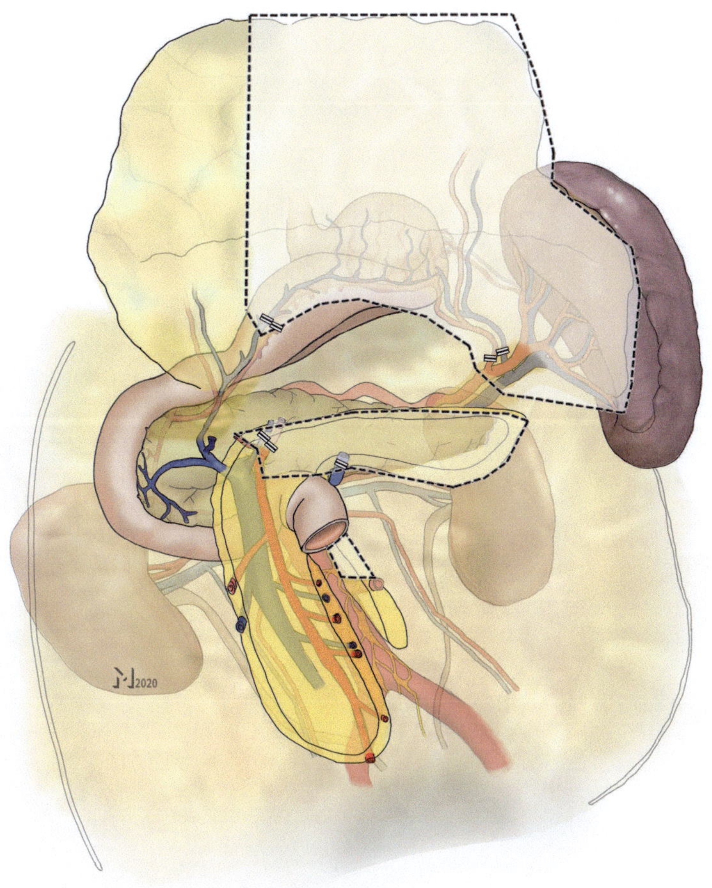

Abb. 13 Zentrales Resektionsausmaß der onkologischen linksseitigen Flexurenresektion mit CME und partieller Omentektomie. Das angegebene Areal bezieht sich auf das Omentum, Magen wird nicht reseziert

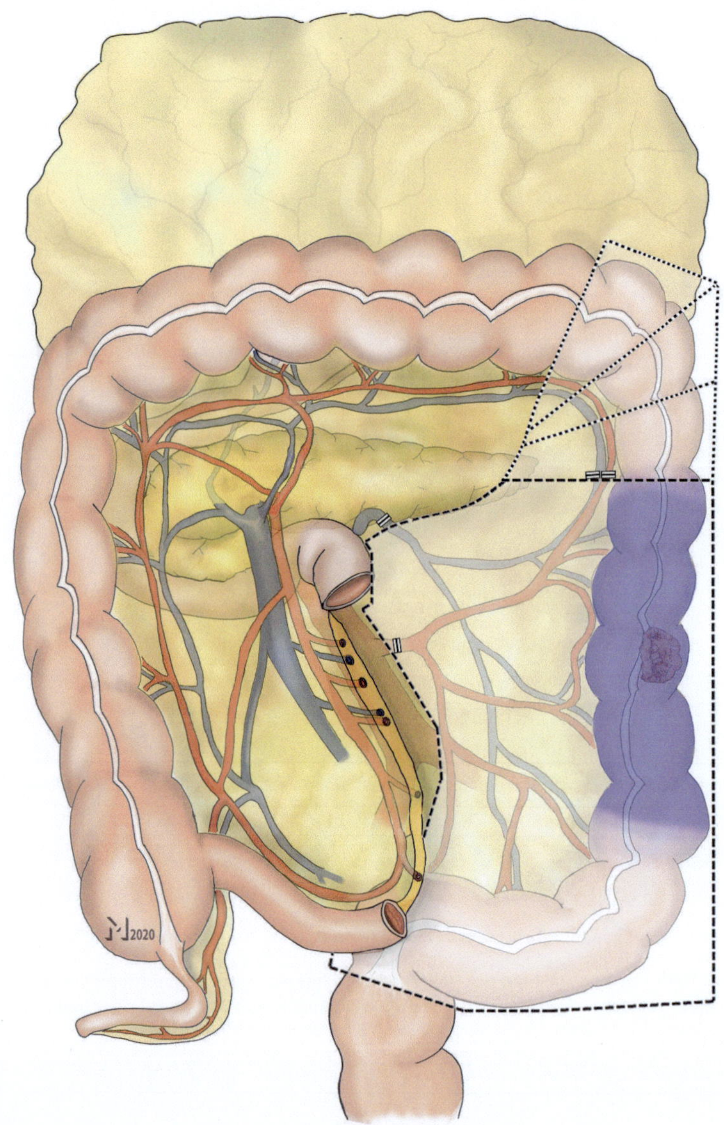

Abb. 14 Das orale Resektionsausmaß muss so angepasst werden, dass der freie Resektionsabstand mindestens 10 cm beträgt. Falls die Länge des Transversums für ein spannungsfreie Rekonstruktion nicht mehr ausreicht, muss eine Resektion des Transversums mit einer Ascendo-Rektostomie erfolgen

Zentrales Resektionsausmaß: Descendenzkarzinom

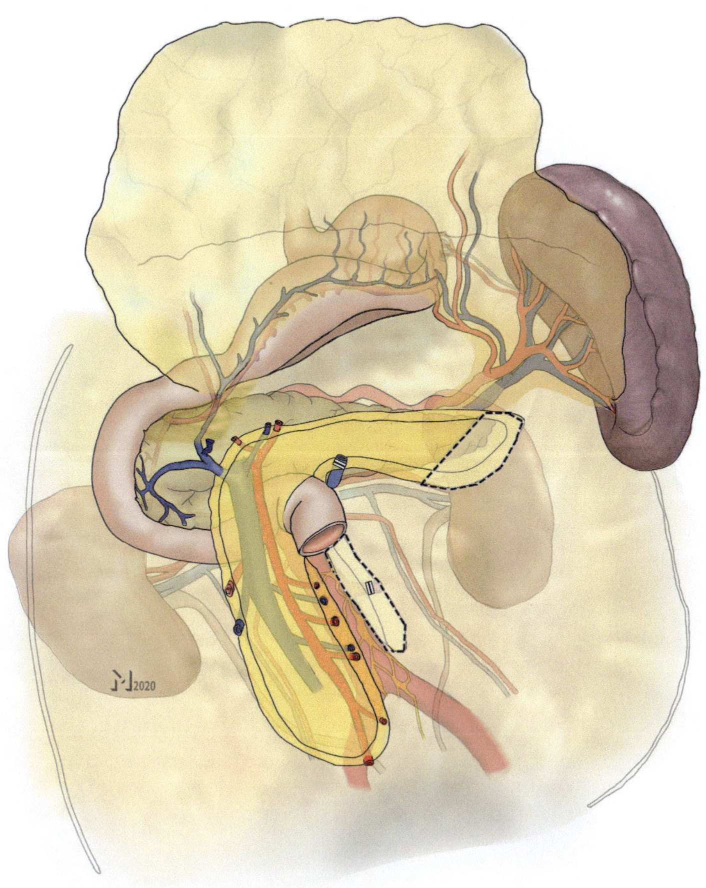

Abb. 15 Das dem Pankreasschwanz aufliegende Mesokolon wird nach Mobilisation der linken Flexur entsprechend der oralen Absetzungsstelle des Kolons durchtrennt. Die A. mesenterika inferior wird auf Höhe der – geschonten – kreuzenden hypogastrischen Nerven durchtrennt. Das zentrale Fett-Lymph-Gewebe wird mitreseziert

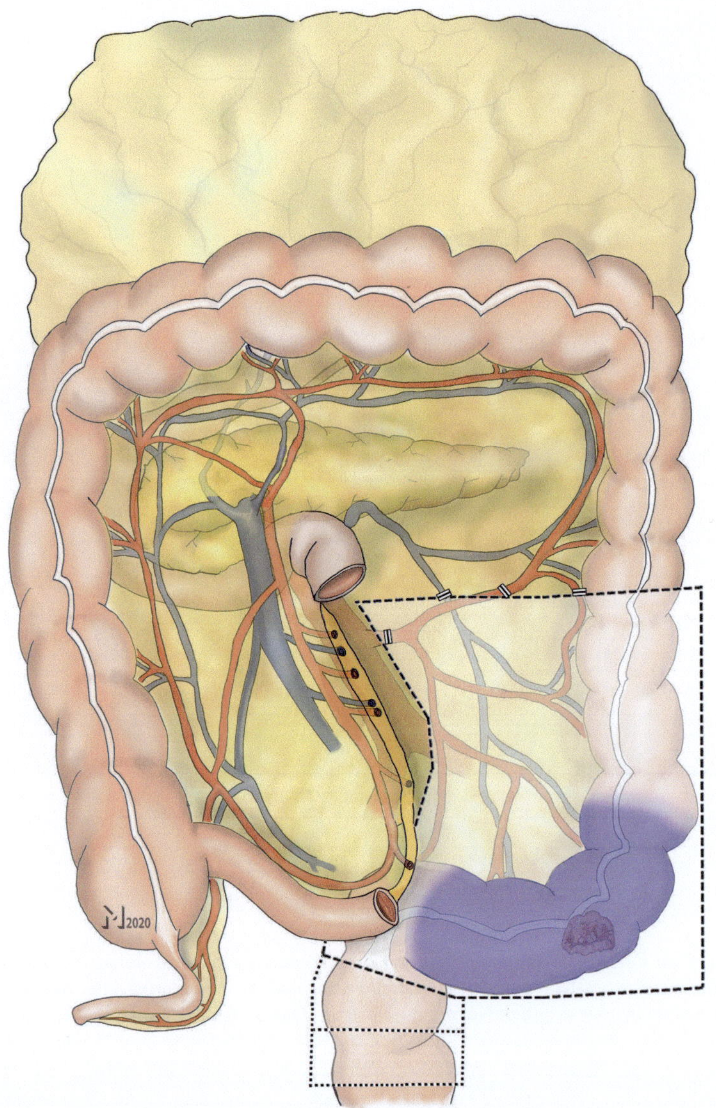

Abb. 16 Resektionsausmaß bei Sigmakarzinom mit CME. Das aborale Resektionsausmaß muss so angepasst werden, dass der makroskopische freie Resektionsrand mindestens 5 cm beträgt. Er kann damit weit im mittleren Rektumdrittel liegen und eine partielle mesorektale Resektion (PME) erfordern

Resektionsausmaß zentral: Sigmakarzinom

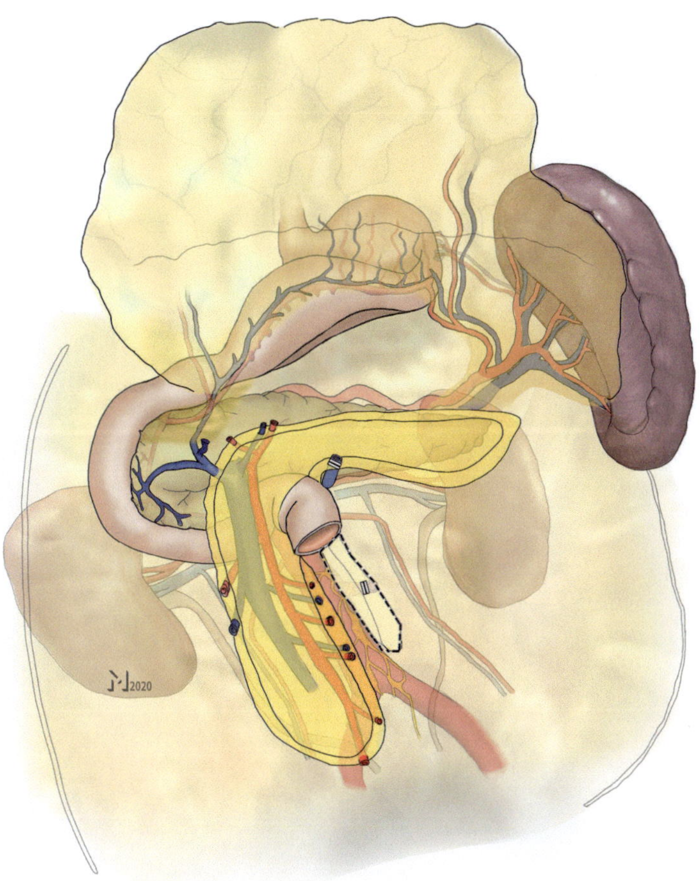

Abb. 17 Die A. mesenterica inferior wird auf Höhe der – geschonten – kreuzenden hypogastrischen Nerven durchtrennt. Das zentrale Fett-Lymph-Gewebe wird mitreseziert

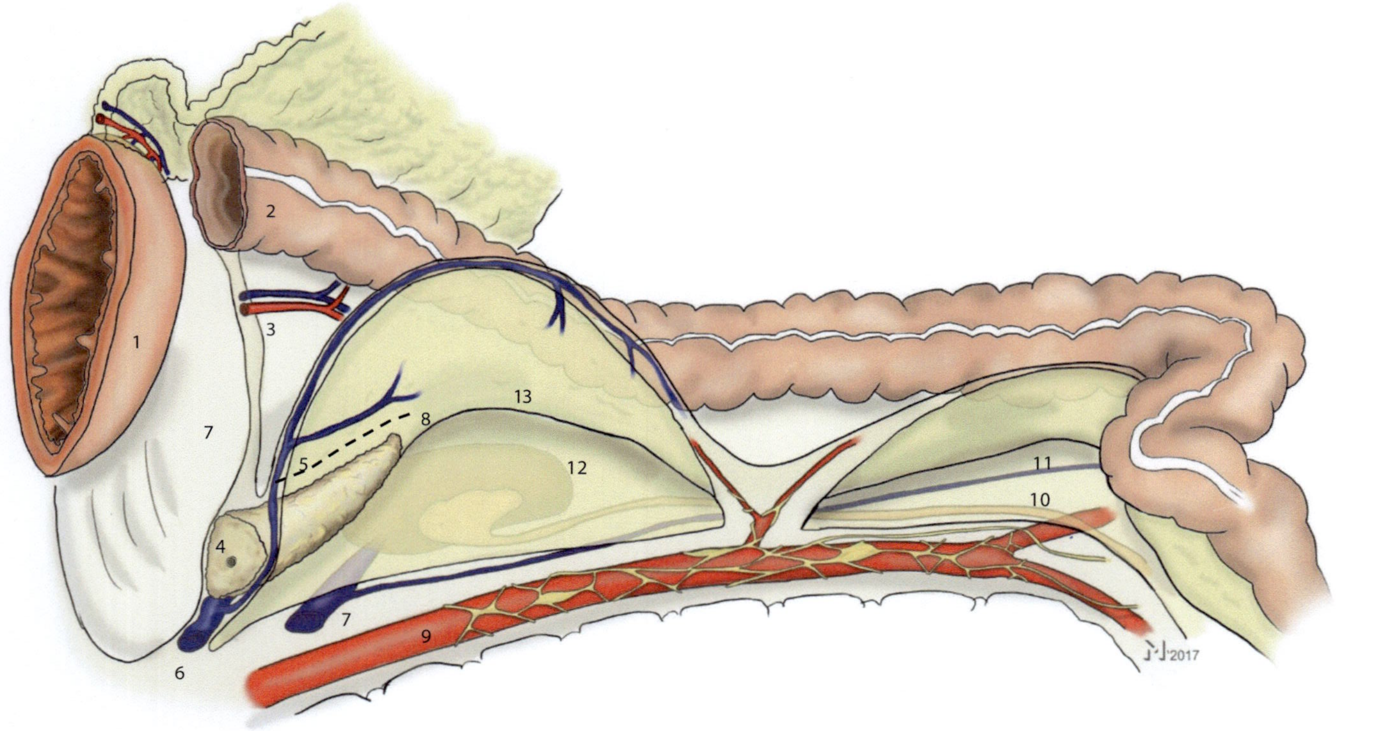

1 Magenhinterwand
2 Querkolon
3 Randarkade /linker Ast der A. kolika media
4 Pankreasschwanz
5 V. mesenterika inferior
6 V. lienalis
7 V. renalis sinistra
8 Inzisionslinie zur entlang der Fusionsfaszie zur Mobilisation der linken Flexur
9 Aorta
10 Linker Ureter
11 Linksseitige Gonadalvene
12 Linke Niere mit bedeckender Gerotáscher Faszie
13 Mesokolon descendenz mit mesokolischer Faszie

Abb. 18 Chirurgische Anatomie der medialen Mobilisation des linken Kolons mit Flexur

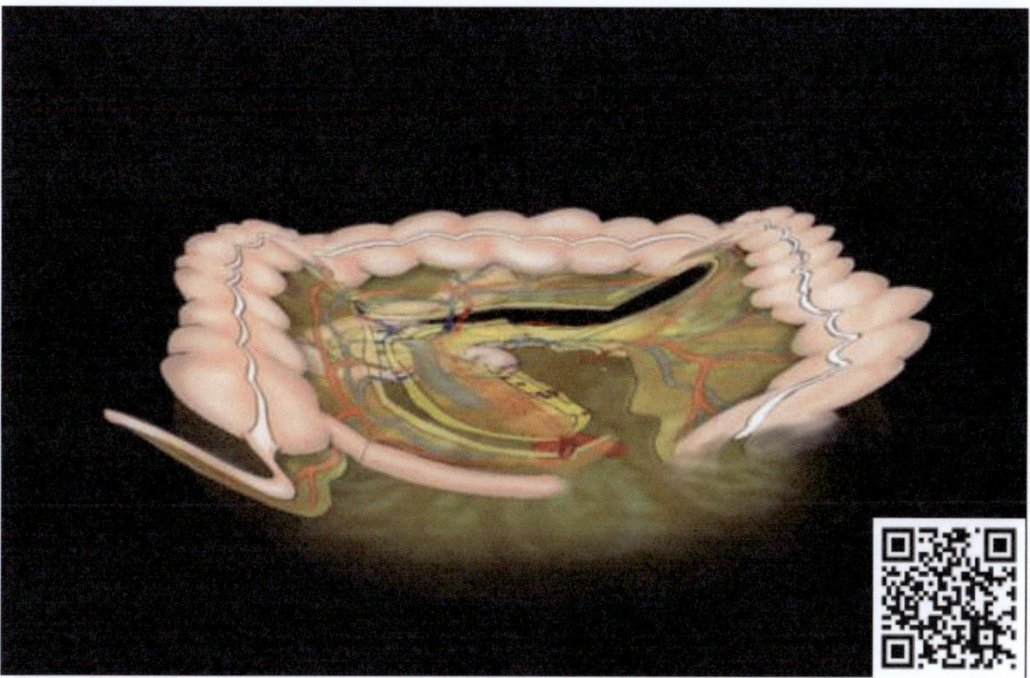

Abb. 19 Butterflymodell: Beziehung von peripherer zu zentraler Topografie (s. Video über QR-Code)

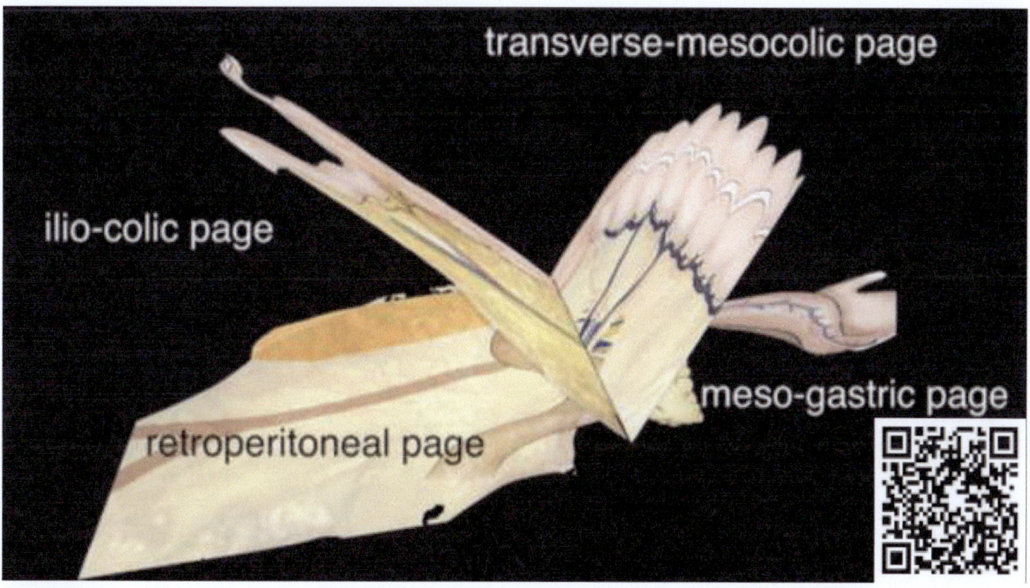

Abb. 20 Videoanimation des Open-Book-Modells der laparoskopischen Rechtshemikolektomie (s. QR-Code) (► Kap. 2 und 12)

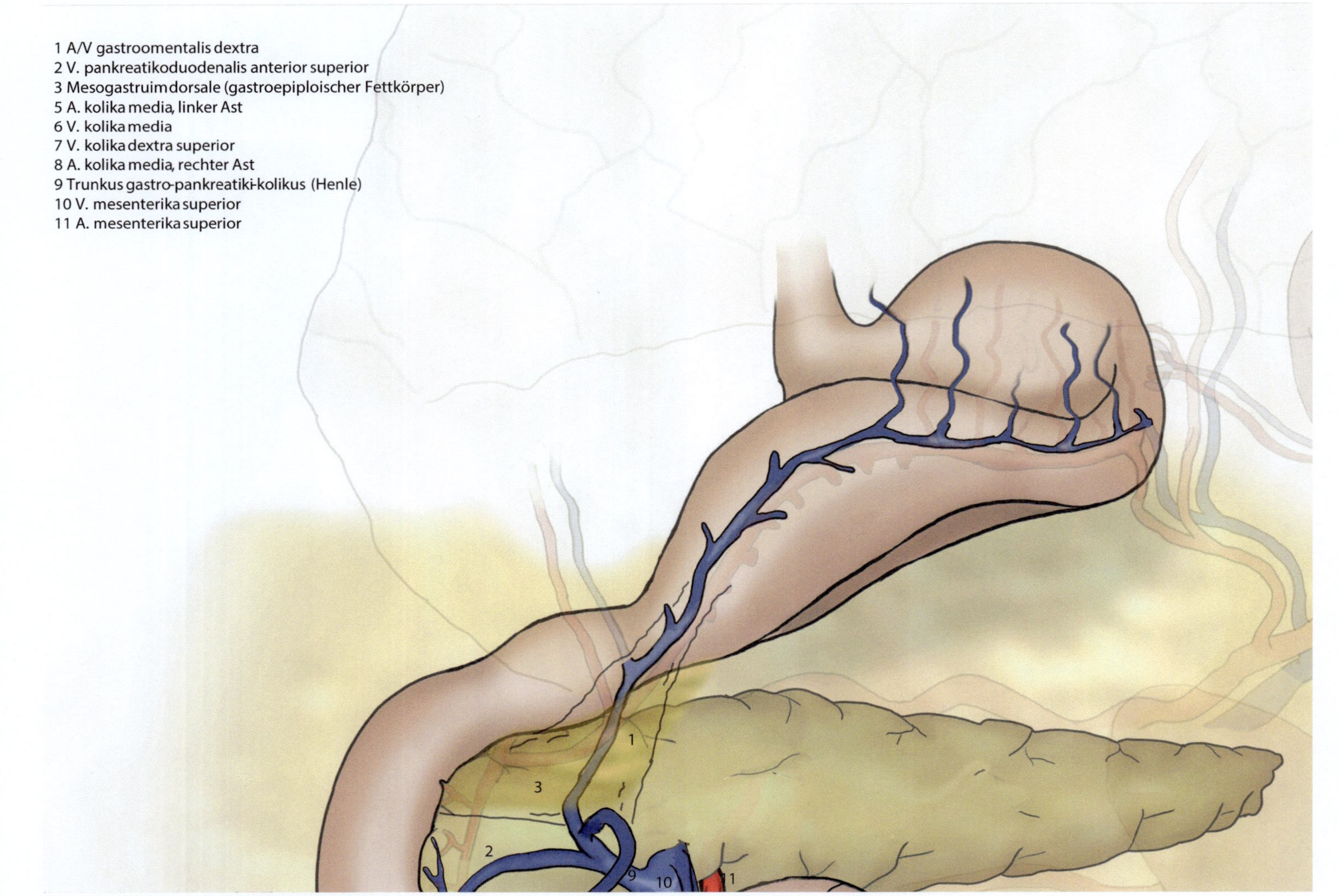

Abb. 21 Open-Book-Modell: mesogastrische Seite

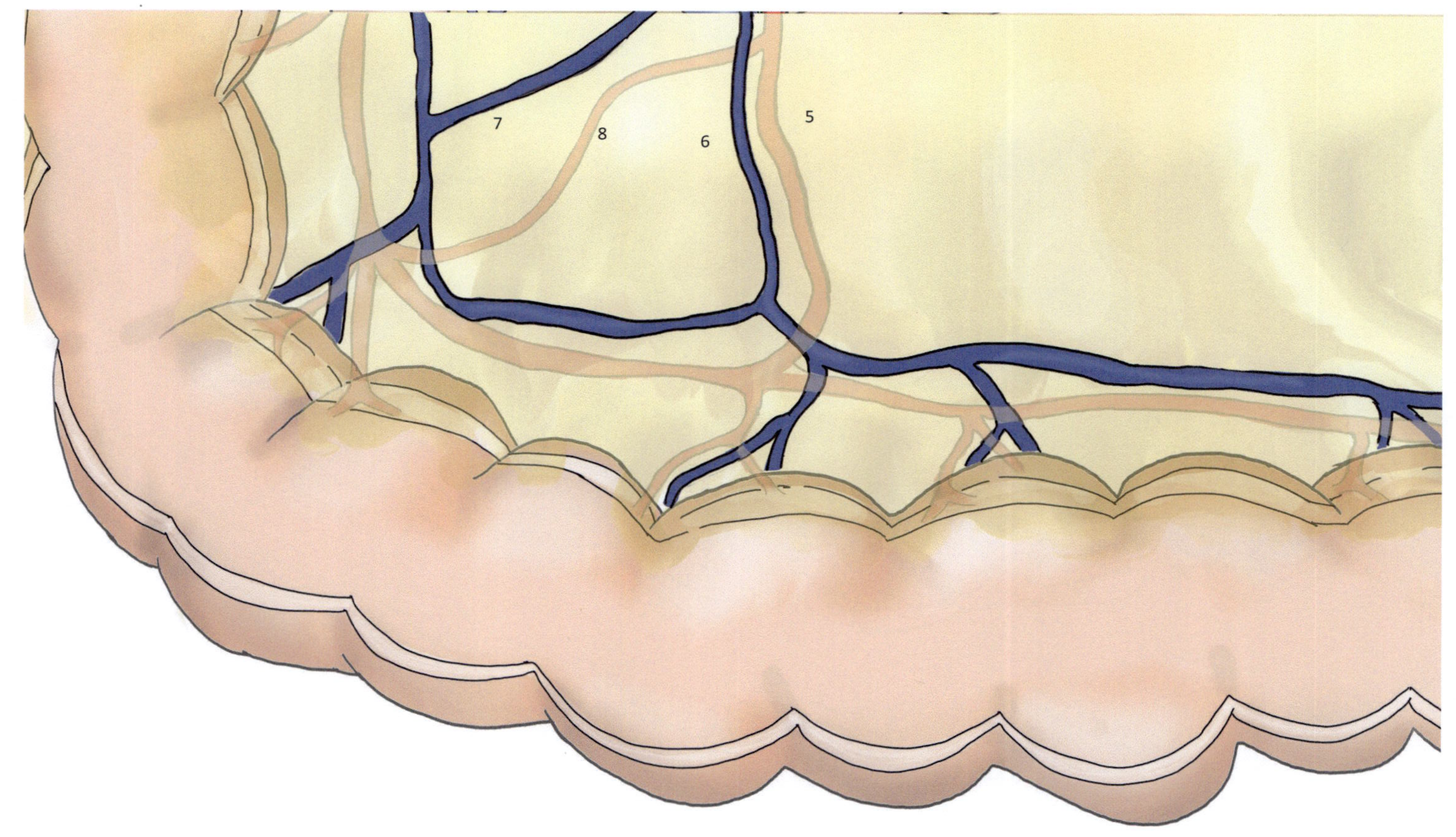

Abb. 22 Open-Book-Modell: mesokolische Seite kranial

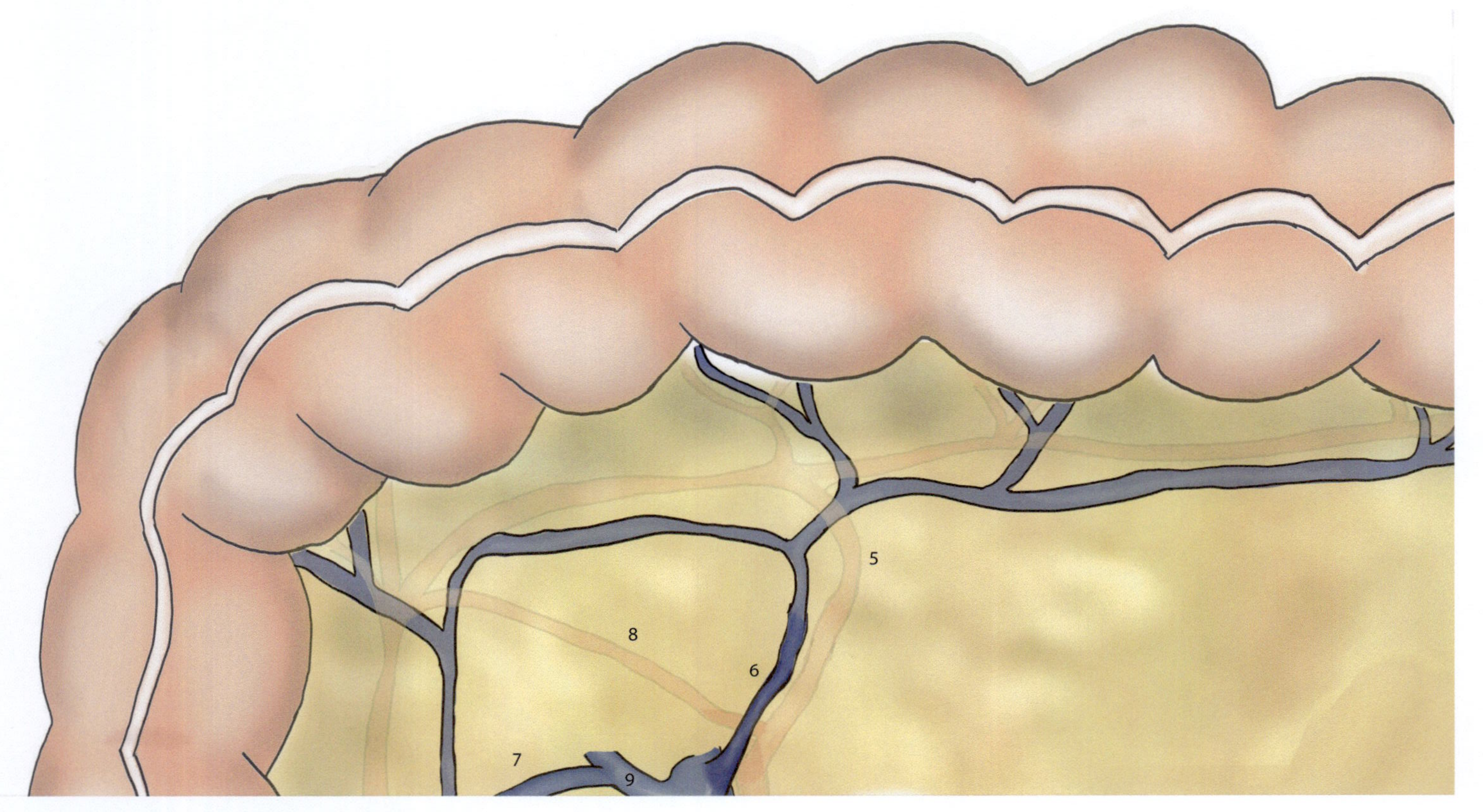

Abb. 23 Open-Book-Modell: mesokolische Seite kaudal

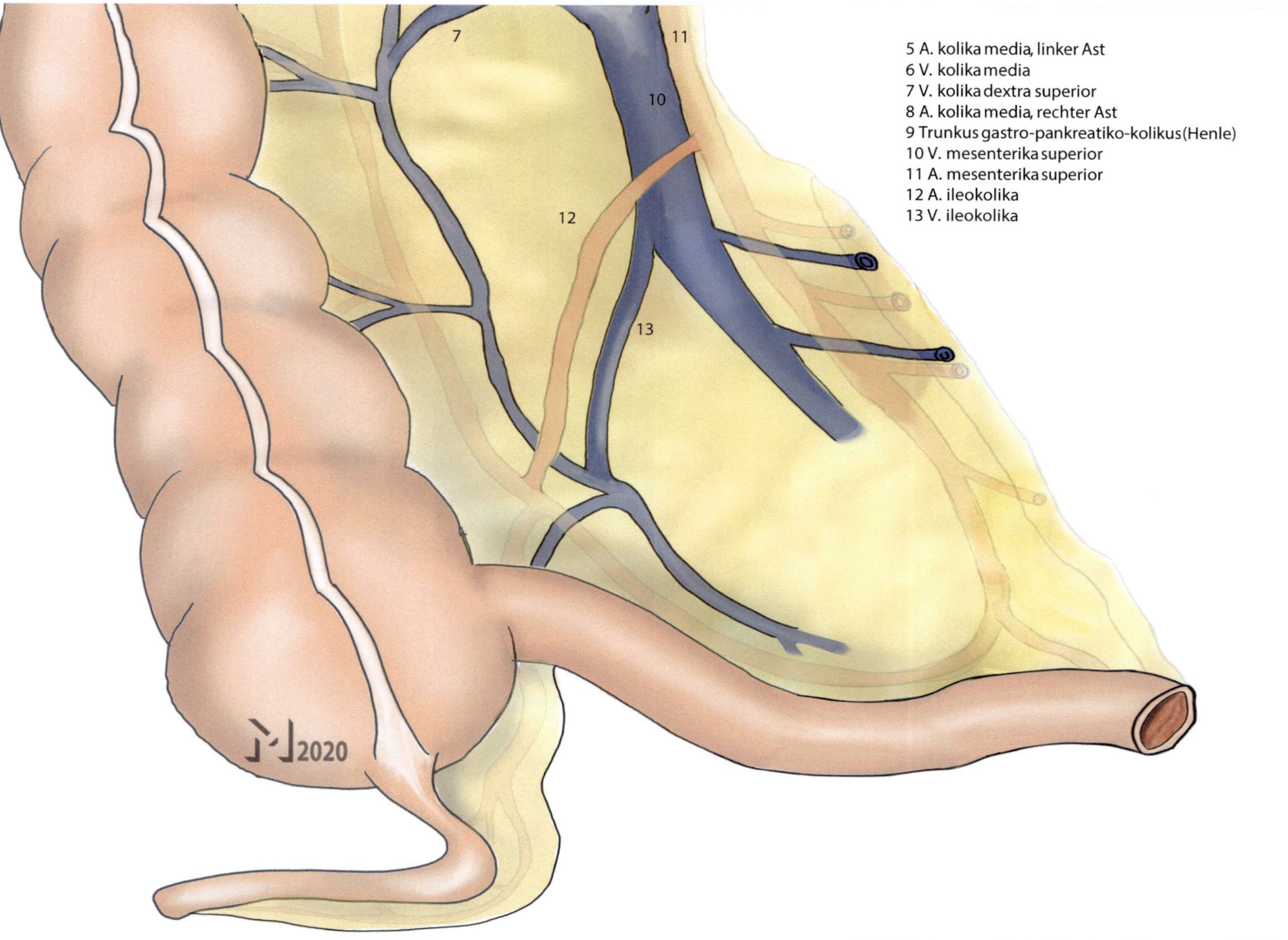

Abb. 24 Open-Book-Modell: ileokolische Seite ventral

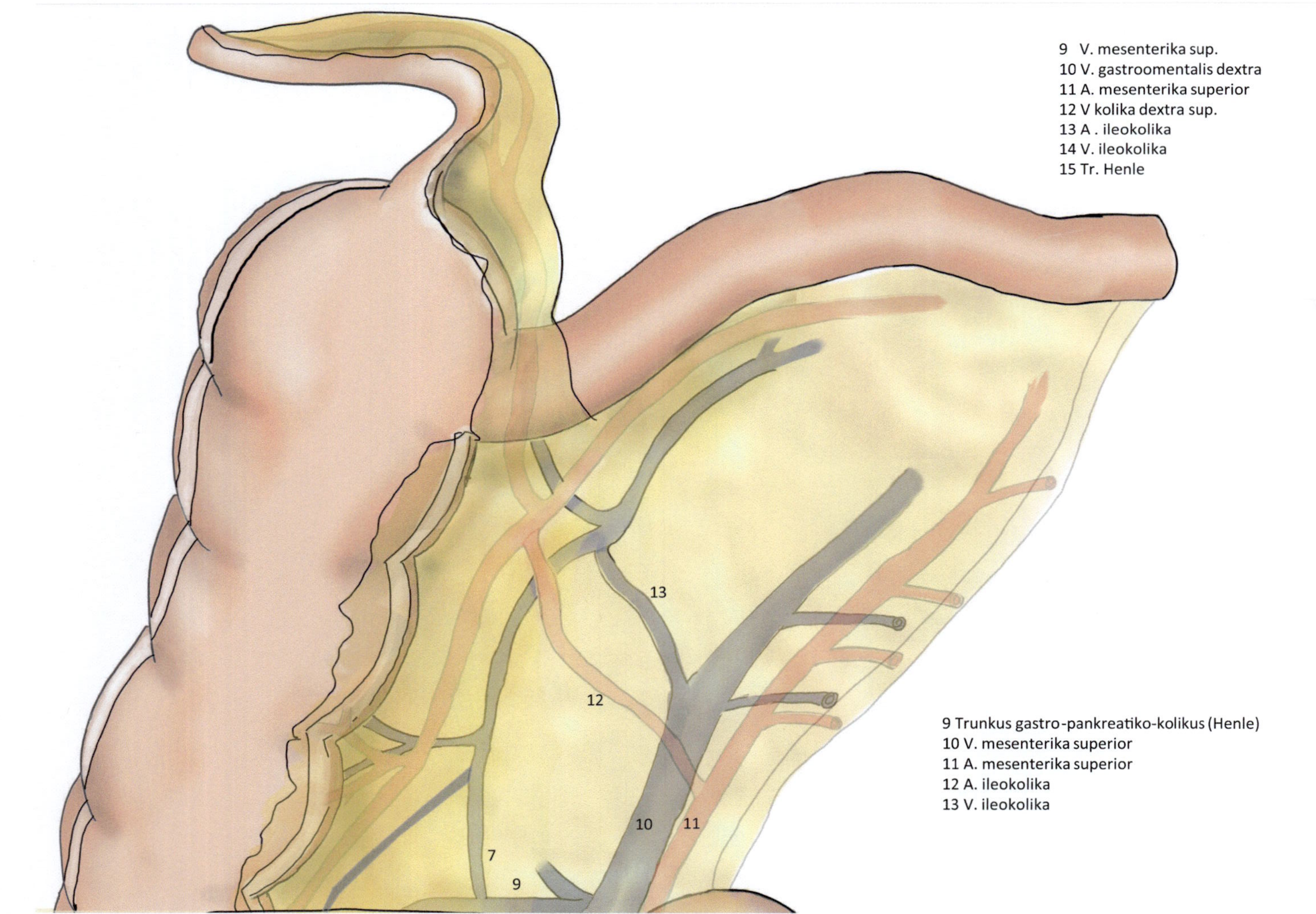

Abb. 25 Open-Book-Modell: ileokolische Seite dorsal

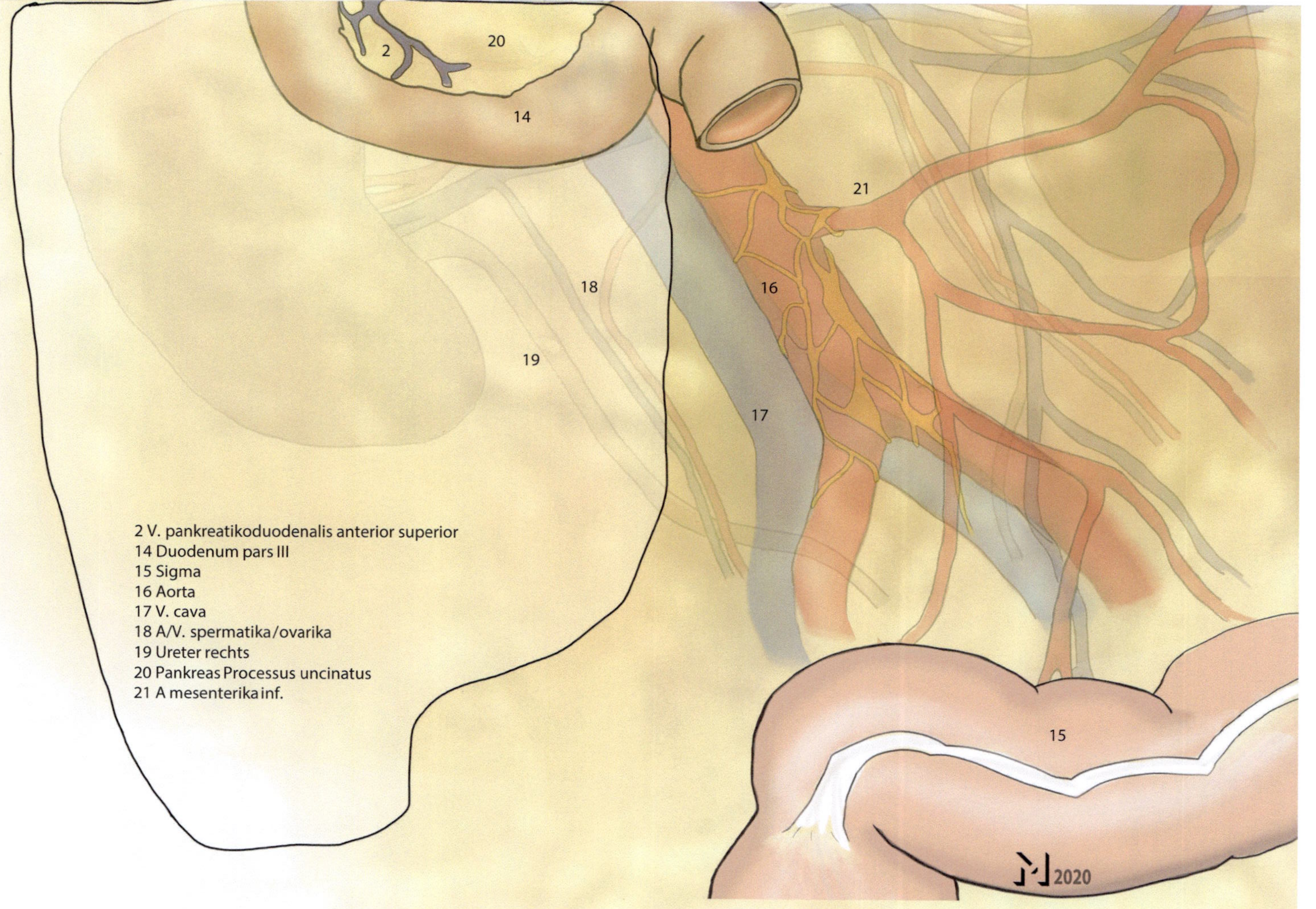

Abb. 26 Open-Book-Modell: retroperitoneale Seite

Literatur

Benz S (2017) Laparoskopische Hemikolektomie rechts mit kompletter mesokolischer Exzision (CME). Minimal-invasive Viszeralchirurgie, 1. Aufl. Springer, Berlin. doi:▶ https://doi.org/10.1007/978-3-662-53204-1German

Strey CW, Wullstein C, Adamina M, Agha A, Aselmann H, Becker T, Grutzmann R, Kneist W, Maak M, Mann B, Moesta KT, Runkel N, Schafmayer C, Turler A, Wedel T, Benz S (2018) Laparoscopic right hemicolectomy with CME: standardization using the „critical view" concept. Surg Endosc 32(12):5021–5030. ▶ https://doi.org/10.1007/s00464-018-6267-0

Operatives Vorgehen in der onkologischen Kolonchirurgie bei hoher Komorbidität

Christoph W. Strey

Inhaltsverzeichnis

S. Benz et al. (Hrsg.), *Chirurgie des Kolonkarzinoms*,
https://doi.org/10.1007/978-3-662-60453-3_22

Der Anteil der älteren und komorbiden Kolonkarzinompatienten, die einer Resektion unterzogen werden, ist erheblich. Neben den onkologischen Faktoren sind die komorbiditätsbedingten Risikofaktoren dieser Patienten prognoseentscheidend. In diesem Kontext tragen die Risiken der perioperativen Phase wesentlich zum gesamten Komplikations- und Sterberisiko bei. Maßnahmen zur präoperativen Vorbereitung und postoperativen Therapiebegleitung flankieren das operative Vorgehen, dessen Wahl entscheidend auf die Reduktion des perioperativen Risikos fokussiert sein muss. Dabei ist die Indikationsstellung zur Verfahrenswahl, zum Resektionsausmaß und zur Kontinuitätswiederherstellung maßgebend.

1 Zusammenfassung

Die medizinisch-chirurgische Entwicklung und die Veränderung der gesellschaftlichen Altersstruktur führt zu einer zunehmenden Zahl von Patienten mit kolorektalem Karzinom (KRK), für die auch im Zustand der Gebrechlichkeit eine chirurgische Therapieoption erwogen wird. Der Begriff der Gebrechlichkeit integriert die wesentlichen Komorbiditätsfaktoren zur Erfassung der Einschränkung des Allgemeinzustands und korreliert mit erhöhter therapieassoziierter Komplikationswahrscheinlichkeit. Hieraus resultiert eine Verschlechterung der Therapie-Risiko-Nutzenbilanz für diese Patientengruppe, was den Anspruch an die Indikationsstellung erhöht. Diese kann nur dann die Patientenautonomie berücksichtigen, wenn die Definition des zu erwartenden Nutzens und des möglichen Risikos gelingt und in deren Bewertung ein Konsens mit dem Patienten hergestellt werden kann. Die chirurgische Indikationsstellung für die Therapie des KRK bei Gebrechlichkeit umfasst die Präkonditionierung des Patienten, die Verfahrenswahl mit Resektionsausmaß und die Maßnahmen zur Rehabilitation, die alle so gewählt werden, dass ein möglichst hoher Wert der Therapie als Produkt aus Chance auf ein positives Ergebnis und dem erwarteten Therapiegewinn resultiert. Denn auch für ältere Patienten gilt es zu bedenken, dass sie von einer chirurgischen Therapie mit kurativer Zielsetzung einen stadienabhängig erheblichen Überlebensvorteil haben gegenüber den nichtoperierten Patienten.

2 Begriff der Gebrechlichkeit

Mit der Lebenserwartung steigt der Anteil der kolorektalen Karzinompatienten mit höherem Alter und mit vermehrter Komorbidität. Das Syndrom der Gebrechlichkeit erfasst und definiert die Ansammlung von körperlichen Defiziten mit dem Ergebnis einer reduzierten Widerstands- und Erholungsfähigkeit nach der Einwirkung von Stressoren (Frailty and anesthesia 2017). Das Ausmaß der Gebrechlichkeit wird multidimensional unter Berücksichtigung von unter anderem Ernährungszustand, Ausmaß der Selbstversorgung, Beweglichkeit, Kognition, psychosozialer Verfassung und Komorbidität erfasst (Tabue-Teguo 2017). Gebrechlichkeit ist bei über 50-Jährigen in bis zu 20 % der Fälle anzutreffen und damit ein häufiges Zustandsbild (Ann 2019a, b), das zunehmend in der Akutmedizin Berücksichtigung findet. Die Quantifizierung von Gebrechlichkeit bleibt jedoch angesichts einer Vielzahl von Bewertungssystemen weiterhin eine Herausforderung (Theou 2016).

Praxistipp

Obwohl die Prävalenz mit höherem Alter steigt, zeigt das Ausmaß der Gebrechlichkeit eine relativ schwache Korrelation mit dem chronologischen Alter (◘ Abb. 1) (Bellal 2016).

Gebrechlichkeit erhöht nicht nur die Komplikationswahrscheinlichkeit unterschiedlicher therapeutischer Interventionen, sondern die unter Gebrechlichkeit leidende Patientengruppe unterscheidet sich von jüngeren und gesünderen Patienten durch eine verminderte noch ausstehende natürliche Lebenserwartung und durch ihre Perspektiven der Lebensgestaltung und -zielsetzung. Mit zu-

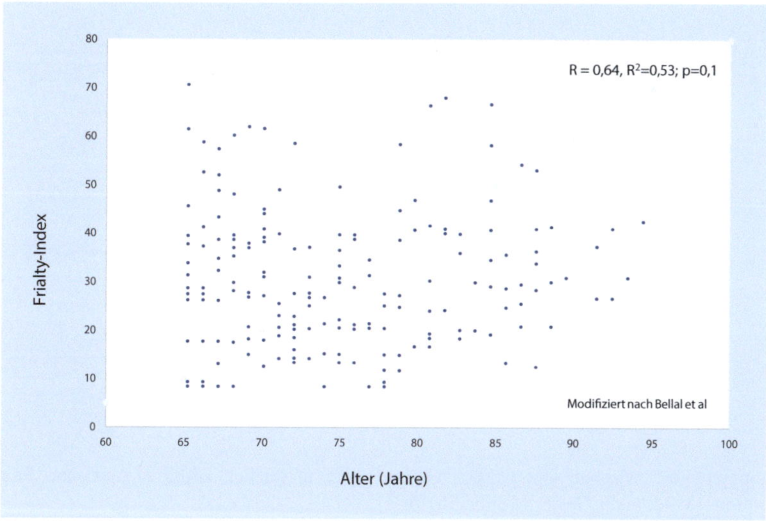

Abb. 1 Schwache Korrelation von Frailty-Index mit Lebensalter. (Mod. nach Bellal et al. 2016)

nehmender alters- oder krankheitsbedingter Lebensqualitätseinschränkung rücken der Erhalt und die Rückgewinnung der Lebensautonomie für die therapeutische Wertschöpfung aus Sicht des Patienten in den Vordergrund. Daher kann die Priorisierung der Therapieziele (Erhöhung der Lebenserwartung, kurzer stationärer Aufenthalt, kosmetisches Ergebnis, Funktionserhalt etc.) unter Umständen weit von der des Behandlers abweichen. Möglicherweise spielen für den Patienten Qualitätskriterien der Behandlung wie die räumliche Nähe zu seinen Angehörigen eine wichtige Rolle, die aus der Behandlerperspektive weniger bedeutsam sind. Somit erschließt sich das Therapieziel für den Erbringer der medizinisch onkologischen Leistung nicht immer intuitiv, sondern erfordert eine gründliche Analyse der Zielkriterien des alten und vorerkrankten Menschen. Im Extremfall ergibt sich aus einer irrationalen Risikoaversion des Patienten sogar die Notwendigkeit zum Verzicht auf eine Intervention, um dem Spontanverlauf Raum zu geben, der erst nach Erhöhung des Leidensdruckes zur Einwilligung in eine Therapie führt. Gemäß der Prospect-Theory ist das Verhältnis zwischen Risiko und potenziellem Gewinn entscheidend für unsere Bereitschaft, unsere inhärente Risikoaversion zu überwinden und eine Therapieoption als positive Chance aufzufassen. Der Leidensdruck des Patienten und die Angst vor den unberechenbaren Auswirkungen der Tumorerkrankung oder den Folgen der Behandlung sind für die Bewertung der Chance wiederum entscheidende Gewichtungsfaktoren.

Der abstrakte Risikobegriff muss für den Patienten in konkrete Gefahren für seinen Lebenskontext übersetzt werden und Therapienutzen in den Kategorien Lebensqualität und Lebenszeit in einer Weise abgebildet werden, die den vom Patienten zugeschriebenen individuellen Wert dieser Kategorien erfasst. In diesem Kontext wird die Komplexität der chirurgisch onkologischen Indikationsstellung insbesondere bei gebrechlichen Patienten deutlich, die nur dann erfolgreich ist, wenn der individuelle Wunsch des Patienten für die Therapiezielsetzung durch den Arzt erfasst ist und sich dann in der Therapieentscheidung widerspiegeln kann.

3 Gebrechlichkeit im kolorektalen Patientenkollektiv

Auch im Kollektiv der kolorektalen Karzinompatienten findet sich ein relevanter Anteil von durch Gebrechlichkeit betroffenen Patienten parallel zum Altersgipfel der Krankheitsinzidenz. Bei hospitalisierten Pa-

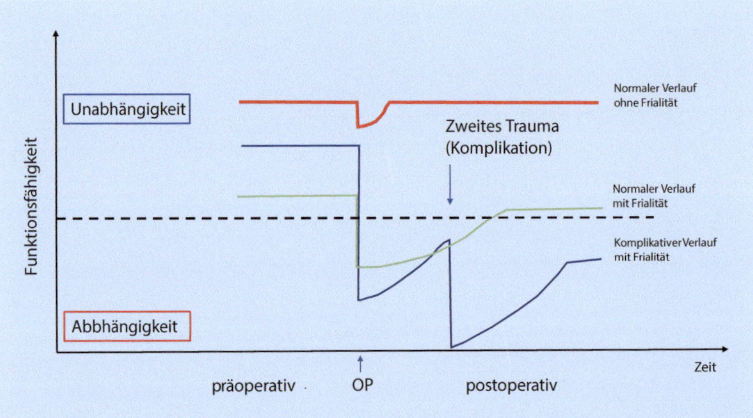

Abb. 2 Zusammenhang zwischen Gebrechlichkeit und einer möglichen Abhängigkeit bzw. Pflegebedürftigkeit durch eine Operation. (Mod. nach Desserud et al. 2016)

tienten liegt der Gebrechlichkeitsanteil zwischen 30 und 80 % (Andela 2010, Joosten 2014, Integration of Geriatric Assessment 2017).

Für die betroffenen Patienten hat das Ausmaß ihrer Gebrechlichkeit einen erheblichen Einfluss auf Komplikationswahrscheinlichkeiten und Überleben. Insbesondere zeigen die Parameter der Kurzzeitergebnisse wie Liegezeiten, perioperative Komplikationen und frühe perioperative Sterblichkeit eine deutliche Verschlechterung gegenüber dem Vergleichskollektiv {Übersicht bei (Integration of Geriatric Assessment 2017, Revenig 2013, Okabe H et al. 2019). McLennen et al. 2019 und Steffens et al. (2019) zeigten 2019 auf, dass insbesondere die präoperativ eingeschränkte körperliche Leistungsfähigkeit ein schlechteres postoperatives Ergebnis bei KRK-Patienten zur Folge hat (Goldvaser 2017) .

Wenn Komplikationen eintreten, ziehen diese als weiterer Belastungsfaktor für den Organismus älterer Patienten ein überproportional hohes Sterblichkeitsrisiko nach sich (Duraes 2016). So war die Rate der Anastomoseninsuffizienzen bei älteren Patienten nicht erhöht, aber 67 % der davon betroffenen Patienten starben innerhalb des ersten postoperativen Jahres.

Ein weiteres Gefahrenpotenzial liegt für gebrechliche Patienten darin, dass sie postoperativ ihr ursprüngliches Aktivitätsniveau nicht wieder erreichen und pflegebedürftig werden (Karlsson 2019). Damit gefährdet die chirurgische Therapie insbesondere die Lebensautonomie, deren Erhalt für viele ältere Patienten die höchste Priorität hat.

Desserud et al. haben 2016 den Zusammenhang zwischen Ausmaß der Gebrechlichkeit, Beeinflussung des Individuums – durch eine z. B. therapeutische Noxe – und der zu erwartenden postoperativen funktionellen Einschränkung sehr treffend illustriert (Abb. 2) (Desserud nnn). Sofern die Summe der negativen Einflussfaktoren die biologische Resilienz des gebrechlichen Patienten überschreitet, hat dies häufig eine relevante funktionelle Einschränkung zur Folge.

Praxistipp

Eine postoperativ neu auftretende Pflegebedürftigkeit muss genauso konsequent vermieden werden wie Letalität und organspezifische Komplikationen.

Einerseits führt Gebrechlichkeit vermehrt zu Komplikationen im Rahmen der Resektion kolorektaler Karzinome. Andererseits gilt es zu bedenken, dass auch diese Patientengruppe von einer chirurgischen Therapie mit kurativer Zielsetzung einen stadienabhängig erheblichen Überlebensvorteil hat ge-

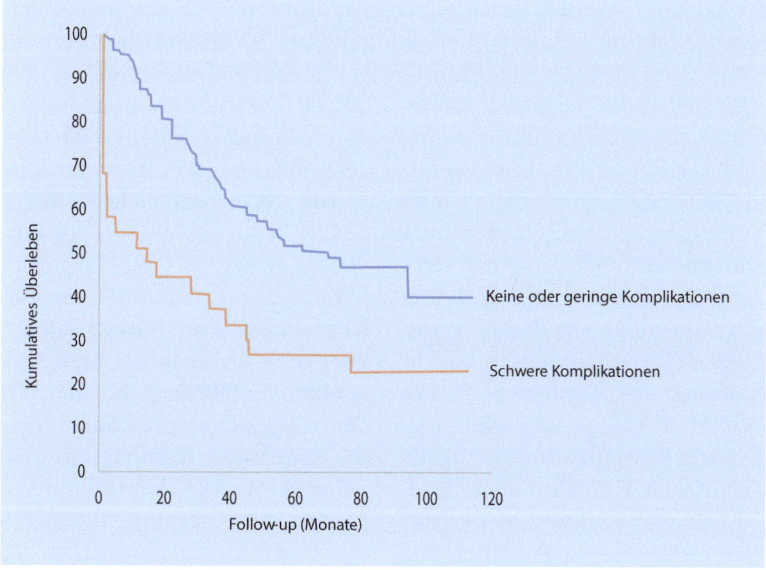

Abb. 3 Auswirkung schwerer Komplikationen auf das Überleben gebrechlicher Patienten nach kolorektaler Resektion. (Adaptiert nach Mik 2012)

genüber den nichtoperierten Patienten (Ptok 2013, Goldvaser 2017). Virk et al. zeigten für resezierte über 80-Jährige eine 5 Jahres-Überlebensrate von 25 % (Gurjiwan 2019). Sollte der Entschluss gegen eine Resektion fallen müssen, weil entweder eine palliative Situation besteht oder das Ausmaß der Gebrechlichkeit die Operation verhindert, so resultiert für die nichtchirurgisch therapierten Patienten eine erheblich eingeschränkte Überlebenszeit mit einer Sterberate von 75–83 % innerhalb von 2 Jahren (Abdel-Halim et al. 2019).

4 Perioperative Risikoabschätzung und Prähabilitation

Die Einstufung der Gebrechlichkeit eröffnet die Möglichkeit einer besser angepassten Therapie insbesondere in der Gruppe der älteren Patienten, denen möglicherweise aufgrund ihres hohen Alters eine chirurgische Therapie verwehrt werden würde. Ebenso profitiert auch die Patientengruppe, deren therapeutisches Risiko aufgrund ihrer Gebrechlichkeit in der Gefahr steht, unterschätzt zu werden. Für die Quantifizierung der Gebrechlichkeit stehen unterschiedliche Instrumente zur Verfügung. Diese sind ausführlich in ▶ Kap. 5 dargestellt.

5 Einfluss der chirurgischen Verfahrenswahl auf das Komplikationsrisiko

Ausgedehnte viszeral – und thoraxchirurgische Maßnahmen bei über 80-Jährigen zeigen eine erheblich erhöhte postoperative Mortalität. Diese war nach Ösophagus-, Pankreas- und Lungenresektion mehr als verdoppelt (Finlayson 2007) . Komplikationsreiche Verläufe haben zusätzlich für die Gruppe der alten Patienten einen erheblichen Einfluss auf das Überleben nach kolorektalen Resektionen (Weerink et al. 2018, Duraes 2016). Insbesondere ist die Notwendigkeit zur Relaparotomie bei gebrechlichen Patienten ein starker Indikator für eine Verkürzung der Lebenserwartung (Abb. 3) (Mik M1 2014).

Angesichts der Tatsache, dass Gebrechlichkeit einen überproportional starken Einfluss auf die negativen prognostischen Konsequenzen perioperativer Komplikationen hat, muss dies für die chirurgische Verfahrenswahl berücksichtigt werden. Invasivität, Radikalität und Funktionserhalt sowie die dadurch erhöhte Komplexität des Eingriffes müssen gegeneinander abgewogen werden. Die chirurgischen Faktoren Invasivität und Radikalität vermitteln ihre schädigende und belastende Wirkung auf den Organismus über einen proinflammatorischen Stimulus, dessen Ausmaß mit dem Umfang der Operation korreliert. Minimalinvasive Kolonresektionen führen zu einer signifikant geringeren systemischen Proinflammation als die offenen Operationen (Veenhof et al. 2012). Dies findet Widerhall in den klinischen Daten zur verringerten Komplikationshäufigkeit nach laparoskopischen kolorektalen Eingriffen (Benz 2017). Ebenso profitiert hier gerade die Gruppe der gebrechlichen Patienten von einem minimalinvasiven Vorgehen (Cerdán Santacruz et al. 2017).

Praxistipp

Gerade ältere und gebrechliche Patienten sollten minimalinvasiv operiert werden, auch wenn hierdurch eine längere OP-Zeit in Kauf genommen werden muss.

Die häufig in diesem Zusammenhang als negativer Faktor angeführte längere Operationszeit wird durch die anderen Vorteile der Laparoskopie übertroffen (Ahmet Rencuzogullari 2017). Sollten bei einem Patienten kardiorespiratorische Argumente gegen ein Kapnoperitoneum sprechen – wobei chronische obstruktive Lungenerkrankung (COPD) nicht mehr als generelle Kontraindikation zur Laparoskopie angesehen werden kann (Singh & Merchant 2019) – wird eine individuelle interdisziplinäre Abwägung stattfinden müssen.

Die Radikalität des kurativen chirurgischen Vorgehens auch in Hinblick auf das Ausmaß der Lymphadenektomie und eine komplette mesokolische oder totale mesorektale Exzision (CME/TME) muss ebenso als Einflussfaktor für postoperative Komplikationen diskutiert werden. Prevost et al. beschrieben für die CME eine erhöhte Rate respiratorischer Komplikationen und eine erhöhte Mortalität im Vergleich zur konventionellen Darmresektion (Prevost et al. 2018). Dieser Zusammenhang wurde auch von Wang et al. in einer Metaanalyse aufgezeigt (Wang 2017). Das Verfahren der TME wurde 2008 bezüglich Komplikationsträchtigkeit noch kontrovers diskutiert (Rutten 2008). Heute gilt die grundsätzliche Empfehlung zur TME, wenn der Patient für eine Rektumresektion infrage kommt (Montroni 2018). Es ist denkbar, dass sich mit zunehmender Erfahrung mit der Durchführung des CME-Konzeptes auch hier die verfahrensspezifische Komplikationshäufung nivellieren wird. Auf der Basis der existierenden Daten kann gegenwärtig der Verzicht auf die CME bei gebrechlichen Patienten mit dem Ziel eines sichereren Vorgehens gerechtfertigt werden. Der Vorteil einer Durchführung palliativer resezierender oder aber auch nichtresezierender Maßnahmen, z. B. als tubuläre Segmentresektion oder Stomaanlage, zur Verringerung der Komplikationsraten – im Gegensatz zu ausgedehnteren Kolonresektionen mit kurativer Zielsetzung – kann zwar nicht durch Evidenz belegt werden, entspricht aber täglicher klinischer Erfahrung.

Funktionserhalt, Eingriffskomplexität und der Einsatz eines multimodalen Vorgehens sind der zweite Bereich, der in den Überlegungen zur Indikationsstellung berücksichtigt werden muss. Funktionserhalt ist bei kolorektalen Resektionen mit dem Erhalt der Kontinuität und der anorektalen Kontinenz verknüpft. Stomata werden angelegt, weil die Kontinuität aus anatomischen Gründen oder zur Vermeidung einer Anastomose, nicht wiederhergestellt wird. In der Situation der Gebrechlichkeit kumulieren häufig die nachgewiesenen Risikofaktoren für eine Anastomoseninsuffizienz wie hoher ASA-Status, COPD, Steroidtherapie, Malnutrition, Diabetes oder Notfalleingriffe (Vahagn 2017, Ahmet Rencuzogullari 2017). Vor dem Hintergrund der damit verbundenen hohen Mortalität kann in einzelnen Fällen die Anlage eines Stomas auch bei Kolonresektionen als zusätzlicher Sicherheitsfaktor zur Protektion der Anastomose oder im Rahmen einer Diskontinuitätsresektion erwogen werden. Da die Rate des Verbleibs protektiver Stomata im höheren Alter bei bis zu 40 % liegt (Jonker 2016), kann ein protektives Kolostoma mit besserer Prognose für den Flüssigkeitshaushalt und die langfristige Versorgbarkeit erwogen werden.

Praxistipp

Bei Hochrisikopatienten mit Sigmakarzinomen ist ein Hartmann-Operation mit Anlage ein endständigen Descendo-Stomas und zentraler Durchtrennung der A. mesenterica inferior, aber ohne Mobilisation der linken Flexur ein gute Option, die sowohl die onkologische Radikalität wahrt, als auch das Risiko minimiert.

6 Entscheidungsfindung angesichts der Therapiepräferenzen des alten, gebrechlichen Patienten

Zunehmendes Alter, Gebrechlichkeit (◘ Abb. 4) und Komorbidität führen zu einer dynamischen Veränderung der subjektiven Bewertung von Lebensqualität und Lebenszielen, die von den onkologischen Ergebniskriterien wie Überleben und Progressionsfreiheit nur unzureichend erfasst werden (Bilotta et al. 2010, Hernández et al. 2019) . Drei Hauptaspekte stehen als Therapieziele im Vordergrund:

- Erhalt der gewohnten Lebensqualität,
- Erhalt und Verbesserung der Lebensautonomie und
- Verlängerung der Lebenserwartung.

Viele gebrechliche Patienten, die zu einer Priorisierung dieser Ziele herausgefordert werden, beschreiben die Verlängerung der Lebenserwartung als eher sekundär (Shrestha et al. 2019). Auf der anderen Seite geht die Neigung zur perioperativen Risikovermeidung häufig nicht mit der Bereitschaft zu einer Nichtbehandlung des Tumors einher. Ein anderer Teil der Patienten hat selbst in der palliativen Situation illusionäre Heilungsvorstellungen. In diesem Spannungsfeld scheitert oft der Versuch eines rationalen Problemlösungszugangs, denn die Patienten fühlen sich einer therapeutischen Selbstbestimmung – der ja eine sachliche Bewertung der Chancen und Risiken zugrunde liegen muss – nicht gewachsen und sind überfordert.

Hinzu kommt, dass die mathematische Abbildung von Chancen und Risiken der jeweils vom Patienten emotional zugeschriebenen Bewertung nicht gerecht wird. Teilweise wird die irrationale Furcht vor der Bedrohung durch die Tumorerkrankung eine erhebliche, fast fatalistische Risikobereitschaft in der Therapie bewirken, solange diese mit kurativer Zielsetzung Hoffnung auf Überwindung der Erkrankung bietet (Lok et al. 2019). Das korrespondierende Extrem eines Therapieverzichtes zugunsten der Vermeidung eines damit zusammenhängenden Risikos bringt den Behandler in ein ähnliches Beratungsdilemma. Wie beeinflussen wir die Risikowahrnehmung unserer Patienten, um zu einer Therapiewahl zu kommen, die tatsächlich im besten Patienteninteresse steht und schließlich die geringste Gefahr der ex post empfundenen Reue über die getroffene Entscheidung mit sich bringt?

Eine wichtige Voraussetzung für ein erfolgreiches „shared decision making“ (Stacey 2008) ist der Konsens des Behandlers mit dem Patienten über die Bewertung des Therapienutzens und -risikos – was häufig auseinanderliegt (González 2018). Um dies zu erreichen, muss ein abstrakter mathematischer Risikobegriff in für den Patienten verständliche konkrete Gefahren für seinen Lebenskontext übersetzt und Therapienutzen muss in den Kategorien Lebensqualität und Lebenszeit in einer Weise abgebildet werden, die den vom Patienten zugeschriebenen individuellen Wert dieser Kategorien erfasst (Tsevat 1998). ◘ Abb. 5 beschreibt ein Koordinatensystem für die Abbildung des vom Patienten und Behandler wahrgenommenen Werts einer Therapieentscheidung. Sie ist das Produkt aus der Wahrscheinlichkeit des Eintretens des Therapiegewinns (Ordinate) und dem zugeschriebenen Wert des erhofften

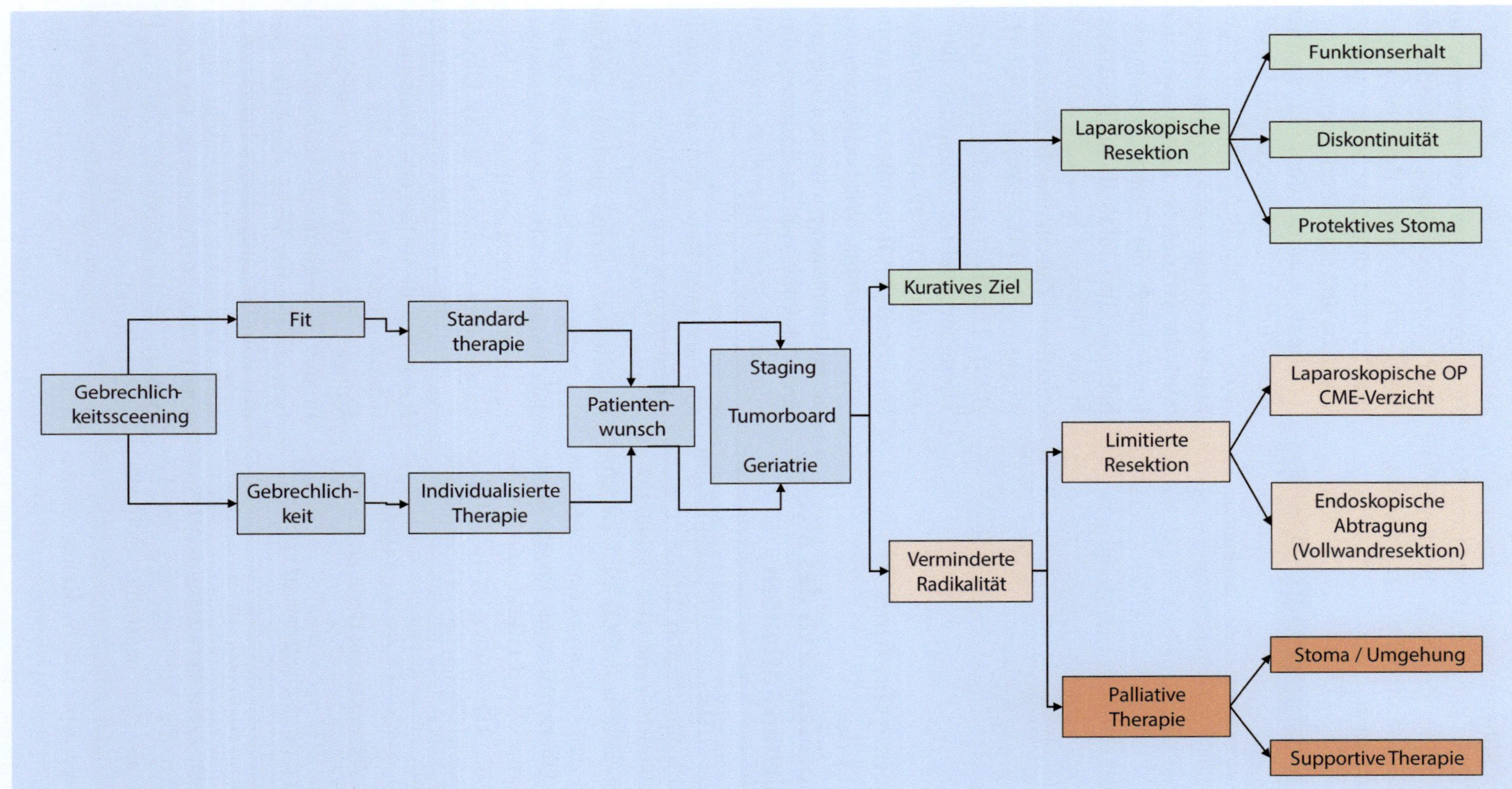

Abb. 4 Entscheidungsbaum zur Indikationsstellung der KRK-Therapie bei Gebrechlichkeit. (Adaptiert nach Montroni et al. 2018)

Therapiegewinns (Abszisse). Wird die Wahrscheinlichkeit des Eintretens des Therapiegewinns oder der Wert des Therapiegewinns selbst negativ, so ist mit einer Verschlechterung des Ausgangsstatus zu rechnen. Der Prozess einer gemeinsam von Patient und Behandler getragenen Therapieentscheidung muss dazu führen, dass das Koordinatensystem aus Behandler- und Patientensicht und damit die Risiko-Nutzen-Abwägung der beiden Parteien möglichst zur Deckung gebracht wird.

7 Schema zur Bewertung einer Therapieentscheidung

Im Prozess der gemeinsamen Entscheidungsfindung führen die individuelle Beratung des Patienten und die Erfassung des Therapieziels zur Verschiebung der vertikalen Achse (◘ Abb. 5). Die Erfassung des Therapierisikos verschiebt die horizontale Achse. Maßnahmen zur Prähabilitation beeinflussen nur die Bereiche bzw. die Indikationsfelder 1 und 2.

Ein weiterer Parameter der Therapiezieldefinition ist das Patientenbedürfnis, mit einem Hoffnungsmoment darauf hinzuarbeiten. Gemäß Snyder et al. befähigt Hoffnung zum Entwurf eines Weges in Richtung Zielerreichung und zur Zuversicht, dieses Ziel auch zu erreichen (Cheavens 2005). Hoffnungsmomente sind für den Patienten ein wesentlicher Teil der Strategie der Krankheitsverarbeitung (Rustøen 2010). Dagegen ist Hoffnung, die auf die Erreichung illusionärer Ziele wie die Aufrechterhaltung einer kurativen Zielsetzung bei palliativer Situation oder Gebrechlichkeit gerichtet ist, nicht aufrichtig und kontraproduktiv, weil nicht glaubwürdig.

Das Ergebnis des geteilten Therapieentscheidungsprozesses muss auf einer realistischen Zielsetzung mit einem glaubwürdigen Hoffnungsmoment beruhen (Rohde 2019,

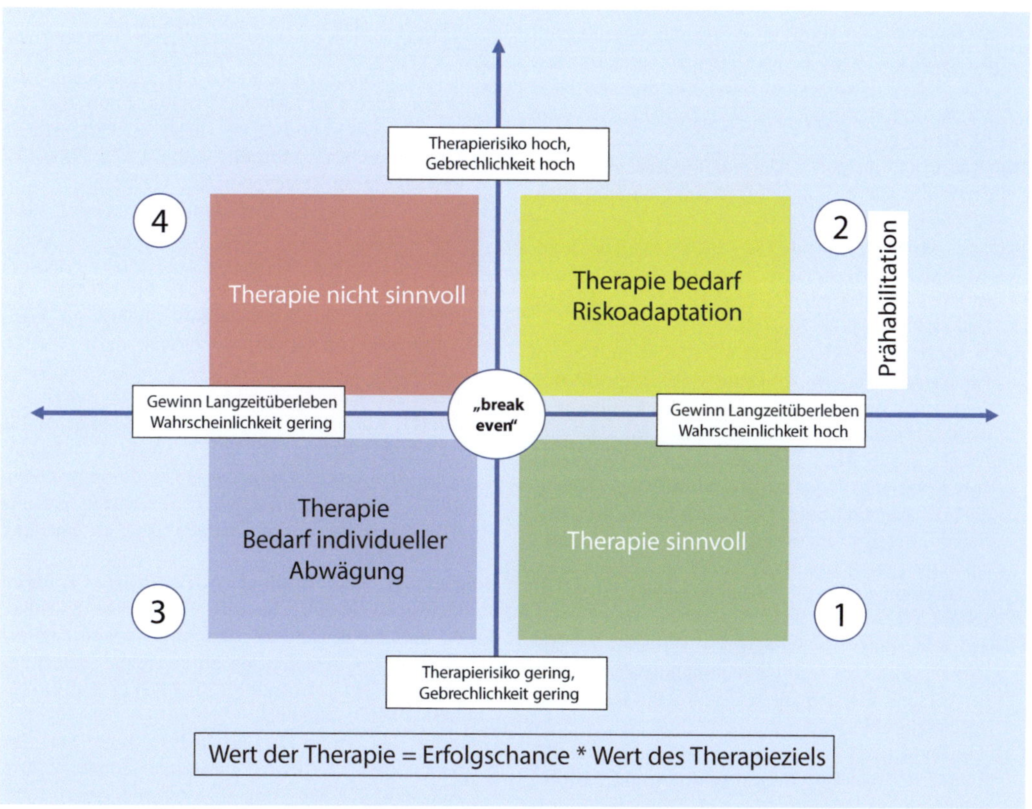

◘ **Abb. 5** Bewertung der Therapieentscheidung aus Behandler- und Patientensicht

Mori et al. 2019). Anschließend ordnet sich die chirurgische Indikationsstellung dieser Zielsetzung unter (van Leeuwen 2013).

Literatur

Abdel-Halim M et al. (2019) Ann R Coll Surg Engl. 2019 Feb;101(2):126–132. doi: ▶ https://doi.org/10.1308/rcsann.2018.0180. Epub 2018 Oct 24. Survival after non-resection of colorectal cancer: the argument for including non-operatives in consultant outcome reporting in the UK.

Ahmet Rencuzogullari, Predictors of Anastomotic Leak in Elderly Patients After Colectomy: Nomogram-Based Assessment From the American College of Surgeons National Surgical Quality Program Procedure-Targeted Cohort; Dis Colon Rectum 2017; 60: 527–536.

Andela RM, Dijkstra A, Slaets JPJ, Sanderman R: Prevalence of frailty on clinical wards: description and implications. Int J Nurs Pract 2010, 16:14–19.

Ann R Coll Surg Engl. 2019 Apr;101(4):261–267. doi: ▶ https://doi.org/10.1308/rcsann.2018.0213. Epub 2019 Jan 15.

Bilotta C, Bowling A, Casè A, Nicolini P, Mauri S, Castelli M, Vergani C (2010) Dimensions and correlates of quality of life according to frailty status: a cross-sectional study on community-dwelling older adults referred to an outpatient geriatric service in Italy. Health Qual Life Outcomes. 2010 Jun 8;8:56. doi: ▶ https:doi.org/10.1186/1477-7525-8-56. PMID: 20529325.

Bellal Joseph, Emergency General Surgery in the Elderly: Too Old or Too Frail? (J Am Coll Surg 2016; 222: 805e813).

Benz S, Barlag H, Gerken M, Fürst A, Klinkhammer-Schalke M: Laparoscopic surgery in patients with colon cancer: a population-based analysis. Surg Endosc 2017; 31 (6): 2586–95.

Borda MG1, Patino-Hernandez D2. // Geriatr Psychol Neuropsychiatr Vieil. 2017 Jun 1;15(2):127–137. doi: ▶ https:doi.org/10.1684/pnv.2017.0670. Frailty in elderly: a brief review.

Canter DJ, Taylor MD, Tai C, Sweeney JF, Sarmiento JM, Kooby DA, Maithel SK, Master VA, Ogan K (2013) J Am Coll Surg. Oct;217(4):665–670.e1. Too frail for surgery? Initial results of a large multidisciplinary prospective study examining preoperative variables predictive of poor surgical outcomes. Revenig LM1.

Collard RM, Boter H, Schoevers RA, Oude Voshaar RC. Prevalence of frailty in community-dwelling older persons: a systematic review. J Am Geriatr Soc. 2012;60(8):1487–92.

Cerdán Santacruz C1, Frasson M2, Flor-Lorente B2, Ramos Rodríguez JL3, Trallero Anoro M2, Millán Scheiding M4, Maseda Díaz O5, Dujovne Lindenbaum P6, Monzón Abad A7, García-Granero Ximenez E2 (2017) Surg Endosc. 2017 Dec;31(12):5032–5042. doi: ▶ https://doi.org/10.1007/s00464-017-5548-3. Epub 2017 Apr 28. Laparoscopy may decrease morbidity and length of stay after elective colon cancer resection, especially in frail patients: results from an observational real-life study. ANACO Study Group. PMID: 28455773.

Cheavens, JS.; Michael, ST.; Snyder, CR. The correlates of hope: psychological and physiological benefits. In: Elliot, J., editor. Interdisciplinary perspectives of hope. Nova Science Publishers. Inc; New York: 2005. p. 119-132. // Snyder CR. Hope theory: rainbows in the mind. Psychol Inq 2002;13:249–275.

Dawson NV, Wu AW, Lynn J, Soukup JR, Cook EF, Vidaillet H, Phillips RS (1998) JAMA. Feb 4;279(5):371–5. Health values of hospitalized patients 80 years or older. HELP Investigators. Hospitalized Elderly Longitudinal Project. Tsevat J1.

Desserud KF, Veen T, Soreide K. Emergency general surgery in the geriatric patient. Br J Surg. 2016;103(2):e52–61.

Duraes LC1, Stocchi L2, Dietz D1, Kalady MF1, Kessler H1, Schroeder D1, Remzi FH1 (2016) The Disproportionate Effect of Perioperative Complications on Mortality within 1 Year After Colorectal Cancer Resection in Octogenarians. The full magnitude of postoperative risks should be taken into consideration when discussing colorectal cancer surgery in octogenarians. Ann Surg Oncol. 2016 Dec;23(13):4293–4301. Epub 2016 Jul 26.

Duraes LC1, Stocchi L2, Dietz D1, Kalady MF1, Kessler H1, Schroeder D1, Remzi FH1 (2016) Ann Surg Oncol. 2016 Dec;23(13):4293–4301. Epub 2016 Jul 26. The Disproportionate Effect of Perioperative Complications on Mortality within 1 Year After Colorectal Cancer Resection in Octogenarians.

Frailty and anesthesia, Curr Opin Anesthesiol 2017, 30:409–417.

Finlayson E1, Fan Z, Birkmeyer JD (2007) J Am Coll Surg. 2007 Dec;205(6):729–34. Epub 2007 Oct 1. Outcomes in octogenarians undergoing high-risk cancer operation: a national study. PMID: 18035254.

Goldvaser H1, Katz Shroitman N1, Ben-Aharon I1, Purim O1, Kundel Y1, Shepshelovich D1, Shochat T1, Sulkes A1, Brenner B1 (2017) World J Gastroenterol. 2017 Feb 28;23(8):1387–1396. doi: htpps://doi.org/10.3748/wjg.v23.i8.1387. Octogenarian patients with colorectal cancer: Characterizing an emerging clinical entity.

Goldvaser H, Katz Shroitman N, Ben-Aharon I, Purim O, Kundel Y, Shepshelovich D, Shochat T, Sulkes A, Brenner B. Octogenarian patients with colorectal cancer: Characterizing an emerging clinical entity. World J Gastroenterol. 2017 Feb 28;23(8):1387–1396. PMID: 28293085.

González JM1, Doan J2, Gebben DJ3, Boeri M4, Fishman M5 (2018) Pharmacoeconomics. 2018 Aug;36(8):973–986. doi: ▶ https://doi.org/10.1007/s40273-018-0640-7. Comparing the Relative Importance of Attributes of Metastatic Renal Cell Carcinoma Treatments to Patients and Physicians in the United States: A Discrete-Choice Experiment.

Gurjiwan Sing Virk, Mikram Jafri, Syed Mehdi,Christopher Ashley; Staging and survival of colorectalcancer (CRC) in octogenarians: NationwideStudy of US Veterans, J Gastrointest Oncol2019;10(1):12–18.

Hernández R1, Calderon C2, Carmona-Bayonas A3, Rodríguez Capote A1, Jara C4, Padilla Álvarez A1, Gómez-Camacho MLN1, Beato C5, Castelo B6, Majem M7, Muñoz MDM8, Ivars A3, Mangas-Izquierdo M9, Rogado-Revuelta J10, Jimenez-Fonseca P11 (2019) Psychogeriatrics. 2019 Feb 5. doi: ▶ https://doi.org/10.1111/psyg.12420. Differences in coping strategies among young adults and the elderly with cancer.

Ho B, Lewis A, Paz IB (2017) Laparoscopy Can Safely Be Performed in Frail Patients Undergoing Colon Resection for Cancer. Am Surg. 2017 Oct 1;83(10):1179–1183. PMID: 29391120.

Integration of Geriatric Assessment in the Care of Patients with Gastrointestinal Malignancies; Siri Rostoft Visc Med 2017;33:275–280.

Jonker FH, Tanis PJ, Coene PP, Gietelink L, van der Harst E. Dutch Surgical Colorectal Audit Group. Comparison of a low Hartmann's procedure with low colorectal anastomosis with and without defunctioning ileostomy after radiotherapy for rectal cancer: results from a national registry. Colorectal Dis 2016;18(8):785e92.

Joosten et al. BMC Geriatrics 2014, 14:1.

Karlsson E1, Franzén E2, Nygren-Bonnier M3, Bergenmar M4, Rydwik E5 (2019) J Geriatr Oncol. 2019 Jan 17. pii: S1879-4068(18)30310-2. doi: ▶ https://doi.org/10.1016/j.jgo.2019.01.004. [Epub ahead of print] Short-term postoperative physical decline and patient-reported recovery in people aged 70 or older undergoing abdominal cancer resection- A prospective cohort study. PMID: 30661877 DOI ▶ https://doi.org/10.1016/j.jgo.2019.01.004.

Loh KP et al. (2019) Cancer. 2019 Mar 28. Willingness to bear adversity and beliefs about the curability of advanced cancer in older adults.

Mik M1, Magdzinska J2, Dziki L2, Tchorzewski M2, Trzcinski R2, Dziki A2 (2014) Int J Surg. 2014 Nov;12(11):1192–7. doi: htpps://doi.org/10.1016/j.ijsu.2014.09.001. Epub 2014 Sep 16. Relaparotomy in colorectal cancer surgery--do any factors influence the risk of mortality? A case controlled study.

McLennan E1, Oliphant R2, Moug SJ1. Limited preoperative physical capacity continues to be associated with poor postoperative outcomes within a colorectal ERAS programme.

Montroni I et al.; Personalized management of elderly patients with rectal cancer: Expert recommendations of the European Society of Surgical Oncology, European Society of Coloproctology, International Society of Geriatric Oncology, and American College of Surgeons Commission on Cancer. Eur J Surg Oncol. 2018 Nov;44(11):1685–1702. Epub 2018 Aug 15. PMID: 30150158.

Mori et al. (2019) Oncologist. 2019 Feb 19. pii: theoncologist.2018-0643. doi: ▶ https://doi.org/10.1634/theoncologist.2018-0643. Adding a Wider Range and "Hope for the Best, and Prepare for the Worst" Statement: Preferences of Patients with Cancer for Prognostic Communication.

Okabe H et al. (2019) Frailty predicts severe postoperative complications after elective colorectal surgery. Am J Surg. 2019 Apr;217(4):677–681. doi: ▶ https:doi.org/10.1016/j.amjsurg.2018.07.009. Epub 2018 Nov 23. PMID: 30473227.

Prevost GA, Odermatt M, Furrer M, Villiger P. World J Surg Oncol. 2018 Oct 30;16(1):214. Postoperative morbidity of complete mesocolic excision and central vascular ligation in right colectomy: a retrospective comparative cohort study. PMID: 30376849.

Ptok H1, Gastinger I, Meyer F, Marusch F, Otto R, Lippert H (2013) Chirurg. 2013 Apr;84(4):296-304. doi: ▶ https://doi.org/10.1007/s00104-012-2453-0. [Colorectal tumor surgery in the elderly: results of quality assurance].

Rutten HJ, den Dulk M, Lemmens VE, van de Velde CJ, Marijnen CA. Controversies of total mesorectal excision for rectal cancer in elderly patients. Lancet Oncol 2008;9(5):494e501.

Rohde G1,2, Söderhamn U3, Vistad I4 (2019) BMJ Open. 2019 Mar 7;9(3):e023463. doi: ▶ https://doi.org/10.1136/bmjopen-2018-023463. Reflections on communication of disease prognosis and life expectancy by patients with colorectal cancer undergoing palliative care: a qualitative study.

Rustøen T1, Cooper BA, Miaskowski C (2010) Cancer Nurs. 2010 Jul-Aug;33(4):258–67. The importance of hope as a mediator of psychological distress and life satisfaction in a community sample of cancer patients. PMID: 20467303.

Santos-Eggimann B, Cuénoud P, Spagnoli J, Junod J: Prevalence of frailty in middle-aged and older community-dwelling Europeans living in 10 countries. J Gerontol A Biol Sci Med Sci 2009, 64A:675–681.

Shrestha A, Martin C, Walters S, Collins K, Burton M, Wyld L (2019) Quality of life versus Length of Life Considerationsin Cancer Patients: A Systematic Literature Review. Psychooncology. 2019 Mar 5. doi: htpps://doi.org/10.1002/pon.5054. Review. PMID: 30838697.

Singh S, Merchant AM: A Propensity Score-Matched Analysis of Laparoscopic versus Open Surgery in Patients with COPD. J Invest Surg. 2019 Mar 21:1–10. PMID: 30897984.

Stacey D1, Samant R, Bennett C. (2008) CA Cancer J Clin. 2008 Sep-Oct;58(5):293–304. doi: ▶ https://doi.org/10.3322/CA.2008.0006. Epub 2008 Aug 28. Decision making in oncology: a review of patient decision aids to support patient participation.

Steffens D1, Beckenkamp PR2, Young J3, Solomon M3, da Silva TM4, Hancock MJ4 (2019) Eur J Surg Oncol. 2019 Apr;45(4):510–518. doi: ▶ https:doi.org/10.1016/j.ejso.2018.10.063. Epub 2018 Oct 21. Is preoperative physical activity level of patients undergoing cancer surgery associated with postoperative outcomes? A systematic review and meta-analysis.

Tabue-Teguo M1, Simo N2, Gonzalez-Colaço Harmand M3 (2017) Exp Gerontol. 2017 Nov;98:184–185. doi: ► https:doi.org/10.1016/j.exger.2017.08.031. Epub 2017 Aug 30. Diseases AND or IN frailty, an important conceptual difference.

Theou et al. BMC Geriatrics (2018) 18:139, What do we know about frailty in the acute care setting? A scoping review.

Vahagn C. Anastomotic Leak after Colorectal Resection: A Population-Based Study of Risk Factors and Hospital Variation Surgery. 2017 June ; 161(6): 1619–1627.

van Leeuwen BL1, Huisman MG, Audisio RA (2013) z.B. Interdiscip Top Gerontol. 2013;38:124–31. doi: ► https://doi.org/10.1159/000343582. Epub 2013 Jan 17. Surgery in older cancer patients - recent results and new techniques: worth the investment?.

Veenhof AA et al. Surgical stress response and postoperative immune function after laparoscopy or open surgery with fast track or standard perioperative care: a randomized trial. Ann Surg. 2012 Feb;255(2):216–21. PMID: 22241289.

Wang C, Gao Z, Shen K, Shen Z, Jiang K, Liang B, Yin M, Yang X, Wang S, Ye Y: Safety, quality and effect of complete mesocolic excision vs non-complete mesocolic excision in patients with colon cancer: a systemic review and meta-analysis. 3Colorectal Dis. 2017 Nov;19(11):962–972. PMID: 28949060.

Weerink LBM,Gant CM, van Leeuwen BL, de Bock GH, KouwenhovenEA, Faneyte IF (2018) Long-Term Survival in Octogenarians After SurgicalTreatment for Colorectal Cancer: Prevention of-Postoperative Complications is Key. nn Surg Oncol. 2018Dec;25(13):3874–3882. ► https://doi.org/10.1245/s10434-018-6766-1. Epub 2018 Sep 22. PMID: 30244418.

Yennurajalingam S1, Lu Z1, Prado B2, Williams JL1, Lim KH1, Bruera E1 (2018) J Palliat Med. 2018 Nov;21(11):1609–1616. doi: 10.1089/jpm.2018.0186. Epub 2018 Jul 26. Association between Advanced Cancer Patients' Perception of Curability and Patients' Characteristics, Decisional Control Preferences, Symptoms, and End-of-Life Quality Care Outcomes.

Notfalloperation beim Kolonkarzinom

Claudia Benecke und Benno Stinner

Inhaltsverzeichnis

S. Benz et al. (Hrsg.), *Chirurgie des Kolonkarzinoms*,
https://doi.org/10.1007/978-3-662-60453-3_23

1 Häufigkeit

Das Kolonkarzinom hat typischerweise eine lange präklinische Phase. Die in Deutschland angebotene Präventionskoloskopie wird nur von ca. 21 % der Bevölkerung angenommen (Brenner 2015), weshalb es nicht erstaunt, dass das Kolonkarzinom im Mittel in 30 % der Fälle im Rahmen einer Notfallsituation diagnostiziert wird (Arnold 2017, Zielinski 2011). Die Mehrzahl der sich im Notfall präsentierenden Patienten mit Kolonkarzinom weist ein fortgeschrittenes Tumorstadium auf. Über 75 % der eine Stenose verursachenden Tumoren finden sich dabei distal der linken Flexur, was technisch eine relevante Bedeutung für die Art der möglichen Intervention in Bezug auf einen Organerhalt unabhängig von der onkologischen Resektionsnotwendigkeit bedingt (Frago 2014). Die Präsentation mit Ileus steht mit 80 % (15–30 % aller Kolonkarzinome) im Vordergrund, während im Vergleich hierzu die Primärpräsentation mit einer Perforation in 1–10 % aller Fälle deutlich seltener vorkommt. Perforationen treten in fast 70 % der Fälle im Bereich des Tumors selbst auf und beeinflussen dadurch den onkologischen Langzeitverlauf. Die Erstvorstellung aufgrund einer akuten Tumorblutung ist ein seltenes Ereignis (Biondo 2008). Die im Rahmen der zunehmend invasiven Möglichkeiten der endoskopischen Therapie von Vorläuferläsionen und Frühkarzinomen möglichen Perforationen sind eine Rarität (Kazumasa 2018).

Die Notfallbehandlung des Kolonkarzinoms ist eine Herausforderung. Eine sinnvolle Therapieentscheidung erfordert neben der Einschätzung der akuten Lebensbedrohung immer auch die Bewertung der onkologischen Prognose. Die Auswahl der chirurgischen therapeutischen Option orientiert sich hieran.

2 Septische Lebensbedrohung

Die rechtzeitige Erkennung eines septischen Krankheitsbildes stellt den wichtigsten prognostischen Faktor dar (Chalupka 2012). Der zügigen klinischen Einschätzung der septischen Lebensbedrohung dienen Scores aus einfachen klinischen Parametern wie Atemfrequenz, Bewusstsein, Blutdruck, Temperatur, Pulsfrequenz sowie Blutgase und weitere Laborwerte. Seit 2016 fand der einfach handhabbare, an 700.000 Patienten validierte quick SOFA Score – **q**uick **S**epsis-related **O**rgan **F**ailure **A**ssessment Score – Eingang in die klinische Routine (Hecker 2019; Wang 2016):

- Atemfrequenz über 22/min,
- Bewusstseinseinschränkung, Glasgow Coma Scale unter 15,
- systolischer Blutdruck unter 100 mmHg.

Im qSOFA wird jeder Parameter mit einem Punkt belegt, bei Erreichen von 2 Punkten besteht Intensivpflichtigkeit. In Kombination mit dem Laktatwert zeigte der qSOFA eine dem komplexeren SOFA Score ebenbürtige Sensitivität, ohne dessen klinische Machbarkeit einzuschränken (Jung 2018). In diesem modifizierten Scoring erfolgt die Hinzufügung eines Punktes durch einen Laktatwert über 2 mmol/l, ein Gesamtwert von 3 Punkten gibt hier die Intensivpflichtigkeit an.

Cave
Die frühe Erkennung einer septischen Bedrohung ist entscheidend für die Prognose des Patienten!

3 Damage Control

Während seit den frühen neunziger Jahren die Publikationsdichte über das Damage-Control-Konzept (DC) in der Traumatologie zügig zunahm, erfolgte die Übertragung dieses Konzeptes in die akute Abdominalchirurgie erst ein Jahrzehnt später (Rotondo 1997). Obwohl die Datenlage zu diesem Konzept in der Abdominalchirurgie weiterhin lediglich auf retrospektiven und Studien mit geringen Patientenzahlen beruht (Finlay 2003; Stawicky 2008) hat sich dieses Vorgehen weit verbreitet und in der Praxis bewährt.

Grundsätzlich wurde bezogen auf die abdominelle Sepsis das traumatologische

Fünf-Phasen-Konzept adaptiert übernommen und beinhaltet primär die Aufrechterhaltung regelrechter Kreislaufverhältnisse mittels Volumengaben und Vasokonstriktoren, Korrektur einer Hypothermie und kalkulierte Antibiose. Die Surviving Sepsis Campaign Guidelines von 2016 sprechen eine starke Empfehlung für diese Rekompensationsphase im Vorfeld chirurgischer Maßnahmen bei steigender Evidenz eines Überlebensvorteils aus (Rhodes 2017). Üblicherweise erfolgen diese Maßnahmen auf einer Intensivstation. Hier werden unter Monitoring des zentralen Venendrucks, des arteriellen Mitteldrucks, der Urinproduktion und der Sauerstoffsättigung die zügigen kristalloiden Volumengaben entsprechend titriert. Ein Vorteil kolloider Lösungen konnte in vielen Untersuchungen nicht gezeigt werden, hingegen wird ein nephrotoxischer Effekt befürchtet (Lewis 2018). Die Diskussion, ob balancierte kristalloide Lösungen oder reine physiologische Kochsalzlösungen angewandt werden sollten, ist bislang nicht abgeschlossen, hier stehen die Ergebnisse der randomisierten Studien BaSICS (balancierte Kristalloide versus Kochsalzlösung) und PLUS (Plasma-Lyte versus Kochsalzlösung) aus (Zampieri 2017; Hammond 2017).

Praxistipp

Im Notfall erst zügige Stabilisierung

Die Initiierung der antibiotischen Therapie bei entzündlicher Systemreaktion erfolgt binnen der ersten Stunde nach Vorstellung, sobald Blutkulturen gewonnen sind, kalkuliert mit breitem Spektrum und wird später dem Erregernachweis (Abstrich) entsprechend modifiziert.

Dem Damage-Control-Konzept folgend liegt der operative Fokus zunächst auf der schnellen Beseitigung der Sepsisquelle bzw. Behebung des Ileus, sodass intraoperativ in Abhängigkeit von der Stabilität und der Gefährdung des Patienten die Entscheidung zum gegebenenfalls mehrzeitigen Vorgehen getroffen werden muss. Nach einer Stabilisierungsphase auf der Intensivstation erfolgt später in einem weiteren Schritt die definitive operative Versorgung – dann auch nach onkologischen Gesichtspunkten (Waibel 2012).

Es bleibt eine schwierige Entscheidung, ob man es dem Patienten in seiner akuten Situation zumuten kann, ihn sofort angemessen von seinem Tumorleiden zu sanieren, oder ob man ihm weitere Operationen zumuten will oder muss.

 **Cave**
Zu großer chirurgischer Ehrgeiz kann das Leben des Patienten gefährden!

4 Diagnostik

Im Falle einer klinisch eindeutigen Peritonitis darf die Diagnostik nach Stabilisierung nicht zu einer Verzögerung der notwendigen Operation führen. Standarddiagnostik des kranken Notfallpatienten ist das 3-Phasen-Kontrastmittel-Computertomogramm. Bei Patienten mit schon eingeschränkter Nierenfunktion lassen sich auch mit einem nativen Computertomogramm wichtige Informationen über die Bedrohungslage und zur Operationsplanung erlangen. Das Vorliegen freier abdomineller Luft, eine erheblicher Darmdistension oder pathologische Flüssigkeitsansammlungen lassen sich auch hier erkennen. Häufig ist bei Obstruktion neben dem Ausmaß des Aufstaus auch die Lokalisation im Kolonverlauf zu diagnostizieren (◘ Abb. 1).

 **Cave**
Keine dogmatische Kontrastmittelapplikation für das CT bei Niereninsuffizienz!

Das Abdomen-CT ist in der Abgrenzung der Perforationsstelle und Lokalisation der Obstruktion der Ultraschalluntersuchung überlegen, in der Darstellung der Lokalisation einer Obstruktion im Kolonrahmen kann die Ultraschalluntersuchung in Abhängigkeit vom Untersucher bessere Ergebnisse als eine Abdomen-Übersichtsröntgenaufnahme liefern.

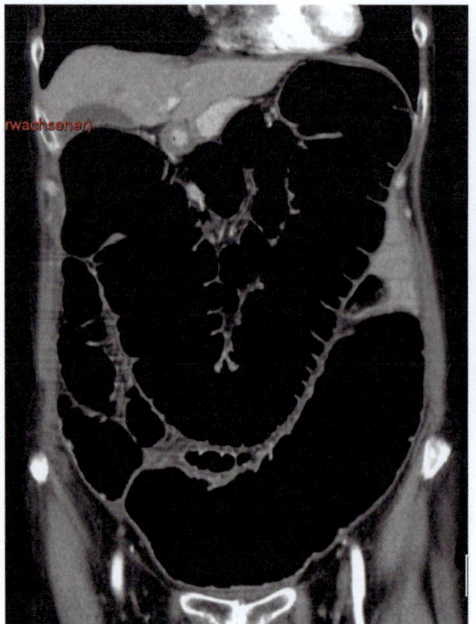

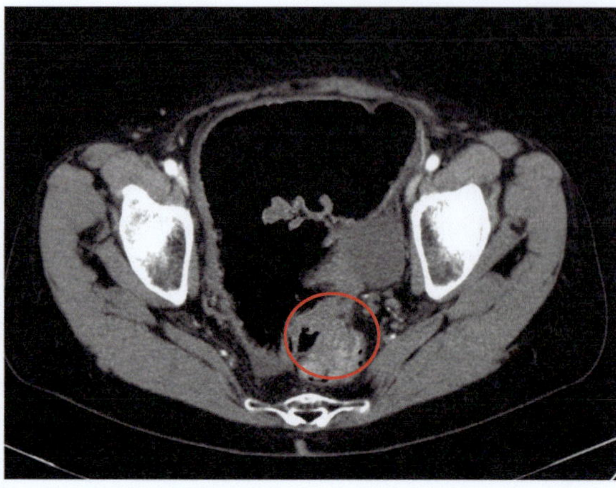

Abb. 1 **a,b.** 78-jährige Patientin mit grenzwertiger klinischer Kompensation. Aufstau des gesamten Kolons bei Obstruktion durch Tumor im distalen Colon sigmoideum. Gesamtes Kolon nicht primär anschlussfähig. (Freundliche Überlassung durch Radiologie Klinik Dr. Hancken Stade)

Praxistipp

Eine Röntgenübersichtsaufnahme ist bei akutem Abdomen keine angemessene Untersuchungstechnik mehr!

Sowohl CT-Abdomen (hier mit Kontrastmittel) als auch Ultraschall liefern in der Primärdiagnostik einen Hinweis auf eine mögliche Leber- und peritoneale Metastasierung. Ultraschalluntersuchungen können insofern hilfreich zum „Leberstaging" sein (im Gegensatz zum nativen CT) und auch größere Mengen Flüssigkeit sowie Pendelperistaltik detektieren. Luftüberlagerungen bei dem regelhaft vorliegenden Ileus- oder zumindest Subileusbild grenzen die untersucherabhängige technische Machbarkeit ein. In der Anfangsorientierung hat die Sonografie durch die allzeitig leichte Verfügbarkeit und schnelle Abwicklung ihren Platz in der Diagnostik.

Praxistipp

Die Abdomen-Sonografie ist eine wertvolle Orientierungshilfe im Notfall

Eine Basislabordiagnostik lässt das Ausmaß der systemischen Entzündungsreaktion erkennen und gibt Auskunft über eine bestehende Elektrolytentgleisung. Sie gibt Information über eine gegebenenfalls (vorbestehende) Anämie (Tumor im rechten Kolon!) und indirekt über den Volumenstatus (Hämatokrit).

Eine präoperative Röntgenaufnahme des Thorax kann eine kardiale Dekompensation oder Pleuraergussbildung bei den oft multimorbiden Patienten prüfen. Mehr nebenbefundlich trägt sie zum orientierenden Staging durch Darstellung von größeren Lungenmetastasen bei. Eine Empfehlung zur Durchführung eines Thorax-CT vor Durchführung einer Notfalloperation gibt es nicht.

Sofern in hoher Expertise verfügbar, kann bei stabilen Patienten die Durchführung einer Endoskopie einerseits der Diagnose- und histologischen Sicherung in der Vorbereitungsphase der Operation dienen, andererseits können Patienten mit noch passierbaren Tumoren dekomprimiert und gegebenenfalls in einen besser operablen Zustand überbrückt werden. In palliativen Situationen ohne Perforation können mit Stent endgültige Versorgungen angestrebt werden. Die Daten zum Erfolg des sogenannten „bridge to surgery"-Verfahrens durch endoskopische Stentplatzierung, von dem man sich durch akute Dekompression Zeit für die Operation zu gewinnen erhofft hatte, waren ernüchternd, sodass dieses Verfahren nur in der Einzelentscheidung und in einer palliativen Situation Anwendung findet (Arezzo 2017).

Cave

Endoskopie im Notfall kann in der Hand des Erfahrenen sinnvoll und therapeutisch hilfreich sein.

Patienten, die sich im Ileus mit der Dekompensation einer langsam entstandenen Obstruktion vorstellen, weisen eine außerordentliche Varianz in ihrer Beeinträchtigung auf. Die freie Perforation proximal des Tumors zeigt die Maximalauswirkung der Stenose, ebenso präsentiert der Patient mit Tumorperforation ein peritonitisches Bild. Es darf jedoch nicht unterschätzt werden, dass der stabile Patient mit Ileus der Gefahr einer Transsudation ausgesetzt ist. Patienten mit langanhaltender, noch nicht vollständiger Okklusion entwickeln aufgrund der Dauer der abdominellen Obstruktion Veränderungen der peristaltischen Normalaktivität und stasebedingte Veränderungen des intestinalen Mikrobioms neben den messbaren Parametern einer Anämie, Hypoalbuminämie und gegebenenfalls in der Dekompensation Elektrolytverschiebungen und ein prärenales Nierenversagen. Der Ausgleich dieser Defizite sollte in der subakuten Situation unbedingt angestrebt werden.

Cave: Verborgene Katabolie

5 Aufklärung

Die Aufklärung in der dringlichen Notfallsituation sollte möglichst in Anwesenheit nächster Verwandter unter gleichzeitiger Evaluation des Patientenwillens im Hinblick auf eine längere intensivmedizinische Therapie und Fragen nach der Einwilligung zu Organersatztherapien im kurz- und langfristigen Verlauf erfolgen. Die Aufklärung muss im Gegensatz zum elektiven Vorgehen eine weite Bandbreite der eventuellen Behandlungswege enthalten, da ein großes Maß an intraoperativer Entscheidungsfreiheit erforderlich ist. Sowohl über die Notwendigkeit einer längeren intensivmedizinischen Therapie als auch die Anlage eines Stomas und die Möglichkeit des Offenbelassens des Bauchraumes und Folgeeingriffe sollte informiert werden. Die weitere Aufklärung zur onkologischen Entfernung des diagnostizierten Tumors entspricht den Notwendigkeiten des elektiven Vorgehens (► Kap. 6). Grundsätzlich sollte die Rationale zur Stomaanlage bei im Notfall dreifach erhöhtem Anastomoseninsuffizienzrisiko erläutert werden. Die postoperative Mortalität der im Notfall mit proximaler Kolonausleitung und distalem Verschluss (umgangssprachlich „Hartmann-Operation") versorgten Patienten kann trotz initial signifikant höherem Risikoprofil geringer im Vergleich zur primären Anastomose sein (Meyer 2004).

Praxistipp

Im Notfall immer über Stoma aufklären.

Die sorgfältige Dokumentation ist für den weiteren Verlauf außerordentlich wichtig. Ist eine Notfallindikation gegeben, der Patient nicht mehr einwilligungsfähig und Verwandte oder Betreuer nicht erreichbar, darf hierdurch eine eventuell lebensrettende Operation nicht verhindert werden.

Einhergehend mit der Aufklärung ist für eine Markierung der Stomaaustrittsstellen – am besten in allen vier Quadranten – zu sorgen. Auch am liegenden Patienten ist die präoperative Markierung definitiv besser als das verzweifelte Suchen nach einer geeigneten Stelle am offenen Bauch. Die Lebensqualitätswahrnehmung des Patienten wird ganz wesentlich von der guten Versorgbarkeit eines Stomas bestimmt – sie beinhaltet weder die Wahrnehmung, einer lebensbedrohlichen Situation entkommen zu sein, noch die Erkenntnis einer erfolgreichen onkologischen Behandlung.

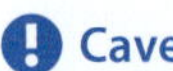

Cave

Stoma präoperativ in den vier Quadranten anzeichnen.

6 Lagerung

In Anbetracht der Tatsache, dass trotz Bildgebung die präoperative Einschätzung von Tumorlage oder Perforationsstelle nicht sicher ist, erfolgt die Operation in Steinschnittlage, möglichst auf einer Vakuummatratze. Damit bleiben alle operativen Optionen erhalten.

Praxistipp

Notoperationen wegen Kolonkarzinom erfolgen immer in Steinschnittlage.

7 Operationsausmaß

7.1 Peritonitis

Nach der Laparotomie und Abstrichentnahme kann die Klassifizierung des Ausmaßes der Peritonitis die Prognoseabschätzung erleichtern. Hierbei haben die Qualität des Bauchrauminhaltes (Exsudat: kotig, eitrig, klar), eine Abschätzung des zeitlichen Bestehens der Peritonitis und die Ausdehnung über die Anzahl der Quadranten prognostische und strategische Bedeutung und bilden sich in dem seit über 30 Jahren bekannten Mannheimer Peritonitis-Index (MPI) ab (Lindner 1986) (Tab. 1).

Liegt der MPI unter 20, ist die erwartete Letalität der Patienten nahezu 0 %. Bei einem MPI über 29 ist eine Sterblichkeit von mehr als 50 % zu erwarten. Diese erste Bewertung des Situs hilft in der Entscheidung zu einem Damage-Control- oder einem definitiven chirurgischen Vorgehen im ersten Schritt der Operation.

7.2 Ileus

Die weitaus überwiegende Anzahl von Patienten mit noch nicht bekanntem Kolonkarzinom stellt sich in der Notfallsituation eines

Tab. 1 Mannheimer Peritonitis-Index (MPI)

Risikofaktor		Score
Alter über 50 Jahre		5
Weibliches Geschlecht		5
Organversagen [a]		7
Maligne Grunderkrankung		4
Dauer der Peritonitis > 24h		4
Ursprung der Peritonitis nicht Kolon		4
Diffuse generalisierte Peritonitis		6
Exsudat	klar	0
	trüb, eitrig	6
	kotig	12

[a] Organversagen:
– Nierenversagen = Kreatinin über 177µmol/l oder Harnstoff über 167 mmol/l oder Oligurie <20 ml/h.
– Pulmonale Insuffizienz = PO_2 <50 mmHg oder PCO_2 >50 mmHg.
– Intestinale Obstruktion oder Paralyse >>24h oder kompletter mechanischer Ileus.

Ileus vor. Patienten, die bereits peritonitische Zeichen mit Infektkonstellation im Labor auf dem Boden einer Translokation zeigen – somit instabil und in ihrer systemischen Gefährdung wie Patienten mit Peritonitis zu werten sind – werden wie bereits beschrieben behandelt.

8 Tumorobstruktion im rechten Kolon

Bei Tumorlokalisation im Rechtskolon und systemischer Tumorfreiheit stellt die onkologische Hemikolektomie rechts mit Ileotransversostomie die zu bevorzugende Option dar (◘ Abb. 2). Der freie Ablauf nach distal sollte sichergestellt sein. Die palpatorische Überprüfung des linken Kolonrahmens – insbesondere auch des rektosigmoidalen Überganges – gibt einen ersten Eindruck. Meist erfordert der Situs die primäre Entlastung nach proximal. Sind die Tumorlage und -resektabilität im Bereich des Rechtskolons gesichert und damit die Entscheidung zur Hemikolektomie rechts gefällt, kann über eine Enterotomie vor der Ileozökalklappe der Dünndarm dekomprimiert werden. Verhindert der Situs eine sichere Einstellung des ileozökalen Überganges, ist es möglich, über eine Zökotomie einen großlumigen Katheter über die Klappenregion nach proximal für das Dekompressionsmanöver vorzubringen. Der Entlastungszugang sollte danach verschlossen, das Abdomen lavagiert werden. Die sich anschließende Mobilisation des rechten Kolons, die Darstellung und Absetzung der zentralen Gefäße entlang der Mesenterica-superior-Achse und am Henle-Trunkus folgt den Grundsätzen der onkologischen Hemikolektomie rechts wie bereits dargestellt (▶ Kap. 6). Diese Phase lässt ausreichend Zeit, das Verhalten der Dünndarmvitalität und -kontraktilität nach Entlastung im Situs zu beurteilen und die Volumen- und Katecholaminbedürftigkeit zu prüfen, um hieran die Entscheidung zur Anastomose oder gegebenenfalls doch zur Ableitung zu orientieren. Die Umverteilungsprozesse nach Entlastung gestalten sich sehr variabel. Ebenso kann sich bei Einleitung eines Ileuspatienten eine endgültige systemische Dekompensation mit Kreislaufeinbruch und massivem Volumenbedarf offenbaren, die als Ultima Ratio im ersten Schritt nur Dekompression, Lavage und Stomaanlage erlaubt. Zeitnah wird dann nach Stabilisierung die onkologische Resektion durchgeführt.

9 Tumorobstruktion im linken Kolon

Die Distension des gesamten Kolonrahmens und eine gleichzeitig bestehende druckbedingte Beeinträchtigung der dem Tumor vorgelagerten Kolonabschnitte erfordert gegebenenfalls ein mehrzeitiges Vorgehen.

Ist das Kolon intraoperativ erholungsfähig, kann versucht werden, die Kontinuität wiederherzustellen.

Bei Nekrosebildung oder Perforation gilt es zu bewerten, ob über eine Erweiterung der Resektion nach rechts entweder mit Wiederanschluss oder als endständiges Stoma mit distalem Blindverschluss eine angemessene Kontrolle der Situation erreicht werden kann. Dabei hängt die Entscheidung des sofortigen Wiederanschlusses im Wesentlichen vom Ausmaß der Peritonitis und vom septischen Zustand des Patienten ab.

Praxistipp

Sind in Anbetracht des Ausmaßes der Peritonitis in den nächsten 24 h weitere erhebliche Volumengaben zu erwarten, sollte nach Resektion auf einen Bauchdeckenverschluss verzichtet und die Ausleitung des Stoma auf einen second look postponiert werden.

Um ein mögliches abdominelles Kompartmentsyndrom (Coco 2018, 22 Balogh 2011) und den unnötigen Verlust von Fasziengewebe durch Bauchdeckenverschluss zu vermeiden wird beim hochseptischen Patientn der

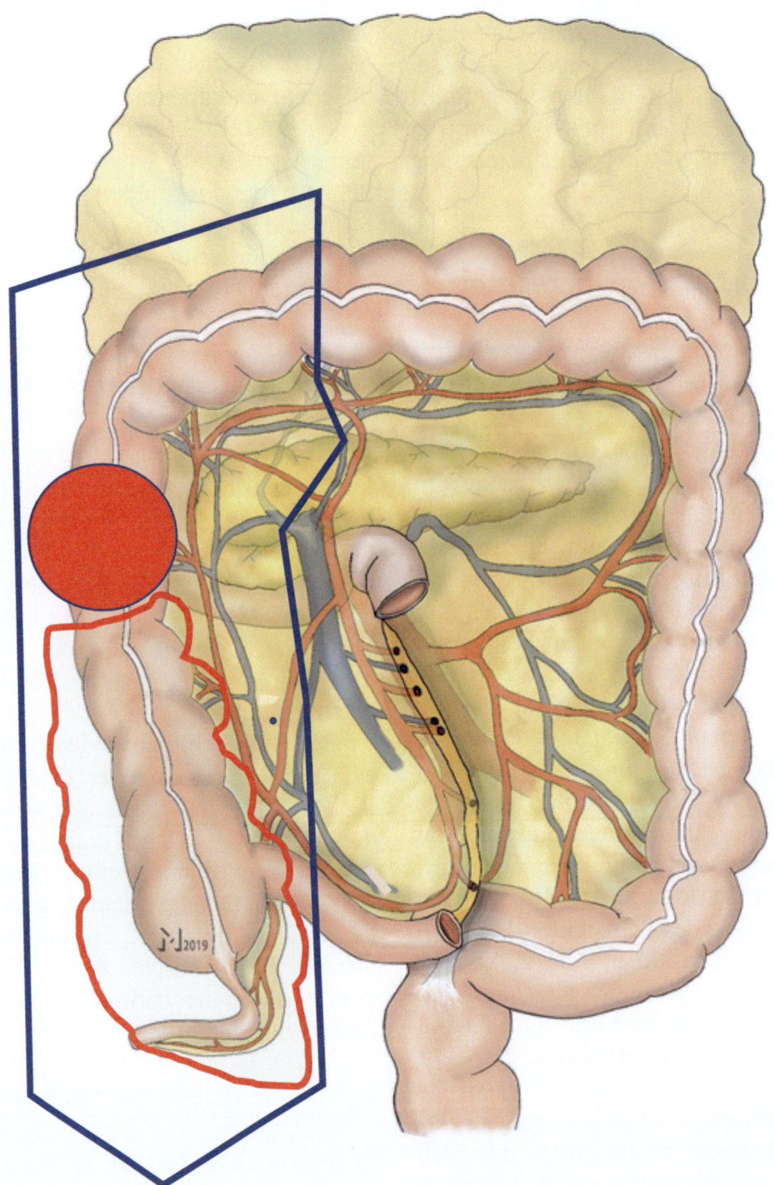

Abb. 2 Obstruktion im rechten Kolon: abhängig von der klinischen Gesamtsituation onkologische Resektion als Primäreingriff

dekomprimierte Dünndarm blind verschlossen, ein provisorischer Bauchdeckenverschluss durchgeführt und nach 24–48 h die operative Revision mit erneuter Lavage, Stomaausleitung und Bauchdeckenverschluss nach Stabilisierung und Volumenentzug durchgeführt. Bei geringer Peritonitis, stabilen Kreislaufverhältnissen und nachhaltiger Dekontamination des Bauchraumes ohne zu erwartende erhebliche Volumenlast werden Bauchdeckenverschluss und primäre Stomaanlage angestrebt, hier erfolgt dann nur ein „second look on demand".

Entscheidet man sich nur für eine präliminäre Entlastung, sollte das in der Regel doppelläufige Stoma nicht zu weit von der Obstruktionsstelle entfernt liegen, damit dieses bei der onkologischen Vervollständigungsoperation mit im Resektat liegt und nicht zwei Anastomosen erforderlich werden (◘ Abb. 3). Dies wird indes nicht immer möglich sein (◘ Abb. 4).

Eine komplette Entfernung des betroffenen Kolons als subtotale Kolektomie und Ileo-Sigmoidostomie oder Ileorektostomie führt im weiteren Verlauf zu einer erheblichen Beeinträchtigung des Stuhlgangverhaltens bis hin zur dauerhaften Diarrhö.

Liegt ein Entlastungsstoma sehr weit proximal, kann bei Hochrisikopatienten erwogen werden, im zweiten Schritt zunächst nur den Tumor mit Kontinuitätswiederherstellung zu resezieren. Nach Ausheilen der Anastomose des dann tumorfreien Patienten kann später das Stoma zurückverlegt werden (3-zeitige Strategie).

Die Anlage eines doppelläufigen Ileostomas zur Kolonentlastung ist nicht zielführend. Es läuft dannzwar kein Stuhl mehr in

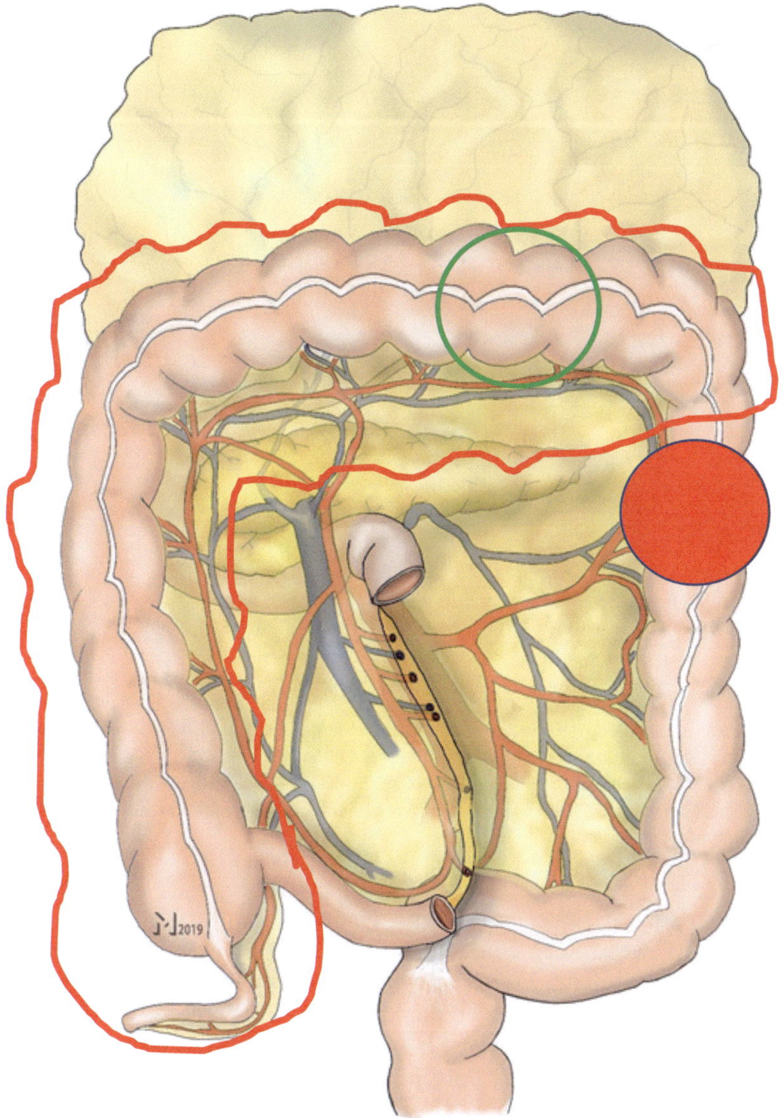

◘ **Abb. 3** Obstruktion im „proximalen“ linken Kolon: präliminäre Entlastung oralwärts so, dass das vorläufige Stoma *(grüner Kreis)* mit in die onkologische Resektion fällt (Vermeidung von 2 Anastomosen bei der Rekonstruktion). Großer Kolonverlust bei kompletter Resektion des gestauten Darms im ersten Eingriff!

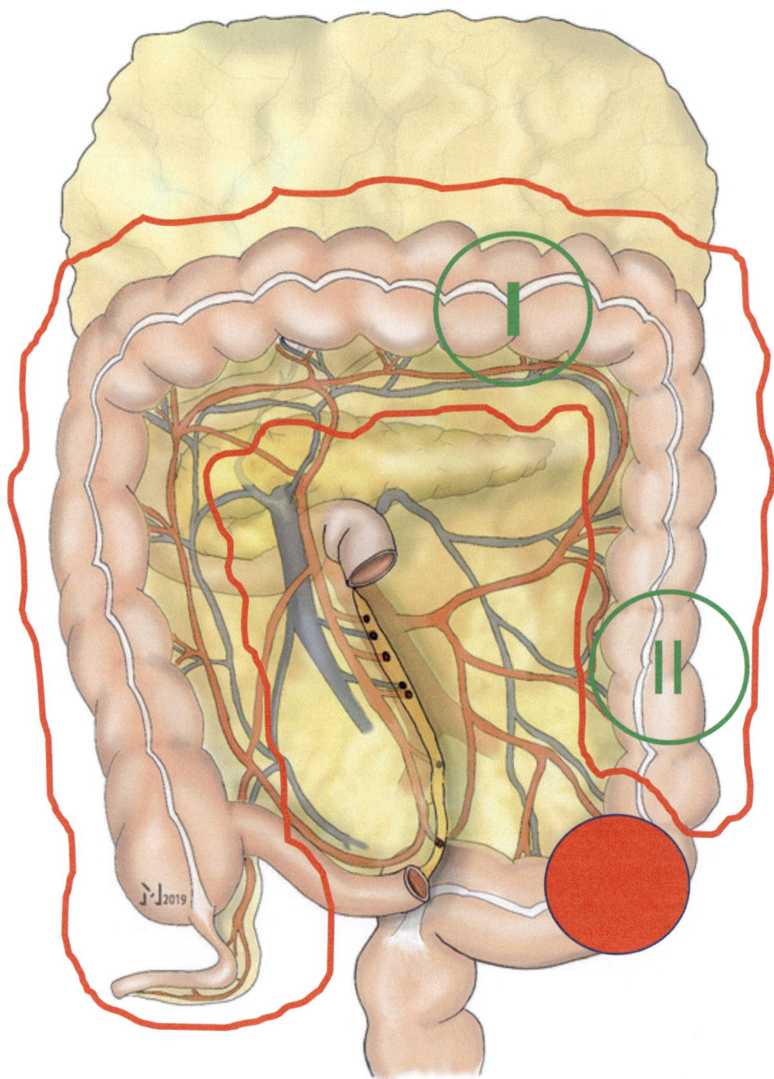

Abb. 4 Obstruktion im „distalen" Kolon: wenn möglich, obstruktionsnahe Entlastung *(grüner Kreis II)* und Resektion des Stomas bei der onkologischen Resektion. Bei schlechter Mobilisationsfähigkeit entferntes Entlastungsstoma *(grüner Kreis I)*, später entweder onkologische Resektion und gleichzeitige Reanastomosierung nach Resektion des Stomas oder – bei klinisch kritischem Patienten – onkologische Resektion unter Stomaschutz und aufgeschobene Rückverlagerung des Stomas

das Kolon, eine adäquate Druckentlastung findet aber nicht statt, wenn noch eine kompetente Ileozökalklappe vorliegt. Durch fortgesetzte Gasbildung kann es zu einer weiteren Druckerhöhung im ausgeschalteten Kolonabschnitt mit allen bedrohlichen Folgen kommen.

Bereits kleine Manipulationen am Kolon können intraoperativ eine Perforation hervorrufen, daher sollte initial geplant eine Druckentlastung mittels großer Kanüle durchgeführt werden. Wegen der Explosionsgefahr darf das stark gestaute Kolon keinesfalls mit einem Elektrokauter geöffnet werden.

Cave

Ein stark gestautes Kolon vor operativer Manipulation vorsichtig druckentlasten! Perforation = septische Katastrophe!

Ist es in der akuten Situation vertretbar, eine onkologische Resektion des tumortragenden Abschnittes im linksseitigen Kolon durchzuführen, gelten die hierfür anzuwendenden onkologischen Grundsätze.

Stellt sich intraoperativ die bisherige Diagnostik als fehlgedeutet dar und findet sich die Obstruktion unterhalb des oberen Rektumdrittels, sollte eine primäre Tumorresektion vermieden werden, eine doppelläufige Stomaanlage erfolgen und sich ein korrektes Staging mit onkologisch stadiengerechtem, gegebenenfalls multimodalem Konzept zügig anschließen.

10 Gedeckte und freie Perforation im Bereich des Tumors

Gedeckte Perforationen führen zu Konglomeratbildungen, Abszedierungen und lokaler Peritonitis. Diese somit als T4 zu klassifizierenden Tumoren sind entsprechend onkologisch En-bloc- zu resezieren. eine Eröffnung der gedeckten Perforation sollte vermieden werden. Im Bereich des Rechtskolons ist häufig eine Anastomosierung möglich. Im Bereich des linken Kolons gelten die oben ausgeführten Regeln der Versorgung bei Obstruktion. Bei Perforation im Bereich der Neoplasie selbst mit konsekutiver ausgedehnter Peritonitis ist die lokale Kontrolle in der Regel nur durch die Resektion des zerstörten Tumors zu erreichen. Inwieweit dies onkologisch möglich ist, hängt von der Ausdehnung des Befundes ab. Der erfahrenste Kolorektalchirurg ist hier hinzuzuziehen. Die Stabilisierung des lebensbedrohlich septischen Patienten steht bei allen Entscheidungen im Vordergrund (Biondo 2010).

Praxistipp

Perforierter Tumor linkes Kolon + kritische Situation = „Hartmann-Operation".

Das häufig vorgebrachte Argument einer geringen Rückverlagerungsquote beim Hartmann ist kein Grund, durch einen Anschluß in der primär septischen Situation den Patienten einer erneuten peritonitischen Gefahr durch mögliche Anastomoseninsuffizienz auszusetzen. Die alternative Anlage einer Anastomose mit protektivem Stoma (dann häufig Ileostoma) verhindert lediglich die katastrophalen Auswirkungen einer Insuffizienz, jedoch nicht die Insuffizienz selbst und führt konsekutiv insbesondere beim älteren Patienten häufig zu Imbalancen des Elektrolythaushaltes (Kube 2009).

10.1 „Irresektable" Tumoren

„Irresektabilität" ist häufig relativ und heißt „nicht entfernbar in der konkreten Situation, die entweder durch Anatomie, Zustand des Patienten oder Expertise des Operateurs bedingt ist". Hierzu gehört in der Notfallsituation z. B. die Einbeziehung der zentralen Arteria-mesenterica-superior-Achse, die Einbeziehung des duodenalen Bogens mit Pankreaskopf, Einbeziehung der Gefäßstrukturen des Beckeneinganges, oder knöcherne Fixation. In diesen Fällen sollte zumindest eine proximale Ausleitung des zuführenden Kolons erfolgen, wenn immer das möglich ist, und der Fokus sollte ausreichend drainiert werden. Gedeckte Perforationen können so überbrückt werden, die Abdeckung mit Omentum majus kann hilfreich sein. Dies entspricht einer sinnvollen Deeskalation in der Notfallsituation, nach der dann eine differenzierte Diagnostik mit der genauen Definition des anatomischen Problems und nach Stabilisierung die Bewertung durch einen erfahrenen Chirurgen erfolgen kann.

Für frei perforierte, nichtresektable Tumoren gelten die gleichen Regeln, das Ausmaß des septischen Geschehens limitiert in diesen Fällen aber häufig eine weitere Perspektive.

Der irresektable, nichtperforierte Tumor mit Translokationsperitonitis kann nach Lavage durch Ableitung oder Anlage eines intestinalen Bypasses im Bereich des Rechtskolons, Ableitung oder Stent beim Linkskolon und Erholung des Patienten einer palliativen Chemotherapie zugeführt werden.

10.2 Perforation in Kombination mit Peritonealkarzinose

In den meisten Fällen sind durch die Bildgebung direkte oder indirekte Zeichen einer Peritonealkarzinose bekannt. Sofern diese begrenzt und keine weitere Metastasierung nachgewiesen ist, kann hier eine Tumorresektion mit Ableitung durchgeführt werden; zu den Überlegungen zur hyperthermen intraperitonealen Chemotherapie (HIPEC) s. ▶ Kap. 18. Angaben zur Häufigkeit des Vorliegens einer Peritonealkarzinose bei perforierten kolorektalen Karzinomen schwanken zwischen 14 und 54 % (Honore 2013). Bei großem „Omental Cake" oder großen Bauchdeckenmetastasen in Kombination mit Aszites und Fernmetastasierung ist eine Operation im Vorfeld in der Gesamtsituation sehr gründlich abzuwägen. In der nichtperforierten Obstruktionssituation mit ausgeprägter Peritonealkarzinose stehen palliative Maßnahmen an – Stent oder Ableitung –, sofern die Stenosierung nicht, bedingt durch die Peritonealkarzinose, weiter proximal durch Ablauf-PEG deeskaliert werden muss.

11 Prognose

11.1 Akutphase

Die Angaben zur hohen perioperativen Mortalität von Patienten mit Perforationen oder dekompensierter Obstruktion beim Kolonkarzinom mit bis zu 40 %, in der Subgruppe von Patienten mit Perforationen proximal des Tumors bis 58 %, sowie zur exorbitant hohen perioperativen Morbidität schwanken erheblich (Chen 2000). Nicht zuletzt wegen der nicht einheitlich verwendeten primären Bewertungskriterien bei Vorstellung des Patienten, aber auch wegen mangelnder Trennschärfe in Hinblick auf den Schweregrad der Akutsituation intraoperativ (Tolonen 2018) sowie undifferenzierter Betrachtung der unterschiedlichen UICC-Stadien sind die bisherigen Daten nicht immer konklusiv. Erhebliche Patientenzahlen wären für zielgebende Aussagen notwendig, die in einer Akutsituation für Studien rekrutiert werden müssten. Eine statistisch signifikant geringere Mortalität von im P-Possum Score 49 % vorhergesagter versus 7 % resultierender Mortalität konnte immerhin für das Two-Stage-Damage-Control-Konzept gezeigt werden (Finlay 2003).

Hochwertige Studien liegen zu diesem heterogenem Notfallpatientengut nicht vor.

11.2 Onkologische Prognose

Bei langzeitüberlebenden Patienten mit perforierten kolorektalen Tumoren findet sich in einigen Untersuchungen nach radikaler Chirurgie eine dem Tumorstadium entsprechende Überlebenszeit (Daniels 2015). Selbst Patienten nach kurativer T4-Resektion und Perforation wiesen nach Ausschluss der 30-Tage-Mortalität eine dem unkomplizierten Kolonkarzinom vergleichbare 5-Jahres-Überlebenszeit auf (Tan 2010). Hieraus erschließt sich die Empfehlung, auch in diesen Situationen nach Deeskalation eine adäquate onkologische Resektion durchzuführen (Lee 2007). Andere Untersuchungen zeigen eine höhere Lokalrezidivrate nach Perforation und hierüber einen negativen Effekt auf das Gesamtüberleben (Asano 2017). Als Konsequenz hieraus wird die Notwendigkeit einer engmaschigeren Nachsorge für Patienten nach Perforation, in manchen Zentren bis zur operativen Reevaluation nach einem Jahr gesehen. Ein Vergleich der onkologischen Ergebnisse von Notfallpatienten in der Ileussituation mit elektiv operierten kolorektalen Tumorpatienten fand sich eine um fast 30 % niedrigere 5-Jahres-Überlebenszeit (vs. 60 %), jedoch findet sich in den zugrundeliegenden Daten eine doppelt so hohe Anzahl von T4- und synchron metastasierten Patienten, ohne dass nach diesen Kriterien gematcht wurde (Boeding 2018). Andererseits fanden sich in der metastasierten „Ileus"- und „Nicht-Ileus"-Situation gleich geringe 5-Jahres-Überlebenszeiten von 10 bzw. 12 %, sodass trotz der oben genannten

Bewertung naheliegt, dass auch hier gezeigt wurde, dass die tumorbezogene Überlebenszeit nach Ausschluss der 30-Tage-Mortalität vom UICC-Stadium abhängt.

Praxistipp

Bei heterogener Datenlage sollte auch bei der Erstmanifestation des Kolonkarzinoms in einer Komplikation die onkologische Sanierung – ggf. mehrzeitig nach Damage Control – angestrebt werden.

12 Ausblick

Die kanadische Arbeitsgruppe des Closed or Open after Laparotomy for Source Control in Severe Complicated Intra-Abdominal Sepsis COOL Trial (Clinical trials.gov, NCT03163095) hat 2018 ihr Studienprotokoll veröffentlicht (Kirkpatrick 2018). Primärer Endpunkt ist die 90-Tage-Mortalität unter der Annahme, dass hier ein Unterschied von 10 % zugunsten des offenen Abdomens nachweisbar sein wird. In beiden Behandlungsarmen werden 275 Patienten erforderlich sein. Da bislang kein einzelner Score allein in Bezug auf die Vorhersagewahrscheinlichkeit einer schweren komplizierten intraperitonealen Sepsis (SCIAS) eine ausreichende Sensitivität zeigte, entschied man sich, das Vorhandensein einer eitrigen, fäkulenten oder kotigen Peritonitis in Kombination mit katecholaminpflichtigem Schock (MAP unter 65) und Laktat über 2 mmol/l oder in Kombination mit einem World Society of Emergency Surgery Sepsis Severity Score (WSESSSS) über 8 Punkte (80 % Detektionsrate) als Einschlusskriterien heranzuziehen (Tolonen 2018). Aufgrund seiner leichten Anwendbarkeit hat der qSOFA präoperativ in der Erkennung gefährdeter Patienten eine erhebliche Bedeutung erlangt, erfordert aber die Ergänzung durch klinische und Laborparameter und gilt als primärer Trigger zur weiteren Evaluation eines Einschlusses. Der World Society of Emergency Surgery Sepsis Severity Score (WSESSSS; ◘ Tab. 2) for Complicated Intra-Abdominal Infections beinhaltet zeitgemäßere Werte als die des im deutschen Sprachraum üblichen Mannheimer Peritonitis-Index. Eine Risikoerhöhung durch Alter über 70 Jahre, einer genaueren Definition der Sepsisquelle, auch im Hinblick auf die Einbeziehung postoperativer SCIAS (schwere komplizierte intraabdominale Sepsis) und die häufige klinische Realität des Vorhandenseins immunsuppressiver Dauermedikation (◘ Tab. 2) wird hier mit abgebildet. Dieser Score wird somit zukünftig eine Entscheidungshilfe im Hinblick auf mehrzeitiges (primär nur Deeskalation, Offenbelassen des Abdomens) oder einzeitiges Vorgehen (primär definitive onkologische Versorgung) darstellen.

◘ **Tab. 2** World Society of Emergency Surgery Sepsis Severity Score (WSESSS) for Complicated Intra-Abdominal Infections (SCIAI)

Sepsis with Organ dysfunction at Admission	2
Septic shock requiring vasopressor agents	5
Healthcare-associated infection	2
Colonic non-diverticular perforation peritonitis	2
Small Bowel perforation peritonitis	3
Diverticular diffuse peritonitis	2
Post-operative diffuse peritonitis	2
Delayed initial intervention > 24 h	3
Age > 70 years	2
Immunosuppression	3

Im deutschen Sprachraum wurde der Notwendigkeit zur Standardisierung der offenen Behandlung des schwer septischen Abdomens durch die Einrichtung eines Laparostomieregisters Rechnung getragen. Hier zeigten erste Ergebnisse – wie erwartet – das bisherige Fehlen von weithin akzeptierten Behandlungsstandards (Willms 2017).

Zu der strukturellen Frage, ob Nicht-Kolorektal-Chirurgen ein Notfallstoma anlegen sollten, zeigen die Daten, dass signifikant mehr Clavien-Dindo-3- und -4-Stoma-assoziierte Komplikationen bei nichtspezialisierten Chirurgen auftreten. (Qureshi 2018). Eine höhere und erfolgreichere Anastomosierungsrate durch spezialisierte Chirurgen mit 8 % geringeren Morbiditätsraten und einer signifikant geringeren perioperativen Mortalität (18 % vs. 28 %) wurden offensichtlich. Sowohl in der uni- als auch in der multivariaten Analyse postoperativer Morbidität und Mortalität war der Operateur ein Einflussfaktor (Biondo 2010).

Literatur

Allen-Mersh TG (1993) Should primary anastomosis and on-table colonic lavage be standard treatment for left colon emergencies? Ann R Coll Surg Engl 75(3):195–198

Arezzo A, Balague C, Targarona E, Borghi F, Giraudo G, Ghezzo L, Arroyo A, Sola-Vera J, De Paolis P, Bossotti M, Bannone E, Forcignano E, Bonino MA, Passera R, Morino M (2017) Colonic stenting as a bridge to surgery versus emergency surgery for malignant colonic obstruction: results of amulticentrerandomised controlled trial (ESCO trial). Surg Endosc 31(8):3297–3305. ▶ https://doi.org/10.1007/s00464-016-5362-3

Arnold M, Sierra MS, Laversanne M, Soerjomataram I, Jemal A, Bray F (2017) Global patterns and trends in colorectal cancer incidence and mortality. Gut 66(4):683–691. doi: 10.113

Asano H, Kojima K, Ogino N, Fukano H, Ohara Y (2017) Shinozuka N Postoperative recurrence and risk factors of colorectal cancer perforation Int J Colorectal Dis 32(3):419–424. ▶ https://doi.org/10.1007/s00384-016-2694-3

Balogh ZJ, Leppäniemi A (2011) Patient populations at risk for intra-abdominal hypertension and abdominal compartmentsyndrome. Am Surg 77(1):S12–S16

Biondo S, Kreisler E, Millan M, Fraccalvieri D, Golda T, Frago R, Miguel B (2010) Impact of surgical specialization on emergency colorectal surgery outcomes. Arch Surg 145(1):79–86. ▶ https://doi.org/10.1001/archsurg.2009.208

Biondo S, Kreisler E, Millan M, Fraccalvieri D, Golda T, Martí Ragué J, Salazar R (2008) Differences in patient postoperative and long-term outcomes between obstructive and perforated colonic cancer. Am J Surg 195(4):427–432. doi: 10.1016

Boeding JRE, Ramphal W, Crolla RMPH, Boonman-de Winter LJM, Gobardhan PD (2018) Schreinemakers JMJ Ileus caused by obstructing colorectal cancer-impact on long-term survival. Int J Colorectal Dis 33(10):1393–1400. ▶ https://doi.org/10.1007/s00384-018-3132-5

Breitenstein S, Kraus A, Hahnloser D, Decurtins M, Clavien PA (2007) Demartines N Emergency left colon resection for acute perforation: primary anastomosis or Hartmann's procedure? A case-matched control study. World J Surg 31(11):2117–2124

Brenner H, Altenhofen L, Stock C, Hoffmeister M (2015) Prevention, early detection, and overdiagnosis of colorectal cancer within 10 years of screening colonoscopy in Germany. Clin Gastroenterol Hepatol 13(4):717–723. doi: 10.1016/

Chalupka AN, Talmor D (2012) The economics of sepsis. Crit Care Clin 28:57–76. doi: 10.1016/j.ccc.2011.09.003

Chen HS, Sheen-Chen SM (2000) Obstruction and perforation in colorectal adenocarcinoma: an analysis of prognosis and current trends. Surgery 127(4):370–376

Coco D, Leanza S (2018) Review of Laparostomy/Open Abdomen to Prevent Acute Compartimental Syndrome(ACS). Maedica (Buchar). 13(3):179–182. ▶ https://doi.org/10.26574/maedica.2018.13.3.179

Daniels M1, Merkel S, Agaimy A, Hohenberger W (2015) Treatment of perforated colon carcinomas-outcomes of radical surgery Int J Colorectal Dis 30(11):1505–1513 ▶ https://doi.org/10.1002/bjs.4434

Finlay IG, Edwards TJ (2003) Lambert AW Damage control laparotomy. Br J Surg 90(1):72

Finlay IG, Edwards TJ, Lambert AW (2003) Damage control laparotomy. Br J Surg 90(1): 72. ▶ https://doi.org/10.1007/s00384-015-2336-1

Frago R, Ramirez E, Millan M, Kreisler E, del Valle E, Biondo S (2014) Current management of acute malignant large bowel obstruction: a systematic review. Am J Surg 207(1):127–138. doi: 10.1016

Hammond NE, Bellomo R, Gallagher M, et al (2017) The Plasma-Lyte 148 v Saline (PLUS) study protocol: a multicentre, randomised controlled trial of the effect of intensive care fluid therapy on mortality.1. Crit Care Resusc 19(3):239–246

Hecker A, Reichert M, Reuß CJ, Schmoch T, Riedel JG, Schneck E, Padberg W, Weigand MA, Hecker M (2019) Intra-abdominal sepsis: new definitions and current clinical standards. Langenbecks Arch Surg Jan 26. doi: 10.1007/s00423-019-01752-7

Honoré C, Goéré D, Souadka A, Dumont F, Elias D (2013) Definition of patients presenting a high risk of developing peritoneal carcinomatosis after curative surgery for colorectal cancer: a systematic review. Ann Surg Oncol 20(1):183–92. ▶ https://doi.org/10.1245/s10434-012-2473-5

Jung YT, Jeon J, Park JY, Kim MJ, Lee SH (2018) Lee JG Addition of lactic acid levels improves the accuracy of quick sequential organ failure assessment in predicting mortality in surgical patients with complicated intra-abdominal infections: a retrospective study. World J Emerg Surg 13(13):14. ▶ https://doi.org/10.1186/s13017-018-0173-6

Kawashima K, Hikichi T et al (2018) Delayed perforation after endoscopic submucosal dissection for mucosal coln a cancer: a conservatively treated case. Fukushima J Med Sci 644:3

Kirkpatrick AW, Coccolini F, Ansaloni L, et al (2018) Closed Or Open after Laparotomy (COOL) after Source Control for Severe Complicated Intra-Abdominal Sepsis Investigators. Closed Or Open after

Source Control Laparotomy for Severe Complicated Intra-Abdominal Sepsis (the COOL trial): study protocol for a randomized controlled trial. World J Emerg Surg 13:26. ► https://doi.org/10.1186/s13017-018-0183-4. (eCollection 2018)

Kube R, Granowski D, Stübs P, Mroczkowski P, Ptok H, Schmidt U, Gastinger I, Lippert H (2010) Study group Qualitätssicherung Kolon/Rektum-Karzinome (Primärtumor) (Quality assurance in primary colorectal carcinoma) Surgical practices for malignant left colonic obstruction in Germany. Eur J Surg Oncol 36(1):65–71. ► https://doi.org/10.1016/j.ejso.2009.08.005

Lee IK, Sung NY, Lee YS, Lee SC, Kang WK, Cho HM, Ahn CH, Lee DS, Oh ST, Kim JG, Jeon HM, Chang SK (2007) The survival rate and prognostic factors in 26 perforated colorectal cancer patients. Int J Colorectal Dis 22(5):467–473

Lewis SR, Pritchard MW, Evans DJ, Butler AR, Alderson P, Smith AF, Roberts I (2018) Colloids versus crystalloids for fluid resuscitation in critically ill people. Cochrane Database Syst Rev 8:CD000567. ► https://doi.org/10.1002/14651858.CD000567.pub7

Lindner MM et al (1986) Welche klinischen Faktoren beeinflussen die Letalität bei bakterieller Peritonitis: Mannheimer Peritonitis-Index (MPI). Langenbeck's Archives of Surgery. (Bd 369, S 788). Springer, Berlin, ISSN 1435–2451

Meyer F, Marusch F, Koch A, Meyer L, Führer S, Köckerling F, Lippert H, Gastinger I (2004) German study group "Colorectal Carcinoma (Primary Tumor)" emergency operation in carcinomas of the left colon: value of Hartmann's procedure. Tech Coloproctol. 8(1):s226–s229

Qureshi A, Cunningham J, Hemandas A (2018) Emergency stomas; should non-colorectal surgeons be doing it? Gastroenterol Hepatol Bed Bench 11(4):306–331 (Fall)

Rhodes A, Evans LE, Alhazzani W et al (2017) Surviving sepsis campaign: international guidelines for management of sepsis and septic shock: 2016. Intensive Care Med 43(3):304–377. ► https://doi.org/10.1007/s00134-017-4683-6

Rotondo MF, Zonies DH (1997) The damage control sequence and underlying logic. Surg Clin North Am 77(4):761–77. (Review)

Stawicki SP, Brooks A, Bilski T, Scaff D, Gupta R, Schwab CW, Gracias VH (2008) The concept of damage control: extending the paradigm to emergency general surgery. Injury 39(1):93–101

Tan KK, Hong CC, Zhang J, Liu JZ (2010) Sim R Surgery for perforated colorectal malignancy in an Asian population: an institution's experience over 5 years. Int J Colorectal Dis 25(8):989–995. ► https://doi.org/10.1007/s00384-010-0945-2

Tolonen M, Coccolini F, Ansaloni L, et al (2018) From the Closed Or Open after Laparotomy (COOL) for Source Control in Severe Complicated Intra-Abdominal Sepsis Investigators. Getting the invite list right: a discussion of sepsis severity scoring systems in severe complicated intra-abdominal sepsis and randomized trial inclusion criteria. World J Emerg Surg 13:17. ► https://doi.org/10.1186/s13017-018-0177-2. (eCollection 2018)

Waibel BH, Rotondo MF (2012) Damage control for intra-abdominal sepsis. Surg Clin North Am 92(2):243–57, viii. ► https://doi.org/10.1016/j.suc.2012.01.006.

Wang JY, Chen YX, Guo SB, Mei X (2016) Yang P Predictive performance of quick Sepsis-related Organ Failure Assessment for mortality and ICU admission in patients with infection at the ED. Am J Emerg Med 34(9):1788–1793

Willms A, Muysoms F, Güsgen C, Schwab R, Lock J, Schaaf S, Germer C, Richardsen I (2017) Dietz U The Open Abdomen Route by EuraHS: introduction of the data set and initial results of procedures and procedure-related complications Hernia. 21(2):279–289. ► https://doi.org/10.1007/s10029-017-1572-4

Zampieri FG, Azevedo LCP, Corrêa TD, Falavigna M, Machado FR, Assunção MSC, Lobo SMA, Dourado LK, Berwanger O, Kellum JA, Brandão N, Cavalcanti AB (2017) BaSICS investigators and the BRICNet study protocol for the balanced solution versus saline in intensive care study (BaSICS): a factorial randomised trial. Crit Care Resusc 19(2):175–182

Zielinski MD, Merchea A, Heller SF (2011) You YN Emergency management of perforated colon cancers: how aggressive should we be? J Gastrointest Surg 15(12):2232–2238. ► https://doi.org/10.1007/s11605-011-1674-8

Evidenzbasierte postoperative Behandlung des Kolonkarzinoms

Wolfgang Schwenk und Iurii Krasniuk

Inhaltsverzeichnis

S. Benz et al. (Hrsg.), *Chirurgie des Kolonkarzinoms*,
https://doi.org/10.1007/978-3-662-60453-3_24

Die perioperative – und damit auch die postoperative – Behandlung bei Operationen von Kolonkarzinomen kann heute auf hohem Evidenzniveau festgelegt werden. Die konsequente Umsetzung der Konzepte Fast Track und ERAS (Enhanced Recovery after Surgery) vermeidet Organdysfunktionen, fördert die frühe postoperative Autonomie und Homöostase der Patienten, reduziert postoperative Komplikationen, beschleunigt die Genesung der Patienten und verkürzt den postoperativen Krankenhausaufenthalt. Diese Ergebnisse sind an eine möglichst hohe Compliance mit den einzelnen Elementen des Fast Track gebunden, wobei den 5 Kernelementen besondere Aufmerksamkeit gewidmet werden sollte. Eine sorgfältige Koordination der perioperativen Behandlung ist zwingend erforderlich. Daher kann die evidenzbasierte perioperative Therapie nur erfolgreich als Standardtherapie implementiert werden, wenn spezialisiertes Personal (Fast-Track-Assistentinnen/ERAS-Schwestern) diese Bemühungen koordiniert.

1 Einführung

Die perioperative Behandlung hat einen wesentlichen Einfluss auf das Ergebnis der Operationen von Kolonkarzinomen. Seit der ersten Publikation einer kleinen Fallserie alter Patienten mit elektiven Resektionen von Kolonkarzinomen mit thorakaler Periduralanalgesie, Verzicht auf Sonden und Drainagen, forcierter postoperativer Mobilisation und früher oraler Ernährung im Jahr 1995 durch die Arbeitsgruppe um Henrik Kehlet aus Kopenhagen (Bardram et al. 1995a) sind die Ergebnisse der sogenannten Fast-Track-Chirurgie in zahlreichen hochwertigen klinischen Studien untersucht worden (Greer et al. 2018). Dabei haben sich die Kopenhagener Ergebnisse bestätigt: Durch die evidenzbasierte perioperative Behandlung werden die Komplikationsraten um etwa 50 % und nosokomiale Infektionen sogar um mehr als 60 % reduziert. Die Genesung der operierten Patienten beschleunigt sich erheblich, sodass die Krankenhausverweildauer um etwa 30–40 % verkürzt werden konnte (Greer et al. 2018). Dabei sind die positiven Effekte der Fast-Track-Chirurgie noch für mehr als 4 Wochen postoperativ nachweisbar.

Prinzipiell ist es nicht sinnvoll, die evidenzbasierte Behandlung vor der Operation, im Operationssaal und nach der Operation getrennt voneinander zu betrachten. Zahlreiche Ziele der postoperativen evidenzbasierten Behandlung können nur erreicht werden, wenn Patienten vor dem operativen Eingriff ausführlich informiert, geschult und motiviert werden. Die präoperative evidenzbasierte Vorbereitung vermeidet die negativen Auswirkungen der traditionellen präoperativen Therapie, sodass die Patienten in optimalem Zustand operiert werden können. Schließlich sind die Erfolge der postoperativen evidenzbasierten Maßnahmen in hohem Maße vom Vorgehen im Operationssaal abhängig. Minimalinvasive OP-Technik, adäquate Infusionsbehandlung und Erhalt der Körpertemperatur sind Beispiele für Therapien im Operationssaal mit relevantem Einfluss auf die postoperative evidenzbasierte Behandlung des Kolonkarzinoms.

Cave

Prinzipiell kann die postoperative Behandlung nicht isoliert betrachtet werden, da prä- und intraoperative Maßnahmen den postoperativen Verlauf entscheidend beeinflussen. Evidenzbasierte Behandlungskonzepte sollten daher die gesamte perioperative Therapie umfassen.

In der Literatur können bis zu 25 verschiedene perioperative Maßnahmen zu einem evidenzbasierten perioperativen Behandlungskonzept zusammengefasst werden. Dabei ist das Ergebnis der perioperativen Behandlung von der Anzahl der tatsächlich durchgeführten Maßnahmen (sog. Compliance mit dem Behandlungskonzept) abhängig (Group EC 2015). Kehlet wies allerdings 2018 (Kehlet 2018) darauf hin, dass in den ursprünglichen Untersuchungen nur 5 Kernelemente des Fast Track zu den überragenden Ergebnissen geführt hatten.

Die 5 Kernelemente des Fast-Track/ERAS-Konzeptes
- Präoperative Patienteninformation
- Thorakale PDA bei offenen (aber nicht laparoskopischen) Resektionen
- Vermeidung von Flüssigkeitsüberladung oder Hypovolämie
- Keine Magensonde und frühe Ernährung
- Rasche und forcierte postoperative Mobilisation

Aufgrund der engen Zusammenhänge zwischen prä-, intra- und postoperativen Behandlungsmaßnahmen werden alle Bausteine einer perioperativen Behandlung bei Operationen von Kolonkarzinomen in ◘ Tab. 1 dargestellt.

2 Kernelemente der evidenzbasierten postoperativen Behandlung

2.1 Schmerztherapie

2.1.1 Multimodale Schmerztherapie

Der optimalen intra- und postoperativen Schmerztherapie kommt eine herausragende Bedeutung für den Verlauf nach Operationen von Kolonkarzinomen zu. Ziel der evidenzbasierten Schmerztherapie ist die Vermeidung oder Einsparung systemisch applizierter Opioide und die Blockade der neuroendokrin vermittelten postoperativen Stressreaktion. So ermöglicht die Schmerztherapie die forcierte postoperative Mobilisation aus dem Bett, den Kostaufbau noch am Operationstag und die rasche Wiederherstellung der normalen Darmmotilität. Dadurch wird die rasche Genesung der Patienten erzielt, Komplikationen werden vermieden und die frühzeitige Entlassung der Patienten aus dem Krankenhaus ermöglicht. Die Schmerztherapie muss bei Operationen von Kolonkarzinomen multimodal erfolgen und bereits intraoperativ beginnen. Grundlage dieses Konzeptes ist die Tatsache, dass verschiedene Analgesietechniken unterschiedliche Schmerzmechanismen beeinflussen. Geringere Dosen von unterschiedlich wirkenden Medikamenten erzielen daher eine bessere Schmerzlinderung als eine unimodale Analgesie (Gustafsson et al. 2019).

2.1.2 Periduralanalgesie

Die thorakale Periduralanalgesie mit Lokalanästhetika zeigt bei konventionellen Kolonresektionen zahlreiche positive Effekte: effektive Analgesie – mit erheblicher Einsparung systemischer Opioidgaben –, Minimierung der neuroendokrinen Stressreaktion, Dämpfung der katabolen Reaktion auf das Operationstrauma, verminderte postoperative Insulinresistenz, geringerer Proteinabbau und Dämpfung der postoperativen gastrointestinalen Atonie. Eine thorakale Periduralanalgesie (PDA) in Höhe von T7–T10 ist bezüglich der analgetischen Potenz nach konventionellen Kolonresektionen auch heute noch die Methode der Wahl (Block et al. 2003). Lumbale PDAs führen zu höheren Raten motorischer Störungen der unteren Extremität und Blasenentleerungsstörungen. Allerdings sind Blasenentleerungsstörungen auch bei thorakalen PDAs möglich und hängen auch von der Art des verwendeten Lokalanästhetikums ab. Während die thorakale Periduralanalgesie in der ersten Publikation aus Dänemark auch bei laparoskopischen Kolonresektionen empfohlen wurde (Bardram et al. 1995b), zeigen aktuelle randomisierte, kontrollierte Studien und Metaanalysen bei laparoskopischen Kolonresektionen Vorteile der systemischen Analgesie gegenüber der PDA (Perivoliotis et al. 2019; Borzellino et al. 2016). Eine thorakale PDA nach Kolonresektionen hat nicht nur analgetische Wirkung, sondern verkürzt auch die Dauer der gastrointestinalen Atonie (Guay et al. 2016; Khan et al. 2013) und vermindert die Inzidenz pulmonaler und kardialer Komplikationen (Pöpping et al. 2008). Allerdings sind die Einflüsse der PDA auf pulmonale Komplikationen in aktuellen Studien weniger ausgeprägt, und nach laparoskopischen Resektionen hatte die geringe Verkürzung der postoperativen Atoniedauer keinen Einfluss auf die Krankenhausliegezeit. In aktuellen

Tab. 1. Evidenzbasierte perioperative Behandlung bei Kolonkarzinomoperationen. Kernelemente nach Kehlet 2018 (Kehlet 2018) sind fett gedruckt

	Bereich	**Qualität der Evidenz nach 5 Gustafsson et al. (2019)**	**Evidenzbasierte Maßnahme**
Prästationär	**Patienteninformation, -schulung, -motivation**	**Mäßig/hoch**	**Ausführlich und wiederholt**
	Optimierung der Begleiterkrankungen	Mäßig	Leitliniengerechte Optimierung
	Prähabilitation	Gering/mäßig	Risikopatienten 4–6 Wochen präoperativ spezifisches Training
	Präoperative Ernährungstherapie	Mäßig/hoch	Screening auf Mangelernährung, ggf. zusätzliche Alimentation
	Therapie einer präoperativen Anämie	Hoch	Diagnostik und Therapie
Präoperativ	Prophylaxe von Übelkeit/Erbrechen (PONV)	Hoch	Prophylaxe nach Risikoprofil oder generell
	Prämedikation	Mäßig/hoch	Keine oder nur sehr kurzwirksame Medikation
	Orale Antibiotikagabe	Hoch	Am Tag vor der Operation
	Adäquate Darmvorbereitung	Hoch	Keine alleinige mechanische Darmreinigung durch Spülung
	Nüchternheit	Hoch	2 h für klare Flüssigkeiten
	Kohlenhydratreiche Trinklösung	Hoch	400–800 ml am Abend zuvor, 200–400 ml 2 h präoperativ
Intraoperativ	Standardisiertes Anästhesieprotokoll	Mäßig	Total intravenöse Anästhesie/kurzwirksame Inhalationsanästhesie
	Intraoperative Flüssigkeits- und Volumentherapie	Hoch	Vermeidung der Hypervolämie (≤2500 ml), zielgerichtete Therapie bei Risikopatienten
	Erhalt der Normothermie	Hoch	Zufuhr von Warmluft
	Multimodale Schmerztherapie	Mäßig/hoch	Periduralanalgesie (offene OP), lokale Verfahren wie TAP-Blockade oder subfasziale Lokalanästhetikainstillation (MIC)
	Antibiotikaprophylaxe	Hoch	Single Shot inkl. Wiederholung bei OP > 3 h
	Zugangsweg zum Abdomen	Hoch	**Minimalinvasiv, transversale Inzisionen**
	Drainage des Abdomens	Hoch	**Keine**
	Nasogastrale Sonde	Hoch	**Keine**
	Blasenkatheter	Hoch	**Keiner/frühzeitig entfernen**

(Fortsetzung)

Tab. 1. (Fortsetzung)

	Bereich	Qualität der Evidenz nach 5 Gustafsson et al. (2019)	Evidenzbasierte Maßnahme
Postoperativ	**Multimodale Schmerztherapie**	Mäßig/hoch	**Periduralanalgesie (offene OP), lokale Verfahren (MIC), kombiniert mit Nicht-Opioiden, möglichst geringe Opioiddosis**
	Thromboseprophylaxe	Hoch	Niedermolekulares Heparin
	Infusionstherapie	Hoch	Postoperativ beenden
	Ernährung	**Mäßig/hoch**	**Frühe orale Ernährung, evtl. proteinreiche Trinklösungen**
	Mobilisation	**Mäßig/hoch**	**Forcierte Mobilisation aus dem Bett am Operationstag**
	Prophylaxe der gastrointestinalen Atonie	Mäßig/hoch	Multimodale Analgesie, frühe orale Ernährung, frühe Mobilisation, Kaugummi kauen, orale Laxanzien
	Überwachung des Blutzuckerspiegels	Mäßig/hoch	Vermeidung von Hyperglykämien

Metaanalysen konnten die Vorteile der PDA bei laparoskopischen kolorektalen Resektionen nicht mehr nachgewiesen werden (Borzellino et al. 2016).

Praxistipp

Die thorakale Periduralanalgesie ist bei geplanter konventioneller Kolonresektion im Rahmen evidenzbasierter perioperativer Behandlungskonzepte unverändert die Analgesieform der Wahl. Bei laparoskopischen Kolonresektionen mit geringem Konversionsrisiko kann eine PDA erfolgen, wird aber gegenüber den alternativen Analgesieformen nicht mehr empfohlen (Gustafsson et al. 2019).

2.1.3 Spinalanästhesie

In einigen Untersuchungen aus Großbritannien ist als Alternative zur thorakalen Periduralanalgesie eine Single-Shot-Spinalanästhesie mit einem Lokalanästhetikum und einem lang wirksamen Opioid untersucht worden. Diese Technik führte bei laparoskopischen kolorektalen Resektionen zu einer früheren Mobilisation, einem geringeren Hypotensionsrisiko und einer kürzeren Krankenhausverweildauer als unter thorakaler PDA. Allerdings birgt die Spinalanästhesie mit langwirksamen Opioiden das Risiko einer späten Atemsuppression. Weitere Untersuchungen sind daher erforderlich, bevor diese Analgesieform nach elektiven Kolonresektionen bedenkenlos empfohlen werden kann.

Cave

Die Single-Shot-Spinalanalgesie mit langwirksamen Opioiden führt nach laparoskopischen kolorektalen Resektionen zu guten Ergebnissen. Allerdings sind weitere Studien erforderlich, bevor diese Technik empfohlen werden kann!

2.1.4 Lidocain-Infusionen

Die kontinuierliche intravenöse Gabe von Lidocain in Dosierungen zwischen 1,5 und 3 mg/kg Körpergewicht und Stunde reduziert die systemische Opioiddosis und vermindert postoperative Übelkeit. Üblicherweise wird Lidocain für 12–24 h postoperativ kontinuierlich verbreicht (Wongyingsinn et al. 2011; Vigneault et al. 2011), wobei eine kontinuierliche EKG-Überwachung erforderlich ist. Zudem müssen die Zeichen einer Lidocain-Intoxikation (Tinnitus, Sehstörungen, Schwindel, Taubheitsgefühle der Zunge und periorales Kribbeln) bekannt sein. Die verkürzte Dauer der postoperativen Darmatonie durch i.v.-Lidocain ist nachgewiesen. Im Vergleich zur thorakalen PDA liegen derzeit noch zu wenige Daten vor, um die Effektivität der Lidocain-Infusion abschließend beurteilen zu können (Weibel et al. 2018).

Cave

Für die Dauer der i.v.-Lidocain-Infusion zur postoperativen Analgesie muss ein kontinuierliches EKG-Monitoring erfolgen.

2.1.5 Lokale Blockaden in der Bauchdecke

In jüngster Vergangenheit sind Blockaden der Nerven in der Bauchdecke mithilfe von Lokalanästhetikainfiltrationen oder -instillationen beschrieben worden. Vor allem bei laparoskopischen Kolonresektionen stellen diese lokalen Verfahren eine Alternative zur thorakalen Periduralanalgesie dar, da sie mit einer geringeren Rate von Nebenwirkungen (Hypotension, Blasenentleerungsstörungen, Motorblockaden) einhergehen. Die am besten untersuchte Technik ist die sogenannte TAP-Blockade („transversus abdominis plane"), die in verschiedenen Varianten unter sonografischer oder laparoskopischer Kontrolle durchgeführt werden kann. Eine effektive TAP-Blockade deckt die Segmente Th10 bis L1 im Bereich der Bauchdecke ab und senkt dadurch den postoperativen Opioidverbrauch nach kolorektalen Resektionen. In Ergänzung zur TAP und Abdeckung der supraumbilikalen Bauchwand können Subkostalnerven- oder Rektusblockaden erfolgen. Ein Problem der TAP-Blockade – ebenso wie das der subfaszialen Lokalanästhetikainstillation in Laparotomiewunden – ist die kurze Wirkungsdauer. Dieses Problem kann durch liposomales Bupivacain (derzeit in Deutschland nicht verfügbar) oder durch spezielle Katheter und mechanische Pumpenreservoirs gelöst werden, sodass eine Wirkungsdauer von bis zu 72 h erreicht werden kann. Als Alternative zur thorakalen PDA (z. B. bei Kontraindikationen) werden TAP oder LA-Wundinstillation bei laparoskopischen Kolonresektionen empfohlen (Gustafsson et al. 2019).

Praxistipp

Bei laparoskopischen Kolonresektionen oder Patienten mit Kontraindikationen bzw. Ablehnung der thorakalen PDA sind kontinuierliche i. v.-Lidocain-Infusionen oder lokale Nervenblockaden in der Bauchdecke (z. B. TAP-Block) gute Alternativen zur thorakalen PDA.

2.1.6 Systemische Analgesie

Unabhängig davon, ob die o. g. neuroaxialen oder lokalen Blockadeverfahren zur Analgesie verwendet werden, sollten zusätzlich systemisch wirksame Nicht-Opioid-Analgetika verabreicht werden, um Schmerzen außerhalb des Operationsgebietes zu minimieren.

Praxistipp

In der systemischen Schmerztherapie sollten Opioide immer mit Nicht-Opioid-Analgetika kombiniert werden, um die Opioiddosis zu reduzieren. Auch Patienten mit funktionierender thorakaler PDA oder lokalen Nervenblockaden sollten systemische Nicht-Opioid-Analgetika erhalten.

Im Rahmen der systemischen Analgesie kommt Medikamenten mit Opioid-sparender Wirkung eine große Bedeutung zu. Hohe systemische Opioiddosen verlängern nämlich die postoperative gastrointestinale Atonie, verzögern die Rekonvaleszenz und prolongieren den Krankenhausaufenthalt. Für Paracetamol (z. B. 4 × 1 g tgl.) und Metamizol (4 × 1 g tgl.) sind Opioid-sparende Wirkungen bewiesen, und auch nichtselektive (z. B. Ibuprofen 4 × 600 mg) und selektive (z. B. Etoricoxib 90 mg tgl.) Cyclooxygenase-(COX-)Hemmer haben diesen Opioid-sparenden Effekt. Ob die Gabe von COX-Hemmern zu Störungen der Anastomosenheilung führt, ist umstritten (Gustafsson et al. 2019).

Weitere additiv wirksame Medikamente wie Kortikosteroide, Gabapentine oder Magnesiumsulfate werden erprobt, können aber derzeit nicht zur Routinetherapie nach Kolonkarzinomoperationen empfohlen werden.

2.2 Umgang mit Sonden, Drainagen und Kathetern

Cave
Die Anwendung von Magensonden, Drainagen des Wundgebietes und zentralvenösen sowie Blasenkathetern bei elektiven Kolonresektionen beruht auf chirurgischen und anästhesiologischen Traditionen und ist nicht evidenzbasiert!

2.2.1 Nasogastralsonde

Magensonden werden bei elektiven Kolonkarzinomoperationen traditionell eingelegt, um Aspirationen zu vermeiden und Erbrechen zu verhindern. Zahlreiche randomisierte kontrollierte Studien haben zweifelsfrei bewiesen, dass Entzündungen des Nasen-Rachen-Raumes und der Atemwege seltener sind, wenn keine Magensonden verwendet werden (Rao et al. 2011). Nach randomisierten Studien (RCT) bei über 5700 Patienten mit abdominalchirurgischen Operationen steht fest, dass pulmonale Komplikationen seltener sind und die gastrointestinale Atoniedauer kürzer ist, wenn keine Magensonde verwendet wird (Verma und Nelson 2010). RCTs bei 587 Patienten mit frühzeitiger postoperativer oraler Ernährung oder verzögertem Kostaufbau und Magensonde belegen, dass Komplikationsraten und Krankenhausverweildauer in der Gruppe ohne Magensonde geringer waren. Der Verzicht auf die Magensonde und eine frühzeitige orale Ernährung erhöhte weder die Raten von Anastomoseninsuffizienzen, Pneumonien oder Wundinfektionen, noch führte dies zu häufigerer Neuanlage einer Magensonde, Erbrechen oder Tod (Zhuang et al. 2013).

Praxistipp

Magensonden sollten bei elektiven Operationen von Kolonkarzinomen nicht eingelegt werden. Sollte die Einlage während der Operation erforderlich sei (z. B. um bei laparoskopischen Operationen Luft aus dem Magen zu entleeren), sollte die Magensonde am Ende der Operation entfernt werden.

2.2.2 Wunddrainagen

Die Einlage von Wunddrainagen in die Peritonealhöhle, das kleine Becken oder das Subkutangewebe wird traditionell durchgeführt, um Blut oder seröse Flüssigkeit aus dem OP-Gebiet abzuleiten und Infektionen im Operationsgebiet zu vermeiden oder frühzeitig anzuzeigen. Keiner dieser vermeintlichen Vorteile von Wunddrainagen konnte in RCTs bestätigt werden. Die Studien zeigten vielmehr wiederholt, dass Drainagen das Auftreten von Anastomoseninsuffizienzen oder anderen Komplikationen weder vermeiden noch zuverlässig anzeigen (Zhang et al. 2016; Jesus et al. 2004). Subkutane Drainagen haben keinen Einfluss auf die Inzidenz von Wundinfektionen (Kosins et al. 2013). Da Wunddrainagen die Mobilisation der Patienten behindern, sollten sie nicht verwendet werden.

Praxistipp

Intraperitoneale oder subkutane Drainagen sollten bei Resektion von Kolonkarzinomen nicht verwendet werden.

2.2.3 Blasenkatheter

Blasenkatheter werden traditionell verwendet, um Blasenentleerungsstörungen zu vermeiden und die Urinausscheidung zu überwachen. Dabei besteht ein direkter

Zusammenhang zwischen der Anwendung und Liegedauer eines Blasenkatheters und der Rate von Harnwegsinfekten.

Cave

Längere Liegedauern des Blasenkatheters gehen mit höheren Häufigkeiten von Harnwegsinfekten einher.

Blasenentleerungsstörungen treten gehäuft bei Männern und unter Periduralanalgesie auf. Dennoch besteht kein Grund, den Blasenkatheter nach elektiven Kolonkarzinomresektionen zu belassen, da die Rate der Urinretentionen in großen Untersuchungen weniger als 10–15 % betrug. Aufgrund höherer Harnretentionsraten sollten Urinkatheter nicht „automatisch" länger belassen werden. Vielmehr sollten in dieser Situation Indikation und Technik der Periduralanalgesie geprüft werden. Die Bedeutung der engmaschigen Urinbilanzierung zur Vermeidung einer postoperativen Oligurie ist umstritten. Traditionell werden Urinmengen unter 0,5 ml Urin/kgKG und Stunde als Zeichen der Oligurie betrachtet und behandelt. In der Nephrologie gelten dagegen 0,2 ml Urin/kgKG und Stunde als Grenzwert zur Definition einer Oligurie. Die Anwendung dieser niedrigen Schwelle führt bei postoperativen Patienten nicht zu schlechteren klinischen oder laborchemischen Ergebnissen.

Cave

Die stündliche Urinbilanzierung ist nach komplikationsloser elektiver Resektion eines Kolonkarzinoms kein Argument, den Blasenkatheter zu belassen.

Generell sollte eine Reduktion der Urinausscheidung nach komplikationsloser elektiver Kolonresektion nicht als Zeichen eines Volumenmangels betrachtet werden, sondern als Hinweis auf eine intakte Autoregulation des Organismus.

Praxistipp

Blasenkatheter sollten nach elektiven Kolonkarzinomoperationen bei Patienten mit niedrigem Retentionsrisiko (keine bekannte Harnretention in der Anamnese) am Ende der Operation, spätestens jedoch am Tag nach dem Eingriff, entfernt werden.

2.3 Ernährung

Die wesentlichen Grundzüge der Ernährung bei elektiven Resektionen von Kolonresektionen können der S3-Leitlinie zur Ernährung in der Chirurgie entnommen werden (Weimann et al. 2014).

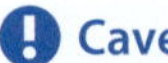

Cave

Jede Verzögerung der normalen postoperativen oralen Kostaufnahme geht mit einer Zunahme infektiöser Komplikationen und einer verzögerten Erholung einher.

Eine ballaststoffarme Diät führt im Vergleich zu flüssiger Kost nach elektiven Kolonresektionen zu geringeren Häufigkeiten von Übelkeit, rascherer Wiederherstellung der Darmfunktion und einem kürzeren Krankenhausaufenthalt ohne Zunahme der Komplikationsraten (Lau et al. 2014). Da die spontane postoperative Zufuhr normaler Kost selten tägliche Kalorienmengen von mehr als 1200 kcal überschreitet, können orale protein- und energiereiche Nahrungsergänzungen in den ersten Tagen hilfreich sein. Darüberhinausgehend sind spezifische Ernährungsformen (z. B. „Immunonutrition") nur bei wenigen mangelernährten Patienten sinnvoll (Weimann et al. 2014).

Praxistipp

Patienten sollten nach elektiven Resektionen von Kolonkarzinomen am gleichen Tag trinken und orale Kost wie Joghurt oder proteinreiche Trinklösungen zu sich nehmen. Ab dem 1. postoperativen Tag sollte eine normale (ballaststoffarme) orale Kost verabreicht werden.

Auf eine ausreichende Trinkmenge (z. B. >1500 ml) muss in den ersten postoperativen Tagen geachtet werden. Proteinreiche

Trinklösungen sind in den ersten Tagen nach der Operation sinnvoll (z. B. 2–3 × 100 ml).

2.4 Mobilisation

Die negativen Folgen anhaltender Immobilisation von Patienten, wie thromboembolische Komplikationen, Atelektasenbildung, Pneumonie oder Druckulzera, sind allgemein bekannt.

Cave
Die postoperative Immobilisation im Bett ist eine gefährliche und komplikationsreiche Maßnahme!

Trotz dieser Tatsache ist der Nutzen der sofortigen und forcierten postoperativen Mobilisation nur in wenigen Studien untersucht worden. Dennoch ist die rasche Mobilisation der Patienten am Operationstag ein Kernelement von Fast Track und ERAS (Kehlet 2018). In einem aktuellen systematischen Review konnten nur 4 abdominalchirurgische Studien (3 randomisierte Studie und eine prospektive Beobachtungsstudie) zur Bedeutung der postoperativen Mobilisation identifiziert werden (Castelino et al. 2016). In keiner dieser Studien wurde eine forcierte frühe Mobilisation am Operationstag durchgeführt, und zwischen den angewendeten Mobilisationsprogrammen bestanden keine Unterschiede in der postoperativen Komplikationsrate. In einer RCT wurden 99 Fast-Track-Patienten über die Bedeutung der Mobilisation informiert oder zusätzlich durch spezielles Personal vom Tag 0 bis 3 nach der Operation forciert mobilisiert (Fiore et al. 2017). Obwohl das Ausmaß der Mobilisation bis zum 2. postoperativen Tag in der forcierten Gruppe größer war, unterschieden sich Komplikationsrate, Dauer bis zum Erreichen der Entlassungskriterien, Dauer bis zum ersten Stuhlgang und vollständige Erholung der funktionellen Gehstrecke 4 Wochen nach der Operation nicht. Allerdings erreichten in dieser Untersuchung auch relativ viele Patienten der Kontrollgruppe die gesteckten Mobilisierungsziele, sodass der Vergleich zwischen Fast-Track- und traditioneller Behandlung ohne forcierte Mobilisation derzeit immer noch aussteht. In einer Analyse der Daten eines gut etablierten Fast-Track-Programms mit 385 elektiven laparoskopischen kolorektalen Resektionen war die fehlende Mobilisation am 1. Tag nach der Operation mit einer Odds Ratio (OR) von 4,3 neben dem postoperativen Erbrechen mit Notwendigkeit der Einlage einer Magensonde (OR: 6,7), der Wiederanlage eines Blasenkatheters (OR: 2,3), der Infusionsgabe nach dem OP-Tag (OR: 2,2) und dem Vorhandensein eines Stomas (OR: 2,5) der entscheidende Faktor für einen verlängerten Krankenhausaufenthalt. Im klinischen Alltag ist die Compliance mit der frühen Mobilisation am Operationstag aufgrund des personellen Aufwands leider nur gering.

Trotz fehlender hochwertiger Evidenz ist die forcierte frühe Mobilisation nach elektiven Kolonkarzinomresektionen eines der 5 Kernelemente der Fast-Track/ERAS-Behandlung.

3 Weitere Elemente der evidenzbasierten perioperativen Behandlung

3.1 Thromboseprophylaxe

Die medikamentöse Thromboembolieprophylaxe mit niedermolekularem Heparin sollte gemäß der aktuellen S. 3-Leitlinie in der postoperativen Phase durchgeführt werden. Medizinische Thromboseprophylaxestrümpfe können ebenso wie eine intermittierende pneumatische Kompression der unteren Extremitäten zusätzlich angewendet werden. Die Leitlinie empfiehlt zudem bei Karzinomen die Fortsetzung der Heparin-Prophylaxe für 4 Wochen nach der Operation (Haas et al. 2016).

3.2 Infusionstherapie

Die postoperative Infusionstherapie darf nicht getrennt vom intraoperativen Flüssigkeits- und

Volumenmanagement betrachtet werden. Dabei sind Art und Menge der intraoperativ verwendeten Infusionen seit Jahren Gegenstand wissenschaftlicher Diskussion. Neben allgemeinen Beschreibungen der intraoperativen Infusionsvolumina als „liberal" oder „restriktiv" werden auch verschiedene Monitoringverfahren zur sogenannten „zielgerichteten" („goal directed") Infusionsbehandlung diskutiert. Weiterhin existieren Infusionsregime, die eine „Netto-Null-Bilanz" („zero balance") der Infusions- und Ausscheidungsmenge perioperativ anstreben. Details der Diskussion über die Infusionslösungen können hier nicht dargestellt werden. Es ist aber heute unumstritten, dass:

- die intraoperative Infusionsmenge und -art einen relevanten Einfluss auf das postoperative Ergebnis haben,
- traditionelle Vorstellungen zur intraoperativen Infusionsbehandlung (z. B. „dritter Raum", Flüssigkeitsverlust durch Evaporation) falsch sind,
- die verabreichten Flüssigkeitsmengen zu hoch waren und
- die früher verwendeten Instrumente zur Steuerung der Volumengabe (z. B. Urinausscheidung, ZVD) nicht hilfreich waren.

Bezüglich der postoperativen Infusionsbehandlung ist es sehr wichtig, dass intraoperativ ein „adäquates" Infusionsmanagement durchgeführt wird. Nach elektiven Kolonkarzinomoperationen ist dann beim wachen und ansprechbaren Patienten mit intakten Reflexen keine Infusionsbehandlung mehr erforderlich. Patienten sollten frühzeitig nach der Operation angehalten werden, ausreichend zu trinken. Spätestens ab dem 1. postoperativen Tag sollte keine regelhafte Infusionstherapie mehr stattfinden.

Cave

Patienten sollten nach dem Ende einer unauffälligen Operation eines Kolonkarzinoms keine weiteren Infusionen erhalten.

Wenn Patienten aufgrund postoperativer Übelkeit und Erbrechen nicht trinken können, sollte ein Flüssigkeitsersatz von etwa 25–30 ml/kg Körpergewicht und Tag mit balancierten Elektrolytlösungen und begrenzter Natriumdosis stattfinden (Gustafsson et al. 2019). 0,9 %ige NaCl-Lösungen sollten in der perioperativen Medizin aufgrund der bekannten Nebenwirkungen (Nierenperfusionsstörungen, hyperchlorämische Azidose) nicht verwendet werden!

Wenn Patienten keine weiteren klinischen Zeichen einer Hypovolämie aufweisen (Tachykardie, Hypotension, Schwitzen, reduzierter Kapillarpuls), sollte eine Oligurie von <0,5 ml/kg/h oder <500 ml/Tag zunächst kein Anlass zur Infusionsbehandlung sein. Eine passagere Oligurie nach elektiven Operationen ohne relevanten Blutverlust sollte nicht als frühes Zeichen eines beginnenden akuten Nierenversagens betrachtet werden, sondern als Hinweis auf eine intakte Autoregulation des Organismus.

Cave

Eine vorübergehende Oligurie nach problemloser Resektion eines Kolonkarzinoms stellt eine selbstlimitierende physiologische Reaktion auf das operative Trauma dar und sollte nicht reflexartig mit Infusionen oder sogar Medikamenten beantwortet werden.

3.3 Prophylaxe der Darmatonie

Die postoperative Darmatonie ist nicht nur für Patienten eine sehr unangenehme Erfahrung, sie erhöht auch das Aspirationsrisiko und ist eine Hauptursache des verlängerten Krankenhausaufenthaltes nach elektiven Kolonresektionen. Eine wesentliche Aufgabe der optimierten perioperativen Behandlung ist es daher, Ausmaß und Dauer der postoperativen gastrointestinalen Atonie so weit wie möglich zu verringern.

Praxistipp

Viele der hier beschriebenen Behandlungselemente sollen die postoperative gastrointestinale Atonie vermeiden oder ihr Ausmaß reduzieren: Vermeidung von Opioiden, Verzicht auf die Nasogastralsonde, „adäquate" Infusionsbehandlung mit Vermeidung der NaCl-Überladung, thorakale PDA oder i.v.-Lidocaininfusion.

Peripher wirksame μ-Opioid-Rezeptor-Blocker könnten die postoperative Atoniedauer vermindern. Der Rezeptorblocker Almivopan ist in Deutschland derzeit nicht verfügbar, und Methylnaltrexon war in RCTs nach Kolonresektionen nicht wirksam. Auch andere Medikamente wie Metoclopramid oder Cholinergika wirkten in RCTs nicht auf die postoperative Atonie. Eine einfache und kostengünstige Methode zur Reduktion der postoperativen Atonie ist das regelmäßige Kauen von Kaugummi (Mei et al. 2017). Das postoperative Intervall zwischen Operation und erstem Stuhlgang wird durch die Einnahme von Bisacodyl-Tropfen verkürzt, wobei die Inzidenz von Übelkeit und Erbrechen dadurch nicht vermindert wird (Zingg et al. 2008).

4 Organisation der evidenzbasierten perioperativen Behandlung

Praxistipp

Die wissenschaftliche Evidenz für die perioperative Behandlung bei elektiven Resektionen von Kolonkarzinomen ist gut, sodass für weite Bereiche der Therapie auch Empfehlungen mit geringer Irrtumswahrscheinlichkeit gegeben werden können (Gustafsson et al. 2019).

Fast Track/ERAS sind heute international anerkannte perioperative Behandlungsmethoden, die als „State of the Art" betrachtet werden müssen. Im klinischen Alltag ist die Umsetzung von Fast Track/ERAS mit hoher Compliance allerdings nicht einfach. Vor allem die postoperativen Elemente werden auch in sogenannten ERAS-Zentren nur bei einem niedrigen Prozentsatz der Patienten tatsächlich durchgeführt (Aarts et al. 2018; Berian et al. 2019). Die fehlende Compliance mit Fast-Track-Elementen führt allerdings zu deutlich schlechteren Ergebnissen (verlängerter Krankenhausaufenthalt, schlechtere Analgesie, spätere Toleranz oraler Kost, längere Atoniedauer und höhere Inzidenz schwerer Komplikationen) (Berian et al. 2019). Bereits 2007 konnte nachgewiesen werden, dass es nicht ausreicht, ein Fast-Track-Protokoll für die eigene Klinik festzulegen. Vielmehr muss auch die Organisation der perioperativen Behandlung neu strukturiert werden, um dauerhaft optimale Ergebnisse zu erzielen (Maessen et al. 2007). Diese Strukturveränderungen sind in vielen Ländern gelungen, sodass in Schweden, Norwegen, Dänemark, Großbritannien, den Niederlanden, Spanien und der Schweiz erfolgreiche Fast-Track-Programme etabliert wurden.

In Deutschland wurde die evidenzbasierte perioperative Behandlung bei elektiven Kolonresektionen nur in einigen wenigen Kliniken umgesetzt. Für dieses Versäumnis sind vor allem zwei Faktoren verantwortlich: 1. der wesentlich schlechtere Patienten-Pflege-Schlüssel auf Normalstation in Deutschland im Vergleich zu den oben genannten Nationen und 2. das Fehlen spezialisierter Mitarbeiter zur Koordination und Anwendung aller Fast-Track-Elemente („ERAS-Schwestern" oder „Fast-Track-Assistentinnen"). Während in deutschen Kliniken im Frühdienst auf einer Normalstation etwa 8–12 Patienten von einer Pflegekraft betreut werden, ist in den Niederlanden zum Beispiel eine Pflegekraft nur für 4–6 Patienten zuständig. Dieser Pflegekraftmangel erschwert die Umsetzung pflegeintensiver Fast-Track-Elemente und wird in absehbarer Zukunft auch nicht aufgehoben werden. Im Gegensatz dazu ist es mit vergleichsweise geringem finanziellen Aufwand möglich, Fast-Track-Assistentinnen oder ERAS-Schwestern in Kliniken, die eine evidenzbasierte perioperative Behandlung einführen möchten, zu etablieren.

Diese Fast-Track-Assistentinnen haben folgende Aufgaben:

- prästationäre und stationäre Patientenschulung, -information und -motivation,
- Koordination der evidenzbasierten perioperativen Behandlung,
- Kontrolle der Compliance mit den Fast-Track-Elementen,

- Unterstützung bei der Umsetzung der Behandlungselemente,
- Schulung und Motivation von ärztlichem und pflegerischem Personal,
- aktive, prästationär beginnende Entlassungsplanung,
- kontinuierliche persönliche Betreuung stationärer Fast-Track-Patienten und
- poststationäre Nachsorge.

Praxistipp

Kliniken, die eine nachhaltige Optimierung der perioperativen Behandlung bei elektiven Operationen von Kolonkarzinomen anstreben, müssen sogenannte Fast-Track-Assistentinnen oder ERAS-Schwestern etablieren!

Durch diese umfassende Tätigkeit an den Schnittstellen zwischen Patienten und Angehörigen, Ärzten, Pflegenden und anderen Berufsgruppen (z. B. Physiotherapie, Küche) entlasten die Fast-Track-Assistentinnen sowohl Ärzte (z. B. durch Übernahme administrativer Aufgaben) als auch Pflegende (z. B. durch Mithilfe bei der Mobilisation). Eine anhaltende Umstellung der perioperativen Behandlung bei elektiven Kolonkarzinomoperationen von traditionellen auf evidenzbasierte Konzepte ist ohne Fast-Track-Assistentinnen nach Ansicht der Autoren unmöglich. Um die Behandlung dieser Patienten nachhaltig zu verbessern, müssen Geschäftsführung, Ärzte und Pflegende sich verpflichten, bestehende Organisations- und Behandlungsstrukturen anhaltend zu verändern. Fast-Track-Assistentinnen oder vergleichbares Personal sind dabei unverzichtbar!

Literatur

Aarts MA, Rotstein OD, Pearsall EA, Victor JC, Okrainec A, McKenzie M, McCluskey SA, Conn LG, McLeod RS, i Eg. (2018) Postoperative ERAS Interventions Have the Greatest Impact on Optimal Recovery: Experience With Implementation of ERAS Across Multiple Hospitals. Ann Surg 267:992–997

Bardram L, Funch Jensen P, Jensen P, Crawford ME, Kehlet H (1995) Recovery after laparoscopic colonic surgery with epidural analgesia, and early oral nutrition and mobilisation. Lancet 345:763–764

Bardram L, Funch-Jensen P, Jensen P, Crawford ME, Kehlet H (1995) Recovery after laparoscopic colonic surgery with epidural analgesia, and early oral nutrition and mobilisation. Lancet 345:763–764

Berian JR, Ban KA, Liu JB, Ko CY, Feldman LS, Thacker JK (2019) Adherence to enhanced recovery protocols in NSQIP and association with colectomy outcomes. Ann Surg 269:486–493

Block BM, Liu SS, Rowlingson AJ, Cowan AR, Cowan JA Jr, Wu CL (2003) Efficacy of postoperative epidural analgesia: a meta-analysis. JAMA 290:2455–2463

Borzellino G, Francis NK, Chapuis O, Krastinova E, Dyevre V, Genna M (2016) Role of Epidural Analgesia within an ERAS program after laparoscopic colorectal surgery: a review and meta-analysis of randomised controlled studies. Surg Res Pract 2016:7543684

Castelino T, Fiore JF Jr, Niculiseanu P, Landry T, Augustin B, Feldman LS (2016) The effect of early mobilization protocols on postoperative outcomes following abdominal and thoracic surgery: a systematic review. Surgery 159:991–1003

Fiore JF Jr, Castelino T, Pecorelli N, Niculiseanu P, Balvardi S, Hershorn O, Liberman S, Charlebois P, Stein B, Carli F, Mayo NE, Feldman LS (2017) Ensuring early mobilization within an enhanced recovery program for colorectal surgery: a randomized controlled trial. Ann Surg 266:223–231

Greer NL, Gunnar WP, Dahm P, Lee AE, MacDonald R, Shaukat A, Sultan S, Wilt TJ (2018) Enhanced recovery protocols for adults undergoing colorectal surgery: a systematic review and meta-analysis. Dis Colon Rectum 61:1108–1118

Group EC (2015) The impact of enhanced recovery protocol pompliance on elective colorectal cancer resection: results from an international registry. Ann Surg 261:1153–1159

Guay J, Nishimori M, Kopp SL (2016) Epidural local anesthetics versus opioid-based analgesic regimens for postoperative gastrointestinal paralysis, vomiting, and pain after abdominal surgery: a cochrane review. Anesth Analg 123:1591–1602

Gustafsson UO, Scott MJ, Hubner M, Nygren J, Demartines N, Francis N, Rockall TA, Young-Fadok TM, Hill AG, Soop M, de Boer HD, Urman RD, Chang GJ, Fichera A, Kessler H, Grass F, Whang EE, Fawcett WJ, Carli F, Lobo DN, Rollins KE, Balfour A, Baldini G, Riedel B, Ljungqvist O (2019) Guidelines for perioperative care in elective colorectal surgery: Enhanced Recovery After Surgery (ERAS((R))) Society Recommendations: 2018. World J Surg 43:659–695

Haas S, Encke A, Kopp I (2016) German S3 guideline for the prevention of venous thromboembolism updated Comment on Vasa Supplement 92. Vasa 45:347–348

Jesus EC, Karliczek A, Matos D, Castro AA, Atallah AN (2004) Prophylactic anastomotic drainage for colorectal surgery. Cochrane Database Syst Rev 2004:CD002100

Kehlet H (2018) ERAS implementation-time to move forward. Ann Surg 267:998–999

Khan SA, Khokhar HA, Nasr AR, Carton E, El-Masry S (2013) Effect of epidural analgesia on bowel function in laparoscopic colorectal surgery: a systematic review and meta-analysis. Surg Endosc 27:2581–2591

Kosins AM, Scholz T, Cetinkaya M, Evans GR (2013) Evidence-based value of subcutaneous surgical wound drainage: the largest systematic review and meta-analysis. Plast Reconstr Surg 132:443–450

Lau C, Phillips E, Bresee C, Fleshner P (2014) Early use of low residue diet is superior to clear liquid diet after elective colorectal surgery. Ann Surg 260:641–649

Maessen J, Dejong CH, Hausel J, Nygren J, Lassen K, Andersen J, Kessels AG, Revhaug A, Kehlet H, Ljungqvist O, Fearon KC, von Meyenfeldt MF (2007) A protocol is not enough to implement an enhanced recovery programme for colorectal resection. Br J Surg 94:224–231

Mei B, Wang W, Cui F, Wen Z, Shen M (2017) Chewing gum for intestinal function recovery after colorectal cancer surgery: a systematic review and meta-analysis. Gastroenterol Res Pract 2017:3087904

Perivoliotis K, Sarakatsianou C, Georgopoulou S, Tzovaras G, Baloyiannis I (2019) Thoracic epidural analgesia (TEA) versus patient-controlled analgesia (PCA) in laparoscopic colectomy: a systematic review and meta-analysis. Int J Colorectal Dis 34:27–38

Pöpping DM, Elia N, Marret E, Remy C, Tramer MR (2008) Protective effects of epidural analgesia on pulmonary complications after abdominal and thoracic surgery: a meta-analysis. Arch Surg 143:990–999. (discussion 1000)

Rao W, Zhang X, Zhang J, Yan R, Hu Z, Wang Q (2011) The role of nasogastric tube in decompression after elective colon and rectum surgery: a meta-analysis. Int J Colorectal Dis 26:423–429

Verma R, Nelson RL (2010) Prophylactic nasogastric decompression after abdominal surgery. Cochrane database of systematic reviews (Online)

Vigneault L, Turgeon AF, Cote D, Lauzier F, Zarychanski R, Moore L, McIntyre LA, Nicole PC, Fergusson DA (2011)Perioperative intravenous lidocaine infusion for postoperative pain control: a meta-analysis of randomized controlled trials. Can J Anaesth = Journal canadien d'anesthesie 58:22–37

Weibel S, Jelting Y, Pace NL, Helf A, Eberhart LH, Hahnenkamp K, Hollmann MW, Poepping DM, Schnabel A, Kranke P (2018) Continuous intravenous perioperative lidocaine infusion for postoperative pain and recovery in adults. Cochrane Database Syst Rev 6:CD009642.

Weimann A, Breitenstein S, Breuer JP, Gabor SE, Holland-Cunz S, Kemen M, Langle F, Rayes N, Reith B, Rittler P, Schwenk W, Senkal M, Committee DS (2014) Klinische Ernährung in der Chirurgie. S3-Leitlinie der Deutschen Gesellschaft fur Ernährungsmedizin e. V. Der Chirurg; Zeitschrift fur alle Gebiete der operativen Medizen 85:320–326

Wongyingsinn M, Baldini G, Charlebois P, Liberman S, Stein B, Carli F (2011) Intravenous lidocaine versus thoracic epidural analgesia: a randomized controlled trial in patients undergoing laparoscopic colorectal surgery using an enhanced recovery program. Reg Anesth Pain Med 36:241–248

Zhang HY, Zhao CL, Xie J, Ye YW, Sun JF, Ding ZH, Xu HN, Ding L (2016) To drain or not to drain in colorectal anastomosis: a meta-analysis. Int J Colorectal Dis 31:951–960

Zhuang CL, Ye XZ, Zhang CJ, Dong QT, Chen BC, Yu Z (2013) Early versus traditional postoperative oral feeding in patients undergoing elective colorectal surgery: a meta-analysis of randomized clinical trials. Digestive surgery 30:225–232

Zingg U, Miskovic D, Pasternak I, Meyer P, Hamel CT, Metzger U (2008) Effect of bisacodyl on postoperative bowel motility in elective colorectal surgery: a prospective, randomized trial. Int J Colorectal Dis 23:1175–1183

Pathogenese, Prophylaxe und Therapie des postoperativen Ileus in der onkologischen Kolonchirurgie

Friederike Eisner und Jörg Glatzle

Inhaltsverzeichnis

S. Benz et al. (Hrsg.), *Chirurgie des Kolonkarzinoms*,
https://doi.org/10.1007/978-3-662-60453-3_25

Auch wenn es sich beim postoperativen Ileus meist um ein spontan reversibles Problem handelt, stellt er doch immer eine Herausforderung für das Management dar. Zum einen muss eine mechanische oder septische Ursache ausgeschlossen werden, zum anderem ist eine Aspirationsprophylaxe und Flüssigkeitssubstitution gerade bei älteren Patienten unabdinglich. Inwieweit prokinetische Interventionen sinnvoll sind, ist derzeit noch in der Diskussion. Die Entwicklung eines evidenzbasierten Behandlungsalgorithmus ist besonders vielschichtig, da die Pathophysiologie des postoperativen Ileus sich immer mehr als hochkomplex erweist.

1 Einführung

Abdominelle Operationen führen häufig zu einer Störung der gastrointestinalen Motilität. Dieses Phänomen wurde bereits Anfang des 20. Jahrhunderts von Cannon und Murphy beschrieben (Cannon und Murphy 1906). Mehr als ein Jahrhundert später ist der postoperative Ileus nach wie vor ein Krankheitsbild, welches Chirurgen und Intensivmediziner alltäglich herausfordert. Im klinischen Alltag ist die schnelle und sichere Differenzierung des postoperativen Ileus von entscheidender Bedeutung. Postoperativ kommt es häufig zu einem paralytischen oder funktionellen Ileus, der aufgrund neuronaler Feedbackmechanismen und immunologischer Reaktionen entsteht. Ein funktioneller Ileus, der letztendlich durch eine Fehlfunktion der glatten Muskulatur in der Darmwand zustande kommt, wird nicht nur reflektorisch nach einer abdominellen Operation beobachtet, sondern kommt auch bei anderen Krankheitsbildern wie bei der Sepsis, beim entgleisten Diabetes mellitus oder durch eine Minderperfusion des Darmes zustande.

Der postoperative paralytische und funktionelle Ileus muss allerdings von dem mechanischen Ileus unterschieden werden, dessen Ursache innere Hernien, Briden oder Verwachsungen sein können. Entsprechend den völlig unterschiedlichen Entitäten werden der postoperative paralytische/funktionelle Ileus und der mechanische Ileus komplett unterschiedlich behandelt. Beim paralytischen Ileus stehen die Reduktion der immunologischen Antwort und die Stimulation der neuromuskulären Übertragung im Vordergrund, während beim mechanischen Ileus die umgehende Beseitigung des mechanischen Hindernisses erforderlich ist. Unabhängig von der Entität sollte eine postoperative Passagestörung zügig abgeklärt und frühzeitig therapiert werden, da eine verzögerte Therapie zu einer raschen Progression des Krankheitsverlaufes führen kann und ein erhebliches Morbiditätsrisiko – sowie unter Umständen Mortalitätsrisiko – darstellt. In einer retrospektiven Auswertung von über 30.000 Kolonresektionen beobachteten Tevis und Kollegen, dass Patienten, die postoperativ einen Ileus entwickeln, ein mehr als doppelt so hohes Risiko für weitere postoperative Komplikationen haben. Die Mortalitätsrate dieser Patienten stieg in Abhängigkeit von der Anzahl weiterer Komplikationen erheblich. Im Durchschnitt war das Mortalitätsrisiko bei Patienten mit Ileus und weiteren Komplikationen vierfach höher als bei Patienten ohne Ileus (Tevis et al. 2015). Der postoperative Ileus ist assoziiert mit Anastomoseninsuffizienzen, intraabdominellen Infektionen und einer erhöhter Mortalität (Moghadamyeghaneh et al. 2016).

2 Ätiologie und Pathophysiologie

Beim Ileus wird definitionsgemäß die Nahrungspassage unterbrochen. Dies kann durch ein mechanisches Hindernis oder durch eine neuromuskuläre Störung ohne Darmokklusion im Sinne eines paralytischen oder funktionellen Ileus bedingt sein. Trotz unterschiedlicher Ätiologie haben beide Ileusformen die gleichen pathophysiologischen Konsequenzen: Durch den fehlenden Transport des Darminhaltes akkumulieren Flüssigkeit und Gase. Infolge dessen steigt der intraluminale Druck und die Darmwand dilatiert. Dadurch erhöht sich die Wandspannung innerhalb der Darmwand, wodurch es zu einer Minderperfusion im Kapillargebiet der Darmmukosa kommt. Dies führt zur Störung und letztendlich zum Zusammenbruch der Mukosabarriere. Fehlt die Mukosabarriere, können Bakterien, Endotoxine und Flüssigkeit aus dem Darmlumen in die Darmwand, das Blutsystem und die Bauchhöhle translozieren. Durch die Stase des Darminhaltes und die fehlende natürliche Clearance steigt darüber hinaus die Konzentration von Bakterien und Endotoxinen im Darmlumen stark an. Wird der Ileus nicht rechtzeitig behandelt, kann es zum septisch-hypovolämischen Schock kommen (zusammengefasst in (Vilz et al. 2014)).

2.1 Postoperativer paralytischer Ileus

Nach kolorektalen Eingriffen ist die postoperative Rekonvaleszenz wesentlich geprägt vom Wiedererlangen der Magen-Darm-Passage. Die Angaben zur Inzidenz des postoperativen paralytischen Ileus in der Literatur variieren zwischen 2 und 60 %. Bisher gibt es keine einheitliche Festlegung zur „normalen" Dauer und zum „normalen" Ausmaß der postoperativen Magen- und Darmatonie, sodass unterschiedliche Definitionen verwendet werden (Alhashemi et al. 2018). Interessanterweise spielt das Ausmaß der Resektion eine untergeordnete Rolle, hingegen könnte die Lokalisation der Resektion eine gewisse Rolle zu spielen. So beobachten einige Kollegen eine erhöhte Rate an postoperativen Störungen der Magen-Darm-Passage nach rechtsseitigen Hemikolektomien. Die wissenschaftliche Datenlage ist diesbezüglich jedoch nicht eindeutig. Messungen der gastrointestinalen Transitzeit und elektromechanische Untersuchungen lassen auf eine schnelle Erholung der Dünndarmmotilität innerhalb von Stunden nach der Operation schließen, während die Tätigkeit des Kolons erst 3–6 Tage nach Laparotomie wieder normale Muster zeigt. Dabei erholt sich die Motilität des Kolons von proximal nach distal. Auch die Magenentleerung ist postoperativ gestört, erholt sich aber innerhalb des ersten postoperativen Tages (Wells et al. 2019). Klinisch erreicht der postoperative paralytische Ileus in den meisten Fällen seine deutlichste Ausprägung zwischen dem 3. und 5. postoperativen Tag.

Jegliche Manipulation am Darm aktiviert inhibitorische neuronale Reflexbögen und aktiviert immunologische Mechanismen in der Magen- und Darmwand, die letztendlich die gastrointestinale Motilität hemmen (Vilz et al. 2014). Der Pathomechanismus des postoperativen paralytischen Ileus wird seit Jahrzehnten intensiv erforscht, ist jedoch bis heute nicht vollständig geklärt. Inzwischen wurden die drei wesentlichen Faktoren: **neuronales Netzwerk, immunologische Reaktion** und **endogene Opioidfreisetzung** identifiziert, welche die postoperative gastrointestinale Paralyse bedingen und sich gegenseitig beeinflussen.

2.1.1 Neuronales Netzwerk

Der Gastrointestinaltrakt besitzt nahezu die gleiche Anzahl an Neuronen wie das zentrale Nervensystem. Das komplex verschaltete Nervensystem in der Darmwand wird daher auch als „little brain" bezeichnet. Unser heutiges gastrointestinales Nervensystem ist nicht für abdominelle Operationen ausgelegt. Es hat sich seit der Steinzeit kaum verändert und dient physiologischerweise dazu, eine nahrungsabhänge Motilität zu generieren, die eine optimale Digestion und Resorption gewährleistet. Das enterische Nervensystem (ENS) bildet lokale Reflexkreise, die autonom vom zentralen Nervensystem (ZNS) arbeiten, gleichzeitig interagieren ZNS und ENS eng miteinander (Bódi et al. 2019). Bei der Nahrungsaufnahme und der anschließenden Verdauung spielt der Parasympathikus eine wichtige Rolle. Verdauungssäfte (Magensaft, Gallenflüssigkeit, Pankreassekret) werden in den Darm sezerniert, um eine optimale Aufschlüsselung der Nahrung zu erzielen. Die postprandiale Motilität dient der Durchmischung und dem Weitertransport der Nahrung für eine bedarfsgerechte Resorption.

Die postoperative gastrointestinale Paralyse wird maßgeblich durch das sympathische Nervensystem initiiert. Bereits durch die Laparotomie, welche im Grunde genommen eine abdominelle Verletzung darstellt, werden spinale Afferenzen aktiviert. Nach Verschaltung dieser Signale im Rückenmark wird das Stresshormon Noradrenalin ausgeschüttet, welches gleichzeitig motilitätshemmend an der glatten Muskulatur des Gastrointestinaltraktes wirkt. In Stresssituationen, wie z. B. einer abdominellen Verletzung, hat das Überleben – durch Aufrechterhaltung eines zentralisierten Blutkreislaufes – gegenüber einer der Resorption dienlichen Motilität klaren Vorrang. Die zusätzliche Traumatisierung des Darmes während der Operation aktiviert neuronale Afferenzen zum Hirnstamm. Deren Signale bedingen neben der Freisetzung von Noradrenalin auch die Freisetzung von vasoaktivem intestinalem Peptid (VIP) und von Stickstoffmonoxid (NO) an der glatten Muskulatur des Darmes. Sowohl VIP als auch NO verursachen eine Hemmung der glatten Muskulatur am Darm. NO ist zudem zytotoxisch und damit antibakteriell. Es induziert die Einwanderung neutrophiler Granulozyten in die Tunica muscularis der Darmwand, um Bakterien, welche möglicherweise vom Darmlumen in die Darmwand translozieren, zu eliminieren. Neutrophile Granulozyten wiederum setzen im Rahmen der Phagozytose inflammatorische Zytokine frei, welche die Darmmotilität hemmen und eine Chemotaxis weiterer Immunzellen in die Darmwand hervorrufen (Vilz et al. 2014).

Bei der Auflösung der postoperativen Darmparalyse nimmt der Nervus vagus mit seinen parasympathischen Fasern eine zentrale Rolle ein. Durch die Stimulation vagaler Efferenzen wird der Neurotransmitter Acetylcholin freigesetzt und steigert die Magenentleerung, Darmperistaltik und Sekretion der Verdauungsdrüsen. Darüber hinaus aktiviert das freigesetzte Acetylcholin Acetylcholinrezeptoren auf ortsständigen Makrophagen der Darmwand. Durch die Aktivierung dieser Rezeptoren wird die Freisetzung inflammatorischer Zytokine aus den Darmwand-Makrophagen gehemmt. Diese Interaktion zwischen Nervus vagus und ortsständigen Makrophagen der Darmwand wird auch als „cholinerger antiinflammatorischer Signalweg" bezeichnet. In Tiermodellen wurde gezeigt, dass die Stimulation des Nervus vagus bei der Sepsis die Freisetzung von Tumornekrosefaktor α (TNFα), einem stark pro-inflammatorisch wirkenden Zytokin, aus Darmwandmakrophagen hemmt (Borovikova et al. 2000) und beim postoperativen paralytischen Ileus die Entzündung in der Darmwand reduziert und die gastrointestinale Motilität verbessert (de Jonge et al. 2005).

2.1.2 Immunologische Reaktion

Unser Immunsystem im Gastrointestinaltrakt ist analog unserem vegetativen Nervensystem nicht für abdominelle Operationen vorgesehen. Es dient im Wesentlichen dazu, eine schnelle und kompetente Immunantwort auf eindringende Keime zu gewährleisten.

Makrophagen der Darmwand und Mastzellen scheinen eine Schlüsselrolle bei der Genese der postoperativen Paralyse einzunehmen. Durch die Manipulation des Darmes werden ortsständige Darmwand-Makrophagen aktiviert. Diese schütten eine Reihe von Zytokinen aus, die zum einen eine zytotoxische Wirkung auf eindringende Pathogene haben und eine Chemotaxis für weitere Immunzellen zur Traumastelle auslösen und zum anderen, quasi als „Nebenwirkung", die Kontraktilität der glatten Muskulatur der Darmwand reduzieren. Darüber hinaus fördert das intraoperative Trauma die Mastzelldegranulation. Mastzellen werden vor allem in der Serosa und im Mesenterium nachgewiesen. Durch ihre Degranulation werden Histamin, Serotonin und vasoaktive Substanzen freigesetzt, die zu einer – durch Chemotaxis ausgelöste – Infiltration von Entzündungszellen in die Tunica muscularis führen. Unser Immunsystem ist somit in der Lage, schnell und effektiv auf eindringende Keime zu regieren und diese – in Zeiten weit vor der Entwicklung von Antibiotika – effektiv zu eliminieren. Quasi als Nebenwirkung der hoch kompetenten Immunabwehr gelangen durch die gesteigerte Gefäßpermeabilität nicht nur Immunzellen, sondern auch Flüssigkeit aus dem Gefäßlumen in die Darmwand. Dadurch steigt die Permeabilität der Darmwand. Nach intestinaler Manipulation translozieren Mikropartikel, Bakterien und ihre Bestandteile (sog. „pathogen associated molecular patterns" [PAMP], bspw. Lipopolysaccharide aus der Bakterienwand gramnegativer Bakterien oder Flagellin, Bestandteil bakterieller Geißeln) aus dem Darmlumen und werden von Monozyten der Darmwand phagozytiert. Diese Monozyten wandern anschließend über die intestinale Lymphe und den Ductus thoracicus in den Blutkreislauf, gelangen in andere Organsysteme und in den Darm zurück und können dort eine inflammatorische Reaktion hervorrufen (Schwarz et al. 2002).

An der Entstehung, Ausbreitung und Aufrechterhaltung der postoperativen Paralyse sind verschiedene Chemokine, Adhäsionsmoleküle und Zytokine beteiligt. Chemokine und Adhäsionsmoleküle ermöglichen die Extravasion zirkulierender Monozyten und neutrophiler Granulozyten in die Tunica muscularis. In Tiermodellen wurde eine Beteiligung von Intercellular Adhesion Molecules 1 (ICAM-1), P-Selectin und Lymphocyte Function-associated Antigen 1 (LFA-1) nachgewiesen. Die intestinale Manipulation beeinflusst ferner die Freisetzung pro-inflammatorischer Zytokine wie Tumornekrosefaktor α (TNFα), Interleukin 1β, Interleukin 6 und Interferon γ (IFNγ) durch Immunzellen der Darmwand. Diese Zytokine wirken auf verschiedene immunologische Signalkaskaden ein und hemmen direkt und indirekt die glatte Muskulatur der Darmwand (zusammengefasst durch (Vilz et al. 2014)).

Auch die Cyclooxygenase-2 (Cox-2) ist an der Pathogenese der postoperativen Darmparalyse beteiligt. Die Synthese des Enzyms wird unter anderem bei entzündlichen Prozessen induziert. Im Tiermodell konnte nach Manipulation am Darm eine gesteigerte Transkription des Cox-2-Gens nachgewiesen werden. Die gezielte Hemmung der Cox-2 reduzierte dagegen die Entzündung der Darmwand und verbesserte die Darmpassage (zusammengefasst durch (Vilz et al. 2014)).

Weitere Faktoren, die die postoperative Darmparalyse bedingen, sind die Gewebeverletzungen und der Zelluntergang im Rahmen des chirurgischen Eingriffs. Dadurch werden Zellbestandteile freigesetzt, die unter physiologischen Bedingungen nicht pathogen sind, die sogenannten „damage associated molecular patterns“ (DAMP), bspw. ATP oder DNA. Nach Freisetzung in den Extrazellularraum interagieren DAMPs ähnlich wie PAMPs mit Immunzellen und lösen eine entzündliche Reaktion aus. Die Ausprägung der postoperativen Darmatonie wird somit direkt vom Ausmaß des intestinalen Traumas beeinflusst (Vilz et al. 2014).

Die Verbindung zwischen lokalisierter intestinaler Manipulation und panenterischer Inflammation mit paralytischem Ileus konnte durch die Entdeckung des sogenannten gastrointestinalen „field effect“ (Schwarz et al. 2004) erklärt werden. Ausgelöst durch die Darmmanipulation aktivieren dendritische Zellen der Darmwand TH1-Gedächtsniszellen. TH1-Gedächtnistellen sezernieren IFNγ und aktivieren dadurch ortsständige Darmwand-Makrophagen. Eine lokalisierte Entzündung entsteht. Die TH1-Gedächtniszellen immigrieren in den portalvenösen Blutstrom und das Lymphsystem. Über den Blutkreislauf verteilen sie sich schließlich aufgrund eines intestinalen „homing receptor“ (CCR9) im gesamten Gastrointestinaltrakt. Auch in den nichtmanipulierten Darmabschnitten sezernieren sie IFNγ und aktivieren ortsständige Darmwand-Makrophagen. Diese induzieren daraufhin eine Entzündungsreaktion (Engel et al. 2010).

Neben diesem immunologischen „field effect“ scheinen auch neuronale Signale eine Rolle zu spielen. So lassen Beobachtungen im Nagermodell auf einen zusätzlichen inhibitorischen sympathischen Signalwegs schließen, der die Magenentleerung nach intestinaler Manipulation hemmt (de Jonge et al. 2003).

> Unser gastrointestinales Immunsystem stammt aus der „Steinzeit“ und kann nicht zwischen elektiver Laparotomie und Abdominalverletzung differenzieren. Es reagiert uni sono mit dem Ziel einer schnellen und effektiven Immunabwehr. Quasi als „Nebenwirkung“ entsteht durch die Aktivierung des Sympathikus und der Ausschüttung von inflammatorischen Botenstoffen eine Darmparalyse.

2.1.3 Endogene Opioidfreisetzung

Durch die perioperative Stressreaktion werden endogene Opioide freigesetzt. Über periphere μ-Rezeptoren verzögern sie die Magenentleerung und reduzieren die gastrointestinale Motilität. Die Wirkung endogener Opioide wird durch exogene Opioide, die im Rahmen der postoperativen Schmerztherapie zugeführt werden, potenziert. Sie wirken synergistisch an den Opioidrezeptoren der Darmwand und verstärken die postoperative Darmatonie (Wood und Galligan 2004).

Die Pathogenese des postoperativen paralytischen Ileus lässt sich wie folgt zusammenfassen (◘ Abb. 1):

- Der postoperative paralytische Ileus wird durch Aktivierung sympathischer Nervenfasern und die Ausschüttung von Neuropeptiden initiiert.
- Die Aktivierung von Immunzellen in der Darmwand und die Ausschüttung von inflammatorischen Zytokinen prolongiert das Krankheitsbild.
- Die Ausschüttung endogener Opioide und die im Rahmen der Analgesie zugeführten Opioide verstärken den postoperativen paralytischen Ileus.

Praxistipp

Der postoperative paralytische Ileus ist ein multifaktorielles Geschehen, das maßgeblich durch das sympathische Nervensystem und das Immunsystem geprägt wird. Das Immunsystem hat den größten Einfluss auf die postoperative Darmparalyse, gefolgt von der Aktivierung des Sympathikus und der Ausschüttung endogener Opioide.

2.2 Postoperativer mechanischer Ileus

In der frühen postoperativen Phase ist der mechanische Ileus eine seltene, jedoch ernst-

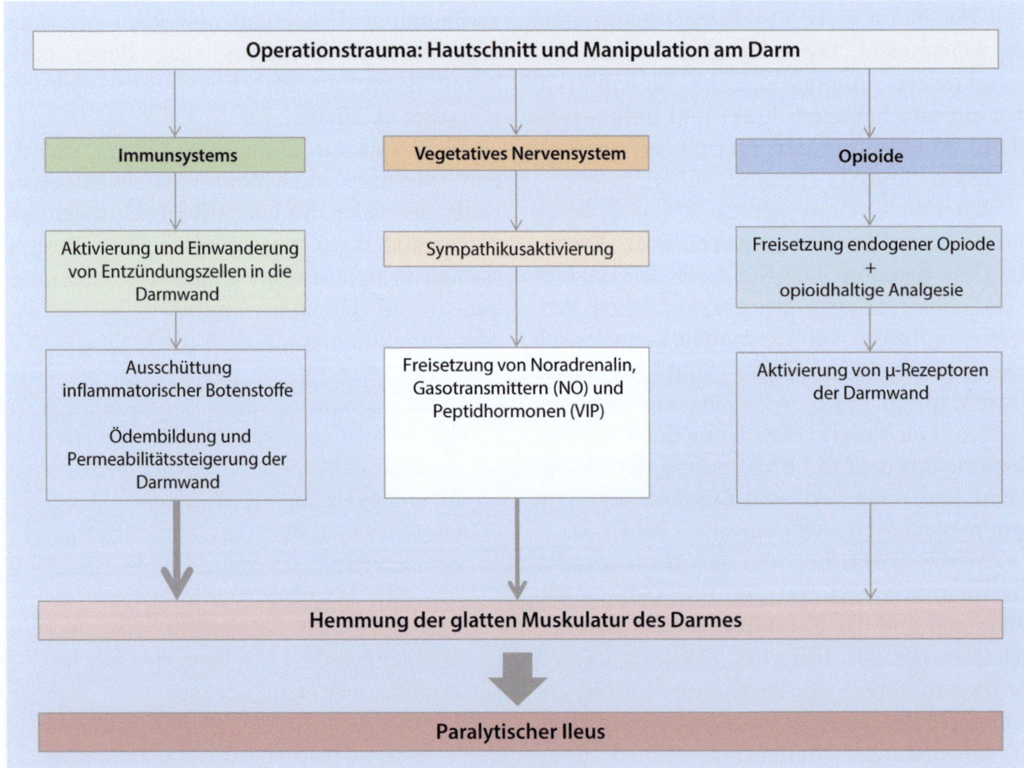

◘ **Abb. 1.** Pathogenese des postoperativen paralytischen Ileus. Der Einfluss der Faktoren nimmt von links nach rechts ab

zunehmende Komplikation. Tho und Kollegen identifizierten in einer systematischen Auswertung von 3813 Patienten nach laparoskopischen kolorektalen Eingriffen 25 innere Hernien oder Volvoli (Toh et al. 2016). Das Risiko zur Entwicklung intraabdomineller Adhäsionen besteht nach jeder Bauchoperation und ist häufig abhängig vom operativen Trauma. Nach laparoskopischen kolorektalen Eingriffen entwickeln Patienten daher seltener einen Bridenileus als nach offenen Eingriffen (Ha et al., 2016).

3 Diagnose

3.1 Klinik

Das klinische Bild des Ileus ist durch Erbrechen, Stuhlpassagestörung, Windverhalt und geblähtes Abdomen gekennzeichnet. Auch Sodbrennen und Singultus können Frühsymptome eines Ileus sein.

Beim postoperativen paralytischen Ileus kommt es häufig zu Übelkeit, verzögertem Kostaufbau, galligem Erbrechen, Stuhl- und Windverhalt. Das Abdomen ist diffus druckdolent meteoristisch gebläht ohne Peritonismus. Die Darmgeräusche fehlen oder sind sehr spärlich.

Hingegen kommt es beim postoperativen mechanischen Ileus, welcher z. B. durch eine innere Hernie hervorgerufen werden kann, häufig zu krampfartigen Bauchschmerzen mit schwallartigem Erbrechen. Die Darmgeräusche sind in den ersten Stunden hochgestellt. Das Erbrochene ist bei einer relativ proximalen Dünndarmobstruktion gallig und bei einer distalen jejunalen Obstruktion bräunlicher Dünndarmstuhl. Für den mechanischen Ileus gilt generell: Bei einer Dünndarmobstruktion hat der Patient weiterhin Stuhlgang. Zu einem Stuhlverhalt hingegen kommt es bei einer Obstruktion im Bereich des Kolons.

Praxistipp

Ein postoperativer funktioneller Ileus ist durch eine Darmparalyse, Erbrechen und ein geblähtes Abdomen gekennzeichnet.

Als Risikofaktoren für die Entstehung des postoperativen paralytischen Ileus gelten schwerere Allgemeinerkrankungen (ASA > II), chronische obstruktive Lungenerkrankung (COPD) und Hypalbuminämie (<3,5 g/dl). Zudem belegen viele Studien einen Zusammenhang zwischen dem Ausmaß des intraoperativen Traumas und der postoperativen Darmparalyse. Für konventionelle Operationen, große Wunden, aufwendige Adhäsiolysen, die Mobilisierung der Milz, Rektumresektionen und Patienten mit Transfusionsbedarf wurde ein erhöhtes Risiko für eine prologierte Darmparalyse beschrieben (Rybakov et al. 2017).

Cave

Stuhlgang schließt einen mechanischen Dünndarmileus nicht aus.

Einen Sonderfall stellt der septisch assoziierte postoperative Ileus dar, welcher durch eine inflammatorische Reaktion, wie z. B. eine Peritonitis, hervorgerufen wird. Nach gastrointestinalen Operationen muss immer an eine Anastomoseninsuffizienz gedacht werden. Meistens stehen Fieber, Infektion mit Erhöhung der Entzündungsparameter sowie das akute Abdomen mit Peritonitis und paralytischem Ileus im Vordergrund. Eine Anastomoseninsuffizienz tritt gehäuft zwischen dem 3. und 6. postoperativen Tag auf. Sie ist bei intraoperativ überprüfter und dichter Anastomose innerhalb der ersten zwei postoperativen Tage selten. Generell kommt es aufgrund des operativen Traumas in den ersten zwei postoperativen Tagen häufig zu einem reaktiven Anstieg der Entzündungsparameter (Leukozyten und C-reaktives Peptid [CRP]). Ursache dafür ist eine stereotypische Reaktion unseres gastrointestinalen Immunsystems, das auf eine mechanische Manipulation wie auf eine bakterielle Entzündung reagiert. Die Leukozytose und das CRP fallen in der Regel ab dem 2. postoperativen Tag deutlich ab. Sollten die Entzündungsparameter nicht wie gewohnt fallen oder tritt Fieber auf, muss ein septischer Fokus, wie beispielsweise eine Anastomoseninsuffizienz, ausgeschlossen werden. Fieber wird bei der postoperativen Darmparalyse praktisch nicht beobachtet, da es erst durch eine prolongierte inflammatorische Reaktion mit Ausschüttung von Zytokinen (Interleukin-1β, Interleukin-6 und TNF-α), Prostaglandin E2, Histamin und Bradykinin hervorgerufen wird. Die immunologische Reaktion, die durch die mechanische Darmmanipulation hervorgerufen wird, ist hingegen selbstlimitierend. Fieber kann daher der erste Hinweis auf einen septischen Fokus wie eine Anastomoseninsuffizienz, einen Wund- oder Harnwegsinfekt oder eine Pneumonie sein.

Praxistipp

Treten beim postoperativen Ileus Fieber und Entzündungsparameter auf, muss ein septischer Fokus, beispielsweise eine Anastomoseninsuffizienz, ausgeschlossen werden.

Einen weiteren Sonderfall stellt die Opioid-induzierte Darmpassagestörung dar, welche unter einer opioidlastigen postoperativen Schmerztherapie häufig beobachtet wird. Im Vordergrund stehen eine hartnäckige Obstipation mit hartem Stuhlgang, spärliche Darmgeräusche und Übelkeit mit Erbrechen.

Praxistipp

Nach konventionellen abdominalchirurgischen Operationen kommt es häufig zu einem postoperativen paralytischen Ileus. Bei Bauchkrämpfen muss aber insbesondere auch an einen mechanischen Ileus gedacht werden.

3.2 Klinische Untersuchung

Die klinische Untersuchung des Patienten steht im Vordergrund. Fieber, Tachypnoe (>20/min), Verwirrtheit, Oligurie und Peritonismus sind Hinweise für einen septischen Fokus. Ein weiches, geblähtes, druckdolentes Abdomen ohne Abwehrspannung, begleitet von galligem Erbrechen und spärlichen Darmgeräuschen, spricht für einen paralytischen Ileus. Krampfartige Schmerzen mit hochgestellten Darmgeräuschen und schwallartigem Erbrechen sprechen hingegen für ein mechanisches Hindernis.

3.3 Labordiagnostik

Die postoperative Labordiagnostik wird von Klinik zu Klinik sehr unterschiedlich gehandhabt. Für den Ileus existieren keine spezifischen Laborparameter. Häufig werden Blutbild mit Leukozyten, Hb-Wert, Elektrolyte, Kreatinin und Harnstoff bestimmt. Als Entzündungsparameter ist das C-reaktive Peptid (CRP) ein guter Verlaufsparameter. Es kann initial nach einer Operation erhöht sein, sollte aber im Verlauf abfallen. Bei Verdacht auf eine Darmischämie wird häufig das Laktat bestimmt. Einem erhöhten Laktatwert sollte immer nachgegangen werden. Ein normwertiger Laktatwert schließt allerdings eine Darmischämie nicht aus. Die Bestimmung von Procalcitonin ist sehr teuer und sollte in der Routinediagnostik daher nicht durchgeführt werden. Ein erhöhter Procalcitoninwert deutet auf einen bakteriellen Entzündungsfokus hin. Im Rahmen der postoperativen Darmatonie ist Procalcitonin praktisch nie erhöht. Es kann daher bei deutlich erhöhten Leukozyten und CRP und zur Differenzierung herangezogen werden. Bei erhöhten Procalcitoninspiegeln muss daher nach einem Entzündungsfokus gesucht und immer an eine Anastomoseninsuffizienz, an einen Harnwegsinfekt oder eine Pneumonie gedacht werden.

3.4 Sonografie

Die Abdomensonografie ist eine schnell verfügbare und preiswerte apparative Diagnostik, die bettseitig eine orientierende Diagnostik erlaubt. In erfahrenen Händen ist die Sensitivität der Sonografie vergleichbar mit der CT-Diagnostik. Bei der Sonografie sollte auf flüssigkeitsgefüllte Darmschlingen und deren Peristaltik geachtet werden. Deutlich flüssigkeitsgefüllte Darmschlingen mit Pendelperistaltik deuten auf einen postoperativen funktionellen Ileus hin. Flüssigkeitsgefüllte Darmschlingen mit Hyperperistaltik neben „Hungerdarm“ deuten auf ein früh diagnostiziertes, mechanisches Problem hin. In späteren Phasen verändert sich die Hyperperistaltik hin zur Pendelperistaltik. Beim Opioid-induziertem Ileus kann neben einer ausgeprägten Koprostase kaum Peristaltik nachgewiesen werden.

3.5 Abdomenübersicht im Stand oder in Linksseitenlage

Die Abdomenübersichtsaufnahme ist eine kostengünstige und rasch verfügbare Untersuchung, die Spiegelbildungen und freie intraabdominelle Luft identifiziert. Die Lokalisation eventueller Spiegel lässt jedoch nur ungefähre Rückschlüsse auf die Lage des Passagestopps zu und eventuelle Begleitbefunde kommen nicht zur Darstellung. Bei Patienten mit Verdacht auf einen septischen Fokus sollte daher ohne Zeitverlust eine CT-Diagnostik durchgeführt werden. In der Abdomenübersichtsaufnahme sollte die Stuhl- und Darmgasverteilung betrachtet werden. Multiple Dünndarmspiegel und eine große „Magenblase“ weisen auf einen Ileus hin. Die Ursache für den Ileus sollte in einer anschließenden CT-Diagnostik oder einer Abdomensonografie durch einen erfahrenen Sonographeur weiter abgeklärt werden. Bei der Abdomenübersichtsaufnahme kann ein stuhlgefüllter Dickdarmrahmen gut dargestellt werden. Eine Koprostase ohne Spiegelbildung kann Hinweis auf eine Opioid-induzierte Darmpassagestörung sein.

3.6 Computertomografie

Die Computertomografie identifiziert einen Ileus mit hoher Sensitivität und ermöglicht eine direkte Darstellung dessen Ursache. CT-Untersuchungen werden mit unterschiedlichen Kontrastierungsverfahren durchgeführt. Bei Verwendung von Wasser als orales und rektales Kontrastmittel kann die Magen- und Darmwand sehr gut beurteilt und ein mechanisches Hindernis gut identifiziert werden. Jodhaltige Kontrastmittel haben einen höheren Kontrast als Wasser, lassen dadurch aber eine Beurteilung der Darmwand schlechter zu. Eine Anastomoseninsuffizienz kann durch den Austritt eines jodhaltigen Kontrastmittels außerhalb des Darmlumens bewiesen werden. Unter Verwendung von Wasser ist die Beurteilung einer Anastomoseninsuffizienz mitunter schwierig, da Ascites oder intraabdominelle Flüssigkeit um eine Anastomose gleiche Dichtewerte wie Wasser haben. Extraluminale Luft ist ein weiterer Hinweis für eine Anastomoseninsuffizienz. Da heutzutage jedoch die meisten kolorektalen Operationen minimalinvasiv durchgeführt werden, ist die Interpretation von freier Luft häufig schwierig, da sie auch ein Residuum des Pneumoperitoneums sein kann.

Der postoperative paralytische Ileus stellt sich im CT mit flüssigkeitsdilatierten Dünndarmschlingen und häufig gefülltem Magen ohne Nachweis eines Kalibersprungs oder Nachweis von „Hungerdarm“ dar (◘ Abb. 2). Beim mechanischen Ileus hingegen sind die Darmschlingen vor dem Hindernis dilatiert, danach kollabiert. In der CT-Bildgebung werden zudem begleitende Erkrankungen und

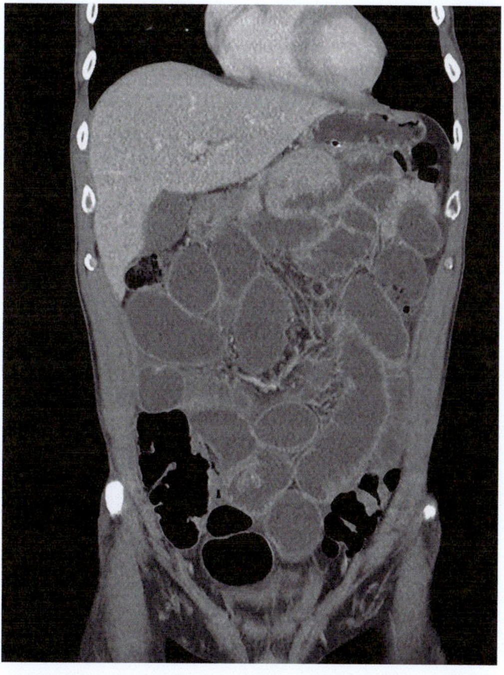

◘ **Abb. 2.** Postoperativer paralytischer Ileus mit ubiquitär dilatierten Dünndarmschlingen

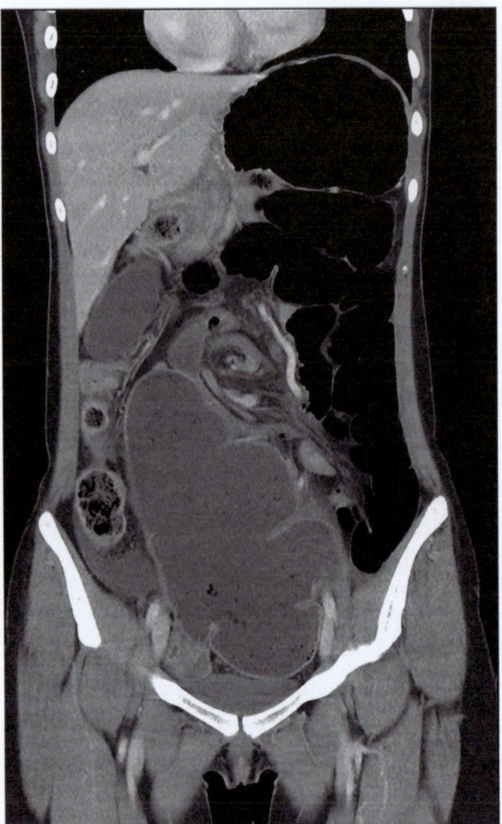

Abb. 3. Mechanischer Ileus durch innere Hernierung von Dünndarmschlingen in eine Mesenteriallücke mit Rotationsphänomen der Mesenterialgefäße

Befunde zur Differenzialdiagnose erkannt. Eine Rotation der mesenterialen Gefäße ist suggestiv für eine innere Hernie oder einen Volvolus um eine Bride (Abb. 3).

Praxistipp

Wenn eine Anastomoseninsuffizienz gezielt ausgeschlossen werden soll, ist die Verwendung eines intraluminalen jodhaltigen Kontrastmittels in der CT-Bildgebung sinnvoll. Für alle anderen Fragestellungen wird dagegen ein negativer luminaler Kontrast mit Wasser empfohlen.

4 Prophylaxe und Therapie

4.1 Mechanischer Ileus

Der mechanische Ileus geht meist mit schwallartigem Erbrechen und der Gefahr einer Aspiration einher. Die Anlage einer Magensonde entlastet den Magen, reduziert die Übelkeit und vermindert die Aspiration bei Oberkörper-hochgelagerten, wachen Patienten. Bei Patienten mit fehlenden Schutzreflexen ist die Intubation als Aspirationsprophylaxe bis zur Behebung des mechanischen Hindernisses erforderlich. Hierzu ist eine gute Kommunikation mit dem Anästhesisten notwendig. Die Narkoseeinleitung von Ileuspatienten ist anspruchsvoll und bedarf einer speziellen Narkosetechnik, der sogenannten Rapid-Sequence-Induktion. Dazu wird der Patient mit Sauerstoff gut präoxygeniert, um anschließend nach Narkoseeinleitung und Relaxation ohne Zwischenbeatmung intubiert zu werden. Eine Maskenbeatmung birgt ein hohes Aspirationsrisiko und sollte wenn irgend möglich vermieden werden.

Die Therapie des postoperativen mechanischen Ileus beinhaltet die Beseitigung des Passagehindernisses. Um das Trauma gering zu halten, ist ein laparoskopisches Vorgehen zu bevorzugen. Allerdings birgt die Laparoskopie beim gestauten Darm ein erhöhtes Risiko für iatrogene Darmverletzungen. Zudem muss in einigen Fällen wegen mangelnder Übersicht zum offenen Vorgehen konvertiert werden. Nachdem die Ursache des Passagestopps behoben wurde (Desinvagination, Lösung innerer Hernien, Durchtrennung von Briden oder Adhäsionen), muss die Vitalität des Darmes sorgfältig beurteilt werden. Durchblutungsgeminderte Darmabschnitte, die sich nach der Entlastung nicht erholen, müssen reseziert werden. Zudem sollte die Ursache des mechanischen Ileus, wie z. B. ein offener Mesenterialschlitz, beseitigt bzw. verschlossen werden.

Praxistipp

Ein erbrechender Patient sollte als Aspirationsschutz stets Oberkörper-hoch gelagert werden. Bei intakten Schutzreflexen sollte eine Magensonde zur Entlastung gelegt werden, bei fehlenden Schutzreflexen hingegen muss der Patient zügig intubiert werden.

4.2 Postoperativer paralytischer Ileus

Das peri-, intra- und postoperative Management des Patienten sollte so gestaltet werden, dass nach Möglichkeit kein postoperativer paralytischer Ileus entsteht. Der Fokus liegt daher darauf, das intraoperative Trauma zu reduzieren und die Entzündungsreaktion einzudämmen. Weit verbreitete Konzepte mit dem Ziel einer schnellen Rehabilitation des Patienten und zur Prophylaxe eines postoperativen paralytischen Ileus sind das Fast-Track- und das ERAS-Konzept, welche im Weiteren näher beschrieben werden.

4.2.1 Prophylaxe des postoperativen paralytischen Ileus

Fast-Track-Rehabilitation

Seit den späten 1990er-Jahren ist bekannt, dass Patienten nach elektiven kolorektalchirurgischen Eingriffen von einer effektiven perioperativen Analgesie, zügiger Mobilisierung und frühem Kostaufbau profitieren. Vor diesem Hintergrund wurde das Konzept der „Fast-Track-Rehabilitation" vor allem für die konventionelle Chirurgie entwickelt. Diese basiert auf einer ausführlichen Patienteninformation und -motivation, Vermeidung langer prä- und postoperativer Nüchternheitsphasen, einer Opioid-sparenden Schmerztherapie (i. d. R. durch thorakale Periduralanalgesie und NSAR), rascher Mobilisierung und zügigem Kostaufbau. Auf Magensonden und Drainagen sollte weitgehend verzichtet werden. Die Effektivität dieses Konzepts auf die postoperative Morbidität und Krankenhausverweildauer wurde in zahlreichen Studien gezeigt (Vlug et al., 2011). Die schnellere postoperative Erholung der Darmtätigkeit wird vor allem der kontinuierlichen periduralen Blockade mit einem Lokalanästhetikum über einen thorakalen Periduralkatheter (PDK) zugeschrieben. Zum einen können durch einen PDK die peristaltikhemmenden Opioide eingespart werden. Zum anderen entfaltet die Lokalanästhesie durch die Blockade der sympathischen Efferenzen eine prophylaktische Wirkungen, indem die Initiierung der frühen neuronalen Komponente des postoperativen paralytischen Ileus gehemmt wird (zusammengefasst durch (Vilz et al. 2014)).

Minimalinvasive Chirurgie

Die minimalinvasive Chirurgie ermöglicht eine erhebliche Reduktion des intraoperativen Traumas und dadurch eine signifikante Reduktion der postoperativen unspezifischen immunologischen Antwort. Diese Überlegenheit laparoskopischer Eingriffe konnte in den vergangenen Jahren in Tiermodellen und klinischen Studien objektiviert werden. Die Entzündungsreaktion nach minimalinvasiven Operationen fällt geringer aus, die Darmpassage normalisiert sich schneller und es kommt zu weniger intraabdominellen Verwachsungen (Gomez Pinilla et al. 2014), (Schwenk et al. 2014).

Early Recovery after Surgery-Konzept (ERAS)

Im Rahmen des ERAS-Konzeptes wird der Kostaufbau und die Mobilisation am Operationstag begonnen. Aufgrund des geringeren operativen Traumas und der geringeren postoperativen Schmerzen wird bei minimalinvasiven Operationen im ERAS-Konzept in der Regel auf einen PDK verzichtet. Auch der frühzeitigen Nahrungsaufnahme kommt ein wichtiger Stellenwert bei der Prophylaxe und der Therapie des postoperativen Ileus zu.

Intravenöse Lidocaingabe

Die kontinuierliche intravenöse Lidocain-Dauerinfusion wird in manchen Kliniken routinemäßig im Rahmen der Schmerztherapie eingesetzt. Der Effekt auf den postoperativen paralytischen Ileus wird hingegen noch kontrovers diskutiert. Durch die Lidocaininfusion können Opioide eingespart werden und es kommt zu einer Hemmung spinaler Afferenzen. In manchen Untersuchungen konnte sogar eine deutliche Reduzierung von inflammatorischen Mediatoren in der Blutzirkulation nachgewiesen werden. Trotz dieser positiven Effekte konnte keine Verbesserung der Stuhlpassage nach 48 h Lidocain-Dauerinfusion nachgewiesen werden (Ho et al. 2018).

Cox-2-Inhibitoren und NSAID

Eine positive Wirkung von Cox-2-Hemmern und nichtsteroidalen Antirheumatika (NSAID) auf die postoperative Darmatonie liegt – aufgrund der Pathogenese des Krankheitsbildes – nahe und konnte erstmals in einer klinischen Studie nachgewiesen werden (Venara et al. 2018). Allerdings wurde nach Diclofenacgabe über mindestens zwei Tage eine höhere Rate an Anastomoseninsuffizienzen beobachtet (Vilz et al. 2014).

Akupunktur

Verschiedene Studien berichten einen positiven Effekt der Akupunktur auf die postoperative Erholung der Magen-Darm-Passage. Die Physiologie, die hinter der positiven Wirkung der Akkupunktur steckt, ist allerdings noch schlecht wissenschaftlich untersucht und die vorhandene Metaanalyse attestierte eine schlechte Studienqualität (Y.-H. Liu et al. 2017).

Kaugummikauen und Kaffee

Kaugummikauen als „Schein-Mahlzeit" scheint die Darmmotilität positiv zu beeinflussen. In klinischen Studien konnte die Dauer des postoperativen paralytischen Ileus nach viszeralchirurgischen Eingriffen verkürzt werden (Q. Liu et al. 2017). Kaugummikauen ist nebenwirkungsarm und äußerst kostengünstig. Neben Kaugummikauen wirkt sich auch ein frühzeitiger Kaffeekonsum positiv auf die Darmmotilität aus (Hasler-Gehrer et al. 2019).

Frühzeitige enterale Nahrungsaufnahme

Der frühzeitigen Nahrungsaufnahme kommt eine entscheidende Rolle bei der Prophylaxe und Therapie des postoperativen paralytischen Ileus zu. Zum einen führt die Magendehnung zum gastrokolischen Reflex und löst Kontraktionen im Mastdarm zur Stuhlentleerung aus. Zum anderen aktivieren Nahrungsbestandteile wie langkettige Fettsäuren einen sogenannten vago-vagalen Reflex-Pathway, welcher im Hirnstamm verschaltet wird. Physiologischerweise wird so z. B. die Kontraktion der Gallenblase nach Nahrungsaufnahme reguliert. Dadurch wird eine auf den Fettgehalt der Nahrung ausgerichtete Bereitstellung von Gallenflüssigkeit für die Mizellbildung und damit eine optimale Fettresorption erreicht. Dieser vagovagale Reflex-Pathway, welcher durch langkettige Fettsäuren ausgelöst wird, ist nach neuesten Erkenntnissen auch in der Lage, die Darmwandmakrophagen zu regulieren. So konnte gezeigt werden, dass eine enterale Ernährung mit langkettigen Fettsäuren bei einem gastrointestinalen Trauma zu einer signifikant geringeren Ausschüttung von inflammatorischen Mediatoren in der Darmwand führt (Eisner et al. 2011). Damit wirkt sich eine frühe enterale Ernährung positiv auf die Motilität aus und führt zu einer Reduktion der posttraumatischen Immunreaktion in der Darmwand.

4.2.2 Therapie des postoperativen Ileus

Sollte trotz adäquater Prophylaxemaßnahmen ein postoperativer Ileus auftreten, muss dieser effektiv behandelt werden. Häufig treten beim Ileus Elektrolytverschiebungen wie eine Hypokaliämie auf, die selbstverständlich ausgeglichen werden muss. Übelkeit ist ein unspezifischer Parameter und tritt relativ häufig am ersten oder zweiten postoperativen Tag auf und bedarf keiner Magensondenanlage. Sie ist mit den oben beschriebenen Maßnahmen zur Prophylaxe des postoperativen Ileus und zusätzlich mit Prokinetika und Antiemetika in der Regel gut zu therapieren. Erbrechen hingegen ist Ausdruck einer gestörten Magen-Darm-Motilität und weist auf einen postoperativen paralytischen Ileus hin. Eine nasogastrale Sonde zur Entlastung des Magens und als Aspirationsschutz sollte daher frühzeitig bei vorhandenen Schluckreflexen gelegt werden. Zum besten Zeitpunkt zur Anlage der Magensonde gibt es keine harten Daten, nach dem zweiten oder dritten Erbrechen ist die Anlage der Magensonde aber sinnvoll.

Der postoperative paralytische Ileus wird im klinischen Alltag häufig mit Laxanzien und Klistieren mit gutem Erfolg therapiert, obwohl ihre Wirkung erstaunlicherweise wissenschaftlich schlecht belegt ist.

Prokinetika

Eine systematische Übersichtsarbeit, die den Nutzen von Prokinetika bei der Behandlung der postoperativen Darmatonie untersuchte, mahnte an, dass die wissenschaftliche Qualität der meisten verfügbaren Studien unzureichend sei (Traut et al. 2008). Erythromycin scheint keinen Effekt zu haben, und Dopamin-Antagonisten (z. B. Metoclopamid) können aufgrund der schlechten Datenlage nicht eindeutig empfohlen werden (Traut et al. 2008). Cholinesterasehemmer hemmen den Abbau von Acetylcholin im synaptischen Spalt und wirken dadurch indirekt parasympathomimetisch und motilitätssteigernd. Im klinischen Alltag werden sie mit hoher Effektivität eingesetzt. Sie haben möglicherweise zusätzlich auch einen positiven Einfluss auf den cholinergen anti-inflammatorischen Signalweg und hemmen die posttraumatische Entzündungsreaktion im Gastrointestinaltrakt (Kalb et al. 2013). Cholinesterasehemmer haben jedoch auch Nebenwirkungen wie Bradykardie, Bauchkrämpfe, Übelkeit und Erbrechen oder Bronchospasmen und sollten daher nicht unkritisch eingesetzt werden.

Laxanzien und Klistiere

Die Wirkung von Laxanzien auf die postoperative Darmatonie ist erstaunlicherweise wissenschaftlich schlecht belegt. In einer klinischen Studie nach elektiven kolorektalen Eingriffen verkürzte Bisacodyl die Zeit bis zum ersten Stuhlgang. Die Toleranz oraler Nahrung und die Krankenhausverweildauer wurden jedoch nicht signifikant beeinflusst (Zingg et al. 2008). Im klinischen Alltag werden Laxanzien und Klistiere empirisch mit gutem Erfolg frühzeitig zur Erzielung der Darmpassage eingesetzt.

µ-Rezeptor-Antagonisten

In den USA wurde der µ-Rezeptor-Antagonist Alvimopan vor einigen Jahren für die Indikation postoperative Darmatonie zugelassen (Hyde et al. 2019). Er steht jedoch im Verdacht, bei längerer Einnahme das Risiko für Myokardischämien zu erhöhen, und darf aus diesem Grund nur unter stationären Bedingungen gegeben werden. In Europa ist Alvimopan bisher nicht zugelassen. Ein zweiter µ-Rezeptor-Antagonist, Methylnaltrexon, ist in Deutschland zur Therapie der Opioid-induzierten Obstipation bei Palliativpatienten zugelassen.

5 Zusammenfassung Prophylaxe und Therapie des postoperativen paralytischen Ileus

- Die minimalinvasive Chirurgie und das ERAS-Konzept verringern das Risiko für einen postoperativen paralytischen Ileus.
- Es existieren wenige evidenzbasierte Therapien des postoperativen paralytischen Ileus. Kaugummikauen, Kaffee und eine frühzeitige enterale Nahrungsaufnahme führen zu einer gesteigerten gastrointestinalen Motilität nach Operationen.
- Generell gilt: Elektrolytverschiebungen müssen umgehend ausgeglichen werden.
- Eine frühzeitige Magensondenanlage ist bei Erbrechen indiziert.
- Cholesterinesterasehemmer sind effektive Mittel auch bei hartnäckiger Darmparalyse, sollten aufgrund ihrer Nebenwirkungen allerdings nicht unkritisch eingesetzt werden.

Eigenes Vorgehen

- FAST-Track- bzw. ERAS-Konzept als Standard (Abweichungen nur bei speziellen Indikationen)
- Postoperativ keine Magensonden, Abdominaldrainagen vermeiden
- PDK-Anlage bei offenen abdominalchirurgischen Eingriffen
- Keine PDK-Anlage bei minimalinvasiven Operationen
- Frühzeitige Nahrungsaufnahme: am Operationstag Tee, Suppe, Joghurt; am 1. postoperativen Tag Weißbrot mit Marmelade, am 2. postoperativen Tag Kartoffeln und Pasta
- Wenn keine Stuhlpassage bis zum 2. postoperativen Tag erfolgte, Stimulation der Magen-Darm-Passage nach individuellem Befund mit Bisacodyl, Klysmen oder Distigmin und kein weiterer Kostaufbau bis zur Stuhlpassage
- Bei ausbleibender Darmpassage und Erbrechen: Magensondenanlage, enteral Tee und Joghurt, Darmstimulation mit Bisacodyl, Klysmen und Distigmin, bis Rückstau der Magensonde rückläufig und erfolgte Darmpassage
- Wenn Stuhlpassage erfolgt, weiterer Kostaufbau bis zur leichten Vollkost
- Bei schwallartigem Erbrechen und Bauchkrämpfen (V.a. mechanisches Problem) oder Anstieg der Entzündungsparameter und Temperaturen oder bei ausbleibender Darmpassage und Darmparalyse über 5 Tage CT-Bildgebung

6 Danksagung

Die Autoren bedanken sich bei Herrn Prof. Dr. med. M. Juchems, Diagnostische und Interventionelle Radiologie am Klinikum Konstanz, für die freundliche Bereitstellung der CT-Bilder.

Literatur

Alhashemi M, Fiore JF, Safa N, Al Mahroos M, Mata J, Pecorelli N, Baldini G, Dendukuri N, Stein BL, Liberman AS, Charlebois P, Carli F, Feldman LS (2018) Incidence and predictors of prolonged postoperative ileus after colorectal surgery in the context of an enhanced recovery pathway. Surg Endosc. ▶ https://doi.org/10.1007/s00464-018-6514-4

Bódi N, Szalai Z, Bagyánszki M (2019) Nitrergic enteric neurons in health and disease-focus on animal models. Int J. Mol Sci 20. ▶ https://doi.org/10.3390/ijms20082003

Borovikova LV, Ivanova S, Zhang M, Yang H, Botchkina GI, Watkins LR, Wang H, Abumrad N, Eaton JW, Tracey KJ (2000) Vagus nerve stimulation attenuates the systemic inflammatory response to endotoxin. Nature 405:458–462. ▶ https://doi.org/10.1038/35013070

Cannon WB, Murphy FT (1906) IV. The movements of the stomach and intestines in some surgical conditions. Ann Surg 43:512–536

de Jonge WJ, van den Wijngaard RM, The FO, ter Beek M-L, Bennink RJ, Tytgat GNJ, Buijs RM, Reitsma PH, van Deventer SJ, Boeckxstaens GE (2003) Postoperative ileus is maintained by intestinal immune infiltrates that activate inhibitory neural pathways in mice. Gastroenterology 125:1137–1147

de Jonge WJ, van der Zanden EP, The FO, Bijlsma MF, van Westerloo DJ, Bennink RJ, Berthoud H-R, Uematsu S, Akira S, van den Wijngaard RM, Boeckxstaens GE (2005) Stimulation of the vagus nerve attenuates macrophage activation by activating the Jak2-STAT3 signaling pathway. Nat Immunol 6:844–851. ▶ https://doi.org/10.1038/ni1229

Eisner F, Jacob P, Frick J-S, Feilitzsch M, Geisel J, Mueller MH, Küper MA, Raybould HE, Königsrainer I, Glatzle J (2011) Immunonutrition with long-chain fatty acids prevents activation of macrophages in the gut wall. J Gastrointest Surg Off J Soc Surg Aliment Tract 15:853–859. ▶ https://doi.org/10.1007/s11605-011-1431-z

Engel DR, Koscielny A, Wehner S, Maurer J, Schiwon M, Franken L, Schumak B, Limmer A, Sparwasser T, Hirner A, Knolle PA, Kalff JC, Kurts C (2010) T helper type 1 memory cells disseminate postoperative ileus over the entire intestinal tract. Nat Med 16:1407–1413. ▶ https://doi.org/10.1038/nm.2255

Gomez-Pinilla PJ, Binda MM, Lissens A, Giovangiulio MD, van Bree SH, Nemethova A, Stakenborg N, Farro G, Bosmans G, Matteoli G, Deprest J, Boeckxstaens GE (2014) Absence of intestinal inflammation and postoperative ileus in a mouse model of laparoscopic surgery. Neurogastroenterol Motil 26:1238–1247. ▶ https://doi.org/10.1111/nmo.12376

Ha GW, Lee MR, Kim JH (2016) Adhesive small bowel obstruction after laparoscopic and open colorectal surgery: a systematic review and meta-analysis. Am J Surg 212:527–536. ▶ https://doi.org/10.1016/j.amjsurg.2016.02.019

Hasler-Gehrer S, Linecker M, Keerl A, Slieker J, Descloux A, Rosenberg R, Seifert B, Nocito A (2019) Does coffee intake reduce postoperative ileus after laparoscopic elective colorectal surgery?: a prospective, randomized controlled study: the coffee study. Dis Colon Rectum ▶ https://doi.org/10.1097/DCR.0000000000001405

Ho MLJ, Kerr SJ, Stevens J (2018) Intravenous lidocaine infusions for 48 hours in open colorectal surgery: a prospective, randomized, double-blinded, placebo-controlled trial. Korean J Anesthesiol 71:57–65. ▶ https://doi.org/10.4097/kjae.2018.71.1.57

Hyde LZ, Kiely JM, Al-Mazrou A, Zhang H, Lee-Kong S, Kiran RP (2019) Alvimopan significantly reduces length of stay and costs following colorectal resection and ostomy reversal even within an enhanced recovery protocol. Dis Colon Rectum 62:755–761. ▶ https://doi.org/10.1097/DCR.0000000000001354

Kalb A, von Haefen C, Sifringer M, Tegethoff A, Paeschke N, Kostova M, Feldheiser A, Spies CD (2013) Acetylcholinesterase inhibitors reduce neuroinflammation and -degeneration in the cortex and hippocampus of a surgery stress rat model. PLoS ONE 8:e62679. ▶ https://doi.org/10.1371/journal.pone.0062679

Liu Q, Jiang H, Xu D, Jin J (2017) Effect of gum chewing on ameliorating ileus following colorectal surgery: a meta-analysis of 18 randomized controlled trials. Int J Surg Lond Engl 47:107–115. ▶ https://doi.org/10.1016/j.ijsu.2017.07.107

Liu Y-H, Dong G-T, Ye Y, Zheng J-B, Zhang Y, Lin H-S, Wang X-Q (2017) Effectiveness of acupuncture for early recovery of bowel function in cancer: a systematic review and meta-analysis. Evid-Based Complement Altern Med ECAM 2017:2504021. ▶ https://doi.org/10.1155/2017/2504021

Moghadamyeghaneh Z, Hwang GS, Hanna MH, Phelan M, Carmichael JC, Mills S, Pigazzi A, Stamos MJ (2016) Risk factors for prolonged ileus following colon surgery. Surg Endosc 30:603–609. ▶ https://doi.org/10.1007/s00464-015-4247-1

Rybakov EG, Shelygin YA, Khomyakov EA, Zarodniuk IV (2017) Risk factors for postoperative ileus after colorectal cancer surgery. Colorectal Dis Off J Assoc Coloproctology G B Irel. ▶ https://doi.org/10.1111/codi.13888

Schwarz NT, Beer-Stolz D, Simmons RL, Bauer AJ (2002) Pathogenesis of paralytic ileus: intestinal manipulation opens a transient pathway between the intestinal lumen and the leukocytic infiltrate of the jejunal muscularis. Ann Surg 235:31–40

Schwarz NT, Kalff JC, Türler A, Speidel N, Grandis JR, Billiar TR, Bauer AJ (2004) Selective jejunal manipulation causes postoperative pan-enteric inflammation and dysmotility. Gastroenterology 126:159–169

Schwenk W, Neudecker J, Haase O (2014) Evidenzlage der laparoskopischen Chirurgie beim Kolonkarzinom. Chir 85:570–577. ▶ https://doi.org/10.1007/s00104-014-2742-x

Tevis SE, Carchman EH, Foley EF, Harms BA, Heise CP, Kennedy GD (2015) Postoperative ileus-more than just prolonged length of stay? J Gastrointest Surg Off J Soc Surg Aliment Tract 19:1684–1690. ▶ https://doi.org/10.1007/s11605-015-2877-1

Toh JWT, Lim R, Keshava A, Rickard MJFX (2016) The risk of internal hernia or volvulus after laparoscopic colorectal surgery: a systematic review. Colorectal Dis Off. J. Assoc Coloproctology G B Irel 18:1133–1141. ▶ https://doi.org/10.1111/codi.13464

Traut U, Brügger L, Kunz R, Pauli-Magnus C, Haug K, Bucher HC, Koller MT (2008) Systemic prokinetic pharmacologic treatment for postoperative adynamic ileus following abdominal surgery in adults. Cochrane Database Syst Rev CD004930. ▶ https://doi.org/10.1002/14651858.CD004930.pub3

Venara A, Duchalais E, Dariel A, Aubert P, Durand T, Meurette G, Rolli-Derkinderen M, Hamy A, Neunlist M (2018) Anti-inflammatory effects of enhanced recovery programs on early-stage colorectal cancer surgery. World J Surg 42:953–964. ▶ https://doi.org/10.1007/s00268-017-4266-2

Vilz TO, Wehner S, Pantelis D, Kalff JC (2014) Immunmodulatorische Aspekte bei der Entstehung, Prophylaxe und Therapie des postoperativen Ileus. Zentralblatt Für Chir. – Z. Für Allg. Visz. Thorax- Gefäßchirurgie 139:434–444. ▶ https://doi.org/10.1055/s-0033-1350678

Vlug MS, Wind J, Hollmann MW, Ubbink DT, Cense HA, Engel AF, Gerhards MF, van Wagensveld BA, van der Zaag ES, van Geloven AAW, Sprangers MAG, Cuesta MA, Bemelman WA, LAFA study group (2011) Laparoscopy in combination with fast track multimodal management is the best perioperative strategy in patients undergoing colonic surgery: a randomized clinical trial (LAFA-study) Ann Surg 254:868–875 ▶ https://doi.org/10.1097/SLA.0b013e31821fd1ce

Wells CI, O'Grady G, Bissett IP (2019) Colonic electromechanical abnormalities underlying post-operative ileus: a systematic and critical review. J Neurogastroenterol Motil 25:36–47. ▶ https://doi.org/10.5056/jnm18030

Wood JD, Galligan JJ (2004) Function of opioids in the enteric nervous system. Neurogastroenterol Motil Off J Eur Gastrointest Motil Soc 16(2):17–28. ▶ https://doi.org/10.1111/j.1743-3150.2004.00554.x

Zingg U, Miskovic D, Pasternak I, Meyer P, Hamel CT, Metzger U (2008) Effect of bisacodyl on postoperative bowel motility in elective colorectal surgery: a prospective, randomized trial. Int J Colorectal Dis 23:1175–1183. ▶ https://doi.org/10.1007/s00384-008-0536-7

Pathogenese und Prävention der Nahtinsuffizienz in der onkologischen Kolonchirurgie

Hans Martin Schardey

Inhaltsverzeichnis

S. Benz et al. (Hrsg.), *Chirurgie des Kolonkarzinoms*,
https://doi.org/10.1007/978-3-662-60453-3_26

Die schwerwiegendste Komplikation nach Resektion am Intestinaltrakt ist die Anastomoseninsuffizienz (AI). Sie hat eine hohe Morbidität und Mortalität und führt langfristig zu einer Einschränkung des tumorfreien Überlebens. Die Insuffizienzraten sind seit Jahrzehnten unverändert hoch. Trotz fehlender Evidenz sind Chirurgen der Meinung, dass diese Komplikation vor allem durch technische Fehler verursacht wird (Evidenzlevel 4). Es gibt jedoch immer mehr experimentelle und indirekte Evidenz aus klinischen Studien (Evidenzlevel 1 A), die zeigen, dass die AI bakteriell bedingt ist.

1 Einführung

Anastomoseninsuffizienz (AI) nach kontinuitätserhaltender Resektion am Intestinaltrakt ist die schwerwiegendste und am meisten gefürchtete postoperative Komplikation. Die AI erhöht die perioperative Letalität um den Faktor 5–10 und reduziert das 5-Jahres-Gesamtüberleben infolge eines erhöhten Risikos für die Entstehung von Tumorrezidiven um bis zu 26 % (Boccola et al. 2011). Eine effektive Prävention der AI würde das Überleben des operierten Gesamtkollektivs besser als jede Chemotherapie verlängern. Trotz der großen Anzahl von Studien zu Risikofaktoren, chirurgischer Technik und zur Prävention der AI konnte die Inzidenz in den letzten drei Jahrzehnten nicht gesenkt werden (Daams et al. 2013; Shogan et al. 2013, 2014a; Sciuti et al. 2018). Das liegt u. a. daran, dass das heute gängige Erklärungsmodell zur Pathogenese der AI unzureichend ist. Sogar eine technisch perfekt angelegte Anastomose bei einem jungen und ansonsten gesunden Patienten, der in einer hoch spezialisierten Abteilung mit großem Patientenaufkommen vom erfahrensten Chirurgen operiert wird, kann insuffizient werden (Shogan et al. 2013). Es spricht vieles dafür, dass während des komplexen Vorgangs der Anastomosenheilung noch zumindest ein anderer Faktor eine wesentliche, bisher nicht verstandene Rolle spielen muss. Am ehesten sind dies Bakterien, die – getriggert durch beispielsweise das operative Trauma, Ischämie, Blutung, Stress und Medikamentengabe – eine Virulenz entwickeln und mit aggressiven Proteasen und Toxinen die Heilung stören und damit die AI verursachen können.

2 Pathogenese der Anastomoseninsuffizienz

2.1 Risikofaktoren

In der Literatur finden sich viele Arbeiten, die patientenseitige Risikofaktoren für eine AI beschreiben. Dazu gehören das männliche Geschlecht, Rauchen, Adipositas, Alkoholabusus, der kranke Patient ASA III–IV, präoperative Steroidtherapie, die Einnahme nichtsteroidaler Antirheumatika (NSAID), lange Operationsdauer, Blutung und Bluttransfusionen, die Größe des Tumors, distale Anastomosen, Kontamination des Situs, technische Probleme und der Notfalleingriff (Lipska et al. 2016; Konishi et al. 2006; Gorissen et al. 2012). Die Kenntnis der Risikofaktoren hilft jedoch nicht, die Pathogenese der AI zu verstehen. Sie bietet aber die rationale Basis für die Entscheidung, primär eine Diskontinuitätsresektion durchzuführen oder ein sogenanntes protektives Stoma anzulegen.

2.1.1 Operationstechnik

Die meisten Chirurgen sind davon überzeugt, dass die AI durch fehlerhafte chirurgische Technik verursacht wird, wie z. B. die Traumatisierung der Darmenden, primäre Undichtigkeiten der Nahtreihe, schlechte Blutversorgung oder Spannung auf der Naht (Shogan et al. 2014). Obwohl Daten hinter diesem rein mechanistischen Modell kaum existieren, wurde aufgrund der Vorstellung, dass die AI immer durch operationstechnische Fehler bedingt ist, im Rahmen einer Vielzahl von Studien nach der perfekten Anastomosentechnik gesucht (Shogan et al. 2013, 2014a; Slieker et al. 2013). Ein Konzept war es, die Anastomose mechanisch zu stärken und z. B. zweireihig, dreireihig oder mit Klammernahtverstärkung zu nähen. Für die einreihig fortlaufende, invertierende Naht mit langsam resorbierbarem, monofilem Nahtmaterial gibt es noch die beste Evidenz. Zwischen Handnaht und Stapler besteht kein Unterschied (Lustosa et al. 2001). Auch die Kompressionsanastomose erzielte keine besseren Ergebnisse, ebenso wenig die Verstärkung der Nahtreihe mit Fibrinkleber, Acrylaten oder Klammernahtverstärkern.

Die gute Durchblutung der Darmenden wird universell als Grundvoraussetzung für eine komplikationslose Anastomosenheilung gefordert. Unklar bleibt, welcher Prozentsatz der normalen Durchblutung für die ungestörte Heilung erforderlich ist. Versuche, die erforderliche Durchblutung mit einer Laserdoppler-Flussmessung zu ermitteln, waren wenig erfolgreich. In einer prospektiven Studie wurde nach Kolonresektion ein Abfall der Perfusion von 57 % an den Darmenden gemessen. Es traten aber keine AI auf (Boyle et al. 2000).

Konträre Ergebnisse lieferte eine prospektive Studie mit Messungen des Blutflusses nach Sigma- und Rektumresektion. Bei den Patienten, die später eine AI entwickelten, stellten die Autoren einen signifikant geringeren Blutfluss fest. Allerdings wurden alle minderdurchbluteten Darmenden nachreseziert, wenn der Blutfluss weniger als 50 % der Norm betrug. Im Durchschnitt war die Durchblutung bei den anastomosierten Patienten um 10 % der Norm reduziert. Trotzdem lag die AI-Rate bei 14,5 % (Vignali et al. 2000). Es ist somit immer noch unklar, welcher Prozentsatz der normalen Durchblutung für eine ungestörte Heilung erforderlich ist. Andererseits ist ausreichend belegt, dass Anastomosen auch bei eingeschränktem Blutfluss ungestört heilen können (Kashiwagi 1993).

Neben der Durchblutung ist die möglichst geringe Nahtspannung ein weiterer Eckpfeiler korrekter Operationstechnik, vor allem für Anastomosen nach kolorektalen Resektionen (Shogan et al. 2013). Allerdings ist auch diese Überlegung weitgehend hypothetisch, da es keine experimentellen oder klinischen Untersuchungen zu diesem Thema gibt. Auch wenn der Nutzen nicht erwiesen ist, streben wir Chirurgen immer nach technischer Perfektion bei unserer Arbeit. Sie ist sicherlich eine wichtige Voraussetzung, aber kein Garant für eine ungestörte Heilung von Anastomosen.

2.1.2 Bakterien als Risikofaktor für Anastomoseninsuffizienzen

Es gibt allerdings eine Vielzahl experimenteller und klinischer Studien aus den letzten 60 Jahren, die auf die Rolle der Bakterien in der Pathogenese der AI hinweisen und unter anderem demonstrieren, dass die AI durch die Anwendung von topischen, nichtresorbierbaren Antibiotika vor und nach Anlage einer intestinalen Anastomose verhindert werden kann.

Cohn und Rives erzeugten im Jahre 1955 eine schwerste Ischämie der Anastomose bei Hunden durch Devaskularisation der Darmenden des zu anastomosierenden Kolons auf einer Strecke von jeweils 5 cm. Nur jene Anastomosen heilten problemlos, die postoperativ über eine Sonde lokal mit Tetrazyklin gespült wurden.

Le Veen konnte bereits 1976 zeigen, dass die Verabreichung von Erythromycin und Kanamycin zusätzlich zur präoperativen mechanischen Darmreinigung die mittlere Zugfestigkeit von Kolonanastomosen signifikant ($p<0{,}001$) verbesserte. Die postoperative Fortsetzung dieser Medikation für eine weitere Woche führte beinahe zu einer Verdoppelung der mittleren Zugfestigkeit.

1985 untersuchte Cohen in einem Tiermodell an Ratten den Einfluss von Ischämie auf die Anastomosenheilung. Alle Blutgefäße zum linken Hemikolon der Ratten wurden unterbunden, ehe dort eine Anastomose angelegt wurde. Die Rate an AI war in der Kontrollgruppe mit 83 % sehr hoch und konnte nur durch die topische Anwendung von Neomycin und Erythromycin vom Tage vor der Operation bis zum 7. postoperativen Tag auf 0 % gesenkt werden. Systemische Antibiotika hatten keinen schützenden Einfluss auf die Anastomosenheilung.

Schardey et al. haben 1984 als Erste in einem Tiermodell an Ratten zeigen können, dass durch die postoperative orale Kontamination mit einem virulenten Pseudomonas-aeruginosa-Stamm eine Insuffizienzrate von 95 % der ösophago-intestinalen Anastomosen nach totaler Gastrektomie verursacht werden kann. Die Tiere der Kontrollgruppe entwickelten auch in 80 % Defektheilungen, starben aber nur in 10 % der Fälle an der AI durch Peritonitis. Die Dekontamination vom 7. Tag vor der Operation bis zum 10. postoperativen Tag mit den nichtresorbierbaren Antibiotika Polymyxin B, Tobramycin und Vancomycin im Trinkwasser der Tiere, verhinderte die Insuffizienz annähernd vollständig ($p < 0{,}0001$). Keimfreie Ratten hatten ebenfalls signifikant niedrigere AI-Raten ösophago-intestinaler Anastomosen als nichtkeimfreie Kontrollen ($p = 0{,}0002$) (Schardey et al. 1997a).

Praxistipp

Anastomoseninsuffizienzen können durch virulente Bakterien verursacht und auch bei schwerer Ischämie durch die Anwendung von topischen Antibiotika verhindert werden. Der Beginn dieser topischen Antibiotika-Prophylaxe bereits einen Tag vor der Operation und die Fortsetzung in den postoperativen Zeitraum hinein sowie das breite antimikrobielle Spektrum scheinen entscheidend für die ungestörte Heilung der Anastomosen zu sein.

2.1.3 Virulenzfaktoren der Bakterien in Bezug auf die Anastomoseninsuffizienz

Der Chirurg J. Alverdy und seine Mitarbeiter an der University of Chicago, USA, haben einige der molekularen Mechanismen entschlüsselt, mit denen intestinale Bakterien AI verursachen können (◘ Abb. 1).

Bei potenziell pathogenen Bakterien, wie z. B. Pseudomonas aeruginosa, kann durch die Punktmutation einer einzelnen DNA-Base aus einem kommensalen Bakterienstamm ein virulenter Phänotyp entstehen. Dieser Phänotyp zeichnet sich durch eine hohe Kollagenaseaktivität gegen Kollagen Typ I und Typ IV aus, die mit der Entstehung einer Anastomoseninsuffizienz einhergeht (Olivas et al. 2012). Anscheinend sind der chirurgische Eingriff und die Reaktion des Organismus darauf der Auslöser für die Entstehung des virulenten Phänotyps. Auch bestrahltes Gewebe hat möglicherweise Auswirkungen auf diese Entwicklung.

Alverdy und Mitarbeiter vermuteten, dass es sich bei der Fähigkeit von Darmbakterien, Kollagen abzubauen, um einen zentralen Mechanismus handeln könnte, der der Entstehung einer AI zugrunde liegt (Olivas et al. 2012). Zur Identifizierung weiterer Bakterienarten, die auf anastomosiertem Gewebe nach der Operation vorkommen und die Fähigkeit zum Kollagenabbau besitzen, untersuchten sie die Darmflora von Ratten vor und nach Anastomosenchirurgie (Shogan et al. 2014b). Unter Verwendung von 16 S-rRNA-Amplikon-Sequenzierung von Proben, die am Tag der Operation und am 6. Tag nach der Operation gesammelt wurden, analysierten sie die Veränderungen der luminalen (Stuhl) und der mukosaassoziierten Darmflora von Anastomosen im Dickdarm der Ratten. Die Ergebnisse zeigen, dass die Traumatisierung des Darmgewebes im Bereich der Anastomose signifikante Veränderungen der gewebeassoziierten Mikroorganismen im Niveau der Schleimhaut, aber nur minimale Veränderungen der luminalen Darmbakterien im Stuhl induziert. Der auffälligste Unterschied war ein Verschwinden der Anaerobier und ein 500-facher bzw. 200-facher Anstieg der relativen Häufigkeit von Enterococcus- bzw. Escherichia/Shigella-Spezies. Die funktionelle Profilanalyse der Mikroorganismen auf den post-anastomotischen Geweben zeigte einen dramatischen Wechsel hin zu Enzymen, die mit einer bakteriellen Virulenz assoziiert sind, einschließlich der Produktion von Hämolysin, zytoletalen Toxinen, Fimbrien, Invasinen, zytotoxischen nekrotisierenden Faktoren und Coccolysin. Zusammengenommen zeigen ihre Ergebnisse begleitende kompositorische und funktionelle Veränderungen der Darmbakterien auf dem anastomosierten Gewebe, die möglicherweise die Anastomosenheilung komplizieren können (Shogan et al. 2014b).

Schließlich konnten sie Enterococcus-faecalis-Stämme identifizieren mit der dualen Fähigkeit, sowohl Kollagenasen zu produzieren als auch die intestinale, gewebestän-

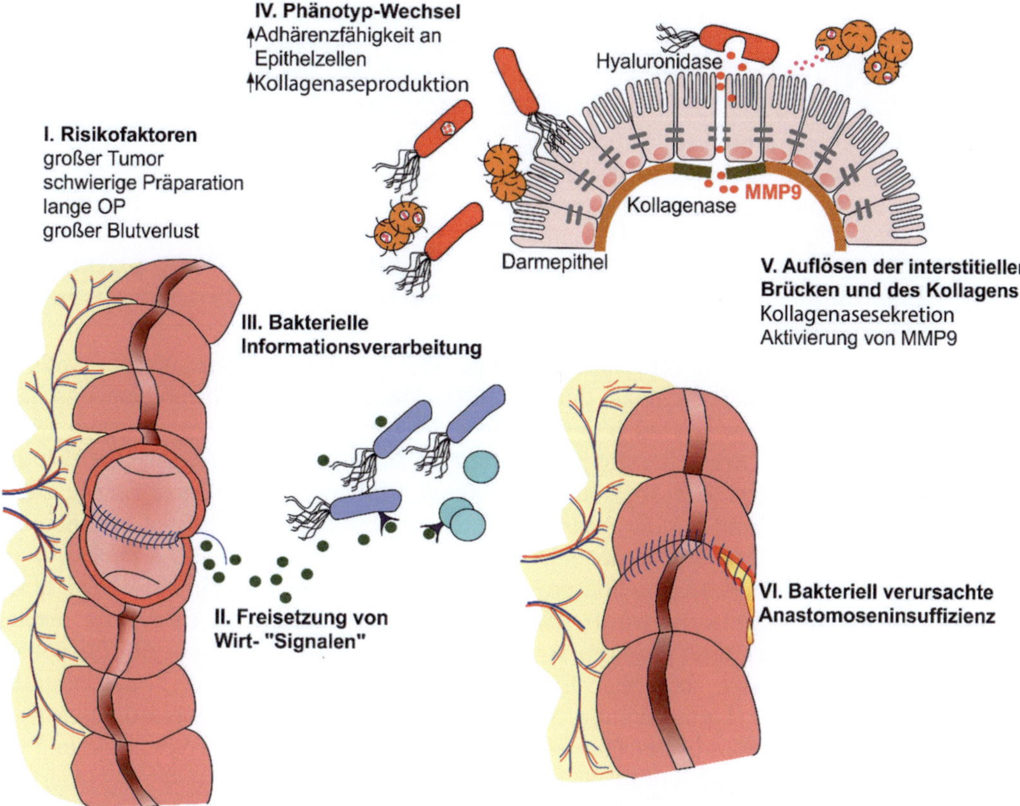

Abb. 1. Die Pathophysiologie der Nahtinsuffizienz nach J. C. Alverdy 2018: Eine Anastomoseninsuffizienz (AI) kann auftreten, wenn ein durch präoperative Radiochemotherapie, Alkohol-/Nikotinabusus oder Antibiotikabehandlung alteriertes Mikrobiom, das Bakterien mit spezifischen Virulenzgenen (z. B. E. faecalis, P. aeruginosa) beinhaltet, durch bestimmte „Wirtsignale", etwa lange Operationsdauer, hoher Blutverlust, erschwerte operative Resektion, aktiviert wird, um den Phänotyp zu wechseln und Kollagenasen zu bilden. Die Ausschüttung der Kollagenasen, die Sekretion weiterer toxischer Enzyme, die Aktivierung intestinaler Proteasen (MMP9) und eine Hochregulation der inflammatorischen Antwort begünstigen die Entstehung einer AI. Kollagenasen scheinen der Auslöser zu sein, ohne den eine AI sich nicht entwickelt (Alverdy 2018a, b, c). (Illustration nach John Alverdy)

dige Matrix-Metalloproteinase 9 (MMP9) zu aktivieren. Beide Enzyme begannen nun das im Rahmen der Heilung synthetisierte Kollagen Typ I und Typ IV abzubauen (Shogan et al. 2015). Dies scheint im Rattenmodell mit der Entstehung einer AI assoziiert zu sein. Zudem scheinen intestinale Mikroorganismen zur vermehrten lokalen Expression von MMP9, Hypoxie-induzierbarem Faktor 1α (HIF-1α) und Entzündungen im Rahmen der Anastomosenchirurgie beitragen zu können (Shogan et al. 2015). Es handelt sich dabei um einen Effekt, der durch Devaskularisation weiter verstärkt wird (Shogan et al. 2015). Die Ischämie scheint als Trigger zur Virulenzentwicklung in den Pathomechanismus der Heilungsstörung einzugreifen.

Praxistipp

Werden die Kollagenase-kodierenden Gene bei virulenten Stämmen entfernt, verlieren diese ihre Virulenz. Werden diese Gene retransplantiert, erhalten die Stämme die Virulenz zurück (Olivas et al. 2012;

Shogan et al. 2015) und können wieder AI verursachen. Das ist beweisend für die Rolle von Bakterien in der Pathogenese der AI.

Durch die Gabe von topischen Antibiotika (Ciprofloxacin, Metronidazol und Neomycin) konnte an Ratten die MMP9-Expression in Geweben, die sowohl der Anastomosierung als auch der Devaskularisation ausgesetzt waren, abgeschwächt werden. Dies ist eine Erklärung für den protektiven Nutzen topischer Antibiotika mit Verminderung oder Beseitigung der lokalen Keimlast durch potenziell pathogene Erreger an der betroffenen Mukosaoberfläche. Diese oder die pharmakologische Suppression der intestinalen MMP9-Aktivierung verhinderte die Anastomoseninsuffizienz bei Ratten (Shogan et al. 2015). Diese Rolle der Matrix-Metalloproteinasen bzw. deren Inhibitoren wurde von Krarup et al. 2017, einer unabhängigen Arbeitsgruppe aus Dänemark, bestätigt. Eine klinische Pilotstudie zur Untersuchung der Rolle von Mikroorganismen in der Pathogenese der Anastomosenheilung im Linkskolon und Rektum wurde bereits durchgeführt. Bei einem von 10 Patienten wurde ein Kollagenase-bildender E.-faecalis-Stamm isoliert und ausschließlich bei diesem Patienten klinisch eine Anastomoseninsuffizienz nachgewiesen (Shogan et al.2015) (◘ Abb. 1).

Praxistipp

Entscheidend ist nicht die alleinige Anwesenheit von Bakterien auf der Schleimhautoberfläche der Anastomose, sondern deren Wechsel vom kommensalen zum virulenten Phänotyp. Die perioperativen Lebensbedingungen der Mikrorganismen und spezielle, noch nicht im Detail verstandene Kaskaden lösen den Phänotypwechsel aus. Die entscheidende Eigenschaft des virulenten Phänotyps ist die Fähigkeit, eine oder mehrere Kollagenasen zu produzieren. Gegebenenfalls produzieren virulente Mikrorganismen weitere aggressive, ggf. zytotoxische Enzyme und Substanzen und aktivieren intestinale Proteasen wie MMP9. So zerstören sie, was der Körper im Rahmen der Anastomosenheilung bereits synthetisiert hat. Die mechanische Stabilität der Darmwand geht verloren, und die Anastomose bricht auseinander.

2.2 Verhinderung der Virulenzentwicklung potenziell pathogener Mikroorganismen

Die Verwendung nichtmikrobizider Arzneimittel kann Umgebungsbedingungen schaffen, die die Virulenz von pathogenen Mikroorganismen unterdrücken. Dies ist eine attraktive Strategie, um negative Folgen eines durch Antibiotikagabe gestörten Mikrobioms zu vermeiden (Olivas et al. 2012; Shogan et al. 2014, 2015; Zaborin et al. 2014; Yin et al. 2017, Alverdy 2018a, b). Es konnte bereits nachgewiesen werden, dass die Phosphatkonzentration im Lumen des Intestinaltraktes nach chirurgischem Trauma deutlich vermindert ist und dass diese Verminderung einen wichtigen Trigger für die Aktivierung der bakteriellen Virulenz darstellt. Bakterien scheinen sich bei Mangel an Phosphaten durch Virulenzentwicklung und Invasivität dieses Substrat aus dem Wirtorganismus zurückzuholen. Weiterhin ist bekannt, dass die Erhaltung ausreichender intraluminaler Phosphatmengen im Darm die Virulenzexpression unterbindet (Long et al. 2008; Olivas 2014; Zaborin et al. 2014; Yin et al. 2017). Da anorganisches Phosphat im Dünndarm rasch resorbiert wird und das Kolon nicht erreicht, ist es als Medikament ungeeignet (Zaborin et al. 2014). Es müssen deshalb andere Wege gefunden werden: Kürzlich wurde die Verwendung von Polyphosphat-beladenen Polyethylenglykol-Hydrogel-Nanopartikeln als neuartiger Trägersubstanz beschrieben. Diese Technologie ermöglicht eine verzögerte Freisetzung von Polyphosphaten, die so mit dem Ziel einer Virulenzsuppression von pathogenen, potenziell letalen bakteriellen Phänotypen im gesamten Gastrointestinaltrakt genutzt werden könnte

(Zaborin et al. 2014). Neben dem an Polyethylenglykol gebundenen Phosphat war auch Hexametaphosphat in der Lage, die Virulenzentwicklung von Pseudomonas aeruginosa (Yin et al. 2016; Hyoju et al. 2018), aber auch von Serratia marcesens (Hyoju et al. 2018), primär zu verhindern. Außerdem konnten diese Substanzen den Phänotypwechsel zur virulenten Form dieser Bakterien umkehren, was in beiden Fällen die Anastomoseninsuffizienz in der Ratte und der Maus verhindern konnte (Olivas et al. 2012; Hyoju et al. 2018). Vielleicht werden diese oder ähnliche nichtmikrobizide Medikamente in Zukunft ihre klinische Wirksamkeit zeigen und Anastomoseninsuffizienzen verhindern können.

> Phosphat, ein essenzielles Nahrungssubstrat der Bakterien, kann den Phänotypwechsel von Bakterien zur virulenten Form verhindern und virulente Mikroorganismen zum kommensalen Phänotyp zurückführen. Im Tierexperiment können Polyphosphate so Anastomoseninsuffizienzen verhindern.

3 Prävention der Anastomoseninsuffizienz

3.1 Operationstechnische Faktoren

Hohe Fallzahlen (Asteria et al. 2008) und Spezialisierung als Kolorektalchirurg scheinen mit einer Senkung der AI-Raten einherzugehen (Biondo et al. 2010). Generell besteht die Möglichkeit mit der intraoperativen Endoskopie, Luftinsufflation oder einem Farbstofftest (z. B. Patentblau) die primäre Dichtigkeit von Anastomosen zu überprüfen und ggf. zu korrigieren.

Die intraoperative Indocyaningrün-(ICG-)Angiografie hilft die Durchblutung der Darmenden vor der Anastomosierung zu überprüfen und im Zweifelsfall bei deutlich eingeschränkter Perfusion die Entscheidung zur Nachresektion zu unterstützen. Retrospektive Studien mit kleinen Fallzahlen zeigen hervorragende Ergebnisse, die mit einer Senkung der AI-Raten einhergehen (Sciuto et al. 2018). Allerdings fehlen bislang die Ergebnisse aus den drei noch rekrutierenden, prospektiven randomisierten Studien, sodass es in dieser Frage demnächst auch belastbare klinische Daten und Level-1 A-Evidenz geben wird.

Erwiesen ist der Schutz vor der symptomatischen Al durch ein protektives Stoma vor allem für die offene tiefen anterioren Rektumresektion. Hier wurde in einer prospektiv randomiserten Studie für Anastomosen </ = 7 cm ab der anokutanen Linie die Insuffizienzrate von 28 % ohne - auf 10,6 % mit protektivem Stoma gesenkt (Matthiesen et al. 2007). Das wurde auch für die laparoskopische tiefe anteriore Rektumresektion bestätigt (Hamabe et al. 2017).

Für Anastomosen am Kolon liegen solche Studien nicht vor. Chirurgen müssen sich am Risikoprofil des einzelnen Patienten orientieren um die richtigen klinischen Entscheidungen zu treffen. Sicher können z. B. lleus oder Peritonitis eine Indikationen für ein protektives Stoma oder die primäre endständige Stomaanlage sein.

3.2 Die präoperative kombinierte Darmvorbereitung durch Darmspülung plus orale topische und systemische Antibiotikaprophylaxe

Zur Prävention postoperativer Infektionen wird die perioperative intravenöse Antibiotikaprophylaxe in der kolorektalen Chirurgie seit 40 Jahren zwingend gefordert (Baum et al. 1981) und ist heute Standard. Obwohl gute randomisierte Studien vorlagen (Clarke et al. 1977) (■ Tab. 1), geriet die topische Antibiotikagabe in Vergessenheit, möglicherweise auch weil die systemische Antibiotikatherapie in der Prävention von perioperativen Infektionen immer effektiver wurde.

Die präoperative Darmspülung zur Prävention von Wundinfektionen und septischen Komplikationen vor kolorektalen Operationen wurde teilweise mit oder ohne to-

Tab. 1. In Studien untersuchte Medikamente mit Dosierungen, die zur Darmvorbereitung und/oder zur Darmdekontamination in der kolorektalen Chirurgie allein oder im Anschluss an die mechanische Darmspülung eingesetzt werden

Substanzen	Dosierung	Literatur
Neomycin Erythromycin	3 × 1 g 3 × 1 g	Barber MS et al. 1979 Clarke et al. 1977
Neomycin Metronidazol	6 × 1 g 16 × 200 mg	Hanel et al. 1980
Kanamycin Erythromycin	8 × 500 g 8 × 400 mg	Kobayashi et al. 2007
Paromomycin	3 × 1 g	Jorstarndt et al. 1981
Tobramycin Polymyxin B Amphotericin B	4 × 80 mg 4 × 100 mg 4 × 500 mg	Roos et al. 2011 Wirth et al. 2018
Tobramycin Polymyxin B Vancomycin Amphotericin B	4 × 80 mg 4 × 100 mg 4 × 125 mg 4 × 500 mg	Schardey et al. 1997b Schardey et al. 2020

pische Antibiotika, teilweise auch gar nicht durchgeführt. Dabei lagen schon vor 1977 Studienergebnisse vor, die belegten, dass die Darmvorbereitung ohne gleichzeitige Anwendung topischer Antibiotika die Keimlast nicht reduziert. Im Rahmen der Fast-Track-Programme (Kehlet et al. 2002) wurde die Darmvorbereitung dann ganz infrage gestellt.

Erst die Ergebnisse retrospektiver Analysen aus Registerstudien des American College of Surgeons National Surgical Quality Improvement Program (ACS NSQIP) mit den kumulativen Daten von 33.127 Patienten haben kolorektale Chirurgen weltweit überrascht. Die Ergebnisse sind ziemlich eindeutig und beenden die seit 50 Jahren anhaltende Debatte über die Wirksamkeit der präoperativen Darmspülung hinsichtlich einer Verbesserung der Ergebnisse in der kolorektalen Chirurgie. Mit der Kombination aus Darmspülung sowie topischer (oraler) und i.v.-Antibiotikaprophylaxe konnte eine signifikante Reduktion der Raten an AI, Surgical Site Infections (SSI) und postoperativem Ileus um die Hälfte gegenüber keiner Darmvorbereitung oder der Darmspülung ohne topische Antibiotikaprophylaxe erreicht werden (Althumairi et al. 2016; Kiran et al. 2015; Scarborough et al. 2015). Das Konzept der präoperativen kombinierten oralen und i.v.-Prophylaxe mit Darmspülung zur Prävention der SSI in der kolorektalen Chirurgie wird durch Level-IA-Evidenz des Cochrane Database 2014 und weitere Metaanalysen gestützt (Nelson et al. 2014; Cavich et al. 2017, Oshima et al. 2013). Dieses Vorgehen entspricht auch den Empfehlungen der WHO 2016 und der KRINKO 2018 (Amtliche Mitteilung 2018) zur Reduktion von SSI, d. h. auch der schweren abdominalen Infekte als Folgen der AI. Aber es gab noch weitere Fragen zu klären.

Eine aktuelle Metaanalyse von Rollins et al. erschien 2018 in Annals of Surgery und untersucht den Einfluss der oralen topischen Antibiotika mit und ohne mechanische Darmspülung vor kolorektalen Operationen. Es gehen die Daten von 6437 Patienten aus 28 RCTs und 63.080 Patienten aus 12 Kohortenstudien in die Analyse ein. Im Vergleich zur alleinigen Darmspülung sanken hochsignifikant die Anastomoseninsuffizienzrate, die 30-Tage-Letalität, die Gesamtmorbidität und der postoperative Ileus in diesem Kollektiv, ohne dass die Infektionsrate mit Clostridium difficile erhöht gewesen wäre. Der Effekt oraler Antibiotika plus mechanische Darmspülung im Vergleich zu oralen Antibiotika ohne mechanische Darmspülung auf die Senkung der Komplikationsraten ist stärker ausgeprägt. Es kommt bei alleiniger oraler Antibiotikagabe zwar zu keiner signifikanten Senkung der Insuffizienzraten und SSI, aber immer noch zu einer signifikanten Senkung der 30-Tage-Letalität, der Gesamtmorbidität und des postoperativen Ileus. Auch wenn zur endgültigen Klärung dieser letzten Frage mehr Evidenz gefordert wird, ist das bisherige Ergebnis nicht überraschend, denn es ist bekannt, dass Stuhl topische Antibiotika inaktivieren kann (Misset et al. 1994). Auch wenn die mechanische Darmspülung keinen Effekt auf die Infektionsraten hat, was die klinischen Daten seit mehr als 50 Jahren zeigen, so verbessert sie durch die Beseitigung des Stuhls im Darm die Wirksamkeit der topischen Antibiotika. Eine Netzwerk-Metaanalyse, die praktisch zeitgleich 2018 in JAMA Network open veröffentlicht wurde und 8458 Patienten in 38 RCTs auswertete, bestätigt die Senkung der SSI-Raten durch mechanische Darmspülung mit oralen Antibiotika in der in der kolorektalen Chirurgie als allen anderen Verfahren überlegen (Toh et al. 2018). Eine Senkung der Nahtinsuffizienzrate oder der Letalität wurde aber nicht bestätigt. Die alleinige mechanische Darmspülung und gar keine Vorbereitung gingen mit einer erhöhten SSI-Rate einher (Toh et al. 2018).

Auch wenn die Wirksamkeit topischer Antibiotika in der Prävention von Anastomoseninsuffizienzen und SSI zunehmend gut belegt ist, gibt es hinsichtlich der verabreichten Medikamente keine Standards und in den Studien zu viele Variationen hinsichtlich der verwendeten Substanzen, Dosierungen und Dauer der Behandlung sowohl vor als auch nach der Operation. Das gilt sowohl für die oral als auch für die i.v. verabreichten Antibiotika. Es fehlen außerdem Studien, welche die verwendeten Medikamente bezüglich ihrer Wirksamkeit vergleichen. Des Weiteren werden vor der Verabreichung topischer Antibiotika keine Resistenzprüfungen (Misset et al. 1994) und nach Applikation bislang nur in einer Studie ein Wirksamkeitsnachweis vorgenommen (Abis et al. 2019).

Wenn das Konzept verfolgt wird, den Darm zu spülen, sollte die Darmreinigung vor der Antibiotikagabe erfolgen, damit möglichst wenig Inaktivierung der Antibiotika durch Stuhl stattfindet. Auch hier gibt es keine Standards. Das gilt auch für die Zusammensetzung der Darmspülung selbst. In der eigenen Klinik wird die Darmspülung am Aufnahmetag durchgeführt. Die oralen Antibiotika werden ab 18:00 Uhr im 6-h-Intervall per os verabreicht (◘ Abb. 2, Linie a).

Die topischen Antibiotika (◘ Tab. 1) sollten nicht resorbierbar sein, damit sie auch im Kolon ihre Wirkung entfalten können. Sie sollen im Hinblick auf ihr Spektrum grampositive und gramnegative potenziell pathogene Mikroorganismen im Niveau der Mukosa eliminieren können. Sie sollten ausreichend hoch dosiert werden. Historisch wurden zunächst Neomycin oder Kanamycin mit Erythromycin oder Metronidazol kombiniert verabreicht (dabei können sowohl Erythromycin als auch Metronidazol im Dünndarm resorbiert werden). Bezüglich ihrer Wirksamkeit zur Senkung der SSI-Raten unterscheiden sich die genannten Kombinationen nicht (McSorley et al. 2018). Weitere Aminoglykosid-Antibiotika wie das Paromomycin sind in randomisierten Studien untersucht wor-

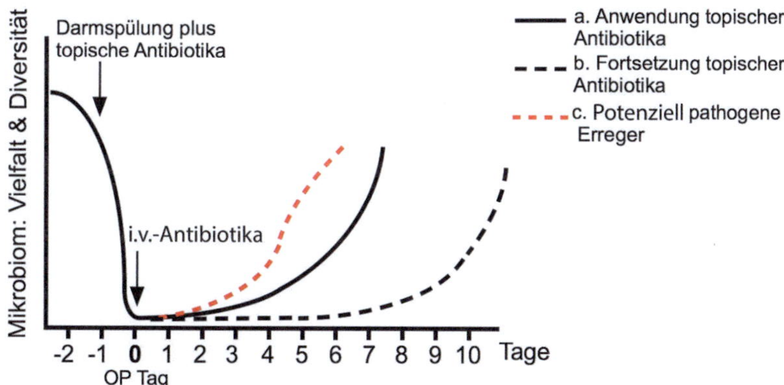

◘ **Abb. 2.** Idealisiertes Modell der Wirksamkeit topischer Antibiotika auf die Darmflora. *Linie a:* Topische Antibiotika im Gastrointestinaltrakt auch in Kombination mit i.v.-Antibiotika können das Mikrobiom und potenziell pathogene Erreger supprimieren (Abis et al. 2019). *Linie b:* Die Fortsetzung der Verabreichung topischer Antibiotika z. B. in der Rektumchirurgie (Schardey et al. 2020), ermöglicht eine Anastomosenheilung in Abwesenheit potenziell pathogener Erreger über einen längeren Zeitraum mit einer u. U. erhöhten mechanischen Stabilität (LeVeen 1975). *Linie c:* Von den verabreichten Medikamenten nicht erfasste potenziell pathogene Erreger können sich jedoch ungehemmt vermehren und daher die Therapieversager der Prophylaxe erklären. (Ein breites Spektrum bei ausreichender Dosierung ist deshalb effektiver als ein schmales Spektrum der eingesetzten Antibiotika). (Illustration HM Schardey)

den und haben eine gute Wirksamkeit in der kolorektalen Chirurgie gezeigt (Jorstarndt et al. 1981). Selektive Darmdekontamination (SDD) ist ein Konzept aus den Niederlanden, das zunächst in der Intensivmedizin eingesetzt wurde. Die Medikamente Tobramycin (alternativ Gentamicin) und Polymyxin B decken ein breites gramnegatives Spektrum doppelt ab, allerdings hat Polymyxin eine Lücke bei Proteus. Tobramycin ist auch wirksam gegenüber grampositiven Bakterien, vor allem Staphylokokken, und Amphotericin B soll die Überwucherung durch Pilze verhindern. Die Medikamente sind so gewählt, weil sie die Kolonisationsresistenz (van der Waaij 1972) der endogenen Darmflora und somit die natürliche Kolonisationsabwehr kaum beeinträchtigen. SDD wird 2–3 Tage vor der Operation verabreicht und postoperativ mindestens 3 Tage fortgesetzt (Roos et al. 2011). Wir haben das SDD-Konzept um Vancomycin erweitert, um auch das grampositive Spektrum doppelt abzudecken und vor allem Enterokokken effektiver zu eliminieren und verabreichen die Medikamente bei Kolonoperationen nur im Zeitraum zwischen Darmspülung und Operation.

Die Wirksamkeit der verschiedenen Substanzen (◘ Tab. 1) auf die postoperativen Komplikationsraten ist nicht in vergleichenden Studien untersucht worden. Auch über die Auswirkungen topischer Antibiotika, die im Rahmen der Darmvorbereitung eingesetzt werden, auf die Darmflora und die Resistenzlage von Patienten in einzelnen Krankenhäusern, die diese Methode anwenden, ist wenig bekannt. In einer Studie wurde die Wirksamkeit von SDD auf die Darmflora nachgewiesen (Abis et al. 2019).

3.3 Darmdekontamination

Mit der Überzeugung, dass die AI tatsächlich bakteriell bedingt ist, haben wir in Anlehnung an die oben aufgeführten Tierversuche eine prospektiv doppelblind randomisierte klinische Multicenterstudie durchgeführt und als erste die Frage klinisch untersucht, ob auch beim Menschen die AI-Rate durch die topische Antibiotikaanwendung gesenkt werden kann. Wie in den Tierversuchen haben wir die Dekontamination (◘ Abb. 3) vom Tage vor der Operation bis zum 7. postoperativen Tag bei Patienten mit totaler Gastrektomie gegen Placebo getestet (Schardey et al. 1997b). Als Medikation wurde Tobramycin 80 mg, Polymyxin B 100 mg, Vancomycin 125 mg und Amphotericin B 500 mg in 6-stündlichen Intervallen verabreicht. Beginn war 18:00 am Tage vor der Operation. Alle Patienten erhielten eine perioperative intravenöse Prophylaxe mit Cefotaxim 2 × 2 g (◘ Abb. 2, Linie b).

In der Intention-to-treat-Analyse konnte die Rate an AI signifikant von 10,6 auf 2,9 %, also um den Faktor 3,6, gesenkt wer-

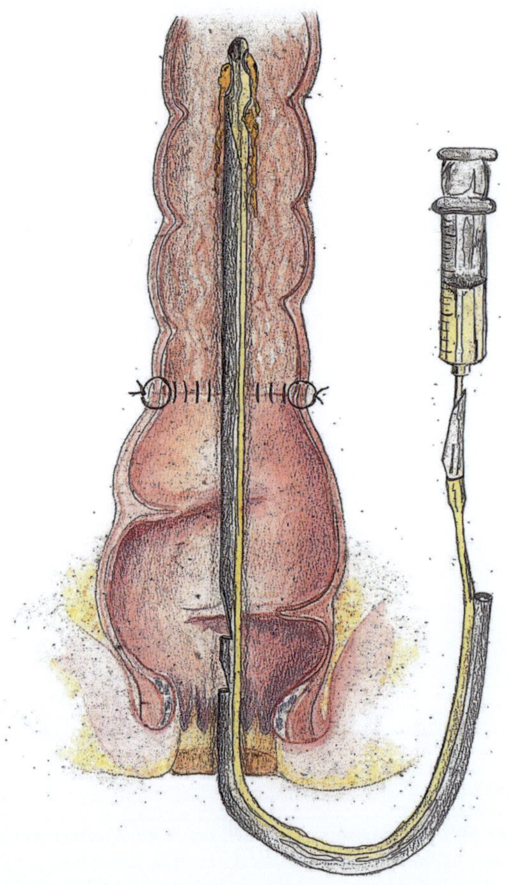

◘ **Abb. 3.** Fortsetzung der lokalen Dekontamination 4-mal täglich postoperativ nach anteriorer Rektumresektion über den transanal eingelegten Urinkatheter (s. auch ◘ Abb. 2, Linie b, und ◘ Tab. 1). (Illustration © HM Schardey)

den. Die Zahl der Lungeninfektionen wurde ebenfalls signifikant reduziert, und die Mortalitätsrate konnte halbiert werden. Außerdem wurden die Behandlungskosten um 20 % gesenkt (Schardey et al. 1997c). Bemerkenswert ist, dass kein Patient, der die Verum-Medikamente auch tatsächlich eingenommen hatte, eine klinisch erkennbare AI entwickelte.

Im Anschluss haben wir die Dekontamination mit dem gleichen Studiendesign, allerdings nur monozentrisch, bei Patienten mit tiefer anteriorer Rektumresektion wegen Rektumkarzinom erneut getestet (Schardey et al. 2020). Dieselben Studienmedikamente wurden – im Anschluss an die Darmspülung beginnend – am Vorabend der Operation verabreicht. Die Studie musste nach dem Einschluss von jeweils 40 Patienten pro Gruppe nach einer Zwischenauswertung aus ethischen Gründen abgebrochen werden. Die AI-Rate in der dekontaminierten Gruppe war um den Faktor 4 geringer als in der Placebogruppe und die Behandlungskosten der dekontaminierten Gruppe waren um 37 % geringer als die der Placebogruppe (Schneider 2005) (s. ◘ Abb. 2, Linie b).

Selektive Darmdekontamination (SDD) unterscheidet sich nur durch das topisch applizierte Vancomycin, welches bei SDD **nicht** verabreicht wird, von unserem Schema (Schardey et al. 1997b, 2020).

In einer prospektiven randomisierten klinischen Studie wurde SDD (Roos et al. 2011) in der elektiven gastrointestinalen Chirurgie des oberen und unteren Gastrointestinaltrakts, also auch bei Kolonoperationen, gegen Placebo untersucht. Patienten beider Gruppen erhielten Cefotaxim 2 × 2 g i.v. Die topische Medikation wurde 4-mal pro Tag, von 48 h vor der Operation bis mindestens dem 3. postoperativen Tag (bei Nachbehandlung auf der Intensivstation aber auch deutlich länger) gegeben.

SDD reduzierte die Rate der postoperativen infektiösen Komplikationen und der AI von 9,6 % auf 4,8 % nach gastrointestinalen Eingriffen signifikant ($p = 0{,}0125$) im Vergleich zur alleinigen perioperativen intravenösen Antibiotikaprophylaxe (Roos et al. 2011). Die Rate der AI wurde somit um den Faktor 2 verringert. Im Gegensatz zu unseren Studien ist diese Reduktion um den Faktor 2 geringer. Ob dies mit der zusätzlichen Verabreichung von Vancomycin als Teil unseres Schemas zur lokalen Dekontamination und der damit verbundenen effektiveren Elimination von E. faecalis zurückzuführen ist, bleibt unklar.

Roos et al. 2013 führten eine Metaanalyse der zu diesem Thema vorhandenen 8 randomisierten kontrollierten klinischen Studien (RCT) (5 davon kolorektale Studien) mit insgesamt 1668 Patienten durch (828 in der SDD-Gruppe und 840 in der Kontrollgruppe). Neben einer signifikanten Reduktion systemischer Infektionen war die Inzidenz von AI signifikant geringer in der SDD-Gruppe mit 3,3 % gegenüber 7,4 % in der Kontrollgruppe (Odds Ratio 0,42; 95-%-KI 0,24–0,73, $p = 0{,}002$) (Roos et al. 2013). Im Gegensatz dazu konnte in einem aktuell publizierten RCT zur SDD bei kolorektalen Operationen zwar die SSI-Rate signifikant halbiert werden, die Rate der AI wurde aber nicht signifikant reduziert (Abis et al. 2019). Die Studie wurde nach der ersten Zwischenauswertung abgebrochen, weil sie aufgrund der gesunkenen Anastomoseninsuffizienzraten in den Niederlanden „underpowered" war. Bezüglich einer Elimination von Proteobakterien, Enterobacteriaceae und E. coli war SDD effektiv. Ob die Lücke z. B. bei Enterokokken hier eine Rolle spielte, bleibt auch in dieser Studie unklar.

SDD scheint sicher zu sein, es sind aber lediglich auf Intensivstationen hinsichtlich der Resistenzentwicklungen einzelner Patienten und Institutionen im Kurz- und Langzeitverlauf untersucht worden (Nardi et al. 1993; Wittekamp et al. 2015; Nienke et al. 2015).

Praxistipp

Die Evidenz hinsichtlich der Wirksamkeit topischer Antibiotika in der Prävention von Nahtinsuffizienzen am Intestinaltrakt ist Level 1 A.

3.4 Die Prävention der Anastomoseninsuffizienz heute und morgen

Mit Ausnahme der Verabreichung topischer nichtresorbierbarer Antibiotika mit breitem antimikrobiellem Spektrum gibt es kein Verfahren, welches die AI generell und reproduzierbar in allen anatomischen Abschnitten des Intestinaltraktes senken kann. Die enorme Wirksamkeit topischer Antibiotika mit einer Reduktion der AI-Raten um den Faktor 2–4 ist ein indirekter Beweis dafür, dass Bakterien die AI verursachen. Das zunehmend komplexere Resistenzverhalten von Darmbakterien könnte die Wirksamkeit der topischen Antibiotika in Zukunft einschränken. Präoperatives Screening und Anpassung der Medikamente kann diesem Problem wahrscheinlich vorübergehend entgegengesetzt werden. Die Resistenzentwicklung unter topischer Antibiotikaanwendung auf Intensivstationen war auch über einen Zeitraum von 7 Jahren erfreulicherweise nicht erhöht (Wittekamp et al. 2015). Auch die perioperative intravenöse Antibiotikaprophylaxe muss in Zukunft hieran angepasst werden und sollte beispielsweise auch Enterokokken erfassen können, sodass die Cephalosporine dafür nicht mehr infrage kommen werden.

Der postoperative Phosphatmangel im Bereich der Darmmukosa bewirkt ein Nahrungsdefizit der Bakterien, welche daraufhin ihren kommensalen Phänotyp wechseln und virulent werden können (Alverdy 2018a) (s. ◘ Abb. 1). Sie verschaffen sich das Phosphat und andere essenzielle Nährstoffe durch Zerstörung von Darmzellen (Alverdy 2018b, c) und letztendlich den Anastomosen u. a. mit Kollagenasen und Aktivierung von MMP9 (s. ◘ Abb. 1). Es gibt experimentell untersuchte, aber derzeit noch nicht klinisch zugelassene Polyphosphate, die einsetzbar wären, um einen potenziellen Nutzen für die Anastomosenheilung am Menschen klinisch zu untersuchen. Möglicherweise sind sie der Schlüssel, um Darmbakterien im perioperativen Verlauf harmlos zu machen und harmlos zu halten. Sollten topisch applizierte Polyphosphate sich als effektives Mittel zur Verhinderung von AI erweisen, könnte auf den teils immer noch umstrittenen Einsatz topischer Antibiotika dann endlich verzichtet werden.

Praxistipp

Langfristig könnte ein Ansatz zur Prävention der AI in den nichtmikrobiziden Antivirulenz-Medikamenten, z. B. den Polyphosphaten, zu finden sein. Als weiterer Ansatz gilt die zusätzliche pharmakologische Suppression der intestinalen MMP9-Aktivierung.

Literatur

Abis GSA, Stockmann HBAC, Bonjer HJ, van Veenendaal N, van Doorn-Schepens MLM, Budding AE, Wilschut JA, van Egmond M, Oosterling SJ, SELECT trial study group (2019) Randomized clinical trial of selective decontamination of the digestive tract in elective colorectal cancer surgery (SELECT trial). Br J Surg 106(4):355–363. ▶ https://doi.org/10.1002/bjs.11117 (Epub 2019 Feb 25)

Alverdy JC (2018a) Microbiome medicine: this changes everything. J Am Coll Surg 226(5):719–729

Alverdy JC (2018b) Ionic modulation of bacterial virulence and its role in surgical infection. Surg Infections 19(8):1–5

Alverdy JC (2018c) The wound environment, microbial virulence and postoperative infection: practical lessons for the surgeon. Cir Esp 96(10):612–619

Althumairi AA, Canner JK, Timothy MHS, Schneider PM, E, Nagarajan N, Safar B, Efron JE (2016) Benefits of bowel preparation beyond surgical site infection. A Retrospective Study Ann Surg 264(6):1051–1057

Amtliche Mitteilung (2018) Prävention postoperativer Wundinfektionen Empfehlung der Kommission für Krankenhaushygiene und Infektionsprävention (KRINKO) beim Robert Koch-Institut. Bundesgesundheitsblatt 61:448–473

Asteria CR, Gagliardi G, Pucciarelli S, Romano G, Infantino A, La Torre F, Tonelli F, Martin F, Pulica C, Ripetti V, Diana G, Amicucci G, Carlini M, Sommariva A, Vinciguerra G, Poddie DB, Amato A, Bassi R, Galleano R, Veronese E, Mancini S, Pescio G, Occelli GL, Bracchitta S, Castagnola M, Pontillo T, Cimmino G, Prati U, Vincenti R (2008) Anastomotic leaks after anterior resection for mid and low rectal cancer: survey of the Italian Society of Colorectal Surgery. Tech Coloproctol 12(2):103–110

Barber MS, Hirschberg BC, Rice CL, Atkins CC (1979) Parenteral antibiotics in elective colon surgery? A prospective, controlled clinical study. Surgery 86(1):23–29

Baum ML, Anish DS, Chalmers TC, Sacks HS, Smith H Jr, Fagerstrom RM (1981) A survey of clinical trials of antibiotic prophylaxis in colon surgery: evidence against further use of no-treatment controls. N Engl J Med 305(14):795–799

Biondo S, Kreisler E, Millan M, Fraccalvieri D, Golda T, Frago R, Miguel B (2010) Impact of surgical specialization on emergency colorectal surgery outcomes. Arch Surg 145(1):79–86

Boccola MA, Buettner PG, Rozen WM, Siu SK, Stevenson ARL, Stitz R, Ho Y-H (2011) Risk factors and outcomes for anastomotic leakage in colorectal surgery: a single-institution analysis of 1576 patients. World J Surg 35:186–195

Boyle NH, Manifold D, Jordan MH, Mason RC (2000) Intraoperative assessment of colonic perfusion using scanning laser Doppler flowmetry during colonic resection. J Am Coll Surg 191(5):504–510.

Cawich SO, Teelucksingh S, Hassranah S, Naraynsingh V (2017) Role of oral antibiotics for prophylaxis against surgical site infections after elective colorectal surgery. World J Gastrointest Surg 9(12):246–255

Clarke JS, Condon RE, Bartlett JG, Gorbach SL, Nichols RL, Ochi S (1977) Preoperative oral antibiotics reduce septic complications of colon operations: results of prospective, randomized, double-blind clinical study. Ann Surg 186(3):251

Cohen SR, Cornell CN, Collins MH, Sell JE, Blanc WA, Altman RP (1985) Healing of ischemic colonic anastomoses in the rat: role of antibiotic preparation. Surgery 97(4):443–446

Cohn I Jr, Rives JD (1955) Antibiotic protection of colon anastomoses. Ann Surg 141(5):707–717

Daams F, Luyer M, Lange JF (2013) Colorectal anastomotic leakage: aspects of prevention, detection and treatment. World J Gastroenterol 19(15):2293–2297

Gorissen KJ, Benning D, Berghmans T, Snoeijs MG, Sosef MN, Hulsewe KW, Luyer MD (2012) Risk of anastomotic leakage with non-steroidal anti-inflammatory drugs in colorectal surgery. Br J Surg 99(5):721–727

GLOBAL GUIDELINES FOR THE PREVENTION OF SURGICAL SITE INFECTION – WHO (2016), s 10 und s 76

Hanel KC, King DW, McAllister ET, Reiss-Levy E (1980) Single-dose parenteral antibiotics as prophylaxis against wound infections in colonic operations. Dis Colon Rectum 23(2):98–101

Jostarndt L, Thiede A, Sonntag HG, Hamelmann H (1981) Systemic antibiotic prophylaxis in elective colon surgery. Results of a controlled study. Chirurg 52(6):398–402

Kashiwagi H (1993) The lower limit of tissue blood flow for safe colonic anastomosis: an experimental study using laser Doppler velocimetry. Surg Today 23(5):430–438

Kehlet H, Wilmore DW (2002) Multimodal strategies to improve surgical outcome. Am J Surg 183(6):630–641

Kiran RP, Murray AC, Chiuzan C, Estrada D, Forde K (2015) Combined preoperative mechanical bowel preparation with oral antibiotics significantly reduces surgical site infection, anastomotic leak, and ileus after colorectal surgery. Ann Surg 262(3):416–425 (discussion 423–5)

Kobayashi M, Mohri Y, Tonouchi H, Miki C, Nakai K, Kusunoki M; Mie Surgical Infection Research Group (2007) Randomized clinical trial comparing intravenous antimicrobial prophylaxis alone with oral and intravenous antimicrobial prophylaxis for the prevention of a surgical site infection in colorectal cancer surgery. Surg Today 37(5):383–388 (Epub 2007 Apr 30)

Konishi T, Watanabe T, Kishimoto J, Nagawa H (2006) Risk factors fo8r anastomotic leakage after surgery for colorectal cancer: results of prospective surveillance. J Am Coll Surg 202(3):439–444

Krarup PM, Eld M, Jorgensen LN, Hansen MB, Ågren MS (2017) Selective matrix metalloproteinase inhibition increases breaking strength and reduces anastomotic leakage in experimentally obstructed colon. Int J Colorectal Dis 32(9):1277–1284. ► https://doi.org/10.1007/s00384-017-2857-x (Epub 2017 Jul 17)

LeVeen HH, Wapnick S, Falk G, Olivas O, Bhat D, Gaurdre M, Patel M (1976) Effects of prophylactic antibiotics on colonic healing. Am J Surg 131(1):47–53

Lipska MA, Bissett IP, Parry BR, Merrie AE (2006) Anastomotic leakage after lower gastrointestinal anastomosis: men are at a higher risk. ANZ J Surg 76(7):579–585

Long J, Zaborina O, Holbrook C, Zaborin A, Alverdy J (2008) Depletion of intestinal phosphate after operative injury activates the virulence of P aeruginosa causing lethal gut-derived sepsis. Surgery 144(2):189–197. ► https://doi.org/10.1016/j.surg.2008.03.045

Lustosa SA1, Matos D, Atallah AN, Castro AA (2001) Stapled versus handsewn methods for colorectal anastomosis surgery. Cochrane Database Syst Rev 2001(3):CD003144

Matthiesen P, Hallbök O, Rutegard J, Simert G, Sjödahl R (2007) Defunctioning stoma reduces symptomatic anastomotic leakage after low anterior resdection of the rectum for rectal cancer: a randomized multicenter trial. Ann Surg 246:207–214

McSorley ST, Steele CW, McMahon AJ (2018) Meta-analysis of oral antibiotics, in combination with preoperative intravenous antibiotics and mechanical bowel preparation the day before surgery, compared with intravenous antibiotics and mechanical bowel preparation alone to reduce surgical-site infections in elective colorectal surgery. BJS Open 2(4):185–194. ► https://doi.org/10.1002/bjs5.68

Misset B, Kitzis MD, Conscience G, Goldstein F, Fourrier A, Carlet J (1994) Mechanisms of failure to decontaminate the gut with polymixin E, gentamicin and amphotericin B in patients in intensive care. Eur J Clin Microbiol Infect Dis 13(2):165–170

Nardi G, Valentinis U, Proietti A, De Monte A, Di Silvestre A, Muzzi R, Peressutti R, Troncon MG, Giordano F (1993) Epidemiological impact of prolonged systematic use of topical SDD on bacterial colonization of the tracheobronchial tree and antibiotic resistance. A three year study. Intensive Care Med 19(5):273–278

Nelson RL, Gladman E, Barbateskovic M (2014) Antimicrobial prophylaxis for colorectal surgery. Cochrane Database Syst Rev 9(5):CD001181

Nienke L Plantinga and Marc JM Bonten (2015) Selective decontamination and antibiotic resistance in ICUs Crit Care 19(1): 259. ▶ https://doi.org/10.1186/s13054-015-0967-9

Oshima T, Takesue Y, Ikeuchi H, Matsuoka H, Nakajima K, Uchino M, Tomita N, Sasako M (2013) Preoperative oral antibiotics and intravenous antimicrobial prophylaxis reduce the incidence of surgical site infections in patients with ulcerative colitis undergoing IPAA. Dis Colon Rectum 56(10):1149–1155. ▶ https://doi.org/10.1097/DCR.0b013e31829f71a0

Rollins KE, Javanmard-Emamghissi H, Acheson AG, Lobo DN (2018) The role of oral antibiotic preparation in elective colorectal surgery: a meta-analysis. Ann Surg doi: 10:1097

Roos D, Dijksman LM, Oudemans-van Straaten HM, de Wit LT, Gouma DJ, Gerhards MF (2011) Randomized clinical trial of perioperative selective decontamination of the digestive tract versus placebo in elective gastrointestinal surgery. Br J Surg 98(10):1365–1372

Roos D, Dijksman LM, Tijssen JG, Gouma DJ, Gerhards MF, Oudemans-van Straaten HM (2013) Systematic review of perioperative selective decontamination of the digestive tract in elective gastrointestinal surgery. Br J Surg 100:1579–1588

Scarborough JE, Mantyh CR, Sun Z, Migaly J (2015) Combined Mechanical and Oral Antibiotic Bowel Preparation Reduces Incisional Surgical Site Infection and Anastomotic Leak Rates After Elective Colorectal Resection: an Analysis of Colectomy-Targeted ACS NSQIP. Ann Surg 262(2):331–337

Schardey HM, Kamps T, Rau HG, Gatermann S, Baretton G, Schildberg FW (1994) Bacteria: a major pathogenic factor for anastomotic insufficiency. Antimicrob Agents Chemother 38(11):2564–2567

Schardey HM, Kamps T, Rau HG, Baretton G, Gatermann S, Exner H, Schildberg FW (1997a) Can oesophago-intestinal anastomotic leakage develop in the complete absence of bacteria? A comparison of normal and germ-free rats. Int J Surg Sci 4:9–13

Schardey HM, Joosten U, Finke U, Staubach KH, Schauer R, Heiss A, AKooistra A, Rau HG, Nibler R, Lüdeling S, Unertl K, Ruckdeschel G, Exner H, Schildberg FW (1997b) The prevention of anastomotic leakage after total gastrectomy with lokal decontamination: a prospective, randomized, double-blind. Placebo-controlled multicenter trial. Ann Surg 225(2):172–180

Schardey HM, Joosten U, Finke U, Schauer R, Staubach KH, Exner H, Schildberg FW (1997c) Kostensenkung durch Dekontamination zur Prävention der Nahtinsuffizienz nach Gastrektomie. Chirurg 68:416–424

Schardey HM, Wirth U, Strauß T, Kasparek MS, Schneider D, Jauch KW (2020) Prevention of anastomotic leak in rectal cancer surgery with local anibiotic decontamination: a prospective, randomized, double-blind, placebo controlled single center trial. Int J Colorectal Dis 35(5):847–857

Schneider D (2005) Die Prävention der Nahtinsuffizienz nach tiefer anteriorer Rektumresektion durch eine lokale antimikrobielle Prophylaxe-eine Kosten-Nutzen Analyse. Dissertation zur Erlangung des akademischen Grades eines Doktors der Zahnmedizin an der Ludwig-Maximilians-Universität München

Sciuto A, Merola G, De Palma GD, Sodo M, Pirozzi F, Bracale UM, Bracale U (2018) Predictive factors for anastomotic leakage after laparoscopic colorectal surgery. World J Gastroenterol 24(21):2247–2260

Shogan BD, Carlisle EM, Alverdy JC, Umanskiy K (2013) Do we really know why colorectal anastomoses leak? J Gastrointest Surg 17(9):1698–1707

Shogan BD, An GC, Schardey HM, Matthews JB, Umanskiy K, Fleshman JW Jr, Hoeppner J, Fry DE, Garcia-Granereo E, Jeekel H, van Goor H, Dellinger EP, Konda V, Gilbert JA, Auner GW, Alverdy JC (2014a) Proceedings of the First International Summit on Intestinal Anastomotic Leak, Chicago, Illinois, October 4–5, 2012. Surg Infect (Larchmt) 5:479–489

Shogan BD, Smith DP, Christley S, Gilbert JA, Zaborina O, Alverdy JC (2014b) Intestinal anastomotic injury alters spatially defined microbiome composition and function. Microbiome 2:35 ▶ https://doi.org/10.1186/2049-2618-2-35

Shogan BD, Belogortseva N, Luong PM, Zaborin A, Lax S, Bethel C, Ward M, Muldoon JP, Singer M, An G, Umanskiy K, Kondat V, Shakhsheer B, Luo J, KlAbbers R, Hancock LE, Gilbert J, Zaborina O, Alverdy JC (2015) Collagen degradation and MMP9 activation by Enterococcus faecalis contribute to intestinal anastomotic leak. Sci Transl Med 7:286ra68; 1–12

Slieker JC, Daams F, Mulder IM, Jeekel J, Lange JF (2013) Systematic review of the technique of colorectal anastomosis. JAMA Surg 148(2):190–201

Toh JWT, Phan K, Hitos K, Pathma-Nathan N, El-Khoury T, Richardson AJ, Morgan G, Engel A, Ctercteko G (2018) Association of mechanical bowel preparation and oral antibiotics before elective colorectal surgery with surgical site infection: a network meta-analysis. JAMA Netw Open 1(6):e183226. ▶ https://doi.org/10.1001/jamanetworkopen.2018.3226

van der Waaij D, Berghuis-de Vries JM, der Lekkerkerk-van W (1972) Colonization resistance of the digestive tract and the spread of bacteria to the lymphatic organs in mice. J Hygiene 70:335–342

Vignali A, Gianotti L, Braga M, Radaelli G, Malvezzi L, Di Carlo V, Altered (2000) microperfusion at the rectal stump is predictive for rectal anastomotic leak. Dis Colon Rectum 43(1):76–82

Wirth U, Rogers S, Haubensak K, Schopf S, von Ahnen T, Schardey HM (2018) Local antibiotic decontamination to prevent anastomotic leakage short-term outcome in rectal cancer surgery. Int J Colorectal Dis 33(1):53–60. ► https://doi.org/10.1007/s00384-017-2933-2

Wittekamp BH, Oostdijk EAN, Smet AMGA, Bonten JM (2015)Colistin and tobramycin resistance during long- term use of selective decontamination strategies in the intensive care unit: a post hoc analysis. Crit Care 19(1):113

Yin Y, Papavasiliou G, Zaborina OY, Alverdy JC, Teymour F (2017) De Novo Synthesis and Functional Analysis of Polyphosphate-Loaded Poly(Ethylene) Glycol Hydrogel Nanoparticles Targeting Pyocyanin and Pyoverdin Production in Pseudomonas aeruginosa as a Model Intestinal Pathogen. Ann Biomed Eng 45(4):1058–1068

Zaborin A, Defazio JR, Kade M, Kaiser BL, Belogortseva N, Camp DG 2nd, Smith RD, Adkins JN, Kim SM, Alverdy A, Goldfeld D, Firestone MA, Collier JH, Jabri B, Tirrell M, Zaborina O, Alverdy JC (2014) Phosphate-containing polyethylene glycol polymers prevent lethal sepsis by multidrug-resistant pathogens. Antimicrob Agents Chemother 58(2):966–977

Therapie der Anastomoseninsuffizienz in der onkologischen Kolonchirurgie

Stephan M. Freys

Inhaltsverzeichnis

S. Benz et al. (Hrsg.), *Chirurgie des Kolonkarzinoms*,
https://doi.org/10.1007/978-3-662-60453-3_27

Die Therapie der Anastomoseninsuffizienz (AI) nach kolorektalen Resektionen wird wesentlich durch eine zeitnahe Diagnostik und das Beherrschen komplexer chirurgischer, interventioneller und endoskopischer Maßnahmen geprägt. Neben den bekannten Faktoren, die das therapeutische Vorgehen beeinflussen – Alter und Komorbidität der Patienten, Lokalisation der Anastomose, Intervallzeitraum zur Primäroperation und Ausmaß der entstandenen Leckage – also Faktoren, die primär vom behandelnden Chirurgen nicht beeinflusst werden können, spielen jedoch der Erfahrungsstand des Chirurgen und die interdisziplinäre kooperative Therapieplanung und -durchführung eine nicht unerhebliche Rolle. Die aufgezeigten Algorithmen für 3 grundsätzlich unterschiedliche klinische Szenarien sollen helfen, Therapieentscheidungen in diesen Problemsituationen auf derzeit aktuellem Stand des Wissens führen zu können.

1 Einführung

Eine Anastomoseninsuffizienz (AI) im Rahmen der kolorektalen Chirurgie ist eine der gefürchtetsten Komplikationen in der Viszeralchirurgie. Trotz zahlreicher Fortschritte und Modifikationen hinsichtlich der präoperativen Vorbereitung, der Operationstechnik und insbesondere der Anastomosentechnik sowie der unmittelbar intra- oder postoperativen diagnostischen Maßnahmen und/oder postoperativer Verlaufskontrollen und schließlich der postoperativen Betreuungen haben sich die Inzidenzraten und die Konsequenzen einer AI bei kolorektalen Anastomosen in den letzten beiden Dekaden kaum geändert (Alves et al. 1999; Platell et al. 2007). Eine Nahtinsuffizienz in der kolorektalen Chirurgie führt in einem nicht unerheblichen Prozentsatz zu kurz- und langfristiger Morbidität oder Mortalität der betroffenen Patienten. Hierdurch ergibt sich auch ein bedeutender Effekt auf die notwendigen Folgemaßnahmen für die Patienten und die betroffene Institution, letztendlich auch für die hierzu erforderlichen, durch das Gesundheitswesen zur Verfügung zu stellenden Ressourcen (Vallance et al. 2017).

Cave
Die Anastomoseninsuffizienz (AI) im Rahmen der kolorektalen Chirurgie ist eine der komplexesten Komplikationen.

2 Definition

In der aktuell zur Verfügung stehenden Literatur gibt es eine sehr große Varianz hinsichtlich der Inzidenz einer AI, da keine durchgängigen Definitionen Verwendung finden. Ein weiteres Problem ist die Tatsache, dass viele Untersuchungen zum Thema AI retrospektiver Natur sind und folglich nur wenige randomisierte Ergebnisse im Sinne stratifizierter Daten zur Verfügung stehen. Zudem ist eine durchgängige Vergleichbarkeit schwierig, da oft sehr heterogene Patientenpopulationen, Studienziele, chirurgische Techniken und perioperative Maßnahmen berichtet werden (Daams et al. 2014).

Allein im Zeitraum von 1993 bis 2009 wurden 88 verschiedene Definitionen zur AI beschrieben (Bruce et al. 2001; Rahbari et al. 2010). Im Jahr 2010 hat die International Study Group of Rectal Cancer (ISREC) eine seitdem allgemein akzeptierte Definition für die AI als „eine Kommunikation zwischen den intra- und extraluminalen Kompartimenten aufgrund eines Defektes der Integrität der intestinalen Wand am Ort der Anastomose" gegeben (Rahbari et al. 2010; Kulu et al. 2013).

Zusätzlich wurde vermerkt, dass ein pelviner Abszess neben einer Anastomose ursächlich auf eine Leckage zurückgeführt wird, auch wenn keine Kommunikation zum Darmlumen dargestellt werden kann. Die Arbeitsgruppe hat ein einfaches Graduierungssystem vorgeschlagen, welches auf dem klinischen Management basiert:

- Grad A: keine Änderung des postoperativen Managements,
- Grad B: Erfordernis einer aktiven therapeutischen Intervention,
- Grad C: Erfordernis einer Re-Laparotomie oder Re-Laparoskopie.

Trotz dieser Versuche einer Standardisierung finden sich in der Literatur Inzidenzen zur Insuffizienz kolorektaler Anastomosen mit einer Streubreite von.

- 1–20 % für distale kolorektale, koloanale und ileoanale Anastomosen,
- 0–2 % für kolokolonische Anastomosen und
- 0,1–4 % für ileokolonische Anastomosen (Phitayakorn et al. 2008; Hyman et al. 2007; Ito et al. 2008; Crafa et al. 2017).

Diese prima vista überschaubaren Prozentzahlen für kolorektale AI führen jedoch zu Morbiditäts- und Mortalitätsraten von bis zu 25–30 % (Rickert et al. 2010; Ruggiero et al. 2011; Midura et al. 2015). Daneben ergibt sich ein nicht unerhebliches Risiko eines lokoregionären Tumorrezidivs aufgrund der Stimulation abgeschilferter Tumorzellen durch Zytokine im Rahmen der inflammatorischen Reaktion (Walker et al. 2004; Law et al. 2007; Bell et al. 2003).

Praxistipp

Trotz sehr zahlreicher Definitionen der AI hat sich ein einfaches Graduierungssystem durchgesetzt, das sich nach der Art des klinischen Managements richtet.

3 Diagnose der Anastomoseninsuffizienz

Der zentrale Aspekt bei der Therapie der kolorektalen AI ist die rechtzeitige Detektion. Grundsätzlich gehören 5 Methoden zum diagnostischen Armamentarium, um eine AI zu erkennen.

3.1 Klinische Methoden

Es wurde versucht, anhand von Score-Systemen mit objektivierten klinischen Faktoren die Diagnostik der AI zu verbessern. Ein grundsätzliches Problem solcher klinischer Score-Systeme ist die Tatsache, dass die Entwicklung septischer Zeichen beim Patienten bereits zu einem Zeitpunkt stattfindet, an dem therapeutische Maßnahmen aufgrund der fortgeschrittenen Erkrankungssituation bereits recht spät greifen.

Der Kolon-Leakage-Score basiert auf patientenindividuellen, anamnestischen und Operationsdaten, bei denen die Präsenz objektiver Risikofaktoren zu einer erhöhten Chance einer AI führt (Dekker et al. 2011). Dieser Score basiert somit auf prä- und intraoperativ identifizierten Risikofaktoren und ist in die tägliche Praxis einfach einzuführen.

Der für linksseitige Kolorektalchirurgie konzipierte Score konnte in den Händen der Autoren aus Leiden bei 121 Patienten mit einer Odds Ratio von 1,74 eine AI voraussagen. Eine chinesische Arbeitsgruppe hat im Jahr 2016 diese Untersuchung bei 304 Patienten mit linksseitiger kolorektaler Chirurgie wiederholt und konnte mit einer Odds Ratio von 2,9 und einer Sensitivität von 94,6 % bzw. einer Spezifität von 87,2 % diese Ergebnisse wiederholen (Yu et al. 2016).

Eine weitere Arbeitsgruppe aus den Niederlanden veröffentlichte im Jahr 2009 ein ähnliches Score-System zur postoperativen klinischen Evaluation kolorektal resezierter Patienten (Dulk et al. 2009). Bei 233 Patienten, die mit einer historischen Kontrollgruppe von 1.066 Patienten verglichen wurden, wurde dieses klinische Score-System einer standardisierten postoperativen Überwachung getestet. 9,4 % der Patienten in der Überwachungsgruppe und 7,0 % der Patienten in der historischen Kontrollgruppe entwickelten eine AI. Als Vorteil wurde gesehen, dass die Mortalität in der Überwachungsgruppe (nicht statistisch signifikant) 24 % gegenüber 39 % in der historischen Kontrollgruppe betrug.

Darüber hinaus existieren zwei internetbasierte Risikokalkulatoren, mit deren Hilfe anhand perioperativer Risikofaktoren ebenfalls Vorhersagen zum Auftreten einer AI getroffen werden (▶ www.anastomoticleak.com, ▶ www.riskcalculator.facs.org). Eine Publikation aus Adelaide in Australien beschreibt deren Wertigkeit im Vergleich untereinander und gegenüber dem Kolon-Leakage-Score (Sammour et al. 2017). Auch wenn die Daten für den „anastomotic leak risk calculator“ bei 126 linksseitigen Kolonresektionen mit einer Insuffizienzrate von 7,2 % einen guten Vorhersagewert gegenüber den beiden anderen zur Verfügung stehenden Score-Systemen zeigten, so kann dieses System momentan nur als Hilfsmittel und nicht als validiertes System für die tägliche Routine benutzt werden.

3.2 Labortests

In zahlreichen Untersuchungen wird der CRP-Wert im postoperativen Verlauf als Marker für eine inflammatorische Reaktion untersucht (Warschkow et al. 2012; Woeste et al. 2010; Platt et al. 2012; Matthiessen et al. 2008; Almeida et al. 2012). Nachteile dieser Studien sind die oft nur kleine Zahl der jeweils untersuchten Patienten, die Tatsache, dass keine der Untersuchungen Protokolle einer strukturierten postoperativen klinischen Untersuchung aufzeigt, den klinischen Status der Patienten standardisiert beschreibt und die Art der AI definiert.

Der CRP-Wert hat die besondere Eigenschaft, dass er unmittelbar nach Beginn einer entzündlichen Reaktion schnell ansteigt und üblicherweise seinen höchsten Serumwert innerhalb der ersten 48 h erreicht. Aufgrund seiner kurzen Halbwertszeit von etwa 19 h korrespondiert ein Abfall des CRP-Wertes gut mit der Entfernung des entzündlichen Herdes. In den erwähnten Publikationen werden Cut-off-Werte für das CRP bei 120–190 mg/l am 3. bzw. 4. postoperativen Tag als prädiktiver Wert definiert. Trotz der Limitationen der erwähnten Untersuchungen ist dieser Laborwert in der täglichen Routine wertvoll.

Praxistipp

Der CRP-Wert sollte nach initialem Anstieg postoperativ nach 3–4 Tagen wieder abfallen.

Weitere Laborparameter wie Gerinnungsfaktoren und Zytokine zeigen ebenfalls eine Korrelation zum Auftreten von AI, die Daten aus diesbezüglichen Untersuchungen reichen jedoch nicht aus, um hier eine ausreichende Empfehlung abzugeben.

3.3 Analyse der Drainageflüssigkeit

Eine Analyse der Drainageflüssigkeit einer ggfs. intraoperativ intraperitoneal platzierten Drainage wird derzeit routinemäßig kaum durchgeführt oder empfohlen. Eine Vielzahl von Untersuchungen hat Zytokinspiegel in peritonealen Drainageflüssigkeiten untersucht (Fouda et al. 2011; Uğraş et al. 2008; Matthiessen et al. 2007; Herwig et al. 2002; Yamamoto et al. 2011; Bertram et al. 2003; Ellebaek Pedersen et al. 2009; Tsujinaka et al. 2008; Eckmann et al. 2005; Junger et al. 1996; Miller et al. 1996). Am häufigsten waren dies die Zytokine IL-1, IL-6, IL-10 und TNFα. In fast allen Studien konnte gezeigt werden, dass die Zytokinspiegel bei Patienten mit AI ab dem 1. postoperativen Tag erhöht waren. In zwei Untersuchungen konnte darüber hinaus gezeigt werden, dass Änderungen in der Produktion der Drainageflüssigkeit vor Einsetzen klinischer Symptome festzustellen waren (Tsujinaka et al. 2008; Eckmann et al. 2005). Aufgrund der geringen Patientenzahl ist es jedoch nicht möglich, Vorhersage- oder Grenzwerte zu definieren. Im Licht der Tatsache, dass Fast-Track-Konzepte bzw. ERAS-Programme (Enhanced Recovery After Surgery) durchweg einen Verzicht auf die Einlage von Drainagen empfehlen, ergibt sich aus diesen Daten allenfalls eine „neue Rechtfertigung“ für den Einsatz von Drainagen.

3.4 Intraoperative Techniken

In den vergangenen Jahren wurden zahlreiche Techniken beschrieben, die eine intraoperative Dichtigkeitskontrolle der durchgeführten Anastomose ermöglichen (Miller et al. 1996; Davies et al. 1988; Dixon and Holmes 1991; Ricciardi et al. 2009; Schmidt et al. 2003; Wheeler and Gilbert 1999; Ishihara et al. 2008; Smith et al. 2007; Sakanoue et al. 1993; Lanthaler et al. 2008; Li et al. 2009; Shamiyeh et al. 2012; Ambrosetti et al. 1994; Vignali et al. 2000; Kudszus et al. 2010; Hirano et al. 2006; Karliczek et al. 2010). Besonders zu Zeiten der aufkommenden Stapler-Anastomosen berichteten zahlreiche Untersuchungen über solche einfach durchzuführenden Maßnahmen, sodass viele Daten hier einen eher „historischen" Charakter haben. Die mit Abstand häufigste dieser Techniken ist die intraoperative Instillation von gefärbten Flüssigkeiten (meist Methylenblau) oder die Insufflation von Luft über ein Darmrohr zur Überprüfung der Nahtdichtigkeit. Grundsätzlich zeigten diese Untersuchungen, dass eine solche Dichtigkeitsprüfung intraoperativ einfach durchzuführen ist und einen hohen negativ prädiktiven Wert für eine AI besitzt. Eine intraoperativ starre oder flexible Endoskopie bietet darüber hinaus den Vorteil einer exakten Lokalisationsdiagnostik oder der Visualisierung einer Anastomosenblutung. Die Untersuchung einer grundsätzlichen Anwendung der Endoskopie gegenüber einer selektiven Durchführung konnte hinsichtlich der Detektion einer AI keine Vorteile zeigen, in gleicher Weise konnten Studien bisher keine Überlegenheit der Endoskopie gegenüber einem flüssigkeits- oder luftgeführten Dichtigkeitstest erbringen.

Zudem wurden zunehmend Untersuchungen zur Messung der Durchblutung der Anastomosenregion durchgeführt. Diese mittels Dopplerultraschall, Laser-Doppler, Laser-Fluoreszenz, Angiografie, Infrarotspektroskopie oder Lichtspektroskopie durchgeführten Messungen waren in der Lage, Hinweise auf eine Durchblutungsstörung zu liefern; sie waren jedoch durchweg als Fall-Kontroll-Studien konzipiert und wurden nicht ausreichend wiederholt. Eindeutig identifizierbare Grenzwerte konnten für diese in der klinischen Routine meist nicht sehr praktikablen Untersuchungsmethoden nicht aufgezeigt werden.

3.5 Radiologische Verfahren

Die sicherlich am häufigsten angewendete radiologische Methode zur Überprüfung der Dichtigkeit einer kolorektalen Anastomose ist der Einlauf mit wasserlöslichem Kontrastmittel. Die wesentlichen Studien zu dieser Technik der letzten 2 Jahrzehnte (Haynes et al. 1986; Markham et al. 1987; Hoffmann et al. 1988; Akyol et al. 1992; Severini et al. 2000; Kalady et al. 2008) konnten nicht konsistent einen hochpositiv prädiktiven Wert aufweisen. Keine der Studien erfolgte in der frühpostoperativen Phase aufgrund eines potenziellen Komplikationsrisikos. Üblicherweise wurden diese Untersuchungen in den Studien am 7. bis 8. postoperativen Tag durchgeführt, zu diesem Zeitpunkt „konkurriert" die radiografisch festgestellte Leckage mit den klinischen Zeichen einer AI. In den Studien konnte gezeigt werden, dass radiografische Zeichen einer AI nicht ausreichend mit den klinischen Zeichen einer AI korrelieren. Vielmehr wurde gefunden, dass die radiografischen Zeichen einer AI nicht automatisch einer therapeutischen Intervention bedürfen. Eine wesentliche Ursache für solche radiografischen und nichtklinischen Zeichen einer AI wird in der Tatsache gesehen, dass das rektal applizierte wässrige Kontrastmittel im Verlauf der Aszension im Rektum und Kolon verdünnt wird und oft nicht mehr genug Druck an der Anastomosenlokalisation herrscht, um sicher eine Kontrastmittel-Leckage darzustellen.

Interessanterweise zeigen auch die Untersuchungen zur kontrastmittelgestützten CT-Diagnostik (DuBrow et al. 1995; Eckmann et al. 2004; Nesbakken et al. 2005; Nicksa et al. 2007; Power et al. 2007; Doeksen et al. 2008; Gouya et al. 2012) nicht eindeutige Ergebnisse. Es finden sich große Unterschiede in der Methodologie und der Definition einer AI. Eine CT-Diagnostik zeigt nicht unbedingt eine Kontrastmittel-Leckage bei Patienten mit einer AI. Dennoch ist eine Kontrastmittel-CT einer konventionellen Kontrastmittel-Radiografie überlegen, da sie recht genau die mit einer AI assoziierten Befunde freier Luft im Abdomen sowie perikolischer Flüssigkeitsansammlungen darzustellen vermag. Wenn diese zusätzlichen Parameter neben dem Parameter „Kontrastmittelaustritt an der Anastomose" bewertet werden, so steigt die Untersuchungsgenauigkeit auf Werte zwischen 80 und 100 %.

Cave

Die Diagnose einer AI bedarf stets eines integrativen Blickes auf das klinische Bild, ggf. der Beurteilung einer Drainageflüssigkeit, Labortests, radiologischer Verfahren und intraoperativer Maßnahmen bereits bei Erstellung der Anastomose.

4 Therapie der Anastomoseninsuffizienz

Die Therapie der Insuffizienz kolorektaler Anastomosen hängt von einer Vielzahl teilweise nicht miteinander assoziierter Faktoren ab. Selbstverständlich spielen die Erfahrung des behandelnden Chirurgen, das Fallvolumen, der Grad der Interdisziplinarität und die Ausstattung der behandelnden Institution eine erhebliche Rolle in dieser Situation. Während diese genannten Parameter eher einen indirekten Einfluss auf Art und Strategie einer Therapie haben, gibt es deutlich objektivierbarere Faktoren, welche Grundlage eines therapeutischen Algorithmus sein können.

In zahlreichen Untersuchungen (Vallance et al. 2017; Moghadamyeghaneh et al. 2016; Sparreboom et al. 2016) wird berichtet, dass die Lokalisation der Anastomose ein entscheidender Faktor bei der Festlegung der therapeutischen Strategie einer Insuffizienz ist. Zum einen ist hier die Art der Anastomose – zwischen Ileum und Kolon, zwischen Kolon und Kolon oder zwischen Kolon und Rektum – ein unterscheidendes Merkmal, darüber hinaus haben aber ebenso das Alter und der Allgemeinzustand der Patienten, eine vorliegende Komorbidität, die Größe der Insuffizienz, das Zeitintervall zur Primäroperation sowie das Vorhandensein eines protektiven Stomas Einfluss auf die zu wählende Strategie.

Praxistipp

Die grundsätzlichen Prinzipien der Therapie einer AI sind die Behandlung der entstandenen Infektion und die Behandlung der entstandenen Verbindung zwischen Darmlumen und dessen Umgebung. Therapeutische Maßnahmen zur Reparatur dieser Fehlverbindung tragen selbstverständlich auch immer zur Infektkontrolle bei. Somit handelt es sich stets um eine integrierte Therapie aus beiden therapeutischen Bereichen.

Die Gabe von Antibiotika ist oft die erste Intervention bei Verdacht auf eine AI. Hier wird nach Erhalt von Resistenzprüfungen nach kultureller Aufarbeitung von Drainagesekreten oder Blutproben ein patientenindividuelles Vorgehen eingeschlagen. Eine Antibiotikatherapie allein wird in den seltensten Fällen zielführend sein, die Kombination mit interventionellen Maßnahmen ist weit verbreiteter Standard. Zur Reparatur der Fehlverbindung am Ort der Insuffizienz stehen derzeit eine Reihe chirurgischer, interventioneller und endoskopischer Techniken zur Verfügung:

- perkutane oder endoluminale Drainage eines Abszesses oder einer Insuffizienzhöhle,
- chirurgische Reparatur der Nahtinsuffizienz per Laparoskopie oder Laparotomie ohne oder mit Anlage eines vorgeschalteten protektiven doppelläufigen Deviations-Stomas,
- chirurgische Resektion der insuffizienten Anastomose mit Blindverschluss des distalen Kolons oder Rektums und Ausleiten des proximalen Dünndarms oder Kolons als endständiges Deviations-Stoma (Hartmann-Prozedur),
- Ausleiten beider Enden der insuffizienten Anastomose als doppelläufiges oder Split-Stoma.

Welche Vorgehensweise in welcher klinischen Situation empfehlenswert ist, kann aktuell nicht aufgrund evidenzbasierter Behandlungsstrategien festgelegt werden, weil diese nicht vorliegen. Aufgrund der dann doch relativ geringen Inzidenz von AI in Zentren, die mit hoher Standardisierung arbeiten, könnten evidenzrelevante Daten nur durch extrem große Multicenterstudien generiert werden. Aus diesem Grunde werden hier die derzeit besten zur Verfügung stehenden Empfehlungen wiedergegeben, die aus einer Delphi-Analyse eines Expertengremiums stammen, welche sich zum Ziel gesetzt hatte, Konsens zu einem Behandlungsalgorithmus der kolorektalen AI zu erstellen (Phitayakorn et al. 2008).

Grundsätzlich werden 3 mögliche Szenarien bearbeitet:

- intraperitoneale AI,
- extraperitoneale AI,
- intra- oder extraperitoneale AI hinter einem protektiven Stoma.

4.1 Intraperitoneale Anastomoseninsuffizienz

Die Therapie der intraperitonealen Anastomoseninsuffizienz ist in ◘ Abb. 1 dargestellt.

4.1.1 Intraperitoneale AI mit generalisierter Peritonitis/ausgeprägter Sepsis

Grundsätzlich sollten Patienten mit einer klinisch apparenten generalisierten Peritonitis und/oder ausgeprägten Sepsis nach zügiger Kreislaufstabilisierung unmittelbar einer chirurgischen Intervention zugeführt werden. Die dann durchzuführende Maßnahme hängt weitestgehend vom intraoperativen Befund ab.

Bei dem in dieser klinischen Situation vorgefundenen Befund einer extensiven Entzündungsreaktion mit einem chirurgisch nicht sicher dissezierbaren entzündlichen Tumor – letztendlich der Situation einer technischen Inoperabilität – wird empfohlen, eine alleinige extensive Drainage dieses Bezirkes durchzuführen. Durchgängige Empfehlungen zur Anlage eines vorgeschalteten Stomas konnten nicht gegeben werden, eine solche Maßnahme sollte der Operateur individuell in Hinblick auf Position und Art eines solchen doppelläufigen Stomas wählen.

Selbstverständlich besteht in dieser klinischen Situation einer intraperitonealen AI mit generalisierter Peritonitis die Empfehlung, eine Abdominallavage durchzuführen. Das weitere Procedere entspricht der operativen Therapie einer generalisierten Peritonitis, ggfs. mit geplanten Second-look-Eingriffen oder der Notwendigkeit einer programmierten Abdominallavage über mehrere Tage bzw. Anlage eines Abdominallavage-Systems.

In der Situation eines größeren Anastomosendefektes (hier besteht keine Einigkeit oder Definition, ab wann ein Anastomosendefekt als „groß" bezeichnet wird), einer ausgeprägten peritonealen Kontamination durch Darminhalt und/oder bei Feststellung einer Ischämie an der Anastomose besteht Einigkeit darüber, eine Anastomosenresektion mit Blindverschluss des distalen Darmes und Ausleitung des proximalen Darmes als endständigem Stoma (sogenannte Hartmann-Prozedur) durchzuführen. Die alternative Maßnahme der Ausleitung beider Enden der insuffizienten Anastomose im Sinne eines doppelläufigen oder eines Split-Stomas als Minimalmaßnahme wird immer wieder angesprochen, in der Praxis jedoch aufgrund der oft schwierigen Mobilisationsverhältnisse nur selten durchgeführt.

Die Resektion der insuffizienten Anastomose mit nachfolgender Neuanlage einer Anastomose, die dann durch ein doppelläufiges vorgeschaltetes Stoma geschützt wird, wird für Patienten empfohlen, die nicht septisch, kreislaufinsuffizient oder fehlernährt (sowohl unterernährt wie auch morbid-adipös) sind und keine entzündliche Darmerkrankung haben. Eine grundsätzliche Empfehlung ist hier, auf eine spannungsfreie neue Anastomose zu achten und nach vollständiger Lavage dann eine großzügige Drainage der Abdominalkavität herbeizuführen.

Ein Konsens hinsichtlich der chirurgischen Therapie eines in dieser Situation vorgefundenen kleinen Anastomosendefektes

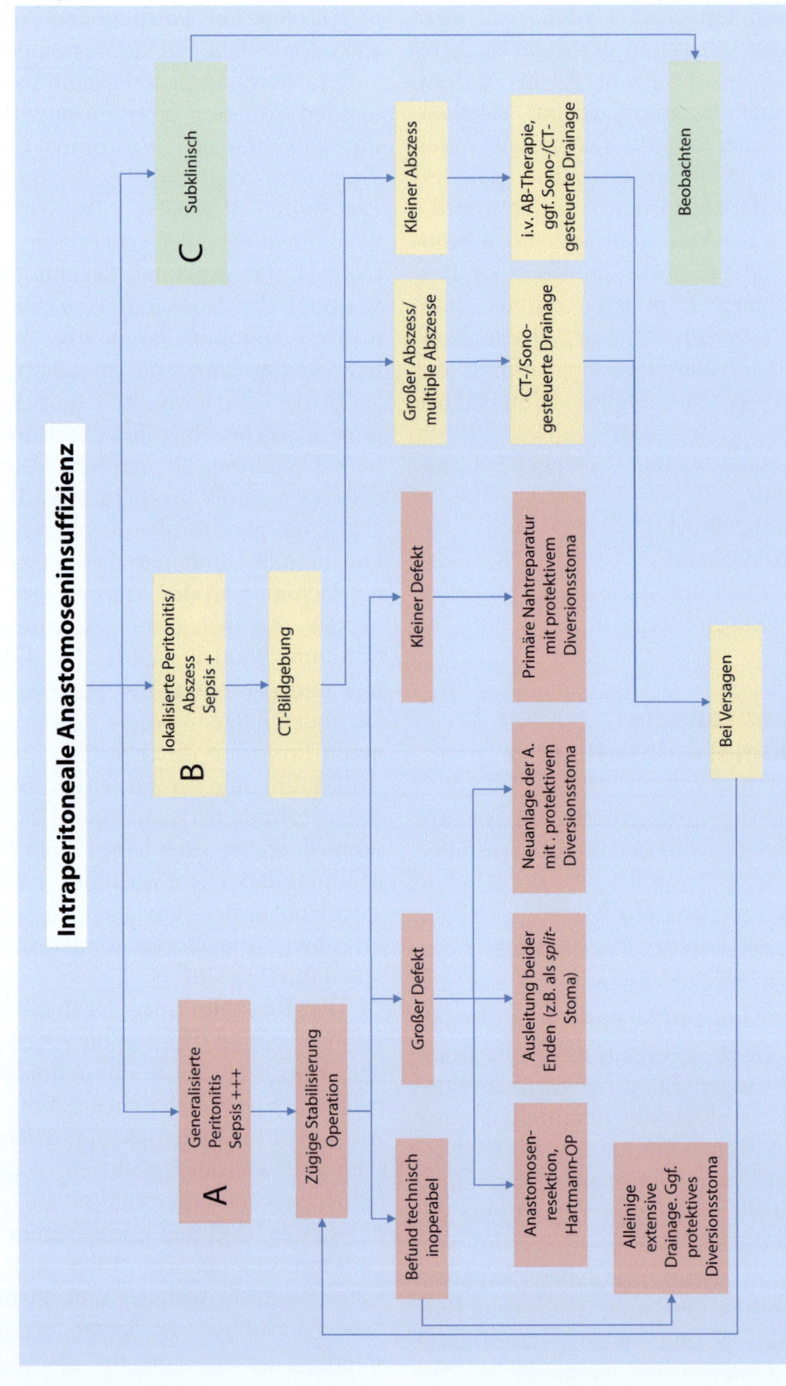

Abb. 1 Therapie der intraperitonealen Anastomoseninsuffizienz. (Mod. nach Phitayakorn et al. 2009)

besteht nicht (auch hier existiert keine durchgängige Definition). Eine mögliche Definition wurde bei Defekten unter 1 cm bzw. mit weniger als 1/3 der Zirkumferenz gesehen. In einer solchen Situation wurde empfohlen, bei hämodynamisch stabilen Patienten in normalem Ernährungszustand eine primäre Nahtreparatur der ansonsten normal durchbluteten Anastomose durchzuführen und dann ein doppelläufiges Deviationsstoma vorzuschalten. Eine zusätzlich immer wieder erwähnte, jedoch nicht durchgängig zu empfehlende Maßnahme ist ein postoperatives Ausspülen des Darmes (inklusive der neuen Anastomose) durch den distalen Schenkel des vorgeschalteten Stomas, um im Falle einer Rezidivinsuffizienz eine möglichst geringe Kontamination zu erwirken. Adjuvante Maßnahmen wie Fibrinkleberapplikation oder intraluminale Stenteinlagen erhielten keinen durchgängigen Empfehlungsgrad.

4.1.2 Intraperitoneale AI mit lokalisierter Peritonitis, geringer Sepsis oder lokalisiertem Abszess

In dieser klinischen Situation, bei nicht hämodynamisch instabilem und klinisch vital bedrohtem Patienten sollte eine radiografische Darstellung – bestenfalls durch ein abdominelles CT mit oraler, rektaler und intravenöser Kontrastmittelgabe – erfolgen, um die Möglichkeiten einer interventionellen (Sonografie- oder CT-geführten) Abszessdrainage zu eruieren.

Bei größeren Abszessformationen (>3 cm), multiplen oder multilokulären Abszessen wird eine primär operative Therapie empfohlen, wenn.

- keine Erfahrung mit der interventionellen Drainage vorhanden ist,
- die Abszessformation in einer für eine Drainage nicht erreichbaren anatomischen Lokalisation liegt,
- eine CT-gesteuerte Drainage inkomplett ist oder
- der Patient nach CT-gesteuerter Drainage
  - keine klinische Verbesserung,
  - eine persistierende Sepsis oder
  - einen sich verschlechternden klinischen Zustand bietet.

In der Situation einer intraperitonealen AI mit lokalisierter Peritonitis, geringer Sepsis oder lokalisiertem Abszess gilt dann das gleiche Vorgehen wie für den Fall der fortgeschrittenen Peritonitis (s. oben). Bei operativem Vorgehen ist hier eine Besonderheit, dass ggfs. intraoperativ eine Dichtigkeitsprüfung der Anastomose nach Entlastung der Abszessformation durchzuführen ist.

Bei stabilen Patienten kann eine parenterale Ernährung und kalkulierte Breitspektrum-Antibiotika-Therapie bei wiederholter Bildgebungskontrolle der Abszessformation durchgeführt werden, um eine Situation abpassen zu können, in der eine dickere Abszessmembran eine sicherere Abszessdrainage ermöglicht.

Bei kleinen Abszedierungen (<3 cm) wird das soeben dargestellte Vorgehen eher möglich, da gerade kleine Abszesse gut auf eine Antibiotikatherapie ansprechen können (Kumar et al. 2006).

4.1.3 Subklinische intraperitoneale AI

Wann immer eine intraperitoneale AI entdeckt wird, die kein klinisches Beschwerdebild und keine messbare Entzündungsreaktion verursacht, so ist eine abwartende Überwachung gerechtfertigt. Nahezu alle diese Leckagen bilden sich spontan zurück. Sobald sich eine klinisch wirksame Insuffizienz zeigt, sollte wie oben beschrieben vorgegangen werden.

4.2 Extraperitoneale Anastomoseninsuffizienz

Die Therapie der extraperitonealen Anastomoseninsuffizienz ist in ◘ Abb. 2 dargestellt.

Patienten, die eine extraperitoneale lokalisierte AI und eine generalisierte Peritonitis oder ausgeprägte Sepsis haben, sollten genauso behandelt werden, wie dies oben für Patienten mit einer intraperitonealen AI beschrieben ist. Der einzige Unterschied besteht

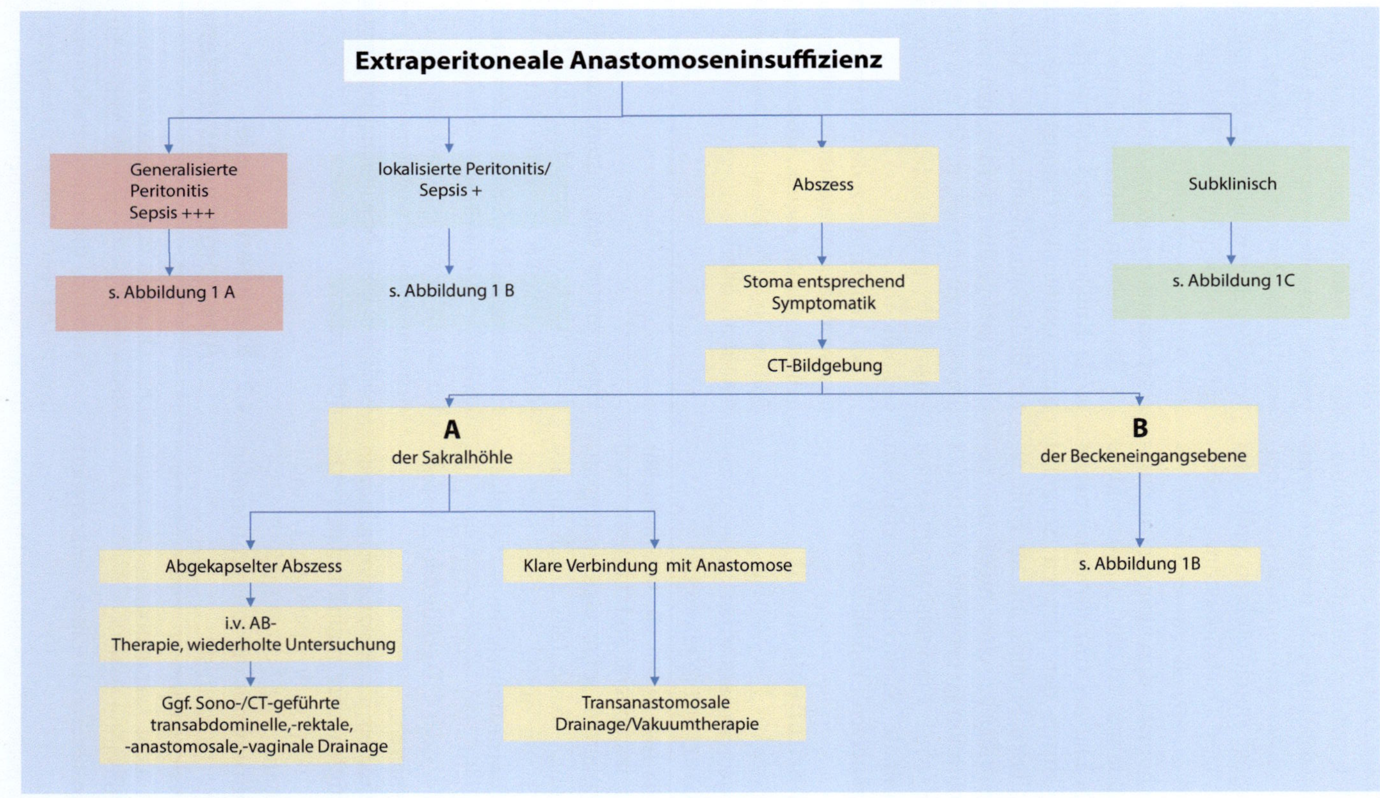

Abb. 2. Therapie der extraperitonealen Anastomoseninsuffizienz. (Mod. nach Phitayakorn et al. 2009)

hier in der seltenen Situation, dass ein Hartmann-Stumpf am Rektum zu kurz oder zu stark entzündlich verändert ist, dass er nicht verschlossen werden kann. In dieser Situation wird grundsätzlich die Einlage einer abdominellen und/oder transanalen Drainage empfohlen.

Patienten mit einer extraperitonealen AI mit lokalisierter Peritonitis und geringfügiger Sepsis oder Patienten mit einer subklinischen extraperitonealen AI sollten analog der Vorgehensweise bei intraperitonealer AI behandelt werden.

Das Management einer extraperitonealen AI unterscheidet sich von dem einer intraperitonealen AI eigentlich nur bei Patienten, bei denen eine Abszess-Formation vorhanden ist. Sind diese Patienten symptomatisch, sollte ein doppelläufiges Deviations-Stoma vorgeschaltet werden. Das weitere Vorgehen richtet sich nach der Abszesslokalisation, die idealerweise per abdominellem CT mit oraler, rektaler und intravenöser Kontrastmittelgabe dargestellt wird.

4.2.1 Extraperitoneale AI in der Sakralhöhle

Diese AI finden sich großteils an der posterioren Zirkumferenz der Anastomose bei koloanalen, tiefen kolorektalen oder ileoanalen Anastomosen. Ist die Abszesslokalisation die anteriore Zirkumferenz, so wird diese grundsätzlich wie ein Abszess an der posterioren Zirkumferenz behandelt, es sei denn, es besteht eine intraperitoneale Entzündungsreaktion. Die Therapie der tiefen posterioren Abszesse richtet sich nach deren Beziehung zur Anastomose.

Ein abgekapselter Abszess, der keine Verbindung durch eine AI in das Darmlumen hat, kann bei geringer Ausdehnung (<3 cm) ggfs. durch eine i.v.-Antibiotikatherapie allein ausgeheilt werden (Kumar et al. 2006). Größere Abszesse können je nach Lokalisation transabdominell, transvaginal, transanal oder transrektal Sonografie- oder CT-gesteuert punktiert bzw. drainiert werden. Ein transgluteales Vorgehen ist sicherlich nachrangig zu betrachten, da zum einen Ischiadikus-Beschwerden, zum anderen eine Verschleppung der Entzündung in die Glutealregion resultieren. Im Zeitalter fortgeschrittener endoskopischer Drainageverfahren ist jedoch eine transanastomosale transrektale Drainage wie bei Abszessen, die mit der AI verbunden sind, zunehmend Vorgehen der Wahl.

Solche Abszesse, die mit der AI in Verbindung stehen, werden entweder nach intrarektal durch Einlage geeigneter Katheter drainiert, oder aber es erfolgt eine endoskopische Vakuumtherapie. Mithilfe dieser kontinuierlichen oder intermittierenden Saugdrainage unter Zuhilfenahme der Einlage spezieller Schwämme lässt sich eine Reduktion der bakteriellen Kontamination, eine Abnahme der Wundsekretion und des lokalen Ödems erzielen, wodurch umgekehrt eine Verbesserung der Perfusion und eine Granulation im Wundgrund gefördert werden. Diese minimalinvasive vakuumassistierte Therapie entwickelt sich zum Standard in der Behandlung extraperitonealer AI im kleinen Becken mit nachgewiesenen Erfolgen in der Reduktion von Morbidität, Mortalität und Hospitalisationsdauer (Weidenhagen et al. 2008; Keskin et al. 2015; Kuehn et al. 2016; Milito et al. 2017; Mussetto et al. 2017).

Praxistipp

Nicht jede AI muss zur Aufhebung der Anastomose führen!

4.2.2 Extraperitoneale AI in der Beckeneingangsebene

Bei hoher, jedoch extraperitonealer Lokalisation der AI in der Beckeneingangsebene gilt dasselbe Vorgehen wie oben unter „Extraperitoneale AI in der Sakralhöhle“ beschrieben.

4.3 Anastomoseninsuffizienz bei vorgeschaltetem Diversionsstoma

Die Therapie der Anastomoseninsuffizienz bei vorgeschaltetem Diversionsstoma ist in ◘ Abb. 3 dargestellt.

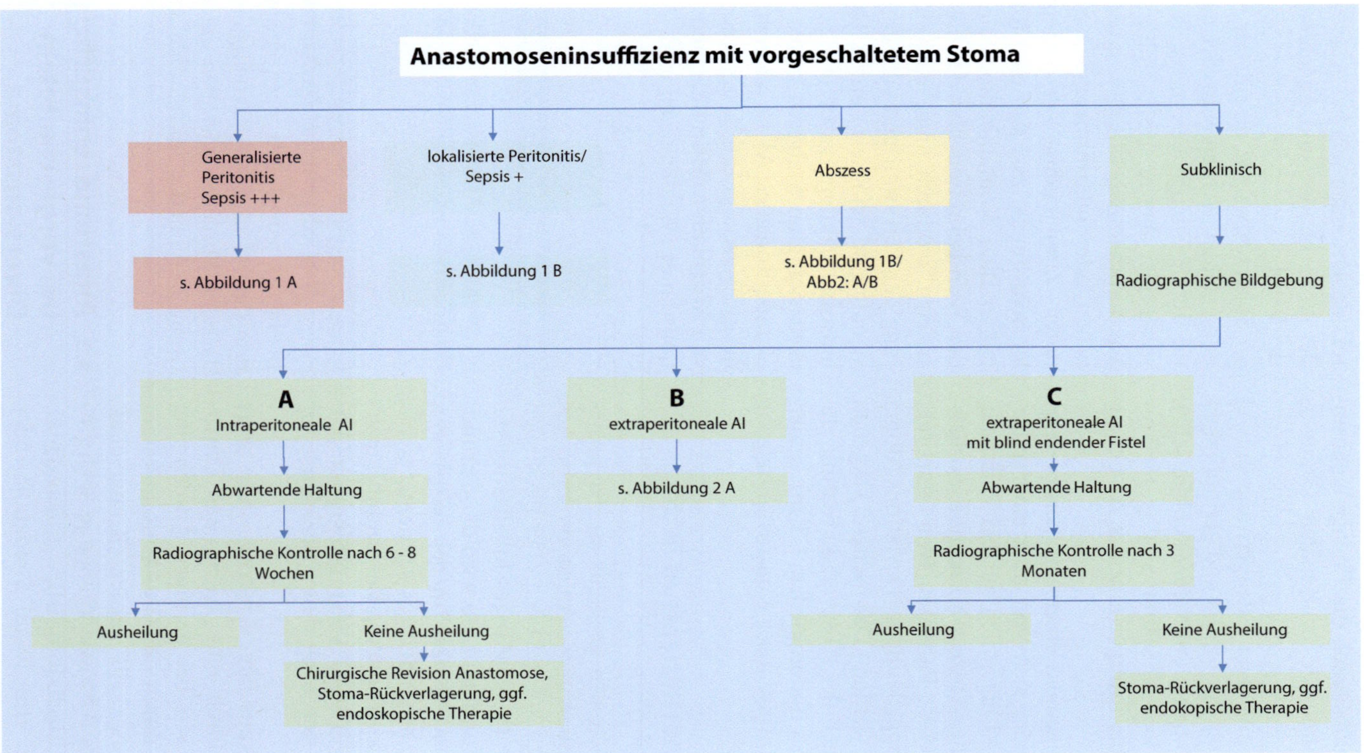

Abb. 3. Therapie der Anastomoseninsuffizienz bei vorgeschaltetem Diversionsstoma. (Mod. nach Phitayakorn et al. 2009)

Die Empfehlungen für das therapeutische Vorgehen bei AI hinter einem vorgeschalteten doppelläufigen Diversionsstoma sind sehr ähnlich zu den Empfehlungen bei intraperitonealer AI oder extraperitonealer AI bei Patienten mit Peritonitis, Sepsis oder Abszedierung. Eine wichtige Unterscheidung liegt hier bei den Empfehlungen für die Therapie einer subklinischen AI, welche ja oft erst als später radiologischer Zufallsbefund entdeckt wird. Das therapeutische Vorgehen entscheidet sich hier anhand der anatomischen Lokalisation der AI.

4.3.1 Intraperitoneale AI mit vorgeschaltetem doppelläufigem protektivem Diversionsstoma

Wenn die AI subklinisch, intra-peritoneal und zu klein für eine Drainage ist, so wird eine abwartende Haltung empfohlen, möglicherweise mit Gabe eines Breitspektrum-Antibiotikums intravenös für 2 Wochen und einer erneuten radiografischen Darstellung nach 6–8 Wochen. Sollte die Leckage nicht verschlossen sein, so wird hier empfohlen, das therapeutische Vorgehen zu wiederholen, da diese subklinischen Leckagen auf diese Weise meistens ausheilen.

Sollten solche Leckagen nach einem Zeitraum von 6 Monaten nicht ausgeheilt sein, bestehen dann die Möglichkeiten einer chirurgischen Revision der Anastomose oder einer Rückverlagerung des Stomas, da hier nur ein sehr geringes Risiko einer erneuten entzündlichen Reaktion besteht. Es gibt derzeit keine validen Informationen in der diesbezüglichen Literatur, inwieweit die Länge oder die Größe einer radiografisch dargestellten, blind endenden Fistel den klinischen Verlauf voraussagen können. Vorschläge sind hier eine endoskopische Dilatation der Anastomose, ein endoskopisches Verschorfen der Öffnung der blinden Fistel an der Anastomose oder eine Erweiterung dieser Öffnung auf endoskopischem Wege mit einem elektrischen Kauter. Sollte sich an dieser Stelle eine Abszessformation bilden, so gelten dann die oben gegebenen Empfehlungen für Patienten ohne vorgeschaltetes Stoma.

Der Patient muss sorgfältig darüber aufgeklärt sein, dass es in dieser Situation auch wieder zum Auftreten lokal entzündlicher Komplikationen kommen kann, die eine Revision der Anastomose notwendig machen könnten.

4.3.2 Extraperitoneale AI bei vorgeschaltetem doppelläufigem protektivem Diversionsstoma

Die therapeutische Strategie dieser AI hängt von der Größe des möglichen Abszesses und der klinischen Präsentation des Patienten ab. Abgekapselte Abszesse oder Abszesse in Verbindung mit einer AI werden grundsätzlich in gleicher Weise behandelt wie die oben beschriebene extraperitoneale AI in der Sakralhöhle.

4.3.3 Extraperitoneale AI bei vorgeschaltetem protektivem doppelläufigem Diversionsstoma mit chronischer, blind endender Fistelformation im kleinen Becken

Die Behandlung dieser oft komplexen Situation hängt von der Größe der Abszessformation bzw. Fistelhöhle sowie dem klinischen Zustand des Patienten ab. Bei asymptomatischen Patienten und kleinen blind endenden Fistelformationen wird zunächst eine abwartende Haltung empfohlen, da solche Befunde oft ohne Intervention ausheilen. Bei Persistenz kleiner (<1 cm) Fisteln über den Zeitraum von 3 Monaten nach der Primäroperation besteht üblicherweise keine Kontraindikation für die Rückverlagerung des vorgeschalteten Stomas.

In Situationen mit symptomatischen oder großen Fistelhöhlen entspricht das Vorgehen weitestgehend der oben beschriebenen Vorgehensweise mit endoskopischer Vakuumtherapie. Alternativ können hier transrektale Spülungen der Abszesshöhle durchgeführt werden, grundsätzlich zeigt sich die Vakuumtherapie dann erfolgreich, wenn frische Gewebeverhältnisse vorliegen und ein ausreichendes Granulationsgewebe gebildet werden kann. Gerade in chronifizierten Abszesshöhlen ist ein lokales Debridement mit kontinuierlicher Säuberung der Fistelhöhle unter strikter Beachtung der möglicherweise angrenzenden Organstrukturen wichtig. Diese Problemfälle bedürfen immer einer sehr individuellen Kombinationstherapie mit wechselweiser lokaler Wundsäuberung, lokaler Instillation von Antibiotika, ggfs. unterstützender systemischer Antibiotikatherapie und ggfs. Verbesserung des Ernährungszustandes der Patienten, bevor hier eine Rückverlagerung des vorgeschalteten Stomas durchgeführt werden kann.

▶ **Fazit**

- Eine Anastomoseninsuffizienz (AI) in der kolorektalen Chirurgie ist nach wie vor eine der potenziell schwerwiegendsten Komplikationen in der Viszeralchirurgie. Trotz zahlreicher Definitionen der AI hat sich ein einfaches Graduierungssystem durchgesetzt, dass sich nach der Art des klinischen Managements richtet: keine Änderung des postoperativen Managements, Erfordernis einer aktiven therapeutischen Intervention, Erfordernis einer Re-Laparotomie oder Re-Laparoskopie.
- Die Diagnose einer AI bedarf stets eines integrativen Blickes auf das klinische Bild, ggf. Beurteilung einer Drainageflüssigkeit, Labortests, radiologischer Verfahren und intraoperativer Maßnahmen bereits bei Erstellung der Anastomose.
- Die grundsätzlichen Prinzipien der Therapie einer AI sind die Behandlung der entstandenen Infektion und die Behandlung der entstandenen Verbindung zwischen Darmlumen und dessen Umgebung. Therapeutische Maßnahmen zur Reparatur dieser Fehlverbindung tragen immer auch zur Infektkontrolle bei. Somit handelt es sich stets um eine integrierte Therapie aus beiden therapeutischen Bereichen.
- Grundsätzlich werden drei mögliche Szenarien unterschieden: intraperitoneale AI, extraperitoneale AI und intra- oder extraperitoneale AI hinter einem protektiven Stoma. Für alle drei klinischen Präsentationen existieren Algorithmen zur Therapie.◀

Literatur

Akyol AM, McGregor JR, Galloway DJ, George WD (1992) Early postoperative contrast radiology in the assessment of colorectal anastomotic integrity. Int J Colorectal Dis 7:141–143

Almeida AB, Faria G, Moreira H, Pinto-de-Sousa J, Correia-da-Silva P, Maia JC (2012) Elevated serum C-reactive protein as a predictive factor for anastomotic leakage in colorectal surgery. Int J Surg 10:87–91

Alves A, Panis Y, Pocard M, Regimbeau JM, Valleur P (1999) Management of anastomotic leakage after nondiverted large bowel resection. J Am Coll Surg 189:554–559

Ambrosetti P, Robert J, Mathey P, Rohner A (1994) Left-sided colon and colorectal anastomoses: Doppler ultrasound as an aid to assess bowel vascularization. A prospective evaluation of 200 consecutive elective cases. Int J Colorectal Dis 9:211–214

Bell SW, Walker KG, Rickard MJ et al (2003) Anastomotic leakage after curative anterior resection results in a higher prevalence of local recurrence. Br J Surg 90:1261–1266

Bertram P, Junge K, Schachtrupp A, Götze C, Kunz D, Schumpelick V (2003) Peritoneal release of TNFalpha and IL-6 after elective colorectal surgery and anastomotic leakage. J Invest Surg 16:65–69

Bruce J, Krukowski ZH, Al-Khairy G, Russell EM, Park KG (2001) Systematic review of the definition and measurement of anastomotic leak after gastrointestinal surgery. Br J Surg 88:1157–1168

Crafa F, Smolarek S, Missori G, Shalaby M, Quaresima S, Noviello A, Cassini D, Ascenzi P, Franceschilli L, Delrio P et al (2017) Transanal inspection and management of low colorectal anastomosis performed with a new technique: the TICRANT study. Surg Innov 24:483–491

Daams F, Wu Z, Lahaye MJ, Jeekel J, Lange JF (2014) Prediction and diagnosis of colorectal anastomotic leakage: a systematic review of literature. World J Gastrointest Surg 6:14–26

Davies AH, Bartolo DC, Richards AE, Johnson CD, McC Mortensen NJ (1988) Intra-operative air testing: an audit on rectal anastomosis. Ann R Coll Surg Engl 70:345–347

Dekker JW, Liefers GJ, de Mol van Otterloo JC, Putter H, Tollenaar RA (2011) Predicting the risk of anastomotic leakage in left-sided colorectal surgery using a colon leakage score. J Surg Res 166:e27–e34

Dixon AR, Holmes JT (1991) Colorectal anastomotic integrity after anterior resection: is there a role for intraoperative testing? J R Coll Surg Edinb 36:35–36

Doeksen A, Tanis PJ, Wüst AF, Vrouenraets BC, van Lanschot JJ, van Tets WF (2008) Radiological evaluation of colorectal anastomoses. Int J Colorectal Dis 23:863–868

DuBrow RA, David CL, Curley SA (1995) Anastomotic leaks after low anterior resection for rectal carcinoma: evaluation with CT and barium enema. AJR Am J Roentgenol 165:567–571

den Dulk M, Noter SL, Hendriks ER, Brouwers MA, van der Vlies CH, Oostenbroek RJ, Menon AG, Steup WH, van de Velde CJ (2009) Improved diagnosis and treatment of anastomotic leakage after colorectal surgery. Eur J Surg Oncol 35:420–426

Eckmann C, Kujath P, Kraus M, Schwandner O, Bruch HP, Shekarriz H (2005) Therapeutic strategy for anastomotic leakage following low anterior resection. Viszeralchirurgie 40:17–21

Eckmann C, Kujath P, Schiedeck TH, Shekarriz H, Bruch HP (2004) Anastomotic leakage following low anterior resection: results of a standardized diagnostic and therapeutic approach. Int J Colorectal Dis 19:128–133

Ellebaek Pedersen M, Qvist N, Bisgaard C, Kelly U, Bernhard A, Møller Pedersen S (2009) Peritoneal microdialysis. Early diagnosis of anastomotic leakage after low anterior resection for rectosigmoid cancer. Scand J Surg 98:148–154

Fouda E, El Nakeeb A, Magdy A, Hammad EA, Othman G, Farid M (2011) Early detection of anastomotic leakage after elective low anterior resection. J Gastrointest Surg 15:137–144

Gouya H, Oudjit A, Leconte M, Coste J, Vignaux O, Dousset B, Legmann P (2012) CT antegrade colonography to assess proctectomy and temporary diverting ileostomy complications before early ileostomy takedown in patients with low rectal endometriosis. Am J Roentgenol 198:98–105

Haynes IG, Goldman M, Silverman SH, Alexander-Williams J, Keighley MR (1986) Water-soluble contrast enema after colonic anastomosis. Lancet 1:675–676

Herwig R, Glodny B, Kühle C, Schlüter B, Brinkmann OA, Strasser H, Senninger N, Winde G (2002) Early identification of peritonitis by peritoneal cytokine measurement. Dis Colon Rectum 45:514–521

Hirano Y, Omura K, Tatsuzawa Y, Shimizu J, Kawaura Y, Watanabe G (2006) Tissue oxygen saturation during colorectal surgery measured by near-infrared spectroscopy: pilot study to predict anastomotic complications. World J Surg 30:457–461

Hoffmann J, Jensen RH, Shokouh-Amiri MH, Damm P (1988) Clinical value of water-soluble contrast enema in assessing the integrity of left colonic anastomoses. J R Coll Surg Edinb 33:23–24

Hyman N, Manchester TL, Osler T, Burns B, Cataldo PA (2007) Anastomotic leaks after intestinal anastomosis: it's later than you think. Ann Surg 245:254–258

Ishihara S, Watanabe T, Nagawa H (2008) Intraoperative colonoscopy for stapled anastomosis in colorectal surgery. Surg Today 38:1063–1065

Ito M, Sugito M, Kobayashi A, Nishizawa Y, Tsunoda Y, Saito N (2008) Relationship between multiple numbers of stapler firings during rectal division and anastomotic leakage after laparoscopic rectal resection. Int J Colorectal Dis 23:703–707

Junger W, Junger WG, Miller K, Bahrami S, Redl H, Schlag G, Moritz E (1996) Early detection of anastomotic leaks after colorectal surgery by measuring endotoxin in the drainage fluid. Hepatogastroenterology 43:1523–1529

Kalady MF, Mantyh CR, Petrofski J, Ludwig KA (2008) Routine contrast imaging of low pelvic anastomosis prior to closure of defunctioning ileostomy: is it necessary? J Gastrointest Surg 12:1227–1231

Karliczek A, Benaron DA, Baas PC, Zeebregts CJ, Wiggers T, van Dam GM (2010) Intraoperative assessment of microperfusion with visible light spectroscopy for prediction of anastomotic leakage in colorectal anastomoses. Colorectal Dis 12:1018–1025

Keskin M, Bayram O, Bulut T, Balik E (2015) Effectiveness of endoluminal vacuum-assisted closure therapy (endosponge) for the treatment of pelvic anastomotic leakage after colorectal surgery. Surg Laparosc Endosc Percutan Tech 25(6):505–508

Kudszus S, Roesel C, Schachtrupp A, Höer JJ (2010) Intraoperative laser fluorescence angiography in colorectal surgery: a non-invasive analysis to reduce the rate of anastomotic leakage. Langenbecks Arch Surg 395:1025–1030

Kuehn F, Janisch F, Schwandner F, Alsfasser G, Schiffmann L, Gock M, Klar E (2016) Endoscopic Vacuum Therapy in Colorectal Surgery. J Gastrointest Surg 20(2):328–334

Kulu Y, Ulrich A, Bruckner T et al (2013) Validation of the International Study Group of Rectal Cancer definition and severity grading of anastomotic leakage. Surgery 153:753–761

Kumar RR, Kim JT, Haukoos JS et al (2006) Factors affecting the successful management of intra-abdominal abscesses with anti-biotics and the need for percutaneous drainage. Dis Colon Rectum 49:183–189

Lanthaler M, Biebl M, Mittermair R, Ofner D, Nehoda H (2008) Intraoperative colonoscopy for anastomosis assessment in laparoscopically assisted left-sided colon resection: is it worthwhile? J Laparoendosc Adv Surg Tech A 18:27–31

Law WL, Choi HK, Lee YM et al (2007) Anastomotic leakage is associated with poor long-term outcome in patients after curative colorectal resection for malignancy. J Gastrointest Surg 11:8–15

Li VK, Wexner SD, Pulido N, Wang H, Jin HY, Weiss EG, Nogeuras JJ, Sands DR (2009) Use of routine intraoperative endoscopy in elective laparoscopic colorectal surgery: can it further avoid anastomotic failure? Surg Endosc 23:2459–2465

Markham NI, Greatorex RA, Everett WG (1987) The value and significance of the limited barium enema examination following restorative resection for carcinoma of the rectum. Ann R Coll Surg Engl 69:116–118

Matthiessen P, Henriksson M, Hallböök O, Grunditz E, Norén B, Arbman G (2008) Increase of serum C-reactive protein is an early indicator of subsequent symptomatic anastomotic leakage after anterior resection. Colorectal Dis 10:75–80

Matthiessen P, Strand I, Jansson K, Törnquist C, Andersson M, Rutegård J, Norgren L (2007) Is early detection of anastomotic leakage possible by intraperitoneal microdialysis and intra- peritoneal cytokines after anterior resection of the rectum for cancer? Dis Colon Rectum 50:1918–1927

McDermott FD, Heeney A, Kelly ME, Steele RJ, Carlson GL, Winter DC (2015) Systematic review of pre-operative, intraoperative and postoperative risk factors for colorectal anastomotic leaks. Br J Surg 102:462–479

Midura EF, Hanseman D, Davis BR et al (2015) Risk factors and consequences of anastomotic leak after colectomy: a national analysis. Dis Colon Rectum 58:333–338

Milito G, Lisi G, Venditti D, Campanelli M, Aronadio E, Grande S, Cabry F, Grande M (2017) Endoluminal vacuum therapy as treatment for anastomotic colorectal leakage. Surg Technol Int 30:125–130

Miller K, Arrer E, Leitner C (1996) Early detection of anastomotic leaks after low anterior resection of the rectum. Dis Colon Rectum 39:1081–1085

Moghadamyeghaneh Z, Hanna MH, Alizadeh RF, Carmichael JC, Mills S, Pigazzi A, Stamos MJ (2016) Contemporary management of anastomotic leak after colon surgery: assessing the need for reoperation. Am J Surg. 211(6):1005–1013

Mussetto A, Arena R, Buzzi A, Fuccio L, Dari S, Brancaccio ML, Triossi O (2017) Long-term efficacy of vacuum-assisted therapy (Endo-SPONGE®) in large anastomotic leakages following anterior rectal resection. Ann Gastroenterol 30(6):649–653

Nesbakken A, Nygaard K, Lunde OC, Blücher J, Gjertsen Ø, Dullerud R (2005) Anastomotic leak following mesorectal excision for rectal cancer: true incidence and diagnostic challenges. Colorectal Dis 7:576–581

Nicksa GA, Dring RV, Johnson KH, Sardella WV, Vignati PV, Cohen JL (2007) Anastomotic leaks: what is the best diagnostic imaging study? Dis Colon Rectum 50:197–203

Phitayakorn R, Delaney CP, Reynolds HL, Champagne BJ, Heriot AG, Neary P, Senagore AJ (2008) International anastomotic leak study group. Standardized algorithms for management of anastomotic leaks and related abdominal and pelvic abscesses after colorectal surgery. World J Surg 32:1147–1156

Platell C, Barwood N, Dorfmann G, Makin G (2007) The incidence of anastomotic leaks in patients undergoing colorectal surgery. Colorectal Dis 9: 71–79

Platt JJ, Ramanathan ML, Crosbie RA, Anderson JH, McKee RF, Horgan PG, McMillan DC (2012) C-reactive protein as a predictor of postoperative infective complications after curative resection in patients with colorectal cancer. Ann Surg Oncol 19:4168–4177

Power N, Atri M, Ryan S, Haddad R, Smith A (2007) CT assessment of anastomotic bowel leak. Clin Radiol 62:37–42

Rahbari NN, Weitz J, Hohenberger W et al (2010) Definition and grading of anastomotic leakage following anterior resection of the rectum: a proposal by the International Study Group of Rectal Cancer. Surgery 147:339–351

Ricciardi R, Roberts PL, Marcello PW, Hall JF, Read TE, Schoetz DJ (2009) Anastomotic leak testing after colorectal resection: what are the data? Arch Surg 144:407–411; (discussion 411–2)

Rickert A, Willeke F, Kienle P et al (2010) Management and outcome of anastomotic leakage after colonic surgery. Colorectal Dis 12:e216-223

Ruggiero R, Sparavigna L, Docimo G, et al (2011) Post-operative peritonitis due to anastomotic dehiscence after colonic resection. Multicentric experience, retrospective analysis of risk factors and review of the literature. Ann Ital Chir 82:369–375

Sakanoue Y, Nakao K, Shoji Y, Yanagi H, Kusunoki M, Utsunomiya J (1993) Intraoperative colonoscopy. Surg Endosc 7:84–87

Sammour T, Cohen L, Karunatillake AI, Lewis M, Lawrence MJ, Hunter A, Moore JW, Thomas ML (2017) Validation of an online risk calculator for the prediction of anastomotic leak after colon cancer surgery and preliminary exploration of artificial intelligence-based analytics. Tech Coloproctol 21(11):869–877

Schmidt O, Merkel S, Hohenberger W (2003) Anastomotic leakage after low rectal stapler anastomosis: significance of intraoperative anastomotic testing. Eur J Surg Oncol 29:239–243

Severini A, Civelli EM, Uslenghi E, Cozzi G, Salvetti M, Milella M, Gallino G, Bonfanti G, Belli F, Leo E (2000) Diagnostic and interventional radiology in the post-operative period and follow-up of patients after rectal resection with coloanal anastomosis. Eur Radiol 10:1101–1105

Shamiyeh A, Szabo K, Ulf Wayand W, Zehetner J (2012) Intraoperative endoscopy for the assessment of circular-stapled anastomosis in laparoscopic colon surgery. Surg Laparosc Endosc Percutan Tech 22:65–67

Smith S, McGeehin W, Kozol RA, Giles D (2007) The efficacy of intraoperative methylene blue enemas to assess the integ- rity of a colonic anastomosis. BMC Surg 7:15

Sparreboom CL, Wu ZQ, Ji JF, Lange JF (2016) Integrated approach to colorectal anastomotic leakage: Communication, infection and healing disturbances. World J Gastroenterol 22(32):7226–7235

Tsujinaka S, Kawamura YJ, Konishi F, Maeda T, Mizokami K (2008) Pelvic drainage for anterior resection revisited: use of drains in anastomotic leaks. ANZ J Surg 78:461–465

Uğraş B, Giriş M, Erbil Y, Gökpinar M, Citlak G, Işsever H, Bozbora A, Oztezcan S (2008) Early prediction of anastomotic leakage after colorectal surgery by measuring peritoneal cytokines: prospective study. Int J Surg 6:28–35

Vallance A, Wexner S, Berho M, Cahill R, Coleman M, Haboubi N, Heald RJ, Kennedy RH, Moran B, Mortensen N, Motson RW, Novell R, O'Connell PR, Ris F, Rockall T, Senapati A, Windsor A, Jayne DG (2017) A collaborative review of the current concepts and challenges of anastomotic leaks in colorectal surgery. Colorectal Dis 19(1):O1–O12

Vignali A, Gianotti L, Braga M, Radaelli G, Malvezzi L, Di Carlo V (2000) Altered microperfusion at the rectal stump is predictive for rectal anastomotic leak. Dis Colon Rectum 43:76–82

Walker KG, Bell SW, Rickard MJ et al (2004) Anastomotic leakage is predictive of diminished survival after potentially curative resection for colorectal cancer. Ann Surg 240:255–259

Warschkow R, Beutner U, Steffen T, Müller SA, Schmied BM, Güller U, Tarantino I (2012) Safe and early discharge after colorectal surgery due to C-reactive protein: a diagnostic meta-analysis of 1832 patients. Ann Surg 256:245–250

Weidenhagen R, Gruetzner KU, Wiecken T, Spelsberg F, Jauch K-W (2008) Endoscopic vacuum-assisted closure of anas- tomotic leakage following anterior resection of the rec- tum: a new method. Surg Endosc 22:1818–1825

Wheeler JM, Gilbert JM (1999) Controlled intraoperative water testing of left-sided colorectal anastomoses: are ileostomies avoidable? Ann R Coll Surg Engl 81:105–108

Woeste G, Müller C, Bechstein WO, Wullstein C (2010) Increased serum levels of C-reactive protein precede anastomotic leakage in colorectal surgery. World J Surg 34:140–146

Yamamoto T, Umegae S, Matsumoto K, Saniabadi AR (2011) Peritoneal cytokines as early markers of peritonitis follow- ing surgery for colorectal carcinoma: a prospective study. Cytokine 53:239–242

Yu XQ, Zhao B, Zhou WP, Han LZ, Cai GH, Fang ZW, Peng YH, Yuan B (2016) Utility of colon leakage score in left-sided colorectal surgery. J Surg Res 202(2):398–402

Stoma in der Kolonchirurgie

Frederik Schenten, Martina Hagemeister und Benno Stinner

Inhaltsverzeichnis

S. Benz et al. (Hrsg.), *Chirurgie des Kolonkarzinoms*,
https://doi.org/10.1007/978-3-662-60453-3_28

Stomaanlagen kommen in der elektiven Kolonchirurgie nur selten vor. Umso wichtiger ist es, bei der Anlage in Notfällen und sonstigen schwierigen Situationen Fehler zu vermeiden und die veränderte Physiologie von Ernährung und Flüssigkeitshaushalt zu beachten. Immer sind dabei das gesamte klinische Bild, aber auch das soziale und kulturelle Umfeld des Patienten mit in die therapeutischen Überlegungen einzubeziehen. Wenn auch im Notfall angelegt, muss dennoch damit gerechnet werden, dass das Stoma bleibt und der Patient in all seinen Dimensionen damit leben muss. Grundsätzlich sind technische Fehler dabei vermeidbar. Eine Stomaanlage bedeutet große Verantwortung für alle Beteiligten, Fehlervermeidung wird in diesem Kapitel aufgezeigt.

1 Einführung

In der modernen Chirurgie des Kolonkarzinoms hat das Konzept der Stomaanlage nur wenige Ausnahmeindikationen. Wenn trotzdem die Anlage eines „Stomas“ (lat. „Mund“, „Öffnung“) oder „Kunstafters“ notwendig ist, handelt es sich entweder um komplexe elektive Indikationen, oder es muss ein Notfall beherrscht werden. In beiden Fällen sollte und darf „nichts passieren“, sodass der Fokus der Betrachtung auf diese besonderen Anforderungen zielt und nicht alle Aspekte des Themas umfassend beleuchtet.

Bei **elektiven** Operationen kommt eine Stomaanlage bei drei seltenen Konstellationen in Betracht:

- als Ausnahmeindikation einer Diskontinuitätsresektion bei nicht für eine primäre Anastomose geeigneten Patienten,
- als doppelläufiges Dünndarm- oder Kolostoma in der Palliativsituation,
- als endständiges Ileostoma im Rahmen der Proktokolektomie bei Polyposis-Syndromen.

In der **Notfallsituation** hingegen nimmt das Thema einen beträchtlichen Raum ein.

So kann es sinnvoll sein, beim Kolonileus aufgrund einer malignen Stenose zunächst ein Stoma vorzuschalten, um die Ileuskrankheit zu durchbrechen. Darüber hinaus kann es auch sinnvoll sein, durch eine präliminäre Dekompression einem gestauten, nicht tumorkranken Darmanteil Zeit für eine Erholung zu lassen, um in einem zweiten Schritt die formale onkologische Resektion zu ermöglichen. Dies gilt im Wesentlichen für Stenosen im linken Kolon, wo man nicht das gesamte rechte Kolon opfern möchte, wenn es die Onkologie nicht erfordert, der Darm selbst durch Stauung aber nicht anschlussfähig wirkt. Hierbei handelt es sich nahezu ausschließlich um doppelläufige Stomata. Als Alternative mit geringem Eingriffstrauma kann auch eine Zökumfistel entweder mittels dicklumigem Katheter oder als echte Lippenfistel geeignet sein, einen Kolonileus zu durchbrechen und „organerhaltend“ vorzugehen.

Praxistipp

Dickdarmileus: Muss, kann, soll ich die Ileusursache ggf. mit Darmverlust sanieren oder nur druckentlasten? Sanieren oder Dekomprimieren?

Peritonitis infolge von Anastomoseninsuffizienz oder primärer prästenotischer Perforation ist der zweite Indikationsbereich im Notfall (▶ Kap. 23). Abhängig von der Gesamtkonstellation kommen hier doppelläufige Ileostomata zur Protektion einer kritischen neuangelegten Anastomose oder aber endständige Ileo- und Kolostomata nach Diskontinuitätsresektion einer insuffizienten Anastomose oder eines perforierten Darmabschnitts infrage. Das Stoma wird zwar konzeptionell in temporärer Intention angelegt, in der Realität stellt es jedoch häufig eine permanente Lösung dar.

Zahlreiche Untersuchungen haben inzwischen gezeigt, dass bei einem großen Anteil dieser Patienten (durchschnittlich 30 %) die Kontinuitätswiederherstellung nicht durchgeführt wird. Begründet ist dies zum einen in der Multimorbidität der häufig betagten Patienten, die eine Wiederanschlussoperation nicht zulässt. Zum anderen zeigt die tägliche Sprechstundenpraxis jedoch auch, dass immer wieder Patienten in hohem Maße mit dem Leben als Stomaträger zufrieden sind. In diesem Zusammenhang spielt möglicherweise auch eine Rolle, dass das permanente „Stigma" auch Anlass für sekundären Krankheitsgewinn geben kann.

Cave
Auch im Notfall soll ein Stoma so angelegt werden, dass es möglichst lange funktionstüchtig sein kann!

Die Stomaanlage ist also für jeden Chirurgen, der sich mit dem Kolonkarzinom beschäftigt, ein weiterhin höchst aktuelles Thema. Gleichzeitig stellt sie für den Patienten eine sowohl physiologisch als auch psychologisch einschneidende Maßnahme dar. Dem Chirurgen muss klar sein, was sich in der Nahrungsaufnahme, dem Flüssigkeitshaushalt, aber auch in der täglichen Handhabung des Stomas für den Patienten verändert.

2 Stomaanlage – und dann?

2.1 Physiologische Vorbemerkung

Normalerweise werden 90 % der Nährstoffe innerhalb der ersten 150 cm des Dünndarms resorbiert. Der Gastrointestinaltrakt produziert bis zu 10 l Flüssigkeit pro Tag (Speichel, Magen-, Galle- und Pankreassekret). Hiervon können bis zu 6 l vom Jejunum sowie bis zu 2,5 l vom Ileum rückresorbiert werden.

Die Natriumaufnahme erfolgt zum größten Teil aktiv im Jejunum über Glukose- und Aminosäure-abhängige Transportenzyme. Zum geringeren Teil erfolgt die Natriumaufnahme gemeinsam mit Chlorid im Ileum und Kolon. Die Wasser- und Kaliumresorption erfolgt passiv entlang des osmotischen Gradienten.

Das Ileum fungiert bezüglich der Dünndarmmotilität als Bremse. So wird die erste Hälfte des Dünndarms in einem Drittel der Zeit der gesamten Dünndarmpassage überwunden (Connell 1970).

Die Hauptfunktion des Kolons ist die Rückresorption von Wasser. Hauptort der Wasserresorption ist das distale Kolon. Unter Normalbedingungen reduziert das Kolon den Wassergehalt des Stuhlgangs von 1,5–2 l täglich auf 100–150 ml. Die Reservekapazität ist jedoch sehr ausgeprägt mit bis zu 6 l täglich.

Eine weitere wichtige Funktion des Kolons ist das weitere Aufschließen der bis hier unverdauten Nahrungsbestandteile durch bakterielle Fermentation. Diese erfolgt vor allem im Colon ascendens, das durch ante- und retrograde Bewegungen die Passagezeit verlängert und so eine optimale Verdauung gewährleistet. Die Wasserresorption in diesem Kolonabschnitt spielt hingegen nur eine untergeordnete Rolle. Hauptprodukte dieser Fermentation sind kurzkettige Fettsäuren, von denen das Butyrat eine wichtige Rolle einnimmt und nahezu die gesamte Ernährung der Kolonmukosa übernimmt.

2.2 Pathophysiologie intestinaler Stomata

Jede Stomaanlage geht mit metabolischen Veränderungen einher, wobei die Höhe des ausgeleiteten Darmanteils für das Ausmaß entscheidend ist. Da das Colon ascendens nur eine geringe Wasserresorptionskapazität hat, können hohe Kolostomata ähnlich wie Dünndarmstomata erhebliche und zum Teil auch lebensbedrohliche Auswirkungen durch Dehydration haben. Distale Kolostomata bedingen nur geringe Veränderungen, die in der Regel nicht klinisch in Erscheinung treten.

2.2.1 High-output-Stoma

Nach einer Adaptionsphase von bis zu 6 Wochen verlieren Patienten mit einem Ileostoma oder hohen Kolostoma in der Regel immer noch 1200–1500 ml Flüssigkeit pro Tag über das Stoma. In einigen Fällen können jedoch hohe Flüssigkeitsverluste bis zu mehreren Litern pro Tag persistieren. Definitionsgemäß spricht man ab einem Flüssigkeitsverlust von 2000 ml/Tag von einem High-output-Stoma. Dies kann gerade bei älteren Patienten bis hin zum akuten prärenalen Nierenversagen führen, wenn der Flüssigkeitsverlust nicht über eine Steigerung der oralen Flüssigkeitsaufnahme kompensiert werden kann.

Cave
Dünndarmstomata und rechtsseitige Kolostomata können zu lebensbedrohlichem Flüssigkeitsverlust führen!

Die Ursachen des High-output-Stomas sind vielfältig. Unter einer Länge des verbleibenden Dünndarms von 200 cm sind Volumenverluste über 2000 ml/Tag die Regel. Sonstige Gründe sind inkomplette intestinale Obstruktionen durch z. B. Adhäsionen oder Stenosen, die zu einer vermehrten intestinalen Flüssigkeitssekretion bei verminderter Rückresorption führen. Beitragen können zudem intraabdominelle septische Foki (Baker et al. 2011), zu rasches Absetzen einer bestehenden Steroidtherapie bei chronischer entzündlicher Darmerkrankung, passagere gastrale Hypersekretion nach ausgedehnten Dünndarmresektionen, beschleunigte Magenentleerung durch Fehlen des normalerweise im distalen Dünndarm und im Kolon ausgeschütteten und als intestinale „Bremse" fungierenden Peptids YY (PYY) beim Kurzdarmsyndrom (Nightingale 1996), hoher Body-Mass-Index, Clostridium-difficile-Infektion, demaskierte Nahrungsmittelunverträglichkeiten und Stress (Fazio 2012).

Cave
High-output-Stoma – alle Ursachen bedacht?

Die Therapie zielt zunächst auf Erkennen und Beheben der Ursachen des hohen Volumenverlustes. Bleibt nur der Darmlängenverlust, sollte zunächst dietätisch versucht werden, die Volumendefizite zu reduzieren. Dazu empfiehlt sich eine ballaststoff- und kohlenhydratreiche Diät. Ballaststoffe fungierende hierbei als Quellmittel mit konsekutiver Verzögerung der Passage, und Zuckermoleküle ziehen im Rahmen der gemeinsamen Resorption mit Natrium entsprechend des osmotischen Gradienten Wasser aus dem Darmlumen nach sich. Salzarme Kost ist ebenso zu vermeiden wie hypotone (Wasser oder Tee) oder hyperosmolare Getränke (Fruchtsäfte und Softdrinks), da hierdurch die Flüssigkeitsverluste noch verstärkt werden (Nightingale 2006).

Praxistipp

Beim High-output-Stoma: Flüssigkeitsausgleich, ballaststoff- und kohlehydratreiche Diät!

Sollten diätetische Maßnahmen nicht ausreichen, kann medikamentös mit Antidiarrhoika wie Loperamid oder Opium-Tinktur sowie mit pulverisierten Quellmitteln wie Flohsamen die Passagezeit verlängert werden.

Praxistipp

High-output-Stoma-Diät reicht nicht: eine Kapsel Loperamid (2 mg) jeweils zu den Mahlzeiten geben. Zusätzliche Kapseln vor geplanten außerhäuslichen Aktivitäten oder zur Nacht einnehmen. Höchstdosis 6 Kapseln/die.

Protonenpumpenhemmer können die gastrale Hypersekretion mildern und so die Volumenverluste reduzieren (Jeppesen 1998). Zusätzlich können isotonische Glukose-Elektrolytlösungen die Rückresorption verbessern. Im Extremfall ist jedoch auch eine parenterale Flüssigkeits-, Elektrolyt- und auch Nährstoffsubstitution notwendig. GLP-2-Analoga wie Teduglutid können in Extremfällen hilfreich sein, Symptome eines Kurzdarmsyndroms mit Flüssigkeitsverlust zu lindern, bedürfen aber der täglichen subkutanen Applikation (Wallis 2009).

Eine Richtschnur für die Flüssigkeits- und Elektrolytsubstitution entsprechend der Stomaposition gibt die Leitlinie der British Society of Gastroenterology (Nightingale und Woodward 2006) (◘ Tab. 1).

2.2.2 Cholelithiasis

Durch den Verlust von Gallesäuren und die dadurch verursachte geringere biliäre Cholesterinlöslichkeit prädisponiert ein Ileostoma zur Ausbildung von Gallensteinen. Das Risiko zur Gallensteinbildung korreliert hierbei mit der Dauer der bestehenden Ileostomie. So liegt sie bei 10 % nach 5 Jahren, bei etwa

Tab. 1. Flüssigkeits- und Elektrolytsubstitution entsprechend der Stomaposition gemäß Leitlinie der British Society of Gastroenterology. (Adaptiert nach Nightingale und Woodward 2006)

Dünndarmlänge bis zum Stoma (täglicher Stomavolumenverlust)	Benötigte Flüssigkeits- und Ernährungstherapie
0–100 cm (2000–4000 ml)	Parenterale Ernährung + i.v.-Elektrolytlösungen
101–150 cm (> 2000 ml)	Enterale Ernährung + orale Glukose-Elektrolytlösungen
151–200 cm (2000 ml)	Orale Glukose-Elektrolytlösungen
> 200 cm (wenn Verlust > 2000 ml)	Orale Glukose-Elektrolytlösungen
> 200 cm (wenn Verlust > 1200–2000 ml)	Evtl. orale Glukose-Elektrolytlösungen
> 200 cm (wenn Verlust < 1200 ml)	Normale Flüssigkeitsaufnahme und salzreiche Diät ausreichend

25 % nach 15 Jahren bei bis zu 50 % nach mehr als 15 Jahren (Kretschmer 1978).

2.2.3 Urolithiasis

Gegenüber der Normalbevölkerung haben Ileostomaträger ein erhöhtes Risiko zur Ausbildung von Nierensteinen (7–15 % abhängig von der Stomahöhe (Bambach 1981). Führend sind hierbei mit 60 % Harnsäuresteine (Kennedy 1982). Bei diesen Patienten bestehen häufig erhöhte Serum-Harnsäurespiegel, was in Kombination mit häufig erniedrigtem Urinvolumen zur Steinbildung führt.

3 Stomalokalisation

Bei elektiven Operationen eines Kolonkarzinoms ist eine Stomaanlage in der Regel nicht notwendig. Trotzdem gehört die Information darüber in jede formale Aufklärung, ist eine Diskontinuitätsoperation doch nach wie vor eine relevante Therapienotwendigkeit in der Komplikation. Bei vorhersehbar schwierigen Resektionen (Notfall, Ileus, Revisionsoperation) sollte die Anlage auf jeden Fall thematisiert werden. Unbedingt sollte jedoch auch ein Ausblick auf ein Leben mit Stoma gegeben werden. Idealerweise erfolgt dies in Zusammenarbeit mit der postoperativ betreuenden Stomatherapie. Es ist eine große Hilfe, wenn man bei der Positionsmarkierung auf die Mitarbeit eines/r erfahrenen Stomatherapeuten/in zurückgreifen kann und man ist gut beraten, dies immer zu tun, wenn es möglich ist – die endgültige Verantwortung für sein Tun trägt aber der Operateur!

Praxistipp

Elektive Kolonresektionen erfordern kein Anzeichnen der Stomaposition!

Zentrale Voraussetzung einer guten Stomafunktion ist die korrekte Lage! Ziel ist es, ein möglichst planes Areal von ca. 10 × 10 cm zu finden, das die spätere Stomaplatte samt Beutelversorgung sicher in jeder Körperposition aufnehmen kann. Die Lokalisation erfolgt mit einer handelsüblichen Stomaplatte (ggf. inkl. wassergefülltem Beutel) wenn immer möglich sowohl im Liegen, im Sitzen und im Stehen und wird mit einem wasserfesten Stift markiert.

Praxistipp

In der Notfallsituation sollte die Stomaposition zumindest im Liegen und – wenn vom Patienten toleriert – auch im Sitzen angezeichnet werden. Alles ist besser als die Suche nach der richtigen Stelle am offenen Bauch!

Hierbei ist darauf zu achten, dass Knochenvorsprünge wie der Beckenkamm oder der Rippenbogen, der Bauchnabel, evtl. Bauchfalten oder ungünstige Narben ausgespart bleiben, und das auch in mehreren Körperpositionen. Die Stelle der Ausleitung soll in allen Positionen so plan wie möglich bleiben.

Cave

Der Patient muss das spätere Stoma sehen können!

Die Ausleitung soll durch den M. rectus abdominis verlaufen, da der Muskel einer Hernienentstehung nach der Evidenz des ersten Anscheins entgegenwirken soll. Zweckmäßig ist zudem, immer mehrere potenzielle Stomastellen zu markieren, damit intraoperativ diverse Optionen bestehen. Intraoperativ soll diese Markierung nach dem Abwaschen des Operationsfeldes ggf. mit einem sterilen Stift nachgezeichnet oder durch einen winzigen Verbrennungspunkt mit dem Elektrokauter gesichert werden. Auch gute Markierungen können sonst bei Durchfeuchtung der Bauchwand im Laufe längerer Operationen unkenntlich werden!

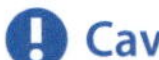 **Cave**

Vorbereitung auf das Unerwartete: Stomapositionen an mehreren Stellen anzeichnen!

4 Anlagetechnik

4.1 Apfel-Birne- und Pyramidenprinzip

Bei adipösen Patienten sackt im Stehen die Fettschürze und mit ihr das Stoma im Vergleich zur liegenden Position ab. Während die Bauchdecke ähnlich einem Apfel im Liegen eine gleichmäßige Dicke hat, nimmt sie im Stehen eine Birnenform an (sog. „Apfel-Birne-Prinzip"; ◻ Abb. 1). Hierdurch kann sich die Strecke des subkutanen Stomaverlaufs im Stehen deutlich verlängern mit der Gefahr der Stomaretraktion unter das Hautniveau, da der Durchtritt von Darm und Mesenterium in der eigentlichen Bauchwand nicht ausreichend nachgibt. Ein ähnlicher Effekt tritt ein, wenn bei der Stomaan-

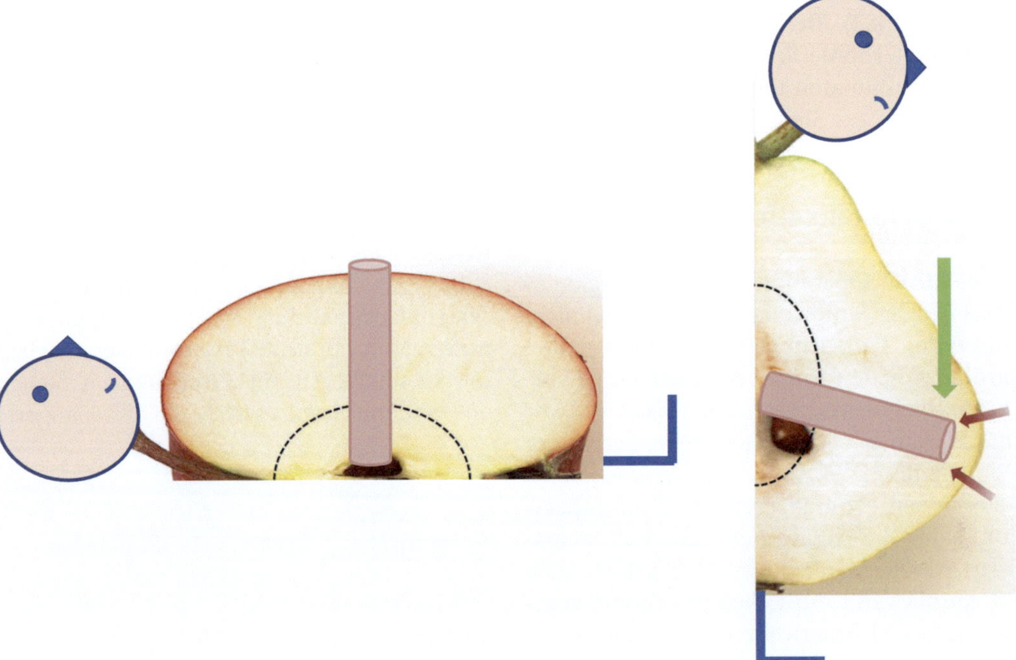

◻ **Abb. 1.** Das Apfel-Birne-Prinzip. Bei adipösen Patienten sackt die Bauchdecke im Stehen nach unten mit der Gefahr der Retraktion des auf Bauchdeckenebene fixierten Kolons

lage alles mobilisierbare abdominelle Kolon vor die Bauchwand luxiert wurde und dann für den Formenwechsel zur Birne im Stehen kein Spielraum mehr besteht. Grundsätzlich braucht Stoma besonders im Notfall bei adipösen Patienten etwas redundante Länge, sowohl intraabdominal als auch in der Subkutis.

Entsprechend ist insbesondere bei adipösen Patienten eine Stomalokalisation im Oberbauch häufig die bessere Alternative, da hier die Subkutanschicht geringer ausgeprägt ist, aber vor allem, weil keine so bedeutsame Fettsschürze nach kaudal rutschen kann. Das gilt auch für die Vertikalbewegung des intraabdominalen Teils.

Cave

Bei adipösen Patienten bei der Stomaanlage nie das Kolon „bis zum Anschlag" vorluxieren!

Auch für eine Stomaanlage muss ein spannungsfreies und gut durchblutetes Darmsegment herangezogen werden. Entsprechend ist auf eine ausreichende Mobilisierung zu achten. Der Darm muss sich völlig locker mit dem gefäßtragenden Mesenterium vor die Bauchwand bewegen lassen und braucht etwas Redundanz (Apfel-Birne-Prinzip).

Praxistipp

Es gibt einen natürlichen Widerspruch zwischen Retraktion und Prolapsrisiko.

Zunächst erfolgt eine etwa 2 cm messende zirkuläre Hautinzision an vormarkierter Stelle. Typischerweise weitet sich diese Inzision, sodass diese Größe ausreicht und gegebenenfalls bei Bedarf erweitert werden kann. Nach Darstellen des vorderen Rektusscheidenblattes wird dieses kreuzförmig inzidiert. Die Muskulatur wird stumpf auseinandergedrängt und das hintere Rektusscheidenblatt mitsamt dem Peritoneum ebenfalls inzidiert. Die allfällig hier verlaufenden epigastrischen Gefäße unterbindet man besser kontrolliert, als dass sie beim Durchzug einreißen. Hierbei ist darauf zu achten, dass die Weite der Faszieninzision – außer bei ganz schlanken Patienten – größer als die Hautinzision gewählt wird, da diese noch das Mesenterium mit der Gefäßversorgung mit aufnehmen muss (sog. Pyramidenprinzip; ◘ Abb. 2). Der geschaffene Stomakanal sollte für zwei Querfinger passierbar sein. Insbesondere bei adipösen Patienten und in der Notfallsituation sind häufig größere Inzisionen nötig, um eine

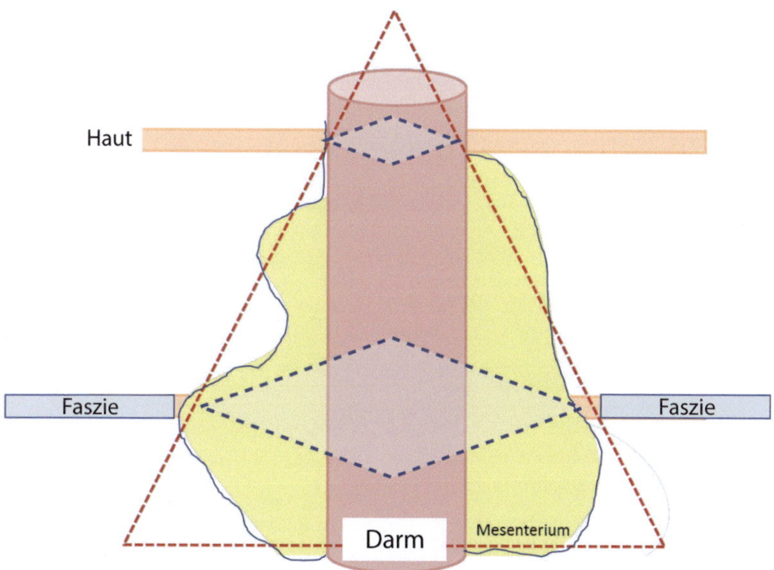

◘ **Abb. 2.** Das Pyramiden-Prinzip. Der Fasziendurchtritt des Stomas sollte besonders in Notfallsituationen größer als die Hautöffnung gewählt werden (Aufnahme von Mesenterium mit Gefäßversorgung)

spannungsfreie Ausleitung ohne Engstellen zu gewährleisten. Das Einbringen einer angepassten Doppelringfolie in die Stomaöffnung, besonders vor dem Durchzug eines adipösen Mesenteriums, kann diese Prozedur manchmal erheblich erleichtern und die Randarkade bei der Manipulation schützen. Vor der Entfernung der Folie sollte der innere Ring dann mit einer kräftigen Schere durchtrennt und die entspannte Folie vorsichtig nach außen entfernt werden.

Praxistipp

In der Notfallsituation oder bei anatomisch schwierigen Stomaanlagen sollte die Stomaöffnung an Bauchwand und Haut lieber größer als zu klein gewählt werden.

Stomata sollten grundsätzlich evertierend in die Haut eingenäht werden. Bei einem Kolostoma ist ein geringer Überstand von 0,5–1 cm ausreichend. Das Stoma sollte in jedem Fall die Stomaplattenhöhe überragen, um eine Unterwanderung der Ausscheidungen zu verhindern. Ein Ileostoma sollte jedoch das Hautniveau um etwa 2 cm überragen, um Hautproblemen durch den sehr aggressiven Dünndarmstuhl vorzubeugen. Das Kolon muss bei der Stomavorbereitung wirklich spannungsfrei vor der Bauchdecke zu liegen kommen und eine gewisse Redundanz im Subkutangewebe verbleiben. Die Formation des Stomas selbst braucht ebenfalls einige Zentimeter Länge vor der Bauchwand.

Die Haut darf schon bei der Anlage nicht als Widerlager für ein Stoma missbraucht werden, das nicht ausreichend mobilisiert ist, da es sonst bereits früh zur Ausbildung eines Hauttrichters infolge einer Retraktion in das Subkutangewebe kommt (◘ Abb. 3 und 4). Es hat sich bewährt, zunächst das Stoma seromuskulär in der Haut zu fixieren und dann erst die evertierende Naht der Mukosa vorzunehmen. Zur Vermeidung der immer wieder auftretenden Infekte und Nekrosen um die Fixationsnähte können diese auf der Stomaseite intrakutan ausgeleitet werden, was auch die Plattenversorgung erleichtern

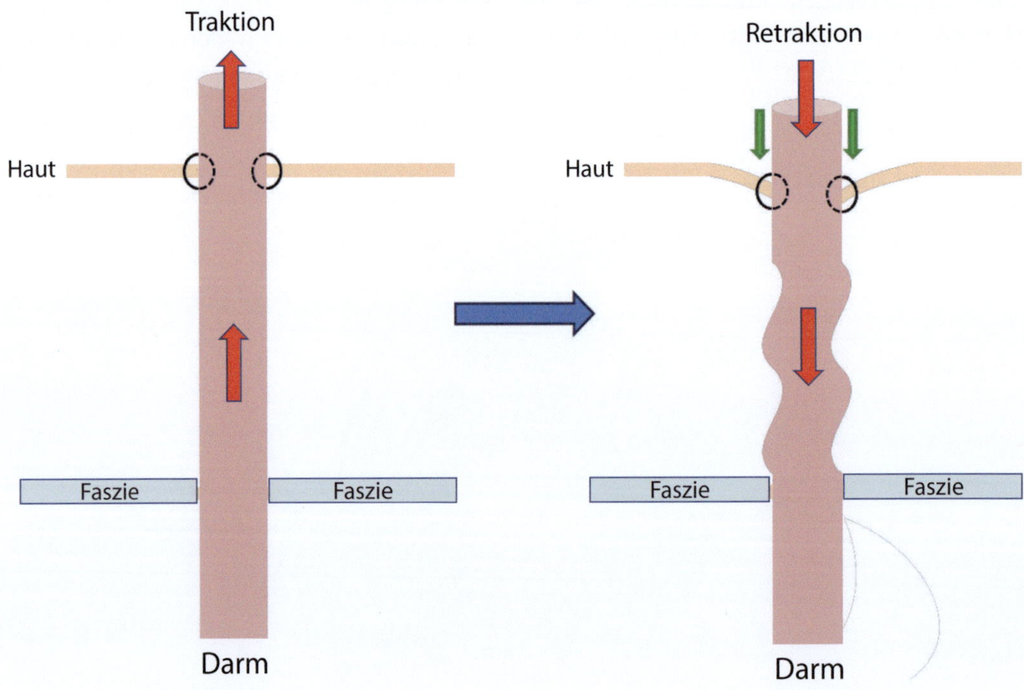

◘ **Abb. 3.** Die Haut ist kein Kleiderhaken. Traktion zum Längengewinn bei nicht spannungsfreier Mobilisation führt zu früher Retraktion mit Stomaeinsinken

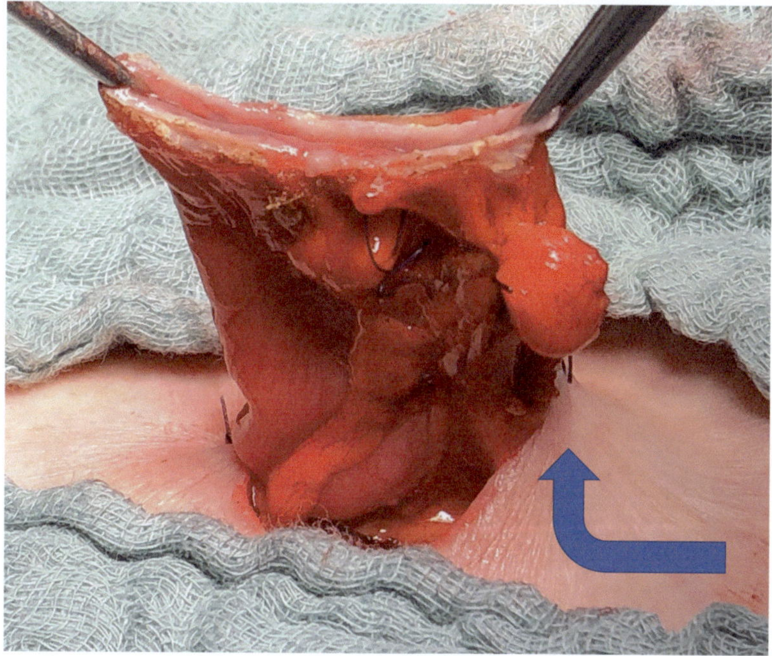

Abb. 4. Spannungsfreie Stomabildung. Beachte den notwendigen „Überstand“ und das Hochziehen der Haut zum Stoma (nicht umgekehrt zum Längengewinn)

kann. Wenn die ersten Fixationsnähte bei der Vervollständigung der Zirkumferenz nicht perfekt sitzen, scheue man sich nicht, diese schon bei der Operation noch einmal zu korrigieren. Manches Stoma „legt sich“ erst im letzten Drittel der Anlage in seine endgültige Form. Ein konvexer eingezogener Hauttrichter am Ende der Operation ist in der Regel ein technischer Fehler und führt langfristig zu schlechter Versorgbarkeit (Abb. 5)!

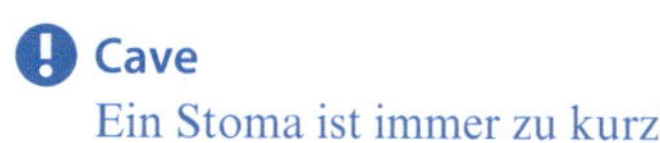

Cave

Ein Stoma ist immer zu kurz!

Eine Fixierung des Stomas in der Faszie ist bei elektiven Operationen wie im Notfall umstritten und wahrscheinlich nicht notwendig. Ähnlich verhält es sich mit der primären Implantation vom Kunststoffnetzversorgungen zur Reduktion des Risikos parastomaler Hernien.

4.2 Doppelläufige Stomata

Die aufgezeigten Prinzipien gelten grundsätzlich in gleicher Weise auch für doppelläufige Stomata. Hier spielen der großzügige Fasziendurchtritt und die ausreichende Mobilisation eine noch größere Rolle, eine Retraktion kann die Versorgung praktisch unmöglich machen.

In vielen Kliniken wurde die Zuhilfenahme eines Reiters bei der Anlage eines doppelläufigen Stomas inzwischen verlassen. Bei Stomabildung im Notfall unter schwierigen Bedingungen kann diese Technik die Stabilität gegebenenfalls verbessern. Das wichtigste Gegenargument ist die schwierigere frühpostoperative Versorgbarkeit. Alternativ zu den oft sehr unförmigen kommerziell verfügbaren Systemen kann diese Stabilisierung auch durch eine kurz gehaltene dicklumige Redondrainage erfolgen, die nahe am Stoma fixiert wird und die Stomaplatte ohne große Mühe fixieren lässt. Eine weitere Alternative ist eine Naht, die an der einen Seite subkutan fixiert und dann stumpf durch das Mesenterium der hochgezogenen Schlinge zur Gegenseite geführt wird. Dort wird sie ebenfalls subkutan fixiert und auf die gleiche Art zur Ausgangsseite zurückgeführt. Durch vorsichtiges Knoten kann man den mittleren Bereich der Durchtrittsstelle etwas approximieren

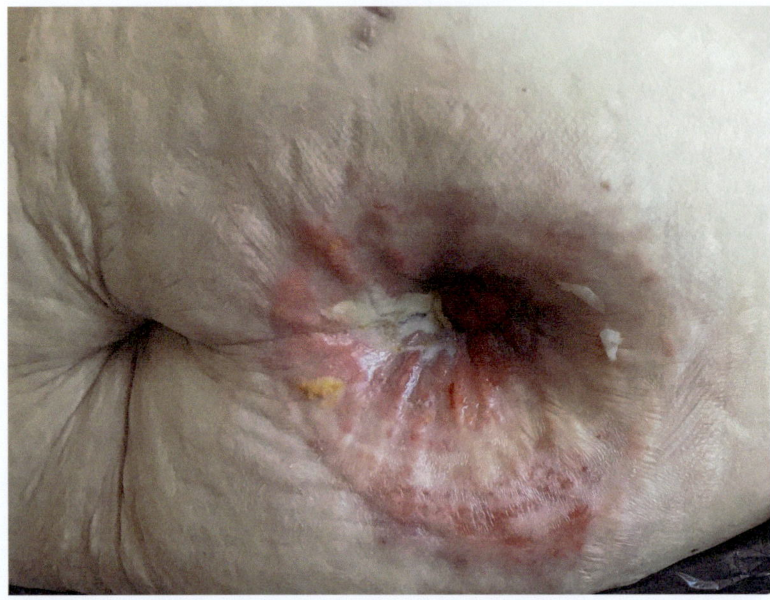

Abb. 5. Missachtung aller Anlageprinzipien! Adipöse Patientin mit endständigem Descendostoma im linken Mittelbauch, nicht versorgbar

und ein Abgleiten des Stomas in jedem Fall verhindern. Das muss gemäßigt erfolgen, um die Klebefläche für die Andruckplatte nicht zu verziehen.

Gesunder Menschenverstand im Einzelfall (jeder Bauch ist anders!) ist hier besser als dogmatisches Verharren in dem einen oder anderen Prinzip!

4.3 Das „Krückstockstoma"

In Extremsituationen mit schwerer peritonitischer Verschwellung des Mesenteriums und dadurch bedingter Verkürzung desselben ist es gelegentlich unmöglich, genügend Mesostrecke zu gewinnen, um ein durchblutetes Stoma endständig auszuleiten. In diesen Fällen kann es nötig sein, das Ende blind zu verschließen und den Darm als gebogenen „Krückstock" auszuleiten, damit man die letzte Gefäßarkade nicht mehr durchtrennen muss. Diese Vorgehensweise bedarf eines sehr großen Fasziendurchgangs. Die Stomaöffnung wird dann am Scheitelpunkt des Krückstockes angelegt. Da es sich bei dieser Situation fast ausschließlich um Ileostomata handelt, sollte auch hier Strecke vor der Bauchwand gewonnen werden. Man scheue sich nicht, die Fixation an der Haut auch über das Mesenterium vorzunehmen, es muss nur sichergestellt werden, dass keine Sekrete die Durchtrittsstelle „unterlaufen" können. Korrekturen kann man später vornehmen, wenn die akute Situation gerettet ist.

4.4 Das schmucklose Stoma

Eine Besonderheit im Notfall ist das sog. „schmucklose Stoma" (Abb. 6). Hierbei wird der Stomaschenkel lediglich mit einem Überstand von mehreren Zentimetern zirkulär in die Haut eingenäht und anschließend der sekundären Reifung überlassen. Auf eine Eversion wird beim Primäreingriff verzichtet, eine lokale Korrektur ggf. später nachgeholt. (Abb. 7)

Diese Technik war nach Einführung der primären Reifung in den 50er-Jahren durch Patey und Brooke bei elektiven Stomaanlagen verlassen worden, da die primäre mukokutane Anastomosierung mit einer früheren Funktion und einer geringeren Rate an Stenosierungen einhergeht.

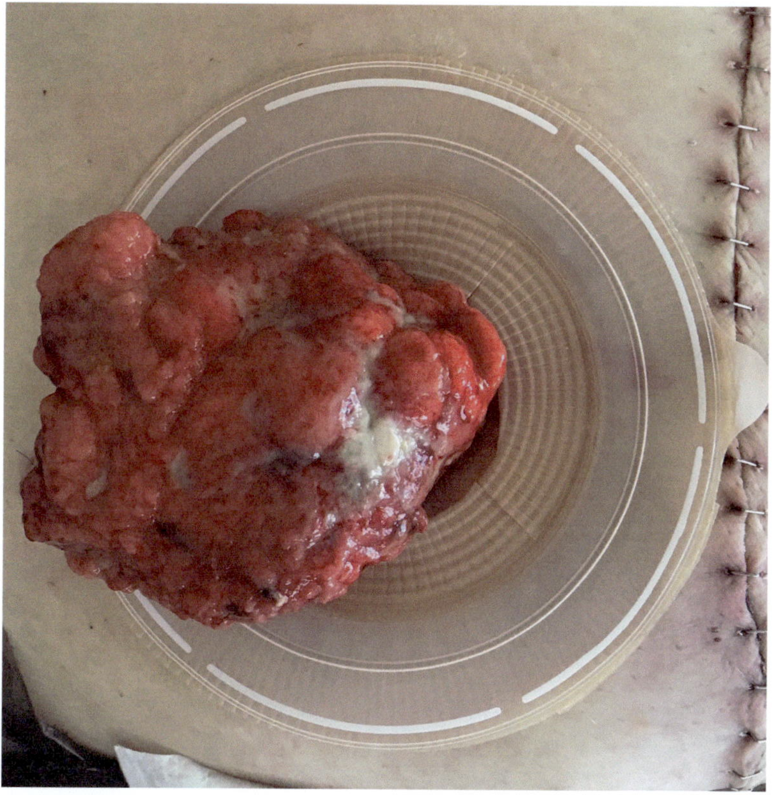

Abb. 6. Schmuckloses endständiges Kolostoma. Rechter Oberbauch, zweiter postoperativer Tag

In der Notfallsituation bei häufig ja deutlich entzündlich-peritonitisch verändertem auszuleitendem Darmsegment oder auch bei ganz schwierigen Bauchwandverhältnissen können jedoch frühe Probleme der Durchblutung und auch der Retraktion umgangen werden, wenn man nicht versucht, die Schleimhaut des Stomas primär mit der Haut zu anastomosieren und die vermeintlich endgültige Form herzustellen. Einschränkung in der Durchblutung der „letzten Stomawiese“ können dann erkannt und das Stoma einfach eingekürzt werden. Von besonderer Bedeutung ist das dann, wenn Relaparotomien mit Kompromittierung von Bauchwand und Stoma notwendig sind. Hier ist die sichere Stuhlableitung und nicht die anfängliche Optik das Primum der Lebensrettung.

In der überwiegenden Zahl der Fälle kommt es dann innerhalb von 6 Wochen bis etwa 3 Monaten zu einer „Reifung“ des Überstandes mit regelrechter Stomafunktion (Abb. 8). Man sollte sich jedoch nicht scheuen, auch noch im stationären Aufenthalt nach zunehmender Stabilisierung des Patienten lokale Korrekturmaßnahmen durchzuführen, was den Patienten nicht wesentlich kompromittiert.

5 Stomakomplikationen

Frühpostoperative Stomakomplikationen sind ein häufiges Ereignis und treten in bis zu 30 % der Fälle auf. Viele Probleme sind auf technische Fehler bei der Primäranlage zurückzuführen, weshalb großer Wert auf die korrekte Stomaposition, die Weite des Stomakanals und die Länge des ausgeleiteten Darmsegments gelegt werden muss (Pyramidenprinzip, Apfel-Birne-Prinzip!).

Praxistipp

Bei früh postoperativen Problemen lautet die erste Frage: War meine Technik richtig?

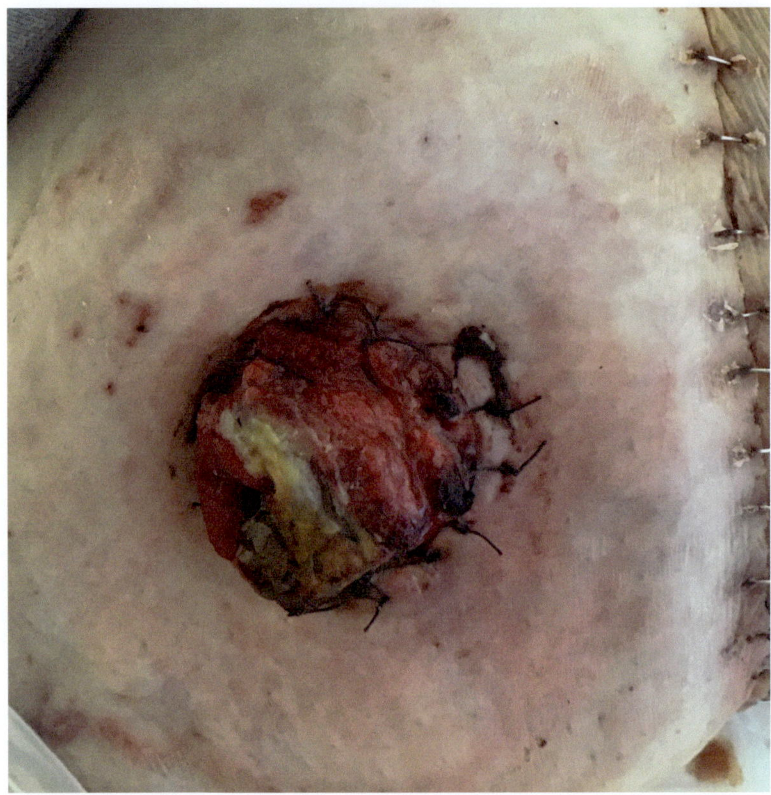

Abb. 7. Schmuckloses endständiges Kolostoma aus Abb. 6 .Rechter Oberbauch nach lokaler Revision am 10. postoperativen Tag

5.1 Stomanekrose/Retraktion

Die Stomanekrose und die frühe Stomaretraktion können schicksalhaft – es ging nicht anders –, häufig aber auch vermeidbar sein. Es handelt sich um potenziell lebensbedrohliche Zustände, da sie die Ursache einer abdominellen Sepsis werden können, zumindest aber relevante Bauchwandprobleme verursachen. Ist die Lage unklar, ist eine frühzeitige operative Revision indiziert. Häufig ist dabei auch eine Nachmobilisation des Darmes notwendig, da hierin die Ursache liegt. Das gilt auch, wenn das Stoma anfänglich rosig war, aber möglicherweise durch Einengung oder Thrombose der Randarkade untergegangen ist. Es ist wenig sinnvoll, fehlende Länge durch Herunterdrücken der Haut zu kompensieren, da dadurch die Versorgbarkeit schlechter wird. Lediglich bei oberflächlichen, nur die Schleimhaut betreffenden Stomanekrosen, die die Hautebene nicht unterschreiten, kann ein abwartendes Verhalten gerechtfertigt werden. Die respektable Kunst der Stomatherapie kann einiges mit einer konvexen Versorgung und sonstigen „Tricks" ausgleichen, und gelegentlich muss man Zugeständnisse an den klinischen Gesamtzustand des Patienten machen.

Praxistipp

Schlechtes Stoma am Anfang, schlechtes Stoma im Verlauf!

5.2 Stomaobstruktion

Die Stomaobstruktion kann mechanisch oder funktionell sein. Bei frühen mechanischen Problemen liegt meist ein technischer Fehler vor, welcher in der Regel operativ behoben

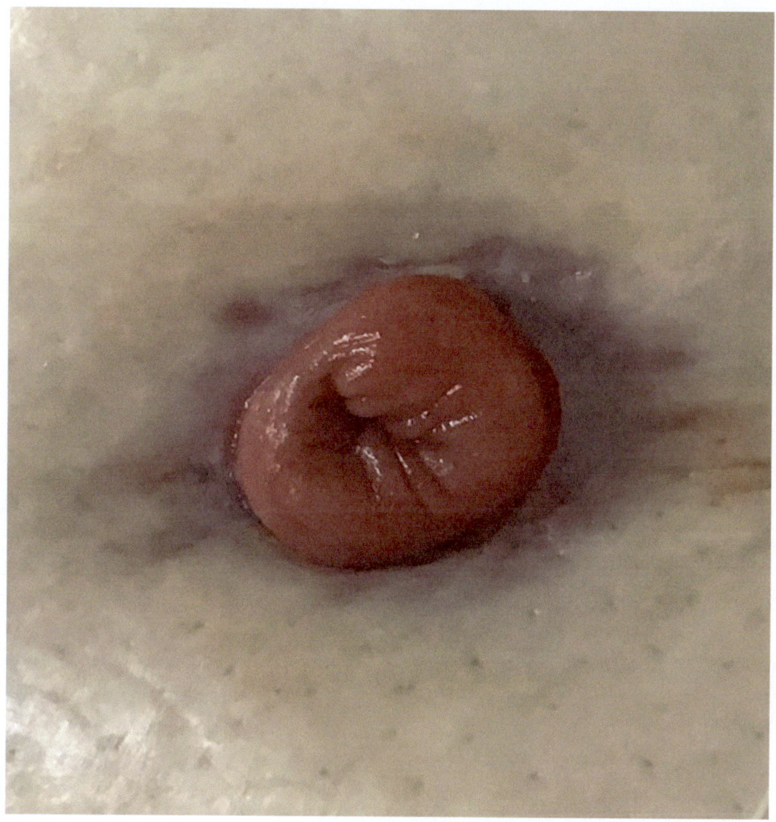

Abb. 8. Schmuckloses endständiges Kolostoma aus Abb. 6 und 7. Rechter Oberbauch, 8 Wochen postoperativ, Stomareifung

werden muss. Die Fehlerquellen reichen hierbei von zu kleinem Faszien- oder Hautdurchtritt über ein Stomakinking am Faszienrand infolge von Kulissenphänomenen bis hin zu Rotationsfehlern bei der Stomaanlage. Die funktionelle Obstruktion im Sinne einer verzögerten Wiederaufnahme der Darmtätigkeit oder auch ein reversibler Schwellungszustand am Stomadurchtritt hingegen kann konservativ mittels Darmdekompression durch großlumigen Katheter und Volumen- und Elektrolytsubstitution beherrscht werden.

5.3 Parastomale Abszesse

Hierbei kommt es zu einer abszedierenden Entzündung durch bakterielle Kontamination im Rahmen der Stomaanlage oder bei Fisteln infolge unentdeckter Darmläsionen. Parastomale Abszesse können häufig ohne größere operative Revision mittels lokaler Drainage in Lokalanästhesie behandelt werden. Hierbei ist darauf zu achten, dass die Drainage entweder an der mukokutanen Anastomose in den Stomabeutel oder aber besser noch außerhalb des Bereiches der Stomaplatte in einen separaten Beutel ausgeleitet wird, um die Stomaversorgung nicht zu kompromittieren.

5.4 Stichkanalnekrosen

Zu starker Zug bei der Anlage, schlechte Heilungsbedingungen des Patienten oder Unverträglichkeit des Nahtmaterials können sich vergrößernde Stichkanalnekrosen verursachen. Verwendung inerten Nahtmaterials und frühzeitiges Entfernen der Fixationsnähte schaffen Abhilfe.

5.5 Kontaktekzem

Die häufigere Form des lokalen Ekzems ist das toxische Kontaktekzem, das durch den Kontakt der peristomalen Haut mit den insbesondere in der frühen Phase sehr aggressiven Ausscheidungen zustande kommt. Es imponiert als scharf begrenzte, nässende und schmerzhafte Hauterosion. Ursächlich ist oft eine zu groß gewählte Versorgungsöffnung, die eine Unterwanderung der Stomaplatte mit Stuhlgang möglich macht. Eine korrekte Stomaform ohne Retraktion und „Unterwanderungskanäle" durch Falten in Haut oder Stomaplatte können dies vermeiden helfen. Durch Anpassung der Stomaversorgung und Verlängerung der Tragezeit der Basisplatte kann in der Regel eine Abheilung erzielt werden. Vom toxischen Kontaktekzem abzugrenzen ist das sehr seltene Kontaktekzem durch Überempfindlichkeit gegen die Versorgungsmaterialien. Dieses zeigt eine Rötung der peristomalen Haut, unter Umständen mit Bildung von Papeln und Bläschen, und ist oft von starkem Juckreiz begleitet. Ein Wechsel des Beutelsystems ist hier meist ausreichend.

5.6 Spätkomplikationen

Jedes Stoma kann auch zu einer Reihe von Spätkomplikationen führen. Die häufigsten sind mit 30–50 % der Fälle die parastomale Hernie und der Stomaprolaps, der in bis zu 47 % der Fälle mit doppelläufigen Transversostomata auftritt (Cheung 1995). Letztendlich schafft ein Stoma eine unphysiologische Öffnung in der Körperwand. Da Stomata in der Kolonchirurgie jedoch nahezu ausschließlich in der Notfallsituation angelegt werden und in der Regel passagere Stomata sind, spielen die korrigierbaren Spätfolgen eine untergeordnete Rolle.

Praxistipp

Im Notfall gilt: lieber am Ende eine parastomale Hernie als am Anfang Retraktion und Nekrose!

6 Stomatherapie

Nach einer Erhebung der Deutschen ILCO e. V. wechseln etwa 50 % der Patienten im weiteren Verlauf nach dem stationären Aufenthalt die verwendeten Stomamaterialien (Englert 1998). Die Gründe hierfür sind mannigfaltig: Gewichtsschwankungen, veränderte Stuhlkonsistenz durch z. B. Chemotherapie und Bestrahlung, Veränderung der Stomamorphologie z. B. im Rahmen von parastomalen Hernien, Unverträglichkeiten gegen das verwendete Material, Veränderungen der Widerstandsfähigkeit der Haut z. B. bei Steroidtherapie etc.

Vor diesem Hintergrund wird verständlich, dass eine langfristige professionelle Betreuung durch eine Stomatherapeutin oder einen Stomatherapeuten notwendig ist, um Probleme frühzeitig zu erkennen und geeignete Maßnahmen einzuleiten.

Ebenso wichtig ist jedoch, dass der Patient bereits in der Klinik in die Stomaversorgung eingewiesen wird.

6.1 Stomamaterialien

Die Stomatherapie hat sich in den letzten Jahrzehnten nicht zuletzt aufgrund der schier endlosen Vielfalt an Materialien und Versorgungsmöglichkeiten zu einer komplexen Disziplin entwickelt. Materialien zur Stomaversorgung sind Medizinprodukte und werden dementsprechend geprüft und erhalten erst dann eine Zulassung.

Eine Stomaversorgung besteht im Prinzip aus einem Beutel mit Hautschutzplatte. Versorgungssysteme sind ein- oder zweiteilig. Bei einem zweiteiligen System besteht die Versorgung aus einer Basisplatte und einem auswechselbaren Stomabeutel mit oder ohne Aktivkohlefilter. Der Hautschutz (Basisplatte) besteht aus Hydrokolloiden oder Alginat. Er kann plan oder konvex sein (eine konkave Versorgung ist neu auf dem Markt). Zum Schutz der Haut ist der hautzugewandte Teil des Beutels mit einem Vlies abgedeckt. Beutel zur Versorgung eines Kolostomas sind in der Regel geschlossen, im Falle eines Ileostomas zur Entleerung offen. Durch die häufig verwendeten Aktivkohlefilter stellt die Geruchsbelästigung kaum mehr ein Problem dar. Im klinischen Bereich werden meist transparente Beutel verwendet, im häuslichen Bereich kommen hautfarbene („opak") Beutel zum Einsatz. Stomakappen werden bei einem Kolostoma mit Irrigation eingesetzt. Sie sind opak und haben einen Aktivkohlefilter.

Zusätzlich gibt es auf dem Markt noch eine unüberschaubare Vielzahl an weiteren Hilfsmitteln zum Hautschutz und zur Hautpflege. Für alle zusätzlichen Hautschutz- und Hautpflegemittel gilt, dass die Art und die Notwendigkeit der Anwendung durch eine Stomafachkraft festgestellt werden sollte.

Welche Materialien im jeweiligen Fall verwendet werden, richtet sich nach einer Reihe von Faktoren, wie z. B. Alter des Patienten, Hautbeschaffenheit, Art des Stomaanlage und Zeit seit der Operation.

Anforderungen an das verwendete Material von Stomaversorgungsprodukten

Der Einsatzbereich von Stomamaterialien bedingt eine Vielzahl von Anforderungen an des verwendete Material:

- Selbstklebend
- Weich, flexibel
- Hautfreundlich
- Formbeständig, strapazierfähig
- Verschiedene Größen
- Leichtes Handling
- Diskret
- Leicht zu entsorgen
- Lagerfähig
- Verfügbarkeit/Erstattungsfähigkeit

6.2 Stomapflege

Grundlage jeder langfristig gut funktionierenden Stomapflege, die auch bei vielen im Notfall angelegten Stomata nötig ist, sollte die Einhaltung eines hohen hygienischen Standards sein, um Hautalterationen zu vermeiden. Beim Wechsel der Versorgung sollte eine sorgfältige Reinigung der parastomalen Haut mit Leitungswasser-getränkten Einmalkompressen vorgenommen werden. Gegebenenfalls können Kleberreste mit einem speziellen Pflasterlösemittel entfernt werden. Weitere Maßnahmen zur Hautpflege sind in der Regel nicht erforderlich. Sollte es doch zu Hautreizungen kommen, dürfen zur Hautpflege lediglich speziell für die Stomatherapie zugelassene Pflegeprodukte zu Anwendung kommen (▪ Abb. 9). Der Patient sollte entsprechend bereits im Rahmen der Erstberatung darauf hingewiesen werden, dass bei Hautveränderungen unbedingt der Stomatherapeut oder die Stomatherapeutin zu Rate gezogen werden sollte.

Vor Wechsel des Systems muss die neue Stomaversorgung an die Größe des Stomas angepasst werden. Hierbei ist auf eine passgenaue Öffnung in der Hautschutzplatte zu achten, um eine Unterwanderung zu vermeiden. Hilfreich sind dabei Schablonen, die natürlich regelmäßig an das sich verändernde Stoma adaptiert werden müssen.

Die neue Stomaversorgung wird auf die trockene Haut aufgebracht. Zu beachten ist, dass einteilige Systeme täglich gewechselt werden müssen, während die Basisplatte zweiteiliger Systeme 3–4 Tage belassen werden kann, was insbesondere bei Hautproblemen von Vorteil ist.

7 Leben mit Stoma

Jede Stomaanlage stellt für den Patienten ein einschneidendes Ereignis dar, das zwangsläufig mit einer Veränderung der Körperwahrnehmung einhergeht. Basis für eine gute Lebensqualität eines Stomapatienten ist die technisch einwandfreie Anlage an geeigneter Stelle.

Die Patientenadaption an ein Stoma ist dann im Wesentlichen von 3 Faktoren abhängig.

- dem Grad der Selbstständigkeit in der Stomaversorgung,
- der psychologischen Unterstützung,
- der sozialen Unterstützung durch die Familie oder das sonstige Umfeld (Piwonka 1999).

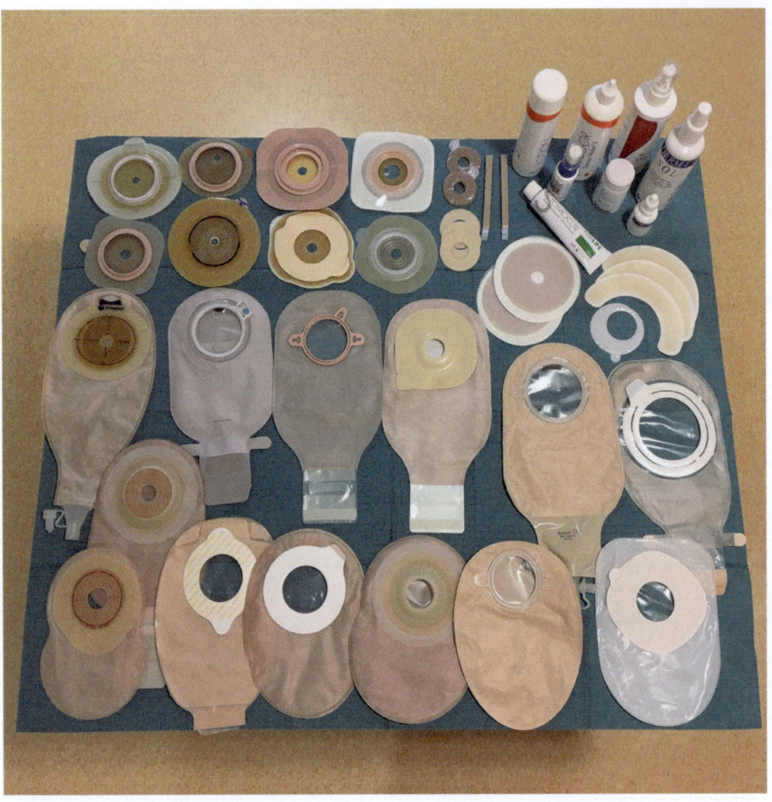

Abb. 9. Das kleine Arsenal der Stomatherapie

Eine wichtige Rolle kommt hierbei der Stomatherapie zu. So konnten mehrere Untersuchungen zeigen, dass eine konsequente Stomatherapie zu einer Verbesserung der Lebensqualität führt und auch Stomakomplikationen vermeiden kann (Karadag 2003; Marquis 2003).

Durch enorme Fortschritte bei den Stomaversorgungsmaterialien lassen sich Stomata in der Regel gut versorgen. Mit einer Stomaanlage kann der Patient Sport treiben, er kann schwimmen, Urlaubsreisen oder Theaterbesuche unternehmen. Gesellschaftliche Teilhabe, persönliche Aktivitäten und Freiheit lassen sich wiederherstellen bzw. steigern. Dies kann für die körperliche, psychische und gesellschaftliche Rehabilitation des Betroffenen sehr wichtig sein. Bei Patienten mit distalen Kolostomata gibt es die Möglichkeit zur Irrigation. Diese Patienten sind noch freier und unabhängiger. Dies bedeutet für die Patienten einen hohen Gewinn an Lebensqualität.

Neben der objektiven Verbesserung der Lebenssituation spielt die subjektive Bewertung der persönlichen Lebensumstände nach einer Stomaoperation eine sehr wichtige Rolle. Diese lässt sich durch eine entsprechende Beratung, in der nicht die Einschränkungen, sondern die sich ergebenden Möglichkeiten im Vordergrund stehen, positiv beeinflussen.

Praxistipp

„Think positive, talk positive“: Leben mit Stoma muss nicht schlechter sein!

Trotzdem berichten etwa ein Drittel der Patienten über depressive Verstimmungen sowie über soziale oder sexuelle Probleme (Bekkers 1995). Multiple Faktoren beeinflussen hierbei die Lebensqualität: Lebensalter, Komorbiditäten, präoperativer Allgemeinzustand, kultureller Hintergrund und Patientenpersönlichkeit. So haben extrovertierte Persönlichkeiten mit stabilem familiären Hintergrund eine deutlich höhere Lebensqualität mit Stoma als andere (Siassi 2009). Auf der anderen Seite ist das Vorhandensein eines permanenten Kolostomas für Patienten aus dem südeuropäischen Raum oder mit muslimischem Hintergrund häufig ein Desaster (Holzer 2005).

Praxistipp

Stoma ist individuelles und kulturelles Erleben!

Grundsätzlich ist die Ausgangslage entscheidend für die Bewertung der Lebensqualität nach Stomaanlage. Eine Verbesserung der Lebensqualität nach Proktokolektomie bei Colitis ulcerosa oder familiärer Adenomatosis coli, und zwar unabhängig davon, ob mittels pouchanaler Anastomose die Darmkontinuität wiederhergestellt oder ob ein endständiges Ileostoma angelegt wurde, ist Ausdruck des schon vorher bestehenden Leidensdruckes (Ko 2002; Seidel 2000; Jimmo 1998). Kommt man dagegen aus dem „normalen Leben" wie etwa vor Rektumamputation bei Karzinom, können diese Patienten mit definitivem Kolostoma eine signifikant niedrigere Lebensqualität haben als solche mit ultratiefem Wiederanschluss (Engel 2003), allerdings unter der Voraussetzung, dass dieser auch kontinent funktioniert. Andernfalls kann die Rückverlagerung eines Stomas durchaus auch einmal zu einer niedrigeren Gesamtlebensqualität führen (Faury 2019). In der Gesamtbetrachtung ist bei korrekter Handhabung und guten Bedingungen das Leben mit Stoma ein individuell häufig sehr gut akzeptierter Zustand (Cornish 2007), was besonders gilt, wenn er mit dem Zustand nach komplexen tiefen Anastomosen im Rektum verglichen wird (Feddern 2019).

Stoma als Belastung, Stoma als Erleichterung und Stoma als Lebensrettung sind Eckpunkte eines Gesamterlebens des Patienten, die vom Therapeuten erkannt, bewertet und geführt werden müssen. Ein lebenswertes Weiterleben mit geringer Beeinträchtigung des individuellen Patienten ist erreichbar und erfordert immerwährende Anstrengung aller Beteiligten.

Praxistipp

Stoma ist große Verantwortung für alle!

Literatur

Baker ML, Williams RN, Nightingale JM (2011) Causes and management of a high-output stoma. Colorectal Dis 13(2):191–197

Bambach CP, Robertson WG, Peacock M, Hill GL (1981) Effect of intestinal surgery on the risk of urinary stone formation. Gut 22:257–263

Bekkers MJ, van Knippenber FC, van den Borne HW, Poen H, Bergsma J, vanBergeHenegouven GP (1995) Psychological adaptation to stoma surgery: a review. J Behav Med 18:1–31

Cheung MT (1995) Complications of an abdominal stoma: an analysis of 322 stomas. Aust N Z J Surg 65:808–811

Connell AM (1970) Propulsion in small intestine. Rend Gastroenterol 2:38–46

Cornish JA, Tilney HS, Heriot AG, Lavery IC, Fazio VW, Tekkis PP (2007) A meta-analysis of quality of life for abdominoperineal excision of rectum versus anterior resection for rectal cancer. Ann Surg Oncol 14(7):2056–2068

Engel et al., 2003. J Engel J Kerr A Schlesinger-Raab R Eckel SH Hölzel D, 2003 Quality of life in rectal cancer Patients: a four-year prospective study Ann Surg 238:203–213

Englert G (1998) Stomaversorgungsmarkt 1998: verwendete Systeme. Deutsche ILCO e. V., Hersteller

Faury S, Rullier E, Denost Q, Quintard B (2019) Quality of life and fatigue among colorectal cancer survivors according to stoma status – the national VICAN survey. J Psychosoc Oncol 15:1–14

Fazio VW, Church JM, Wu JS (2012) Atlas of Intestinal Stomas, 1. Aufl. Springer, New York

Feddern ML, Emmertsen KJ, Laurberg S (2019) Quality of life with or without sphincter preservation for rectal cancer. Colorectal Dis 21(9):1051–1057. ▶ https://doi.org/10.1111/codi.14684

Holzer B, Matzel K, Schiedeck T, Christiansen P, Rius J, Richter P, Lehur PA, Masin A, Kuzu MA, Hussein A, Oresland T, Roche B, Rosen HR (2005) Do geographic and educational factors influence the quality of life in rectal cancer patients with permanent colostomy? Dis colon rectum 48:2209–2216

Jeppesen PB, Staun M, Tjelleson L, Mortensen PB (1998) Effect of intravenous ranitidin and omeprazol on intestinal absorption of water, sodium and macronutrients in patients with intestinal resection. Gut 43(6):763–769

Jimmo B, Hyman NH (1998) Is ileal pouch-anal anastomosis really the procedure of choice for patients with ulcerative colitis? Dis Colon Rectum 41:41–45

Karadag A, Mentes BB, Uner A, Irkörücü O, Ayaz S, Ozkan S (2003) Impact of stoma therapy on quality of life in patients with permanent colostomies or ileostomies. Int J colorectal dis 18:234–238

Kennedy HJ, Fletcher EW, Truelove SC (1982) Urinary stones in subjects with a permanent ileostomy. Br J Surg 69:661–664

Ko CY, Rusin LC, Schoetz DJ, Coller JA, Murray JJ, Roberts PL, Moreau L (2002) Using quality of life scores to help determine treatment: is restoring bowel continuity better than an ostomy? Colorect Dis 4:41–47

Kretschmer (1978) The intestinal Stoma W.B. Saunders Philadelphia

Marquis P, Marrel A, Jambon B (2003) Quality of life in patients with stomas: the Montreux Study. Ostomy Wound Manage 49:48–55

Nightingale JM, Kamm MA, van der Sijp JR, Ghatei MA, Bloom SR, Lennard-Jones JE (1996) Gastrointestinal hormones in short bowel syndrome. Peptide YY may be the 'colonic brake' to gastric emptying. Gut 39(2):267–272

Nightingale J, Woodward JM (2006) Guidelines for management of patients with a short bowel. Gut 55(4):iv1–12

Piwonka MA, Merino JM (1999) a multidimensional modeling of predictors influencing the adjustment to a colostomy. J wound Ostomy continence Nurs 26:298–305

Seidel SA, Newman M, Sharp KW (2000) Ileoanal pouch versus ileostomy: is there a difference in quality of life? Am Surg 66:540–546

Siassi M, Weiss M, Hohenberger W, Lösel F, Matzel K (2009) Personality rather than clinical variables determines quality of life after major colorectal surgery. Dis colon Rectum 52:662–668

Wallis K, Walters JR, Gabe S (2009) Short bowel syndrome: the role of GLP-2 on improving outcome. Curr Opin Clin Nutr Metab Care 12(5):526–532

Funktionelle Ergebnisse der onkologischen Kolonchirurgie

Werner Kneist

Inhaltsverzeichnis

S. Benz et al. (Hrsg.), *Chirurgie des Kolonkarzinoms*,
https://doi.org/10.1007/978-3-662-60453-3_29

Die funktionellen Konsequenzen einer Kolonresektion werden allgemeinhin als minimal eingeschätzt. Das mag im Vergleich zu den gravierenden Konsequenzen einer Rektumresektion der Fall sein. Folgenlos ist sie aber deshalb nicht und sollte in Aufklärungsgesprächen eine größere Rolle spielen.

1 Einführung

Vor dem Hintergrund der guten Prognose nach kurativ intendierter, elektiv chirurgischer, ggf. multimodal erweiterter Behandlung von Patienten mit primärem Kolonkarzinom rücken konsequenterweise funktionelle, die Lebensqualität bestimmende Aspekte in den Fokus (Kneist 2020).

Chirurgen beantworten regelmäßig die sorgenvoll an sie gerichteten prä- und postoperativen Fragen: „Wieviel müssen (mussten) sie entfernen?"; „Was habe ich dann (nun) für Einschränkungen zu erwarten – kann ich noch alles essen?".

Die Erläuterung des Radikalitätsprinzips, der kompletten mesokolischen Exzision (CME) und der von der Tumorlokalisation abhängigen – ggf. erweiterten – standardisierten Kolonresektion bildet die Basis der dann folgenden Aufklärungsgespräche. Darauf aufbauend müssen die anatomischen, physiologischen und pathophysiologischen funktionell ausschlaggebenden Besonderheiten und Risikofaktoren verständlich vermittelt werden.

In diesem für den Patienten und seine Angehörigen wichtigen Informationsprozess wird das chirurgische Team idealerweise interdisziplinär, interprofessionell und sektorenübergreifend unterstützt. Neben zuweisenden Hausärzten und Gastroenterologen sind Hämatoonkologen, Ernährungsberater, Ernährungs- und Rehabilitationsmediziner, Stomatherapeuten, Psychoonkologen, Schmerztherapeuten, Sozialdienste und Selbsthilfegruppen eingebunden. Standardisierte Aufklärungsbögen, PROMs („patient-reported outcome measures"), Leitlinien und Zertifizierungsrichtlinien nehmen Bezug.

Potenzielle Risiken und Nebenwirkungen sowie Langzeitfolgen der nicht selten zusätzlich durchgeführten neoadjuvanten, adjuvanten oder palliativen medikamentösen Therapie müssen bekannt und besprochen sein (▫ Abb. 1). Die Behandlung synchroner oder metachroner Metastasen oder sekundärer

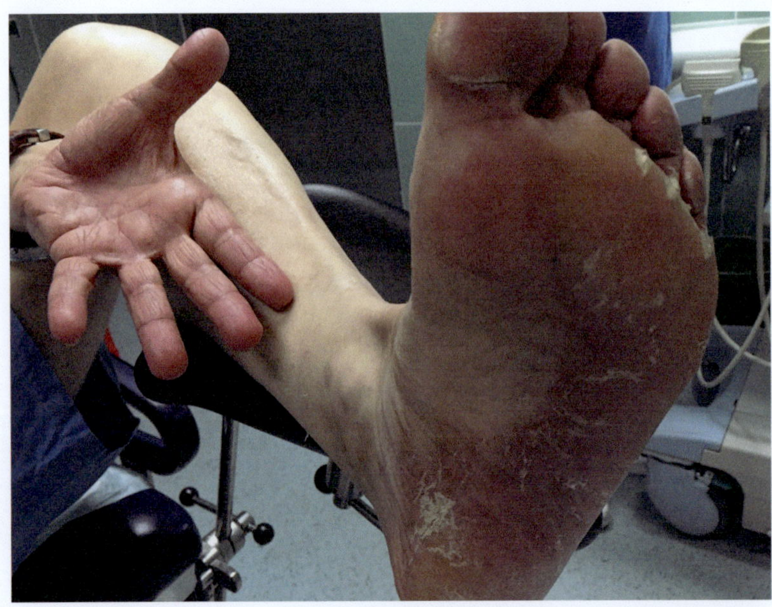

▫ Abb. 1. Hand-Fuß-Syndrom, wie es typischerweise nach zytostatischer Chemotherapie mit Capecitabin auftreten kann

Malignome entsprechen ebenfalls gesonderten Themenbereichen mit spezifischen funktionellen Konsequenzen. Auch bedingt die risikoadaptierte, palliative oder funktionell indizierte Anlage eines Enterostomas im Rahmen der Diskontinuitätsresektion eine gesondert zu betrachtende Situation.

2 Anatomie und Physiologie

Das Kolon wird allgemein mit einer Länge von ca. 1,5–2 m beschrieben. Sechs Abschnitte werden unterteilt. Für die Abschätzung des Resektionsausmaßes ist die topografische Angabe des karzinomtragenden Dickdarmabschnitts wichtig (Appendix vermiformis; Caecum; Colon ascendens; Colon transversum; Colon descendens; Colon sigmoideum). Übergangsbereiche an den Kolonflexuren inkl. dem rektosigmoidalen Übergang finden gesonderte Beachtung.

Die Kolonresektion (vor allem rechts) bedingt Störungen bei der Wasserrückresorption und erklärt die erhöhte Stuhlfrequenz und flüssigen Stuhl. Im Mesoileum und Mesokolon eingebettet liegen die versorgenden Gefäß- und Nervenabschnitte. Die arterielle Gefäßversorgung des Kolons erfolgt aus den Stromgebieten der A. mesenterica superior (rechtsseitig und transversal) und inferior (linksseitig und transversal). Der venöse Rückstrom erfolgt über die gleichnamigen Venen. Die Lymphgefäße sind weitgehend an der arteriellen Versorgung orientiert und drainieren das Kolon über den Truncus intestinalis sowie den Truncus lumbalis in die Cisterna chyli. Eine Lymphdrainage vom Colon transversum über das Omentum (Lig. gastrocolicum) ist bekannt. Das Omentum majus umfasst bis zu 500 cm^2, liegt dem Dünndarmkonvolut auf, fusioniert mit der Serosa des Colon transversum und ist vor allem rechtsseitig adhärent zum Mesocolon transversum.

Durch seine komplexen intramuralen Nervengeflechte wird das Kolon autonom gesteuert. Modifiziert wird diese Steuerung u. a. über die Afferenzen und Efferenzen des extrinsischen Nervensystems (sympathisch und parasympathisch) (Wedel et al. 1999; Liebermann-Meffert 2000; Stelzner et al. 2016). Ein breites Spektrum neuroaktiver Substanzen ermöglicht es auf Organebene (gastrointestinal), komplexe lokalnervöse Reflexbögen auszuführen, um Motilität, Resorption und Sekretion zu modulieren.

Im Verlauf des Kolons sind mehrfach Sphinkteren beschrieben, die muskulären Wandverdickungen bzw. Reflexzonen entsprechen. Der Cannon-Böhm'sche Punkt, welcher einer Überlappung der Innervationsgebiete des Plexus mesentericus superior und inferior im linksseitigen Colon transversum entspricht, und die Bauhin'sche Klappe am Übergang vom terminalen Ileum zum Kolon sind als Landmarken geläufig (Cannon 1902; Gagliardi et al. 1994).

Die rechts- und linksseitigen Abschnitte des Mesokolons sowie das mediale Mesosigma sind dem Retroperitoneum adhärent und tragen zur Fixierung des Intestinum im Abdomen bei. Basierend auf neueren wissenschaftlichen Theorien könnten dem Mesenterium Eigenschaften eines Organs zugeschrieben werden (Coffey und O'Leary 2016).

Die für Verdauung und Fettabsorption notwendigen Gallensäuren werden zu etwa 95 % im enterohepatischen Kreislauf gehalten und hierzu hauptsächlich im terminalen Ileum rückresorbiert. Nicht resorbierte Gallensäuren werden im Dickdarm metabolisiert.

Onkologische Kolonresektionen mit anteiliger Entfernung des terminalen Ileums von 30 cm und mehr führen zum Gallensäureverlustsyndrom. Chologene Diarrhöen bis hin zu Steatorrhö sind die Folgen der osmotischen Wirkung, der Motilitätssteigerung des Kolons, einer erhöhten Schleimsekretion der Mukosa und der Malabsorption (Vitamin- und Fettsäuremängel). Bei der onkologischen Resektion des Kolonkarzinoms werden außerdem die bakterielle Fehlbesiedlung des Dünndarms einerseits und die reflektorisch überhöhte Gallensäuresynthese andererseits als Ursachen der Gallensäuremalabsorption diskutiert (Yde et al. 2018).

Der Verlust der Ileozökalklappe bedingt die Dünndarmfehlbesiedlung (engl.: „small intestinal bacterial overgrowth", SIBO) mit dem koloneigenen Mikrobiom und ist eine weitere Ursache für die postoperative

Diarrhö. Der Verlust inhibitorischer, neuronal und endokrin vermittelter gastrointestinaler Feedback-Mechanismen durch Mitresektion des terminalen Ileums („ileal brake") kann zu einer beschleunigten Passage der Nährstoffe mit Malabsorption, Meteorismus und Diarrhö führen (Spiller et al. 1984).

3 Konsequenzen onkologischer Kolonresektion

Während nach Hemikolektomie rechts kapselendoskopisch erfasste Motilitätsänderungen auf geänderte pH-Werte und refluxbedingte Verlängerungen des Nahrungstransports zurückgeführt werden können, spielen geänderte Druckprofile im neoterminalen Ileum eine untergeordnete Rolle. Sechs Monate postoperativ lassen sich im Vergleich zur präoperativen Situation keine Profiländerungen nachweisen, was auf körpereigene Kompensationsmechanismen zurückgeführt werden kann (Thorsen et al. 2017).

In einer retrospektiven Analyse werteten Ho und Mitarbeiter (1996) die Antworten von 172 Patienten nach onkologischer Kolonresektionen (Hemikolektomie rechts/links, erweiterte Hemikolektomie rechts und Sigmaresektion) aus. Postoperative Anastomoseninsuffizienz, Verlaufsbeobachtung von weniger als 12 Monaten und das Auftreten eines Lokalrezidivs waren Ausschlusskriterien. Bei einer mittleren Nachbeobachtungszeit von 27 Monaten unterschied sich die Stuhlfrequenz statistisch nicht signifikant. Dabei gaben 58–78 % der Patienten 1–2 Stuhlgänge pro Tag an. Für bis zu 16 % der Patienten ergaben sich inkontinenzbedingte, zumeist milde und temporäre Einschränkungen der Lebensqualität. Probleme bei der Stuhlentleerung (Obstipation/vermehrtes Pressen/Gefühl der unvollständigen Entleerung) ergaben sich nach Hemikolektomie rechts selten (4 %), nach rechtsseitig erweiterter und linksseitiger Hemikolektomie öfter (13–15 %) und nach Sigmaresektion deutlich häufiger (25 %).

Hinsichtlich des offenen und minimalinvasiven Zugangs zur onkologischen Kolonresektion haben randomisierte kontrollierte Studien bereits äquivalente Scores zu krankheitsspezifischen Symptomen sowie zur postoperativen Lebensqualität ergeben. Auch erste strukturierte Erhebungen entsprechender patientenseitiger Aussagen (Patient-Reported Outcomes, PRO) zeigen nach Stratifizierung patienten- und tumorseitiger sowie therapeutischer Risiken keine Unterschiede bezüglich des Zugangs (Quintana et al. 2018; Vela et al. 2019).

Praxistipp

Funktionelle Veränderungen nach Kolonresektionen unterscheiden sich nicht in Abhängigkeit vom Zugang (offen versus laparoskopisch).

Ohigashi et al. (2011) fanden signifikante Differenzen zwischen rechts- und linksseitiger Kolonresektion. Weichere Stuhlkonsistenz und höhere nächtliche Frequenz bestanden nach der rechtsseitigen Resektion. Zwischen D3- und D2-Lymphadenektomie bei Hemikolektomie rechts fanden andere Autoren eine Differenz bei der Stuhlfrequenz (≤ 2/Tag) mit 67 % vs. 88 % (Thorson et al. 2016). Dabei wird die von Weber und Hohenberger (2012) postulierte Möglichkeit der neurogenen Diarrhö nach detaillierter Analyse der Dissektion am Plexus mesentericus superior weiter in Betracht gezogen. Vor allem bei anatomischen Gefäßvarianten eröffnet sich die Möglichkeit, begleitende extrinsische Nerven proximal der A. colica media zu schonen. Die so vermehrt erhaltene jejunale Innervation könnte die niedrigere Stuhlfrequenz bzw. Diarrhörate erklären.

Bei retrospektiver Langzeitauswertung nationaler Registerdaten aus Dänemark ergab die Patientenbefragung in der Gruppe nach radikaler rechtsseitiger CME (D3) lediglich diskret höhere Raten nächtlicher Stuhlgänge im Vergleich zur Gruppe mit konventioneller Resektion (non-CME; D2), (6 % vs. 3 %; $p > 0{,}050$) (Bertelsen et al. 2018a). Die Autoren schlussfolgern, dass der neurogenen Komponente vergleichsweise weniger

Einfluss eingeräumt werden soll. Zukünftigen Untersuchungen vorbehalten bleibt der bisher unberücksichtigte thermische Effekt unterschiedlichster Dissektionstechniken bei der funktionell nervenerhaltenden zentralen Lymphadenektomie.

Die Raten symptomatischer Patienten mit Diarrhö (14 % vs. 13 %), hoher Stuhlfrequenz (≥4/Tag) (11 % vs. 9 %) oder bedingt durch veränderte Darmfunktion eingeschränkter Lebensqualität (19 % vs. 22 %) unterschieden sich statistisch nicht signifikant. Ebenfalls unabhängig von der Radikalität der Hemikolektomie berichteten ein Viertel der Befragten über wöchentlich auftretende Schmerzen; ca. drei Viertel davon führten diese auf die Kolonresektion zurück.

Ältere Patienten hatten gruppenunabhängig signifikant ($p < 0,006$) weniger Durchfälle als jüngere. Obstruktive Beschwerden wurden mit 4 % nach CME (6/140) signifikant seltener als nach konventioneller Hemikolektomie rechts beklagt (12 %; 37/317).

Praxistipp

Eine CME bei Rechtshemikolektomie führt nach heutiger Evidenzlage nicht zu einer Erhöhung der funktionellen Einschränkungen.

In der multivariaten Risikoanalyse konnten die Dänen die seltene Notwendigkeit einer temporären Ileostomie (3,6 %) als einzigen unabhängigen Einflussfaktor identifizieren, der sowohl die intestinale Funktion als auch die funktionsbedingt eingeschränkte Lebensqualität bestimmt.

Im Vergleich zur isoperistaltischen Anastomose ist nach Rekonstruktion mittels anisoperistaltischer Ileoascendostomie im randomisierten Vergleich (ISOVANTI Trail) die Rate an Patienten mit akuter und chronischer Diarrhö tendenziell höher (19 % vs. 29 % und 24 % vs. 31 %). Ein Einfluss auf die Lebensqualität im ersten postoperativen Jahr ist nicht nachweisbar (Ibáñez et al. 2019).

Langzeitdaten des dänischen Registers zeigen analog zu den Daten nach Hemikolektomie rechts, dass etwa 20 % der Patienten nach linksseitiger onkologischer Kolonresektion über intestinale Symptome berichten (hohe Stuhlfrequenz (≥4/Tag); nächtliche und unproduktive Stuhlgänge; Obstruktion), die unabhängig von der Radikalität (CME/non-CME) die Lebensqualität deutlich negativ beeinflussen (Bertelsen et al. 2018b).

Eine japanische Studie spricht für weniger funktionelle Beschwerden nach Sigmaresektion (18 % vs. 42 %), wenn eine periphere Ligatur der A. mesenterica inferior („low tie") statt einer zentralen Ligatur („high tie") erfolgt. Begründet wird das Ergebnis mit einem kürzeren Resektat und einer konsekutiven Schonung extrinsischer Innervation des verbliebenen Colon descendens (Sato et al. 2003).

Praxistipp

Auch nach linksseitigen Kolonresektionen kann es zu funktionellen Beeinträchtigungen kommen.

Untersuchungen der urogenitalen Funktion nach onkologischer Kolonresektion (CME) sind im Gegensatz zur TME bei Rektumkarzinom extrem selten. Die Analyse der Risiken und Chancen einer standardisierten, nervenerhaltend intendierten laparoskopischen Sigmaresektion wurde für 112 Patienten mit Sigmakarzinom anhand validierter Fragebögen retrospektiv ausgewertet (Liang et al. 2008). Bei lediglich 4 Patienten (3,6 %) konnten die autonomen Nerven (Pl. mesentericus inferior, Pl. hypogastricus superior, Nn. hypogastrici) nicht komplett geschont werden. Bei 3 dieser 4 Patienten resultierten urogenitale Funktionsstörungen.

Im Langzeitverlauf fielen trotz intraoperativer Nervendarstellung und -erhalt bei 6 (5,8 %) Patienten neu aufgetretene Blasenentleerungsstörungen auf. Über postoperative Ejakulationsstörungen berichteten 9,1 % der Männer; neu aufgetretene Erektionsstörungen gaben 6,8 % an. Postoperativ berichteten 14,3 % der Frauen von neu aufgetretenen sexuellen Problemen: bezüglich vaginaler Lubrikation 14,3 %, Dyspareunie 9,5 %, sexueller Erregbarkeit 4,7 % und Orgasmusfähigkeit 4,7 %. Die Autoren führen dies auf intraoperative Fehlinterpretation und die anatomische Variation der Neuroanatomie zurück. Darüber hinaus kommen unentdeckte Nervenschäden durch Diathermie und nichtoperative multifaktorielle (v. a. psychosoziale) Ursachen infrage.

Praxistipp

Urogenitale funktionelle Störungen sind nach Kolonresektionen selten.

4 Funktionelle Nachsorge

Ziel funktioneller Nachsorge ist es, klinisch relevante für Funktionsverluste und Einschränkungen der Lebensqualität frühzeitig zu identifizieren und gezielt Schwierigkeiten der Karzinompatienten zu erfragen. Dafür können einfache Scores wie der Karnofsky-Index eingesetzt werden (◘ Tab. 1) (Verger 1992; Schag 1994). Daraus resultierend sollen dann adäquate Beratungen vermittelt sowie spezifische Therapieempfehlungen gegeben werden.

Vermieden werden müssen nach kurativer Tumorbehandlung vor allem ein metabolisches Syndrom durch regelmäßige körperliche Aktivitäten von 10–20 MET-Stunden pro Woche (engl. „metabolic equivalent task“, MET) sowie eine Energiezufuhr, die die Bedarfsdeckung nicht übersteigt (Arens et al. 2015).

Medikamente gegen Diarrhö werden von bis zu 5 % der Patienten eingenommen. Gallesäurebinder (z. B. Colesevelan, Colestyramin) sind Medikamente der ersten Wahl bei Gallesäureverlustsyndrom bzw. der chologenen Diarrhö. Flohsamen, Loperamid und Tinctura opii sind weitere medikamentöse Optionen.

Praxistipp

Durchfälle nach Rechtshemikolektomie sind häufig durch ein Gallesäurenverlustsyndrom (chologene Diarrhö) als Folge der Ileumresektion verursacht. Die Therapie besteht in der Gabe von Gallensäurenbindern (z. B. Colestyramin).

Fettarme Diäten, aber auch Probiotika (mehrheitlich Milchsäurebakterien) zur Re-

◘ Tab. 1 Karnofsky- und ECOG-Index sind hilfreich zur Risikoanalyse bezüglich funktioneller Ergebnisse nach onkologischer Kolonresektion

Karnofsky-Index (%)	ECOG-Index	Beschreibung
100	0	Keine Beschwerden, keine Zeichen der Krankheit
90		Fähig zu normaler Aktivität, kaum oder geringe Symptome
80	1	Normale Aktivität mit Anstrengung möglich, deutliche Symptome
70		Selbstversorgung, normale Aktivität oder Arbeit nicht möglich
60	2	Einige Hilfestellung nötig, selbstständig in den meisten Bereichen
50		Hilfe und medizinische Versorgung werden oft in Anspruch genommen
40	3	Behindert, qualifizierte Hilfe benötigt
30		Schwerbehindert, Hospitalisation erforderlich
20	4	Schwerkrank, intensive medizinische Maßnahmen erforderlich
10		Moribund, unaufhaltsamer körperlicher Verfall
0	5	Tod

duzierung der Diarrhö und zur Optimierung des Stuhlgangs (64 % Besserung) werden empfohlen (Ohigashi et al. 2011, Theodoropoulus et al. 2016, Yde et al. 2018). Eine aktuelle Metaanalyse von 21 randomisierten Studien deutet auf die Wirkung einer prophylaktischen perioperativen Gabe der Prä- und Probiotika zur Vermeidung schwerer Diarrhö (Darbandi et al. 2019) hin. Gegen eine bakterielle Dünndarmfehlbesiedlung werden sowohl Pro- als auch Antibiotika (Rifaximin) erfolgreich eingesetzt. Daneben werden fettlösliche Vitamine, Vitamin B_{12} und Mineralien verordnet. Loperamid führt zur Eindickung des Stuhls und über die Verlängerung der Transitzeit zur Reduktion der Stuhlfrequenz. Auch Codeinphosphat und Tinctura opii haben diese Effekte. Bei Inkontinenz verwenden 9–18 % der Patienten Vorlagen (Yde et al. 2018; Bertelsen et al. 2018a, b).

Langzeitanalysen nach onkologischer Kolonresektion zeigen, dass das Alter bei Diagnose und das Geschlecht Einfluss auf das empfundene funktionelle Ergebnis und die Lebensqualität haben (Philipps 2008; Bailey 2015; Thong 2019). Ein erheblicher Prozentsatz der Überlebenden führte ihre Probleme – Energiemangel (83 %), Probleme mit sexuellen Funktionen (67 %), Darmprobleme (63 %), schlechtes Körperbild (47 %) und emotionale Probleme (40 %) – auf die onkologische Kolonresektion zurück. Von diesen Problemen wurden sexuelle Funktionen und Schmerzen mit dem höchsten Schweregrad bewertet. Die Mehrheit der Langzeitüberlebenden hatten Angst vor künftigen Untersuchungen, vor einem Zweitkarzinom und Metastasen. Im Vergleich zu den Männern berichteten Frauen über signifikant größere Einschränkungen bei der Durchführung ihrer täglichen Aktivitäten aufgrund körperlicher Probleme und mehr Schmerzen (Philipps 2008).

Jüngere Langzeitüberlebende berichteten über mehr Angstzustände und eine schlechtere Wahrnehmung des Körperbildes, während ältere Langzeitüberlebende mehr Sorge hinsichtlich sexueller Dysfunktion hatten. Jüngere hatten mehr Bauch- und Beckenschmerzen, Blähungen, Haarausfall und Probleme beim Stuhlgang, während Ältere mehr Probleme mit Miktion und Impotenz berichteten (Bailey et al. 2015).

Nach deutschen Registerdaten berichten jüngere Langzeitüberlebende (Diagnose im Alter von < 50 Jahren) über geringere Funktionalität und höhere Symptombelastung im Vergleich zu Überlebenden, die in einem höheren Alter diagnostiziert wurden. Im Vergleich mit gleichaltrigen männlichen Überlebenden berichten weibliche Überlebende tendenziell über mehr Sorge bezüglich des Haarausfalls und weniger hinsichtlich sexueller Probleme (Thong et al. 2019).

Praxistipp

Die onkologische Nachsorge nach Kolonresektionen sollte um eine entsprechend stratifizierte funktionelle Nachsorge ergänzt werden. Ziel ist eine möglichst frühzeitige therapeutische Intervention.

Literatur

Arends J, Bertz H, Bischoff SC, Fietkau R, Herrmann HJ, Holm E, Horneber M, Hütterer E, Körber J, Schmid I und das DGEM Steering Committee (2015). Klinische Ernährung in der Onkologie. Aktuel Ernahrungsmed 40:e1–e74

Bailey CE, Cao HST, Hu CY, Chang GJ, Feig BW, Rodriguez-Bigas MA, Nguyen ST, Skibber JM, You YN (2015) Functional deficits and symptoms of long-term survivors of colorectal cancer treated by multimodality therapy differ by age at diagnosis. J Gastrointest Surg 19:180–188

Bertelsen CA, Elfeki H, Larsen HM, Neuenschwander AU, Laurberg S, Kristensen B, Emmertsen KJ (2018a) The risk of long-term bowel dysfunction after resection for sigmoid adenocarcinoma: a cross-sectional survey comparing complete mesocolic excision with conventional surgery. Colorectal Dis 20:O256–O266

Bertelsen CA, Larsen HM, Neuenschwander AU, Laurberg S, Kristensen B, Emmertsen KJ (2018b) Long-term functional outcome after right-sided complete mesocolic excision compared with conventional colon cancer surgery: a population-based questionnaire study. Dis Colon Rectum 61:1063–1072

Cannon WB (1902) The movements of the intestines studied by means of the Röntgen rays. J Med Res 7:2–75

Coffey JC, O'Leary DP (2016) The mesentery: structure, function, and role in disease. Lancet Gastroenterol Hepatol 1:238–247

Darbandi A, Mirshekar M, Shariati A, Moghadam MT, Lohrasbi V, Asadolahi P, Talebi M. (2019) The effects of probiotics on reducing the colorectal cancer surgery complications: a periodic review during 2007–2017. Clin Nutr 2019 PMID: 31831184 DOI: ▶ https://doi.org/10.1016/j.clnu.2019.11.008

Gagliardi JA, Radvany MG, Kilkenny TE, Russo RD Jr (1994) Colonic sphincters revisited: simulators of organic disease. Hawaii Med J 53:278–282

Ho YH, Low D, Goh HS (1996) Bowel function survey after segmental colorectal resections. Dis Colon Rectum 39:307–310

Ibáñez N, Abrisqueta J, Luján J, Hernández Q, Rufete MD, Parrilla P (2019) Isoperistaltic versus antiperistaltic ileocolic anastomosis. Does it really matter? Results from a randomised clinical trial (ISOVANTI). Surg Endosc 33:2850–2857

Kneist W (2020) Bedeutung der postoperativen Lebensqualität in der onkologischen Viszeralchirurgie PRO und PROM. Forum 5:396–400

Liang JT, Lai HS, Lee PH, Chang KJ (2008) Laparoscopic pelvic autonomic nerve-preserving surgery for sigmoid colon cancer. Ann Surg Oncol 15:1609–1616

Liebermann-Meffert D (2000) The greater omentum. Anatomy, embryology, and surgical applications. Surg Clin North Am 80:275–293

Ohigashi S, Hoshino Y, Ohde S, Onodera H (2011) Functional outcome, quality of life, and efficacy of probiotics in postoperative patients with colorectal cancer. Surg Today 41:200–206

Phipps E, Braitman LE, Stites S, Leighton JC (2008) Quality of life and symptom attribution in long-term colon cancer survivors. J Eval Clin Pract 14:254–258

Quintana JM, Antón-Ladisla A, González N, Lázaro S, Baré M, de Larrea NF, Redondo M, Briones E, Escobar A, Sarasqueta C, García-Gutierrez S for the REDISSEC-CARESS/CCR group (2018) Outcomes of open versus laparoscopic surgery in patients with colon cancer. Eur J Surg Oncol 44:1344-1353

Sato K, Inomata M, Kakisako K, Shiraishi N, Adachi Y, Kitano S (2003) Surgical technique influences bowel function after low anterior resection and sigmoid colectomy. Hepatogastroenterol 50:1381–1384

Schag CAC, Ganz PA, Wing DS, Sim MS, Lee JJ (1994) Quality of life in adult survivors of lung, colon and prostate cancer. Qual Life Res 3:127–141

Spiller RC, Trotman IF, Higgins BE, Ghatei MA, Grimble GK, Lee YC, Bloom SR, Misiewicz JJ, Silk DB (1984) The ileal brake–inhibition of jejunal motility after ileal fat perfusion in man. Gut 25:365–374

Stelzner S, Hohenberger W, Weber K et al (2016) Anatomy of the transverse colon revisited with respect to complete mesocolic excision and possible pathways of aberrant lymphatic tumor spread. Int J Colorectal Dis 31:377–384

Theodoropoulos GE, Memos NA, Peitsidou K, Karantanos T, Spyropoulos BG, Zografos G (2016) Synbiotics and gastrointestinal function-related quality of life after elective colorectal cancer resection. Ann Gastroenterol 29:56–62

Thong MSY, Doege D, Koch-Gallenkamp L, Bertram H, Eberle HB, Waldeyer-Sauerland M, Waldmann A, Zeissig SR, Brenner H, Arndt V (2019) Age at diagnosis and sex are associated with long-term deficits in disease-specific health-related quality of life of survivors of colon and rectal cancer: a population-based study. Dis Colon Rectum 62:1294–1304

Thorson Y, Stimec B, Andersen SN, Lindstrom JC, Pfeffer F, Oresland T, Igujatovic D, RCC study group (2016) Bowel function and quality of life after superior mesenteric nerve plexus transection in right colectomy with D3 extended mesenterectomy. Tech Coloproctol 20:445–553.

Thorsen Y, Stimec BV, Nesgaard J, Ignjatovic D (2017) Detecting the non-physiological, surgically tailored ileocolic anastomosis using the wireless motility capsule. A pre- and post-operative, prospective, within subject trial. J Neurogastroenterol Motil 23: 585–591

Vela N, Bubis LD, Davis LE, Mahar AL, Kennedy E, Coburn NG (2019) Comparison of patient-reported outcomes in laparoscopic and open right hemicolectomy: a retrospective cohort study. Dis Colon Rectum 62:1439–1447

Verger E, Salamero M, Conill C (1992) Can Karnofsky performance status be transformed to the Eastern Cooperative Oncology Group Scoring Scale and vice-versa. Eur J Cancer 28:1328–1330

Weber K, Hohenberger W (2012) Right hemicolectomy with central vascular ligation in colon cancer. Surg Endosc 26:282

Wedel T, Roblick U, Gleiß J, Schiedeck T, Bruch HP, Kühnel W, Krammer HJ (1999) Organization of the enteric nervous system in the human colon demonstrated by wholemount immunohistochemistry with special reference to the submucous plexus. Ann Anat 181:327–337

Yde J, Larsen HM, Laurberg S, Krogh K, Moeller HB (2018) Chronic diarrhoea following surgery for colon cancer—frequency, causes and treatment options. Int J Colorectal Dis 33:683–694

Chemotherapie und andere adjuvante Maßnahmen nach kurativer Intervention beim Kolonkarzinom

Stefanie Nöpel-Dünnebacke und Anke Reinacher-Schick

Inhaltsverzeichnis

S. Benz et al. (Hrsg.), *Chirurgie des Kolonkarzinoms*,
https://doi.org/10.1007/978-3-662-60453-3_30

Die adjuvante Chemotherapie ist ein essenzieller Bestandteil des Therapiekonzepts beim Kolonkarzinom im Stadium UICCC III und der Hochrisikosituation im Stadium UICC II. Obwohl sie in Deutschland unstrittig von (gastroenterologischen) Onkologen durchgeführt wird, ist sie eine große interdisziplinäre Herausforderung hinsichtlich der Kommunikation, aber auch der perioperativen chirurgischen Therapie und der Komplikationsvermeidung mit dem Ziel, eine zeitgerechte adjuvante Therapie einleiten zu können. Das Kapitel adressiert aber auch Maßnahmen, die über eine klassische Chemotherapie hinausgehen.

1 Einführung

Die Prognose sowie die medikamentösen Therapieempfehlungen beim Kolonkarzinom sind stadienabhängig. Kolonkarzinome im Stadium II und III machen mehr als 50 % der Erstdiagnosen heutzutage aus. Noch immer rezidivieren ca. 40 % der Patienten innerhalb von wenigen Jahren, wenn bei Erstdiagnose ein Stadium III vorlag. Die adjuvante Chemotherapie nach kurativer Resektion ist daher vor allem im Stadium III Standard. Das Therapieprotokoll sowie die Dauer der Therapie richten sich derzeit nach der TNM-Klassifikation, nach dem Vorliegen von Risikofaktoren im Stadium II und nicht zuletzt nach dem Alter und dem Allgemeinzustand des Patienten.

2 Stadiengerechte Therapie des Kolonkarzinoms

2.1 UICC-Stadium I

Eine adjuvante Chemotherapie wird im Stadium I nicht empfohlen, da das Rezidiv- bzw. Metastasierungsrisiko gering ist. Die Nachsorgeempfehlungen sind in der deutschen S. 3-Leitlinie für das kolorektale Karzinom dargelegt (Schmiegel et al. 2017, Version 2019). Im Stadium I wird lediglich eine Verlaufskoloskopie nach einem Jahr empfohlen.

2.2 UICC-Stadium II und III

Über 60 % der Patienten mit einem Kolonkarzinom werden im UICC-Stadium II und III diagnostiziert, d. h. einem Tumor, der entweder auf den Dickdarm (Stadium II) oder den Dickdarm und die lokoregionären Lymphknoten (Stadium III) begrenzt ist. Obligat ist das präoperative Staging, um Fernmetastasen auszuschließen, ebenso ist eine prätherapeutische Vorstellung in der interdisziplinären Tumorkonferenz wünschenswert. Grundlage für die Entscheidung zur adjuvanten Therapie beim Kolonkarzinom ist die vollständige operative Entfernung des Primärtumors unter Einschluss von mindestens 12 lokoregionären Lymphknoten und die histopathologische TNM-Stadieneinteilung (UICC2017, 8. Auflage). Die Anzahl der untersuchten Lymphknoten ikorreliert mit dem Überleben

2.2.1 UICC-Stadium II

Patienten im Stadium II weisen – je nach T-Kategorie – eine 5-Jahres-Überlebensrate zwischen 70 und 85 % auf. Generell gilt für alle lokal begrenzten Kolonkarzinome die kurative Resektion als primäre Therapiemaßnahme. Man unterscheidet nach der TNM-Klassifikation 3 Untergruppen: IIA, IIB sowie IIC. Die Indikation für eine adjuvante Therapie hängt von klinischen und histopathologischen Risikofaktoren ab. Zu diesen zählen Tumorperforation, T4-Tumor, Notwendigkeit einer Notfalloperation und weniger als 12 entfernte lokoregionäre Lymphknoten (Schmiegel et al. 2017). Die Höhe des CEA-Spiegels, das Tumor-Grading, die Lymph- und Blutgefäßinvasion oder zirkulierende Tumorzellen bzw. Tumor-DNA spielen für die Therapieentscheidung derzeit noch keine Rolle, wenngleich auch diese Faktoren mit einer schlechteren Prognose assoziiert sein können. Prospektiv validierte prädiktive oder prognostische Faktoren für eine individuelle Therapiestratifizierung stehen bislang nicht zur Verfügung, jedoch rekrutieren hierzu Studien. Eine hochgradige Mikrosatelliteninstabilität (MSI-H) ist im Stadium II als günstiger prognostischer Marker etabliert, einen prädiktiven Wert hat die Mikrosatelliteninstabilität jedoch, zumindest im Stadium II, noch nicht.

Patienten ohne Risikofaktoren (UICC-Stadium IIA)

Im Stadium II ohne Risikofaktoren (UICC-Stadium IIA) **kann** laut S. 3-Leitlinie KRK eine adjuvante Chemotherapie mit einem Fluoropyrimidin durchgeführt werden (Level-0-Empfehlung) (Schmiegel et al. 2017). Grundlage ist die englische QUASAR-Studie, die als größte randomisierte Einzelstudie trotz methodischer Mängel eine signifikante Verbesserung für Patienten im Stadium II nachweisen konnte. Der absolute Vorteil im Gesamtüberleben beträgt ca. 3 % (p=0,008, Hazard Ratio [HR]=0,84). Derzeit wird intensiv nach molekularen Markern gesucht, die diejenigen Patienten identifizieren sollen, die von einer adjuvanten Therapie profitieren (prädiktive Marker). Bislang ist kein solcher Marker in die klinische Standardbehandlung integriert. Anders ist dies für bestimmte Prognosemarker. So ist der Nachweis einer MSI-H ein starker günstiger Prognosefaktor für Kolonkarzinome im Stadium II und (schwächer) im Stadium III. Durch eine Mikrosatellitenanalyse (MSA) mittels PCR aus Tumorgewebe ist eine standardisierte Untersuchung auf eine MSI-H möglich. Vorgeschaltet sein sollte jedoch die Immunhistochemie (IHC) der DNA-Mismatch-Reparaturproteine (MLH1, MSH2, MSH6 und PMS2) aus dem Tumorgewebe. Ein Ausfall eines der Proteine kann auf eine potenzielle hereditäre Komponente des Kolonkarzinoms hinweisen.

Praxistipp

Aufgrund der exzellenten Prognose der Patienten mit einem Kolonkarzinom im Stadium II ohne Risikofaktoren, die eine MSI-H aufweisen, wird die adjuvante Therapie hier nicht empfohlen.

Außerdem war bislang unklar, ob Fluoropyrimidin beim Vorliegen einer MSI-H möglicherweise sogar die Prognose verschlechtert. Nach neueren Erkenntnissen geht man davon nicht aus, der relative Nutzen eines Fluoropyrimidins scheint bei Patienten mit oder ohne Vorliegen einer MSI-H in gleicher Weise gegeben zu sein (Romiti et al. 2017). Zur Verfügung stehende Medikamente sind i. v. zu applizierendes 5-Fluorouracil (5-FU) oder das oral einzunehmende Capecitabin. Das Nebenwirkungsprofil der beiden Substanzen unterscheidet sich. Capecitabin ruft häufiger ein Hand-Fuß-Syndrom hervor, während 5-FU öfter eine Mukositis verursacht. Für die Tabletteneinnahme spielt die Compliance eine wichtige Rolle, für die 5-FU-Gabe wird ein Portkatheter benötigt. Die Empfehlung zur adjuvanten Chemotherapie gilt vor allem für jüngere Patienten (bis 70 Jahre), da die Überlebensverbesserung für ältere Patienten nicht in gleicher Weise gezeigt werden konnte (Subgruppenanalyse der QUASAR-Studie). Es liegen jedoch in der aktuellen Literatur Hinweise vor, dass auch ausgewählte Gruppen älterer Patienten von einer adjuvanten Behandlung profitieren könnten.

Patienten mit Risikofaktoren (UICC-Stadium IIB)

Ab Stadium II mit Risikofaktoren, **sollte** eine adjuvante Chemotherapie mit Fluoropyrimidinen durchgeführt werden. Hierzu dienen die o.g. Risikofaktoren für ein Rezidiv als Indikationen für eine adjuvante Chemotherapie. Die statistisch verlängerte Überlebenswahrscheinlichkeit von 8–10 % in der adjuvant mit einer Fluoropyrimidin-haltigen Chemotherapie behandelten Kohorte im Vergleich zu der nichttherapierten Gruppe ist nur anhand von retrospektiv erhobenen Daten belegt (Niedzwiecki et al. 2011). Prospektive Daten hierzu existieren nicht.

Praxistipp

Im Stadium II mit Risikofaktoren, also z. B. im Stadium IIB, sollte eine adjuvante Chemotherapie mit Fluoropyrimidinen durchgeführt werden.

2.2.2 UICC-Stadium III

Aufgrund eines deutlichen Überlebensvorteils von 15–20 % ist die Indikation für eine adjuvante Chemotherapie im UICC-Stadium III gesichert. Diese Empfehlung wurde durch mehrere Studien, in denen die Kombinationschemotherapie mit Oxaliplatin und 5-FU analysiert wurde, bestätigt (z. B. MOSAIC, XELOXA). Diese zeigten konsistent eine Verbesserung des krankheitsfreien Überlebens (Disease Free Survival, DFS) und des Gesamtüberlebens (Overall Survival, OS) (Schmoll et al. 2015, André et al. 2015). Der Beginn der Chemotherapie sollte so früh wie möglich (bis 8 Wochen) nach der chirurgischen Resektion sein, da eine Verzögerung zu einem verkürzten Gesamt- sowie progressionsfreien Überleben führt. Patienten über 70 Jahre scheinen weniger von einer Oxaliplatin-haltigen Therapie zu profitieren, sodass die Empfehlung für eine Kombinationstherapie hier zurückhaltend gestellt wird.

Kontraindikationen für eine Chemotherapie sind: ECOG >2, eingeschränkte Leber-, Nieren- Knochenmark- oder Herzfunktion (Schmiegel et al. 2017). Die MOSAIC-Studie zeigte ein überlegenes Gesamtüberleben der MSI-H-Kolonkarzinome im Stadium III unter einer adjuvanten Chemotherapie mit FOLFOX im Gegensatz zu einer 5-FU-Monotherapie, sodass auch bei MSI-H-Tumoren im Stadium III eine Oxaliplatin-Kombination empfohlen wird (André et al. 2015). Weiterhin wird im prospektiven Design der Stellenwert der Immuntherapie in der adjuvanten Therapie von MSI-H-Kolonkarzinomen geprüft. Der Vorteil einer adjuvanten Chemotherapie mit Fluoropyrimidin und Oxaliplatin im Stadium III ist in ◘ Abb. 1 grafisch dargestellt.

Praxistipp

Aufgrund eines deutlichen Überlebensvorteils von 15–20 % ist die Indikation für eine adjuvante Chemotherapie im UICC-Stadium III gesichert.

Fluoropyrimidin-Monotherapie

Bei Patienten, die sich nicht für eine Oxaliplatin-haltige Kombinationstherapie qualifizieren, wird als adjuvante Therapie im Stadium III eine Monotherapie mit Fluoropyrimidinen über 6 Monate empfohlen. Hierbei stehen das orale 5-FU-Prodrug Capecitabin und das infusionale 5-FU/FS zur Verfügung. Das Nebenwirkungsspektrum beider unterscheidet sich und ist daher bei gleicher Wirksamkeit individuell zu wählen. Zu beachten

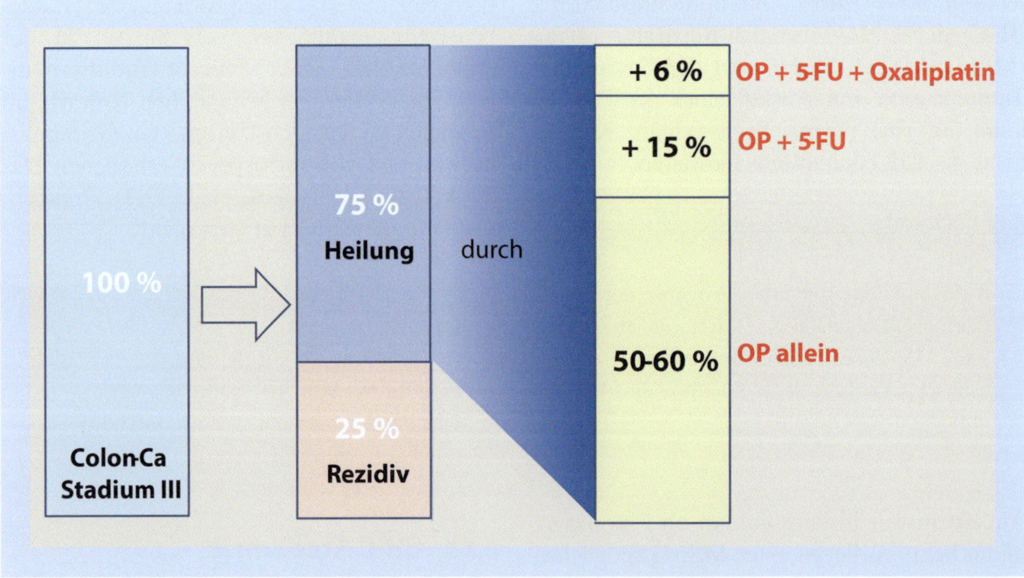

◘ **Abb. 1** Wirksamkeit der adjuvanten Therapie für Kolonkarzinome UICC-Stadium III. Schematische Darstellung des Rezidivrisikos der durch alleinige Chirurgie geheilten Patienten (dunkelblau) sowie des Vorteils einer adjuvanten Chemotherapie mit 5-FU und zusätzlicher Oxaliplatingabe. Die Zahlenangaben sind als orientierend zu verstehen

ist, dass beim infusionalen Regime eine Portimplantation vonnöten ist. Wegen schlechter Verträglichkeit sollen Bolusschemata (z. B. das Mayo-Protokoll) nicht mehr eingesetzt werden.

Oxaliplatin-Kombinationstherapie

Seit 2003 soll die adjuvante Therapie im Stadium III mit einer Kombination aus Oxaliplatin, 5-FU und Folinsäure (FOLFOX) durchgeführt werden, die einen Vorteil im Gesamtüberleben für die Patienten von ca. 4–5 % gegenüber einer alleinigen 5-FU-Therapie gezeigt hat (André et al. 2015). Die Wahrscheinlichkeit, nach 5 Jahren krankheitsfrei zu leben, lag in der FOLFOX-Gruppe bei 73 % gegenüber 67 % in der Gruppe mit alleinigem 5-FU/FS, was einer Risikoreduktion für ein Rezidiv von 20 % entspricht (HR = 0,8). Die Kombinationstherapie aus Oxaliplatin mit einem oralen 5-FU (Capecitabin) ist für die adjuvante Therapie im Stadium III ebenfalls zugelassen. Sie ist einer alleinigen adjuvanten 5-FU/FS-Therapie ebenfalls überlegen, sodass man davon ausgeht, dass 5-FU und Capecitabin gleichwertig sind (Twelves et al. 2005). Die internationale IDEA-Studieninitiative – bestehend aus 6 Phase-III-Studien mit über 12.000 eingeschlossenen Patienten – untersuchte im Stadium III die Nichtunterlegenheit einer 3-monatigen gegenüber einer 6-monatigen Chemotherapie mit FOLFOX oder CAPOX (Grothey et al. 2018). Ziel der Therapieverkürzung war es vor allem, Nebenwirkungen, allen voran die periphere Neuropathie, zu verringern. Formal konnte die Nichtunterlegenheit der dreimonatigen Therapie zwar nicht gezeigt werden, klinisch war der Unterschied jedoch nur in den sogenannten Hochrisiko-Stadium-III-Tumoren (T4 und/oder N2) relevant. Zusammenfassend ergab sich somit die Empfehlung, in der Niedrigrisiko-Stadium-III-Patientengruppe (d. h. T1–3, N1) eine adjuvante Chemotherapie mit CAPOX für 3 Monate durchzuführen und in der Hochrisikogruppe (d. h. T4 und/oder N2) eine 6-monatige Therapie mit CAPOX oder FOLFOX anzubieten (Schmiegel et al. 2017).

Zu beachten ist, dass die Neurotoxizität vor allem in der FOLFOX-Gruppe unter der 6-monatigen Therapiedauer hochsignifikant erhöht war (3 % vs. 16 %, $p < 0{,}0001$) (Grothey et al. 2018). Zusätzlich ergab sich eine signifikant unterschiedliche Inzidenz der Grad-3- und -4-unerwünschten Ereignisse in beiden Gruppen im Vergleich zwischen 3-monatiger CAPOX- und FOLFOX-Applikation (24 % vs. 38 %) und 6-monatigen Dauer (37 % vs. 57 %, $p < 0{,}0001$) (Grothey et al. 2018). Die Empfehlungen zur adjuvanten Therapie des Kolonkarzinoms sind in  Tab. 1 zusammengefasst (Schmiegel et al. 2017).

Cave
Oxaliplatin führt dosisabhängig zu einer Polyneuropathie, die lebenslang persistieren kann.

Ältere Patienten

Auch ältere Patienten mit einem Kolonkarzinom im Stadium III, die keine relevanten Begleiterkrankungen aufweisen, profitieren bei gutem Allgemeinzustand von einer adjuvanten Therapie. Prospektive Daten zu Patienten über 75 Jahren liegen nicht vor, sodass hier keine ausreichende Evidenz zur Durchführung vorliegt. Retrospektive Analysen zeigten, dass Todesfälle bei Patienten über 70 Jahren unter einer Kombinationstherapie mit Oxaliplatin aufgetreten waren. Schließlich sollte die Empfehlung für eine adjuvante (Kombinations-)Chemotherapie aufgrund des Risikoprofils und des biologischen Alters individuell getroffen werden (Schmiegel et al. 2017).

Praxistipp

Auch ältere Patienten können bei Indikation von einer adjuvanten Therapie profitieren.

2.3 Nichtindizierte Therapien

Das Chemotherapeutikum Irinotecan, das bei fortgeschrittenen KRK eingesetzt wird, hat in der adjuvanten Therapie des Ko-

Tab. 1. Empfehlungen zur adjuvanten Systemtherapie nach Stadium und Empfehlungsstärke

Stadium	Zusatzfaktoren	Empfehlung zur adjuvanten Systemtherapie	Empfehlungsstärke/ Evidenzgrad	Substanz/Protokoll
I		Nein	–	–
II	Keine	Kann	0/IB	Fluoropyrimidin
	MSI-H	Nein		
	Risikofaktoren	Sollte	B	Fluoropyrimidin
III	Keine	Soll	A/1	Oxaliplatin und Fluoropyrimidin
	Low-Risk-Karzinom T1–3, N1	Sollte	B/1b	Oxaliplatin und Capecitabin für 3 Monate
	High-Risk-Karzinom (T4 und/oder N2)	Sollte	B/1b	Oxaliplatin und Capecitabin oder 5-FU für 6 Monate
	>70 Jahre	Sollte	A/1	Fluoropyrimidin
		Zurückhaltender Einsatz	B	Oxaliplatin-Kombinationen

lonkarzinoms keinen Stellenwert und soll nicht verabreicht werden. Gleichermaßen haben die zielgerichteten Substanzen wie VEGF-Antikörper bzw. -inhibitoren, wie z. B. Bevacizumab, Aflibercept, und Anti-EGFR-Antikörper, wie Cetuximab und Panitumumab, keine Wirksamkeit in der adjuvanten Therapie des Kolonkarzinoms gezeigt.

2.4 Lebensstilmodifikation

Einige Studiengruppen haben sich mit der Frage nach dem Einfluss von Lebensgewohnheiten auf das Überleben nach kurativer Resektion eines Kolonkarzinoms beschäftigt, prospektive Daten liegen nicht vor. Zunächst konnte dargelegt werden, dass „Nie-Raucher" ein vermindertes Rezidivrisiko für ein KRK als Raucher haben (Phipps et al. 2013). Außerdem sollen Sport und Bewegung mit einem längeren Gesamtüberleben assoziiert sein (Blarigan und Meyerhardt 2015). Darüber hinaus wurde das Ernährungsverhalten auf einen protektiven Einfluss hin untersucht. Es konnte gezeigt werden, dass der regelmäßige Konsum von Baumnüssen sowohl das Gesamtüberleben als auch das krankheitsfreie Überleben (DFS) nach einer kurativen Operation positiv beeinflussen können (Fadelu et al. 2018). Eine retrospektive Analyse der CALBG89803-Studie diskdiskutiert Kaffeekonsum (4 Tassen/Tag) als möglichen protektiven Faktor. Westliche Ernährung oder zuckerreiche Ernährung inklusive Getränke sind negative prognostische Faktoren (Phipps et al. 2013).

Praxistipp

Im Rahmen des ärztlichen Gesprächs sollte eine Beratung des Patienten hinsichtlich einer protektiven Ernährung bzw. des Lebensstils erfolgen.

3 Ausblick

Um individuelle Therapieansätze auch für lokalisierte kolorektale Karzinome etablieren zu können, rekrutieren aktuell Studien, die den prädiktiven sowie prognostischen Einfluss von molekularen Markern in frühen Krankheitsstadien untersuchen. So werden bekannte prognostische sowie prädiktive

Marker, die im Stadium IV eine Rolle spielen – wie der *RAS*-Status (N- und K-RAS) sowie *BRAF* – evaluiert (z. B. im Rahmen der Colopredict Plus-Register-Studie, AIO-KRK-0413/ass). Vor allem der prognostische Wert der *BRAF*-Mutation und daraus resultierende potenzielle therapeutische Maßnahmen können in Zukunft für die weiterführende Betreuung der Patienten entscheidend werden, insbesondere da die BRAF-Mutation mit einer ingünstigen Prognose im STadium IV assoziiert ist.

Das neue Therapieprinzip der Immuntherapie mittels Programmed-Death- (PD-1) sowie Programmed-Death-Ligand-(PD-L1-) Blockade bzw. Blockade des CTLA4-Rezeptors durch die Antikörper Pembrolizumab, Nivolumab oder Ipilimumab liefert vielversprechende Daten zur Wirksamkeit bei kolorektalen Karzinomen im UICC-Stadium IV mit MSI-H. Die potenzielle Wirksamkeit einer zusätzlichen Checkpoint-Blockade zu einer FOLFOX-Standardtherapie wird derzeit im Rahmen einer Phase-III-Studie für Kolonkarzinome im Stadium III mit nachgewiesener MSI-H überprüft (ATOMIC, NCT02912559).

Im Rahmen kleinerer Studien und retrospektiver Analysen wurde die zirkulierende Tumor-DNA (ct-DNA) als sehr ungünstiger Prognosefaktor im Stadium II detektiert. In einer Gruppe von KRK-Patienten, die keine adjuvante Chemotherapie erhalten haben, konnte bei 7,9 % (14/178) von ihnen ct-DNA nachgewiesen werden. 79 % (11/14) der ct-DNA-positiven Patienten entwickelten ein Rezidiv. In der Gruppe der ct-DNA-negativen Patienten trat ein Rezidiv mit der Häufigkeit von 9,8 % (16/164) auf (Tie, et al. 2016). Aktuell wird der prognostische und auch prädiktive Wert von ct-DNA im Rahmen der sog. CIRCULATE-Studie überprüft.

Abgesehen von der MSI-H im Stadium II haben molekulare Marker noch keinen Einfluss auf die Therapieempfehlung und müssen in Studien prospektiv überprüft werden. Guinney et al publizierten 2015 eine Arbeit zu definierten 4 molekulare Subtypen des Kolonkarzinoms. Diese molekulare Charakterisierung bezieht neben der Tumorzelle das umgebende Stroma mit ein. CMS1 zeigt sich klassischerweise als hypermutiert und mikrosatelliteninstabil (MSI-H) mit einer hohen Infiltration von Immunzellen. CMS2 ist epithelial, chromosomeninstabil und damit wenig immunogen, jedoch abhängig vom EGFR- bzw. WNT-Signalweg. CMS3 ist ebenfalls epithelial und weist metabolische Dysregulationen auf, dieser Subtyp stellt ein Mischbild aus Chromosomen- und Mikrosatelliteninstabilität dar und zeigt Mutationen im MAPK-Signalweg. CMS4 ist chromosomal instabil mit TGFβ-Aktivierung, was zu einer Infiltration von immunsuppressiven und stromalen Zellen führt (Guinney et al. 2015). Betrachtet man nun diese definierten Subtypen, zeigen sie aufgrund ihrer Biologie ein unterschiedliches prognostisches Verhalten sowohl in der lokalisierten als auch der fortgeschrittenen Krankheitssituation. Diese Subgruppen sind rein akademisch und haben keinen Einfluss auf Therapieentscheidungen, da diese bislang nur retrospektiv evaluiert.

Praxistipp

Das Zusammenspiel von Tumorzelle, deren genetischer Ausstattung und dem umgebenden Stroma wird vermutlich ebenfalls prädiktiven und prognostischen Wert haben und somit zukünftig auch auf die adjuvante Therapie des Kolonkarzinoms Einfluss nehmen.

4 Zusammenfassung und Fazit

Zusammenfassend ◘ Abb. 2 gilt derzeit für die adjuvante Therapie des Kolonkarzinoms:

- Patienten im Stadium II sollten bei Vorliegen von Risikofaktoren eine adjuvante Therapie mit einem Fluoropyrimidin erhalten.
- Bei Patienten im Stadium II ohne Risikofaktoren kann eine adjuvante Therapie mit einem Fluoropyrimidin gegeben werden.

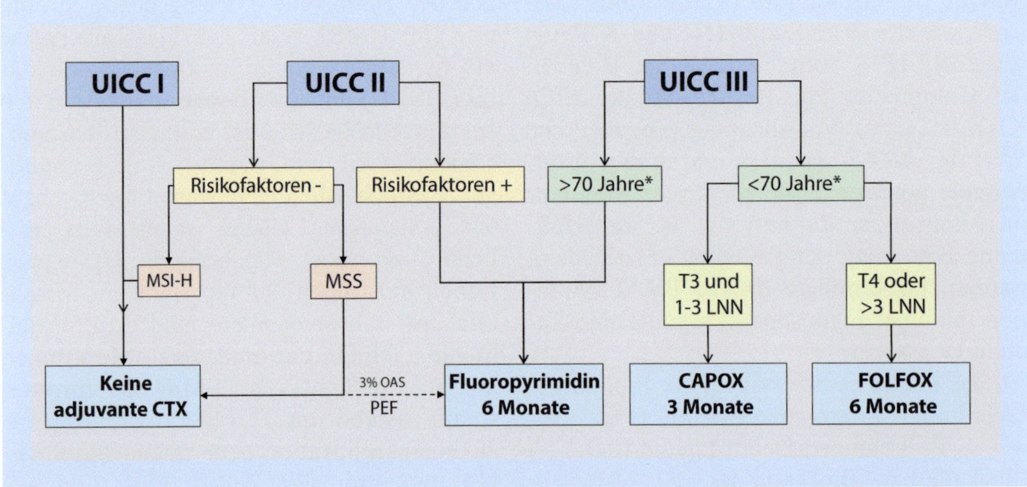

Abb. 2 Orientierender Therapiealgorithmus zur Indikationsstellung der adjuvanten Chemotherapie nach R0-Resektion eines Kolonkarzinoms. (*LNN* positive Lymphknoten, *MSI-H, MSS* hochgradige Mikrosatelliteninstabilität bzw. -stabilität, *OS* Overall Survival, *PEF* partizipative Entscheidungsfindung; *Empfehlung abhängig von ECOG und biologischem Alter)

- MSI-H ist ein starker prognostischer Faktor für lokalisierte Kolonkarzinome und sollte als Therapieentscheidungshilfe im UICC-Stadium II herangezogen werden. Patienten mit MSI-H-Kolonkarzinom im Stadium II sollten keine adjuvante Therapie erhalten.
- Im UICC-Stadium III ist in Abhängigkeit von der Risikogruppe (Niedrig- vs. Hochrisikogruppe) eine adjuvante Chemotherapie für 3 oder 6 Monate mit CAPOX bzw. FOLFOX zu empfehlen (Tab. 1).
- Bei Patienten über 70 Jahre sollten Kombinationstherapien mit Oxaliplatin zurückhaltend eingesetzt werden.
- Ist eine Kombinationschemotherapie mit Oxaliplatin kontraindiziert, dann sollte Capecitabin gegeben werden.
- Irinotecan und monoklonale Antikörper haben keinen Stellenwert in der adjuvanten Therapie des Kolonkarzinoms und sollen nur im Rahmen klinischer Studien eingesetzt werden.
- Lebensstilmodifikation mit Gewichtsnormalisierung und veränderten Ernährungsgewohnheiten senkt möglicherweise das Risiko nach kurativer Resektion einen Rückfall zu erleiden. Möglicherweise könnte sich auch Bewegung protektiv auswirken.

Literatur

André T, Gramont A, Vernerey D et al (2015) Adjuvant Fluorouracil, Leucovorin, and Oxaliplatin in stage II to III Colon Cancer: updated 10-Year survival and outcomes according to BRAF mutation and mismatch repair status of the MOSAIC study. J Clin Oncol 33(35):4176–4187

Fadelu T, Zhang S, Niedzwiecki D et al (2018) Nut consumption and survival in patients with stage III colon cancer: results from CALGB 89803 (Alliance). J Clin Oncol 36(11):1112–1120. ▶ https://doi.org/10.1200/JCO.2017.75.5413 (Epub 2018 Feb 28)

Grothey A, Sobrero AF, Shields AF et al (2018) Duration of adjuvant chemotherapy for stage III colon cancer. N Engl J Med 378(13):1177–1188. ▶ https://doi.org/10.1056/NEJMoa1713709

Guinney J, Dienstmann R, Wang X et al (2015) The consensus molecular subtypes of colorectal cancer. Nat Med 21:1350–1356

Niedzwiecki D, Bertagnolli MM, Warren RS, Compton CC, Kemeny NE et al (2011) Documenting the natural history of patients with resected stage II adenocarcinoma of the colon after random assignment to adjuvant treatment with edrecolomab or observation: results from CALGB 9581. J Clin Oncol 29(23):3146–3152

Phipps AI, Shi Q, Newcomb PA, Nelson GD et al (2013) Associations between cigarette smoking status and colon cancer prognosis among participants in North Central Cancer Treatment Group Phase III Trial N0147. J Clin Oncol 31(16):2016–2023. ▶ https://doi.org/10.1200/JCO.2012.46.2457 (Epub 2013 Apr 1)

Romiti A, Rulli E, Pilozzi E et al (2017) Exploring the prognostic role alysis of adjuvant chemotherapy for stage II colon cancer of microsatellite instability in patients with stage II colorectal cancer: a systematic review and meta-analysis. Clin Colorectal Cancer 16(2):e55–e59. ► https://doi.org/10.1016/j.clcc.2016.08.007 (Epub 2016 Aug 31)

Schmiegel W, Buchberger B, Follmann M et al (2017) S3-Leitlinie – kolorektales Karzinom. Z Gastroenterol 55(12):1344–1498. ► https://doi.org/10.1055/s-0043-121106. Epub 2017 Dec 6. inkl. Amendment Version 2.1 Januar 2019

Schmoll HJ, Tabernero J, Maroun J et al (2015) Capecitabine plus oxaliplatin compared with Fluorouracil/Folinic Acid as adjuvant therapy for stage III Colon Cancer: final results of the NO16968 randomized controlled phase III trial. J Clin Oncol. 33(32):3733–3740. ► https://doi.org/10.1200/JCO.2015.60.9107

Tie J, et al (2016) Circulating tumor DNA analysis detects minimal residual disease and predicts recurrence in patients with stage II colon cancer. Sci Transl Med 8(346):346ra92

Twelves C, Wong A, Nowacki M et al (2005) Capecitabine as adjuvant treatment for stage III colon cancer. N Engl J Med 352:2696–2704

Van Blarigan EL, Meyerhardt JA (2015) Role of physical activity and diet after colorectal cancer diagnosis. J Clin Oncol 33(16):1825–1834. ► https://doi.org/10.1200/JCO.2014.59.7799 (Epub 2015 Apr 27)

Behandlungsstrategie bei Oligometastasierung des Kolonkarzinoms

Florian Struller, Robert Grützmann und Alfred Königsrainer

Inhaltsverzeichnis

S. Benz et al. (Hrsg.), *Chirurgie des Kolonkarzinoms*,
https://doi.org/10.1007/978-3-662-60453-3_31

Die Thematik der Oligometastasierung beim Kolonkarzinom hat in den letzten Jahren deutlich an Bedeutung zugenommen. Im Gegensatz zur disseminierten Metastasierung kann im Falle eines hepatisch, pulmonal und/oder peritoneal oligometastasierten Kolonkarzinoms durch eine Kombination aus verschiedenen Therapieverfahren noch eine Heilung der Patienten erreicht werden. Hierzu sollten die chirurgische Resektion, interventionell-ablative Verfahren und die perioperative Chemotherapie individuell und sinnvoll kombiniert werden. Entscheidend ist dabei, die Behandlungsstrategie in einer multidisziplinären Konferenz den einzelnen Patienten anzupassen.

1 Definition

Der Begriff der Oligometastasierung beim Kolonkarzinom beschreibt eine limitierte Metastasierung, welche im Regelfall einer chirurgischen Resektion beziehungsweise einer lokalen interventionellen Therapie zugeführt werden kann. Entsprechend der deutschen S3-Leitlinie „Kolorektales Karzinom" ist die Zahl der Metastasen auf 1–5 und die Ausbreitung hinsichtlich der Organe auf 1–3 Organsysteme limitiert. Der zentrale Charakter der Definition ist die Möglichkeit einer kurativen Behandlung. Hierbei handelt es sich in der Regel um eine pulmonale, hepatische und/oder peritoneale Metastasierung. Aufgrund der deutlich schlechteren Prognose werden ossäre oder zerebrale Metastasierung nicht miteinbezogen.

2 Strategie

In der Vergangenheit wurden Patienten, die an einem Kolonkarzinom vom UICC-Stadium IV litten, einer rein palliativen Systemtherapie mit deutlich reduzierter Lebenserwartung zugeführt. Ein signifikanter Überlebensvorteil von Patienten mit chirurgisch resektablen Lebermetastasen mit einer 5-Jahres-Überlebensrate von bis zu 48 % führte zu einem Paradigmenwechsel der Behandlung des oligometastasierten Kolonkarzinoms.

Ziel der Therapie heutzutage muss es sein, durch eine vollständige Tumorentfernung das Überleben und die Lebensqualität der Patienten zu verbessern. Entscheidend hierfür ist ein multimodaler Therapieansatz, welcher chirurgische, lokal-ablative und Systemtherapien vereint.

3 Hintergrund

Die wesentlichen Metastasierungsorte des Kolonkarzinoms sind die Leber, das Peritoneum sowie die Lunge, wobei die Lokalisation einen wesentlichen Einfluss auf die Prognose des Patienten hat. Ebenso übt die Lokalisation des Primärtumors einen Einfluss auf die Metastasierungswahrscheinlichkeit sowie die Prognose aus. Prinzipiell haben im linken Hemikolon lokalisierte Tumoren eine bessere Prognose als rechtsseitig gelegene. Eine hepatische Metastasierung tritt häufiger bei linksseitig gelegenen Kolonkarzinomen auf. Eine hepatische Metastasierung eines rechtsseitig gelegenen Primärtumors ist häufiger mit einer höheren Anzahl an Metastasen sowie involvierter Segmenten assoziiert. Diese Tumoren und Metastasen sind häufiger *KRAS*- oder *BRAF*-mutiert, weisen eine aggressivere Tumorbiologie auf und treten bei ca. 35–45 % aller metastasierten Patienten auf. Patienten mit *KRAS-/BRAF*-mutierten Tumoren haben nach hepatischer Resektion eine schlechteres Gesamt- sowie progressionsfreies Überleben im Vergleich zu nichtmutierten Tumoren und hepatischer Metastasenresektion. Dies konnte in einer populationsbasierten Studie von Engstrand et al. aus dem Jahre 2018 gezeigt werden. Hier wiesen Patienten mit resezierten Lebermetastasen eines linksseitigen Kolonkarzinoms ein 5-Jahres-Überleben von 51,8 % auf, wohingegen Patienten mit resezierten Lebermetastasen eines rechtsseitigen Kolonkarzinoms ein 5-Jahres-Überleben von nur 27,3 % hatten.

Eine pulmonale Metastasierung tritt häufiger bei linksseitigen Kolonkarzinomen auf, bei rechtsseitigen eher eine peritoneale Metastasierung (Engstrand et al. 2018). 2016 wurde von Franko et al. (Franko et al. 2012) die Überlebenswahrscheinlichkeit im Falle einer isolierten oder kombinierten Metastasierung eindrücklich dargestellt. Das mediane Überleben einer isolierten hepatischen Metastasierung lag in diesem Patientenkollektiv bei 19,1 Monaten, das einer pulmonalen Metastasierung bei 24,6 Monaten und das bei einer isoliert peritonealen Metastasierung erwartungsgemäß am schlechtesten mit 16,3 Monaten. Im Falle einer kombinierten Metastasierung sinkt das Gesamtüberleben mit der Anzahl der Metastasierungsorte, wobei die Kombination mit einer peritonealen Metastasierung die schlechteste Prognose aufweist. In der Studie von Engstrand et al. (Engstrand et al. 2018) hatte die pulmonale Metastasierung bei gleichzeitig bestehender hepatischer Metastasierung keinen Einfluss auf das Gesamtüberleben, sodass die Kollegen eine hepatische Resektion im Falle einer irresektablen pulmonalen Situation für gerechtfertigt halten.

4 Lebermetastasen

Die Leber ist der häufigste Metastasierungsort des Kolonkarzinoms und tritt mit einer Häufigkeit von ca. 25–30 % im Rahmen einer syn- oder metachronen Erkrankung auf. Linksseitig lokalisierte Kolonkarzinome sowie ein hohes T-Stadium und ein nodal positiver Primärtumor sind mit einer erhöhten Rate einer hepatischen Filialisierung assoziiert (Engstrand et al. 2018). Die populationsbasierte Studie von Engstrand und Kollegen mit 1026 eingeschlossenen Patienten zeigte, dass eine hohe hepatische Tumorlast vor allem in der synchronen im Vergleich zur metachronen Situation besteht.

Bei der hepatischen Oligometastasierung beim Kolonkarzinom ist die chirurgische Resektion die leitliniengerechte Therapie der ersten Wahl. Multiple Fallserien konnten den klaren Vorteil einer kompletten Metastasektomie bestätigen. Hierdurch können 20–50 % der Patienten geheilt werden.

4.1 Chirurgische Vorgehensweise – ein- oder zweizeitige Operation?

Bei Vorliegen einer synchronen hepatischen Oligometastasierung sind prinzipiell 3 Vorgehen möglich:

- Resektion des Primarius und der hepatischen Filiae einzeitig
- Primäre Resektion des Primarius und Resektion der hepatischen Filiae im Intervall zweizeitig.
- Liver-first-Konzept: Primäre Resektion der hepatischen Filiae und Resektion des Primarius im Intervall zweizeitig.

Vielerorts wird die kombinierte Resektion durchgeführt, allerdings kann bis dato keine klare Aussage bezüglich der Überlegenheit eines Therapieverfahrens ausgesprochen werden. Der Vorteil der einzeitigen Operation könnte ein reduziertes Operations- und Narkosetrauma durch lediglich eine Operation sein. Das potenzielle Risiko von Komplikationen durch die einzeitige Operation ist nicht klar belegt.

Im Rahmen einer Auswertung von Martin et al. (2006) wurden 1344 Patienten, welche entweder eine ein- oder eine zweizeitige Operation erfuhren, in Hinsicht auf das postoperative Outcome verglichen. Die mediane Krankenhausaufenthaltsdauer der Patienten mit kombinierter Resektion war signifikant kürzer als die der Patienten mit zweizeitiger Operation (10 Tage versus 18 Tage, $p = 0{,}001$), wohingegen sich kein signifikanter Unterschied in der Komplikationsrate bzw. -schwere zeigte ($p = 0{,}24$).

Eine retrospektive Studie von Reddy et al. (2007) schloss 610 Patienten ein und zeigte, dass die kombinierte Resektion in Hinsicht auf die Morbidität sicher durchgeführt werden kann. Allerdings war die Morbiditätsrate bei einer hepatischen Majorresektion signifikant höher als bei der zweizeitigen Operation. Bei Minorresektionen zeigte sich kein signifikanter Unterschied in Bezug auf die

Morbiditätsraten. Die Autoren favorisieren somit die kombinierte Resektion bei einer hepatischen Minorresektion.

Tzeng et al. (2013) verglichen hierzu im Rahmen einer Datenbankauswertung die chirurgische Morbiditätsrate des Liver-first-Konzeptes im Vergleich zum Standardverfahren aus primärer Resektion des Primarius und Resektion der hepatischen Filiae im Verlauf. Hierbei zeigte sich kein signifikanter Unterschied von Grad-2- und -3-Komplikationen in Hinsicht auf das OP-Verfahren. Risikofaktoren für Komplikationen wie BMI, OP-Zeit, intraoperative Transfusionsrate usw. waren zwischen beiden Gruppen gleich. Zwar gab es einen Trend hin zu einer höheren Transfusionsrate und längerer Op-Zeit beim Liver-first-Konzept, diese waren aber statistisch nicht signifikant und hatten keine Auswirkung auf das postoperative Outcome. Somit ist der Liver-first-approach ein sicherer Therapieansatz mit akzeptabler Morbidität bei entsprechend selektionierten Patienten. Das Hauptproblem der primär isolierten Resektion des Primarius ist, dass die Lebermetastasen im Verlauf, vor allem im Falle von Komplikationen, wachsen können und die Leberresektion verzögert wird bzw. dass sie im schlimmsten Fall nicht mehr resektabel sind. Ebenso kann im Falle eines systemischen Progresses der Erkrankung nach primärer Leberoperation auf eine Resektion des Primarius verzichtet und zügig mit einer palliativen Systemtherapie begonnen werden.

Praxistipp

Eine klare Überlegenheit eines Therapieverfahrens besteht zum aktuellen Zeitpunkt nicht. Somit muss die Vorgehensweise individuell entsprechend dem Risikoprofil den Patienten angepasst und auf dem Boden eines multidisziplinären Konsenses erfolgen.

4.2 Welchen Stellenwert hat die perioperative Chemotherapie?

Der Frage, ob Patienten mit primär resektablen Lebermetastasen eine perioperative Chemotherapie erhalten sollen, gingen Nordlinger et al. im Rahmen einer randomisierten-kontrollierten Phase-3-Studie nach.

Im Rahmen dieser Multicenterstudie wurden insgesamt 364 Patienten rekrutiert und in 2 Gruppen randomisiert (Nordlinger et al. 2013):

- primäre Resektion der hepatischen Metastasen,
- perioperative Chemotherapie mit 6 Zyklen FOLFOX vor und nach chirurgischer Metastasenresektion.

Primärer Endpunkt war das progressionsfreie Überleben, der sekundäre Endpunkt das Gesamtüberleben.

Zusammenfassend konnte gezeigt werden, dass die Gruppe mit perioperativer Chemotherapie in Hinsicht auf das mediane progressionsfreie Überleben mit 20,9 Monaten im Vergleich zu 12,5 Monaten in der Gruppe ohne perioperative Chemotherapie einen signifikanten Vorteil hatte ($p = 0{,}035$).

Bezüglich des sekundären Endpunkts zeigte sich kein signifikanter Unterschied. Das mediane Überleben der Chemotherapie-Gruppe lag bei 63,7 Monaten versus 55,0 Monaten in der Gruppe ohne perioperative Chemotherapie ($p = 0{,}30$). Dies spiegelte sich in einem 5-Jahres-Überleben von 52,4 % (Chemotherapie-Gruppe) versus 48,3 % (ohne Chemotherapie) wider.

Die perioperative Chemotherapie wird dennoch sehr kritisch gesehen. Dies hat verschiedene Gründe: eine perioperative Chemotherapie bei primär resektablen Metastasen ist prinzipiell in Hinsicht auf eine potenzielle Mikrometastasierung gerechtfertigt. Allerdings erhöht eine präoperative Chemotherapie vor chirurgischer Tumormassenreduktion das Risiko einer Resistenzentwicklung. Zum anderen ist die Chemotherapie hepatotoxisch und kann konsekutiv zu einer Chemotherapie-assoziierten Steatohepatitis (CASH) bzw. einer sinusoidalen Stauung im Sinne einer „blue liver" führen. Dies wiederum erhöht das Risiko von Komplikationen im Rahmen der chirurgischen Resektion.

Somit präferieren die meisten Zentren die primäre Resektion eventuell gefolgt von einer postoperativen Chemotherapie. Im Falle eines kurzen krankheitsfreien Intervalls zwischen Resektion des Primarius und Auftreten von Lebermetastasen kann die Durchführung einer präoperativen Systemtherapie indiziert sein, da diese Situation ein prognostisch ungünstiges Kriterium im Sinne eines fortgeschrittenen Tumorleidens darstellt.

Diese Therapiestrategien sind in den aktuellen S. 3-Leitlinien „Kolorektales Karzinom" von 2019 entsprechend abgebildet.

Wesentlicher Prognosefaktor im Sinne des Langzeitüberlebens sind die Zahl und Größe der hepatischen Metastasen sowie das Ansprechen auf eine präoperative Chemotherapie. Diese Prognosefaktoren sind in dem erweiterten Fong Score abgebildet (Elias et al. 2015).

Fong Score

- >1 Lebermetastase (1 Punkt)
- Größe >5 cm (1 Punkt)
- Nodal-positiver Primarius (1 Punkt)
- präoperativer CEA Spiegel >200 ng/ml (1 Punkt)
- Intervall zwischen Resektion Primarius und metachroner Lebermetastasierung <12 Monate (1 Punkt)

Auswertung: *0–2 Punkte = Low Risk; 3–5 Punkte = High Risk.*

4.3 Ablative Therapieverfahren

Die Resektion ist bei einzelnen kleinen Herden in einer nicht zirrhotischen Leber mit entsprechend guter Leberfunktion die Therapie der Wahl. Wie verhält es sich allerdings bei voroperierten oder chemotherapeutisch vortherapierten Patienten? In diesen Fällen ist häufig von einer kompromittierten Leberfunktion aufgrund eines bereits reduzierten Lebervolumens bzw. einer Chemotherapie-assoziierten Hepatopathie (CASH) auszugehen. Auch Minorresektionen können bei diesen Patienten ein Leberversagen zur Folge haben.

In diesem Patientengut spielt der kurative Einsatz ablativer Therapieverfahren wie die Radiofrequenzablation (RFA) oder die Mikrowellenablation (MWA) eine wesentliche Rolle. Diese Therapieverfahren können alleine oder in Kombination mit hepatischen Minorresektionen angewandt werden. Vorteil der Verfahren ist, dass die Zerstörung von gesundem Lebergewebe im Vergleich zur chirurgischen Resektion minimiert wird. Das Risiko einer postoperativen Leberfunktionsstörung einer veränderten Leber kann hierdurch reduziert werden. Eine ganz entscheidende Rolle bei diesen ablativen Therapien spielt der Abstand des Tumors zum Ablationsrand, welcher mindestens 5–10 mm betragen sollte, aber auch zu größeren Gefäßen. Letztere verhindern wegen des Kühleffektes eine suffiziente Tumorablation. Bei optimalen Ablationsbedingungen können mit der Chirurgie vergleichbare gute 5-Jahres-Überlebensraten von bis zu 55 % erreicht werden (Petre and Sofocleous 2017).

Ein- und Ausschlusskriterien ablativer Therapieverfahren

Einschlusskriterium

- Metastasenzahl <4
- Metastasengröße <5 cm
- Kontraindikation zur OP
- Ablehnung der OP

Ausschlusskriterium

- Fehlender sicherer Zugang der Ablationsnadel zum Tumor
- Gefahr des Kollateralschadens benachbarter Strukturen
- Therapierefraktäre Koagulopathie
- Diffuse Metastasierung

4.3.1 Radiofrequenzablation (RFA)

Die RFA ist die am weitesten verbreitete und untersuchte ablative Therapie mit der besten Datenlage. Im Rahmen dieses Verfahrens wird hochfrequenter Wechselstrom mittels einer perkutanen Nadel innerhalb des Tumors appliziert. Durch die dadurch induzierte Erhitzung des Gewebes kommt es konsekutiv zu einer Proteindenaturation, Hitzekoagulation mit Zelltod. Die besten Ergebnisse werden bei Vorliegen von singulären, kleinen Tumoren ($\leq$3 cm im Durchmesser) mit einem 10 mm großen Ablationssaum erzielt. In diesen Fällen sind die Ergebnisse, wie bereits erwähnt, denen der chirurgischen Resektion ähnlich. Tumorherde in direkter Nachbarschaft zu Gefäßen sind aufgrund potenzieller Gefäßschäden aber viel mehr wegen des „heat-sink"-Effektes nicht geeignet. Sotirchos et al. publizierten 2016 ihre Ergebnisse einer prospektiven Studie zur RFA bei kolorektalen Lebermetastasen mit einem Ablationssaum von >5 mm und bioptisch bestätigter kompletter Tumornekrose. Die lokale Tumorprogressionsrate innerhalb 12 Monate nach Ablation lag bei 3 % mit einem auf den lokalen Tumor bezogenen progressionsfreien Überleben 30 Monate nach RFA von 95 % (Sotirchos et al. 2016).

Bis dato existiert eine prospektive randomisierte klinische Studie, welche RFA in Kombination mit systemischer Chemotherapie vs. systemischer Chemotherapie allein im Rahmen der Erstlinientherapie bei kolorektalen Lebermetastasen vergleicht. Es konnte ein signifikanter Unterschied im medianen progressionsfreien Überleben mit 16,8 Monaten (RFA + Chemo) vs. 9,9 Monaten (nur Chemo) gezeigt werden. Nach einem medianen Follow-up von knapp 10 Jahren waren 35 % der Patienten mit der Kombinationstherapie aus RFA und Chemotherapie am Leben; im Arm der alleinigen Chemotherapie waren nach diesem Zeitraum hingegen nur noch 10 % der Patienten am Leben (Ruers et al. 2012).

> Der „heat-sink"-Effekt tritt auf, wenn der zu abladierende Tumor in der Nachbarschaft großer Gefäße liegt. Der kühlende Effekt des Blutstroms führt zu einer Erniedrigung der Ablationstemperatur mit konsekutiv inkompletter Ablationszone.

4.3.2 Mikrowellenablation (MWA)

Im Rahmen der Mikrowellenablationstherapie induzieren hochfrequente Mikrowellen mit einer Frequenz zwischen 900 MHz und 2,4 GHz Hitze durch Moleküloszillation. In der Folge kommt es zu einem Gewebsuntergang im Applikationsgebiet mit Koagulationsnekrose ähnlich der RFA. Aufgrund einer geringeren Neigung zum erwähnten „heat-sink"-Effekt kann die MWA auch bei größeren Läsionen sowie für Tumoren in Nachbarschaft zu größeren Gefäßen angewandt werden.

Bis dato gibt es eine kontrollierte randomisierte Studie, welche die MWA mit der Leberresektion bei Patienten mit kolorektalen Lebermetastasen vergleicht. Der Unterschied im medianen Überleben war mit 27 Monaten in der MWA-Gruppe vs. 25 Monaten in der Resektionsgruppe statistisch nicht signifikant ($p = 0{,}83$) (Shibata et al. 2000). Ergebnisse in Bezug auf das lokale Tumorrezidivrisiko zwischen beiden Gruppen liegen in dieser Studie allerdings nicht vor.

Eine kürzlich publizierte Studie von Shady et al. zeigte keinen signifikanten Unterschied in Bezug auf das lokale Tumorprogressionsrisiko zwischen RFA und MWA ($p = 0{,}84$). Im Fall einer kompletten Ablation (Ablationsrand >10 mm) kam es im Rahmen der Nachbeobachtungsperiode zu keiner lokalen Tumorprogression (Shady et al. 2018). Die bis dato existierende Literatur zeigt keinen Unterschied im Gesamt- sowie im krankheitsfreien Überleben zwischen beiden Verfahren, wenn eine komplette Ablation durchgeführt wurde.

Aktuell läuft eine prospektiv randomisierte Phase-III-Studie (COLLISION), welche die chirurgische Resektion mit den beiden thermischen Ablationsverfahren in Hinsicht auf das Gesamtüberleben, das krankheitsfreie Überleben, die Zeit bis zum Rezidiv und die Zeit bis zur lokalen Progression vergleicht.

4.4 Selektive interne Radiotherapie (SIRT)

Die SIRT – auch Radioembolisation genannt – ist ein lokales Therapieverfahren, bei welchem mit einem Betastrahler markierte Sphären (Yttrium-90) über den arteriellen Blutstrom der Leber zu den Tumorherden gebracht werden. Im Jahre 2002 wurde dieses Therapieverfahren nach Publikation der Studie von Gray et al. bei Patienten mit nichtresektablen kolorektalen Lebermetastasen durch die FDA zugelassen. Im Rahmen dieser randomisierten Studie konnte die Hinzunahme der SIRT zu einer hepatischen arteriellen Chemotherapie zu einer signifikanten Verbesserung der Ansprechrate sowie des progressionsfreien Überlebens im Vergleich zur alleinigen arteriellen Chemotherapie führen (Ansprechrate: 44 % vs. 18 %; progressionsfreies Überleben 15,9 vs. 9,7 Monate).

Eine ältere Studie aus dem Jahre 2004 von Hazel und Kollegen konnte einen signifikanten Überlebensvorteil bei Hinzunahme der SIRT zur systemischen Chemotherapie, bestehend aus 5-FU/Leucovorin, im Vergleich zur alleinigen Chemotherapie zeigen. Dies konnte allerdings im Rahmen neuerer Studien mit einer Kombinationschemotherapie (FOLFOX) nicht bestätigt werden.

Hierzu existieren bis dato 3 multizentrische, randomisierte Phase-3-Studien (FOXFIRE, SIRLFOX, FOXFIRE-Global), welche SIRT + Chemotherapie vs. alleiniger Chemotherapie in der Erstlinientherapie verglichen. Wasan und Kollegen publizierten 2017 eine kombinierte Analyse dieser Studien im Lancet Oncology (Wasan et al. 2017). In allen diesen Studien erfolgte die Randomisierung der Patienten in eine reine Chemotherapiegruppe – bestehend aus dem FOLFOX-Regime – und eine Gruppe mit einer Therapie aus FOLFOX + SIRT. Zusammenfassend konnte keine der genannten Studien eine Verbesserung des Gesamtüberlebens der Patienten durch die Hinzunahme der SIRT zur Chemotherapie mit FOLFOX zeigen, sodass aktuell keine generelle Empfehlung zur SIRT im Rahmen der Erstlinientherapie beim hepatisch oligometastasierten Kolonkarzinom ausgesprochen werden kann.

4.5 Transarterielle Chemoembolisation (TACE)

Gesundes Lebergewebe wird zu ca. 75 % von portalvenösem und zu 25 % von arteriellem Blut versorgt. Maligne Lebertumoren hingegen werden zu etwa 95 % von arteriellem Blut versorgt, sodass man durch eine Embolisation der arteriellen Strombahn im Bereich des Tumors eine gezielte ischämische Nekrose im Bereich des Tumors erzielen kann; gesundes Lebergewebe wird aufgrund der überwiegend portalen Perfusion dabei nicht geschädigt. Zum anderen kann man durch dieses Verfahren Chemotherapeutika gezielt an den Ort der Metastase(n) applizieren, was eine hohe regionale Chemotherapiekonzentration bei geringer systemsicher Wirkung bedeutet.

Prinzipiell dient die TACE als sogenanntes Bridging-Verfahren, um grenzwertig resektable Befunde zu verkleinern und hierdurch ggf. resektabel oder abladierbar zu machen.

Vor allem bei der Behandlung des hepatozellulären Karzinoms verwendet, hat dieses Verfahren inzwischen auch Anwendung in der neoadjuvanten oder palliativen Behandlung beim hepatisch oligometastasierten Kolonkarzinom gefunden.

5 Peritonealkarzinose

Bei einer peritonealen Oligometastasierung liegt eine lokale peritoneale Tumoraussaat im Gegensatz zu einer disseminierten miliaren Metastasierung vor, wobei das Ausmaß bislang nicht definiert ist. Grundsätzlich gilt eine mittelgradige Aussaat – gemeint ist ein Peritonealkarzinose-Index (Peritoneal Cancer Index, PCI) um etwa 20 (maximal 39) – als operabel in kurativer Intention und somit würde dies der Definition Oligometastasierung gerecht werden. Nach der hepatischen Metastasierung ist das Peritoneum der zweithäufigste Metastasierungsort beim Kolonkarzinom. Trotz der verbesserten Früherkennungsoptionen haben zum Diagnosezeitpunkt bereits 4–7 % der Patienten einen peritonealen Tumorbefall. Ca. 1/4 bis 1/5 aller Patienten mit einer Peritonealkarzinose haben ansonsten keine weiteren Fernmetastasen. Ohne spezifische Therapiemaßnahmen geht dies mit einer deutlich limitierten Lebenserwartung mit einem medianen Überleben von 6–9 Monaten einher. Das Verständnis des peritoneal metastasierten Kolonkarzinoms von einer Systemerkrankung hin zu einer lokalen Tumoraussaat im Bereich der peritonealen Höhle hat die Therapiestrategie von einer reinen palliativen Systemtherapie bzw. palliativen Chirurgie hin zu einer radikalen chirurgischen Therapie in Kombination mit lokaler und systemischer Chemotherapie geändert.

Die Symptomatik der Patienten ist unspezifisch und reicht von abdominellem Discomfort mit Übelkeit und Passagestörung bis hin zu einer abdominellen Bauchumfangsvermehrung und Ileussymptomatik. Diese Symptome spiegeln aber meist ein fortgeschrittenes Tumorleiden wider. Patienten mit einer peritonealen Oligometastasierung sind somit typischerweise beschwerdearm. Es gilt daher, diese Patienten durch entsprechende Diagnostik frühzeitig zu detektieren, um sie einer adäquaten Therapie mit Chance auf eine Kuration zuzuführen.

Übliche bildgebende Verfahren zur Detektion einer peritonealen Tumoraussaat sind die Computertomografie (CT), die Magnetresonanztomografie (MRT) und die Positronenemissionstomografie (PET). Da diese allerdings allesamt eine eingeschränkte Sensitivität vor allem bei einer kleinknotigen, minimalen Tumorlast aufweisen, ist meist eine diagnostische Laparoskopie indiziert, um die peritoneale Oligometastasierung visuell und histologisch zu sichern und die Patienten im Anschluss der optimalen Therapie zuzuführen.

5.1 Systemische Chemotherapie

Die Datenlage zur systemischen Chemotherapie beim peritoneal metastasierten – im Gegensatz zum hepatisch und pulmonal metastasierten – Kolonkarzinom ist unzureichend. Durch effektivere Chemotherapien, bestehend aus Oxaliplatin, Irinotecan in Kombination mit „Biologika“ wie Bevacizumab, Cetuximab oder Panitumuab, konnte eine deutliche Überlebensverlängerung beim hepatisch und pulmonal metastasierten Kolonkarzinom erzielt werden. Allerdings konnte in einer gepoolten Analyse von Phase-III-Studien durch Franko et al. (2012) kein signifikanter Überlebensvorteil beim Vorliegen einer Peritonealkarzinose gezeigt werden.

Die Prognose von Patienten mit einer rein peritonealen Metastasierung ist somit im Vergleich zu einer rein hepatischen oder pulmonalen Metastasierung trotz verbesserter Chemotherapieregimen nach vor nicht zufriedenstellend und rechtfertigt bei den meisten Patienten eine alleinige Systemtherapie nicht.

Praxistipp

Die systemische Chemotherapie als Monotherapie beim peritoneal oligometastasierten Kolonkarzinom ist aufgrund der eingeschränkten Effektivität ohne signifikante Überlebensverbesserung in den allermeisten Fällen nicht indiziert.

5.2 Zytoreduktive Chirurgie (CRS) mit hyperthermer intraperitonealer Chemotherapie (HIPEC)

Basierend auf dem Prinzip einer lokalen Tumorausbreitung im Bereich der geschlossenen Peritonealhöhle sowie der Beobachtung, dass viele der peritoneal metastasierten Patienten keine weiteren Fernmetastasen aufweisen, entwickelte Sugarbaker das Therapieprinzip der „zytoreduktiven Chirurgie und HIPEC“. Über nunmehr fast 20 Jahre hat diese chirurgische Strategie bei unterschiedlichen peritoneal metastasierenden Tumorentitäten Anwendung gefunden. Die Überlebensraten sind in Abhängigkeit des Primärtumors – bis hin zur Kuration von einzelnen Patienten – sehr ermutigend.

Detaillierte Informationen über CRS und HIPEC finden sich in ▶ Kap. 32.

Basierend auf den Studienergebnissen von Verwall und Elias ist die CRS und HIPEC in spezialisierten Zentren klinischer Alltag in der Behandlung von Peritonealmetastasen beim Kolonkarzinom bei selektionierten Patienten. In der von Elias et al. (2009) durchgeführten Studie von 2009 wurde das mediane Überleben von Patienten mit Systemtherapie entsprechend der modernen Standards versus Patienten, die einer CRS und HIPEC mit Oxaliplatin zugeführt wurden, verglichen. Es zeigte sich ein signifikanter Überlebensvorteil für die Patienten mit CRS-HIPEC mit einem medianen Überleben von 63 Monaten versus 24 Monaten nach alleiniger systemischer Chemotherapie.

Wesentliche Prognoseparameter für das Überleben sind die histologische Differenzierung (Siegelringzellen oder muzinöse Tumoren sind prognostisch ungünstig), eine niedrige peritoneale Tumorlast im Sinne eines niedrigen PCI sowie das Erreichen einer kompletten Zytoreduktion (CC-0/–1).

In einer Arbeit von Goere et al. aus dem Jahre 2015 konnte gezeigt werden, dass der einzige unabhängige Prognosefaktor in Hinsicht auf das Überleben bzw. die Heilung der Patienten der PCI darstellt. Dies spiegelte sich in einer signifikant verbesserten 5-Jahres-Überlebensrate von 53 % bei Patienten mit einem PCI <10 versus 12 % bei Patienten mit einem PCI >20 ($p < 0{,}0001$).

Dementsprechend hat das Behandlungsregime aus CRS und HIPEC beim kolorektalen Karzinom Einzug in die deutsche S3-Leitlinie gehalten. Der Cut-off in Hinsicht auf die peritoneale Tumorlast, um Patienten diesem Verfahren zuzuführen, liegt hier bei PCI ≤20. Somit sind gerade peritoneal oligometastasierte Kolonkarzinome mit einem niedrigen PCI in Hinsicht auf eine Verbesserung des Überlebens der Patienten bis hin zur Kuration für das Therapieverfahren und CRS und HIPEC geeignet.

Mit Hochspannung werden die vollständigen Ergebnisse der multizentrischen PRODIGE-7-Studie der französischen Arbeitsgruppe um Quenet et al. erwartet, in welcher der Effekt der HIPEC in einer Phase-III-Studie untersucht wurde. Diese sind zum Zeitpunkt der Manuskripterstellung noch nicht publiziert, wurden allerdings im Rahmen des Peritoneal Surface Oncology Group International-Kongresses (PSOGI) 2018 in Paris vorgestellt.

In der Studie wurden Patienten entweder in eine Gruppe mit maximaler/kompletter CRS + HIPEC oder eine Gruppe mit CRS ohne HIPEC randomisiert. Das mediane Gesamtüberleben war in beiden Gruppen mit 41,7 Monaten (CRS + HIPEC) versus 41,2 Monaten (CRS ohne HIPEC) nicht signifikant unterschiedlich. Es zeigte sich lediglich ein Überlebensvorteil der HIPEC-Gruppe bei Patienten mit einem PCI zwischen 11 und 15 (41,6 Monate versus 32,7 Monate; $p = 0{,}02$). In den Gruppen der Patienten mit einem PCI <11 oder >15 zeigte sich kein signifikanter Unterschied. Alle Patienten erhielten vor und nach der Operation zusätzlich noch eine systemische Chemotherapie. Der Benefit einer kompletten Zytoreduktion im Rahmen dieses Therapieverfahrens auf das Überleben der Patienten konnte erneut klar dargestellt werden, das heißt mit einer chirurgisch radikalen Zytoreduktion kann das Überleben bei Patienten mit isolierter Peritonealkarzinose signifikant verlängert werden.

Inwieweit diese Studie die weiteren Therapieentscheidungen beim peritoneal oligometastasierten Kolonkarzinom in der Zukunft beeinflussen werden, bleibt abzuwarten.

Praxistipp

Alle Patienten sollten im Vorfeld im Rahmen eines multidisziplinären Teammeetings individuell besprochen werden. Bei gutem Allgemeinzustand des Patienten ohne Kontraindikationen sollten diese bei Vorliegen eines peritoneal oligometastasierten Kolonkarzinoms einer chirurgischen Therapie aus CRS und HIPEC zugeführt werden. Nur hierdurch kann ein relevanter Überlebensvorteil bis hin zur Kuration erzielt werden.

6 Lungenmetastasen

Pulmonale Metastasen treten beim kolorektalen Karzinom in ca. 10–20 % der Fälle auf, wobei die Häufigkeit beim tiefen und mittleren Rektumkarzinom häufiger ist als beim Kolonkarzinom (12 % vs. 6 %). Aber auch die Lokalisation des Kolonkarzinoms hat einen Einfluss auf das Metastasierungsmuster, mit einer höheren Wahrscheinlichkeit von synchronen Lungen- und Lebermetastasen bei distalen Kolonkarzinomen. Neben anatomischen Faktoren, wie die venöse Drainage des Primärtumors, spielen molekulare Alterationen eine wesentliche Rolle für das Metastasierungsverhalten. Zu erwähnen ist hier die KRAS-Mutation des Primärtumors, welche sowohl mit einer erhöhten Rate an pulmonalen Metastasen als auch mit einer höheren Wahrscheinlichkeit eines lokalen Rezidivs nach chirurgischer Resektion vergesellschaftet ist.

Als Therapieoptionen gibt es die Resektion sowie die bereits erwähnten ablativen Verfahren, RFA und MWA. Beim pulmonal oligometastasierten Kolonkarzinom ist hierzu die aktuelle Evidenzlage allerdings deutlich geringer. Bis dato existieren lediglich retrospektive Analysen zu den verschiedenen Therapieverfahren. Die Daten der prospektiven randomisierten Studie (PulMiCC Trial), welche chirurgische mit nichtchirurgischen Verfahren vergleicht, sind noch nicht vollständig publiziert.

6.1 Chirurgische Resektion

Ähnlich der hepatischen Oligometastasierung ist der primäre Therapieansatz die Resektion der pulmonalen Metastasen. Dies basiert auf den Ergebnissen einer retrospektiven Studie von Hishida et al. von 2017, welche ein verbessertes progressionsfreies sowie Gesamtüberleben im Vergleich zu nichtresezierten Patienten zeigte (PFS: 26,6 vs. 10,5 Monate; OS: 72,4 vs. 31,5 Monate). Das 5-Jahres-Überleben für resezierte Patienten lag bei 40–68 %. Aktuell gibt es allerdings noch keine Daten aus prospektiven randomisierten Studien. Die endgültigen Daten des bereits erwähnten PulMiCC Trial stehen noch aus.

Über den genauen Zeitpunkt der Resektion pulmonaler Metastasen gibt es bisher ebenfalls keine klare Evidenz bzw. wegweisenden Guidelines. Prinzipiell sollte allerdings der Primärtumor reseziert oder unter therapeutischer Kontrolle sein, und jede extrapulmonale Tumormanifestation, wie z. B. Lebermetastasen, sollte resektabel oder bereits reseziert sein. Ebenso sollte eine komplette pulmonale Metastasenresektion möglich sein.

Das chirurgische Resektionsausmaß reicht von Wedge-Resektionen bis hin zu Pneumektomien, zunehmend häufiger durch die VATS-Technik (Video-Assisted Thoracoscopic Surgery). Nichtrandomisierte retrospektive Studien konnten allerdings keinen Überlebensvorteil der minimalinvasiven Technik im Vergleich zur Resektion mittels Thorakotomie zeigen.

Bezüglich der Notwendigkeit einer mediastinalen Lymphadenektomie gibt es bis dato keine einheitliche Empfehlung. Die Prognose bei einer lymphogenen Metastasierung ist im Allgemeinen mit einer 5-Jahres-Überlebensrate von 0–34 % schlecht im Vergleich zu 38–79 % ohne thorakale Lymphknotenmetastasen (Pfannschmidt et al. 2007). Bisher gibt es keine Evidenz, ob eine thorakale Lymphadenektomie einen Überlebensvorteil für die Patienten erbringt.

Im Falle von pulmonalen Rezidivmetastasen sollte eine Re-Resektion bei Operabilität angestrebt werden. Hierbei kann durch eine wiederholte Metastasenresektion ein 5-Jahres-Überleben von 25–48 % bei selektionierten Patienten erreicht werden (Salah et al. 2013).

> Bis dato ist die Evidenzlage zur chirurgischen Resektion pulmonaler Metastasen beim oligometastasierten Kolonkarzinom gering; Daten gibt es bisher nur aus retrospektiven Studien, die allerdings ein Überlebensvorteil bei Resektion und Re-Resektion pulmonaler Metastasen zeigen. Daher sollte bei onkologischer Kontrolle der Grunderkrankung mit Resektabilität der Metastasen eine chirurgische Resektion erfolgen.

6.2 Interventionelle Verfahren

Ähnlich der RFA bei hepatischen Metastasen kann dieses Verfahren auch Patienten mit pulmonaler Oligometastasierung – im Falle einer chirurgischen Kontraindikation oder Ablehnung der Operation – angeboten werden. Einschränkungen gibt es hier allerdings in Bezug auf Größe und Anzahl der Metastasen. So konnte eine große französische Studie zeigen, dass die Anwendung der RFA das Gesamtüberleben der Patienten bei Metastasen >2 cm und einer Anzahl von mehr als 3 schlechter war als bei Patienten mit Metastasengröße < 2 cm und weniger als 3 Metastasen (Baere et al. 2015). Die Komplikationsrate der RFA im Vergleich zur VATS bzw. offenen Operation ist mit 0–0,4 % ähnlich niedrig. Der Nachteil der RFA ist allerdings die fehlende Histologie sowie das radiologisch nur schwer einzuschätzende Ausmaß der Ablationszone.

Ein weiteres interventionelles Verfahren ist die stereotaktische ablative Radiotherapie (SABR). Hier können aufgrund der hochselektiven Applikation der Bestrahlung auf den Tumor sehr hohe tumorizide Bestrahlungsdosen mit Schutz des umgebenden Gewebes appliziert werden. Die einzelnen Sitzungen können somit deutlich reduziert werden, was den Patientenkomfort erhöht. Einzelne wenige Studien evaluierten diese Technik bei inoperablen Patienten, welche keinem anderen interventionellem Therapieverfahren zugeführt werden konnten. Es konnte ein Complete Response von 37 % und eine Partial Response bei 18 % der Patienten mit einem 5-Jahres-Überleben von 39 % erreicht werden.

Andere interventionelle Verfahren wie die Mikrowellenablation oder die transpulmonale Chemoembolisation werden aufgrund der limitierten Evidenz und bis dato fehlende klinische Routine nicht besprochen.

6.3 Chemotherapie

Im Gegensatz zum hepatisch oligometastasierten Kolonkarzinom ist die Bedeutung einer Induktionschemotherapie bzw. adjuvanten Chemotherapie beim pulmonal oligometastasierten Kolonkarzinom kontrovers. Die Datenlage ist aufgrund fehlender prospektiver Studien gering. Eine Studie aus dem Jahre 2010 untersuchte den Effekt einer Induktionschemotherapie bei primär inoperablen pulmonalen Metastasen. Zusammenfassend konnte hier bei 70 eingeschlossenen Patienten, welche entweder mit 5-FU + Oxaliplatin, 5-FU + Irinotecan oder Capecitabin + Oxaliplatin behandelt wurden, ein 36-%iges Ansprechen erzielt werden. Allerdings erlaubte die Therapie nur bei ca. 6 % der Patienten eine sekundäre Operation.

Auch in Bezug auf eine adjuvante Chemotherapie nach Metastasektomie ist die Datenlage limitiert. Eine gepoolte Analyse aus dem Jahre 2010 von zwei Phase-3-Studien konnte einen Trend zu einem gebesserten progressionsfreien sowie Gesamtüberleben zeigen. Der Unterschied war allerdings statistisch nicht signifikant.

Die Anwendung einer perioperativen Chemotherapie beim pulmonal oligometastasierten Kolonkarzinom kann daher aufgrund der geringen Evidenz nicht generell empfohlen werden (Moorcraft et al. 2016).

Praxistipp

Das primäre therapeutische Verfahren des pulmonal oligometastasierten Kolonkarzinoms ist die chirurgische Resektion, falls möglich minimalinvasiv. Vorteile sind die Möglichkeit einer klaren Bestätigung der kompletten Tumorresektion durch die Pathologie und die sparsame Resektion bei den interventionellen Therapieverfahren ähnlicher Morbidität und Mortalität. Die Anwendung einer perioperativen Chemotherapie kann aufgrund der geringen Evidenz nicht generell empfohlen und muss individuell im Rahmen eines multidisziplinären Konsenses entschieden werden.

7 Kombinierte Oligometastasierung – was tun?

Im Falle einer kombinierten hepatischen und pulmonalen Metastasierung sollte prinzipiell versucht werden, beide Lokalisationen chirurgisch zu sanieren. Aufgrund der prognoseführenden hepatischen Metastasierung sollte deshalb zunächst die Metastasektomie der Leber priorisiert werden. Können Lebermetastasen komplett entfernt werden, sollte die pulmonale Resektion im Anschluss erfolgen. Daten des LiverMetSurvey-Registers zeigen hierdurch ein verbessertes 5-Jahres-Überleben mit 45 % vs. 14 %, wenn nur die Lebermetastasen reseziert wurden (Andres et al. 2015).

Dass ein Langzeitüberleben selbst bei primär irresektablen Befunden in der oligometastasierten Situation möglich ist, konnten Haderlein und Kollegen 2018 zeigen. Durch wiederholt lokal-ablative Verfahren konnte bei Patienten nach onkologischem Ansprechen auf eine Chemotherapie mit FOLFOXIRI ein kumulatives Gesamtüberleben von 93,3 % nach 1 Jahr, 76,9 % nach 2 Jahren und 55,6 % nach 4 Jahren erreicht werden (Haderlein et al. 2018).

Bei zusätzlicher peritonealer Metastasierung ist die Prognose der Patienten deutlich reduziert, sodass in diesen Fällen das therapeutische Vorgehen stark vom Ausmaß der Metastasierung sowie dem Allgemeinzustand des Patienten abhängt. Klare Richtlinien, wie in diesen Fällen verfahren werden muss, gibt es aufgrund fehlender Daten bisher nicht. Entscheidend ist ein individuell an den Patienten angepasstes Vorgehen, um alle Optionen – bestehend aus Resektion, interventionellen Verfahren wie RFA, MWA und SBAR sowie Chemotherapie – optimal zu kombinieren. Nur hierdurch kann eine Verbesserung der Lebensqualität und des Gesamtüberlebens bis hin zu Kuration erreicht werden (▪ Abb. 1).

Der aktuelle Therapiealgorithmus am chirurgischen Departement der Uniklinik Erlangen ist in ▪ Abb. 2 abgebildet.

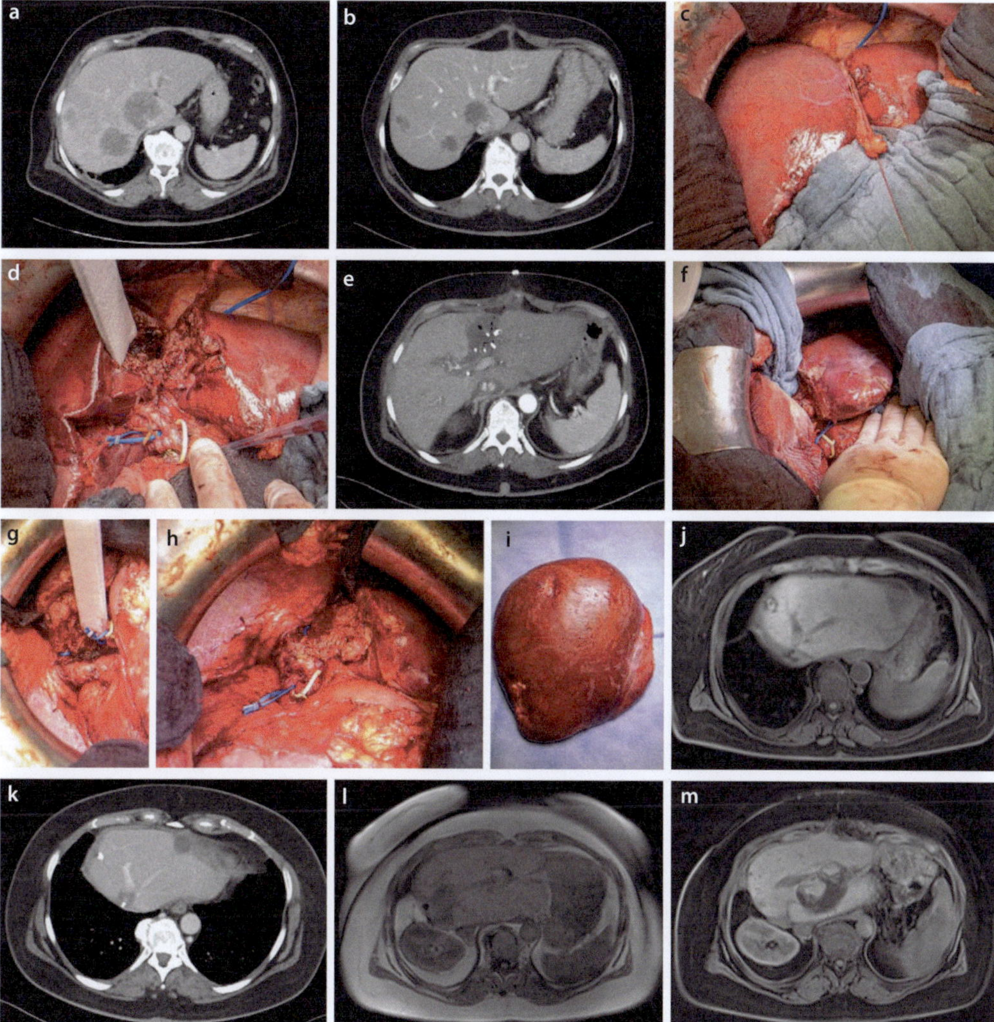

Abb. 1 Patientenbeispiel: Eine 54-jährige Patienten mit einem synchron hepatisch metastasierten Kolonkarzinom der linken Flexur, bei der durch eine Kombination aus Chemotherapie, chirurgischer Resektion im Sinne einer ALPPS-Prozedur („associating liver partition and portal vein ligation in staged hepatectomy") und wiederholt lokal-ablativen Verfahren (RFA und MWA) eine Tumorfreiheit erreicht werden konnte. **a** Hepatische Ausgangsbildgebung nach Resektion des Primärtumors (subtotale Kolektomie). **b** Regress der Lebermetastasen nach 4 Zyklen FOLFOXIRI/Bevacizumab (Induktionstherapie). **c, d** Operativer Situs nach erstem Teil der ALPPS-Prozedur. **e** Postoperative Bildgebung nach erstem Teil der ALPPS-Prozedur mit Hypertrophie des linken Leberlappens. **f–h** Intraoperativer Situs während des zweiten Teils der ALPPS-Prozedur. Die V. portae, die A. hepatica communis und der Ductus hepatocholedochus sind mit Vessel Loops angeschlungen. **i** Der resezierte rechte Leberlappen mit den sichtbaren Lebermetastasen. **j** Hepatische Rezidivmetastasen. **k** Nach erneuter Chemotherapie mit FOLFIRI/Bevacizumab, Situs nach Radiofrequenzablation der Rezidivmetastasen. **l** Hepatische Rezidivmetastase am Absetzungsrand in Segment IV. **m** Tumorfreie Restleber nach Mikrowellenablation (MWA) in Segment IV. (Abbildung mit freundlicher Genehmigung durch Prof. Dr. med. Stephan Kersting)

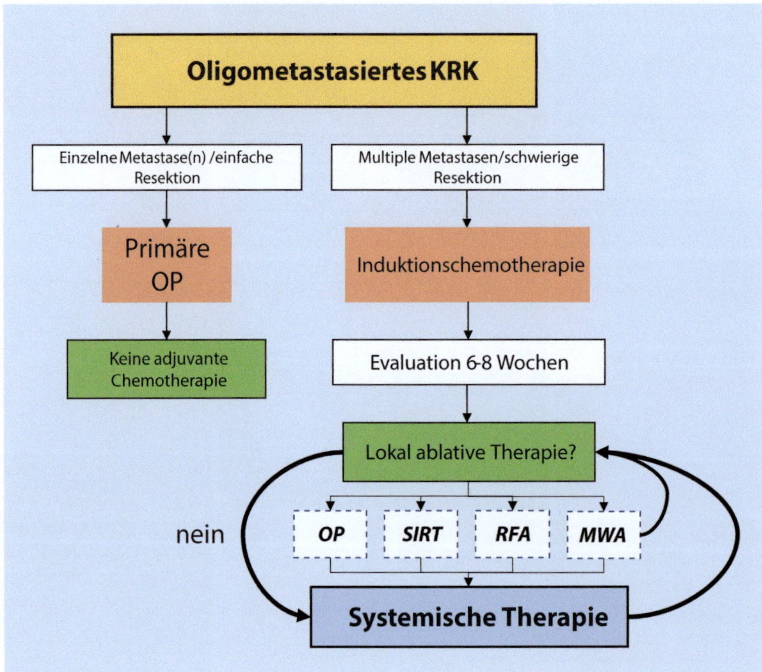

Abb. 2 Therapiealgorithmus metastasiertes kolorektales Karzinom – Erlanger Vorgehen. (*KRK* kolorektales Karzinom, *SIRT* selektive interne Radiotherapie, *RFA* Radiofrequenzablation, *MWA* Mikrowellenablation)

Literatur

Andres A, Mentha G, Adam R, Gerstel E, Skipenko OG, Barroso E et al (2015) Surgical management of patients with colorectal cancer and simultaneous liver and lung metastases. Br J Surg 102(6):691–699

de Baere T, Auperin A, Deschamps F, Chevallier P, Gaubert Y, Boige V et al (2015) Radiofrequency ablation is a valid treatment option for lung metastases: experience in 566 patients with 1037 metastases. Ann Oncol 26(5):987–991

Elias D, Lefevre JH, Chevalier J, Brouquet A, Marchal F, Classe JM et al (2009) Complete cytoreductive surgery plus intraperitoneal chemohyperthermia with oxaliplatin for peritoneal carcinomatosis of colorectal origin. J Clin Oncol 27(5):681–685

Elias D, Faron M, Iuga BS, Honore C, Dumont F, Bourgain JL et al (2015) Prognostic similarities and differences in optimally resected liver metastases and peritoneal metastases from colorectal cancers. Ann Surg 261(1):157–163

Engstrand J, Nilsson H, Stromberg C, Jonas E, Freedman J (2018) Colorectal cancer liver metastases – a population-based study on incidence, management and survival. BMC Cancer 18(1):78

Franko J, Shi Q, Goldman CD, Pockaj BA, Nelson GD, Goldberg RM et al (2012) Treatment of colorectal peritoneal carcinomatosis with systemic chemotherapy: a pooled analysis of north central cancer treatment group phase III trials N9741 and N9841. J Clin Oncol 30(3):263–267

Haderlein M, Lettmaier S, Langheinrich M, Schmid A et al (2018) Repeating of local therapy of distant metastases increases overall survival in patients with synchronous metastasized rectal cancer – a monocentric analysis. Int J Colorectal Dis 33(11):1533–1541

Martin RC, Augenstein V, Reuter NP, Scoggins CR, McMasters KM (2009) Simultaneous versus staged resection for synchronous colorectal cancer liver metastases. J Am Coll Surg 208(5):842–50; discussion 50–2

Moorcraft SY, Ladas G, Bowcock A, Chau I (2016) Management of resectable colorectal lung metastases. Clin Exp Metastasis 33(3):285–296

Nordlinger B, Sorbye H, Glimelius B, Poston GJ, Schlag PM, Rougier P et al (2013) Perioperative FOLFOX4 chemotherapy and surgery versus surgery alone for resectable liver metastases from colorectal cancer (EORTC 40983): long-term results of a randomised, controlled, phase 3 trial. Lancet Oncol 14(12):1208–1215

Petre EN, Sofocleous C (2017) Thermal ablation in the management of colorectal cancer patients with oligometastatic liver disease. Visc Med 33(1):62–68

Pfannschmidt J, Dienemann H, Hoffmann H (2007) Surgical resection of pulmonary metastases from colorectal cancer: a systematic review of published series. Ann Thorac Surg 84(1):324–338

Reddy SK, Pawlik TM, Zorzi D, Gleisner AL, Ribero D, Assumpcao L et al (2007) Simultaneous resections of colorectal cancer and synchronous liver metastases: a multi-institutional analysis. Ann Surg Oncol 14(12):3481–3491

Ruers T, Punt C, Van Coevorden F, Pierie JP, Borel-Rinkes I, Ledermann JA et al (2012) Radiofrequency ablation combined with systemic treatment versus systemic treatment alone in patients with non-resectable colorectal liver metastases: a randomized EORTC Intergroup phase II study (EORTC 40004). Ann Oncol 23(10):2619–2626

Salah S, Watanabe K, Park JS, Addasi A, Park JW, Zabaleta J et al (2013) Repeated resection of colorectal cancer pulmonary oligometastases: pooled analysis and prognostic assessment. Ann Surg Oncol 20(6):1955–1961

Shady W, Petre EN, Do KG, Gonen M, Yarmohammadi H, Brown KT et al (2018) Percutaneous microwave versus radiofrequency ablation of colorectal liver metastases: ablation with clear margins (A0) provides the best local tumor control. J Vasc Interv Radiol 29(2):268–75 e1

Shibata T, Niinobu T, Ogata N, Takami M (2000) Microwave coagulation therapy for multiple hepatic metastases from colorectal carcinoma. Cancer 89(2):276–284

Sotirchos VS, Petrovic LM, Gonen M, Klimstra DS, Do RK, Petre EN et al (2016) Colorectal cancer liver metastases: biopsy of the ablation zone and margins can be used to predict oncologic outcome. Radiology 280(3):949–959

Tzeng CW, Aloia TA, Vauthey JN, Chang GJ, Ellis LM, Feig BW et al (2013) Morbidity of staged proctectomy after hepatectomy for colorectal cancer: a matched case-control analysis. Ann Surg Oncol 20(2):482–490

Wasan HS, Gibbs P, Sharma NK, Taieb J, Heinemann V, Ricke J et al (2017) First-line selective internal radiotherapy plus chemotherapy versus chemotherapy alone in patients with liver metastases from colorectal cancer (FOXFIRE, SIRFLOX, and FOXFIRE-Global): a combined analysis of three multicentre, randomised, phase 3 trials. Lancet Oncol 18(9):1159–1171

Die Rolle von zytoreduktiver Chirurgie und HIPEC beim Kolonkarzinom

Safak Gül-Klein, Verena Müller, Miguel Alberto, Andreas Brandl und Beate Rau

Inhaltsverzeichnis

S. Benz et al. (Hrsg.), *Chirurgie des Kolonkarzinoms*,
https://doi.org/10.1007/978-3-662-60453-3_32

Die peritoneale Metastasierung stellt noch immer eine große Herausforderung für das interdisziplinäre Management der betroffenen Patienten dar. Nachdem zunächst sehr große Hoffnungen in die Kombination aus zytoreduktiver Chirurgie (CRS) und hypertherme intraperitoneale Chemotherapie (HIPEC) gesetzt wurden, hat sich in einer kürzlich publizierten randomisierten Studie gezeigt, dass der Wert einer HIPEC neu diskutiert werden muss. Evident scheint jedoch zu sein, dass die CRS bei selektierten Patienten von Vorteil ist, sofern diese mit niedriger Morbidität und Mortalität durchgeführt werden kann.

1 Epidemiologie und Häufigkeit des metastasierten Kolonkarzinoms

Das kolorektale Karzinom (KRK) ist es das zweithäufigste Malignom bei Männern und Frauen. Im Jahr 2014 erkrankten 33.120 Männer und 27.890 Frauen in Deutschland an Darmkrebs. Im gleichen Jahr verstarben deutschlandweit 13.580 Männer und 11.932 Frauen am KRK. Die relativen 5-Jahres-Überlebensraten bei KRK liegen für Frauen und Männer bei circa 62 % (Koch-Insitut 2013).

2 Risikofaktoren für peritoneale Metastasierung

Diverse Studien geben die Wahrscheinlichkeit, während einer primären Darmkrebsoperation auf peritoneale Metastasen (PM) zu treffen, mit etwa 5–20 % an (synchrone PM). Des Weiteren wird vermutet, dass ein zweizeitiges Auftreten von PM (metachrone PM), die im Rahmen der primären Malignomresektion verbreitet wurden, für einen starken Anstieg der Häufigkeit lokaler und regionaler Progression nach einer R0-Resektion ursächlich sind (Sugarbaker 2016).

Alter unter 50 Jahren, ausgedehnte Tumorinvasion (pT4), rechtsseitiger Kolonbefall, Ausbildung eines Ileus bei zirkulär stenosierendem Karzinom, notfallmäßige Operation, Lymphknotenbefall und D2-Lymphadenektomie sind sekundär Risikofaktoren zur Ausbildung einer peritonealen Metastasierung nach kurativer Resektion als Tumorrezidiv (Sugarbaker 2016; Nagata et al. 2017; Segelman et al. 2012; Mayanagi et al. 2018). Die Ausdehnung des Tumors (pT) ist dabei der bedeutendste Risikofaktor für schlechteres Gesamtüberleben, unabhängig von der Tumorhistologie. Ungefähr 16 % der Patienten mit einer pT4-Klassifikation entwickeln innerhalb eines Zeitraums von 5 Jahren metachrone PM (Nagata et al. 2017). Höheres Alter (≥60 Jahre) ist mit einem niedrigeren Risiko für eine peritoneale Metastasierung assoziiert (Segelman et al. 2012; Lemmens et al. 2011). Eine kürzliche Studie beschrieb in einer Kohorte von 1582 Patienten einen Zusammenhang zwischen dem histologischen Grad des Primärtumors, der Invasivität und der späteren Entwicklung einer metachronen PM (Nagata et al. 2017). Muzinöse Adenokarzinome haben eine höhere Rate an Tumorrezidiven (21,2 vs. 14,8 %) und insbesondere eine höheren Rate an peritonealer Metastasierung (31,8 vs. 5,8 %) (Park et al. 2015).

Cave

Risikofaktoren für eine sekundäre peritoneale Metastasierung als Tumorrezidiv nach kurativer Resektion: Alter <50, pT4, rechtsseitiges Kolonkarzinom, Ileussymptomatik bei stenosierendem Karzinom, notfallmäßige Operation des Karzinoms, Lymphknotenbefall, Tumorperforation bzw. intraoperative Tumoreröffnung und muzinöse Adenokarzinome.

3 Genderaspekt

Weltweit werden KRK häufiger bei Männern als bei Frauen nachgewiesen. Das höhere Tumorrisiko der Männer beschränkt sich auf das distale Kolonkarzinom und das Rektumkarzinom. Vor allem in jüngeren Altersklassen hatten Frauen im Vergleich zu Männern ein signifikant besseres Überleben, wobei ein möglicher protektiver Effekt der Östrogene auf die Entwicklung eines KRK diskutiert wird. Während Männer sich häufiger Vorsorgeuntersuchungen zur frühen Erkennung von KRK unterziehen als Frauen, hat doch der sozioökonomische Status des Patienten einen wesentlich größeren Einfluss auf die Teilnahme am Screening als auf das Geschlecht (Grundmann and Meyer 2013).

Nach Daten des Robert Koch-Instituts ist das Lebenszeitrisiko, an Darmkrebs zu erkranken, für Männer und für Frauen gleich. Männer sind in jedem Alter stärker betroffen als Frauen (Zentrum für Krebsregisterdaten im Robert-Koch-Institut 2016). Die häufigste Malignomlokalisation findet sich unabhängig vom Geschlecht am aufsteigenden (rechten) Dickdarm, gefolgt vom Rektum und dem distalen (linken) Dickdarm (Lemmens et al. 2011). Das erhöhte Risiko für kolorektale Tumoren, PM zu präsentieren, spiegelt sich auch in der altersbedingten Inzidenz nach Geschlecht wider, die eine zunehmende Inzidenz von PM auch bei Frauen im Laufe der Zeit zeigt (Lemmens et al. 2011).

Praxistipp

Frauen zeigen beim Kolonkarzinom in jüngeren Altersklassen ein signifikant besseres Überleben als Männer.

4 Kolonkarzinom: links versus rechts

Die Inzidenzrate von linksseitigem KRK ist höher. Nichtsdestotrotz präsentiert sich das rechtsseitige KRK in fortgeschritteneren Stadien bei der Erstdiagnose. Außerdem sind Patienten, die unter einem rechtsseitigen KRK leiden, älter und zumeist Frauen (Jess et al. 2013; Lim et al. 2017). Aktuelle Daten deuten darauf hin, dass es potenziell wichtige biologische Unterschiede zwischen rechtsseitigen und linksseitigen KRK gibt (Lim et al. 2017; Loupakis et al. 2015). Maligne Tumoren im rechten Kolon weisen häufiger Mikrosatelliteninstabilität (MSI-H) auf als linksseitige Tumoren und haben außerdem eine schlechtere Prognose (Shin et al. 2014). Dementsprechend haben Patienten mit linkseitigen Tumoren ein niedrigeres Risiko für Tod und Progression im Vergleich zu Patienten mit rechtseitigen Tumoren. Die prognostische Bedeutung der Lokalisation des Tumors für die Überlebensergebnisse wurde auch in der Untergruppe mit nichtmuzinösen und *BRAF*-Wildtyp-positiven Tumoren bestätigt. Diese Analysen haben gezeigt, dass der prognostische Wert der primären Tumorstelle von anderen Variablen unabhängig ist (Loupakis et al. 2015).

Rechtsseitige KRK metastasieren häufiger auf das Peritoneum im Vergleich zu linkseitigen Tumoren und sind prognostisch ungünstiger (Nagata et al. 2017; Lemmens et al. 2011). Aber auch für die Wahl der Therapie hat die Tumorlokalisation wesentliche Bedeutung. Laut den aktualisierten deutschen S3-Leitlinien hängt die Wahl des Chemotherapieregimes entscheidend von dem molekularpathologischen Tumorprofil ab. Im Falle von RAS-Wildtyp-Tumoren wurden unterschiedlich gute Ansprechraten von rechtsseitigen im Vergleich zu linksseitigen Tumoren beschrieben, weshalb auch hier die Lokalisation des Primärtumors als weitere Entscheidungsgrundlage hinzugezogen werden muss (Leitlinienprogramm Onkologie 2019) (▫ Tab. 1).

5 Diagnostik des peritoneal metastasierten Kolonkarzinoms

5.1 Schnittbildgebung und invasive Diagnostik (Laparoskopie)

In der Diagnostik des metastasierten Kolonkarzinoms sind zwei Gruppen zu unterscheiden:

- die Diagnostik des synchron metastasierten Kolonkarzinoms,
- die Diagnostik des metachron metastasierten Kolonkarzinoms.

Beim primär peritoneal metastasierten Kolonkarzinom liegt der Schwerpunkt der Diagnostik in der Lokalisation und Ausdeh-

Tab. 1 Vergleichende Übersicht zu den Unterschieden zwischen dem links- und dem rechtsseitigen Kolonkarzinom

	Linksseitige KRK	**Rechtsseitige KRK**
Inzidenzrate	Höher	Niedriger
Stadium zur Erstdiagnose	Niedriger	Höher
Patientenkohorte	Jüngeres Alter	Höheres Alter, Frauen >>> Männer
Nach einer Mikrosatelliteninstabilität	Geringer	Häufiger
Prognose	Besser	Schlechter
Wahrscheinlichkeit der peritonealen Metastasierung	Geringer	Häufiger
RAS-Wildtyp assoziiertes Ansprechen auf Chemotherapie	Schlechter	Besser
Consensus Molecular Subtype Groups (CMS 1–4) und Assoziation zur Tumorlokalisation (Guinney et al. 2015)	CMS2 („canonical"), CMS3 („metabolic"), CMS4 („mesenchymal")	CMS1 („MSI immune")

nung des Primärtumors und der Fernmetastasierung. Daher sollten eine Koloskopie und eine Computertomografie von Thorax, Abdomen und Becken als Bildgebung durchgeführt werden, um weitere Fernmetastasen auszuschließen. Zudem sollten die Tumormarker CEA und CA19-9 vor Therapiebeginn erhoben werden. Dies ist von immenser Bedeutung, da bei metachronem Tumorrezidiv, insbesondere bei peritonealen Metastasen (PM), oftmals die Bildgebung nicht wegweisend ist. Hier kann ein erneuter Anstieg der Tumormarker ein Hinweis auf eine Metastasierung darstellen. Beim metachron peritoneal metastasierten Kolonkarzinom sollten weitere Fernmetastasen ausgeschlossen sein. Hier kann das PET-CT in Einzelfällen hilfreich sein. Liegt eine peritoneale Metastasierung vor, so spricht sich die S3-Leitlinie als „Kann-Empfehlung" für die zytoreduktive Chirurgie aus.

Dabei sollte der Peritoneal Cancer Index (PCI) <20 sein, es sollte keine extraabdominelle Metastasierung vorliegen und eine makroskopisch komplette Entfernung bzw. Destruktion jeglicher Tumormanifestation möglich sein (Abb. 1). Zudem sollte die Operation in einem spezialisierten Zentrum durchführt werden.

5.2 Invasive Diagnostik: Laparoskopie

Bei Verdacht auf peritoneale Metastasierung hat die Staging-Laparoskopie einen hohen Stellenwert.

Stellenwert der Staging-Laparoskopie

- PCI-Bestimmung: Ermittlung von Morphologie und Ausmaß der Erkrankung
- Möglichkeit der histologischen Sicherung und molekularbiologischen Untersuchung
- Erstellen individualisierter onkologischer Therapieansätze

Damit besteht zum einen die Möglichkeit einer histologischen Sicherung und molekularbiologischen Untersuchung mit der Konsequenz individualisierter onkologischer Therapieansätze. Zum anderem können mithilfe des Peritoneal Cancer Index (PCI) (Jacquet and Sugarbaker 1996) die Morphologie und das Ausmaß der Erkrankung ermittelt werden. Sommariva et al. berichteten über den unterschätzten Stellenwert der Laparoskopie bei der Diagnosestellung und beim

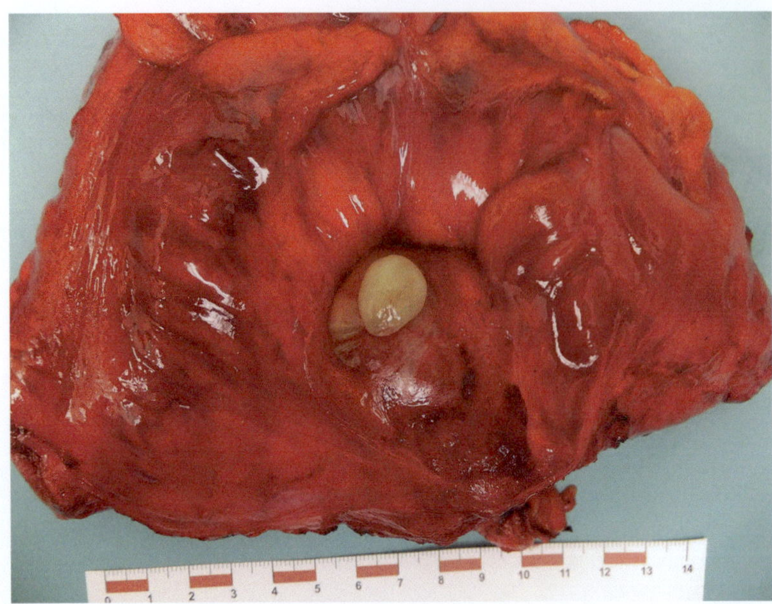

Abb. 1 Dickdarmteilresektat mit lokalisierter Tumormanifestation am Mesenterium

Staging. Die technische Machbarkeit ist gegeben und korreliert mit einem akzeptablen Morbiditätsrisiko, insbesondere wenn eine geringe Tumorlast vorliegt, die meist nicht mit der Schnittbildgebung gesehen werden kann (Sommariva et al. 2012). Eine routinemäßige Laparoskopie bei Patienten mit einer peritonealen Metastasierung bringt eine signifikante Kostenreduktion mit sich, berichten Jayakrishnan et al. (2014).

Cave
Die Einhaltung der Medianlinie bei der Staging-Laparoskopie sollte im Hinblick auf eine notwendige Laparotomie (CRS, HIPEC, Tumorverschleppung) unbedingt berücksichtigt werden (Abb. 2 und 3).

6 Metachron peritoneal metastasiertes Kolonkarzinom

6.1 Risikofaktoren für peritoneale Metastasierung

Verschiedene Risikofaktoren können für eine peritoneale Metastasierung ausschlaggebend sein. Hierbei scheinen Alter, Lokalisation (rechtsseitige Kolonkarzinome), Infiltrationstiefe des Primärtumors, Tumorperforation und Lymphknotenmetastasen einen entscheidenden Einfluss zu haben (Kawai et al. 2018). Molekularpathologisch bilden *BRAF*-mutierte Karzinome und Siegelringzellkarzinome besonders häufig peritoneale Metastasen aus (Péron et al. 2019).

Cave
Risikofaktoren des metachron peritoneal metastasierten Kolonkarzinoms: Alter, rechtsseitige Lokalisation, Infiltrationstiefe, Perforation, Lymphknotenmetastasen, ***BRAF***-Mutation und Siegelringzellkarzinome.

7 Synchron peritoneal metastasiertes Kolonkarzinoms

Das synchron peritoneal metastasierte Kolonkarzinom tritt in bis zu 10 % aller KRK auf und ist damit seltener als die metachrone Metastasierung, die in einer Untersuchung von 5817 Autopsien von Patienten mit KRK eine Inzidenz von 20 % aufwies (Hugen et al. 2014). Häufig ist die Therapie der Wahl eine systemi-

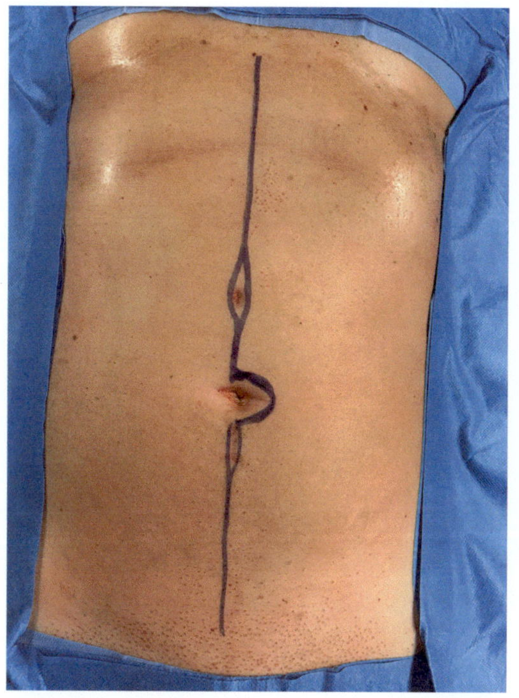

Abb. 2 Staging-Laparoskopie: richtiges Platzieren der Trokare

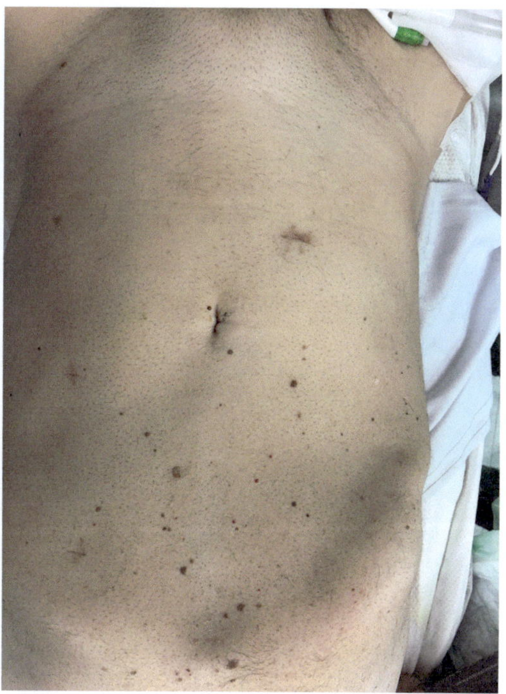

Abb. 3 Staging-Laparoskopie: falsches Platzieren der Trokare

sche Chemotherapie. In ausgewählten Fällen, bei Patienten mit lokalisierter peritonealer Metastasierung, können – gemäß aktualisierter S3-Leitlinie – eine zytoreduktive Chirurgie und HIPEC durchgeführt werden (Abb. 4 und 5).

Praxistipp

Das synchron peritoneal metastasierte Kolonkarzinom tritt in 10 % aller KRK-Fälle auf und ist viel seltener als das metachron peritoneal metastasierte Kolonkarzinom.

8 Die alleinige CRS beim Kolonkarzinoms

In vielen Fällen und Kliniken werden Patienten, bei denen intraoperativ eine lokal begrenzte peritoneale Metastasierung inzidentell diagnostiziert wurde, durch eine alleinige Zytoreduktion – also Entfernung des Primärtumors und der peritonealen Metastasen – behandelt.

Eine große retrospektive Unicenter-Studie aus Japan, die über einen Zeitraum von 45 Jahren 94 Patienten mit synchron metastasiertem KRK untersuchte, zeigte ein 3-Jahres-Gesamtüberleben von 45 % und ein 5-Jahres-Gesamtüberleben von 28,7 % im Falle einer R0-Resektion. Das mediane Überleben betrug bei diesen Patienten 33,4 Monate (Shida et al. 2018).

Im Vergleich hierzu wurden im Jahr 2018 erstmals Resultate der französischen prospektiven randomisierten Multicenterstudie Prodige 7 publiziert, welche den Effekt der HIPEC evaluiert bei Patienten mit peritoneal metastasiertem KRK, die mit CRS behandelt wurden. Die wichtigsten Einschlusskriterien waren ein PCI <25 sowie eine komplette oder nahezu komplette Zytoreduktion (Resttumor ≤1 mm) und eine perioperative Chemotherapie von 6 Monaten. Patienten, die ohne HIPEC behandelt wurden, wiesen eine geringere 60-Tage-Morbidität auf (13,6 % vs. 24,1 %, p = 0,03). Das Gesamtüberleben zeigte keinen signifikanten Unterschied (41,2 vs. 41,7 Monate; p = 0,995) (Quenet et al.

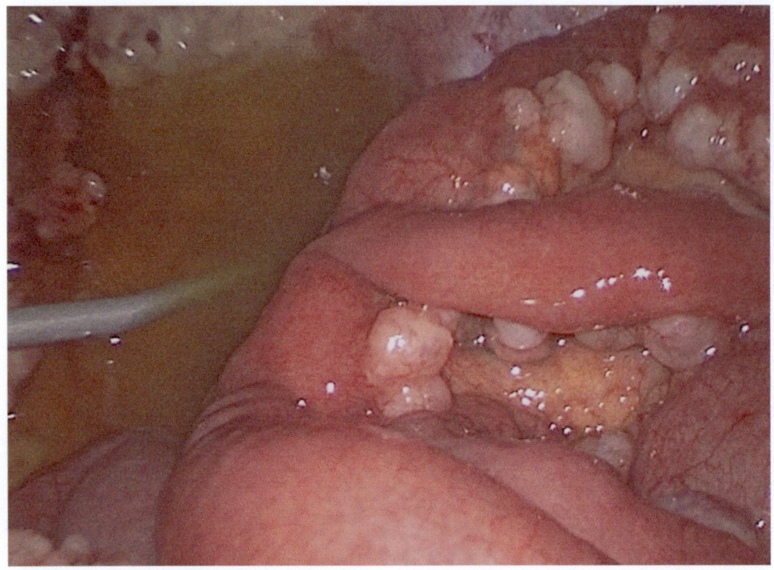

Abb. 4 Nichtmuzinöses kolorektales Karzinom

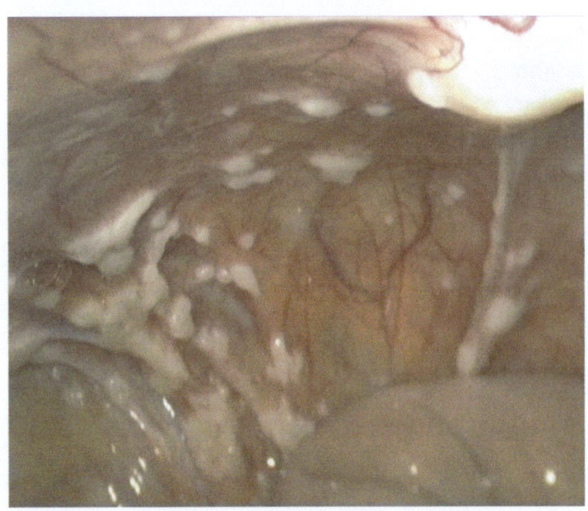

Abb. 5 Muzinöses kolorektales Karzinom

2018). Eine letztendliche Bewertung für die synchrone peritoneale Metastasierung ist erst nach Veröffentlichung des Manuskriptes möglich, jedoch zeigt sich insgesamt ein medianes Überleben von 41,2 Monaten für Patienten mit alleiniger Zytoreduktion, was besser ausfällt als die japanischen Daten und vermutlich durch die modernere perioperative Chemotherapie zu erklären ist. Die Studie hatte allerdings mehrere Limitationen: z. B. wechselten 16 Patienten nach Randomisierung den Therapiearm vom non-HIPEC-Arm in den HIPEC-Arm, die präoperative Chemotherapie war frei wählbar, der RAS-Status wurde nicht berücksichtigt und der PCI stellte kein Eingangskriterium dar. Das möglicherweise gewichtigste Argument bezieht sich auf die Art der intraoperativen Chemotherapie mit Oxaliplatin über 30 min. Hier wird im Moment davon ausgegangen, dass Oxoliplatin als Prodrug eine lokal verminderte Wirkung hat und die Expositionszeit von 30 min nicht ausreicht.

Praxistipp

Im Licht dieser neuen Daten sollte die CRS mit HIPEC auf den mittleren PCI-Bereich (11–15) limitiert und die HIPEC mit Mitomycin C über 90 min durchgeführt werden. Für geringere PCIs wird eine alleinige CRS mit systemischer Chemotherapie empfohlen. Für PCIs über 15 ist sowohl eine CRS als auch eine HIPEC kritisch zu sehen.

9 Metachrone HIPEC oder postoperativ systemische Chemotherapie

In den allermeisten Fällen wird die HIPEC synchron, also nach erfolgter zytoreduktiver Therapie durchgeführt.

In mehreren prospektiven randomisierten Studien wird derzeit versucht, die Sinnhaftigkeit und Effektivität der adjuvanten HIPEC zu untersuchen:

Die französische prospektive randomisierte PROPHYLOCHIP-NTC01226394-Studie publizierte im Jahr 2018 erstmals ihre Ergebnisse. Das Studienkonzept sah vor, dass Patienten mit peritoneal metastasiertem kolorektalen Karzinom und erfolgter CRS + HIPEC nach 6 Monaten in eine geplante Relaparotomie + HIPEC oder eine alleinige Beobachtung randomisiert wurden. Insgesamt wurden 150 Patienten eingeschlossen und bei 52 % der Patienten, die eine Relaparotomie erfuhren, eine erneute peritoneale Metastasierung diagnostiziert. Das 3-Jahres-Überleben (80 % vs. 79 %, p-Wert nicht erwähnt) sowie das erkrankungsfreie 3-Jahres-Überleben (44 % vs. 51 %; p = 0,75) unterschieden sich nicht signifikant (Goere et al. 2018). Beide Werte zeigten jedoch eine positive Tendenz für die Beobachtungsgruppe, sodass gefolgert werden kann, dass ein proaktiver Ansatz mit geplanter Relaparotomie zur erneuten CRS + HIPEC nach 6 Monaten keinen Vorteil bringt. Die 2019 als Abstract vorgestellte COLOPEC-Studie bestätigte diese Einschätzung.

Die geplante Relaparotomie und Durchführung einer HIPEC bzw. einer prophylaktischen HIPEC bei der Erstoperation für Patienten mit einem hohen Risiko einer peritonealen Metastasierung ist Gegenstand mehrerer laufenden Studien (z. B. COLOPEC, PROPHYLACTIC, PROMENADE).

Die postoperative Chemotherapie bei Patienten mit erfolgter CRS + HIPEC wird häufig in der klinischen Routine durchgeführt, jedoch ist die Evidenzlage hierfür weitestgehend unklar. Ein 2017 veröffentlichtes systematisches Review von Rovers et al. untersuchte die Evidenz für perioperative systemische Chemotherapie in Patienten mit resektablen peritonealen Metastasen (Rovers et al. 2017). Zur Beantwortung der Frage, ob eine postoperative Chemotherapie nach erfolgter CRS + HIPEC einen Überlebensvorteil bringt, wurden drei Studien als geeignet erachtet, die den Effekt der postoperativen systemischen Chemotherapie untersuchten. Zusammenfassend ergab keine dieser drei Studien einen signifikanten Unterschied im Vergleich zu Patienten ohne postoperative systemische Chemotherapie (Glehen et al. 2004a, b; Maillet et al. 2016). Da es sich bei allen drei Studien um retrospektive Analysen handelt, sind prospektive randomisierte Studien zur Beantwortung dieser Frage dringend notwendig, um die Evidenzlage über postoperative Chemotherapie zu verbessern.

10 Palliativ intendierter Therapieansatz

Die Mehrheit der Patienten mit peritoneal metastasiertem KRK werden mit palliativer systemischer Chemotherapie behandelt. Eine große gepoolte Analyse von Franko et al. über Patienten mit peritoneal metastasiertem KRK und systemischer Chemotherapie zeigte ein medianes Überleben von 12,7 Monaten. Patienten, die mit FOLFOX behandelt wurden, erreichten ein längeres medianes Überleben als Patienten, die mit Irinotecan, Leukovorin und 5-FU behandelt wurden (HR 0,62; p = 0,005) (Franko et al. 2012).

Eine mögliche Alternative zur alleinigen systemischen Chemotherapie ist die intraperitoneale Chemotherapie, die häufig mit systemischer Therapie kombiniert wird.

Eine relativ neue Methode ist die der Pressurized Intraperitoneal Aerosol Chemotherapy (PIPAC). Hierbei wird während einer Laparoskopie eine Verneblung der Chemotherapie unter Druck (12 mmHg) durchgeführt. Die Einwirkzeit beträgt 30 min. Diese Methode wurde seit mehreren Jahren zur Behandlung von peritonealen Metastasen verschiedensten Ursprungs verwendet. In der Behandlung des peritoneal metastasierten KRK gibt es jedoch bislang lediglich Phase-I- und -II-Studien, die zumeist als Kohorte mit anderen Karzinomen publiziert sind, sodass eine gesonderte Analyse nicht möglich ist. Die Durchführbarkeit ist bei einer geringen Morbidität bestätigt (Alyami et al. 2017; Kurtz et al. 2018). Überlebensdaten dieser ausgewählten Patienten liegen daher nicht vor. Diese Methode scheint interessant zu sein, da sie bei wiederholter Anwendung histopathologische Tumorregression beweisen konnte. Weitere Studien gilt es nun abzuwarten, um eine mögliche systematische Verwendung für Patienten mit peritoneal metastasiertem PRP zu empfehlen.

11 Komplikationen

Je nach Tumormorphologie und Ausmaß kann die CRS sehr ausgedehnt werden (Abb. 6) und lang andauern. Operationszeiten zwischen 8 und 12 h sind keine Seltenheit. In der Anfangsphase dieser Operationen wurden Morbiditätsraten von 52 % und eine Letalität von 17 % berichtet (Smeenk et al. 2007; Moran et al. 2015). In der Zwischenzeit nach über 10 Jahren Erfahrung sind die Indikationsstellungen der Erkrankung angepasst und die Raten an Komplikationen haben sich deutlich reduziert. In den aktuellen Veröffentlichungen wird die Morbidität mit 33 % und die Letalität mit 3 % angegeben (Brandl et al. 2018; Huang et al. 2017). Die Ergebnisse aus der Deutschen Registerstudie zeigt ein erhöhtes Komplikationsrisiko bei den Patienten, bei denen Pankreasresektionen (OR 2,4), Rektumresektionen (OR 1,5) oder mehr als eine Anastomose angelegt wurde (OR 1,35). Die Letalität stieg bei Re-Operationen (OR 8,7) und Alter über 70 Jahren (OR 3,35) (Piso et al. 2019).

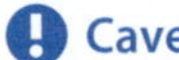

Cave

In Hinblick auf Komplikationen lässt sich aus den Ergebnissen der Deutschen Registerstudie ableiten, dass Pankreasresektionen, Rektumresektionen oder mehr als eine angelegte Anastomose mit einem erhöhten Komplikationsrisiko assoziiert sind und die Letalität bei Re-Operationen und Alter >70 Jahre stieg.

12 ERAS bei CRS und HIPEC

ERAS steht für Enhanced Recovery After Surgery. Es handelt sich um einen definierten prozedurenspezifischen Pfad zur multimo-

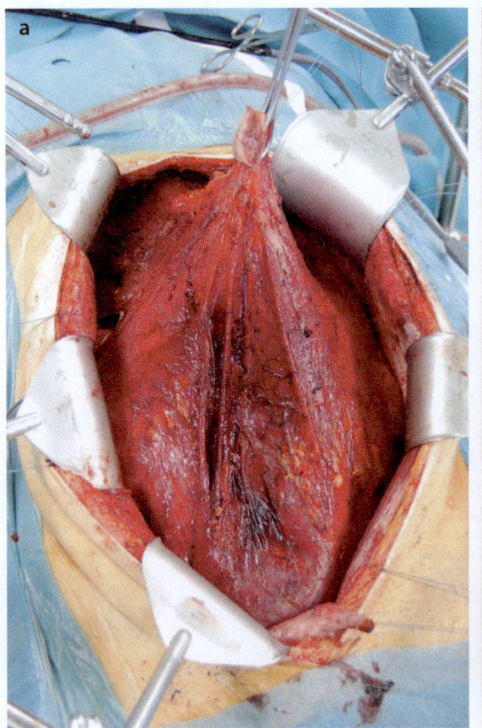

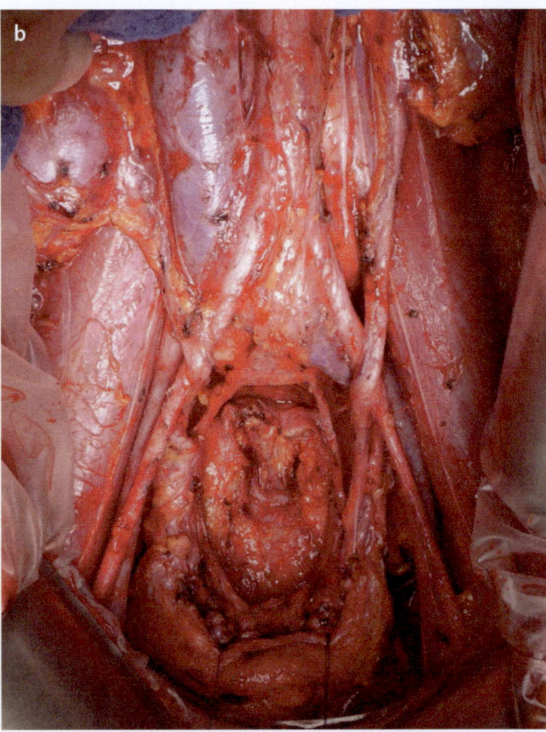

Abb. 6 **a** Intraoperativer Situs bei zytoreduktiver Chirurgie – noch geschlossener, mobilisierter Peritonealsack. **b** Komplett deperitonealisiertes kleines Becken mit abgesetztem Rektum und Hysterosalpingo-Oophorektomie

dalen interdisziplinären perioperativen Behandlung (Kehlet; Schwenk et al. 2009). Der Kernsatz der ERAS Society lautet: „The mission of the ERAS Society is to develop perioperative care and to improve recovery through research, education, audit and implementation of evidence-based practice" (ERAS Society ▶ https://www.erassociety.org). Weitere bekannte Schlagwörter in dem Bereich sind Fast Track, multimodale Chirurgie, Optimal-Track Surgery. Fast Track wurde bereits in den 90er-Jahren vom dänischen Chirurgen H. Kehlet entwickelt. Es beruht auf dem Prinzip, dass eine Senkung der Stressantwort nach einer Operation die Zeit bis zur Erholung reduziert (Wilmore and Kehlet 2001). ERAS kann als Fort- bzw. Weiterentwicklung von Kehlets Erkenntnissen verstanden werden und wurde 2001 gegründet. Die Grundpfeiler des perioperativen Managements bei ERAS sind.

- präoperativ die ausgewiesene Patientenaufklärung, die Risikoabklärung und die Operationsvorbereitung,
- intraoperativ die Lagerung, die Wahl des Zugangsweges, Drainagen, Lokalanästhesie und Sonden,
- postoperativ der Kostaufbau, die Schmerztherapie, die Mobilisation und das Entlassungsmanagement.

Bereits 2005 hat die ERAS Study Group ein evidenzbasiertes Protokoll entwickelt und veröffentlicht für Patienten mit chirurgischen Eingriffen am Kolon. In den folgenden Jahren wurden nach und nach Protokolle für Rektum-, Magen-, Pankreas- und Ösophaguseingriffe hinzugefügt. Ein ERAS-Programm für Patienten, die CRS und HIPEC aufgrund eines KRK erhalten, gibt es aktuell noch nicht. Die ERAS-Eckpfeiler können und sollten jedoch in den Tagesablauf implementiert werden. An unserer Klinik wurde eine HIPEC-SOP entwickelt, um eine möglichst reibungslose interdisziplinäre Zusammenarbeit zu ermöglichen und damit die Morbidität und Mortalität des Eingriffs zu reduzieren.

Präoperativ Die Patientenaufklärung ist enorm wichtig. Jeder Patient erhält einen Ablaufplan für die gesamte Behandlung. Im täglichen Gespräch sollten Tagesziele vereinbart und dem Patienten seine Einflussmöglichkeiten erklärt und dargelegt werden. Unbedingt sollte auch die Einbeziehung von Angehörigen erfolgen.

Zu ERAS gehört die Einbeziehung der Ernährung in das therapeutische Gesamtkonzept sowie das Screening und die Erfassung des metabolischen Risikos bei der Aufnahme und die Vermeidung längerer Nüchternheitsperioden präoperativ. Außerdem erhalten die Patienten bei uns Immunonutrition 7 Tage präoperativ und ein Carbohydrate Loading am Abend vor der Operation. Es ist wichtig, den Patienten die Nikotinkarenz zu vermitteln und möglichst auch schon einen Respiflow zur Atemtherapie auszuhändigen und zu erklären.

Die Darmvorbereitung ist ein Thema, das immer wieder kontrovers diskutiert wird. Aktuell wird sie in unserer Klinik noch durchgeführt. In Studien zeigten sich jedoch keine Reduktion infektiöser Komplikationen sowie keine Reduktion von Anastomoseninsuffizienzen. Die Darmvorbereitung mit osmotisch wirksamen Substanzen kann zu relevanten Elektrolyt- und Flüssigkeitsverlusten führen (Güenaga et al. 2011). Sie wird bei elektiven kolorektalen Eingriffen mit Spüllösungen nicht empfohlen (Gustafsson et al. 2012).

Intraoperativ Die Lagerung sollte vor der Desinfektion und Abdeckung durch Operateur und Anästhesisten überprüft werden. Team-Time-out. Stark druckbelastete Körperpartien müssen durch entsprechendes Lagerungsmaterial (Gelkissen, Vakuummatratze, etc.) geschützt werden.

Die Anlage von Drainagen und Sonden wird von der ERAS Society vermieden. Durch Drainagen entsteht keine signifikante Reduktion von Wundinfektionen, Abszessbildung oder Anastomoseninsuffizienzen. Sie sind außerdem kein sicherer Indikator für Blutungen. Im Gegenteil, sie beeinträchtigen die Patienten bei der Mobilisation und können Schmerzen verursachen. Wir belassen nach Beendigung der HIPEC eine Ablaufdrainage im kleinen Becken des Patienten und entfernen diese am ersten postoperativen

Tag. Nasogastrale Sonden führen zu keiner Reduktion von Anastomoseninsuffizienzen, keiner Beschleunigung der Wiedererlangung der Darmpassage und verursachen auch eine relevante Beeinträchtigung der Patienten und erhöhen das Risiko für Aspirationspneumonien (Gustafsson et al. 2012). Intraoperativ eingelegte nasogastrale Sonden sollten am Ende der Operation entfernt werden.

Postoperativ Zur Schmerztherapie erhalten alle Patienten ohne Kontraindikationen einen PDK, da dieser eine signifikant bessere Analgesie über PDK innerhalb der ersten 72 h nach OP erlaubt. Zusätzlich können Häufigkeit und Schwere einer postoperativen Darmatonie durch einen PDK reduziert werden (Gustafsson et al. 2012). Die Patienten sollten bereits präoperativ auch vom Chirurgen über die Vorteile eines PDK aufgeklärt werden. Postoperativ sollte eine regelmäßige Schmerzmessung (VAS) stattfinden.

Patienten sollten so früh wie möglich, am besten noch am OP-Tag, mobilisiert werden. Postoperative Immobilisation erhöht das Thrombose- und Pneumonierisiko und bedingt den Verlust von Muskelmasse und -kraft. Auch dies sollte bereits präoperativ mit den Patienten besprochen worden sein (Gustafsson et al. 2012; Allen et al. 1999).

Zusätzlich werden unsere Patienten noch am Operationstag motiviert, schluckweise zu trinken und ggfs. einen Joghurt zu essen. Es konnte in keiner Studie eine erhöhte Inzidenz von Anastomoseninsuffizienzen durch Kostaufbau festgestellt werden – wohl aber eine erhöhte Inzidenz von Pneumonien und Wundheilungsstörungen unter prolongierter Nahrungskarenz. Außerdem senkt der Beginn des Kostaufbaus innerhalb der ersten 24 h nach OP die Mortalität signifikant (Andersen et al. 2006). Allerdings kommt es während des Kostaufbaus nach diesen komplexen Operationen immer wieder einmal zum Auftreten von Übelkeit und Erbrechen, was durch kleine Portionen und Pharmakotherapie reduziert werden kann (Gustafsson et al. 2012; Lewis et al. 2001).

Bezüglich der Entlassung des Patienten gilt: Ziel ist nicht die vorzeitige Entlassung, sondern die frühzeitige Entlassung nach Erreichen definierter und sorgfältig ausgewählter Entlassungskriterien. (Schwenk et al. 2009).

Der Benefit des ERAS-Protokolls ist für keinen Eingriff so häufig belegt worden wie für den Koloneingriff. Der Benefit von ERAS bei Koloneingriffen bei Peritonealkarzinose muss Gegenstand weiterer Untersuchungen werden.

13 Zusammenfassung

Der Stellenwert von CRS beim KRK ist bei selektioniertem Krankengut und in zertifizierten Zentren mit sehr guten Ergebnissen gerechtfertigt und empfohlen. Die sich anschließende HIPEC konnte in einer kürzlich beendeten randomisierten Studie nicht überzeugen und könnte allenfalls im mittleren PCI-Bereich Vorteile haben. Aufgrund verschiedener Diskussionspunkte im Design der Studie ist die Deutung der Ergebnisse aber noch nicht endgültig abgeschlossen.

Literatur

Allen C, Glasziou P, Del Mar C (1999) Bed rest: a potentially harmful treatment needing more careful evaluation. Lancet (London, England) 354(9186):1229–1233. ► https://www.ncbi.nlm.nih.gov/pubmed/10520630.

Alyami M, Gagniere J, Sgarbura O et al (2017) Multicentric initial experience with the use of the pressurized intraperitoneal aerosol chemotherapy (PIPAC) in the management of unresectable peritoneal carcinomatosis. Eur J Surg Oncol 43(11):2178–2183. ► https://doi.org/10.1016/j.ejso.2017.09.010

Andersen HK, Lewis SJ, Thomas S (2006) Early enteral nutrition within 24h of colorectal surgery versus later commencement of feeding for postoperative complications. Cochrane Database Syst Rev 2006(4):CD004080. doi:► https://doi.org/10.1002/14651858.CD004080.pub2

Brandl A, Raue W, Aigner F, Arroyave MC, Pratschke J, Rau B (2018) Safety of extraperitoneal rectal resection and ileorectal or colorectal anastomosis without loop ileostomy in patients with peritoneal metastases treated with cytoreductive surgery and hyperthermic intraperitoneal chemotherapy. Color Dis 20(3):61–67. ► https://doi.org/10.1111/codi.14004

ERAS Society. ► https://www.erassociety.org.

Franko J, Shi Q, Goldman CD et al (2012) Treatment of colorectal peritoneal carcinomatosis with systemic chemotherapy: a pooled analysis of north central cancer treatment group phase III trials N9741 and N9841. J Clin Oncol 30(3):263–267. ▶ https://doi.org/10.1200/JCO.2011.37.1039

Glehen O, Kwiatkowski F, Sugarbaker PH et al (2004a) Cytoreductive surgery combined with perioperative intraperitoneal chemotherapy for the management of peritoneal carcinomatosis from colorectal cancer: a multi-institutional study. J Clin Oncol 22(16):3284–3292. ▶ https://doi.org/10.1200/JCO.2004.10.012

Glehen O, Cotte E, Schreiber V, Sayag-Beaujard AC, Vignal J, Gilly FN (2004b) Intraperitoneal chemohyperthermia and attempted cytoreductive surgery in patients with peritoneal carcinomatosis of colorectal origin. Br J Surg 91(6):747–754. ▶ https://doi.org/10.1002/bjs.4473

Goere D, Glehen O, Quenet F, et al (2018) Results of a randomized phase 3 study evaluating the potential benefit of a second-look surgery plus HIPEC in patients at high risk of developing colorectal peritoneal metastases (PROPHYLOCHIP-NTC01226394). J Clin Oncol 36(15_suppl):3531. doi:▶ https://doi.org/10.1200/JCO.2018.36.15_suppl.3531

Grundmann RT, Meyer F (2013) Geschlechtsspezifische Einflüsse auf Inzidenz, Screening, Behandlung und Ergebnis des kolorektalen Karzinoms. Zentralblatt fur Chir – Zeitschrift fur Allg Visz und Gefasschirurgie 138(4):434–441. doi:▶ https://doi.org/10.1055/s-0033-1350631

Güenaga KF, Matos D, Wille-Jørgensen P (2011) Mechanical bowel preparation for elective colorectal surgery. Cochrane database Syst Rev 2011(9):CD001544. doi:▶ https://doi.org/10.1002/14651858.CD001544.pub4

Guinney J, Dienstmann R, Wang X3 (2015) The consensus molecular subtypes of colorectal cancer. Nat Med 21(11):1350–1356. doi: ▶ https://doi.org/10.1038/nm.3967 (Epub 2015 Oct 12)

Gustafsson UO, Scott MJ, Schwenk W et al (2012) Guidelines for perioperative care in elective colonic surgery: Enhanced Recovery After Surgery (ERAS®) Society recommendations. Clin Nutr 31(6):783–800. ▶ https://doi.org/10.1016/j.clnu.2012.08.013

Huang C-Q, Min Y, Wang S-Y, et al (2017) Cytoreductive surgery plus hyperthermic intraperitoneal chemotherapy improves survival for peritoneal carcinomatosis from colorectal cancer: a systematic review and meta-analysis of current evidence. Oncotarget 8(33). doi:▶ https://doi.org/10.18632/oncotarget.17497

Hugen N, van de Velde CJH, de Wilt JHW, Nagtegaal ID (2014) Metastatic pattern in colorectal cancer is strongly influenced by histological subtype. Ann Oncol Off J Eur Soc Med Oncol 25(3):651–657. ▶ https://doi.org/10.1093/annonc/mdt591

Jacquet P, Sugarbaker PH (1996) Clinical research methodologies in diagnosis and staging of patients with peritoneal carcinomatosis. Cancer Treat Res 82:359–374. ▶ https://www.ncbi.nlm.nih.gov/pubmed/8849962. Zugegriffen: 5. Apr. 2018

Jayakrishnan et al (2014) Role of laparoscopy in patients with peritoneal metastases considered for cytoreductive surgery and hyperthermic intraperitoneal chemotherapy (HIPEC). World Journal of Surgical Oncology. Aug 21;12:270. ▶ https://doi.org/10.1186/1477-7819-12-270

Jess P, Hansen IO, Gamborg M, Jess T (2013) A nationwide Danish cohort study challenging the categorisation into right-sided and left-sided colon cancer. BMJ Open 3(5):1–7. ▶ https://doi.org/10.1055/s-2004-814421

Kawai K, Nozawa H, Hata K et al (2018) Nomogram predicting survival after recurrence in patients with stage I to III colon cancer. Dis Colon Rectum 61(9):1053–1062. ▶ https://doi.org/10.1097/DCR.0000000000001167

Kehlet H (1996) Organizing postoperative accelerated recovery programs. Reg Anesth. 21(6 Suppl):149–151. PMID: 8956444

Kurtz F, Struller F, Horvath P et al (2018) Feasibility, safety, and efficacy of Pressurized Intraperitoneal Aerosol Chemotherapy (PIPAC) for peritoneal metastasis: a registry study. Gastroen Res Pract 2018:2743985. ▶ https://doi.org/10.1155/2018/2743985

Lemmens VE, Klaver YL, Verwaal VJ, Rutten HJ, Coebergh JWW, De Hingh IH (2011) Predictors and survival of synchronous peritoneal carcinomatosis of colorectal origin: a population-based study. Int J Cancer 128(11):2717–2725. ▶ https://doi.org/10.1002/ijc.25596

Leitlinienprogramm Onkologie (Deutsche Krebsgesellschaft, Deutsche Krebshilfe, AWMF): S3-Leitlinie Kolorektales Karzinom, Langversion 2.1, 2019, AWMF Registrierungsnummer: 021/007OL, ▶ https://www.leitlinienprogramm-onkologie.de/leitlinien/kolorektales-karzinom/. Zugegriffen: 10. Febr. 2019

Lewis SJ, Egger M, Sylvester PA, Thomas S (2001) Early enteral feeding versus "nil by mouth" after gastrointestinal surgery: systematic review and meta-analysis of controlled trials. BMJ 323(7316):773–776. ▶ https://www.ncbi.nlm.nih.gov/pubmed/11588077

Lim DR, Kuk JK, Kim T, Shin EJ (2017) Comparison of oncological outcomes of right-sided colon cancer versus left-sided colon cancer after curative resection. Med (United States) 96(42):1–7. ▶ https://doi.org/10.1097/MD.0000000000008241

Loupakis F, Yang D, Yau L, et al (2015) Primary tumor location as a prognostic factor in metastatic colorectal cancer. J Natl Cancer Inst 107(3). doi:▶ https://doi.org/10.1093/jnci/dju427

Maillet M, Glehen O, Lambert J et al (2016) Early postoperative chemotherapy after complete cytoreduction and hyperthermic intraperitoneal chemotherapy for isolated peritoneal carcinomatosis of colon cancer: a multicenter study. Ann Surg Oncol 23(3):863–869. ▶ https://doi.org/10.1245/s10434-015-4914-4

Mayanagi S, Kashiwabara K, Honda M et al (2018) Risk factors for peritoneal recurrence in stage II to III colon cancer. Dis Colon Rectum 61(7):803–808. ▶ https://doi.org/10.1097/DCR.0000000000001002

Moran B, Cecil T, Chandrakumaran K, Arnold S, Mohamed F, Venkatasubramaniam A (2015) The results of cytoreductive surgery and hyperthermic intraperitoneal chemotherapy in 1200 patients with peritoneal malignancy. Colorectal Dis 17(9):772–778. ▶ https://doi.org/10.1111/codi.12975

Nagata H, Ishihara S, Hata K et al (2017) Survival and prognostic factors for metachronous peritoneal metastasis in patients with colon cancer. Ann Surg Oncol 24(5):1269–1280. ▶ https://doi.org/10.1245/s10434-016-5732-z

Park JS, Huh JW, Park YA et al (2015) Prognostic comparison between mucinous and nonmucinous adenocarcinoma in colorectal cancer. Med (United States). 94(15):1–6. ▶ https://doi.org/10.1097/MD.0000000000000658

Péron J, Mercier F, Tuech J-J et al (2019) The location of the primary colon cancer has no impact on outcomes in patients undergoing cytoreductive surgery for peritoneal metastasis. Surgery 165(2):476–484. ▶ https://doi.org/10.1016/j.surg.2018.07.027

Piso P, Nedelcut SD, Rau B et al (2019) Morbidity and mortality following cytoreductive surgery and hyperthermic intraperitoneal chemotherapy: data from the DGAV StuDoQ registry with 2149 consecutive patients. Ann Surg Oncol 26(1):148–154. ▶ https://doi.org/10.1245/s10434-018-6992-6

Quenet F, Elias D, Roca L, et al (2018) A UNICANCER phase III trial of hyperthermic intra-peritoneal chemotherapy (HIPEC) for colorectal peritoneal carcinomatosis (PC): PRODIGE 7. J Clin Oncol 36(18_suppl):LBA3503-LBA3503. doi:▶ https://doi.org/10.1200/JCO.2018.36.18_suppl.LBA3503

Robert Koch-Insitut. Krebs in Deutschland für 2013/2014 (2017) Krebs Deutschl 2013/2014. 2017(11):154. doi:▶ https://doi.org/10.17886/rki-publ-2017-007

Rovers KP, Simkens GA, Punt CJ, van Dieren S, Tanis PJ, de Hingh IH (2017) Perioperative systemic therapy for resectable colorectal peritoneal metastases: sufficient evidence for its widespread use? A critical systematic review. Crit Rev Oncol Hematol 114:53–62. ▶ https://doi.org/10.1016/j.critrevonc.2017.03.028

Schwenk W, Spies C, Müller JM (2009). Fast Track in Der Operativen Medizin. Springer, Berlin. doi:▶ https://doi.org/10.1007/978-3-540-39709-0

Segelman J, Granath F, Holm T, MacIlado M, Mahteme H, Martling A (2012) Incidence, prevalence and risk factors for peritoneal carcinomatosis from colorectal cancer. Br J Surg 99(5):699–705. ▶ https://doi.org/10.1002/bjs.8679

Shida D, Tsukamoto S, Ochiai H, Kanemitsu Y (2018) Long-Term outcomes after R0 resection of synchronous peritoneal metastasis from colorectal cancer without cytoreductive surgery or hyperthermic intraperitoneal chemotherapy. Ann Surg Oncol 25(1):173–178. ▶ https://doi.org/10.1245/s10434-017-6133-7

Shin US, Cho SS, Moon SM et al (2014) Is microsatellite instability really a good prognostic factor of colorectal cancer? Ann Coloproctol 30(1):28–34. ▶ https://doi.org/10.3393/ac.2014.30.1.28

Smeenk RM, Verwaal VJ, Zoetmulder FAN (2007) Learning curve of combined modality treatment in peritoneal surface disease. Br J Surg 94(11):1408–1414. ▶ https://doi.org/10.1002/bjs.5863

Sommariva A, Zagonel V, Rossi CR (2012) The role of laparoscopy in peritoneal surface malignancies selected for Hyperthermic Intraperitoneal Chemotherapy (HIPEC). Ann Surg Oncol 19(12):3737–3744. ▶ https://doi.org/10.1245/s10434-012-2465-5

Sugarbaker PH (2016) Improving oncologic outcomes for colorectal cancer at high risk for local-regional recurrence with novel surgical techniques. Expert Rev Gastroenterol Hepatol 10(2):205–213. ▶ https://doi.org/10.1586/17474124.2016.1110019

Wilmore DW, Kehlet H (2001). Management of patients in fast track surgery. BMJ 322(7284):473–476. ▶ https://www.ncbi.nlm.nih.gov/pubmed/11222424

Zentrum für Krebsregisterdaten im Robert-Koch-Institut (2016) Bericht Zum Krebsgeschehen in Deutschland 2016. Berlin

Besonderheiten des Appendixkarzinoms und der Mukozele

Can Yurttas und Stefan Beckert

Inhaltsverzeichnis

S. Benz et al. (Hrsg.), *Chirurgie des Kolonkarzinoms*,
https://doi.org/10.1007/978-3-662-60453-3_33

Die Mukozele der Appendix ist eine eher seltene Entität, die zum Pseudomyxoma peritonei führen kann. Sowohl im Rahmen der Appendizitisversorgung als auch in der Diagnostik und Therapie des Kolonkarzinoms führen Mukozelen regelmäßig zu Unsicherheiten im Management. Die Therapie ist inzwischen sehr ausdifferenziert und hängt von der Ausbreitung und dem histologischen Typ ab. Sie reicht von der lokalen Exzision bis zur zytoreduktiven Chirurgie mit hyperthermer intraperitonealer Chemotherapie (HIPEC).

1 Übersicht

Die Mukozele ist ein klinisches Erscheinungsbild der Appendix und zeichnet sich durch eine muzingefüllte und dadurch aufgetriebene Appendix vermiformis aus (◘ Abb. 1). Diese sowie das Appendixkarzinom sind insgesamt selten und oftmals Zufallsdiagnosen im Rahmen einer bildgebenden Diagnostik oder eines abdominalchirurgischen Eingriffs. Der klinische Verlauf, die empfohlene Therapie und die Prognose sind abhängig von der zugrundeliegenden Histologie und dem Ausmaß der Erkrankung.

2 Histologische Subtypen

2016 wurde von der Peritoneal Surface Oncology Group International (PSOGI) eine neue Klassifikation zu u. a. muzinösen Tumoren der Appendix herausgegeben (Carr et al. 2016). Diese unterscheidet Adenome der Appendix, low-grade (LAMN) sowie high-grade (HAMN) muzinöse Neoplasien der Appendix und das Appendixkarzinom.

2.1 Retentionszyste

Eine Obstruktion des Lumens der Appendix, beispielsweise durch einen Fäkolithen, eine Entzündung oder einen Tumor, ist eine Ursache für die Bildung einer Retentionszyste. Diese durch eine Behinderung des Abflusses aus der Appendix entstandene Auftreibung zeichnet sich histologisch durch ein unauffälliges Epithel aus und ist selten größer als 1 cm im Durchmesser.

2.2 Adenome der Appendix

Früher wurden die Adenome der Appendix als hyperplastische Mukosa bezeichnet.

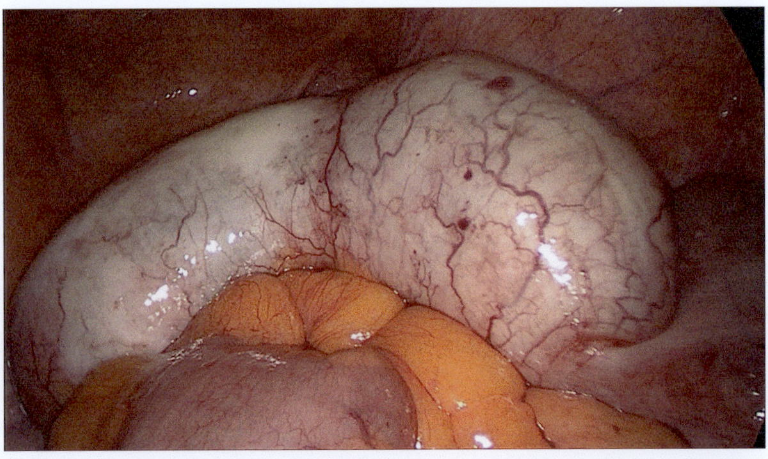

◘ **Abb. 1** Intraoperativer Zufallsbefund einer Mukozele. In der histopathologischen Aufarbeitung ergab sich der Befund einer low-grade muzinösen Neoplasie (LAMN)

Seit der Klassifikation und histopathologischen Einteilung des Pseudomyxoma peritonei und der assoziierten Neoplasien der Appendix von 2016 (Carr et al. 2016) werden sie als Adenome beschrieben und in tubulär und serratiert unterteilt.

Mikroskopisch erinnern sie an die Morphologie kolorektaler Adenome (Carr et al. 2016). Diese sind auf die Mukosa beschränkt und die Lamina muscularis mucosae stellt sich intakt dar. Muzin oder epitheliale Zellen außerhalb der Appendix finden sich nicht (Pai et al. 2009). Ein Risiko für eine peritoneale Aussaat besteht daher nicht.

2.3 Low- (LAMN) und high-grade (HAMN) muzinöse Neoplasie der Appendix (früher: muzinöses Zystadenom der Appendix)

Die low- und high-grade muzinösen Neoplasien der Appendix („low-grade appendiceal mucinous neoplasm", LAMN) wurden früher als muzinöse Zystadenome der Appendix zusammengefasst (Carr et al. 2016).

Sie stellen den häufigsten histologischen Subtyp einer Mukozele dar. Histologisch findet sich ein Verlust der Lamina muscularis mucosae, eine Fibrose der Submukosa, ein „verdrängend-invasives" Wachstum, ein flaches oder unterschiedlich hoch wachsendes Epithel sowie Schleim in der Wandung oder auch außerhalb der Appendix (Carr et al. 2016).

Trotz der „nichtinvasiven" Histologie sind diese Neoplasien als maligne zu betrachten (Kelly 2015).

Je nachdem, ob die Zellatypien niedrig- oder hochgradig sind, werden diese als low- (LAMN) oder high-grade (HAMN) muzinöse Neoplasie der Appendix beschrieben.

In 20 % der Fälle liegt zum Zeitpunkt der Diagnose eine Perforation mit Schleimansammlungen ohne Beimengung maligner Zellen in der Peritonealhöhle vor (Soweid et al. 1998). Das Risiko für die Entwicklung eines Pseudomyxoma peritonei ist erhöht, wenn sich extraluminaler Schleim findet und insbesondere, wenn sich zusätzlich im Schleim vorhandene epitheliale Zellen nachweisen lassen.

2.4 Adenokarzinom der Appendix

Das Adenokarzinom der Appendix ist eine insgesamt seltene Neoplasie, macht 0,5 % aller gastrointestinalen Tumorerkrankungen und circa 10–20 % aller der Mukozele zugrundeliegenden Pathologien aus (Nitecki et al. 1994).

Ein Risikofaktor für die Entwicklung eines Appendixkarzinoms ist nicht etabliert (Kelly 2015).

Histologisch zeigen die Appendixkarzinome ein infiltrierendes Wachstum und können gut (G1), mäßig (G2) oder gering (G3) differenziert sein. Bei Vorliegen von Siegelringzellen ist immer von einer geringen (G3) Differenzierung auszugehen. Weiterhin können die Appendixkarzinome bei Darstellung von >50 % extrazellulärem Muzin muzinöser Morphologie sein oder sich nichtmuzinös darstellen und damit einem klassischen kolorektalen Karzinom ähneln. Analog der Entwicklung kolorektaler Karzinome gehen diese oftmals aus vorbestehenden Adenomen der Appendix hervor (Carr et al. 2016, Kelly 2015).

6 % der Appendixkarzinome sind bei Diagnosestellung bereits rupturiert. Die Ausbreitung schleimproduzierender Tumorzellen führt zum klinischen Bild des Pseudomyxoma peritonei mit Folgeerscheinungen wie abdomineller Distension, intestinaler Passagestörung bis hin zum mechanischen Ileus (Soweid et al. 1998). Das Risiko zur Entwicklung eines Pseudomyxoma peritonei liegt für muzinöse Adenokarzinome der Appendix bei circa 20 % (Smeenk et al. 2008). In möglichen peritonealen Schleimansammlungen befindet sich gegebenenfalls eine Aussaat epithelialer Zellen.

Die Ausbildung von Fernmetastasen jenseits des Peritoneums wie z. B. in der Leber oder der Lunge ist weniger häufig (Kelly 2015).

3 Epidemiologie

In einer retrospektiven Analyse von 167.744 Appendektomien zwischen 1995 und 2005 in den Niederlanden konnte bei 1482 Fällen (0,9 %) eine Mukozele (0,3 %) oder epitheliale Neoplasie (0,6 %) der Appendix festgestellt werden. Statistisch waren am häufigsten Frauen zwischen 60 und 70 Jahren betroffen. 0,7 % der Veränderungen waren benigne und 0,2 % maligne Läsionen. Die epithelialen Neoplasien waren zu 56 % muzinös und zu 44 % nichtmuzinös. Der Anteil maligner muzinöser Läsionen war mit 27 % deutlich geringer im Vergleich zu 47 % der nichtmuzinösen Veränderungen.

Das Risiko für die Entwicklung eines Pseudomyxoma peritonei lag mit 20 % bei muzinösen Neoplasien höher als bei nichtmuzinösen (3 %) (Smeenk et al. 2008).

4 Diagnostik

Neoplasien der Appendix sind oftmals symptomlose Zufallsdiagosen im Rahmen einer bildgebenden Diagnostik, Endoskopie oder abdominellen Operation oder sie fallen im Rahmen der Abklärung rechtsseitiger Unterbauchschmerzen oder bei einer Appendektomie bei Verdacht auf akute Appendizitis auf. Selten kann das Erstsymptom auch ein neu aufgetretener Harnstau, eine gastrointestinale Blutung, kolikartiger Schmerz durch rezidivierende Intussuszeption der Mukozele ins Zökum oder ein akutes Abdomen bei mechanischem Ileus oder Perforation sein (Benedix et al. 2010).

Das Vorhandensein von Symptomen durch eine Mukozele, insbesondere abdominelle Schmerzen oder Gewichtsverlust, ist mit Malignität assoziiert (Kelly 2015).

Sonografisch stellt sich bei Mukozelen meist eine zystische Raumforderung dar. Die Echogenität ist abhängig vom Zysteninhalt, kann echofrei bis echoreich sein oder echoreiche Streifen zeigen („onion sign") (Francica et al. 2006). Die Wandung ist oftmals geschichtet und teilweise auch verkalkt (Madwed et al. 1992; Kim et al. 1998; Soweid et al. 1998). In der Duplex-, Doppler- oder Kontrastmittelsonografie findet sich typischerweise keine vermehrte Vaskularität des Gewebes (Francica et al. 2006). Die Größe einer Mukozele ist sehr variabel und kann zwischen wenigen Zentimetern und bis 40 cm liegen.

Praxistipp

Mit einer Sensitivität von 83 % und einer Spezifität von 92 % liegt bei einem Durchmesser der Appendix von 15 mm eine Mukozele vor (Lien et al. 2006).

Die Größe einer Mukozele ist kein Prädiktor für Malignität. In der Computertomografie stellt sich eine Mukozele zystisch aufgetrieben, mit variabler Wanddicke, teils Verkalkung und Septierung dar (Madwed et al. 1992; Kim et al. 1998). Eine Unterscheidung zwischen benignen und malignen Läsionen ist schwierig. Für Malignität spricht eine irreguläre Wandung sowie ein verdicktes Weichteilgewebe (Kim et al. 1998).

Eine Mukozele kann selten auch während einer Koloskopie beobachtet werden. Am Zökalpol findet sich dann eine extraluminal gelegene und in das Lumen ragende Raumforderung, in die die Öffnung der Appendix einbezogen ist und daher auch oftmals als „volcano sign" bezeichnet wird (Hamilton und Stormont 1989).

! Cave

Das häufigste Symptom bei Pseudomyxoma peritonei ist eine unklare Zunahme des Bauchumfanges.

Das intraoperative Erscheinungsbild des Pseudomyxoma peritonei zeichnet sich durch Ansammlung von reichlich Muzin in der Peritonealhöhle und peritoneale Raumforderungen aus (Abb. 2). Hauptsächlich stammen diese von einer perforierten muzinösen Neoplasie der Appendix. Fernmetastasen sind untypisch (Carr et al. 2016).

In einer prospektiven Analyse von 532 Patienten mit peritonealer Aussaat einer muzinösen epithelialen Neoplasie der Appendix fand sich bei Erstdiagnose bei 56 % ein erhöhter Tumormarker CEA und bei 67,1 % er-

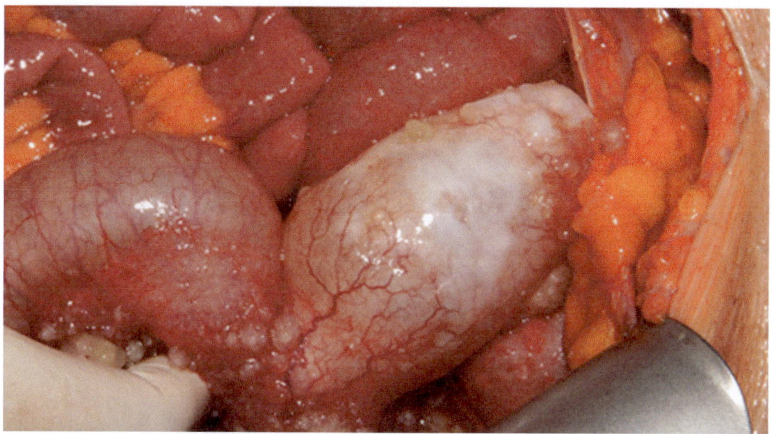

Abb. 2 Intraoperative Ansicht einer Mukozele mit peritonealer Metastasierung. Histopathologisch zeigte sich ein muzinöses Appendixkarzinom

höhtes CA19-9. Waren die Tumormarker bei Erstdiagnose unauffällig, sprach dies für eine günstigere Prognose (Carmignani et al. 2004).

5 Therapie

5.1 Mukozele

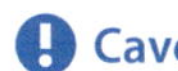 **Cave**

Ein laparoskopisches Vorgehen ist technisch durchführbar und sicher. Essenziell ist eine Entfernung der Appendix ohne intraoperative Eröffnung dieser, sodass es zu keiner Verteilung von Schleim bzw. Zellen im Peritoneum kommt.

Andernfalls besteht bei maligner Ursache der Mukozele ein erhöhtes Risiko für die Ausbildung eines Pseudomyxoma peritonei. Benigne Befunde stellen hingegen kein Risiko dar. Nach Erhalt der histopathologischen Befundung und Klärung der der Mukozele zugrundeliegenden Entität ist gegebenenfalls eine Nachresektion indiziert. Falls eine sichere R0-Resektion erfolgt ist und kein Anhalt für eine Metastasierung in lokoregionäre Lymphknoten besteht, ist eine Nachresektion im Sinne einer onkologischen Hemikolektomie rechts nicht erforderlich (Gonzalez-Moreno und Sugarbaker 2017).

5.2 Adenome der Appendix, low- (LAMN) und high-grade- (HAMN) muzinöse Neoplasie der Appendix

Die operative Entfernung ist therapeutischer Standard. Allerdings ist das notwendige Resektionsausmaß bislang nicht abschließend geklärt.

Eine vollständige Entfernung ist oftmals durch eine alleinige oder gegebenenfalls „radikale" Appendektomie möglich und ausreichend (Abb. 3). Die „radikale" Appendektomie wurde 2017 von Gonazález-Moreno und Kollegen beschrieben und umfasst neben der Appendix vermiformis inklusive Mesoappendix das Peritoneum des Sulcus parakolisch rechts sowie die Plica ileocaecalis inferior. Durch diese Technik soll aus therapeutischer Sicht der Resektionsabstand vergrößert und aus diagnostischer Sicht das Vorliegen von Lymphknotenmetastasen ermittelt werden. Das Risiko für ein Bestehen dieser ist dabei maßgeblich von der zugrundeliegenden Histologie abhängig. Mittels radikaler Appendektomie können lokoregionäre Lymphknoten reseziert und damit auf potenzielle metastatische Herde hin untersucht werden. Bei Nachweis von Lymphknotenmetastasen in der Mesoappendix nach radikaler Appendektomie ist eine onkologische Hemikolektomie rechts angeraten (Gonzalez-Moreno und Sugarbaker 2017).

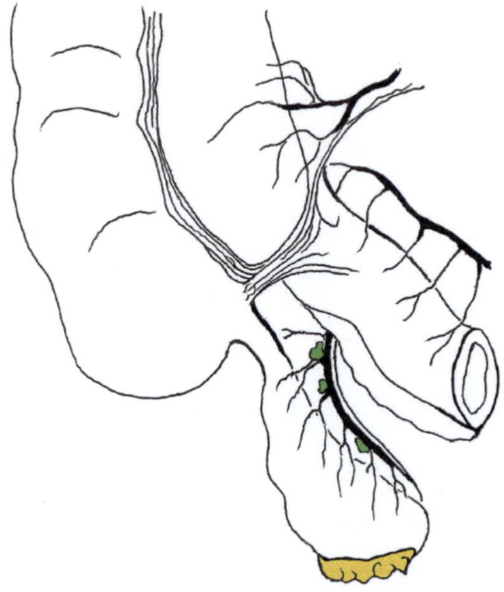

Abb. 3 Schematische Darstellung des Zökums mit gedeckt perforierter muzinöser Neoplasie der Appendix. Die bei der „radikalen Appendektomie" zu resezierenden Strukturen sind verdeutlicht: das parietale Peritoneum, die A. appendicularis, die umliegenden Lymphknoten sowie gegebenenfalls das Zökum werden entfernt. Das viszerale Peritoneum soll dabei inspiziert, aber – abgesehen von der Plica ileocaecalis inferior (Lig. Treves) – intakt bleiben. (Mod. nach Gonzalez-Moreno und Sugarbaker 2017)

Ist der Absetzungsrand der Appendix betroffen, wird meistens eine Nachresektion im Sinne einer Zökalpol- oder Ileozökalresektion empfohlen (Nitecki et al. 1994).

5.3 Appendixkarzinom

Eine 1994 von Nitecki und Kollegen publizierte Analyse empfiehlt, das nicht metastasierte Appendixkarzinom generell durch eine onkologische Hemikolektomie rechts zu behandeln (Abb. 4). Nach einer alleinigen Appendektomie betrug das 5-Jahres-Überleben 20 % gegenüber 60 % 5-Jahres-Überlebensrate für Patienten, die mittels onkologischer Hemikolektomie rechts behandelt wurden. Das Risiko für Lymphknotenmetastasen lag bei 38 % (Nitecki et al. 1994).

Eine 2013 veröffentlichte Analyse aus der SEER-Datenbank zu 2101 Patienten mit muzinösem Appendixkarzinom ergab jedoch, dass die Rate an lokoregionären Lymphknotenmetastasen bedeutend geringer im Vergleich zu nichtmuzinösen Appendixkarzinomen war (OR 0,63) (Turaga et al. 2013).

Zur Behandlung von Appendixkarzinomen mit Fernmetastasen jenseits des Peritoneums bestehen keine klaren Empfehlungen. Diese richten sich nach der Behandlung kolorektaler Karzinome. Analog wird daher für ausgewählte Patienten eine chirurgische The-

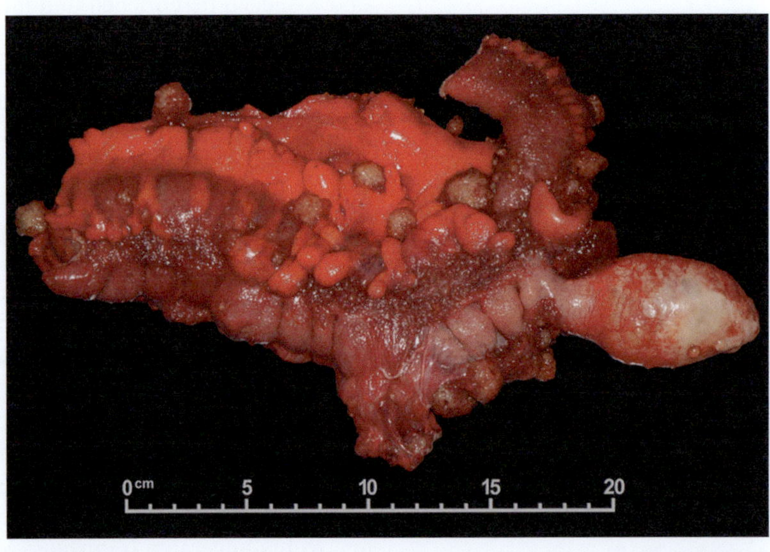

Abb. 4 Präparat nach erfolgter Hemikolektomie rechts bei Appendixkarzinom mit diffuser Peritonealkarzinose

rapie limitierter Leber- oder Lungenmetastasen empfohlen (Kelly 2015).

5.4 Peritoneale Metastasierung und Pseudomyxoma peritonei

Das Pseudomyxoma peritonei ist als maligne Erkrankung anzusehen (Carr et al. 2016).

Praxistipp

Therapeutischer Standard des Pseudomyxoma peritonei stellt die maximale zytoreduktive Chirurgie in Kombination mit HIPEC dar.

Der Stellenwert der HIPEC ist nach den vorab veröffentlichten Ergebnissen der PRODIGE7-Studie aktuell allerdings unklar. In dieser Studie konnte gezeigt werden, dass nach vollständiger Zytoreduktion bei peritoneal metastasierten kolorektalen Karzinomen (ausgenommen Appendixkarzinome) eine HIPEC mit Oxaliplatin für 30 min keinen zusätzlichen Überlebensvorteil brachte (EudraCT-Nummer: 2006-006175-20).

Eine prospektive Analyse von 501 Patienten mit peritoneal metastasiertem muzinösen Appendixkarzinom zeigte, dass eine Hemikolektomie rechts gegenüber einer Appendektomie im Rahmen einer zytoreduktiven Chirurgie mit HIPEC keinen Überlebensvorteil erbrachte (Gonzalez-Moreno und Sugarbaker 2004). Die Autoren schlussfolgerten daher, dass eine rechtsseitige Hemikolektomie nur dann erfolgen sollte, wenn dadurch eine vollständige Zytoreduktion möglich ist, wenn Verdacht auf Lymphknotenmetastasen besteht oder es sich um eine nichtmuzinöse Histologie handelt.

Insbesondere bei postmenopausalen Frauen wird eine beidseitige Ovarektomie als häufige Lokalisation peritonealer Metastasierung bzw. von Rezidiven empfohlen. Frauen im gebärfähigen Alter, die sich einer zytoreduktiven Operation mit HIPEC unterziehen, sollten präoperativ in jedem Fall über die Möglichkeit einer Asservierung von Eizellen aufgeklärt werden (Kelly 2015).

5.5 Vorgehen in der Praxis

Im Folgenden finden Sie die aktuellen Empfehlungen für die Praxis (◘ Abb. 5).

▪ Intraoperativer Zufallsbefund einer Mukozele ohne Hinweis auf eine Perforation

Eine makroskopisch vollständige Entfernung sollte erfolgen. Je nach Befund ist eine Appendektomie, Zökalpol- oder Ileozökalresektion notwendig. Eine onkologische Hemikolektomie ist bei unklarer Histologie primär nicht empfohlen.

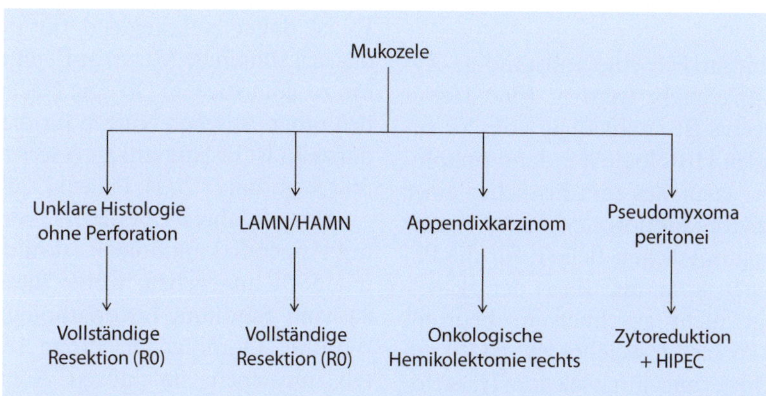

◘ **Abb. 5** Therapiealgorithmus zur Behandlung der Mukozele. (*HAMN* high-grade muzinöse Neoplasie, *LAMN* low-grade muzinöse Neoplasie, *HIPEC* hypertherme intraperitoneale Chemotherapie)

- **Histologischer Nachweis einer LAMN oder HAMN nach Appendektomie bei Verdacht auf eine akute, nichtperforierte Appendizitis**

Eine Nachresektion im Sinne einer Zökalpol- oder Ileozökalpolresektion sollte bei histologischer R1-Situation erfolgen. Eine Hemikolektomie rechts ist nicht empfohlen.

- **Histologischer Nachweis eines Appendixkarzinoms nach Appendektomie bei Verdacht auf eine akute, nichtperforierte Appendizitis**

Es besteht die Empfehlung zur Durchführung einer onkologischen Hemikolektomie rechts.

In einer prospektiven Studie mit 34 Patienten mit peritoneal metastasiertem muzinösen Adenokarzinom der Appendix, die mindestens 3 Monate lang neoadjuvant FOLFOX erhalten haben, zeigte sich CT-morphologisch bei 22 Patienten eine Stable Disease, bei 7 Patienten eine Progressive Disease und bei 5 Patienten eine Partial Response. Intraoperativ fand sich bei 17 Patienten (50 %) ein Progress, bei 9 Stable Disease und bei 7 eine Progressive Disease (Sugarbaker et al. 2010).

Für die neoadjuvante Therapie beim nicht peritoneal metastasiertem Appendixkarzinom gibt es aktuell keine Daten.

- **Intraoperativer Nachweis einer Mukozele mit Pseudomyxoma peritonei im Rahmen einer laparoskopischen Appendektomie**

Es sollte grundsätzlich eine vollständige Zytoreduktion angestrebt werden. Eine Hemikolektomie rechts ist unabhängig von der zugrundeliegenden Histologie nur dann onkologisch geboten, wenn dies zum Erreichen einer kompletten Zytoreduktion nötig ist. Ob eine HIPEC einen zusätzlichen Benefit für die Patienten bedeutet, kann auf Basis der aktuellen Datenlage nicht abschließend beurteilt werden. Unklar bleibt, welches Zytostatikum in welcher Dosierung mit welcher Trägerlösung über welche Einwirkdauer verwendet werden sollte. Es gibt jedoch Hinweise, dass ein PCI-Wert >17 oder eine moderate bis hohe Zellularität Risikofaktoren für ein Rezidiv darstellen (Horvath et al. 2018).

Möglich wäre z. B. eine HIPEC über 90 min bei 42,0 °C mit Mitomycin in einer geschlossenen Technik.

6 Prognose und Nachsorge

Patienten mit einfachen oder benignen Mukozelen haben eine 5-Jahres-Überlebensrate von 91–100 % und damit eine exzellente Prognose (Soweid et al. 1998).

Es gibt allerdings Berichte über eine Assoziation epithelialer Neoplasien der Appendix mit kolorektalen Adenomen bzw. Karzinomen oder Neoplasien der Ovarien (Younes et al. 1995; Nitecki et al. 1994). In einer Fallserie von 24 Patienten mit epithelialer Neoplasie der Appendix konnte bei 6 Patienten (25 %) ein kolorektales Karzinom diagnostiziert werden (Younes et al. 1995). Es gibt daher Empfehlungen, nach Diagnose einer epithelialen Neoplasie der Appendix eine vollständige Koloskopie zum Ausschluss eines kolorektalen Karzinoms durchzuführen.

Eine LAMN mit Muzin außerhalb der Appendix ist mit einer ungünstigeren Prognose verbunden als eine LAMN, die auf die Appendix beschränkt ist. Das Risiko für ein peritoneales Rezidiv ist zusätzlich größer, wenn im Muzin außerhalb der Appendix epitheliale Zellen enthalten sind (Pai et al. 2009). Die 3-, 5- bzw. 10-Jahres-Überlebensraten für 49 Patienten mit extraluminaler Manifestation einer LAMN lagen bei 100 %, 86 % bzw. 45 %. Es ist daher entscheidend für die Prognose, das extraluminale Muzin auf epitheliale Zellen hin zu untersuchen. Ob eine Nachresektion einen prognostischen Nutzen für diese Patienten darstellt, ist bislang unklar (Gonzalez-Moreno und Sugarbaker 2004; Pai et al. 2009).

Das 5-Jahres-Überleben von Patienten mit Appendixkarzinomen ist in der Literatur mit 55 % angegeben, wobei dieses abhängig ist vom Stadium, histopathologischen Subtyp und Grading. Die Prognose für Patienten mit einem muzinösen Adenokarzinom ist insgesamt besser als für Patienten mit Appendixkarzinom vom nichtmuzinösen Typ (Nitecki et al. 1994; Benedix et al. 2010).

In einer multizentrischen Analyse von 196 Patienten mit bösartigen Neubildungen der Appendix lag das 5-Jahres-Überleben für Patienten mit muzinösem Adenokarzinom der Appendix UICC-stadienabhängig bei 100 % (I), 79,3 % (II), 25,4 % (III) bzw. 17,9 % (IV) gegenüber 87,5 % (I), 58,7 % (II), 38,8 % (III) und 12,5 % (IV) bei nichtmuzinösen Adenokarzinomen der Appendix (Benedix et al. 2010).

Das 5-Jahres-Überleben bei Pseudomyxoma peritonei ist maßgeblich abhängig von der zugrundeliegenden Histologie. Die Auswertung von 274 Patienten zeigte 63 %iges Überleben für Patienten mit Low-grade- gegenüber 23 % für Patienten mit High-grade-Histologie (Carr et al. 2012). Das Vorliegen von Siegelringzellen, Zeichen einer destruktiven Invasion, eine hohe Zellularität der Schleim- bzw. Tumormanifestationen und Gefäß- oder Perineuralscheideninvasion sind mit einer schlechteren Prognose assoziiert (Carr et al. 2016).

Bei Auftreten eines peritonealen Rezidivs waren die Tumormarker CEA bei 35,2 % und CA19-9 bei 68,2 % von 532 Patienten erhöht. Bei diesen Patienten mit erhöhtem Tumormarker war die Prognose ungünstiger (Carmignani et al. 2004).

Literatur

Benedix F, Reimer A, Gastinger I, Mroczkowski P, Lippert H, Kube R (2010) Primary appendiceal carcinoma–epidemiology, surgery and survival: results of a German multi-center study. Eur J Surg Oncol 36:763–771

Carmignani CP, Hampton R, Sugarbaker CE, Chang D, Sugarbaker PH (2004) Utility of CEA and CA 19–9 tumor markers in diagnosis and prognostic assessment of mucinous epithelial cancers of the appendix. J Surg Oncol 87:162–166

Carr NJ, Cecil TD, Mohamed F, Sobin LH, Sugarbaker PH, Gonzalez-Moreno S, Taflampas P, Chapman S, Moran BJ (2016) A consensus for classification and pathologic reporting of pseudomyxoma peritonei and associated appendiceal neoplasia: the results of the Peritoneal Surface Oncology Group International (PSOGI) Modified Delphi Process. Am J Surg Pathol 40:14–26

Carr NJ, Finch J, Ilesley IC, Chandrakumaran K, Mohamed F, Mirnezami A, Cecil T, Moran B (2012) Pathology and prognosis in pseudomyxoma peritonei: a review of 274 cases. J Clin Pathol 65:919–923

Francica G, Lapiccirella G, Giardiello C, Scarano F, Angelone G, de Marino F, Molese V (2006) Giant mucocele of the appendix: clinical and imaging findings in 3 cases. J Ultrasound Med 25:643–648

Gonzalez-Moreno S, Sugarbaker PH (2004) Right hemicolectomy does not confer a survival advantage in patients with mucinous carcinoma of the appendix and peritoneal seeding. Br J Surg 91:304–311

Gonzalez-Moreno S, Sugarbaker PH (2017) Radical appendectomy as an alternative to right colon resection in patients with epithelial appendiceal neoplasms. Surg Oncol 26:86–90

Hamilton DL, Stormont JM (1989) The volcano sign of appendiceal mucocele. Gastrointest Endosc 35:453–456

Horvath P, Yurttas C, Birk P, Struller F, Koenigsrainer A (2018) Cellularity in low-grade Pseudomyxoma peritonei impacts recurrence-free survival following cytoreductive surgery and hyperthermic intraperitoneal chemotherapy. Langenbeck's Archiv Surg 403(8):985–990

Kelly KJ (2015) Management of appendix cancer. Clin Colon Rectal Surg 28:247–255

Kim SH, Lim HK, Lee WJ, Lim JH, Byun JY (1998) Mucocele of the appendix: ultrasonographic and CT findings. Abdom Imaging 23:292–296

Lien WC, Huang SP, Chi CL, Liu KL, Lin MT, Lai TI, Liu YP, Wang HP (2006) Appendiceal outer diameter as an indicator for differentiating appendiceal mucocele from appendicitis. Am J Emerg Med 24:801–805

Madwed D, Mindelzun R, Jeffrey RB, JR. (1992) Mucocele of the appendix: imaging findings. AJR Am J Roentgenol 159:69–72

Nitecki SS, Wolff BG, Schlinkert R, Sarr MG (1994) The natural history of surgically treated primary adenocarcinoma of the appendix. Ann Surg 219:51–57

Pai RK, Beck AH, Norton JA, Longacre TA (2009) Appendiceal mucinous neoplasms: clinicopathologic study of 116 cases with analysis of factors predicting recurrence. Am J Surg Pathol 33:1425–1439

Smeenk RM, van Velthuysen ML, Verwaal VJ, Zoetmulder FA (2008) Appendiceal neoplasms and pseudomyxoma peritonei: a population based study. Eur J Surg Oncol 34:196–201

Soweid AM, Clarkston WK, Andrus CH, Janney CG (1998) Diagnosis and management of appendiceal mucoceles. Dig Dis 16:183–186

Sugarbaker PH, Bijelic L, Chang D, Yoo D (2010) Neoadjuvant FOLFOX chemotherapy in 34 consecutive patients with mucinous peritoneal carcinomatosis of appendiceal origin. J Surg Oncol 102:576–581

Turaga KK, Pappas S, Gamblin TC (2013) Right hemicolectomy for mucinous adenocarcinoma of the appendix: just right or too much? Ann Surg Oncol 20:1063–1067

Younes M, Katikaneni PR, Lechago J (1995) Association between mucosal hyperplasia of the appendix and adenocarcinoma of the colon. Histopathology 26:33–37

Palliative Therapie des Kolonkarzinoms: chirurgisch und interventionell

Melanie Camilla Langheinrich und Robert Grützmann

Inhaltsverzeichnis

S. Benz et al. (Hrsg.), *Chirurgie des Kolonkarzinoms*,
https://doi.org/10.1007/978-3-662-60453-3_34

Die Einschätzung, wann eine Erkrankung als palliativ eingestuft wird, hat sich in den letzten Jahrzehnten durch die Weiterentwicklung der Onkologie in allen Bereichen stark gewandelt. Unabdingbar für die bestmögliche individuelle Therapiesequenz ist die Fallvorstellung im Rahmen einer interdisziplinären Tumorkonferenz unter Beteiligung eines in der Metastasenresektion erfahrenen onkologischen Chirurgen. Wesentliche Grundpfeiler einer Therapieentscheidung werden im Folgenden dargestellt.

1 Einführung

Bei ca. 20 % aller Patienten mit einem kolorektalem Karzinom (KRK) finden sich bereits bei Erstdiagnose Fernmetastasen oder es entwickeln sich Metastasen im Verlauf (SEER Cancer Statistics Review 1975–2013). Die Einschätzung, wann die Erkrankung als palliativ eingestuft wird, unterliegt einem stetigen Wandel in der Weiterentwicklung der Onkologie in allen Bereichen. Sie kann in Bezug auf die lokale Tumorausdehnung oder Umgebungsinfiltration getroffen werden oder auch hinsichtlich des Vorliegens von Fernmetastasen, ohne weitere patientenimmanente Faktoren zu berücksichtigen.

Cave

Der Status des Patienten als „palliativ" sollte immer in einem multidisziplinären Team bewertet werden!

Moderne multimodale Therapiekonzepte ermöglichen bei einem Teil der Patienten im UICC-Stadium IV eine Heilung oder führen zu einer signifikanten Verlängerung der Überlebenszeit und machen das fortgeschrittene, metastasierte kolorektale Karzinom zu einer „chronischen Erkrankung". So konnte in den letzten 10 Jahren die Gesamtüberlebensrate (Overall Survival, OS) durchschnittlich von 9 auf 24 Monate (in einigen Serien bis zu 36 Monate) verlängert werden. Dies wiederum führt dazu, dass Patienten gehäuft im Verlauf ihrer Erkrankung tumorassoziierte Symptome des Primärtumors und/oder der Metastasen entwickeln können. Je weiter fortgeschritten eine Erkrankung ist und je mehr Therapiemodalitäten bereits durchlaufen wurden, desto weniger Evidenz für oder gegen einen chirurgischen Eingriff gibt es. In dieser Phase der Erkrankung schieben sich ethische Aspekte und damit die gemeinsame Entscheidung von behandelnden Ärzten mit dem Patienten immer weiter in den Vordergrund.

Grundsätzlich sollte das Therapieziel in einem interdisziplinären Tumorboard evaluiert werden (■ Abb. 1). Dabei sind verschiedene Szenarien zu unterscheiden:

- Szenario 1: Patienten mit der Erstdiagnose eines metastasierten Kolonkarzinoms,
- Szenario 2: Patienten unter laufender Therapie.

2 Szenario 1: Erstdiagnose eines metastasierten KRK

Das Patientenkollektiv im Stadium IV stellt keine homogene Gruppe dar. Bei der Festlegung des Therapieregimes spielen zum einem klinische Faktoren (fit vs. unfit), zum anderen die Tumorausdehnung (lokale Resektabilität vs. Irresektabilität; Oligometastasierung vs. disseminierte Metastasierung) eine Rolle. Zunehmend müssen auch molekulare Aspekte des Tumors in Bezug auf spezifische Behandlungsaussichten und die Prognose berücksichtigt werden.

Unabdingbar für die Festlegung der optimalen Erstlinientherapie ist die prätherapeutische Fallvorstellung im Rahmen einer interdisziplinären Tumorkonferenz unter Beteiligung eines in der Metastasenresektion erfahrenen onkologischen Chirurgen. Entscheidend hierfür ist die Beurteilung des Allgemeinzustandes des Patienten und ob es sich um einen symptomatischen oder einen asymptomatischen Befund handelt. Anhand dessen erfolgt die Festlegung, ob der Patient für eine intensive Therapie geeignet ist oder nicht. In der aktuellen S3-Leitlinie wird als weiteres Kriterium zur Entscheidungsfindung einer optimalen Therapiesequenz die Krankheitsausdehnung bzw. -lokalisation sowie die Molekularbiologie des Tumors angeführt.

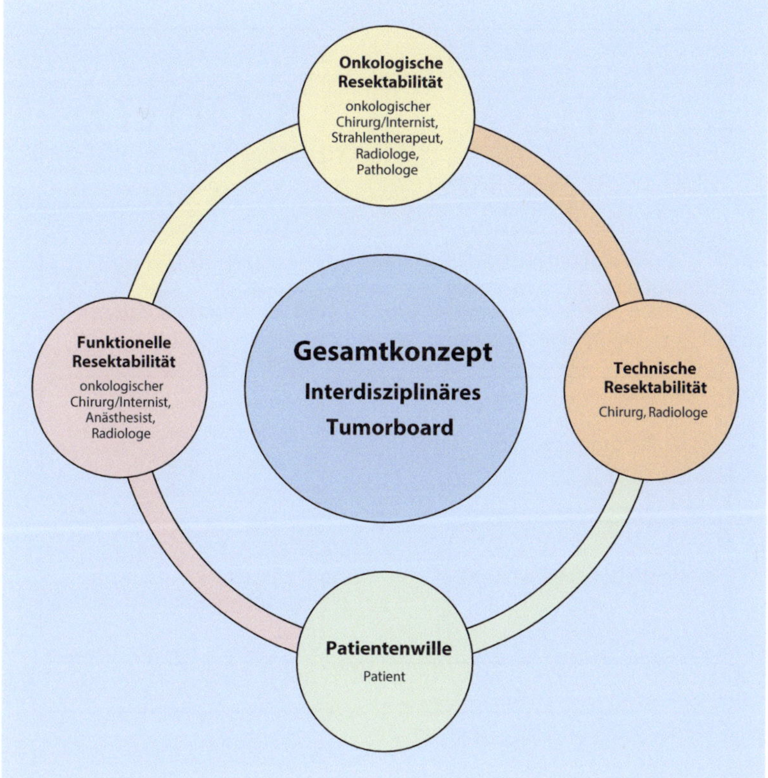

Abb. 1 Evaluation der Therapiestrategie

Nach Literaturangaben entwickeln nur ca. 10–25 % aller Patienten mit diffuser Fernmetastasierung überhaupt eine Symptomatik in Zusammenhang mit dem Primärtumor. Argumente, die gegen die Resektion des Primarius angeführt werden, sind 1. dass in der Regel die Fernmetastasen prognosebestimmend sind und 2. dass prinzipiell die Gefahr der Verzögerung einer notwendigen Systemtherapie beim Auftreten von postoperativen Komplikationen besteht (Abb. 2). Für eine primäre Operation spricht, dass das operative Risiko im Rahmen einer etwaigen Notfallresektion bei im späteren Krankheitsverlauf symptomatischem Primarius deutlich ansteigt und Mortalitätsraten von bis zu 30 % beschrieben werden.

Praxistipp

Die Frage, wann in einem metastasierten Tumorstadium auf die Resektion des Primärtumors verzichtet werden sollte, wird nach wie vor kontrovers diskutiert.

Insgesamt ist die Datenlage unzureichend und die Wertigkeit der palliativen Primärtumorresektion bei asymptomatischem Primarius wird kontrovers diskutiert. In einer amerikanischen Datenbankanalyse zwischen 1998 und 2009 (SEER Registry: Surveillance, Epidemiology, and End Results) von Tarantino und Kollegen bei 37.793 Patienten mit einem KRK im Stadium IV wurden 23.004 Patienten (60,9 %) einer palliativen Primärtumorresektion unterzogen. Die Cox-Regressionsanalyse nach Propensity-Score Matching ergab bei diesen Patienten eine signifikant verbesserte Gesamt- und krebsspezifische Überlebenszeit (Tarantino et al. 2015). Ob es sich um symptomatische oder asymptomatische Patienten handelt, geht allerdings aus der Studie nicht hervor, ebenso fehlen detaillierte Informationen hinsichtlich der verwendeten Systemtherapien, Komorbiditäten bzw. Aussagen zum Ausmaß der Metastasierung. Zudem handelt es sich um eine retrospektive Analyse mit hoher Gefahr der Selektionsbias zugunsten

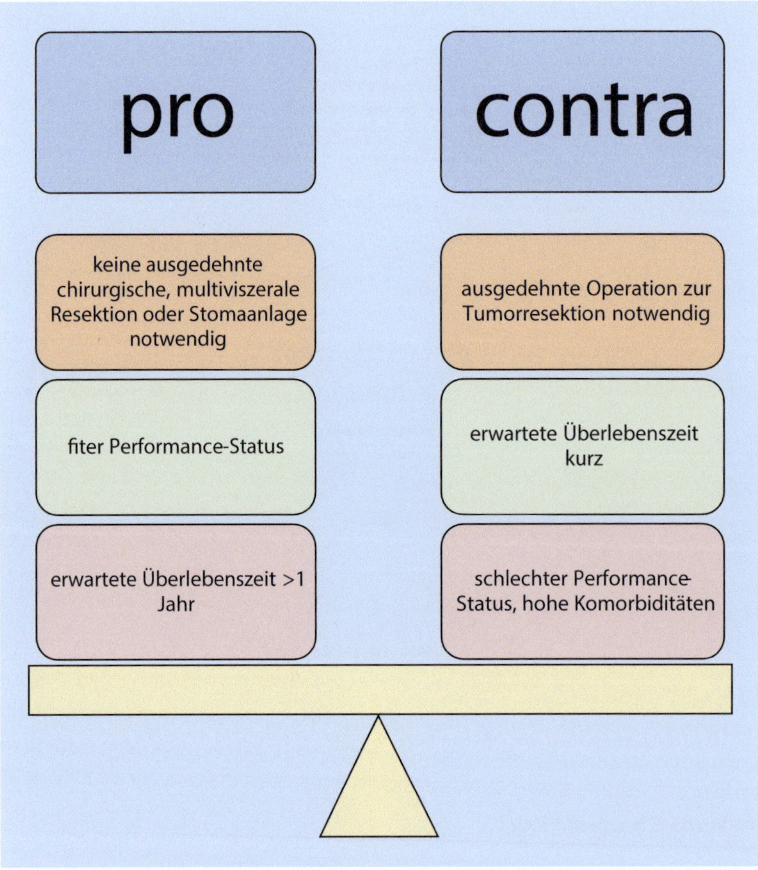

Abb. 2 Argumente für oder gegen die elektive Resektion des Primarius bei asymptomatischen Patienten mit inoperabler metastasierter Erkrankung

fitterer Patienten. Ähnliche Ergebnisse lieferte eine populationsbasierte Studie aus den Niederlanden an 10.371 Patienten mit KRK im Stadium IV (Lam-Boer et al. 2016). Hier erfolgte bei 2746 Patienten (26 %) eine elektive palliative Resektion des Primärtumors mit oder ohne anschließende systemische Therapie. 3.345 Patienten (32 %) wurden zunächst mit einer palliativen systemischen Therapie behandelt. Das mediane das mediane Gesamtüberleben (Propensity Score Matching) in diesen Gruppen betrug 17,2 Monate (95-%-Konfidenzintervall [95-%-KI] 16,3–18,1) vs. 11,5 Monate (95-%-KI 11,0–12,0) und in der Cox-Regressionsanalyse korrelierte die primäre Tumorresektion mit einer signifikanten Verlängerung des OS (Hazard Ratio Tod = 0,44; 95-%-KI 0,35–0,55, p < 0,001).

Die Ergebnisse der vorliegenden Studien erlauben noch keine generelle Aussage darüber, ob die Resektion des Primärtumors im metastasierten Stadium vor Beginn einer Chemotherapie gerechtfertigt ist. Dennoch zeigen die Ergebnisse einen möglichen Vorteil – für welche Patientensubpopulationen, bleibt abzuwarten. Die prospektive randomisierte kontrollierte multizentrische SYNCHRONOUS-Studie zum Einfluss der Resektion des Primärtumors vor Beginn einer Chemotherapie auf den Krankheitsverlauf beim synchron metastasierten Kolonkarzinom wird dafür Evidenz liefern (Rahbari et al. 2012).

Fasst man die Empfehlungen zusammen, sollte die Therapieentscheidung bei diesem Szenario vor dem Hintergrund der folgenden Überlegungen getroffen werden:

- patientenbezogene Faktoren:
  - Allgemeinzustand, Komorbiditäten, Lebenserwartung,
  - symptomatischer oder asymptomatischer Patient;
- tumorbezogene Faktoren:
  - Ausmaß und Lokalisation des Primärtumors und der Fernmetastasierung.

Praxistipp

Im Erlanger Patientengut wird bei hepatisch fortgeschrittener Metastasierung am ehesten eine Diskontinuitätsresektion oder nur eine Stomaanlage durchgeführt. Die palliative Resektion mit Anastomosierung ist in dieser Patientenpopulation mit einer deutlich erhöhten Insuffizienzrate und Morbidität verbunden.

3 Szenario 2: Palliative Situation im Verlauf der Erkrankung

Auch bei diesem Szenario handelt es sich um eine heterogene Patientengruppe, bei der sich sowohl fitte Patienten als auch multimorbide Patienten mit hoher Tumorlast und Symptomen wie Obstruktion, Perforation oder Blutung im Verlauf ihrer Erkrankung vorstellen.

Prinzipiell sollte die Therapieentscheidung vor dem Hintergrund folgender Überlegungen getroffen werden:

- Linderung tumorassoziierter Symptome,
- Verbesserung der Lebensqualität,
- Vermeidung von schwerwiegenden Folgekomplikationen.

Eine signifikante Verlängerung der Überlebenszeit stellt hierbei nicht das primäre Therapieziel dar. Von entscheidender Bedeutung für das Patienten-Outcome in dieser Situation ist ein frühzeitiges multiprofessionelles Vorgehen mit Einbindung des Palliativ- und internistisch-onkologischen Teams sowie des Patienten selbst, da ein invasiver Eingriff während oder direkt nach stattgehabter systemischer und oder bereits erfolgter chirurgischer Therapie ein potenziell komplikationsbehafteter Eingriff ist.

Zunächst muss geklärt werden, ob das Problem adäquat chirurgisch lösbar ist. Das individuelle Patientenrisiko sollte abgeschätzt werden (Alter, Performance-Status, Komorbiditäten). Dabei sind die zu erwartende Hospitalisierungszeit und die Erholungszeit des Patienten zu berücksichtigen. Häufige lokale Probleme bei fortgeschrittenem Tumorleiden mit entsprechenden Begleiterscheinungen stellen Passagestörungen bis zum manifesten Ileus sowie Blutungen, Fistelbildungen oder auch die Tumorperforation dar. Das therapeutische Repertoire umfasst Resektionen, Stomaanlagen, Bypassanlagen, aber auch interventionelle Maßnahmen wie die Anlage einer perkutanen endoskopischen Gastrostomie als Ablauf-PEG oder das Einbringen eines Stents. Eine interventionell endoskopisch oder radiologisch nicht kontrollierbare Tumorblutung kann, unabhängig vom Tumorstadium, ein notfallmäßiges chirurgisches Vorgehen erzwingen.

Cave

Grundsätzlich muss geklärt werden, ob das Symptom oder die Intervention die Lebensqualität des Patienten mehr einschränkt!

Die Einschränkung der oralen Nahrungsaufnahme stellt die für den Patienten unmittelbarste und symptomatisch problematischste Folge seiner Tumorerkrankung dar und schränkt damit die Lebensqualität des Patienten stark ein. Zur primären Symptomkontrolle (Übelkeit, Erbrechen, Schmerzen) sollte zunächst eine nasogastrale Sonde gelegt werden, welche beim tiefen Dickdarmileus erfahrungsgemäß jedoch nur temporär eine Darmdekompression erzielt. Weitere verfügbare therapeutische Maßnahmen stellen neben der Chirurgie die endoskopische Darmdekompression, selbst expandierende Metallstents (SEMS) (▣ Abb. 3) oder transanale kolorektale Tubes (TCT) dar, entweder als Bridge-to-Surgery-Option oder als Dauerlösung.

Betrachtet man die Publikationen zu dem Thema, zeigt sich, dass Patienten, die mit einem SEMS versorgt wurden, zwar einen kürzeren Krankenhausaufenthalt im Vergleich zur Gruppe der Operierten hatten, aber Spätkomplikationen (Perforation, erneute

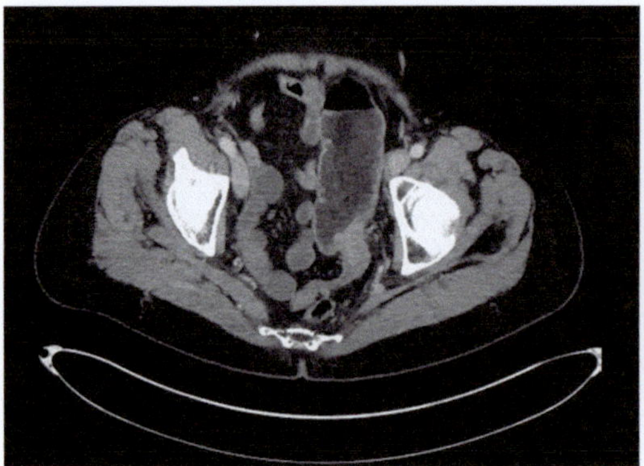

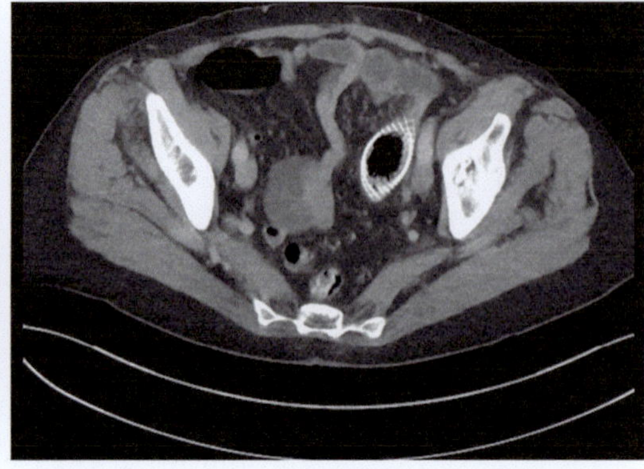

Abb. 3 a, b CT-Scan-Sigmastenose bei peritonealer Metastasierung vor (a) und nach (b) Stentimplantation

Obstruktion, Blutung, Stentmigration, Aspiration während der Intervention) gehäuft auftreten (Ribeiro et al. 2019) (Abb. 3). Hierbei muss zudem zwischen rechts- und linksseitigen Kolonkarzinomen unterschieden werden. Beim rechtsseitigen Karzinom hängen die Erfolgsraten wesentlich von den Fertigkeiten des Endoskopikers ab. Eine populationsbasierte Studie aus den Niederlanden an 4216 Patienten mit linksseitigen obstruktiven Kolonkarzinom verglich als Bridge-to-Surgery-Option die Stomaanlage mit der Stentapplikation (Veld et al. 2020). 3153 der 4216 Patienten konnten nach Überprüfung der Ein- und Ausschlusskriterien in die Studie eingeschlossen werden. Davon erfolgte bei 443 Patienten ein Bridge-to-Surgery-Verfahren, bei 240 dieser Patienten wurde zunächst ein Stoma angelegt und 203 Patienten erhielten einen selbst expandierenden Metallstent. Mittels Propensity Score Matching wurden zwei Gruppen à 121 Patienten gebildet. Das 3-Jahres-Gesamtüberleben betrug 78 % in der Stomagruppe und 71,8 % in der SEMS-Gruppe (HR 0,77; 95-%-KI 0,48–1,22, p = 0,26). Insgesamt zeigen die Ergebnisse sowohl Vorteile als auch Nachteile für die Stomaanlage als Bridge-to-Surgery-Option. So lag die Rate an Major-Komplikationen deutlich niedriger (5,8 % vs. 15,3 %, p = 0,02), jedoch war die Rate an Folgeeingriffen einschließlich Stomarevisionen höher (57,5 % vs. 28,2 %, p < 0,001).

Cave

Ein invasiver Eingriff während oder direkt nach stattgehabter systemischer und/oder bereits erfolgter chirurgischer Therapie ist ein potenziell komplikationsbehafteter Eingriff.

Praxistipp

Die Stentapplikation im Kolon sollte nur für Patienten mit einer kurzen Lebenserwartung und einem hohen Risiko, an der Operation zu versterben, in Betracht gezogen werden.

Bei Patienten unter laufender Chemotherapie, v. a. mit Antiangiogenesehemmern, wird von der Stentapplikation wegen des erhöhten Perforationsrisikos abgeraten (European Society of Gastrointestinal Endoscopy). Prinzipiell unterscheidet man zwischen gecoverten und nichtgecoverten Stents. Eine randomisierte Studie mit 151 Patienten zeigte keinen Unterschied in der Erfolgsrate hinsichtlich der Stentplatzierung zwischen den gecoverten und den nichtgecoverten Stents (96 % vs. 92 %). Die Rate an Stentmigrationen war deutlich höher in der Gruppe der gecoverten Stents (21 % vs. 2 %), die Rate an Tumorinfiltration hingegen niedriger (4 % vs. 15 %) (Shimura und Joh 2016; Park 2010).

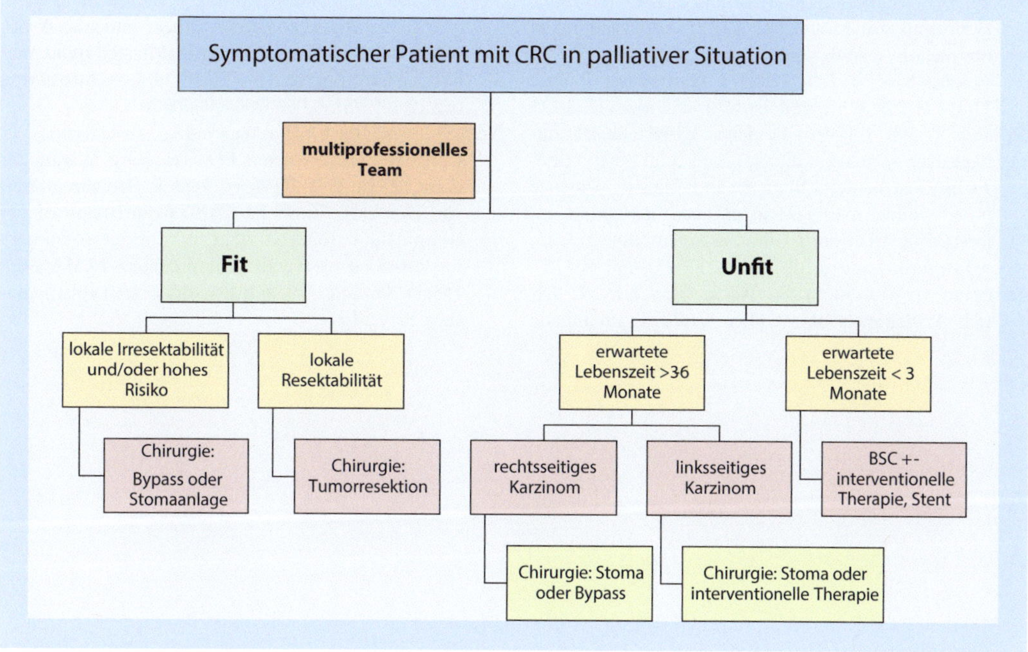

Abb. 4 Flowchart operative/multimodale Behandlungskonzepte

Cave
Bei Patienten unter laufender Therapie mit Antiangiogenesehemmern besteht ein erhöhtes Perforationsrisiko bei der Implantation von Kolonstents.

4 Zusammenfassung

Hauptziele der palliativen Tumorbehandlung sind die Linderung oder Beseitigung tumorbedingter Symptome oder Komplikationen und die Verbesserung der Lebensqualität.

Die chirurgische Strategie – unter Berücksichtigung aller genannten Faktoren – sollte bei lokaler Irresektabilität und/oder hohem Risiko die Anlage einer Bypass-/Umgehungsverbindung oder eines Stomas sein. Handelt es sich um symptomatische rechts- bzw. linksseitige Karzinome mit einem operablen Befund und um einen fitten *Patienten,* so kann eine palliative Resektion unter Abwägung von Nutzen und Risiken erfolgen. Die Applikation von Stents im Kolon sollte Patienten mit einem sehr hohen Operationsrisiko und einer absehbar sehr kurzen Lebenserwartung vorbehalten bleiben (Abb. 4). Der individuelle Patientenwille spielt eine wichtige Rolle!

Literatur

Lam-Boer J, Van der Geest LG, Verhoef C, Elerink ME, Koopman M, de Wit JH (2016) Palliative resection of the primary tumor is associated with improved overall survival in incurable stage IV colorectal cancer: a nationwide population-based propensity-score adjusted study in the Netherlands. Int J Cancer 139(9):2082–2094. ▶ https://doi.org/10.1002/ijc.30240

Park S, Cheon JH, Park JJ, Moon CM, Hong SP, Lee SK, Kim TI, Kim WH (2010) Comparison of efficacies between stents for malignant colorectal obstruction: a randomized, prospective study. Gastrointest Endosc 72(2):304–310. ▶ https://doi.org/10.1016/j.gie.2010.02.046

Rahbari NN, Lordick F, Fink C, Bork U, Stange A, Jäger D, Luntz SP, Englert S, Rossion I, Koch M, Büchler MW, Kieser M, Weitz J (2012) Resection of the primary tumour versus no resection prior to systemic therapy in patients with colon cancer and synchronous unresectable metastases (UICC stage IV): SYNCHRONOUS–a randomised controlled multicentre trial (ISRCTN30964555). BMC Cancer 12:142. ▶ https://doi.org/10.1186/1471-2407-12-142

Ribeiro IB, Hourneaux De Moura DT, Thompson CC, Hourneaux De Moura EG (2019) Acute abdominal obstruction: colonic stent or emergency surgery? An evidence-based review. World J Gastrointest Endsoc 11(3):193–208. ► https://doi.org/10.4253/wjge.v11.i3.193

Shimura T, Joh T (2016) Evidence based clinical management of acute malignant colorectal obstruction. J Clin Gastroenterol Shimura and Takashi: evidence based clinical management of acute malignant colorectal obstruction. J Clin Gastroent 50(4):273–85. ► https://doi.org/10.1097/MCG.0000000000000475

Tarantino I, Warschkow R, Worni M, Cerny T, Ulrich A, Schmied BM, Güller U (2015) Prognostic relevance of palliative primary tumor removal in 37,793 metastatic colorectal cancer patients. A population-based, propensity score-adjusted trend analysis. Ann Surg 262(1):112–20. doi: ► https://doi.org/10.1097/SLA.0000000000000860

Veld JV, Amelung FJ, Borstlap WAA, van Halsema EE, Consten ECJ, Siersema PD, Ter Borg F, van der Zaag ES, de Wilt JHW, Fockens P, Bemelman WA, van Hooft JE, Tanis PJ (2020) Comparison of decompressing stoma vs stent as a bridge to surgery for left-sided obstructive colon cancer. JAMA Surg 155(3):206–215. ► https://doi.org/10.1001/jamasurg.2019.5466

Onkologische Ergebnisse und Prognosefaktoren nach Chirurgie des Kolonkarzinoms

Susanne Merkel

Inhaltsverzeichnis

S. Benz et al. (Hrsg.), *Chirurgie des Kolonkarzinoms*,
https://doi.org/10.1007/978-3-662-60453-3_35

Die meisten Patienten mit einem Kolonkarzinom ohne synchrone Fernmetastasen können kurativ (R0) reseziert werden. In spezialisierten Zentren beträgt die Lokalrezidivrate ca. 2 %. Im Erlanger Register kolorektaler Karzinome werden bei 15 % der Patienten innerhalb von 5 Jahren metachrone Fernmetastasen beobachtet, am häufigsten in Leber, Lunge, Peritoneum und nichtregionären Lymphnoten. Die beobachtete 5-Jahres-Überlebensrate beträgt 76 %. Bei Patienten mit Fernmetastasen spielen auch palliative und neoadjuvante Therapieoptionen eine wichtige Rolle. Mithilfe multimodaler Therapieverfahren können heute 40 % dieser Patienten makroskopisch kurativ behandelt werden. Stadium und R-Klassifikation sind die wichtigsten Prognosefaktoren beim Kolonkarzinom. Molekulare Klassifikationen und molekulare Tumorboards werden sicher zukünftig einen hohen Stellenwert einnehmen.

1 Kohortenstudien in Deutschland

Für große Kohortenstudien zum kolorektalen Karzinom in Deutschland stehen verschiedene Register zur Verfügung. Die Deutsche Gesellschaft für Allgemein- und Viszeralchirurgie hat mit StuDoQ ein Instrument zur Dokumentation mit dem Hauptziel der Qualitätssicherung ins Leben gerufen. Bereits 1999 wurde am An-Institut für Qualitätssicherung in der operativen Chirurgie an der Otto-von-Guericke-Universität eine Studie zur Qualitätssicherung der Chirurgie des kolorektalen Karzinoms initiiert. Das größte Klinikregister zum kolorektalen Karzinom in Deutschland ist das 1978 gegründete Erlanger Register kolorektaler Karzinome. Aus diesem Register konnten die folgenden Ergebnisse zur Verfügung gestellt werden. Sofern nicht anders benannt, beziehen sie sich auf Patienten mit primärer Resektion eines Kolonkarzinoms mit Lymphknotendissektion ohne Appendixkarzinom aus den Jahren 1995 bis 2014 mit einer möglichen Nachbeobachtungszeit von mindestens 5 Jahren.

Praxistipp

Die anatomische Ausbreitung des Kolonkarzinoms vor und nach Therapie, Stadium und R-Klassifikation, sind die wichtigsten Prognosefaktoren beim Kolonkarzinom.

Deshalb werden Patienten mit und ohne Fernmetastasen getrennt dargestellt.

2 Patienten ohne Fernmetastasen

Die meisten Patienten mit einem Kolonkarzinom ohne synchrone Fernmetastasen können kurativ (R0) reseziert werden. Im vorliegenden Krankengut betrug die R0-Resektionsrate 99,2 % (1425/1437).

Die folgenden Auswertungen beziehen sich auf 1406 Patienten aus den Jahren 1995 bis 2014 mit einem Kolonkarzinom ohne synchrone Fernmetastasen, die eine kurative komplette mesokolische Exzision („complete mesocolic excision", CME) erhielten (Hohenberger et al. 2009; Merkel et al. 2016) und deren Tumorstatus bekannt ist.

2.1 Lokalrezidive

Lokoregionäre Rezidive spielen beim Kolonkarzinom eine geringere Rolle als beim Rektumkarzinom. Die 5-Jahres-Lokalrezidivrate betrug insgesamt 3,8 %. Nur ein einziges Lokalrezidiv wurde nach mehr als 5 Jahren beobachtet. Die Lokalrezidivrate war signifikant stadienabhängig: Stadium I: 0,9 %; Stadium II: 1,6 %; Stadium III: 6,2 %; $p < 0{,}001$. Während Lokalrezidive bei pT1- bis pT3-Tumoren und bei pN0- und pN1-Tumoren sehr selten beobachtet wurden, stieg die 5-Jahresrate bei pT4-Karzinomen auf 12,5 % und bei pN2-Karzinomen auf 11,3 % an. Malignitätsgrad, Lymphgefäß- und Veneninvasion spielten keine signifikante Rolle. Durch kontinuierliche Optimierung der Behandlung konnte die Lokalrezidivrate in den Jahren 2005–2014 auf 1,8 % gesenkt werden.

2.2 Metachrone Fernmetastasen

Bei 14,9 % (209/1406) der Patienten wurden metachrone Fernmetastasen beobachtet. Bei 185 der 209 Patienten (88,5 %) wurden die Fernmetastasen innerhalb von 5 Jahren nach Primäroperation diagnostiziert. Häufigste solitäre Lokalisation der Erstmanifestation von Fernmetastasen war die Leber bei 88 Patienten (42,1 %), gefolgt von der Lunge bei 32 Patienten (15,3 %), Peritonealmetastasen bei 12 Patienten (5,7 %) und nichtregionären Lymphnotenmetastasen bei 11 Patienten (5,3 %). Seltenere Lokalisationen von Fernmetastasen waren Knochen, Gehirn, Ovar, Haut und Nebenniere. Bei 52 der 209 Patienten (24,9 %) waren zum Zeitpunkt der Diagnose der Fernmetastasen bereits mehrere Organe metastatisch befallen.

Die 5-Jahresrate für Fernmetastasen betrug 14,4 %. Im untersuchten Zeitraum sank die 5-Jahres-Fernmetastasenrate von 16,0 % in den Jahren 1995–2004 auf 12,8 % in den Jahren 2005–2014 ($p = 0{,}052$). Die Fernmetastasenrate war abhängig von Stadium (Stadium I: 2,5 %; Stadium II: 11,8 %; Stadium III: 28,4 %; $p < 0{,}001$; ◘ Abb. 1a), pT-Kategorie (pT1: 1,2 %; pT2: 5,5 %; pT3: 17,0 %; pT4: 37,2 %; $p < 0{,}001$), pN-Kategorie (pN0: 8,0 %; pN1: 20,5 %; pN2: 46,1 %; $p < 0{,}001$), Malignitätsgrad (low-grade: 12,7 %; high-grade: 19,0 %; $p = 0{,}005$), Veneninvasion (V0: 13,6 %; V1: 41,1 %; $p < 0{,}001$) und Lymphgefäßinvasion (L0: 10,0 %; L1: 24,1 %; $p < 0{,}001$). Beim Vergleich nach Geschlecht der Patienten und Lokalisation der Karzinome (rechtes vs. linkes Kolon) wurden keine signifikanten Unterschiede beobachtet. Im Stadium III war die Fernmetastasenrate bei Patienten mit adjuvanter Chemotherapie signifikant niedriger als bei Patienten, die keine adjuvante Therapie postoperativ erhalten hatten (24,7 % vs. 36,4 %; $p = 0{,}011$).

Bei 68 der 209 Patienten (32,5 %) konnten die Fernmetastasen durch chirurgische Resektion oder interventionelle Ablation makroskopisch komplett entfernt werden. Diese Rate war signifikant höher bei Metastasierung in einem einzigen Organ (65/157 = 41,4 %), insbesondere bei Lebermetastasen in 47 % (41/88), Lungenmetastasen in 41 % (13/32) und nichtregionären Lymphknotenmetastasen in 45 % (5/11) der Fälle. Auch durch den Einsatz multimodaler Therapieverfahren konnte die Rate der kurativ resezierten Patienten von 29 % in den Jahren vor 2004 auf 38 % in den Jahren ab 2005 gesteigert werden.

Praxistipp

Ein konsequentes Restaging unter palliativer Therapie bei Patienten mit primär inoperablen Fernmetastasen und Therapiewunsch erhöht die kurative Resektionsrate (Wein et al. 2015).

2.3 Überlebensanalysen

Für die Berechnung des Überlebens stehen mehrere Methoden zur Verfügung. Das Wissen, welche Methode angewandt wurde, ist wichtig, wenn verschiedene Kollektive verglichen werden sollen, da die Unterschiede erheblich sind (Merkel et al. 2012).

Die am meisten verbreitete Methode stellt das beobachtete Überleben (Gesamtüberleben, Overall Survival) dar. Sie ist robust gegenüber Fehlern, und die Anzahl fehlender Werte ist im Allgemeinen gering.

Das krankheitsfreie Überleben bezieht sich auf die Zeitspanne von der Operation bis zum Auftreten eines Rezidivs (lokoregionär oder Fernmetastasen) oder dem Tod jeder Ursache und erfordert entsprechend der Definition genauere Angaben zum Auftreten des ersten Rezidivs.

Das krebsbezogene Überleben erfordert die Angabe der Todesursache. Hier wird die Zeit von der Resektion bis zum Tod am Karzinom (lokoregionäres Rezidiv und/oder Fernmetastasen oder postoperativer Tod bei einer Nachoperation) analysiert.

Bei der relativen Überlebensrate wird die Überlebenszeit in Bezug zum Überleben in der Allgemeinbevölkerung Deutschlands gesetzt unter Berücksichtigung von Alter, Geschlecht und Kalenderjahr der Operation.

2.4 Gesamtüberleben

Die 5-Jahres-Überlebensrate (Gesamtüberleben, beobachtetes Überleben, Overall Survival) aller 1406 Patienten ohne Ausschluss der postoperativ verstorbenen Patienten betrug 76,3 %. Auch sie war signifikant abhängig von Stadium (Stadium I: 84,0 %; Stadium II: 77,9 %; Stadium III: 67,5 %; $p=0{,}003$; ◘ Abb. 1b), pT-Kategorie (pT1: 85,7 %; pT2: 83,4 %; pT3: 74,4 %; pT4: 59,7 %; $p<0{,}001$), pN-Kategorie (pN0: 80,4 %; pN1: 74,0 %; pN2: 53,6 %; $p<0{,}001$), Veneninvasion (V0: 76,7 %; V1: 63,3 %; $p=0{,}015$) und Lymphgefäßinvasion (L0: 79,0 %; L1: 70,6 %; $p=0{,}012$), zusätzlich auch von der Lokalisation des Karzinoms (linkes Kolon: 78,2 %; rechtes Kolon: 74,1 %; $p=0{,}012$) und dem Geschlecht der Patienten (männlich: 74,2 %; weiblich: 79,4 %; $p=0{,}024$).

2.5 Krankheitsfreies, krebsbezogenes und relatives Überleben

Auch das krankheitsfreie Überleben ist stadienabhängig (5-Jahresrate Stadium I: 82,7 %; Stadium II: 72,3 %; Stadium III: 59,1 %; $p<0{,}001$; ◘ Abb. 1c), ebenso das krebsbezogene Überleben (5-Jahresrate Stadium I: 98,2 %; Stadium II: 93,6 %; Stadium III: 79,4 %; $p<0{,}001$; ◘ Abb. 1d). Wie groß die Unterschiede der verschiedenen Methoden der Überlebensanalysen sind, wird am Gesamtpatientengut in ◘ Abb. 2 dargestellt. Nach 5 Jahren beträgt die Differenz zwischen krankheitsfreiem Überleben (71,0 %) und krebsbezogenem Überleben (90,4 %) fast 20 %.

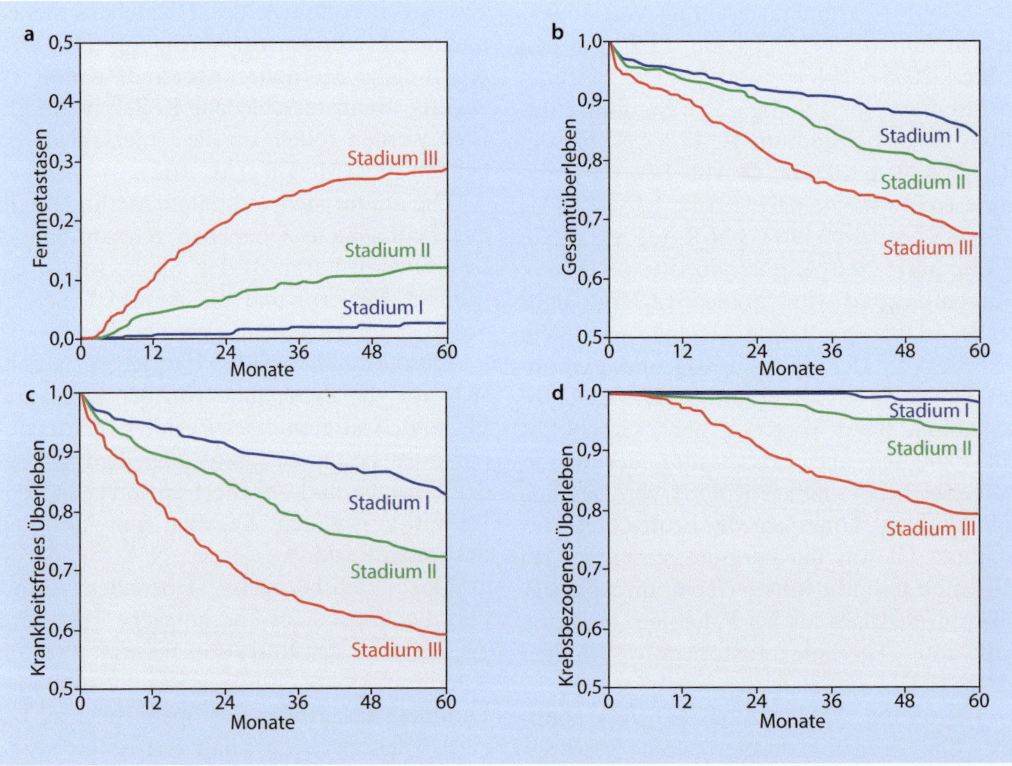

◘ **Abb. 1** **a** Fernmetastasierung in Abhängigkeit vom pathologischen Stadium, Stadium I–III. **b** Gesamtüberleben in Abhängigkeit vom pathologischen Stadium, Stadium I–III. **c** Krankheitsfreies Überleben in Abhängigkeit vom pathologischen Stadium, Stadium I–III. **d** Krebsbezogenes Überleben in Abhängigkeit vom pathologischen Stadium, Stadium I–III

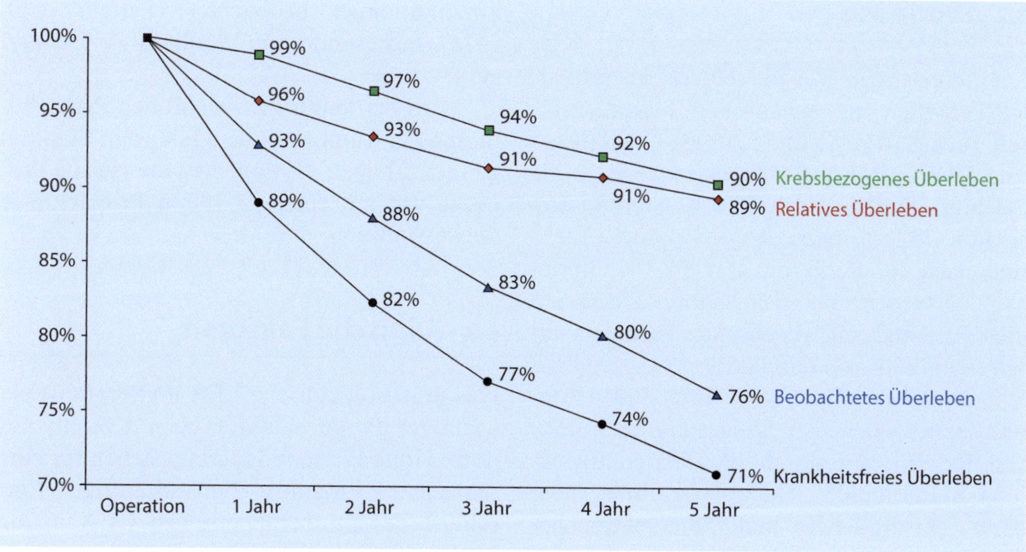

Abb. 2 Ergebnisse der verschiedenen Methoden von Überlebensanalysen, Stadium I–III

Praxistipp

Überlebensraten können nur unter Kenntnis der angewandten Methode interpretiert werden (Merkel et al. 2012).

3 Patienten mit synchronen Fernmetastasen

Behandlung und Prognose von Patienten mit einem Kolonkarzinom mit Fernmetastasen unterscheiden sich erheblich von Patienten ohne Fernmetastasen. Hier spielen auch palliative und neoadjuvante Therapieverfahren eine wichtige Rolle. Die Frage, ob der Primärtumor bei Patienten mit Fernmetastasen immer reseziert werden soll, wird kontrovers diskutiert. In die folgende Auswertung gehen 420 Patienten im Stadium IV ein, bei denen der Primärtumor im Kolon reseziert wurde, darunter 229 (54,5 %) im Stadium IVA (Fernmetastasen in einem Organ), 43 (10,2 %) im Stadium IVB (Fernmetastasen in mehreren Organen) und 148 (35,2 %) im Stadium IVC (Fernmetastasen im Peritoneum ± andere Fernmetastasen). Am häufigsten war die Leber (73,8 %) befallen, gefolgt von Peritonealmetastasen (35,2 %), Lungenmetastasen (10,0 %) und nichtregionären Lymphknotenmetastasen (10,2 %). Synchrone Fernmetastasen in Gehirn, Ovar, Knochen, Haut und Nebenniere waren selten.

3.1 R-Klassifikation

Bei 98 Patienten (23,3 %) konnte eine kurative Resektion der Fernmetastasen durchgeführt werden. Bei 15 Patienten (3,6 %) wurde die Operation als R1 (mikroskopisch Residualtumor) und bei 21 Patienten (5,0 %) als RX klassifiziert (nach Ablation von Lebermetastasen oder nach Peritonektomien wegen Metastasen). Die Weiterentwicklung neuer Chemotherapeutika und Biologicals unterstützt einen kontinuierlichen Anstieg der R0-Resektionsrate. So betrug die Rate an makroskopisch kurativen Resektionen in den Jahren 1995–2004 noch 26,0 % (58/223), in den Jahren 2005–2014 bereits 38,6 % (76/197). Auch bei synchronen Fernmetastasen ist ein konsequentes Restaging bei zunächst palliativ behandelten Patienten mit Therapiewunsch wichtig.

3.2 Prognose

Die beobachtete 2-Jahres-Überlebensrate aller Patienten mit synchronen Fernmetastasen betrug 41,5 %, die 5-Jahres-Überlebensrate 19,8 %. Nach R0-Resektion betrug die 2-Jahres-Überlebensrate 76,4 %, nach R1-Resektion 73,3 %, nach RX-Resektion 61,9 % und nach R2-Resektion nur 26,3 %. Insgesamt verbesserte sich das 2-Jahres-Überleben aller Patienten mit synchronen Fernmetastasen signifikant von den Jahren 1995–2004 mit 35,6 % auf 48,1 % in den Jahren 2005–2014, was insbesondere der Steigerung an kurativen Resektionen durch die Weiterentwicklung multimodaler Therapieverfahren, aber auch chirurgischer und interventioneller Techniken zu verdanken ist.

4 Prognosefaktoren beim Kolonkarzinom

Prognosefaktoren werden von der UICC (Union International Contre le Cancer) unterteilt in patientenbezogene, tumorbezogene und therapiebezogenen Prognosefaktoren und weiter nach gesicherten und wahrscheinlichen Prognosefaktoren differenziert (Hermanek und Sobin 1995). Die Kenntnis dieser Faktoren (Compton et al. 2000; Compton 2019) ist wichtig, um die Therapie für den Patienten zu planen und daraus schließlich die Qualitätsindikatoren der Prozess- und Ergebnisqualität abzuleiten. Beim Kolonkarzinom unterstützen die Prognosefaktoren vor allem die Indikation für eine adjuvante Chemotherapie.

4.1 Makroskopie

Kolonkarzinome werden entsprechend ihrer embryologischen Entwicklung in rechtsseitige (Zökum bis zwei Drittel des Colon transversum) und linksseitige (rechtes Transversumdrittel bis Sigma) unterschieden. Bei rechtsseitigen Kolonkarzinomen wird eine schlechtere Prognose als bei linksseitigen Kolonkarzinomen beobachtet (Petrelli et al. 2016), insbesondere im Stadium IV (Arnold et al. 2017).

Wird bei multiplen synchronen Primärtumoren der Tumor mit dem höchsten Stadium gewertet, haben die Patienten die gleiche Prognose wie mit einem solitären Primärtumor dieses Stadiums.

4.2 Klinische Faktoren

Das prätherapeutische CEA im Serum ist ein wichtiger Prognosefaktor beim Kolonkarzinom. Hohe Werte präoperativ stehen für eine schlechtere Prognose. Ein zukünftiger Einschluss des prätherapeutischen CEA in die TNM-Klassifikation des Kolonkarzinoms wird diskutiert.

Obstruktion und Perforation, die einen Notfalleingriff erforderlich machen, stellen einen ungünstigen Prognosefaktor dar (Chen et al. 2017).

4.3 Histologie

Die meisten Kolonkarzinome sind Adenokarzinome. Siegelringzellkarzinome stellen einen aggressiven Subtyp mit schlechter Prognose dar, wohingegen medulläre Adenokarzinome eine eher günstige Prognose haben.

Der Malignitätsgrad oder histologische Differenzierungsgrad berücksichtigt den Grad ausgebildeter Drüsen; die UICC unterteilt dabei in 4 Grade (G1 = gut differenziert bis G4 = undifferenziert), während die WHO ein zweistufiges System empfiehlt (low-grade und high-grade). Mit zunehmendem Malignitätsgrad verschlechtert sich die Prognose.

4.4 Tumorausbreitung

Die TNM-Klassifikation ist das wichtigste Klassifikationssystem beim Kolonkarzinom (Brierly et al. 2017). T beschreibt den Tumor, N die regionären Lymphknoten(metastasen) und M die Fernmetastasen. Es ist sowohl eine klinische (cT, cN, cM) als auch eine pathologische (pT, pN, pM) Klassifikation vorgesehen. Für T4 finden sich Subkategorien (T4a: Tumor perforiert viszerales Peritoneum, T4b: Tumor infiltriert direkt in andere Organe oder Strukturen), ebenso für N1 und N2. Die Anzahl der metastatisch befallenen regionären Lymphknoten ist ein wichtiger Prognosefaktor. Die Berechnung des Lymphknotenquotienten aus befallenen zu untersuchten Lymphknoten wird immer wieder vorgeschlagen. Eine Mindestzahl von 12 untersuchten regionären Lymphknoten wird empfohlen, um pN0 zu klassifizieren. Extramurale Tumorknötchen bzw. Satelliten im perikolischen Fettgewebe im Lymphabflussgebiet des Kolonkarzinoms werden als pN1c klassifiziert, wenn kein regionärer Lymphknoten befallen ist. Dies soll verdeutlichen, dass sich mit der Diagnose von Satelliten die Prognose ähnlich verschlechtert wie bei der Diagnose regionärer Lymphknotenmetastasen. Die Subklassifikation von M1 berücksichtigt Anzahl und Lokalisation der metastatisch befallenen Organe – M1a: Fernmetastasen in einem Organ; M1b: Fernmetastasen in mehreren Organen, M1c: Peritonealmetastasen ± andere Fernmetastasen.

Lymphgefäß- und Veneninvasion sind weitere wichtige Prognosefaktoren, deren Diagnose eine ungünstige Prognose vorhersagt. Auch die Perineuralscheideninvasion stellt wahrscheinlich einen eher ungünstigen Prognosefaktor dar.

4.5 R-Klassifikation

Die R-Klassifikation beschreibt die Tumorausbreitung nach erfolgter chirurgischer Therapie und gehört ebenfalls zu den bedeutendsten Prognosefaktoren beim Kolonkarzinom. Die aktuell gültige Klassifikation unterscheidet zwischen R0 (kein Residualtumor), R1 (mikroskopischer Residualtumor), R2 (makroskopischer Residualtumor) und RX (Vorhandensein von Residualtumor kann nicht beurteilt werden). Die Berücksichtigung eines Sicherheitsabstands von >1 mm für die Klassifikation von R0 wird regelmäßig diskutiert (Wittekind et al. 2009), ist aber noch kein offizieller Bestandteil der R-Klassifikation.

4.6 Chirurg und Klinik

Die Studiengruppe kolorektales Karzinom (SGKRK) konnte im Rahmen einer multizentrischen Kohortenstudie den Chirurgen bzw. die behandelnde Klinik als unabhängigen Prognosefaktor beim Kolonkarzinom identifizieren (Hermanek et al. 2000). Dies konnte wiederholt auch im Rahmen von Studien zur adjuvanten Chemotherapie bestätigt werden.

4.7 Immunhistochemie und molekulare Faktoren

Die Untersuchung der MMR-Proteine und die Diagnose eines Lynch-Syndroms spielen eine weitere wichtige prognostische Rolle. Die Untersuchung von *BRAF-*, *KRAS-*, *NRAS-*Mutationen gehört beim metastasierten Kolonkarzinom bereits zum Klinikalltag, um die bestmögliche (intensivierte) Kombinationschemotherapie auszuwählen. Molekulare Klassifikationen, prognostische molekulare Profile und molekulare Tumorboards werden sicher zukünftig einen bedeutenden Stellenwert einnehmen.

Literatur

Arnold D, Lueza B, Douillard JY, Peeters M, Lenz HJ, Venook A, Heinemann V, Van Cutsem E, Pignon JP, Tabernero J, Cervantes A, Ciardiello F (2017) Prognostic and predictive value of primary tumour side in patients with RAS wild-type metastatic colorectal cancer treated with chemotherapy and EGFR directed antibodies in six randomized trials. Ann Oncol 28:1713–1729

Brierly JD, Gospodarowicz MK, Wittekind C (Hrsg) (2017) TNM Classification of malignant tumours, 8. Aufl. Wiley Blackwell, Oxford

Chen TM, Huang YT, Wang GC (2017) Outcome of colon cancer initially presenting as colon perforation and obstruction. World J Surg Oncol 15:164

Compton CC (2019) Pathology and prognostic determinants of colorectal cancer. ▸ https://www.uptodate.com/contents/pathology-and-prognostic-determinants-of-colorectal-cancer/print

Compton CC, Fielding LP, Burgart LJ, Conley B, Cooper HS, Hamilton SR, Hammond ME, Henson DE, Hutter RV, Nagle RB, Nielsen ML, Sargent DJ, Taylor CR, Welton M, Willett C (2000) Prognostic factors in colorectal cancer. College of American Pathologists Consensus Statement 1999. Arch Pathol Lab Med 124:979–994

Hermanek P, Sobin LH (1995) Colorectal Carcinoma. In: Hermanek P, Gospodarowicz MK, Henson DE, Hutter RVP, Sobin LH (Hrsg) Prognostic factors in cancer, 1. Aufl. Springer, Berlin, S 64–79

Hermanek P, Mansmann U, Staimmer DS, Riedl S, Hermanek P (2000) The German experience: the surgeon as a prognostic factor in colon and rectal cancer surgery. Surg Oncol Clin N Am 9:33–49

Hohenberger W, Weber K, Matzel KE, Papadopoulos T, Merkel S (2009) Standardised surgery for colonic cancer: complete mesocolic excision (CME) and central ligation – technical notes and outcome. Colorectal Dis 11:354–365

Merkel S, Schellerer V, Weber K, Göhl J, Hohenberger W (2012) Assessment of advances of outcome quality in colon carcinoma at a single center. Colorectal Cancer 1:215–224

Merkel S, Weber K, Matzel KE, Agaimy A, Göhl J, Hohenberger W (2016) Prognosis of patients with colonic carcinoma before, during and after implementation of complete mesocolic excision. Br J Surg 103:1220–1229

Petrelli F, Tomasello G, Borgonovo K, Ghidini M, Turati L, Dallera P, Passalacqua R, Sgroi G, Barni S (2016) Prognostic survival associated with left-sided vs right-sided colon cancer: a systematic review and meta-analysis. JAMA Oncol 3:211–2019

Wein A, Emmert M, Merkel S, Harich H-D, Siebler J, Thiemann R, Lamberti C, Göttler B, Fries S, Kiani A, Schlag R, Grüner M, Steinbild S, Eberl S, Pohl-Dernick K, Dörje F, Horbach T, Schöffski O, Neurath MF, Hohenberger W (2015) Palliative treatment of colorectal cancer with secondary metastasis resection in Germany – impact of the multidisciplinary treatment approach on prognosis and cost: The Northern Bavaria IVOPAK I Project. Oncology 88:103–121

Wittekind C, Compton C, Quirke P, Nagtegaal I, Merkel S, Hermanek P, Sobin LH (2009) A uniform residual tumour classification. Integration of the R classification and the circumferential margin status. Cancer 115:3483–3488

Strukturelle Voraussetzungen für die Behandlung des Kolonkarzinoms – Entwicklung und Umsetzungsmodelle

Hans Henning Nölcke und Benno Stinner

Inhaltsverzeichnis

S. Benz et al. (Hrsg.), *Chirurgie des Kolonkarzinoms*,
https://doi.org/10.1007/978-3-662-60453-3_36

Die Voraussetzungen zur onkologischen Behandlung des Kolonkarzinoms haben sich in den letzten Jahrzehnten erheblich verändert. Aus der ehemaligen bilateralen Arzt-Patient-Behandlung ist ein Prozess geworden, an dem immer mehr ärztliche Disziplinen beteiligt sind, der sich aber auch für viele Unterstützungsprofessionen wie z. B. Psychoonkologie etc. geöffnet hat.
Geschuldet ist dies der erheblichen Diversifizierung der Behandlung und der Erkenntnis, dass moderne onkologische Therapie einen ganzheitlichen Anspruch haben muss. Folgerichtig mussten die technischen, personellen und strukturellen Anforderungen an ein solches Behandlernetzwerk definiert und evaluiert werden. Hierzu sind verschiedene Qualitätsmanagementsysteme angewendet worden. Als das umfassendste, den gesamten Behandlungsverlauf des Patienten betreffende Regelwerk wird die Initiative der Deutschen Krebsgesellschaft beispielhaft vorgestellt.

1 Vom Einzelkämpfer zum Behandlungsteam

Das Verhältnis zwischen Arzt und Patient – oder anfangs zwischen Heilkundigem und Patient – war über Jahrhunderte eine bilaterale Beziehung. Wissenschaftlicher Ansatz und Fortschritt, aber auch technische Errungenschaften und pharmakologische Forschung haben im letzten Jahrhundert Diagnostik und Therapie erheblich verändert und zum Wohle der Patienten entwickelt.

So gibt es z. B. nicht mehr *den* Chirurgen oder Internisten, sondern eine Vielzahl von Spezialisierungen und Subspezialisierungen, um das Wissen und Können aktuell und perfekt einzusetzen.

Darüber hinaus haben sich neben der Gesundheits- und Krankenpflege weitere Professionen um den Patienten etabliert, um einen gesellschaftlich allgemein akzeptierten ganzheitlichen Behandlungsansatz zu gewährleisten.

Das Ende dieser Entwicklung scheint noch nicht erreicht, denn auf vielen Gebieten werden neue Wege beschritten, wie die individualisierte Tumortherapie basierend auf molekulargenetischer Diagnostik oder die Weiterentwicklung der minimalinvasiven Chirurgie durch den Einsatz von Robotern.

Praxistipp

Diversifizierung von Behandlungsanforderungen erfordert definierte Bedingungen an die Struktur!

Diese Chancen und Möglichkeiten sind heute auch für den einzelnen Arzt nur bedingt zu überblicken und in der Kommunikation mit einem betroffenen Patienten angemessen abzurufen und so zu vermitteln, dass ein stabiles Vertrauensverhältnis als Basis einer erfolgreichen Behandlung geschaffen werden kann.

Neben diesen Entwicklungen bleibt für den Arzt und den Patienten und seinen Angehörigen am Ende grundsätzlich die Frage: „Ist denn damit alles besser geworden?“

Diese Frage ließ sich in der Vergangenheit nicht immer leicht beantworten. Daten, die eine solche Verbesserung belegen konnten und die der Politik und den Kostenträgern, aber auch den betroffenen Patienten zeigen, dass die Diagnostik und Behandlung zum gewünschten möglichen Erfolg führen würden, lagen nicht in erforderlichem Umfang vor oder zeigten sogar Defizite.

Die Vorstellung der EUROCARE-II-Studie, die Deutschland zur Jahrtausendwende bei der Überlebenszeit von Patienten mit Brust- und Darmkrebs nur im Mittelfeld zeigte (Berrino et al. 1999), führte zu einem wesentlichen politischen Anstoß, die Versorgungsstruktur neu zu überdenken.

Basierend auf den daraus resultierenden Anforderungen des Europäischen Parlaments hat die Deutsche Krebsgesellschaft 2003 im Auftrag der Bundesregierung ein Anforderungssystem für Brustkrebs und 2006 ein System für Darmkrebs entwickelt und damit versucht, die modernen strukturellen Anforderungen an die Behandlung des kolorektalen Karzinoms zu definieren.

Parallel wurde vom Bundesministerium für Gesundheit der Nationale Krebsplan im Jahr 2008 als breit aufgestellte und konsentierte Aktion auf den Weg gebracht, der in vier Handlungsfeldern Ziele zur Verbesserung der onkologischen Behandlung vorgibt (BMG 2011), die diese Anforderung für eine ganze Reihe von Tumorentitäten als pars pro toto definiert.

Basierend auf der Entwicklung der Brust- und Darmkrebszentren der Deutschen Krebsgesellschaft wird in diesem Plan ein dreistufiges System von Organkrebszentren, onkologischen Zentren und onkologischen Spitzenzentren vorgesehen (◘ Abb. 1). Dabei werden die Organkrebszentren und die onkologischen Zentren von der Deutschen Krebsgesellschaft und die onkologischen Spitzenzentren von der Deutschen Krebshilfe evaluiert.

Basis dieser Konstruktion ist die Annahme, dass eine leitliniengerechte Behandlung über die gesamte Behandlungskette auch das gesamte onkologische Behandlungsergebnis verbessert. Um diese Leitlinien auf dem aktuellen Stand zu halten, kooperieren die Deutsche Krebsgesellschaft, die Deutsche Krebshilfe und die Arbeitsgemeinschaft der wissenschaftlichen medizinischen Fachgesellschaften im Leitlinienprogramm Onkologie (AWMF 2017).

Praxistipp

Leitliniengerechte Behandlung wird als Ausgangsvoraussetzung für ein möglichst gutes Gesamtbehandlungsergebnis angenommen.

Es ist also vorgesehen, dass grundsätzlich bei allen Partnern Einigkeit besteht, dass die Behandlung von Patienten mit einem Kolonkarzinom in Anlehnung an die aktuelle S3-Leitlinie der AWMF erfolgt. Unabhängig davon bleibt die persönliche Bewertung aus der bilateralen Beziehung von Arzt und Patient weiter bestehen. Ein Patient ist ein Patient mit all seinen Besonderheiten und individuellen Bedürfnissen und wird niemals umfassend durch eine Leitlinie abgebildet.

Cave

Leitlinie ersetzt weder ärztliche Bewertung noch gesunden Menschenverstand!

Da sich grundsätzlich jede Intervention an ihrer messbaren Verbesserung prüfen lassen muss, waren Instrumente der Ergebnisdokumentation zu schaffen. Ein wichtiger Schritt hierfür war das Krebsfrüherkennungs- und -registergesetz von 2013, das, wenn auch für jedes Bundesland individuell, die Einrichtung von klinischen

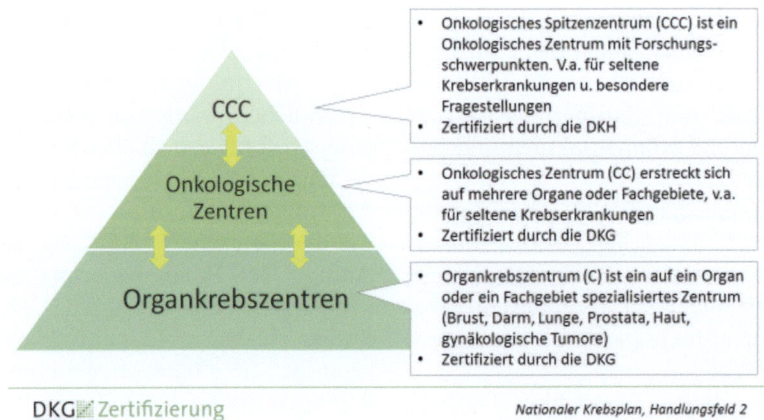

◘ **Abb. 1** Drei Stufen Modell der onkologischen Versorgung in Deutschland. (Copyright: Deutsche Krebsgesellschaft e. V.)

Krebsregistern fordert, um belastbare Daten und Ergebnisse zur Qualität der onkologischen Versorgung zu erhalten (BMG 2013).

Es sollte also ein leitlinien- und damit evidenzbasiertes System aufgebaut werden, das für die wichtigsten Tumorentitäten in einem großen Konsens die gesellschaftlich akzeptierten Bedingungen umfassend definiert. Diese Anforderungen sind explizit nicht nur auf den technischen Behandlungsprozess beschränkt, sondern beziehen gezielt auch „Unterstützungsbereiche" verbindlich mit ein. Der Anspruch geht von der Verhütung der Krankheit bis zur Dokumentation des endgültigen Behandlungserfolges, gemessen am Überleben des betroffenen Kollektivs.

Praxistipp

Strukturanforderungen der Behandlungskette des Kolonkarzinoms sollten leitlinienbasiert sein und alle Bereiche der Behandlungskette umfassen.

2 Prävention

Den Vorgaben zu Diagnostik und Behandlung ist die Prävention der asymptomatischen Bevölkerung voranzustellen, eine Aufgabe, für die grundsätzlich Hausärzte und niedergelassene Fachärzte zuständig sind. Hier handelt es sich streng genommen also noch gar nicht um eine „Behandlungskette", da ja nichterkrankte Personengruppen erreicht werden sollen. Nichtsdestoweniger ist eine Aktivität in diesem Bereich sinntragend, will man als übergeordnetes Ziel die Erkrankungssterblichkeit für eine Population senken. Die Aufnahme dieser Aktivität in eine Strukturanforderung der „Behandlerkette" ist sinnvoll, weil diese Aktivität letztendlich nur durch die Expertise der Behandler umzusetzen ist.

3 Anforderung an die Diagnostik

Die Früherkennung und die Durchführung der Vorsorgekoloskopie braucht einen geregelten Ablauf und definierte Strukturqualität, um Patienten auf hohem Niveau und mit hoher Sicherheit betreuen zu können. Bei der Detektion und Betreuung von Risikogruppen, aber auch bei der koloskopischen Behandlung großer Polypen ist eine enge Kooperation von niedergelassenen und stationär tätigen Gastroenterologen sinnvoll und deswegen zu reglementieren. Auch wenn die Mindestmengendiskussion hier nicht weiter ausgeweitet werden soll, gilt ein Zusammenhang zwischen Untersuchererfahrung und Ergebnis als allgemein akzeptiert. Auch eine formale Mindestqualifikation ist mittlerweile bundesweit weitgehend umgesetzt, die „Gelegenheitskoloskopie" gehört der Vergangenheit an. Anforderungen an die Vollständigkeit und Komplikationshäufigkeit sind definiert und müssen mit Bilddokumentation nachgewiesen werden.

Beim Polypenmanagement ist zusätzlich eine enge Abstimmung mit der Pathologie erforderlich, um die Qualität der Präparate und die pathologische Befundung so abzustimmen, dass eine zuverlässige Beurteilung gesichert ist. Die Anforderung des Pathologen und der Inhalt des Informationsflusses dürfen nicht beliebig sein.

Nach Detektion eines Adenokarzinoms sind der weiteren Diagnostik Regeln zu geben.

Diagnostische Basisanforderung sind immer noch eine Sonografie und Röntgenaufnahmen des Thorax in zwei Ebenen sowie die Bestimmung von Tumormarkern (CEA). Mit der technischen Weiterentwicklung werden diese Anforderungen aber modifiziert werden, wobei auch Ressourcenallokation eine Rolle spielen wird.

Ergänzende Diagnostik mit Computertomografie und MRT sind im Einzelfall nötig, hier gehen die Empfehlungen mittlerweile bis zu den vorzuhaltenden Geräteklassen. Genau wie die Definitionen der aktuellen Notfallversorgung Vorhalteleistung von apparativer Diagnostik immer mehr reglementieren, gilt dies auch im Rahmen der Therapie des Kolonkarzinoms. Zur frühzeitigen Detektion von Komplikationen sollte ein CT im Behandlungsprozess rund um die Uhr und 7 Tage pro Woche zur Verfügung stehen.

In der Diskussion der vergangenen Jahre hat sich immer wieder für die unterschiedlichsten komplexeren Operationen bestätigt, dass die besseren Ergebnisse in Zentren nicht primär auf die bessere Initialbehandlung zurückzuführen sind, sondern auf das bessere Komplikationsmanagement. Auch hierbei sind eindeutige Vorgaben auch an die Art der sich ständig entwickelnden apparativen Anforderungen zu definieren.

Zusammenfassend ist für die Diagnostik eines kolorektalen Karzinoms eine geregelte Zusammenarbeit der Fachrichtungen Gastroenterologie, Pathologie, Radiologie und Chirurgie nötig. Hierbei sind eindeutige strukturelle Bedingungen und persönliche Expertise zu definieren.

Praxistipp

Die Zusammenarbeit in der Diagnostik des Kolonkarzinoms soll im Zusammenspiel der Fachdisziplinen nicht mehr zufällig sein!

4 Anforderung an die Therapieplanung

Wenn auch viele Kolonkarzinome allein operativ behandelt werden, gibt es eine Reihe von Patienten, für die alternative Konzepte gelten können.

Um diesen Patienten eine individuell angepasste Therapie anzubieten, ist eine gemeinsame Abstimmung der Partner aus der Diagnostik mit den Therapeuten, also Viszeralchirurgen, Radioonkologen und Onkologen, erforderlich. Dazu dient die interdisziplinäre Tumorkonferenz, die nur dann zu sinnvollen Ergebnissen führen kann, wenn sie korrekt mit allen relevanten Befunden vorbereitet ist, alle „Schlüsselpartner" anwesend sind und sie ein standardisiertes und dokumentiertes Format hat (Jalil et al. 2013).

Cave

Eine interdisziplinäre Tumorkonferenz mit klar definierten Anforderungen an Teilnehmerqualifikation, technischen Ablauf und Protokollierung ist die zentrale strukturelle Anforderung an eine moderne onkologische Behandlung!

Keine Tumorkonferenz, keine onkologische Behandlung!

Nur interdisziplinär steht die erforderliche Expertise zur Verfügung, um zu entscheiden, wann ein komplexes Kolonkarzinom zuerst onkologisch behandelt oder primär operiert und dann medikamentös behandelt wird. Beim Kolonkarzinom besteht die Diskussion, dass in vielen Fällen die Behandlung eindeutig ist und keiner interdisziplinären Bewertung bedarf. Richtig ist tatsächlich, dass in sogenannten „Routinefällen" eine Tumorkonferenzbesprechung nur in ca. 3,4 % der Fälle die Behandlung variiert. Das erhöht sich aber drastisch auf bis zu 50 % in komplexen Fällen, woraus manche Autoren die Empfehlung ableiten, die Diskussion auf diese komplexen Patienten zu beschränken (Ryan und Faragher 2014).

Cave

Die Zeit des „Alleinbestimmers" in der Onkologie ist vorbei: Die Therapie darf nicht davon abhängen, durch welche Tür der Patient in die Behandlungskette kommt!

Das Ergebnis ist zu dokumentieren, Abweichungen sind wieder vorzustellen, erneut zu bewerten und im Verlauf nachvollziehbar zu machen.

Auch die Entscheidung bei einem T1-Karzinom im Adenom, das Vorgehen bei Rezidiv oder Metastasen und die Richtungswechsel in der Behandlung müssen in einer Tumorkonferenz bewertet werden.

Cave

Die Therapieempfehlung der Tumorkonferenz ist kein Gesetz! Der Arzt, der den Patienten kennt, muss die Empfehlung der Tumorkonferenz „übersetzen" und dann gemeinsam mit dem Patienten einen Therapieplan erstellen. Abweichungen von der Empfehlung sind meldepflichtig!

5 Anforderung an die Therapie

Die operative Behandlung des Primärtumors, aber auch die der Metastasen, ist beim Kolonkarzinom in der Regel der zentrale Schritt der Tumortherapie.

Die Strategie und das Ausmaß der Resektion des tumortragenden Dickdarmanteils und seines Lymphabflussgebiets sind standardisiert und oft für den Patienten prognosebestimmend. Die formale und quantitative Expertise des Therapeuten ist deswegen ebenso nachzuweisen wie die technische Qualität der Institution.

Praxistipp

Die Frage der Mindestmenge von Operateur und Institution wird fachlich nach wie vor diskutiert, ist aber vom Patienten längst entschieden. Niemand möchte von einem „Gelegenheitsoperateur“ therapiert werden.

Vorgaben bezüglich des operativen Zugangs – konventionell oder minimalinvasiv – werden derzeit von der in Deutschland gültigen S3-Leitlinie nicht gemacht. Bei nachgewiesener onkologischer Gleichwertigkeit wird sich das kleinere Zugangstrauma bei geeigneten Patienten und vorhandener technischer Expertise durchsetzen. Aber: Niemals rechtfertigt das kleinere Zugangstrauma onkologische Kompromisse bei ausgedehnten Befunden.

Die Anforderung an die Expertise gilt ebenso für die Chirurgie von Metastasen sowohl in der Leber als auch – seltener – in der Lunge. Dazu gehören auch alternative Methoden zur Intervention bei Metastasen wie Radiofrequenzablation, selektive interne Radiotherapie, laserinduzierte interstitielle Thermotherapie oder transarterielle Chemoembolisation. Diese Kooperationen sollten insbesondere auch bezüglich der Prüfung der Indikation und Machbarkeit organisiert und strukturiert sein. Dazu ist eine Videokonferenz, die Übersendung der Unterlagen und Bildgebung an das Zentrum oder eine Vorstellung des Patienten möglich.

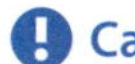 **Cave**

Die Bewertung einer Behandlungsstrategie in komplexen Erkrankungsstadien darf für den Patienten nicht zufällig sein!

Die Durchführung komplexer, auch palliativer Behandlungsstrategien beim Kolonkarzinom ist nach heutigem Standard ohne Einbeziehung von Onkologie und Radioonkologie nicht mehr denkbar. Auch für diese Disziplinen sind Behandler- und Institutionsanforderungen zu definieren (Menge, Geräteausstattung, Ausfallkonzept).

Hinzu kommt eine immer größer werdende Bedeutung der differenzierten Pathologie. Neben den klassischen Befunden, die aus Makro- und Mikroskopie zu erheben sind, sind viele weitere immunhistochemische und molekulargenetische Parameter hinzugekommen, um eine individualisierte Therapie planen zu können.

Praxistipp

Interdisziplinarität mit klar definierten Anforderungen an alle Partner muss Standard bei der Behandlung des Kolonkarzinoms sein. Bei Fehlen eines Partners in einer Institution kann sie über strukturierte Kooperation gewährleistet werden.

Darüber hinaus gilt es stationäre und ambulante Angebote zu vernetzen, um eine reibungslose und sichere Versorgung und Betreuung von Patienten, aber auch ihrer Angehörigen, zu gewährleisten.

6 Anforderung an die supportive Behandlung

Neben der klassischen Krankenpflege, die den Verlauf des Patienten begleitet, bieten eine ganze Reihe weiterer Berufsgruppen Leistungen an, die den Behandlungserfolg unterstützen oder spezielle Angebote für onkologische Patienten haben und unter dem Begriff „Supportivbereich“ zusammengefasst werden.

Um eine rasche Mobilisierung des Patienten zu erreichen und damit „klassischen" Komplikationen wie Pneumonie, Thrombose und Dekubitus vorzubeugen und moderne Therapiekonzepte wie Fast Track oder Enhanced Recovery After Surgery (ERAS) zu begleiten, hat die Physiotherapie ihre definierte Rolle. Neben dem Angebot der Bewegungssteigerung können auch bei palliativen Patienten physikalische Methoden eingesetzt werden, die als wohltuend und lindernd empfunden werden.

Die komplexe Veränderung der Lebenssituation durch die Krankheit erfordert in einer modernen Gesellschaft eine eingehende Beratung und Führung.

Informationen über das Schwerbehindertengesetz, die Unterstützung bei Pflegeproblemen im häuslichen Umfeld, die berufliche Wiedereingliederung bis hin zur Vermittlung ambulanter Angebote oder dem Kontakt mit Selbsthilfegruppen sind nur noch von Personen mit entsprechender Qualifikation zu leisten. Der Anspruch auf einen institutionalisierten „Sozialdienst" ist damit Teil des Anforderungsprofils zur Behandlung onkologischer Patienten.

Relativ „neu" in der onkologischen Behandlungskette ist die Erkenntnis, dass die technische Therapie einer onkologischen Erkrankung den emotionalen Bedürfnissen des Patienten alleine nicht gerecht wird. Die verbindliche Verankerung der psychoonkologischen Betreuung war ein zentrales Thema der Entwicklung akzeptierter Strukturanforderungen.

Neben den seelischen Belastungen geht eine Tumorerkrankung, aber auch eine belastende Vorbehandlung nicht selten mit einem Ernährungsdefizit einher. Dieses Defizit ist vor operativen Maßnahmen zu detektieren und auszugleichen. Im postoperativen Verlauf können insbesondere bei Patienten mit tiefen anterioren Rektumresektionen oder Stomaträgern Probleme auftreten, die u. U. durch die Ernährung beeinflusst werden können. Um diese zu therapieren, aber auch um die Patienten und ihre Angehörigen zum Thema „Ernährung" zu beraten, ist eine Ernährungsberatung als Teil des Behandlungsteams einzubinden.

Speziell bei Stomaträgern sind die Tipps zur Ernährung in enger Abstimmung mit der Stomatherapie zu geben. Bereits im Vorfeld, wenn sich abzeichnet, dass ein Stoma nötig werden könnte, ist die Einbindung der Stomatherapeuten sinnvoll, da sich Ängste reduzieren lassen und ein Vertrauensverhältnis geschaffen werden kann, das den postoperativen Verlauf erleichtert und die Akzeptanz verbessert.

Die Überleitung in die ambulante Versorgung ist zu regeln, eine Wiedervorstellung bei Problemen ist grundsätzlich zu gewährleisten.

Ergänzend zur klassischen Krankenpflege ist der Einsatz von onkologischen Pflegekräften sinnvoll, die in besonderer Weise die Belastungen der Patienten ermitteln und neben der eigenen Profession in idealer Weise die supportiven Maßnahmen koordinieren können.

Tumorerkrankungen bringen Menschen in elementare Nöte, sodass auch in einer säkularen Gesellschaft das Angebot einer Seelsorge – in der Regel unabhängig von der Konfession – gewährleistet sein soll.

Von besonderer Wichtigkeit ist eine gute Zusammenarbeit dieses Supportivbereiches mit den ambulanten Leistungserbringern wie Palliativteams, Hospizen, Selbsthilfegruppen und ehrenamtlichen oder in Vereinen organisierten Menschen, die sich bei der Betreuung von onkologischen Patienten engagieren.

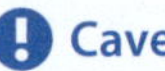

Cave

Die Behandlung des Kolonkarzinoms ist mehr als das Herausoperieren eines betroffenen Darmstückes!

Praxistipp

Es hat sich bewährt, für die Mitglieder des Unterstützungsbereiches eine gemeinsame Informationsplattform – z. B. regelmäßige Qualitätszirkel – zu pflegen.

7 Anforderung an die Nachsorge und die Ergebnissicherung

Neben der Sicherstellung der leitliniengerechten Nachsorge und der vorgegebenen Nachsorge nach Strahlentherapie ist es unerlässlich, die Behandlungs- und Nachsorgedaten an epidemiologische und klinische Krebsregister zu übermitteln.

Diese Registrierung ist durch das Krebsregistergesetz von 2013 vorgeschrieben. Da jedes Bundesland eigene Wege und Systeme etabliert hat, kann hier nur allgemein empfohlen werden, diese Nachsorgeerfassung und Datenübermittlung zu organisieren und, falls erforderlich, durch Dokumentationskräfte vornehmen zu lassen.

Nicht zuletzt sollen Daten und Zentren Anteil an der wissenschaftlichen Weiterentwicklung der Behandlung des Kolonkarzinoms haben, wozu eine Beteiligung an Studien – ausdrücklich auch erwünscht im Bereich der Versorgungsforschung – für die Zentren obligat ist.

8 Qualitätsmanagement: Das Prinzip, besser zu werden!

Grundsätzlich geben alle an der Untersuchung und Behandlung von Patienten beteiligten Menschen ihr Bestes, es ist eine der wesentlichen Triebfedern, diesen Beruf zu ergreifen.

Die Rahmenbedingungen für diese Berufung haben sich aber in den letzten Jahrzehnten so erheblich verändert, dass wir zunehmend gefordert sind, unsere Ergebnisse aus wirtschaftlichen und juristischen Gründen, aber besonders auch zur eigenen Erkenntnis darzulegen.

Dazu dient in einzelnen medizinischen Bereichen z. B. die gesetzlich etablierte Qualitätssicherung, die häufig als bürokratische Belastung empfunden wird.

Im Positiven ist es der kontinuierliche Verbesserungsprozess, der das Grundprinzip von Qualitätsmanagement darstellt, sodass man, wie mittlerweile vom Gemeinsamen Bundesausschuss gefordert, an einem solchen System nicht mehr vorbeikommt.

Zur Einführung eines solchen Qualitätsmanagementsystems hat man zum einen die Möglichkeit, diesen Weg selbst zu gestalten. Dazu kann man sich an QM-Vorgaben wie der DIN EN ISO 9001:2015 oder der DIN EN 15224:2016 oder auch an Prinzipien wie EFQM oder TQM orientieren und unter Berücksichtigung externer und interner Anforderungen den Ablauf von Diagnostik und Behandlung einrichten und überwachen.

Daneben gibt es die Möglichkeit, Einzelbereiche zu gestalten und überprüfen zu lassen.

Für die Gastroenterologie als einem wichtigen Behandlungspartner gab es seit 2003 eine von der Norddeutschen Gesellschaft für Gastroenterologie gemeinsam mit dem TÜV Nord entwickelte Möglichkeit, die Endoskopie als Einzelbereich zu zertifizieren.

Die Zertifizierung von Zentren für Koloproktologie nach den Vorgaben der Deutschen Gesellschaft für Allgemein- und Viszeralchirurgie hat grundsätzlich alle benignen und malignen Erkrankungen im Bereich der Koloproktologie im Blick, dabei liegt onkologisch der Schwerpunkt beim Rektumkarzinom (DGAV 2018).

Das Verfahren betrachtet im Wesentlichen den chirurgischen Teil der Behandlung und prüft alle weiteren Behandlungspartner im Hinblick auf strukturelle Vorgaben.

Die Deutsche Gesellschaft für Hämatologie und medizinische Onkologie hat im Jahr 2010 in Kooperation mit dem Berufsverband der Niedergelassenen Hämatologen und Internistischen Onkologen in Deutschland und der Arbeitsgemeinschaft der leitenden Hämatologen und internistischen Onkologen am Krankenhaus ein eigenes Zertifizierungsverfahren auf den Weg gebracht. Das Ziel ist eine hochwertige, qualitätsgesicherte und wirtschaftliche onkologische Versorgung der Bevölkerung (DGHO 2018). In diesem System gibt es darüber hinaus die Möglichkeit der Zertifizierung von Kompetenzzentren für Kopf-Hals-Tumoren und Neuroonkologie sowie Studienzentren.

Cave
Unterschiedliche Zertifizierungsverfahren prüfen einen unterschiedlichen Fokus!

9 Allgemeine Anforderungen

Bei einer selbst gestalteten Überprüfung nach den oben genannten Normen oder Prinzipien eines Qualitätsmanagementsystems muss man die externen und internen Anforderungen selbst ermitteln und Vorgaben für Struktur, Prozesse und Ziele zur Messung der Ergebnisqualität festlegen. Dann gilt es das System zu etablieren.

Zur Evaluation erfordert es einen Partner, der neben dem Wissen aus diesen Normen und Prinzipien über angemessene inhaltliche Kenntnisse verfügt. Dieser Partner steht in einer Kunden-Lieferanten-Beziehung, die im Einzelfall Entscheidungen und Beurteilungen beeinflussen kann.

Die Zertifizierungssysteme der Fachgesellschaften betrachten häufig Teilbereiche oder Teilaspekte der onkologischen Behandlung.

Wünschenswert ist ein vollständiger und umfassender Ansatz der Bewertung der gesamten Behandlungskette, wie er zum einen als Grundprinzip in QM-Systemen gedacht ist, aber zum anderen auch aus Sicht des Patienten und seiner Angehörigen eine Grundanforderung darstellt.

Um den Prozess von Diagnostik und Behandlung vollständig zu betrachten, ist die Deutsche Krebsgesellschaft mit ihrem Zertifizierungssystem einen anderen Weg gegangen.

Das Prinzip der Gewaltenteilung soll sicherstellen, dass die einzelnen Ebenen im Ablauf der Zertifizierung (■ Abb. 2) unabhängig voneinander agieren.

In der Zertifizierungskommission, der Legislative, sind beteiligte Fachgesellschaften und Interessenverbände vertreten, die die Anforderungen an die Diagnostik und Behandlung von Patienten mit einem kolorektalen Karzinom in einem Erhebungsbogen formulieren und verabschieden (Deutsche Krebsgesellschaft 2018b).

In diesem Erhebungsbogen sind einleitend alle beteiligten Fachgruppen und Verbände aufgeführt, die in der Zertifizierungskommission sowohl die Vorgaben für Strukturen als auch die Eingaben für Prozesse verfassen, die als Grundvoraussetzung für die Anerkennung eines Behandlungsnetzwerkes als Darmkrebszentrum erforderlich sind (Benz und Wesselmann 2013).

Bei der regelmäßigen Überprüfung und Bewertung dieser Kriterien in der Zertifizierungskommission werden Rückmeldungen aus dem Zertifizierungssystem, aber auch Änderungen in den Leitlinien berücksichtigt. Damit wird der P-D-C-A-Zyklus als Grundprinzip von Qualitätsmanagement bereits in der Entwicklung und Anpassung der Anforderungen umgesetzt (■ Abb. 3).

Mit der Umsetzung des Erhebungsbogens in der Klinik sind allerdings erst die Schritte „Plan" und „Do" eingeleitet. Um das „Check" und nachfolgend auch „Act" zu erreichen, dienen der Kennzahlenbogen und die Matrix-Ergebnisqualität.

Im Kennzahlenbogen werden mehr als 30 Kennzahlen abgefragt, die zum Teil mit Grenzwerten versehen sind und die Struktur-, Prozess- und Ergebnisqualität nachvollziehbar darstellen sollen.

Auch wenn es einzelne Kennzahlen gibt, die bei den Beteiligten gelegentlich zu Diskussionen führen, ist dieses System grundsätzlich geeignet, das Erreichen der Vorgaben zu überprüfen. Auch diese Zahlen werden überprüft und ggf. angepasst, wenn sich aus dem Auditprozess ein Bedarf ergibt.

Die Qualitätsindikatoren aus der S3-Leitlinie werden ebenso mit diesen Kennzahlen abgefragt.

Die Matrix-Ergebnisqualität dient zur Erfassung der Nachsorgedaten, um dem Zentrum über 5 Jahre einen Überblick über das krankheitsfreie und das Gesamtüberleben zu geben.

Die inhaltlichen Vorgaben für den Kennzahlenbogen und die Matrix-Ergebnisqualität werden ebenfalls von der Zertifizierungskommission festgelegt.

Bis zu diesem Punkt ist das System prinzipiell geeignet, die Diagnostik und Therapie in einer Klinik zu organisieren, ohne sich dem Prozess der Zertifizierung zu stellen.

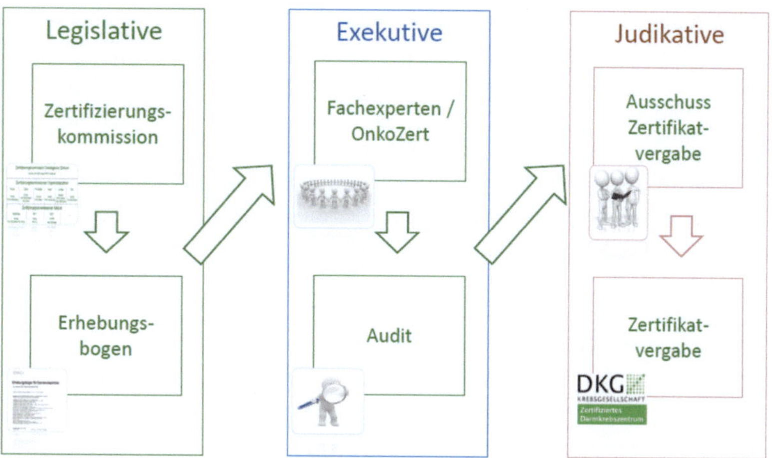

Abb. 2 Strukturaufbau des Zertifizierungssystems der Deutschen Krebsgesellschaft. (Copyright: Deutsche Krebsgesellschaft e. V.)

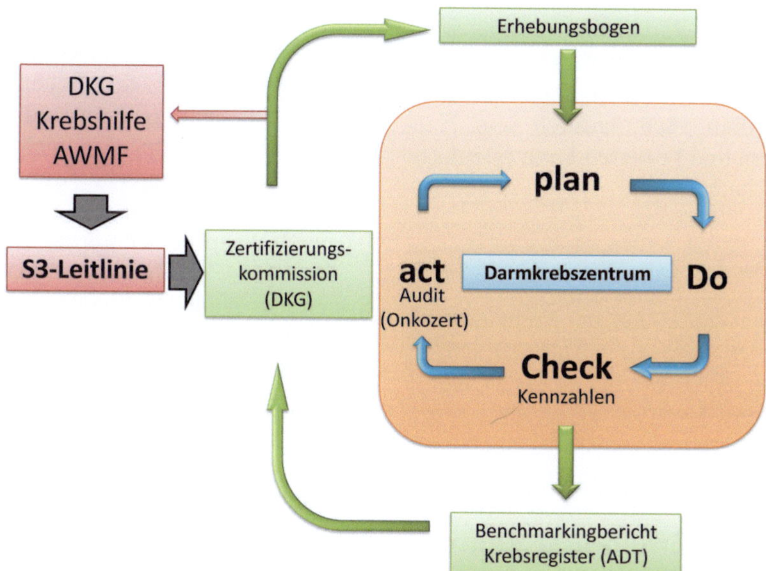

Abb. 3 Interner und externer PDCA-Zyklus eines Zertifizierungssystems

Mit der Entscheidung, das eigene Tun und Handeln extern überprüfen und vergleichen zu lassen, ist eine Zertifizierung unerlässlich. Der interne PDCA-Zyklus wird damit gewissermaßen durch einen weiteren äußeren ergänzt, der in sich die Qualitätsanforderungen ständig anpasst.

Die technische Überprüfung der Erfüllung der Anforderungen, die Exekutive, ist von der Deutschen Krebsgesellschaft an ein externes Unternehmen, „OnkoZert", delegiert. Als zentraler Teil des Zertifizierungsverfahrens dient das Zertifizierungs-Audit, dieses wird mit der Vor- und Nachbereitung und Durchführung von OnkoZert organisiert und begleitet. Dazu sind die ausgefüllten Erhebungsbögen, der Kennzahlenbogen und die Matrix-Ergebnisqualität zu jedem Audit zu aktualisieren.

Die so erhobenen Daten sind zum einen nutzbar, um innerhalb der Klinik bzw. des Zentrums, auch unterjährig, die eigenen Ergebnisse bei wichtigen Kennzahlen zu überwachen und möglichen Fehlentwicklungen vorzubeugen. Zum anderen sind die Zahlen Grundlage der Zertifizierung.

Mit erfolgreich abgeschlossenem Audit geht das Verfahren in seine dritte Stufe, alle Unterlagen und Dokumente werden der Judikative, dem Ausschuss Zertifikaterteilung, vorgelegt.

In diesem Ausschuss werden die eingereichten Unterlagen und die Bewertung aus dem Audit gesichtet und im Idealfall das Zertifikat erteilt. Das gilt grundsätzlich für 3 Jahre, im Einzelfall kann eine begrenzte Laufzeit ausgesprochen werden.

Auch der Auditprozess mit seinem Ablauf und der nötigen Dokumentation wird im Sinne des P-D-C-A-Zyklus überprüft und ggf. angepasst.

Ein besonderer Vorteil dieses Systems ist, dass die eigenen Kennzahlen in einem jährlichen Benchmarking-Bericht dargestellt werden, sodass man auch dadurch sein Handeln einordnen und bewerten kann (Deutsche Krebsgesellschaft 2018a).

Praxistipp

Das System der Deutschen Krebsgesellschaft bildet beim kolorektalen Karzinom die gesamte Behandlungskette ab und nicht nur Einzelbereiche.

10 Werden die Ergebnisse denn besser?

Diese Frage ist nicht unumstritten. Kritiker des Systems zeigen anhand eigener Zahlen, dass sie gute Ergebnisse bei der Behandlung von Patienten mit kolorektalen Karzinomen erreichen (Vogel 2018). Allerdings setzen sie sich dabei naturgemäß mit ihren Ergebnissen auseinander und bewerten diese bzw. vergleichen diese mit der Literatur. Damit haben sie schon Prinzipien des Qualitätsmanagements angewandt. In dieser kritischen Auseinandersetzung mit dem Thema Zertifizierung werden die eigenen, selbstverständlich besseren oder gleich guten Ergebnisse vorgestellt. Es lässt sich somit für ein einzelnes Klinikum belegen, dass die Verbesserung der Ergebnisqualität prinzipiell keine Zertifizierung braucht. Der bürokratische Aufwand wird nur als Belastung empfunden und hält von der eigentlichen Aufgabe ab.

 **Cave**

Zertifizierung darf Behandlung nicht schlechter machen!

11 Warum macht das System einer Zertifizierung Sinn?

Die Erfahrung lehrt, dass auch in stabil laufenden Systemen Veränderungen auftreten können, die zu einer Verschlechterung von Ergebnissen führen – insbesondere in so komplexen Systemen wie einem Behandlungsnetzwerk, das der Behandlung onkologischer Patienten dient und als solches erst einmal zusammenkommen muss. Dazu kommt die ursprüngliche Anforderung, dass die onkologische Versorgung in Deutschland flächendeckend besser werden muss. Da sind positive Einzelergebnisse erfreulich, aber im System der medizinischen Versorgung alleine nicht ausreichend.

Im Benchmarking-Bericht der Darmkrebszentren wird bei einigen Zahlen sichtbar und deutlich, wie inhomogen die Versorgungsrealität allein in diesen Zentren ist (◘ Abb. 4, 5).

Dabei bleiben die Patienten unberücksichtigt, die nicht in diesem System behandelt werden.

Ganz ohne Zweifel kann man auch in nicht zertifizierten Systemen eine hervorragende Behandlungsqualität erreichen. Aber auch wenn man alles richtig macht, alle Voraussetzungen erfüllt und alle Anforderungen mit dem Ziel einer hohen Struktur-, Prozess- und Ergebnisqualität erreicht oder besser macht, gibt es die Anforderungen der Kostenträger, der Politik und auch der Bevölkerung, dieses zu beweisen und transparent darzustellen.

Nicht zuletzt hat die Einführung des Systems mit hoher Wahrscheinlichkeit dazu geführt, dass auch nichtzertifizierte Behand-

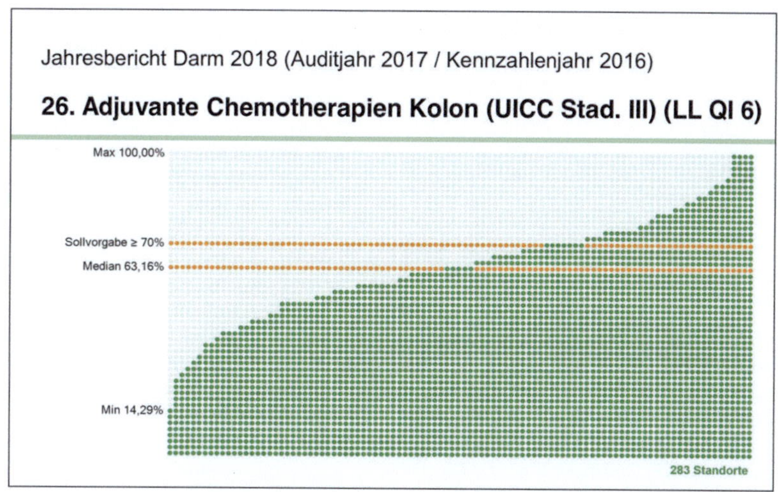

Abb. 4 Variabilität der adjuvanten Chemotherapie bei Indikation in zertifizierten Darmkrebszentren als Ausdruck von Leitlinienadhärenz (vertikale Reihe entspricht einem Zentrum). (Copyright: Deutsche Krebsgesellschaft e. V.)

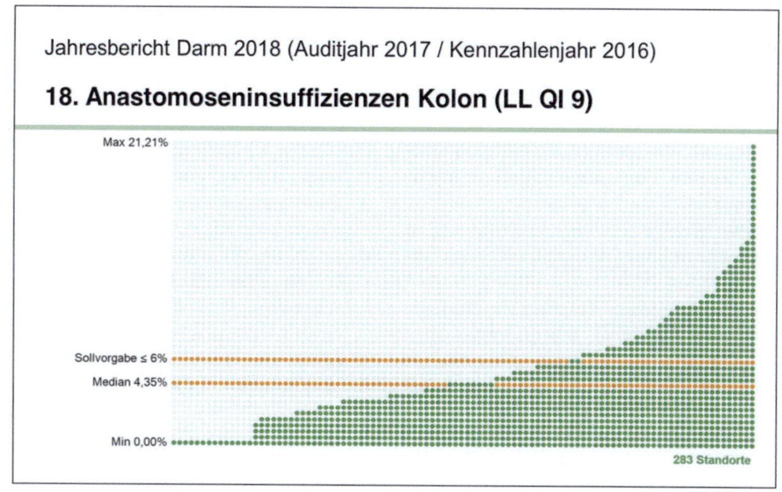

Abb. 5 Anastomoseninsuffizienzen nach elektiven Kolonresektionen bei Kolonkarzinom als Ausdruck der Variabilität von Ergebnisqualität (vertikale Reihe entspricht einem Zentrum). (Copyright: Deutsche Krebsgesellschaft e. V.)

ler zumindest die Grundprinzipien des Systems wie Tumorkonferenzen und Versorgung durch einen „Supportivbereich" antizipiert haben, da sie sonst schlichtweg langfristig nicht konkurrenzfähig sind. Damit hat sich, wie es der politische Ansatz einmal war, die Qualität über alle und über alles in der Fläche verbessert (Stinner et al. 2015).

Man darf und soll diese veränderten Anforderungen und Erwartungen immer wieder kritisch hinterfragen, aber der Weg ist gebahnt und wird beschritten. Woran sich aber am Schluss alles messen lassen muss, ist klar: In ersten Studien mit Auswertung der Langzeitergebnisse in der Behandlung von Patienten mit Kolonkarzinomen lassen sich für Patienten, die in Zentren behandelt wurden, bessere Resultate nachweisen (Benz und Klinkhammer-Schalke 2016; Richter-Kuhlmann 2019; Steinger et al. 2014; Trautmann et al. 2018; Völkel et al. 2018).

Praxistipp

Zertifizierte Strukturen verbessern nachweislich die Qualität der Tumorbehandlung!

Literatur

AWMF (2017) S3-Leitlinie „Kolorektales Karzinom". ▶ https://www.awmf.org

Benz S, Klinkhammer-Schalke M (2016) Verbessert die Zentrenbildung die klinische Versorgungsqualität? 10 Jahre Darmkrebszentren. Onkologe 3:1–7

Benz S, Wesselmann S (2013) Zertifizierung zum Darmkrebszentrum – wie und von wem werden die Vorgaben festgelegt Passion. Chirurgie 3(10):02–04

Berrino F, Capocaccia R, Estève J, Gatta G, Hakulinen T, Micheli A, Sant M, Verdecchia A (1999) Survival of cancer patients in Europe: the EUROCARE-2 Study. IARC Scientific Publications No. 151

Bundesministerium für Gesundheit (2011) Nationaler Deutscher Krebsplan. ▶ https://www.bmg.bund.de

Bundesministerium für Gesundheit (2013) Krebsfrüherkennungs- und –register-gesetz (KFRG). ▶ https://www.bmg.bund.de

Deutsche Krebsgesellschaft (2018a) Benchmarkingbericht der zertifizierten Darmkrebszentren. ▶ http://www.krebsgesellschaft.de

Deutsche Krebsgesellschaft (2018b) Erhebungsbogen Darmkrebszentrum. ▶ https://www.onkozert.de/organ/darm/

DGAV (2018) Zertifizierung zum Zentrum für chirurgische Koloproktologie (CACP). ▶ https://www.dgav.de

DGHO (2018) Zertifizierung zum Onkologischen Zentrum. ▶ https://www.onkologie-zertifizierung.de/

DIN (2015) DIN EN ISO 9001:2015. ▶ https://www.din.de

DIN (2016) DIN EN 15224:2016. ▶ https://www.din.de

Jalil R, Ahmed M, Green JS, Sevdalis N (2013) Factors that can make an impact on decision-making and decision implementation in cancer multidisciplinary teams: an interview study of the provider perspective. Inter J Surg 11:389–394

Leitlinienprogramm Onkologie (Deutsche Krebsgesellschaft, Deutsche Krebshilfe, AWMF): S3-Leitlinie Kolorektales Karzinom, Langversion 2.1, 2019, AWMF Registrierungsnummer: 021/007OL. ▶ https://www.leitlinienprogramm-onkologie.de/leitlinien/kolorektales-karzinom/. Zugegriffen: 10. Febr. 2019

Richter-Kuhlmann E (2019) Zertifizierte Krebszentren: Nachweis besserer Versorgung. Deutsches Ärzteblatt 116(14):A678

Ryan J, Faragher I (2014) Not all patients need to be discussed in a colorectal cancer MDT meeting. Colorectal Dis 16(7):520–526

Steinger B, Gerstenhauer M, Pauer A, Klinkhammer-Schalke M (2014) Behandlungsverbesserung von Darmkrebspatienten durch Rückmeldung der Ergebnisqualität durch ein klinisches Krebsregister. Palliativmedizin 15 – V108. ▶ https://doi.org/10.1055/s-0034-1374171

Stinner B, Benz S, Klinkhammer-Schalke M (2015) Darmkrebszentren in Deutschland – Was wurde nach neun Jahren erreicht? Passion Chirurgie 11: 15–19

Trautmann E, Reißfelder C, Pecqueux M, Weitz J, Schmitt J (2018) Evidence-based quality standards improve prognosis in colon cancer care. Eur J Surg Onc 44(9):1324–1330

Vogel PA (2018) Warum die Zertifizierung von Darmkrebszentren die chirurgische Ergebnisqualität nicht verbessert. Zentralbl Chir. 2018 Jul 9. ▶ https://doi.org/10.1055/a-0638-8438

Völkel V, Draeger T, Gerken M, Fürst A, Klinkhammer-Schalke M (2018) Langzeitüberleben von Patienten mit Kolon- und Rektumkarzinomen. Gesundheitswesen. ▶ https://doi.org/10.1055/a-9591-382

Serviceteil

S. Benz et al. (Hrsg *Chirurgie des Kolonkarzinoms*,
https://doi.org/10.1007/978-3-662-60453-3

Stichwortverzeichnis

D

E

F

G

H

I

J

K

L

M

N

O

P

Q

R

S

T

U

V

W

Z

MIX
Papier aus verantwortungsvollen Quellen
Paper from responsible sources
FSC® C105338

If you have any concerns about our products,
you can contact us on
ProductSafety@springernature.com

In case Publisher is established outside the EU,
the EU authorized representative is:
Springer Nature Customer Service Center GmbH
Europaplatz 3, 69115 Heidelberg, Germany

Printed by Libri Plureos GmbH
in Hamburg, Germany